臨床運動学
第3版

中村隆一 編著

齋藤　宏
長崎　浩 著

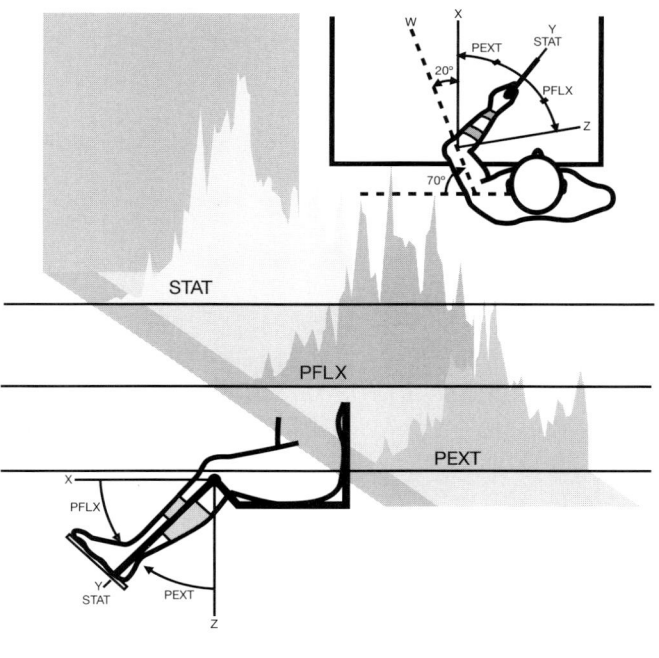

医歯薬出版株式会社

This book was originally published in Japanese
under the title of:

Rinshô Undôgaku
(Clinical Kinesiology)

Editor:
Nakamura, Ryuichi

    Emeritus Professor, Tohoku University School of Medicine;
    Advisor, Nozomi Hospital

© 1979 1st ed.
© 2002 3rd ed.

ISHIYAKU PUBLISHERS, INC.
  7-10, Honkomagome 1 chome, Bunkyo-ku,
  Tokyo 113-8612, Japan

第3版の序

　本書の初版が1979年に出版されてから23年が経過した．この間，運動学を応用することによって運動障害を理解する試みが複数の領域で展開されてきた．また運動学的分析や運動力学的分析，動的筋電図の手法の開発も進められた．さらにコンピュータの普及によって複雑なデータ処理も日常的に可能になっている．

　他方，運動のプランおよびプログラムとその実行，また開ループあるいは閉ループモードによる運動制御などをめぐる諸モデルとその検証もなされてきた．しかしながら，それらのモデルは，それぞれが異なる記述レベルに属している．それを反映するかのように，運動障害の分析の背景にある領域も，運動の拘束条件と運動力学の応用，反射運動と神経生理学の応用，刺激・応答の運動行動と心理学の応用あるいは神経心理学や認知科学の利用となっている．

　運動障害は，臨床医学では症候群として扱われる．いろいろな組織，器官あるいは器官系の機能障害がどのような運動障害をもたらすのか，それらの現象はどのように説明されているのかは臨床診断と関連するテーマである．他方，20世紀前半の神経生理学を主たる理論的根拠として展開された20世紀後半のfacilitation techniquesは，その有効性も臨床的な帰結による証拠が十分ではないようである．近年，中枢神経系の機能障害による運動障害に対するリハビリテーション医療では，世界的におこっている医療改革の影響の下，課題指向的訓練法(task-oriented training)が強調されている．人々の生活機能にとって不可欠な課題遂行のための運動機能の再建を目指してのことである．本書では，機能障害(impairment)と機能的制限(functional limitation)との関連を意識しつつ，記述を進めた心積もりである．21世紀初頭におけるリハビリテーション医療や機能回復神経学の現状，中枢神経障害の患者あるいは障害者に対する理学療法と作業療法が治療的介入を通して検討すべき課題を読み取って下さることを願っている．

　今回の改訂では，入門書という立場を離れ，臨床運動学は運動障害に対してどのようなアプローチをするのかを概説することに努めた．企画の段階から，畏友長崎　浩教授の協力を得て，全面的に内容を改めた．ここに記して謝意を表したい．編集，整理に当たられた医歯薬出版株式会社の田所洋之氏にも心からお礼を申し上げる次第である．

2002年4月

東北文化学園大学医療福祉学部

中　村　隆　一

第2版の序

「臨床運動学」が出版されてから10年の歳月が流れた．この間，欧米では運動の神経生理学を中心として運動発現や運動制御の病態解明が進められ，その一部はテキストとして世に問われている．一方，生体力学の面からも病的歩行の解析が広く行われるようになった．そして，これらの成果がリハビリテーション医療にも影響する時代に突入した．これは，高齢化社会における肢体不自由者の増加と積極行動主義という社会思想を反映して，心身機能の維持と向上のための科学技術を社会が熱望するようになったことの結果でもあろう．

本書はこれら二つの状況を踏まえて，初版の枠組を維持しながら，臨床運動学の入門書として役立てられるよう，全面的に書き改めた．

この程度のテキストでは，運動障害の諸側面を網羅することは不能である．呼吸循環器系障害における体力良好(physical fitness)や代謝障害と身体運動の関係など，運動医学(exercise medicine)のテーマは割愛した．運動発達と運動学習は，最近10数年の神経生物学や認知科学の進歩により，いくつかの理論とモデルが提唱されているという時代背景はあるものの，これらを臨床のテーマに応用する段階には至っていない．これらのテーマに関しては，どのような体系化がなされるにせよ，近い将来に筆者らの立場を明示したいと思っている．

執筆は1，2，4，5，6，7，9，10章は中村，3章は斎藤，そして8章は中村と斎藤が担当し，全体の調整は中村が行った．また，校正には東北大学医学部附属病院鳴子分院リハビリテーション部の森山早苗，森田稲子の両女史の協力を頂き，編集には医歯薬出版株式会社の田所洋之氏の手を煩わせた．改めて，心からの謝意を表する次第である．

1990年10月

東北大学医学部附属リハビリテーション医学研究施設

中　村　隆　一

第1版の序

　近年リハビリテーション，整形外科，神経内科，脳神経外科をはじめとする種々の臨床医学の分野において，神経系，運動器系の疾患に由来する運動障害，運動異常についての問題が多くとり上げられはじめた．これらは運動学的な解析手法を臨床的な問題として応用したものである．また他方では臨床場面における研究を通じて，一層運動の本質を理解しようとする試みもある．

　運動学は人間の運動の科学として位置づけられるものである．人間の正常運動に関するものを基礎運動学として扱ったとき，何らかの疾患によって生ずる運動機能障害，正常運動からの逸脱，疾患の特異性などを明らかにするものとして本書を臨床運動学とした．

　本書はわれわれが過去10年近く共同して，運動学を如何にして臨床に応用できるか，検討，研究を重ねた結果をまとめたものである．恣意的ではあるが，運動・動作の分析方法，また運動を反射・反応・随意運動と区分して，それぞれがどのように取扱われるかを記した．

　本書に記された内容は，主としてわれわれの関心事が中心となっており，運動にともなう生体現象のすべてを網羅するものではなく，多分に偏ったものとなっていることは否めない．その意味では本書は運動学の教科書ではなく，運動障害，運動異常をどのようにして取扱えばよいかについて，現状での一つの指針である．読者諸氏の御批判と御教示を仰ぎたい．

　またこれまでの研究に惜しまず協力してくれた東京都神経科学総合研究所リハビリテーション研究室のスタッフ諸氏と，本書の編集，整理に当たられた医歯薬出版株式会社の袖山直樹氏に厚く御礼を申し上げる．

　1979年4月

東京都神経科学総合研究所
リハビリテーション研究室
中　村　隆　一
斎　藤　　　宏

目　次

第3版の序 —————————————————— iii
第2版の序 —————————————————— iv
第1版の序 —————————————————— v

1　臨床運動学とは　　1

1．運動とは —————————————— 1
2．身体運動をめぐる研究小史 ————— 1
3．臨床運動学の領域 ————————— 2
　1）事象の記述レベルと階層構造 —— 3
　2）運動制御と脳研究の枠組み ——— 6
4．障害のモデル ——————————— 7
　1）医学モデルと障害モデル ———— 7
　2）生活機能モデル（ICF） ————— 8
　3）リハビリテーション医療にとっての障害 ————————————— 9
5．運動障害の測定と評価 ——————— 11
　1）測定と評価の枠組み ——————— 11
　2）機能障害 ———————————— 11
　3）機能的制限 ——————————— 12
　4）活動制限 ———————————— 14
　5）運動障害の測定方法 ——————— 17
　　（1）評定法 ——————————— 17
　　（2）パフォーマンス測定 ————— 17
　　（3）自己申告法 ————————— 18
6．評価尺度 ————————————— 18
　1）測定と評価 ——————————— 18
　2）尺度 —————————————— 18
　3）信頼性と妥当性 ————————— 20
　4）運動能力指標を例題として ——— 20
　　（1）信頼性 ——————————— 20
　　（2）妥当性 ——————————— 22

2　身体運動の分析　　25

1．運動分析の歴史 —————————— 25
　1）運動学的分析 —————————— 25
　2）運動力学的分析 ————————— 29
　3）筋電図動作学 —————————— 31
2．動作と身体運動 —————————— 32
　1）動作 —————————————— 32
　2）動作と運動パターン ——————— 33
　3）運動の自由度問題 ———————— 34
3．身体運動の分析レベルとその手法 — 34
4．モトスコピー，モトメトリー，モトグラフィ ————————————— 36
5．運動学的分析 ——————————— 38
　1）時系列データ —————————— 38
　2）機器によるデータの計測 ————— 38
　　（1）関節角度の計測 ——————— 38
　　（2）電気スイッチ ———————— 39
　　（3）3次元計測装置 ——————— 39
　　（4）加速度計 —————————— 39
　3）データ処理 ——————————— 41
　　（1）平滑化 ——————————— 41
　　（2）速度と加速度 ———————— 41
　　（3）運動パターンの抽出 ————— 41
　　（4）分散，自己相関，スペクトル — 44
6．運動力学的分析 —————————— 45

1）筋収縮の力学的性質の測定 ----------- 45
　　　（1）筋張力 ------------------------ 45
　　　（2）システム分析 ------------------ 46
　　2）床反力計 -------------------------- 46
　　3）重力 ------------------------------ 46
　　4）逆力学 ---------------------------- 47
　7．筋電図動作学 -------------------------- 47
　　1）表面筋電図と運動学 ---------------- 47
　　2）観察と記録 ------------------------ 49

　　3）筋電図のデータ処理 ---------------- 51
　　　（1）全波整流 --------------------- 51
　　　（2）平均 ------------------------- 51
　　　（3）積分 ------------------------- 52
　　　（4）周波数分析 ------------------- 52
　　4）診断補助的利用法 ------------------ 52
　　5）動的筋電図 ------------------------ 52
　　6）運動制御論への利用 ---------------- 53

3　関節運動　　　　　　　　　　　　　　　　　　　　　　　　　　　　　　57

　1．関節の構造と機能 ---------------------- 57
　　1）解剖学的分類 ---------------------- 57
　　　（1）連結の様式 ------------------- 57
　　　（2）関節軟骨 --------------------- 58
　　　（3）関節包 ----------------------- 58
　　　（4）関節頭，関節窩 --------------- 59
　　　（5）靱帯 ------------------------- 59
　　　（6）関節の感覚受容器 ------------- 60
　　2）関節の成熟 ------------------------ 60
　　　（1）発生過程 --------------------- 60
　　　（2）成長期 ----------------------- 61
　　　（3）加齢による変化 --------------- 61
　　3）変形性関節症 ---------------------- 61
　　　（1）変形性関節症の成因 ----------- 61
　　　（2）臨床症候 --------------------- 62
　　　（3）機能評価 --------------------- 62
　2．運動感覚 ------------------------------ 64
　　1）運動感覚の感覚受容器 -------------- 64
　　2）運動感覚のテスト ------------------ 66
　　　（1）定性的テスト ----------------- 66
　　　（2）定量的テスト ----------------- 67
　3．関節運動の測定 ------------------------ 68
　　1）正常関節可動域 -------------------- 69
　　2）静的関節運動の測定 ---------------- 69
　　　（1）自動的・他動的関節可動域 ----- 69
　　　（2）関節可動域測定時の留意点 ----- 70

　　3）関節可動域測定の実際 -------------- 70
　　　（1）測定肢位 --------------------- 70
　　　（2）角度計 ----------------------- 71
　　　（3）測定時の注意 ----------------- 71
　　4）特殊な関節可動域の測定法 ---------- 72
　　　（1）テープ・メジャー法 ----------- 72
　　　（2）水準器を応用した角度計 ------- 73
　　　（3）脊椎棘突起間の距離の計測 ----- 73
　　　（4）骨盤傾斜および頸部可動域の測
　　　　　定 --------------------------- 74
　　　（5）X線写真による可動域測定 ----- 74
　　5）動的関節運動の測定 ---------------- 75
　4．関節可動域測定の信頼性と妥当性 -------- 76
　5．過運動性関節 -------------------------- 77
　　1）正常過運動性関節 ------------------ 78
　　2）病的過運動性関節 ------------------ 80
　　　（1）先天的に中胚葉性間葉組織系の
　　　　　形成不全によるもの ----------- 80
　　　（2）先天的であるが主として関節弛
　　　　　緩だけのもの ----------------- 81
　　　（3）後天性(二次性)に関節弛緩を示
　　　　　すもの ----------------------- 82
　6．関節拘縮と関節強直 -------------------- 82
　　1）関節拘縮 -------------------------- 83
　　　（1）先天性関節拘縮 --------------- 83
　　　（2）後天性の原因による関節拘縮 --- 84

2）関節強直 ---------------------------------- 86
　　　（1）発生因による区分 ------------------ 86
　　　（2）病態因による区分 ------------------ 87
7．関節の機能的肢位 ------------------------------ 87
　　1）肩関節 ------------------------------------ 88
　　2）肘関節 ------------------------------------ 88
　　3）手関節 ------------------------------------ 88
　　4）手指の関節 -------------------------------- 88

　　5）股関節 ------------------------------------ 88
　　6）膝関節 ------------------------------------ 89
　　7）足関節 ------------------------------------ 89
8．日常生活活動における関節の運動域 ----- 89
　　1）無意識の姿勢における関節角度 -------- 89
　　2）上肢の関節の運動域 -------------------- 89
　　3）下肢の関節の運動域 -------------------- 92

4　筋活動と筋張力　　　　　　　　　　　　　　　　　　　　　　　　　　　　　　　　　　　95

1．運動単位と筋線維タイプ ---------------------- 95
　　1）運動単位とは ------------------------------ 95
　　2）筋線維の生理的性質 ---------------------- 95
　　3）神経支配比 -------------------------------- 96
2．運動単位と筋収縮 ------------------------------ 97
　　1）運動単位の活動参加 ---------------------- 97
　　　（1）筋張力と活動参加 ------------------ 97
　　　（2）筋力の心理的限界と生理的限界 ---- 97
　　　（3）サイズの原理 ------------------------ 98
　　　（4）運動単位の発射の随意制御 -------- 99
　　2）持続性収縮と相動性収縮 ---------------- 99
　　　（1）持続性収縮 ---------------------------- 99
　　　（2）相動性収縮 ---------------------------- 99
　　　（3）筋疲労 ------------------------------ 101
　　3）運動単位の発射頻度 -------------------- 101
　　4）神経疾患と運動単位の活動参加 ------ 101
　　　（1）末梢神経障害 ---------------------- 101
　　　（2）中枢神経障害 ---------------------- 101
3．筋収縮と張力 ---------------------------------- 102
　　1）張力と筋長および負荷と短縮速度 ---- 102
　　2）筋収縮の諸相 ---------------------------- 103
　　　（1）筋収縮の様態 ---------------------- 103
　　　（2）関節運動と筋収縮 ------------------ 103
　　　（3）等速性運動と筋張力 ---------------- 103
　　　（4）筋の断面積と張力 ------------------ 104
4．筋の張力と電気的活動 ------------------------ 106
　　1）筋の電気的活動量と張力 -------------- 106

　　　（1）等尺性筋収縮 ---------------------- 106
　　　（2）非等尺性筋収縮 -------------------- 106
　　　（3）活動電位数とiEMG ---------------- 107
　　2）電気的活動効率 -------------------------- 107
　　3）臨床応用 ---------------------------------- 108
　　　（1）筋疲労と筋電図 -------------------- 108
　　　（2）神経筋疾患と筋電図 ---------------- 109
5．筋収縮の動特性 -------------------------------- 109
　　1）筋電活動開始から筋力発生まで ------ 110
　　　（1）筋活動から運動までの潜時の
　　　　　機構 ------------------------------ 110
　　　（2）各種の変数とその変動要因 -------- 110
　　　（3）他動運動とEMD，MT ------------- 112
　　　（4）中枢神経疾患とTLT，MT -------- 113
　　2）筋力の発生からその頂点まで -------- 114
　　3）システム論的分析 ------------------------ 114
6．臨床における筋力測定 ------------------------ 115
　　1）徒手筋力テスト -------------------------- 116
　　2）筋力測定の諸側面 ------------------------ 118
　　3）筋収縮様態と測定方法 ------------------ 118
　　　（1）手筋力計 ------------------------------ 119
　　　（2）手持筋力計 -------------------------- 121
　　　（3）固定式筋力計 ---------------------- 121
　　　（4）等速性筋力計 ---------------------- 121
　　　（5）テストの標準化 -------------------- 121
　　　（6）筋疲労の測定 ---------------------- 122

5　反射と反応　　123

- 1．反射運動の位置づけ －－－－－－－－－ 123
  - 1) 古典的反射学 －－－－－－－－－－－ 123
  - 2) 運動行動仮説と反射 －－－－－－－ 124
  - 3) 陽性徴候と陰性徴候 －－－－－－－ 127
- 2．安静時の筋活動 －－－－－－－－－－－ 128
- 3．筋緊張異常と姿勢 －－－－－－－－－－ 128
  - 1) 筋緊張異常の種々相 －－－－－－－ 128
  - 2) 筋の他動的伸展――定性的分析 －－ 130
    - （1）振子性（懸振性） －－－－－－－ 130
    - （2）表面筋電図 －－－－－－－－－ 131
  - 3) 筋の他動的伸展――定量的分析 －－ 132
    - （1）長潜時反射 －－－－－－－－－ 134
    - （2）刺激条件と単シナプス反射――
          痙縮の諸相 －－－－－－－－－ 135
  - 4) 関節疾患と筋攣縮 －－－－－－－－ 138
    - （1）疼痛性筋攣縮 －－－－－－－－ 138
    - （2）手内在筋優位手 －－－－－－－ 139
- 4．腱反射とH反射 －－－－－－－－－－－ 141
  - 1) 測定方法 －－－－－－－－－－－－ 141
  - 2) 基準値の変動 －－－－－－－－－－ 143
  - 3) 腱反射, H反射の変動要因 －－－－ 144
    - （1）体位と構え －－－－－－－－－ 144
    - （2）呼吸 －－－－－－－－－－－－ 145
    - （3）イエンドラシック操作 －－－－ 145
- 5．侵害受容反射 －－－－－－－－－－－－ 147
  - 1) 腹壁反射 －－－－－－－－－－－－ 147
  - 2) バビンスキー徴候 －－－－－－－－ 147
  - 3) 屈筋反射の筋電図 －－－－－－－－ 149
- 6．モロー反射とびっくり反応 －－－－－－ 151
  - 1) モロー反射 －－－－－－－－－－－ 151
  - 2) びっくり反応 －－－－－－－－－－ 152
- 7．姿勢反射と立ち直り反射 －－－－－－－ 156
  - 1) 姿勢反射と陽性徴候 －－－－－－－ 156
    - （1）局在性平衡反応 －－－－－－－ 158
    - （2）体節性平衡反応 －－－－－－－ 158
    - （3）汎在性平衡反応 －－－－－－－ 158
  - 2) 生理的連合運動と病的連合運動 －－ 160
    - （1）生理的連合運動と陰性徴候 －－ 161
    - （2）病的連合運動と陽性徴候 －－－ 161
  - 3) 立ち直り反射と陰性徴候 －－－－－ 164
    - （1）頸部からおこり頭部に作用する
          立ち直り反射 －－－－－－－－ 164
    - （2）迷路からおこり頭部に作用する
          立ち直り反射 －－－－－－－－ 165
    - （3）体幹からおこり頭部と体幹に作
          用する立ち直り反射 －－－－－ 166
    - （4）眼からおこり頭部に作用する
          立ち直り反射 －－－－－－－－ 166

6　不随意運動　　167

- 1．不随意運動とは －－－－－－－－－－－ 167
- 2．不随意運動の分類 －－－－－－－－－－ 168
  - 1) 2つの分類 －－－－－－－－－－－ 168
    - （1）活動状態に基づくもの －－－－ 168
    - （2）病因に基づくもの －－－－－－ 169
- 3．不随意運動の臨床 －－－－－－－－－－ 170
  - 1) 観察法 －－－－－－－－－－－－－ 170
  - 2) 具体的な操作 －－－－－－－－－－ 172
  - 3) 臨床的特徴と病因 －－－－－－－－ 173
    - （1）振戦 －－－－－－－－－－－－ 175
    - （2）間代 －－－－－－－－－－－－ 179
    - （3）ミオクローヌス －－－－－－－ 180
    - （4）固定姿勢保持困難 －－－－－－ 181
    - （5）舞踏運動, バリズム, アテトー
          ゼ, ジストニー －－－－－－－ 182
- 4．不随意運動の分析 －－－－－－－－－－ 190
  - 1) 単純な随意運動課題 －－－－－－－ 192
    - （1）不随意運動と動作時間 －－－－ 192

（2）指タッピング------------------------ 192
　　2）サイクログラフ---------------------------- 195
　　3）表面筋電図---------------------------------- 196
　　4）加速度計------------------------------------ 211
5．不随意運動と障害------------------------------ 214
　　1）障害問題の多様性------------------------ 214
　　2）不随意運動による障害の諸相--------- 215
　　　（1）振戦の重症度評価法について----- 215
　　　（2）本態性振戦による活動制限の
　　　　　　特徴------------------------------------ 218
　　　（3）ジストニーと参加制約--------------- 220
　　　（4）hastening phenomenonと機能
　　　　　　的制限------------------------------- 221
　　3）不随意運動のある患者の医学的
　　　　リハビリテーション----------------------- 222
　　　（1）振戦に対する重り負荷--------------- 222
　　　（2）急性脳無酸素症による動作時
　　　　　　ミオクローヌスへの訓練法-------- 225

7　随意運動　　　　　　　　　　　　　　　　　　　　　　　227

1．随意運動とは---------------------------------- 227
　　1）行為，動作と身体運動------------------ 227
　　2）随意運動の定義-------------------------- 228
　　3）随意運動分析の枠組み------------------ 230
2．随意運動を理解するための諸概念------- 230
　　1）注意と覚醒-------------------------------- 230
　　　（1）ボトルネック・モデル--------------- 231
　　　（2）容量モデル-------------------------- 232
　　2）運動系の機能的構造-------------------- 233
　　3）随意運動の分析-------------------------- 235
　　　（1）動筋，拮抗筋，共同筋--------------- 236
　　　（2）開ループ制御と閉ループ制御----- 238
　　　（3）協調運動障害と行為障害--------- 243
3．反応時間------------------------------------ 254
　　1）反応時間研究の推移-------------------- 254
　　2）人間の運動発現と反応時間------------ 255
　　3）反応時間測定にかかわる注意事項---- 257
　　　（1）感覚刺激の要因------------------- 257
　　　（2）応答運動の要因------------------- 258
　　　（3）反応時間課題の諸相--------------- 259
　　4）運動準備状態と運動開始------------ 261
　　　（1）運動準備状態から運動開始へ----- 261
　　　（2）沈黙期-------------------------- 263
　　　（3）長潜時反射の変化----------------- 265
　　5）premotor timeとmotor time---------- 266
　　　（1）筋張力の関数としての
　　　　　　PMTとMT---------------------- 268
　　　（2）motor time（MT）の中枢制御------ 270
　　　（3）中枢神経障害と単純反応時間----- 275
　　　（4）高齢者，中枢神経障害患者と相
　　　　　　動性筋収縮------------------------- 279
　　6）肢位と覚醒レベル------------------------ 284
　　　（1）促通肢位と反応時間--------------- 284
　　　（2）促通肢位と急速運動の筋力------- 290
　　7）足踏み，歩行中のプローブ反応時間--- 292
　　　（1）足踏み動作------------------------- 293
　　　（2）歩行--------------------------------- 293
　　8）同時動作と反応時間の左右差--------- 295
　　　（1）同期誤差--------------------------- 295
　　　（2）準備期の影響----------------------- 296
　　　（3）運動方向の影響------------------- 299
　　9）運動方向と運動パターン--------------- 301
　　　（1）肘関節屈曲運動と前腕回外運動-- 301
　　　（2）予告情報（プレビュー）の影響----- 303
　　　（3）課題条件と初期筋電活動--------- 305
　　　（4）中枢神経障害と運動パターンに
　　　　　　依存した反応時間差------------- 307
　　10）理学療法手技の検討--------------------- 309
　　　（1）促通肢位と運動感覚性皮質促通-- 309
　　　（2）他動運動と運動発現----------------- 311
　　　（3）同時動作の利用---------------------- 316
4．上肢の動作------------------------------------ 317

1）手動制御とトラッキング ... 317
　（1）随意運動制御の単純モデル ... 317
　（2）急速運動と緩徐運動 ... 319
　（3）上肢運動を修正するための反応時間——最小運動時間 ... 319
　（4）トラッキングにおける修正の反応時間 ... 319
　（5）複雑な技能を要するトラッキング ... 321
2）上肢の単一動作 ... 322
　（1）フィッツの法則 ... 322
　（2）標的指向運動と運動時間 ... 322
　（3）バリスティック運動 ... 326
　（4）ランプ型視標追跡運動と運動失調 ... 338
　（5）脳卒中患者のリーチ ... 344
3）体性感覚消失と運動障害 ... 351
　（1）空間定位の運動 ... 352
　（2）運動技能の障害 ... 352
　（3）速い運動と遅い運動，等尺性収縮 ... 354
　（4）運動障害の特徴 ... 356
4）共同筋活動 ... 359
　（1）肢位と共同筋 ... 359
　（2）姿勢保持機構と意図的運動 ... 363
5）肢失行と左半球損傷 ... 372
　（1）概念失行 ... 372
　（2）観念運動失行 ... 374
5．上肢機能の評価 ... 383
1）リハビリテーション的アプローチと発達的アプローチ ... 384
2）各種のテスト ... 388
　（1）ジェブセン手機能テスト ... 388
　（2）手指機能検査（FQテスト） ... 392
　（3）運動年齢テスト ... 394
　（4）腕機能テスト ... 397
　（5）脳卒中上肢機能検査 ... 401

8　姿　勢　407

1．姿勢をめぐって ... 407
2．立位姿勢と座位姿勢 ... 408
1）姿勢の安定性と力学的要因 ... 408
2）人体の重心と支持基底 ... 409
3）理想的立位姿勢と重心線 ... 410
4）立位姿勢の筋活動 ... 410
　（1）抗重力筋の働き ... 410
　（2）下肢筋群の働き ... 412
　（3）体幹筋群の働き ... 413
　（4）腹筋の働き ... 413
5）座位姿勢の特徴 ... 414
3．姿勢の記載と身体計測 ... 417
1）構えと体位 ... 417
　（1）構え ... 417
　（2）体位 ... 418
2）機器による姿勢の記録 ... 418
　（1）映像による方法 ... 418
　（2）身体計測法 ... 418
　（3）脊柱湾曲計 ... 421
　（4）モアレ法 ... 422
　（5）X線写真 ... 422
3）姿勢の類型 ... 423
　（1）体型 ... 423
　（2）美的姿勢 ... 425
4）よい姿勢と悪い姿勢 ... 427
　（1）よい姿勢とは ... 427
　（2）姿勢と筋疲労，エネルギー消費 ... 428
　（3）姿勢と心理 ... 430
　（4）不良姿勢と腰背痛 ... 431
4．姿勢動揺テスト ... 432
1）姿勢動揺測定の変遷 ... 432
2）姿勢動揺の測定 ... 434

（1）測定機器-------------------------- 434
　　（2）姿勢動揺のパラメータ -------- 434
　　（3）検査時の課題 ------------------- 437
　3）姿勢動揺と運動障害 ------------------ 440
　　（1）脚長差による姿勢動揺 -------- 440
　　（2）転倒危険性のある者と姿勢動揺 -- 441
　　（3）体重の一部免荷と姿勢動揺 ------- 443
　　（4）義足装着者の姿勢動揺と最大歩
　　　　行速度 ------------------------- 445
　　（5）脳卒中片麻痺患者の姿勢動揺と
　　　　短下肢装具 --------------------- 446
5．姿勢制御の神経機構 ----------------------- 447
　1）感覚・運動パターンの結合セット ---- 447
　2）姿勢戦略 ------------------------------- 448
　3）諸感覚情報の統合とその発達的
　　　変化 ---------------------------------- 449
　4）環境変化に対応するための姿勢
　　　制御 ---------------------------------- 452
　　（1）応答パターンの諸相 ------------- 452
　　（2）神経運動共同作用仮説 ---------- 454
　　（3）姿勢制御機構の発達 ------------- 455

　　（4）中枢神経疾患と姿勢制御の障害 -- 456
6．立位姿勢の異常 --------------------------- 457
　1）立位姿勢 ------------------------------- 458
　2）立位姿勢の安定性のテスト ----------- 458
　3）骨関節疾患の立位姿勢 ---------------- 459
　　（1）脊柱の前弯と後弯 ---------------- 459
　　（2）脊柱の側弯 ------------------------ 460
　　（3）下肢変形と立位姿勢 ------------- 462
　4）神経疾患の立位姿勢 ------------------- 463
　　（1）痙性片麻痺 ------------------------ 464
　　（2）痙性四肢麻痺 --------------------- 464
　　（3）パーキンソン症候群 ------------- 465
　　（4）小脳性運動失調 ------------------ 465
　　（5）筋ジストロフィー --------------- 465
7．バランス反応と姿勢保持 ------------------ 465
　1）中枢神経疾患とバランス反応 -------- 466
　2）上肢のバランス反応 ------------------- 469
　3）下肢のバランス反応 ------------------- 472
　4）頭部と体幹のバランス反応 ----------- 475
［付］立位バランス評価の定量的テスト ---- 475

9　歩　行　479

1．歩行とは ---------------------------------- 479
　1）歩行とは何か ------------------------- 479
　　（1）移動様式としての歩行 ---------- 479
　　（2）正常歩行の必要条件 ------------- 480
　　（3）歩行における力学的エネルギー
　　　　変換モデル ------------------------- 481
　　（4）歩行の中枢神経機構 ------------- 482
　2）歩行と臨床医学 ---------------------- 484
　　（1）臨床診断のために --------------- 484
　　（2）医学的リハビリテーションの
　　　　ために ---------------------------- 484
　3）機器を用いた歩行の分析 ------------- 485
2．歩行の周期性 ----------------------------- 486
　1）歩行の空間時間的変数 --------------- 486

　2）歩行周期変数の測定法 ---------------- 488
　　（1）10 m 最大歩行速度 --------------- 488
　　（2）10 m 歩行テスト ----------------- 489
　3）歩行の運動条件 ----------------------- 489
　4）歩行周期変数の身長補正 ------------- 491
　5）歩行の性差と加齢変化 ---------------- 491
　6）歩行周期のパターン ------------------ 494
　　（1）歩幅-歩行率ダイアグラム ------- 494
　　（2）自由歩行の歩行周期パターン ----- 495
　　（3）自由歩行における歩行周期パ
　　　　ターンの最適性 ------------------- 497
　　（4）歩行周期パターンとエネルギー
　　　　コスト --------------------------- 498
　　（5）歩行-走行移行 -------------------- 498

- 3．異常歩行，歩行障害の診断手引き ------ 499
  - 1）問診について ------ 499
    - （1）歩行時の痛み ------ 500
    - （2）歩行開始の遅滞 ------ 500
    - （3）突然におこった歩行困難 ------ 501
    - （4）徐々に進行した歩行困難 ------ 501
  - 2）歩容について ------ 501
    - （1）骨関節障害 ------ 502
    - （2）鎮痛歩行 ------ 503
    - （3）麻痺性歩行 ------ 504
    - （4）中枢神経障害 ------ 505
  - 3）歩行障害が観察される主要疾患 ------ 508
    - （1）小児期におこるもの ------ 508
    - （2）壮年期におこるもの ------ 508
    - （3）老年期におこるもの ------ 508
  - 4）高齢者の歩行障害への診断手引き ---- 508
- 4．移動の動作パターンと時間計測 ------ 509
  - 1）椅子間移動 ------ 509
    - （1）動作の連合と運動技能 ------ 509
    - （2）脳性麻痺児の移動動作 ------ 509
    - （3）動作の連合からみたパフォーマンス ------ 510
    - （4）動作時間の発達的推移 ------ 512
  - 2）立って歩け時間測定テスト ------ 514
    - （1）立って歩けテストにおける測定法 ------ 515
    - （2）立って歩け時間計測テスト ------ 515
  - 3）歩行速度と障害意識，生活状況の関係 ------ 516
    - （1）歩行障害の主観的評価と客観的測定 ------ 516
    - （2）10 m 最大歩行速度と生活活動 ---- 518
- 5．歩行異常と歩行周期 ------ 521
  - 1）歩行周期変数の基準値 ------ 521
  - 2）病的歩行 ------ 522
    - （1）中枢神経障害 ------ 524
    - （2）下肢障害 ------ 530
  - 3）日常生活における歩行速度 ------ 534
- 6．運動学的分析 ------ 535
  - 1）運動学的分析における注意事項 ------ 535
  - 2）正常歩行 ------ 536
    - （1）重心の軌跡 ------ 536
    - （2）下肢の関節運動 ------ 537
    - （3）体幹と頭部の回旋 ------ 539
  - 3）病的歩行 ------ 539
    - （1）中枢神経障害 ------ 539
    - （2）下肢障害 ------ 541
- 7．運動力学的分析 ------ 544
  - 1）床反力の意義 ------ 544
  - 2）運動力学的分析の諸相 ------ 546
  - 3）正常歩行 ------ 550
  - 4）病的歩行 ------ 552
    - （1）変形性関節症（鎮痛歩行） ------ 552
    - （2）脳卒中片麻痺 ------ 553
    - （3）パーキンソン病 ------ 553
    - （4）筋ジストロフィー ------ 554
    - （5）異常歩行判定のための変数 ------ 555
  - 5）義足歩行 ------ 555
    - （1）体幹の側屈 ------ 556
    - （2）外転歩行と分回し歩行 ------ 556
    - （3）伸び上がり歩行 ------ 556
  - 6）筋モーメントとパワー ------ 556
    - （1）定義 ------ 556
    - （2）歩行中の筋モーメントと筋パワー ------ 558
- 8．筋電図ポリグラフ ------ 561
  - 1）筋電図記録上の諸問題 ------ 562
  - 2）正常歩行 ------ 564
    - （1）下肢筋群の活動パターン ------ 564
    - （2）上肢筋群の活動パターン ------ 566
  - 3）病的歩行 ------ 567
    - （1）痙性麻痺 ------ 568
    - （2）パーキンソン病 ------ 574
    - （3）下腿切断 ------ 576
- 9．歩行とエネルギー消費 ------ 576
  - 1）歩行時のエネルギー消費 ------ 577

（1）エネルギー代謝 …… 577	10. 脳卒中片麻痺患者の歩行訓練――
（2）仕事としての歩行 …… 577	新しい方向 …… 585
（3）効率 …… 577	1）コンピュータ支援による歩行訓練
2）エネルギー消費の測定 …… 578	（CAGT） …… 586
（1）酸素消費量の測定 …… 578	（1）CAGTの概略 …… 586
（2）心拍数の測定 …… 578	（2）CAGTの有効性 …… 587
3）正常歩行 …… 579	（3）歩行機能回復の予測 …… 587
（1）エネルギー消費 …… 579	（4）CAGTの適応 …… 589
（2）PCI …… 581	2）部分的体重支持付トレッドミル
（3）重心の上方移動のためのエネル	訓練（BWS） …… 589
ギー消費 …… 581	（1）脊髄歩行中枢 …… 592
4）異常歩行 …… 581	（2）脳卒中片麻痺患者に対する
（1）エネルギー消費 …… 581	BWS …… 593
（2）PCI …… 584	［付］歩行速度の定量的測定法，その他 …… 594

文献 …… 597

索引 …… 655

1 臨床運動学とは

1. 運動とは

「運動」は，①時間経過につれておこる物体(質点)の位置の変化(物理的現象)，②健康保持，体力増進の目的で体を動かすこと(スポーツなど)，③目的達成のために人々に働きかけること(政治など)，④広く変化一般の意味(哲学)，を表す言葉として用いられている(西尾・他 1979；大野・他 1981)．運動学(kinesiology)における用法は①を前提としているが，臨床応用になると，体力増進や廃用症候群(disuse syndrome)を予防するための運動療法(therapeutic exercise)のように，②の意味に用いることがある．

運動学(kinesiology)が対象とする運動は，motion あるいは movement(英語)，Bewegung(独語)，mouvement(仏語)である．臨床運動学(clinical kinesiology)では，人間の動作や運動にかかわる人体の解剖学的構造と生理学的機能，生体力学的変数と臨床上の問題との関係を扱う．必要に応じて，身体運動がおこる物理的な外的環境を取り上げる．

2. 身体運動をめぐる研究小史

運動に関する知識は，古代から多くの人々によって収集され，自然現象を解明する手掛かりとなってきた．それを体系化したのは Aristoteles である．Aristoteles は「運動するものは，すべて何かによって動かされる」という公理を立て，運動の原因を目的因と作用因とに分けた．石が高いところから地面に落ちるのは，石にとって自然な場所である地球に向かうためであると説明する．煙が空中を昇るのは，天空がその自然の場所である．これらは自然に内在する作用が現実化することであって，目的因と呼ばれている．他方，石を投げたときの石の運動は，人間の投石によるのであり，石にとっては外的な作用因による強制的運動である．運動学との関連では，「動物部分論」における比較解剖学と生理学的観察の記録，「動物運動論」における意思的運動(随意運動)，反意思的運動(不随意運動)および無意思的運動の区別，「動物進行論」における上下，前後，左右という空間軸，動物体の3次元記載，複雑な歩行の幾何学的分析がある．

運動の力学的分析は，16世紀末に Galilei によって始められた．Galilei は，はじめに医学を学んだが，「自然は数学記号で書かれている」と確信して，数学による物理現象の研究へと移った．落下する物体の加速などに実験と計量とを用い，近代物理学を確立した．科学としての運動学のはじまりである．17世紀後半，Newton によって近代力学が基礎づけられ，近代的運動論が誕生した．運動論は20世紀になって，相対性理論にみられるように，空間と時間をめぐる諸問題を扱

う科学として発展した．しかし，地球上における人間の身体運動は，近代運動論を前提とした運動学によって，十分に処理できる．

　機能解剖学の基礎となる近代的な系統解剖学は，Vesalius の「De Humani Corporis Fabrica」(1543)によって確立された．筋収縮の機構については，17世紀に Glisson が plethysmograph(体積記録器：部分，器官，体全体の容積の変化を測定する装置)を用いた実験から，関節の屈曲にさいして筋線維は膨張ではなく，収縮することを明らかにした．18世紀には電気生理学が始まった．この時期の運動学に関連するまとめは，Hunter によって行われた6回にわたる「Croonian lectures on muscle motion」(1776〜1782)であろう．19世紀には，Duchenne が感応電流による筋刺激を利用して，運動に関与する個々の筋の働きを分析した．運動に対する筋の働きについては，以前には解剖学者によって死体を用いて筋や腱を引くとおこる個々の関節の分離した運動として記載されていた．Duchenne はこれを生体で行い，「Physiologie des mouvements」(1865)として出版した．ひとつの筋の電気刺激でおこる運動と同じ動きの随意運動では，必ずしもその筋が活動するわけではないことも見いだされた．

　神経生理学における反射作用の概念は，18世紀になって，Whytt や Unzer などによって，刺激と応答，反射の用語が導入されたことから始まった．19世紀になり，Bell と Magendie による脊髄神経根に関する法則(脊髄後根は感覚性，前根は運動性)の発見があり，Hall によって反射概念の確立がなされた．Hall は反射に必要な解剖学的要素として，①刺激された部位から脊髄に入る求心性神経，②脊髄，③脊髄から発する遠心性神経を掲げている．また，反射弓や反射作用，脊髄ショックなどの定義を行った．ロシア生理学の父と呼ばれた Sechenov は，脳の反射機能を研究し，末梢感覚器の刺激による脳反射機能は精神的領域を経て伝えられ，自発運動の源になると仮定した．近代神経生理学の礎石は，Sherrington の「The integrative action of the nervous system」(1906)によって築かれ，要素的反射の複合によって，種々の運動行動を説明するモデルが提出された．

　運動を空間時間的変化としてとらえるための方法は，1860年代の同時写真の発明や Janssen が1878年に金星通過の研究に連続写真を用い，これを人間の運動の研究(kinematographic picture)に利用できることを示唆したことなどから開始された．19世紀後半，フランスの神経生理学者 Marey は連続写真を運動分析に利用した．その後，これらの手法は，運動を姿勢の変化として，1枚の写真上に時間的変化として記録する chronophotography や cinematography へと発展している．この時代は，運動学的分析の手法が確立した時期である．

　20世紀になり，生体活動に伴う電気現象を記録する手法が生まれ，運動学における筋電図の利用が広まった．Basmajian の「Muscle alive：Their functions revealed by electromyography」(1962)がひとつの方向を示唆していた．

3. 臨床運動学の領域

　臨床運動学は人体の構造や機能と身体運動との関係，とくに疾病あるいは機能障害(impairment)による機能的制限(functional limitation)および障害(disability)の状態における両者の関係を対象とする．

人間の身体運動には，すべての器官系が関係している．そのため，いずれかの器官系の機能障害は，何らかの形で機能的制約をもたらす．しかし，臨床的な主要テーマとなるのは，運動器系（骨関節系と筋系）と中枢神経系であろう．呼吸循環器系も関与するが，これは運動生理学（work physiology）の領域で扱う．臨床運動学は，主として前二者を対象とする．

1) 事象の記述レベルと階層構造

臨床運動学は応用科学であり，分析にさいして，人間のパフォーマンス（performance）を記述するのに種々のアプローチが利用される．複雑な生体現象に関する知識を整然とまとめて理解するためには，記述レベル（descriptive level）という構成概念が有用である（Lyman et al. 1969）．記述レベルは，観察者が設定するものである．ある記述レベルの単位は何かについて自覚的であることは，その記述レベルにおける相違あるいは別の記述レベルとの相違を，それぞれ見分けるのに役立つ．代表的な記述レベルを図1-1に掲げる．ここでは，［素粒子→原子→分子→細胞→組織→器官→器官系→有機体→社会→宇宙］という階層構造が想定されている．このような記述レベルの発見は，測定の過程および知覚領域の拡大（天体望遠鏡や顕微鏡の発明）と密接に関連している．

ある特定の系を調べるとき，記述レベルの選択は重要である．ひとつの系全体のパフォーマンスに影響するような，別の記述レベルとの関係も考慮に入れなければならないからである．

人体の最小単位を細胞（cell）とすれば，その集合が組織（tissue）となり，複数の組織の集合は器官（organ）を形成し，器官の集合が器官系（organ system）となる（図1-2）．それらの集合で人体が構成される．

横軸に時間をとり，事象を平面に描くことができる．図1-3に人間の生涯にわたる立位姿勢の変化を示す．胎児から乳幼児，少年，成人を経て老人に至る．Jacoblevは，これを脳の発達や退行と対比させている．胎児期からの前脳の発達が頭部の定位を促し，起立姿勢となる．その後，

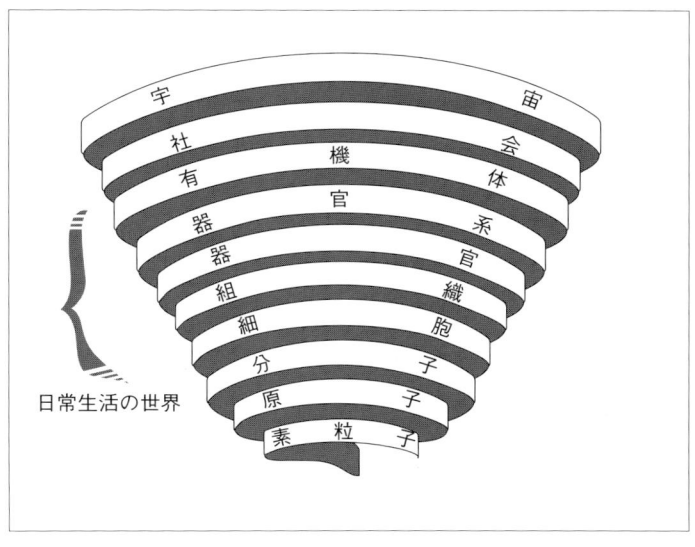

図 1-1 記述レベル
(Lyman et al. 1969)

4　1　臨床運動学とは

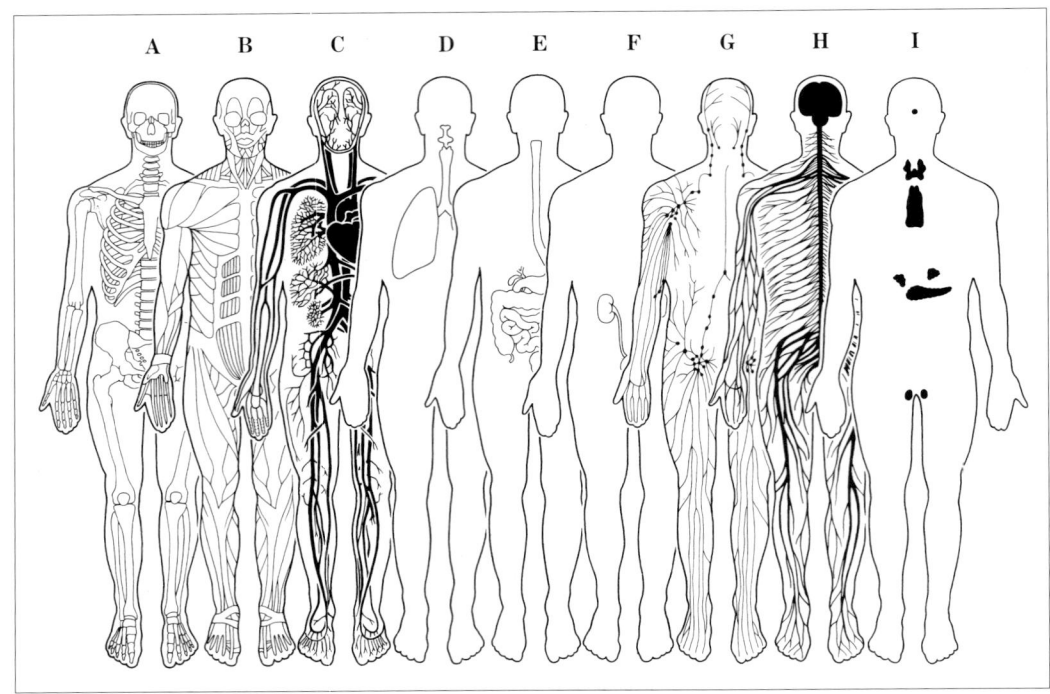

図 **1-2** 人体の器官
A．骨格系，B．筋肉系，C．循環器系，D．呼吸器系，E．消化器系，F．泌尿器系，G．リンパ系，H．神経系，I．内分泌系．

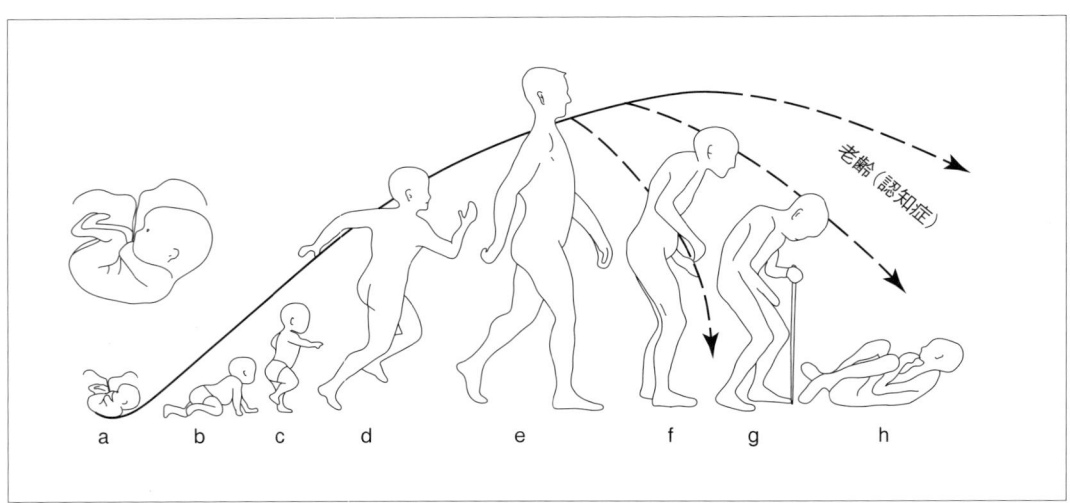

図 **1-3** 人間の生涯と姿勢
　Jacoblev が記載した人間の起立姿勢と二足歩行である．胎児(a)の前脳が成熟するに従って，頭部の定位(b)がおこり，立位(c)から二足歩行に至る(d〜e)．前頭葉，線条体および淡蒼球に変性がおこると，次第に屈曲姿勢(f〜h)となる．

(Adams et al. 1985)

推進の源であった脳(前頭葉,線条体および淡蒼球)の変性につれて,再び屈曲姿勢になる.いろいろな連続する系列(シーケンス,sequence)を時間軸に沿って記述し,異なった記述レベル間で,時間経過のうちで関連し合っている事象の意味を視覚的に捉えることができる(Lyman et al. 1969).

　人間の身体運動は,地球上では重力をはじめとして種々の外力に抗して行われている.その力の方向は,筋収縮と骨関節系の連結によって決定されている.また,筋収縮は化学的エネルギーを力学的エネルギーに変換する過程である.そのため,身体運動では,生体エネルギー論は不可欠であり,代謝系や呼吸循環器系の生理的機能が重視される.これらは運動生理学(work physiology)のテーマとなる.短距離走におけるパフォーマンスを取り上げれば,骨格系や筋肉系,循環器系,呼吸器系が直接分析の対象になる.複数の器官系が同一の記述レベルに載せられる.その上で,下肢の筋力を取り上げる.しかし,筋疲労が問題であれば,循環器系や呼吸器系も含めた記述レベルへと変える.たとえば,心周期の変数や分時換気量,酸素摂取量などを測定し,パフォーマンスや筋力との関連性を検討する.パフォーマンスの低下がいずれの器官系の機能障害によるのか,適正な判断を下すためには,記述レベルを意識した推論の過程が重要である.

　下位の単位を統合することによって,高次の組織へと進むことが多くの生命現象において観察されている.たとえば,人間は受精卵から胎児,乳幼児,少年へと発達する.これを異なる記述レベルとすれば,各レベルはそれぞれに対応した環境要因に適合している.胎児は母胎,乳幼児は両親の庇護下における生活,少年は学校生活へと環境が多様化する.機能の分化,多様化,複雑化は発達過程を経て出現し,高次レベルになるほど対応する環境の諸要因が構成する配置は複雑になる.

　身体運動との関連でみれば,骨格系と筋系との解剖学的構築が運動の形態学的な制約条件となり,その条件下で可能な運動だけが行える.骨関節系については,ときには機械的あるいは幾何学的な推論でよいこともある.ただし,関節可動域だけでなく,運動に関与する筋張力の程度,発生するトルクなどの生体力学(biomechanics)における諸変数を検討し,姿勢や肢位による重力の影響も考慮しなければならない.筋力を取り上げれば,筋の解剖・生理学や運動単位の神経生理学(neurophysiology)が中心になる.運動の協調性,合目的性を理解するためには,環境からの情報を取り込む感覚系,その情報を統合して適切な運動指令を発する中枢神経系の機能が検討される.しかし,すべてが統合された随意運動になれば,神経科学(neuroscience)あるいは脳科学(brain science)を必要とする.さらに生態学(ecology)の手法も関連する.

　運動障害の治療や訓練の視点からは,各レベル間の構造と機能の関連を取り上げる.**図1-4**は,複雑系を構成するのに考慮しなければならない記述レベルを表している.身体運動による一連の活動は,ある機能(function)あるいは使命(mission)に役立っているはずである.複雑系は,[材料→構成部分→サブアセンブリー→サブシステム→特定システム→複雑システム→使命],という階層構造をなしている.ひとつの使命は,多くの複雑システムの組合せで構成される.ここで使命を「機能」,複雑システムの組合せを「構造」という.構造-機能の連関とは,隣接する記述レベルの関係でもある.下腿切断者に対して,二足歩行を可能にする使命を実現するには,特定システムとして,①義足,②歩行訓練,が必要である.ここでは,義足と歩行の訓練方法が最初の記述レベルになる.つづいて,義足の部分,たとえばソケットや足部は何か……がサブシステ

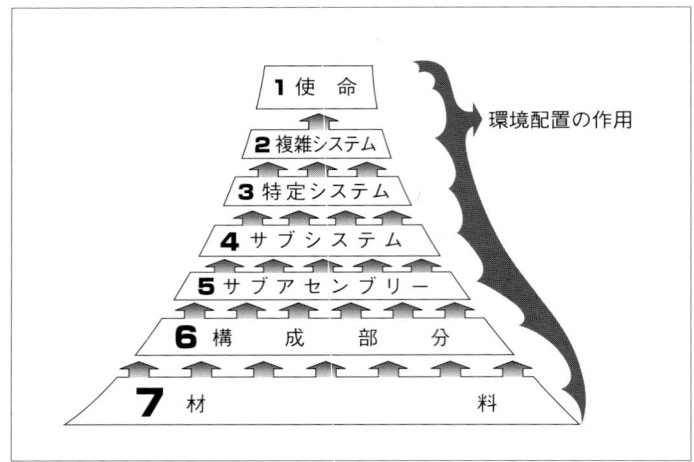

図1-4 デザインにおける階層構造
(Lyman et al. 1969)

ムとして取り上げられる．義足装着者側の身体的条件や心身機能，経済的要因や技術の問題など，制約条件としてサブシステムに関連する領域は拡がる．

2）運動制御と脳研究の枠組み

　人間の随意運動にかかわる理論は，生物学的機構である脳(brain)，脳活動の機能あるいは現象面の部分集合である心(mind)，運動の力学的構築(mechanics)，それに制御論(control theory)において扱われる．分析に当たっては，大きな情報処理の記述レベルから分子構造の詳細までの記述レベルがある(Arbib 1995)．

　心理学(psychology)の多くは，人間行動を外側から観察して，行為あるいは動作の総体にかかわる能力(competence)を研究する．また，パフォーマンス(performance)の詳細にも注意を向ける．神経心理学(neuropsychology)や認知神経科学(cognitive neuroscience)は，行動をいろいろな脳領域の相互作用へと関係づけて説明する．運動障害の性質と中枢神経系の病変部位との関連が研究対象となる．

　神経生理学(neurophysiology)は，神経解剖学(neuroanatomy)によって明らかにされているニューロン間のネットワーク(network)におけるニューロン活動を研究する．両者とも，ニューロンの本質的特性を理解するのに役立つ．また，神経心理学の手法によって得られたサブシステム（例：運動プログラミングに関与する構造）におけるニューロンの役割を検討する．

　分子生物学(molecular biology)や細胞生物学(cell biology)，生物物理学(biophysics)は細胞膜および細胞内システムの構造と相互関係を分析し，ニューロンの入出力にかかわる事象を対象とする．

　脳と運動行動との関係は，複数のレベルに分けて分析される（図1-5）．運動心理学では，スキーマ(schema，図式)を仮定する．スキーマの相互作用によって，機能的に運動行動を説明する．スキーマは，一方では生物学的な神経ネットワークによって媒介される相互作用を記述するために中間的位置におかれた概念であるが，認知心理学的には，新たな情報を処理するために，すでに個体側に成立している単純化された操作の枠組みといえる．これを構造的にみると，脳の

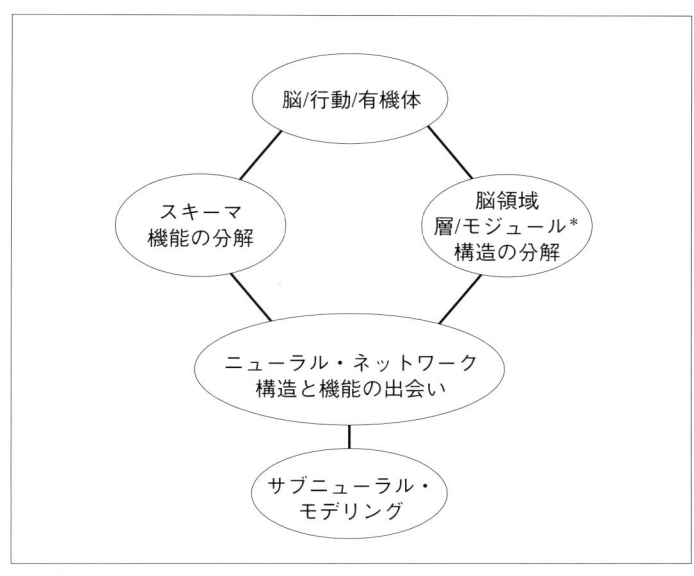

図 1-5 脳および行動の分析レベルの視点
機能的分析の中間レベルとしてのスキーマの役割に注意.
(Arbib 1995)

領域のような解剖学的に定義された単位の相互作用になる．随意運動を中心として運動障害を理解するには，中枢神経系の解剖・生理学と神経心理学の知識が不可欠である．とくに神経心理学領域では，画像診断の進歩により「障害検出型」診断の意義が低下し，認知モデルによる「障害解釈型」診断の意義が増大した（スロン 1995）．運動発達や運動学習，運動技能の変化については，身体の構造・機能と対応した研究が不十分であり，現象の記載とその説明は行動学や心理学の領域が主体になっている．

4. 障害のモデル

1）医学モデルと障害モデル

整形外科や神経内科，リハビリテーション科の診療では，身体運動の異常を扱うことも多い．神経疾患では，病変の局在や臨床診断のために臨床神経学的な機能検査が用いられてきた．この検査のうちには定型的な運動遂行の検査が含まれている（例：指-鼻試験）．神経学的検査は，医学モデルが仮定する「病因→病理→発現」という疾病の因果系列に基づいて，発現から病理を推定する手段である．発現とは，病理が一定の閾値を超えたとき，身体の客観的な徴候(sign)や患者の主観的訴えである症状(symptom)として観察できるものであり，症候(sign and symptom)と呼ばれる．医療技術の発達した今日では，高度な臨床検査や画像診断がこれに加わり，病理を確定する手段になっている．

国際障害分類 (International Classification of Impairments, Disabilities and Handicaps：

---

*モジュール(module)とは，特殊化し相互に独立した情報処理系であり，それぞれ処理する情報は特定のものに限られる．例：メロディを認知するシステムと音声言語を理解するシステムとは，独立して機能し，前者は音楽，後者は言語メッセージによってしか活性化されないと仮定する（スロン 1995）.

ICIDH)は医学モデルを拡張して障害の独自のモデルを提案した(WHO 1980).それ以降20年間,これはリハビリテーション医学の概念モデルとして使われてきた.ICIDHは,疾病そのものではなく,「機能障害-能力低下-社会的不利」という異なる次元を区別し,その総体を「疾病の諸帰結としての障害」と捉えた.ここで機能障害とは,医学モデルの捉える発現と同じ次元にあり,その検査手段も神経症候学的検査と同等のものと性格づけられる.

医学モデルにおける症候の検査は,病変の局在やその重症度の指標であり,疾病や後遺障害が患者の日常生活に及ぼす影響の程度やその変化の判定には有効でない.末梢運動器の疾病においても,局所の理学的所見から患者の機能的状態(functional status)を評価することの妥当性が問題視されている(Jette 1985).膝関節炎にみられる関節可動域制限や大腿四頭筋の筋力低下,運動時痛の変動は局所炎症の指標としては有用であるが,それによって患者の日常生活活動(activity of daily living:ADL)の障害レベルを判断することはできない.そのため医学的リハビリテーションでは,症候をそのものとして問題にするのでなく,まず病理に由来する機能障害をすべて考慮した上で,そのなかから能力低下や社会的不利に結びつくような機能障害を特定することが重要である.たとえば,膝関節に炎症反応として関節液が貯留したとして,これを炎症の徴候と見なすだけでなく,膝関節水腫が反射的に大腿四頭筋の活動を抑制して筋力低下をもたらす点にも注意を向ける.筋力低下が歩行や階段昇降の不自由をもたらし,ICIDHが定義する能力低下となることを推論するのである.逆に能力低下は,患者のおかれた環境,補装具の使用,代償運動の獲得,そのほかの要因によって大きく変動する.そのため,能力低下の評価は,病理に還元されるような疾病過程の変化を知る目的には,あまり利用されない.

2) 生活機能モデル(ICF)

ICIDHは20年の使用経験を踏まえてその改訂作業が進められ,2001年に最終的な改訂案が出されている(WHO 2001).これは国際障害分類改訂版—国際生活機能分類—(International Classification of Functioning, Disability and Health:ICF)と呼ばれる.また,WHOでは,2000年から各国のヘルスケアの指標として,障害調整余命(disability adjusted life expectancy:DALE)を導入している(WHO 2000).

ICFのモデル(生活機能モデル)を図1-6に示す.ICFは次の諸点でICIDHを変更している.

① 「疾病の諸帰結」として障害を捉える立場から,障害の定義域を拡張して,「すべての人

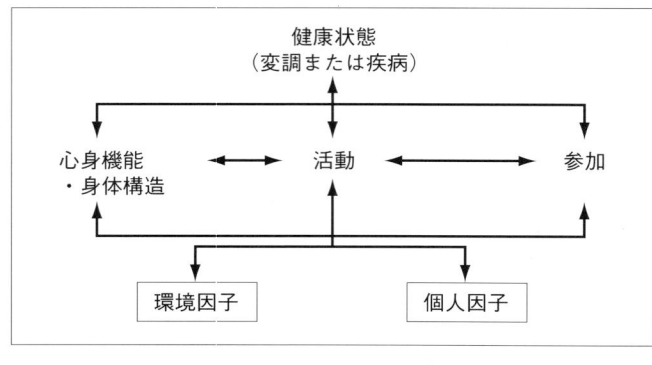

図1-6 ICFのモデル
(WHO 2001)

（all people）」がこの分類の対象になりうる．
② ICIDH における障害の3つの次元が，それぞれ心身機能および身体構造，活動，参加という概念に置き換えられ，背景因子として環境と個人という因子が明示される．
③ これらの概念は中立的な言葉で表現され，合わせて個人の生活機能(functioning)という．その否定，すなわち健康状態に機能的な問題を持つ場合が，それぞれ機能障害(impairment)，活動制限(activity limitation)および参加制約(participation restriction)と表され，合わせて障害(disability)と呼ばれる．
④ 活動は，やればできるかどうかでなく，実際にその活動を行っているかどうか，その難易の程度を評価する．これにより，ICIDH の能力低下概念につきまとっていた，「できる」：「行っている」(can do : do do)の不毛な対立は解消される．
⑤ 心身機能と身体構造，活動および参加の関係は，因果や過程を示すものでなく相互作用の関係である．これらの次元のいずれに対しても，健康状態と背景因子が相互作用する．
⑥ 心身機能と身体構造，活動，参加および環境因子の下に改訂された分類コードをつける．

　このように，ICF の諸概念は ICIDH の機能障害，能力低下および社会的不利をそれぞれ別の言葉で置き換えただけではない．考え方の全面的な転換であり，ICF そのものは障害モデルではない．これが障害を扱うときも，障害者が自由に活動できる物理的および社会的環境の整備を重視する．しかし，リハビリテーション医学の関心からみれば，以下の点が問題になる．リハビリテーション医学にとって，障害は医学的な対応によって改善させうるものであり，機能障害と活動制限の間には単なる相互作用以上の因果関係を認めなければならない．逆に，活動制限は廃用症候群をもたらすことがある．リハビリテーション医学の研究や治療技術の体系も，この認識に基づいている．ICF では，この観点がモデルの背後に埋没してしまい，このままではリハビリテーション医学に有効な障害のモデルとしては使えない．ICF 自身が強調するように，モデルはリハビリテーション医学に独自の観点から補完して理解されねばならない(中村・他 2002)．

　ICIDH でも ICF でも，障害の概念枠組みを構成する諸次元，たとえば能力低下や活動制限は，直接測定できる実体ではない．したがって，特定の尺度を使って測定されたデータを意味するものではない．これらは構成概念(construct)であり，構成概念を用いたモデルの有効性を実証的に検証するために，概念はそれ自身の定義とともに操作的にも定義されなければならない．操作的定義とは，構成概念を測る妥当な測定手段のことである．

3）リハビリテーション医学にとっての障害

　リハビリテーション医学で使えるようにするために，ICF のモデルを Nagi の障害モデルによって補う．Nagi のモデル(Nagi 1991)は障害を「病理(active pathology)→機能障害(impairment)→機能的制限(functional limitation)→障害(disability)」として捉える(図 1-7A)．Nagi のいう障害(disability)とは，ICFの活動制限と参加制約の一部に包含されるものであり，単に医学的問題でなく，社会的な障害概念を表す．このような障害に影響を与える要因として，独自に機能的制限(functional limitation)を立て，これが機能障害と障害(ICFの活動制限)を媒介するとしたのが，Nagi の考え方の特徴である．

　機能的制限とは，有機体全体あるいは個人のレベルでのパフォーマンスの制限である．日常生

活において基本となる動作や行為の遂行が制限される．機能的制限は目的や課題を遂行するための，心身の全般的能力（overall abilities）の低下を示す指標である（Verbrugge et al. 1994）．運動機能については，運動能力の低下のため，基本的動作のパフォーマンスが（性と年齢に準じた基準から）低下する現象を捉える．

機能的制限の次元は，従来から医学的リハビリテーションが患者の機能的状態を評価するために行ってきた諸検査の概念的枠組みで

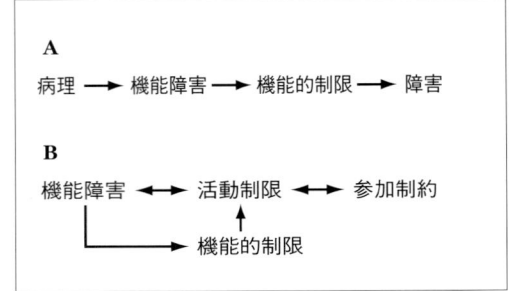

図1-7 Nagiの障害モデル（A）とICFモデルのとらえ方（B）

ある．歩行やコミュニケーションなどの能力は，それ自身が検査の対象であり，そのパフォーマンスを測定するために各種の検査が用いられている．また，日常生活における動作や行為の遂行困難は，それを構成する要素的な能力に還元されて評価される．この場合，筋力や関節可動域などの測定は，病理の症候としてでなく，患者の筋力産出や関節運動の遂行能力を測定していることになる．こうして測定された運動能力が日常生活の動作や行為の遂行に因果的な関連を持つと仮定している．従来，個々の筋や関節の異常は，ICIDHの機能障害を測定するものと考えられてきたが，局所病変の指標と捉えられるのでない限り，医学的リハビリテーションでは機能的制限に包含される．これに対して，機能障害（impairment）はICIDHでもICFでも，病理変化に基づく心身機能と身体構造上の不全と捉えるべきことである．

機能的制限は，ICIDHの能力低下から，その一面（活動の遂行能力の制限または欠如）を概念的に分離して把握するものである．これに対して，能力低下のほかの一面はICFの活動制限として独自に概念化された．活動制限は，基本的ADL（標準的ADL）から家庭生活を維持する活動としての手段的ADL（道具的ADL），さらに仕事や余暇活動，役割遂行活動など，およそ日常生活における広い活動領域を対象にしている．これらの活動は，パフォーマンスとしては測定が困難であり，標準化された調査票（質問紙）やインタビューによる自己申告，あるいは近親者の報告（proxy-report）により評価する．また，活動は本人が現に遂行している活動，あるいは活動の困難の程度を調べる．基本的ADLの評価尺度は別として，評価のための尺度そのものの開発が遅れている領域がここにある．個々の尺度間の互換性もない．高齢化社会を迎え，障害の現象領域が広がり，ICFが掲げているように，活動とその制限は「すべての人」の健康状態にかかわることである．従来の医学的リハビリテーションの基本的ADLだけでは，活動の評価が片寄ることになるだろう．

Nagiのいう機能的制限とICFの機能障害および活動制限を以上のように捉えるなら，医学的リハビリテーションの立場は，機能障害から機能的制限を媒介にして，活動制限の要因を把握しようとするものである（**図1-7B**）．障害の二次過程として，活動制限が逆に機能的制限や機能障害を増悪させることにも注目する．この系列は単なる相互関係ではない．機能的制限が日常活動の円滑な遂行を制限する因果関係は無視できない．この過程に介入するものとして，医学的リハビリテーションの治療技術体系も位置づけられる．

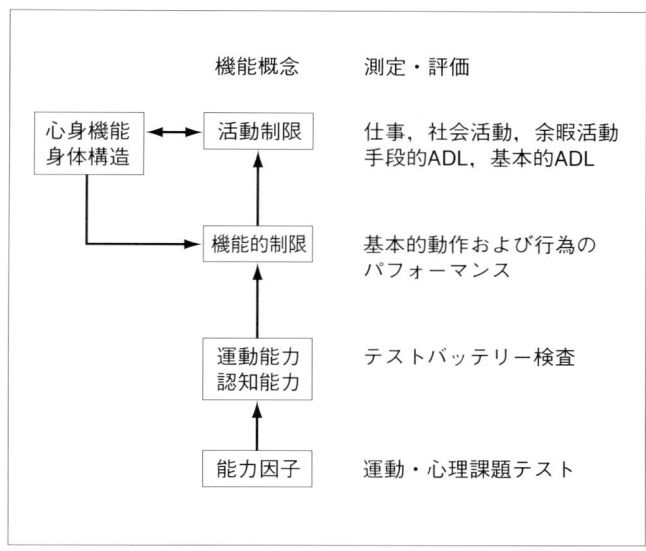

図 1-8 身体障害の測定と評価の枠組み

5. 運動障害の測定と評価

1) 測定と評価の枠組み

　医学的リハビリテーションにおける障害の捉え方を，障害の測定と評価の枠組みとして図1-8に示す．機能的制限は，それ自体で動作や行為のパフォーマンスと運動あるいは認知能力との間に因果的な階層構造を持つ．機能的制限は活動制限とも因果的な階層関係にある．測定は，障害を評価する枠組みのなかで，その位置づけを明確にしなければならない．各階層の測定と評価を通して，機能障害，機能的制限，活動制限，および背景因子の相互の連関を明らかにすることが，医学的リハビリテーションにおける障害の評価と測定の役割になる．

2) 機能障害

　機能障害は，それ自体としては病理や病態生理の現れであるが，医学的リハビリテーションにおける機能的制限の評価のさいに医学的基礎となる．これは患者の機能的制限の原因になる場合がある．たとえば，脳卒中患者に運動麻痺があれば，特定の四肢に筋力低下や自動的関節可動域の制限が生じるであろう．後者は，脳卒中による運動麻痺という医学的原因を知らずには，理解できない．疾病や外傷に伴う機能障害の問題をすべて考慮した上で，そこから機能的制限や活動制限に結びつくような機能障害を特定する．

　機能障害は，その種類と有無，程度(severity)を記載する．これを評価する医学的手続きとしては，臨床における各種の検査，中央検査室に委ねられる検査や画像診断，患者の病歴や症状がある．

3）機能的制限

　機能的制限は，運動障害の場合は動作の遂行制限である．日常の身体活動は，動作の連鎖からなる．このうち，それ以上分解すれば動作としての意味を失うような活動を基本動作（単位動作）という．動作遂行の制限では，単位動作のレベルに問題があるのか，あるいは動作の連合に問題があるのかに注目する．たとえば，机の上の物を取る動作では，リーチと握りの分離が可能であるか，両者の連携が滑らかに行われるかを検討する．基本動作（単位動作）の遂行に問題があるとすれば，その動作を運動パターンのレベルで検討する．

　動作のパフォーマンス測定には，所要時間や決められた時間内の繰り返し頻度が検査される．歩行では，10 m を歩く時間や歩数が計測される．歩行周期や身体運動の左右対称性および関節運動の協調性の異常に注目する．こうした観測から，歩行の障害を疾病特異的な運動パターンとして特徴づけることができる場合もある．歩行とバランス機能を中心に，機能的制限を評価するいろいろな測定尺度が用いられている．

　基本動作の障害は，動作を構成する四肢の運動にまで還元して運動学的に分析することが有効である．たとえば，歩行パターンに異常が観察されたとき，その原因を特定の筋や関節運動の組合せの異常として明らかにする．関節運動を動作に伴う関節角度の時間的変化として計測し，これをもとにして角速度や角加速度の変化を計算して運動異常の特徴を抽出する．力学法則を用いて関節のモーメントを計算する．筋電図ポリグラフを用いて，筋活動の量とタイミングを調べる．臨床運動学の中心的課題のひとつがここにある（「第2章　身体運動の分析」参照）．

　動作の困難は，動作を遂行する能力の低下に結びつけて解釈される．動作を遂行しうる資源（resource, capacity）を運動能力（motor ability）と呼ぶ．機能的制限が全般的能力低下の指標であれば，動作はそれを可能にする多元的な運動能力から評価することができる．運動能力という構成概念は，いろいろな運動課題テストを組み合わせたテストバッテリーによって測定する．単発的運動，移動，筋力や筋持久力，バランスなどが，要素的運動課題テストとして用いられる．テストバッテリーの構造は，課題に共通な運動能力因子を統計的に抽出することによって調べる．

　動作の運動能力因子として一般に評価されるのは，筋力，バランス，柔軟性，全身協調性，および持久性である．これらは，従来，リハビリテーション医療が運動障害の検査を通じて評価してきた能力である．複雑な動作の遂行のためには，さらに細分化した運動能力を考慮に入れる必要がある（Fleishman et al. 1984）．

　運動能力をテストバッテリーを用いて測定する立場で例を掲げる．図1-9は脳卒中片麻痺患者の運動能力の構造である（長崎 2000）．患者の筋力，関節可動域およびバランスの臨床的検査が，いずれも単一の運動能力を測っていることがわかる．図1-9で運動能力から筋力などに向いている矢印は，後者が単一の運動能力という概念から説明される程度を示す．筋力低下などの検査成績は，相互に独立でなく，合せて単一の運動能力の因子として，これを評価する性格のものである．歩行ような動作のパフォーマンスは，個々の筋力低下以上に，この運動能力と高い因果的な相関がある．

　一般に，それぞれの運動能力因子（s-factor）は相互に独立性が高く，運動パフォーマンスに対する一般運動能力（g-factor）の寄与は少ないとされている．けれども，脳卒中患者や高齢者の運動機能の制限には，一般運動能力の低下の影響が増大する（Nagasaki et al. 1995a）．

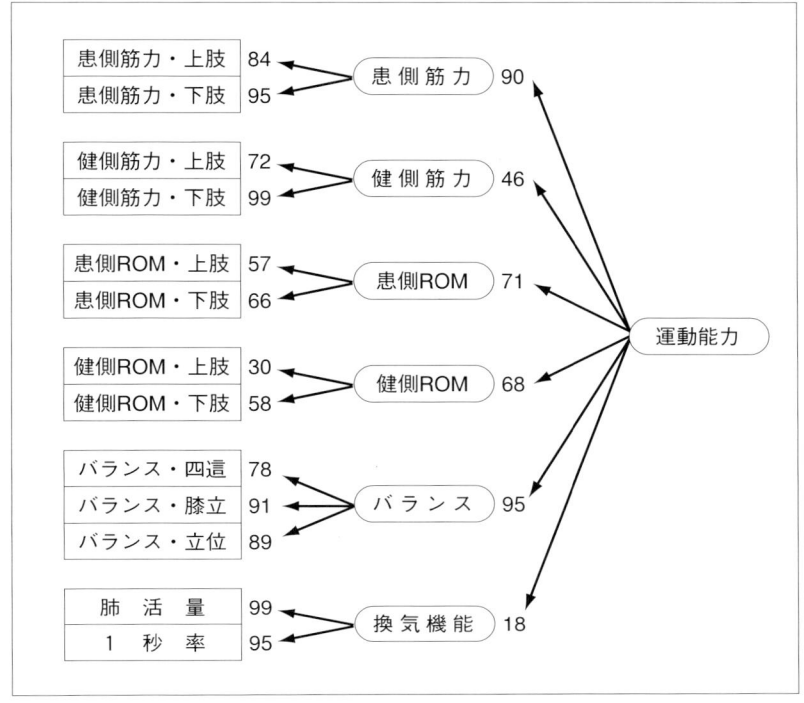

図 1-9 脳卒中片麻痺患者の運動能力の構造
共分散構造分析，N=370, GFI=0.92, AGFI=0.87, 係数は×100
（長崎 2000，一部改変）

図1-10 は上肢運動機能の組テストの例である．脳卒中患者の上肢機能検査（MFT-1）は下位尺度として上肢の挙上，つかみ，ペグボードの測定から構成されている．MFT-1 は，その後一部改正され，現在は MFT-2（Nakamura et al. 1992）が使用されている．図1-10 はこれらの下位尺度がいずれも単一の運動能力を測定していることを示す．MFT は上肢運動能力という1次元の連続体を測定しているのであり，ここから下位項目の成績を加算してMFT の総合得点を算出する根拠が保証される（長崎 2000）．総合得点と上肢の一般運動能力との間に高い相関があるからで

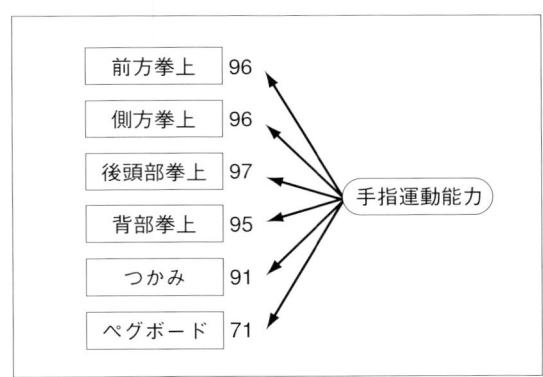

図 1-10 脳卒中片麻痺患者の上肢運動能力の構造
共分散構造分析，N=451, GFI=0.97, AGFI=0.90, 係数は×100.
（長崎 2000）

ある．この組テストには含まれない複雑な動作，たとえば更衣や書字の成績とMFT の得点との相関を調べることが，こうして意味を持つことになる．

下肢運動能力の簡易テストバッテリーとして合衆国加齢研究所(NIA)が開発したテストがある（Guralnik et al. 1994）．これは地域や家庭で多数の虚弱高齢者に適用が可能なものであり，全米

3地域で，71歳以上の高齢者5000名以上にこのテストを実施した結果が報告されている．テストはバランス，歩行，筋力および持久性という運動能力を測る目的で，継ぎ足位置での立位保持時間，8フィート(2.5m)の歩行時間，椅子からの立ち上がり時間などの5項目のパフォーマンスを測定し，これをカテゴリー化して合計点を計算するものである．合計点は自己申告法による老人の活動制限の評価と強く相関する．両者とも死亡率やナーシングホーム入居を予測できるが，パフォーマンス測定のほうが予測力は高い．わが国では，地域高齢者向けのパフォーマンステストとして，歩行(最大・通常速度歩行)，上肢運動能力(握力と指タッピング頻度)およびバランス(開眼・閉眼片足立ち)を測るバッテリーがあり，テストの構造が解析されている(Nagasaki et al. 1995b)．

標準化されたテストバッテリーを用いなくとも，臨床では，動作とそれに関連する個別的運動課題のパフォーマンスの相関を調べることがよく行われる．個別の動作の制限をそのパフォーマンスの測定によって定量化するとともに，その原因を関連する関節運動や筋力などの検査成績との関係から説明する．このような測定とその評価の背景に仮定されている考え方が，図1-8にまとめたような機能的制限と運動能力(能力因子)との階層的な関係である．

4) 活動制限

機能的制限の構造が明らかになると，これが患者個人の日常活動をどのように制限するかを検討することが課題になる(図1-8)．ICFが定義する「活動」には，個人が置かれた物理的および社会的環境において行うすべての活動領域が含まれる．このうち，基本的ADLと道具的ADLについては，従来からリハビリテーション医学が測定と評価の対象としている．バーセル・インデックスなど，臨床的なADL尺度が数多く使用されている．

基本的ADLは，誰もが行っている活動であり，食事，トイレ，移動，更衣，入浴などの活動が共通に取り上げられる(表1-1)．基本的ADLは，歩行など，機能的制限の評価対象と同じような項目を含む場合があるが，活動の評価では，床上に設定された歩行路での歩行ではなく，各

表1-1 ADL尺度に用いられている活動

1. 基本的ADL尺度に含まれる活動	2. 拡大ADL尺度に含まれる活動	
尿便禁制(尿便失禁なし)	外出	自動車の運転
飲水	道路横断	雇用
食事	自動車の乗降	趣味
移乗：ベッドから椅子/床から椅子	公共輸送手段の利用	読書
手を洗う	暖かい飲物を運ぶ	電話の使用
身づくろい	食器洗い	手紙を書く
歩行：屋内/屋外(補装具あり・なし)	衣類洗濯	
着衣/脱衣	家事	
トイレット	庭仕事	
階段昇降	お金の管理	
入浴	買物	
暖かい飲物/スナックを作る	社交	

(Barer et al. 1989)

人に与えられた環境で歩くという移動手段を使っているかどうかを問題にする．これは歩行動作の2つの見方を示すものではなく，機能的制限と活動制限の評価における歩行は，それぞれ別の行動をみていることを意味している．同じことは整髪や更衣についてもいえる．髪を梳かすために櫛を使うのはリーチなどの動作であり，その遂行困難は機能的制限に属する．他方，整髪を化粧という対人的活動とみるときには違う行動をみている．上着のボタンをはめるのはつまむ（ピンチ）運動能力であり，更衣はこれとは別の行動である．

　基本的ADLの遂行には，一般的な運動能力と認知能力が関連する．基本的ADLをこれらの能力低下（機能的制限）がどの程度制限しているのかが，リハビリテーション医学の評価の関心になる．運動能力の場合，患者の機能的制限，すなわち基本動作のパフォーマンスあるいは筋力や関節運動などの要素的運動，それらを総合した一般運動能力と，基本的ADLとの相関を明らかにすることである．個々の運動課題の成績でなく，運動能力の構造をもとにすれば，ADLとの相関を取るべき変数の数を圧縮できると同時に，相関構造の見通しをよくしてくれる．この相関は機能的制限と基本的ADLとの因果連関の程度を明らかにする．因果関係があれば，患者の機能的制限の軽減が活動の制限を軽くすることを期待して，医学的リハビリテーションが行われる．医学的リハビリテーションにおける技術の評価や技術体系の改善も，この関係を根拠にして行われる．基本的ADLのレベルのうち，患者の機能的制限からは説明できない部分について，生活環境の改善や介護などの支援手段が考慮されるべきである．このことは「活動制限」全般についていえる．

　道具的ADLは機能的に自立した家庭生活を送るのに必要な活動である．介助なしに食事動作が可能としても，買い物や調理ができなければ自立した生活はできない．交通機関の利用，電話の応対，金銭の管理などが道具的ADLの項目に掲げられている（表1-1）．これらの活動は個人の機能的制限に強く規定されている場合もあるが，基本的ADLに比べて，個人が置かれた環境による制限も強くなる．反面，機能的制限や運動能力との因果的連関が弱くなっていく．機能的制限と道具的ADLとの関連の研究は，医学的リハビリテーションのできることとできないことを弁別するのに役立つだろう．

　医学的リハビリテーションの対象が病院施設の入院患者から，地域で生活する要介護老人や障害者に拡大している今日，基本的ADLの評価だけでは不十分である．そのために，基本的ADL尺度を含む形で，これを道具的ADLにまで拡大する尺度の開発が行われている．表1-2に一例を示す．この拡大ADL尺度はバーセル・インデックスに老研式活動能力指標の一部を付加した構成である．

　ADL尺度を拡大して，地域の高齢者にも適用できる活動の尺度として，わが国でよく使われている検査に老研式活動能力指標がある（表1-3）．これは道具的ADL，社会的役割遂行，知的能動性の3因子からなり，13項目に自己申告あるいは近親者の報告で回答するものである（古谷野・他 1987）．

　ADLよりも高次の活動領域となれば，機能的制限でなく，活動の背景因子（社会的環境や個人特性）の規制が一層強くなる．このレベルでの障害は，社会的な意味が強くなり，リハビリテーション医学のモデルを離れて，障害の社会モデルの枠組みによる理解が必要になる．ICFモデルの「参加」（制約）との関連で位置づける．

表 1-2 拡大 ADL 尺度

項目と番号と内容	原尺度[a] 評定基準	得点	拡大 ADL 尺度変換後の得点
ADL 1　食事	自立	10	1
	部分介助（刻み食など）	5	0
	全介助	0	
ADL 2　車椅子/ベッドの移乗	自立	15	1
	部分介助	10	
	起き上がりのみ可	5	0
	全介助	0	
ADL 3　整容	自立	5	1
	介助	0	0
ADL 4　トイレ動作	自立	10	1
	部分介助	5	0
	全介助	0	
ADL 5　入浴	自立	5	1
	介助	0	0
ADL 6　水平面の歩行	自立（45 m 以上）	15	1
	部分介助	10	
	車椅子なら可	5	0
	全介助	0	
ADL 7　階段昇降	自立	10	1
	部分介助	5	0
	全介助	0	
ADL 8　更衣	自立	10	1
	部分介助	5	0
	全介助	0	
ADL 9　便禁制	自立	10	1
	部分介助（失禁あり）	5	0
	全介助	0	
ADL 10　尿禁制	自立	10	1
	部分介助（失禁あり）	5	0
	全介助	0	
IADL 1　バスや電車で外出	自立	1	1
	それ以外	0	0
IADL 2　日用品の買物	自立	1	1
	それ以外	0	0
IADL 3　食事の用意	自立	1	1
	それ以外	0	0
IADL 4　請求書の支払い	自立	1	1
	それ以外	0	0
IADL 5　預貯金の出し入れ	自立	1	1
	それ以外	0	0

a）バーセル・インデックス（ADL 1～10），老研式活動能力指標（IADL 1～5）．

（細川・他 1994）

表1-3 老研式活動能力指標

因子	質問項目
手段的(道具的)自立	バス，電車を使って一人で外出できる 日用品の買物ができる 自分で食事の用意ができる 請求書の支払ができる 預貯金の出し入れができる
知的能動性	年金の書類が書ける 新聞を読む 本を読む 健康に関する情報に関心をもっている 新しいことを始めようと思う
社会的役割	友人の家を訪問する 家族や友人の相談にのる 病人を見舞う 若い人に自分から話しかける 新たな友人をつくれる

(小谷野・他 1987)

表1-4 自己申告法に対する身体機能のパフォーマンス測定法の長短

- 長所
  動作課題についての表面的妥当性が明白
  よりよい再現性
  変化により敏感
  通常の活動を最大能力に対比できる
  知的機能の低下に影響されることが少ない
  文化，言語，教育程度に影響されることが少ない

- 短所
  より実施時間がかかる
  適切な測定場所と機器が必要
  検者の訓練が必要
  家庭で実施するには変更が必要
  怪我の恐れがある
  簡単なテストなので複雑な課題のパフォーマンスを反映しない，あるいはテストができなくても本人は日常生活環境にうまく適応しているかもしれない

(Guralnik et al. 1994)

5）運動障害の測定方法

運動障害の測定方法は評定法(rating)，パフォーマンス測定(performance measure)および自己申告法(self report)や代理者申告法(proxy-report)に分けられる．

（1）評定法

検者が障害の有無や程度を区分して記載する方法で，医学的リハビリテーションでは多く利用されている．機能障害の有無あるいは重症度をスコア化して表す．機能的制限では，諸動作について，その遂行困難を（可能，やや困難，かなり困難，不可能）と区分して評定する．近年，動作のパフォーマンス測定の必要性が強調されている．評定法が用いられる代表例は，入院リハビリテーションにおけるADLの諸テストである．地域では，活動制限の評価に自己申告法によるテストが利用されることが多い．評定法による測定結果は，検者の技能レベルによって影響される．

（2）パフォーマンス測定

機能的制限のテストに用いられる方法である．このうち，呼吸循環器系のフィットネス測定は運動生理学的測定である．臨床ではトレッドミルや自転車エルゴメータによる運動負荷テストが利用され，最大酸素摂取量や心拍数を毎分170と仮定したときのパワー(PWC_{170})を推定する（中村・他，2003）．これ以外は運動学的あるいは運動力学的測定であり，標準化された各種のテストを用いて動作の遂行成績を測定する．また，動作を運動のレベルに分解して，運動学的に分析する．動作遂行の総合的な能力を評価するために，多くの単純な運動から構成されるテストバッテリーを用いる．パフォーマンス測定は客観性があり，検者間の誤差が避けられる利点がある．しかし，地域における疫学的調査など，多数の被験者を対象とするときには自己申告式のテスト

バッテリーを用いることもある.
（3）自己申告法
　面接や質問紙によって対象者の身体機能や活動に関する情報を得る．臨床観察によって結果を補強することもある．被験者の構え，非協力，知的能力の低下などによって情報に片寄りの生じることがある．郵送による情報収集も可能であり，経済的な方法としてしばしば利用される．表1-4は，自己申告法と比べたパフォーマンス測定の利点と短所とである．

6. 評価尺度

1）測定と評価

　障害の客観的な測定は，医学的リハビリテーションの専門職間のコミュニケーションに科学的基盤を提供し，治療効果を記録し，医療一般における医学的リハビリテーションの科学的信頼性を高めるために重要である．今日では，医療にかかわる公的機関や患者団体は，ますます治療効果を示す客観的な証拠を要求している．医療政策の決定にも，客観的データ抜きの単なる経験的臨床的な観察はもはや受け入れ難い．このため，測定の原理に即した尺度の開発と使用が求められている（Hinderer et al. 1993）．

　測定と評価は次の点で区別しなければならない．測定は物差しを用いて対象物の属性を測ることであり，評価はその結果を解釈して意味づける過程である．脊髄不全麻痺患者の下肢筋力低下を徒手筋力検査や機器によって測定することと，患者は歩行不能であると判定（評価）することとは別のことである．上肢筋力が徒手筋力テストによって［3］と測定されても，多くの臨床データに基づいて日常生活活動が可能であると評価される場合がある．臨床場面では，後者はしばしば無意識，直感的に判断されている．測定は事実に関することであり，評価は臨床上の必要性から，推論の過程を経て得られる結論である．測定は評価の客観性と正確さを高める手段でもある（Kondraske 1989）．

　逆に，測定はその評価の観点から影響を受ける．対象に関するデータは，客観的に与えられ，押しつけられるものではない．評価の関心が測定手段を選ぶ．障害のモデルの各次元を区別することが，このために役立つ．活動の制限を正確に把握したいという関心から，動作のパフォーマンス測定を選ぶ．動作の遂行困難の原因に関心があり，その動作を運動に還元して適切な運動学的変数の測定を行う．総じて，障害の異なる次元間の因果関係あるいは相関を調べるとき，目的変数を説明したいという関心が，適切な独立（説明）変数の測定を動機づける．

2）尺　　度

　測定は「ある規則に従って対象あるいは事象に数を割り当てること」である（Stevens 1951）．この操作が可能であるためには，問題とする対象や事象が数の体系と同型であり，前者から数の体系への同型写像が成り立つことを仮定する．この写像の規則に従って採用された数の体系が尺度（scale）である．運動学的分析や運動力学的分析に使用される尺度は，時間や空間，質量，力，エネルギーの次元によって表示され，尺度構成の規則は物理学において確立されている．

　機能や活動の測定に評定法を用いたり，テストバッテリーを構成してスコア化する場合は事情

が違う．これらの尺度が測定する対象は抽象的な構成概念として定義され，対象が1次元あるいは多次元の連続体をなすものと仮定する．尺度はこの概念を操作的に定義する．たとえば，動作あるいは活動遂行を可能にする運動能力の存在を仮定して，この運動能力が1次元連続体であって，各種のパフォーマンス計測がこの連続体を測定すると考える．脳卒中片麻痺患者について，このモデルのデータ適合性を検証したのが図1-9と図1-10である．機能や活動を評価する場合，それを測定するテストが何をどれだけ正確に測っているのかに注意を払わなければならない．

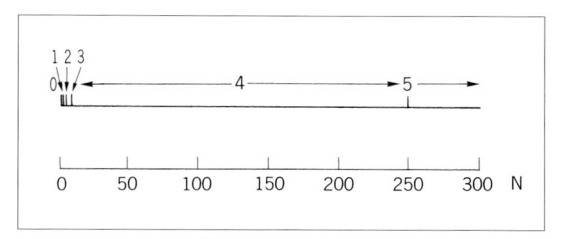

図1-11 上腕二頭筋の筋力を徒手筋力テストと手持筋力計とで測定したときの値
筋力3のレベルは手持筋力計（handheld dynamometer）で測定した最大値の約2％であることに注意．

（van der Ploeg et al. 1984）

測定尺度は次の4つのレベルに分類できる．それぞれのレベルで，測定結果の分析と解釈の仕方が異なってくる．名義尺度，順序尺度，間隔尺度および比率尺度である．この順に尺度のレベルが高くなり，順序尺度は名義尺度でもあり，間隔尺度は同時に名義尺度や順序尺度になり，比率尺度は以上3種の尺度でもある．

a．名義尺度（nominal scale）

測定の単位は単なるカテゴリーあるいはクラスであり，カテゴリーによる分類は順序性を持たない．名称やラベルとして，対象を異なるグループに分類するのに用いられる．病名による患者の分類はその例である．片麻痺を右と左，両片麻痺に分類し，対象者全員がいずれかのクラスに属し，しかも複数のクラスに属することがないようにするのもこの例である．

b．順序尺度（ordinal scale）

徒手筋力テストやADLのスコア化など，医学的リハビリテーションでもっともしばしば使用されている尺度である．個人を相互に排他的なカテゴリーに振り当て，このカテゴリーが論理的な階層となるようにする．機能障害を軽度，中等度，重度の順序に区分する．しかし，順序の間隔はカテゴリー相互の間で等しいわけではない．たとえば，徒手筋力テストは0〜5の6段階に分類されるが，男性の上腕二頭筋をダイナモメータによって測定すると，5は250N以上であるが，3は5〜10Nであり，最大筋力の2％程度である（**図1-11**）．データの統計処理には，中央値やパーセンタイル順位を用いることができる．テストバッテリーに順序尺度を使用する場合は，このテストが1次元の連続体（構成概念）を測定しているかどうかが，常に問題になる．この仮定が満足されなければ，項目得点を加算して総得点を用いることは意味がなくなる．この点は，テスト結果の因子分析や内的整合性の検討によって知ることができる．

c．間隔尺度（interval scale）

名義尺度や順序尺度とは異なり，連続的データを順序性のある単位で測定し，単位の間隔が等しい尺度である．摂氏や華氏の温度はその例である．10℃と15℃の差は50℃と55℃の差に等しい．間隔尺度の特徴は単位の加算性であり，平均値や標準偏差が利用できる．この尺度は任意の0点を設けることはあるが，絶対0点は必要としない．摂氏や華氏の温度に対して，ケルビン

の絶対温度には絶対0（0K：−273℃）が存在するが，これは比率尺度である．臨床評価に利用される尺度には厳密な間隔尺度は少ないが，角度(度)で測る関節可動域がその例になる．年齢が間隔尺度であるかどうかはその評価の目的によって違うが，医療の場合は間隔尺度とは見なし難い．動作や活動の評点化は間隔尺度ではないが，それらをサブテストとするテストバッテリーの得点を統計処理して，バッテリーを構成する各動作の難易度を間隔尺度によって見積る手法がある(Linacre et al. 1994)．

d．比率尺度(ratio scale)

間隔尺度であり，かつ尺度の0点の測定量が完全に0であることを表す尺度である．長さや重さ，時間，密度，力のような物理量がこれに当たる．運動学的分析はこれらの尺度体系の上で行われる．細胞数，人数のように数え上げる値も比率尺度である．3mは1mの3倍であり，逆は1/3倍のような処理，％表示ができる．幾何平均が利用できるのは，この尺度だけである．

3) 信頼性と妥当性

動作や活動の臨床的な検査尺度はいろいろ開発されているが，標準とすべき尺度が定まっているとはいえない．尺度間の互換性も乏しい．それぞれの目的に合せて自前の尺度を作ることも多い．これらの尺度を使用する前に，それが何を測っているか(構成概念)，対象にふさわしい測定手段が使われているかどうか(構成概念の操作的定義)を吟味することが，どのような場合にも必要条件になる．尺度の信頼性(reliability)と妥当性(validity)がこの条件になる．信頼性は測定が一貫性のある情報を与えるかどうかの程度であり，妥当性は尺度の意図する目的を正確に測定しているかどうかを示す．尺度の信頼性と妥当性の検定には，それぞれふさわしい統計的手法がある．ここでは例をあげて臨床的検査尺度の信頼性，妥当性を検討する意味を示す．

4) 運動能力指標を例題として

例に取り上げるのは，地域高齢者の運動能力(体力)の測定を意図した自己申告式の検査，運動能力指標(Motor Fitness Scale)である．高齢者の運動能力はパフォーマンスを測定することが望ましいが，地域の多数の高齢者を対象にする調査の場合は実用性が低い．パフォーマンス測定と同じ構造を持ち，これと相関の高い自己申告式のテストバッテリーとして開発されたものが運動能力指標である(Kinugasa et al. 1998)．運動能力指標は高齢者の歩行，バランス，筋力の評価を意図し，14項目で構成されている．各項目が可能なら1，不可能なら0でスコア化し，それらの合計得点を用いる(図1-12)．

(1) 信 頼 性

測定は検者の技能のレベル，被験者の疲労や学習効果，動機づけや努力によって結果に片寄りが出る．信頼性は，尺度を用いて反復測定したときに，同じ結果が得られる程度を表す．信頼性には次の4つのタイプが区別できる．

a．検者内信頼性(intra-tester reliability)

一人の検者が同一被験者を対象に測定を反復した場合の結果の一貫性を示す．反復測定は，同一のテスト場面(session)で，短い間隔をおいて行う．試行間信頼性ともいう．

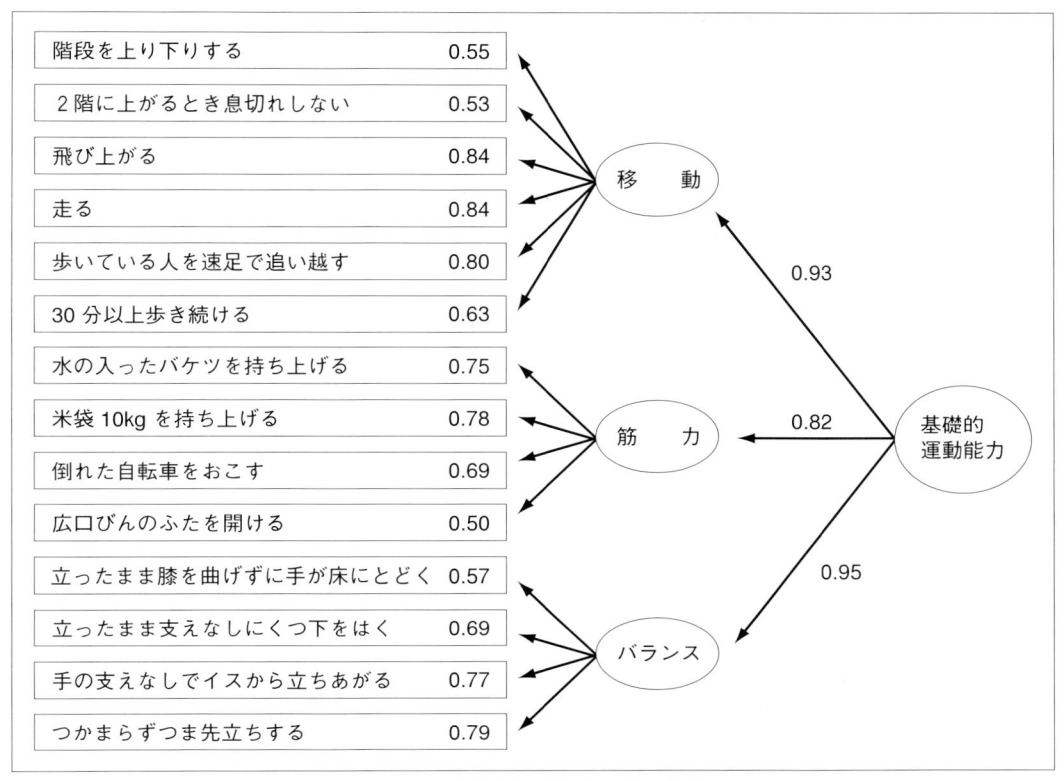

図 1-12 運動能力指標とその構造
　運動能力指標の下位テスト 14 項目と，項目間の構造（共分散構造分析，N=990，GFI=0.90，RMSR=0.052）．

(Kinugasa et al. 1998)

b．検者間信頼性(inter-tester reliability)
　複数の検者が同一の対象を測定した結果が，対象の平均値の周りに一貫して変異していることを示す．測定結果が尺度に沿った客観的なものであることを示す基本的な指標である．

c．テスト-再テスト信頼性(test-retest reliability)
　とくに野外調査の場合，尺度の信頼性のもっとも基本的で不可欠な検討課題である．これは同一の検者が異なるテストの場合において一貫した結果を得ることである．テスト間の時間間隔は，数日から1週間程度あける．運動能力指標では2週間間隔でテストを繰り返した．合計点のクラス内相関係数（ICC）は 0.92 である．

d．平行テスト法による信頼性(parallel forms of reliability)
　同じテストの異なる2種類の形式（代償テスト，equivalent test，代替形式，alternate form）によって得られる結果の一貫性を示す．ひとつのテストを平行になるような2つのテストに分け，結果の相関を求める方法もある（折半法，split-half method）．

e．信頼性と一致度
　尺度の一致度（agreement）はテスト試行間，あるいは検者間で測定結果が同一になる程度である．これに対し信頼性は測定結果間の相関の度合いを目安にしているから，結果に系統的な片寄

りがあっても信頼性の検定結果は高くなる．しかし，試行結果の一致度が同時に高くなるとは限らない．逆に，測定する変数の分布が片寄っていて分散が小さい場合は，一致度が高くとも信頼性は低くなる．尺度の一致度は，信頼性とは別に検定されなければならない．

（2）妥当性

尺度の妥当性には，特定の対象にそのテストを適用する適切さ，意味，有用性がかかっている．妥当性は内容妥当性，構成概念妥当性，基準連関妥当性および表面的妥当性に分けられる．

a．内容妥当性(content validity)

テストの内容が測定しようとする領域をどれだけ含んでいるかを系統的に検討する．テストには測定領域，テスト項目の数，項目の位置づけが記載されているが，これらが適切であることが重要である．たとえば，筋力を関節中間位における等尺性最大収縮時のトルクによって測定するテストでは，これによって求心性収縮や遠心性収縮，あるいは関節伸展位や屈曲位のトルクを推定することが妥当かどうかは，内容妥当性の問題になる．

b．構成概念妥当性(construct validity)

測定すると仮定した理論上の構成概念が，テストによって実際に測定されている程度を示す．運動能力や知能のように人間行動に関する抽象的な属性を測ろうとするとき，構成概念妥当性の検討は必須になる．この場合，テストの因子構造を分析すること，テスト項目の内的整合性を調べることが有効な手続きになる．

因子分析はテストバッテリーを構成する多くのサブテスト（項目）を少数の共通因子に単純化することができるとともに，このテストがいかなる構成概念を測定するものかを検証することができる．図1-12は，運動能力指標の因子構造を確認的因子分析（共分散構造分析）により明らかにしたものである．このテストは14の下位項目を3つの因子に区分した上で，全体として高齢者の「基礎的運動能力」を測定していることを示す．事実，基礎的運動能力の因子得点とテストの合計得点の相関は0.99と高い．これらの結果は，テスト項目の成績を加算した合計得点に意味があること，合計得点と項目得点の間に高い相関があることを保証する．

合計得点と項目得点の相関は，さらに内的整合性(internal consistency)を検定することで確かめられる．クロンバッハのアルファ係数がこのために用いられ，運動能力指標では0.92になる．内的整合性はテストの開発過程でも重要で，これによって合計得点と相関の低いテスト項目は，別の属性を測定するものとして，バッテリーから除く操作を行う．なお，運動能力指標は対象者の年齢と性別に依存する．これは老研式活動能力が満点である高い活動水準の老人だけを対象にしても，年齢と性別ごとに差が出る．また，慢性疾患，転倒経験，スポーツ活動の有無なども判別できる．これらも運動能力指標のようなテストでは，尺度の妥当性として考慮に入れるべき点であり，判別妥当性(discriminant validity)という．

c．基準連関妥当性(criterion-related validity)

同一の構成概念を測定する，より正確なテストを基準に使って，これとの相関によって当該のテストの妥当性を検証する．両方のテストが同時に行われるとき，これを併存妥当性(concurrent validity)という．運動能力指標では，同時に行ったパフォーマンスのバッテリーテスト(Nagasaki et al. 1995b)の総合得点と0.59の相関を示す．運動能力指標と対象者の年齢，性別および身長を考慮に入れれば，パフォーマンス得点の57パーセントを説明できる．同時に

測定された老研式活動能力指標との相関係数は 0.71 である．現時点でのテストの成績が同一被験者の将来の成績を予測できるとき，これを予測妥当性（predictive validity）という．この場合，将来の成績は別の尺度によるものであってもいい．たとえば，老研式活動能力指標が 1 年後の死亡率を予測できること（Koyano et al. 1991），運動パフォーマンスの得点（とくに最大歩行速度）が 4 年後の手段的 ADL の低下と死亡率を予測できること（杉浦・他 1998），などがある．

d．表面的妥当性（face validity）

検者あるいは被験者にとって，テストは何を測定しているかが見えることが望ましい．テストの意図を故意に隠す場合（性格検査など）は例外である．この妥当性は主観的なものであるから，あらゆる尺度に不可欠とはいえない．しかし，新しいテストを開発するときには，妥当にみえるテスト項目を選択し，絞り込んでいく操作を行う．運動能力指標は，関連する多数の項目をあらかじめテストした上で，このうちから 14 項目を選んだものである．

2 身体運動の分析

1. 運動分析の歴史

　人間の身体運動に対する関心は，古くギリシャ時代からもたれていたが，これを計測する試みは19世紀初めのWerber兄弟による歩行の分析以降のことである．19世紀後半になると，写真技術の発明によって，運動分析の研究は急速に発展した．アメリカの写真家Muybridge，フランスの生理学者Marey，ドイツのBrauneとFischerなどによって，いろいろな運動を対象とした分析が行われた(Bernstein 1967)．

　身体部位の相互関係の時間的変化を詳細に分析できれば，動作の効率化，身体運動の生体力学的法則，運動の制御とそれに関与している神経生理学的機構の解明に近づくことができる．研究の目的は異なっていても，身体運動を構えの時間的変化，身体部位の空間的位置の時間的移動をとらえることから出発するという点では，各研究者の手法は一致していた．イギリスの生理学者Sherrington (1947)が1906年に初版本を出版した「The Integrative Action of the Nervous System」に記載した，"The importance of muscular contraction to us can be stated by saying that all man can do is to move things, and his muscular contraction is his sole means thereto"という言葉は，その時代の意識を反映している．

1) 運動学的分析

　19世紀，臨床家は患者が示す異常な動作や身体運動を写実的に描くようになっていた(図2-1)．その後，異常な姿勢や運動は写真によって記録されるようになったが，当初は必ずしも運動の分

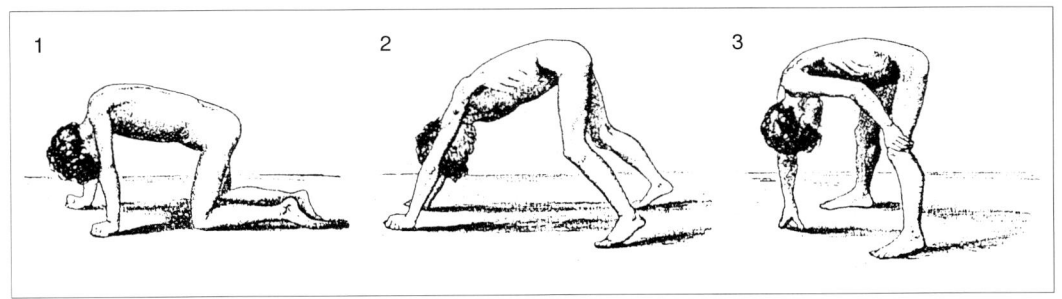

図2-1 筋ジストロフィー患者の登はん性起立(ガワース徴候)の描画
19世紀後半，ガワース自身によって描かれたものである．

(マックヘンリー 1977)

26　2　身体運動の分析

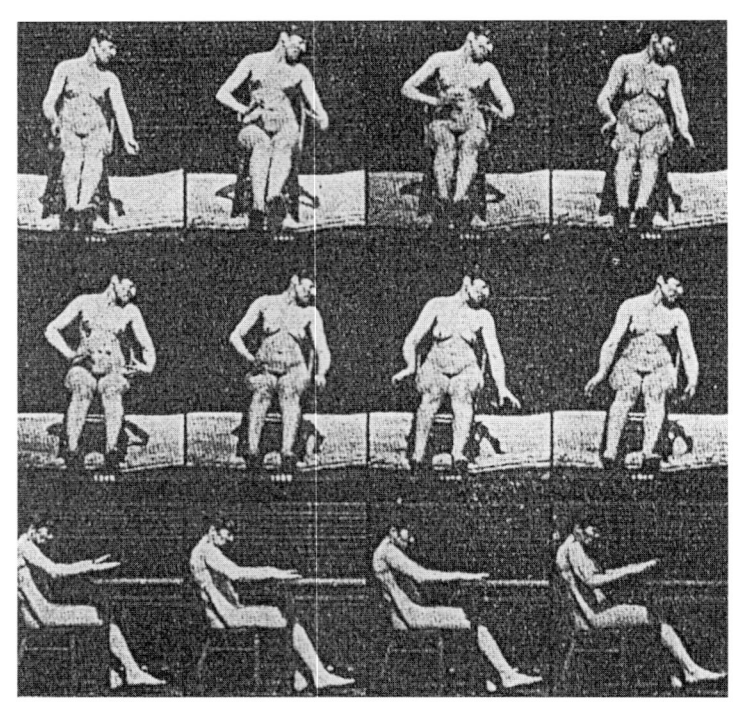

図 2-2 てんかん発作中の患者
1884年，デルカムによって撮影され，Muybridgeの著書「動物の移動」に掲載されたものであり，てんかん発作の史上最初の写真とされている．
（マックヘンリー 1977）

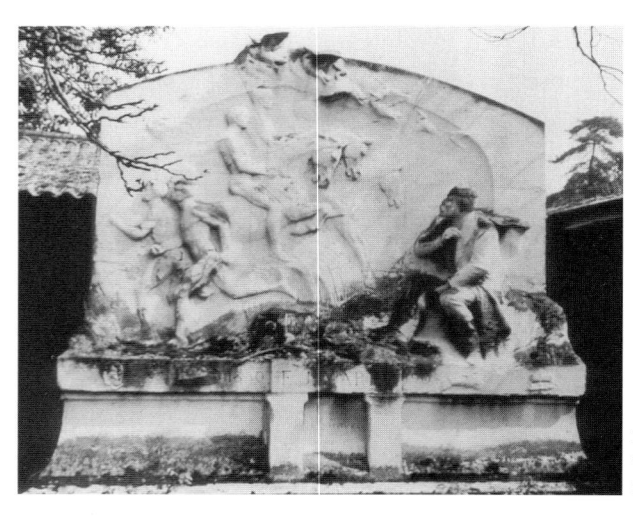

図 2-3 パリの Marey 研究所の中庭にある記念碑
シネマトグラムを模して描かれた鳥の飛翔，馬の跳躍，人間の走行および観察者の像である．これらの像は運動分析を象徴している．

析を目的としたものではなかった(図2-2)．
　身体運動の分析には，映画のフィルムを 1 frame ずつ観察する方法が用いられた(図2-3)．図2-4 は走行中の人間の連続写真であり，1887 年に Muybridge によって撮影された．映画によって連続写真を記録する方法をシネマトグラフィ(cinematography)という．映画による記録は，20 世紀前半には生産工学(industrial engineering：IE)や作業工学(methods engineering)の分野における作業分析(process analysis)あるいは動作分析(motion analysis)に利用されるようにな

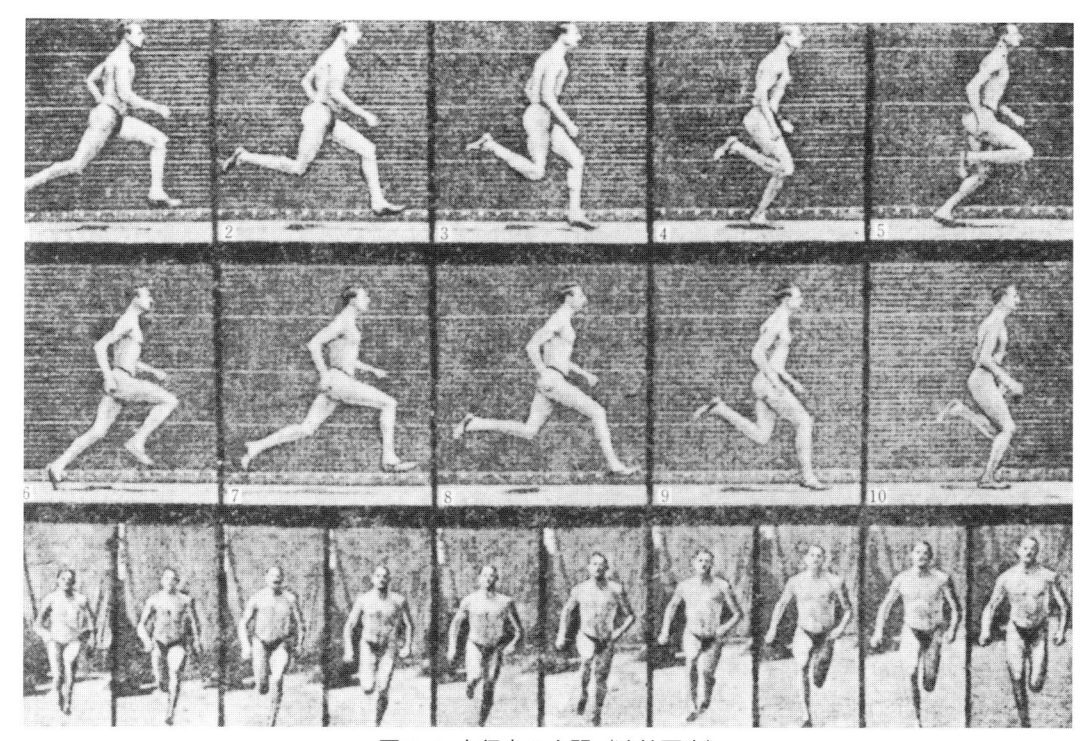

図 2-4　走行中の人間（連続写真）
Muybridge によって撮られた写真である．時間間隔は約 42 msec になっている．
(Bernstein 1967)

り，工場や現場における作業の効率化を意図して，方法研究(work method study)と作業測定(work measurement)，さらには時間研究(time study)にも応用された．多くの場合，64 frame/sec 以上の高速シネマトグラフィ(high speed cinematography)によって記録が行われた．フィルム解析の作業には，いろいろな方法が開発されているが，かなりの時間を要する．

　Marey は，運動分析の基本となる 2 変数(空間と時間)を取り上げた．被験者に黒色の衣服を着せて，身体各部位に白色テープをつけて，フラッシュを利用して運動中に同一乾板に反復して写真を撮影する手法を開発した(図2-5)．これをクロノフォトグラフィ(chronophotography)という．運動中の動的変化がすべて 1 枚の写真に記録され，身体各部位の運動方向やその速度が測定できるようになった．同じ時間間隔で記録すれば，動いている身体部位の速さの相違は，移動距離の違いによって表される．

　Braune と Fischer は，Marey の利用したテープの代わりに，1 sec に 26 回点滅するランプ(ガイスラー管)を用いた．図2-6 は Bernstein(1967)が記録した歩行時のサイクログラム(cyclogram)である．この方法は，アメリカの Gilbreth によって反復運動を伴う動作による作業分析にも応用され，クロノサイクログラフィ(chronocyclography)と呼ばれている．点灯した光を次第に暗くすると，光点の軌跡にフェード効果が現れ，個々の光点の運動方向も判別できる．

　19 世紀後半は，身体運動を空間的位置の変化として記録および分析すること，すなわち運動

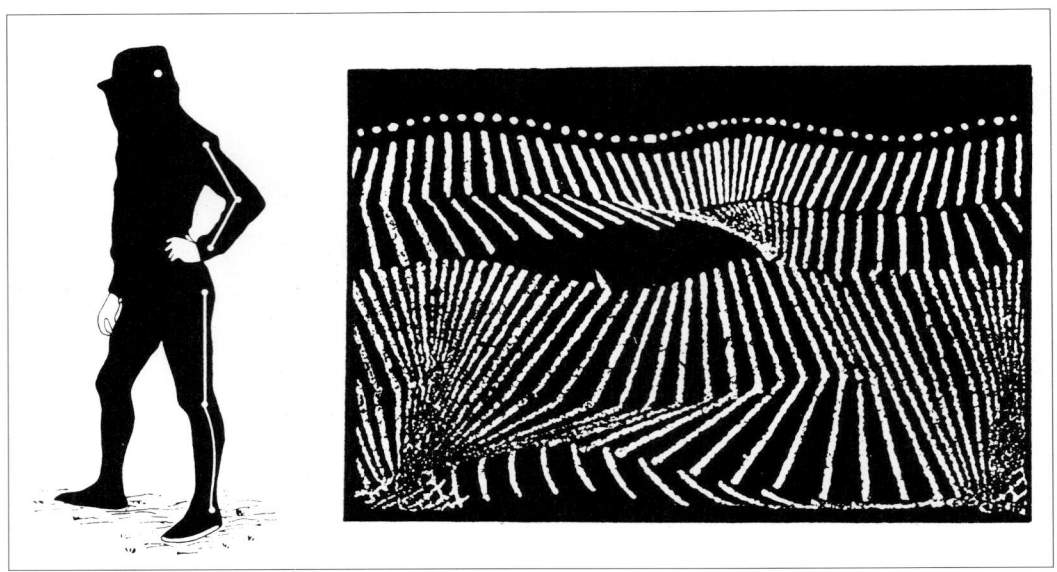

図 2-5 Marey が行った歩行のクロノフォトグラフ
　左は黒衣装と白テープをつけた被験者，右は歩行時記録である．左方から右方へ向かって移動している．時間間隔は 50 msec の写真(重ね撮り)になっている．

(Bernstein 1967)

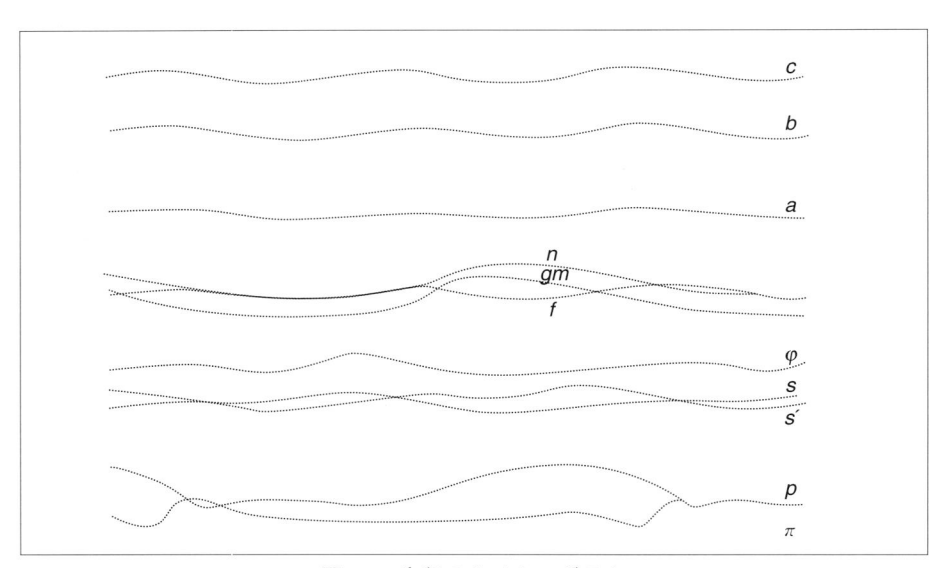

図 2-6 歩行のサイクログラム
　身体左側面の記録である．歩行運動は右から左へ向かっている．時間間隔は約 11.7 msec の記録である．c：頭部の重心，b：左肩関節，a：左肘関節，n：左手関節橈側，gm：手関節部重心，f：左股関節，φ：左大腿部軸上の点，s：左膝関節，s'：右膝関節，p：左足関節，π：足先の点，を表している．

(Bernstein 1967)

学的分析(kinematic analysis)が確立した時期である．

その後，運動学的分析には，ビデオとコンピュータを利用したautomatic image analysis，偏光を用いたpolarized light goniometry(ポルゴン®)，さらにはバイコン®などが利用されるようになった．1関節運動に限定した記録には，電気角度計(エルゴン®)も用いられる．いずれにせよ，こうして得られた身体部位の空間位置の継時的変化の記録から，速度や加速度などの運動学的変数を求めるようになった．

2) 運動力学的分析

運動力学(kinetics)にかかわる研究手法の開発は，主として歩行研究の領域から発展してきた．ニュートンの第3法則(作用・反作用の法則)に従って，床反力(ground reaction force)を測定する方法である(**図2-7**)．

19世紀末，Mareyは空気圧を利用して，歩行時に足底に加わる力を直接に測定する方法を発表している．1930年，Fennが電気的方法を導入し，これが現在の床反力計の基礎となった．Elftman(1939)は，コイルバネを

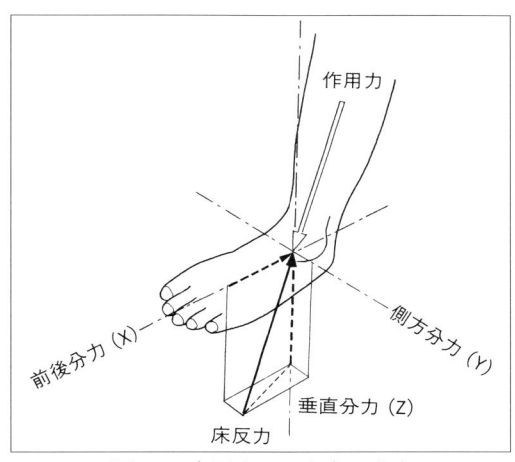

図2-7 床反力の3方向の分力

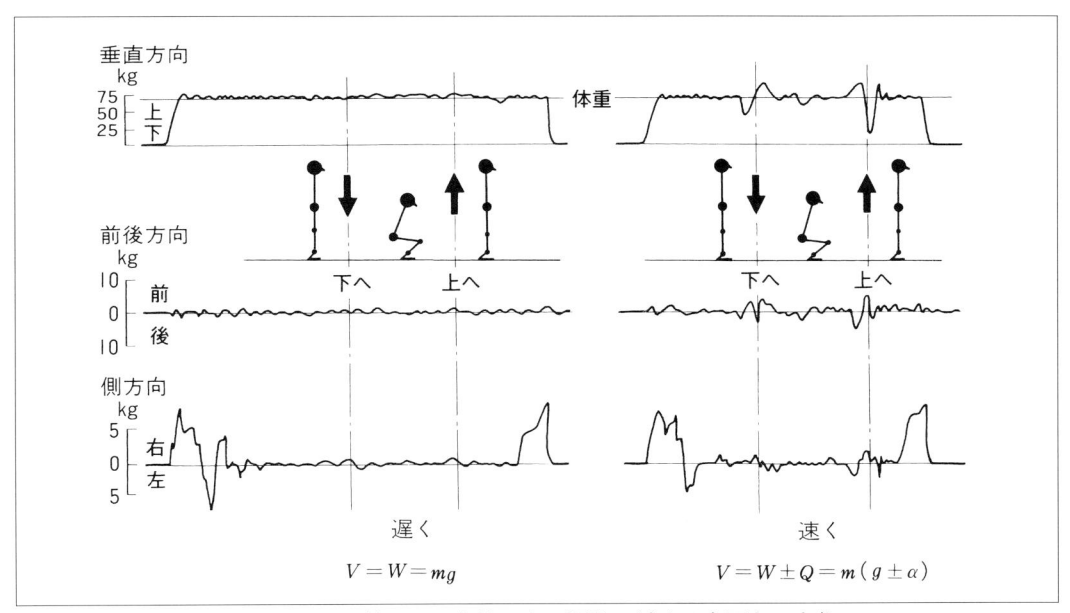

図2-8 膝屈伸による身体の上下運動に対する床反力の変化

V：床反力，W：重力(体重)，Q：慣性力．左は動作をゆっくり行った場合で，垂直分力は体重に対応する体重心と一致し，前後および側方分力にもあまり変化がない．右は動作を速く行った場合で，垂直分力は大きな増減波形となる．これは体重心に加わる重力加速度で，gは一定でも，慣性力の加速度 $α$ が膝屈伸に伴って逆方向に働くためである．

利用した機械的方式によって床反力を記録した．現在の機器は，Cunningham et al.（1952）によって開発されたものから出発している．ひずみゲージ（strain gauge）を用いて，床反力計（force platform）の支柱のひずみを電気抵抗の変化として記録する方式である．この方式によって，床反力を3分力に分け，それに加えて作用点と垂直軸に働くモーメントが記録できる（図2-8）．

その後，検知素子（sensor）は抵抗線ひずみ計，差動変圧器，そのほかの圧電素子が利用されるようになった．検知素子の周波数特性は，電気抵抗式では100 Hz以下であったが，水晶圧電素子では900 Hzまでは利得の直線性が得られるようになっている．

現在，十分な解決を得ていない問題に身体部分の質量の測定および重心の決定がある．多くの報告は死体を用いて計測したものである．被験者ごとの数値は，モデル計算による近似値で満足するしかない．たとえば，図2-9は人体を剛体（rigid body）とみなして，15個の分節（segment）に分け，関節はすべて球関節によって結ばれるとした多重結合鎖（multilink chain）モデ

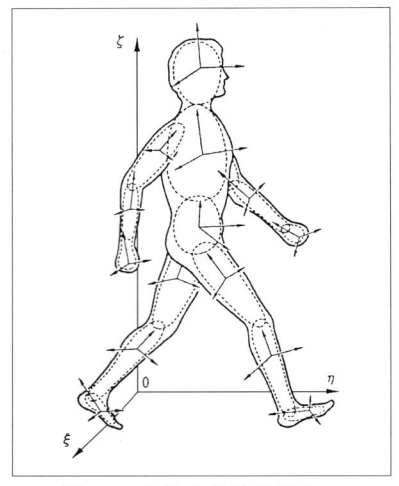

図2-9 人体の分節モデル
（島村・他 1980）

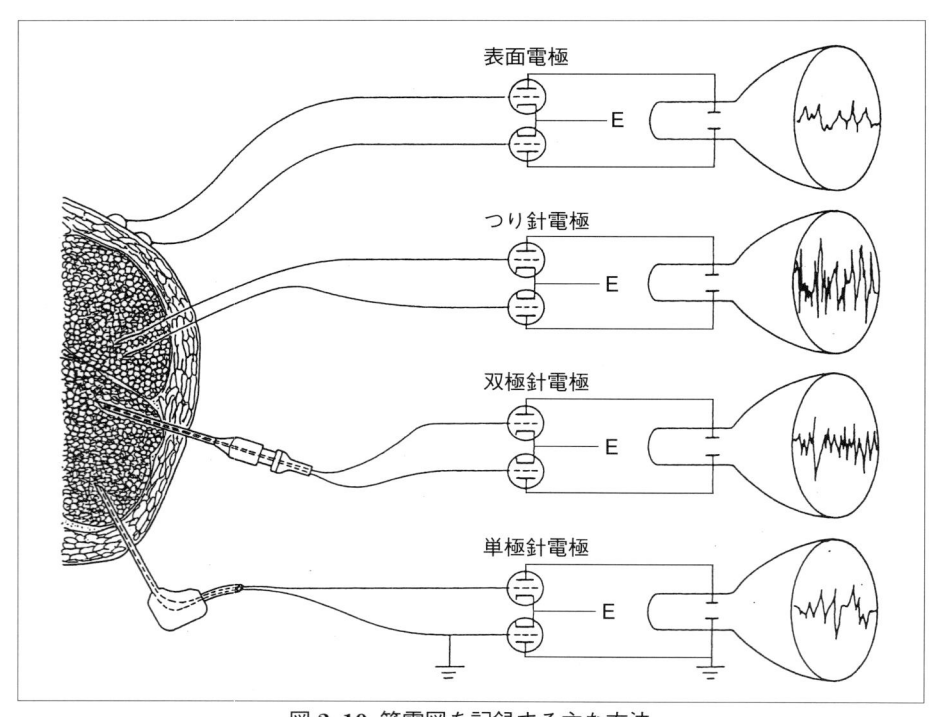

図2-10 筋電図を記録する主な方法
臨床運動学では，主として表面電極とつり針電極が用いられている．

（Close 1964）

ルである．こうして，各分節間の運動を力学的に扱っている．

3）筋電図動作学

　表面電極を用いた筋活動の記録は 1910～1912 年に Peiper によって行われた．針電極による手法は 1925 年の Adrian の報告からはじまり，その後の電子機器の発達とともに現在に至っている（図 2-10）．

　身体に働く力には，重力やそのほかの外力と筋活動による力とがある．身体運動の分析手段として，筋電図を用いることは力学的な運動の現象を生理学的な現象に結びつける重要な方法となっている．人間の随意運動の指令は，脳や脊髄で多くの生理的過程を経て，最終共通路（final common path）としての運動神経から筋に伝えられるからである．筋電図によって生理的過程から力学的過程への変化および両者間の関連性が理解される．同時に，筋電図の定性的分析だけでなく，定量的分析が重要になる．運動単位（motor unit）の空間時間的活動に関する知識は，現在では著しく増加している．また，Lippold（1952）や Inman et al.（1952）の報告以来，表面筋電図を使用して，筋の電気的活動量と筋張力の関係をモデル化する試みもなされてきた．しかし，満足のいく結果は得られていない．

　随意運動は，いろいろな筋の活動によって実行されるが，諸筋活動の空間時間的分布パターンは運動プログラムに対応すると仮定されている（図 2-11）．筋電図を利用して，運動プログラムの構成要素を分析する試みも，近年は盛んになっている．ここでは，研究者がどのような前提，仮説あるいはモデルに従って運動分析を進めているのかを理解しておくことが重要である．たと

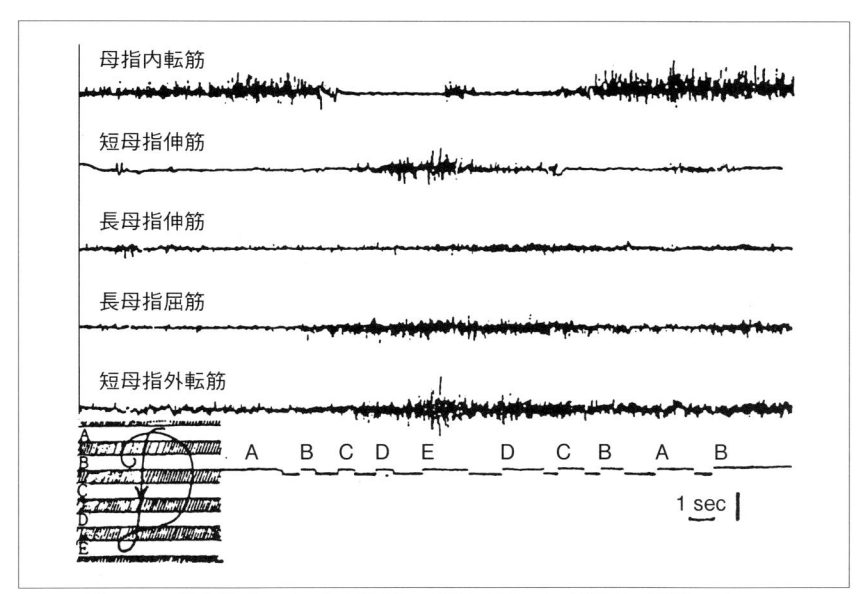

図 2-11　書字動作における母指の運動に関与する筋群の活動パターン
　筋電図は針電極によって導出されている．課題は金属板の上に金属ペンで「D」という文字を書くことである．ペン先が金属板のA，B，C，D，Eの部位にくると電気が流れて，信号が入ってくる．

（Paillard 1960）

えば，視標追跡課題において，運動開始初期は完全に運動プログラムによって運動制御が行われ，後半は視覚運動感覚フィードバックと運動プログラムとの相互作用によって，動作が実行されていると想定してモデルが立てられる．分析に利用される変数は運動軌道のような運動学的変数であったり，動筋と拮抗筋の関係であったり，これらの変数間の関連性であったりする．筋電図動作学では，筋電図の役割は運動の力学的現象と生理学的現象とを結びつけることであろう．

2. 動作と身体運動

疾病診断や機能障害の評価，治療効果の判定を行うためには，まず身体運動を測定（計測）し，データの収集，分析を行わなければならない．その後，それぞれの基準に従って評価あるいは判定を行う．図2-12に身体運動の分析，研究領域を掲げておく（Higgins 1977）．

1）動　作

日常の運動行動（motor behavior）は動作（motion）の時間的連鎖から成り立っている．動作を社会的な行動とみるとき，これを行為（action）という．行為は身体行動を特徴とするものだけで

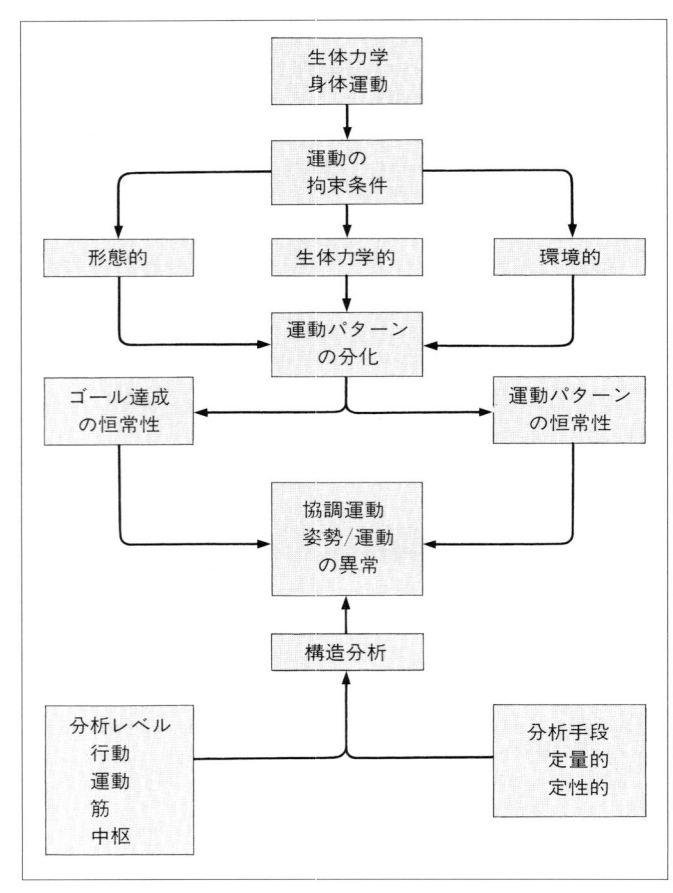

図2-12 身体運動の研究および分析のステップ

身体運動は，拘束条件のもとで可能な運動パターンを産出する．運動技能が高くなるにつれて，動作のゴールおよびそのさいの運動パターンの恒常性が獲得される．その多くは，別の視点では協調運動あるいは運動協調性と呼ばれる．それを成り立たせているのが中枢神経系の活動である．
（Higgins 1977，一部改変）

はない．発話は構音器官の運動からなる発話動作であるが，社会的にみればコミュニケーションの行為(speech act)である．計算のように認知的行動を特徴とする行為(cognitive action)もある．ここでは，動作と行為を総称して人間の行動(human behavior)という．人間行動のうち，臨床運動学が分析対象とするのは身体運動，とりわけ動作である．患者あるいは障害者が失っている運動機能は主として動作である．

動作は課題ないし仕事を遂行する身体運動で，その単位を基本動作(単位動作)という．卓上のボールを手に取る動作は手を伸ばす動作(reaching)とボールをつかむ動作(grasping)との連鎖からなる．後者の2つは，それ以上意味のある動作に分解できない基本動作(単位動作)である．歩行もひとつの基本動作として扱う．

基本動作は関与する身体の運動(movement)の空間時間的な系列(シーケンス，sequence)から構成される．動作を運動の分析によって理解するのが運動学の基本である．

2) 動作と運動パターン

動作は四肢の運動そのものではなく，身体運動がいろいろの制約(拘束，constraints)を受けるなかで形成される(Higgins 1977，長崎 1997)．動作形成の制約条件として区別すべきは，身体の形態と生理，環境，力学および運動パターンによる制約である(図2-12)．

形態的および生理的制約条件は骨の材質と形，関節の構造，神経筋系の生理などであり，その組合せによって可能な運動が限定される．たとえば，肘関節は平面運動だけが可能であり，肩関節は3次元空間の運動ができる．最大筋張力の発生，活動する筋の組合せにも限度がある．病的状態がこれらの条件を変更するように働く．環境も可能な運動を制限する．平地と斜面の歩行では，下肢の関節運動は異なる．外界からの感覚情報の有無や性質は，動作あるいは運動パターンの選択に影響する．重力は地上で運動する限り逃れることのできない環境からの制約である．形態，生理および環境による制約は，動作形成の外的条件である．

形態，生理と環境が許す身体運動であっても，物理的運動である以上，力学の法則に従わなくてはならない．動作を運動に還元して分析するとき，力学の運動法則が有用であるのも，このためである．運動法則は運動学的変数の変化および変数間の相互関係(運動軌道)を決める．これが身体運動を制約する第2のレベルとなる．形態，生理と環境からの制約条件は，運動法則の境界条件(boundary condition)を設定する．肘関節の運動は，平面を境界条件とした力学によって解析できる．

制約条件の第3のレベルは，運動パターンによる拘束である．形態や環境が許す限り，力学法則に従う身体運動はすべて可能であるが，日常の動作では，できる運動のすべてを行っているのではない．卓上のコーヒーカップに手を伸ばすことは，上肢の運動としてはどのようにも可能であろうが，動作としては特定のパターン(手先の直線的リーチ)で行われる．速度や範囲などの運動条件が変わっても，通常一定のパターンが保たれる．日常動作が定型的な身体運動であるのは，このためである．動作の型を作る関節運動の組合せを運動パターン(movement pattern)という．運動パターンが動作の定型を作るとき，これを運動の協調性(coordination)という．署名のように個人の特定の動作は，条件が変わっても，その特徴が保たれる．運動パターンが維持されるからであり，これを運動等価性(motor equivalence)と呼ぶことがある．運動パターンに対応して，

関連する筋群の活動と抑制，そのタイミングにもパターンがみられる．動作の運動パターンは，しばしば運動中枢における汎用運動プログラム(generalized motor program)の発現として解釈される．

中枢神経系に起因する運動障害では，動作が単にできないのではなく，動作とは別の異常な運動パターンが開発され，これが動作の正常な遂行を妨げている場合がある．脳卒中片麻痺患者にみられる「病的共同運動パターン」はこの例である．

同じ動作でも，その運動パターンは発達や運動学習の過程で別の運動パターンに切り替わることがある．運動パターンは，速度などの運動条件で変わることがあるが，そのときは動作も別のものになる．たとえば，移動動作は速度が増大すれば歩行から走行に切り替わる．これを運動パターンの移行(転移，transition)という．

動作が特定の運動パターンに従うことは，①その目標達成の正確さ(accuracy)および②動作を繰り返し行うときのパフォーマンスの恒常性(consistency)を可能にして，動作遂行の心理的負荷を軽減するために役立っている．多くの日常動作も無意識のうちに自動的に遂行される．

力学的に可能な運動のレパートリーが，日常動作ではなぜ特定のパターンに制限されているだろうか．可能な運動の組合せから，特定の運動パターンが系統発生的に選択された結果であり，そこには運動学的な根拠がある場合もある．たとえば，移動のような全身運動では，一定の速度領域で運動のエネルギー効率が最適化するように，運動パターン(歩行あるいは走行)が選択されたかもしれない(「第9章　歩行」参照)．これらはまだ解明が進んでいない研究分野であり，運動制御論の中心テーマのひとつになっている(Diedrich et al. 1995；Sekiya et al. 1996)．

3) 運動の自由度問題

運動を記述するのに必要な独立変数の数を運動の自由度という．動作形成の制約条件は，運動の自由度を減少させる．肘関節の運動は形態的制約のために自由度は1になる．運動パターンの形成は，運動法則に従う独立の運動を協調させる．矢状面で手を伸ばす(リーチ)動作では，肩関節と肘関節の運動は独立ではなく，両関節角度の間には不変の関係(invariant relationship)が成り立ち，関係は運動速度を変えても保たれる(Soechting et al. 1981)．この関係が関節運動に対する制約条件となり，自由度が1に減少する．四肢の運動が協調して運動パターン(動作)を形成するとき，個々の運動自由度の加算ではなく，一般に自由度は減少する．動作の制約条件の解明は，いわゆる運動の自由度問題(Bernstein 1967)に対するひとつのアプローチになる．

3. 身体運動の分析レベルとその手法

運動学は動作の分析から始め，動作を構成する運動へと分析を進め，運動を拘束する条件を明らかにする．日常動作についての運動学的分析を基礎にして，動作の障害の特徴を理解することが臨床運動学の課題である．身体運動の分析にはいくつかのレベルがあり，各レベルに適切な分析手法がある．動作とその障害の分析にさいしては，分析の焦点を動作あるいは運動のどのレベルに合わせるかを明確にすることが大切である(図2-12, 表2-1)．

動作では，そのパフォーマンスを測定する．パフォーマンスは動作の成績，遂行時間，一定の

時間内の繰り返し数を計測する．また，同じ動作を繰り返して目標達成の正確さとその恒常性を調べる．たとえば，一定距離の自由歩行を課題として，歩行時間と歩数を計測して平均の速度，歩幅，歩行率を求める．歩行周期あるいは歩幅を連続計測して，その分散，標準偏差（変動誤差）あるいは変動係数（標準偏差／平均値）を求め，歩行リズムの恒常性の指標とする．

　動作を構成する身体部分の運動に還元して，運動学的分析を行う．特定の運動学的変数の変化に注目して，動作を相（phase）に区分して，各層ごとに運動を分析することが有用である．たとえば，関節運動を加速相と減速相に，あるいは伸展相と屈曲相に分ける．また歩行では立脚相と遊脚相に区分する．運動は開始肢位と終了肢位，運動条件（速度や運動範囲），負荷，運動の精度，感覚情報の有無などを変えて調べる．動作が多関節運動から成り立つときは，運動学的変数相互の関係を調べ，運動軌道や運動パターンを明らかにする．動作の障害を解明しようとするとき，個々の運動（筋力や関節可動域）の問題に還元したのでは運動パターンの分析にならないことに注

表 2-1　身体運動の分析レベルと分析法

分析レベル	観　　測	手段と分析方法
動作	パフォーマンス（performance）	
	スコア	正答／失敗
	学習	所要時間，頻度
	ゴール達成度	精度，訓練効果
	リズム性	相対誤差，絶対誤差
	帰結の恒常性	分散，変動誤差
運動	運動学（kinematics）	
	主観的観察	視診，触診，線画
	位置，変位，速度，加速度	電気角度計，電気スイッチ
		VTR，デジタルカメラ
		3次元解析装置
	リズム性	電気スイッチ，加速度計
		分散，自己相関，相互相関
		スペクトル
	運動パターン	関節運動・筋活動の協調性
		変数間の不変的関係
		基準化
		相図，リサジュー図
		運動パターンの移行
	運動力学（kinetics）	
	筋力，重力	ダイナモメータ
	並進力，モーメント，釣り合い	圧変換器，ひずみ測定器
	逆力学	床反力計
筋，関節	生体観察	視診，触診
	筋活動，筋生理	筋電図，波形分析
	骨・関節作用	
中枢神経系	神経・脳活動	脳波，誘発電位，波形分析
	機能局在	CNV
	情報処理，運動制御	反応時間

意する．筋電図ポリグラフを用いて，関与する筋活動の量とタイミングを同時に調べる．運動方程式を利用して関節のモーメントを求める．運動学的分析の方法と手段は次節以下に詳述する．

運動の形態的および生理的制約条件に注目することは，臨床運動学では特に重要である．運動パターンの異常を，骨関節と筋の形態的，機能的不全と関係づける．筋活動の組合せやその発射のタイミングを筋電図ポリグラフを用いて調べる．運動障害をもたらした病理とその発現形態について，神経生理学などの医学的知識が活用されるべきはこのレベルである．

4. モトスコピー，モトメトリー，モトグラフィ

動作の簡便な分析法にモトスコピー(motoscopy)，モトメトリー(motometry)およびモトグラフィ(motography)がある．

運動分析には現代的な機器による測定を利用できるが，臨床運動学では，まず視察や触察による観察と記録が不可欠である．これをモトスコピーという．標準化されたモトスコピーの例に発達チャートがある(Milani et al. 1967a, b)．モトスコピーには訓練が必要であり，観察者間の誤差が避けられないことに注意する．動作を映画やビデオに記録しておき，繰り返し再生して観察することができる．図2-13は背臥位から立位になる動作の3通りの運動パターンを線画で示したものである．立ち上がり動作は発達過程で運動パターンを変えて遂行される．

モトスコピーでは運動過程をいくつかの相に区分し，各相の運動を線画によって表現する．相ごとに主要な関節に注目して，関節運動の種類(伸展，屈曲，回旋など)を記入する．関節運動に関与する筋をその起始部と付着部に注意して(2～多関節筋かどうか)，線画に簡略化して書き加える．相ごとに筋活動の様態(等尺性，求心性，遠心性)や機能(主動筋，拮抗筋，安定筋)を推定する．以上を運動開始から終了までの時間軸に沿って，運動の相ごとに一覧表としてまとめる

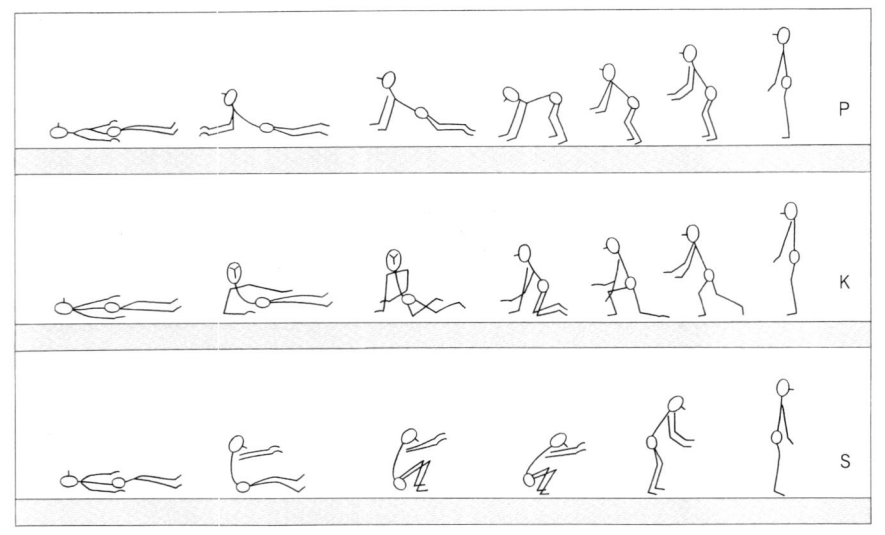

図2-13 背臥位から立位になる動作に用いられる3通りの運動パターン
Pは1歳，Kは3歳，Sは6歳になれば可能である．

(中村・他 2000). 関節運動や筋活動は別に実験的に検証すべきことだが，あらかじめモトスコピーによって見当をつけておくことが重要である．推論と実験結果との対応を確認すれば，機器による計測なしでもモトスコピーによる観察を臨床場面で活用することができる．

モトメトリーは動作のパフォーマンス測定である．必ずしも機器によらずとも，標準化した評点法によりパフォーマンスを評価することができる．

映画やビデオテープレコーダ(VTR)を利用した計測をモトグラフィという．運動分析は移動動作を連続写真にとり，観察計測することから始まった(図2-4, 5)．これによって姿勢の変化としての運動の全体像を見失わずに，身体各部の移動距離などを算出できる．デジタル技術の発達した今日では，高度な計測機器が利用できる．しかし，これらの機器の多くは高価であり，操作が煩雑であること，また患者を拘束することなどの理由から，臨床では肉眼による観察と手軽に使える機器を活用すべきである．

図2-14に市販のデジタルビデオカメラを用いた椅子からの立ち上がり動作の解析例を示す．被験者は片側の耳孔，肩峰，大転子，膝関節裂隙中央，外果および第5中足骨頭にマーカをつけて椅子に座る(図2-14A)．背後に垂線参照用のポールを立てる．この状態からの立ち上がり動作を，側方からデジタルビデオカメラを用いて周波数30 Hzで録画する．録画はコンピュータに取り込んだ上で，5 frameごとに再生して静止画をプリントアウトする．各静止画のマーカを一枚の方眼紙上に重ねて描き，これを用いて動作をスティック・ダイアグラムとして描き表す

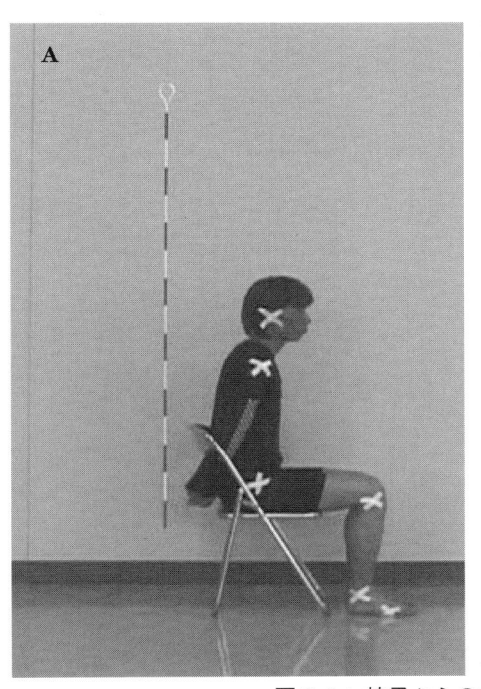

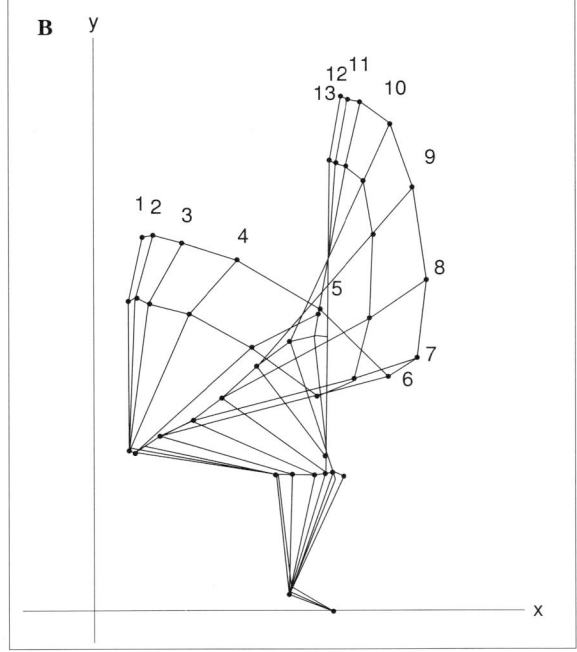

図2-14 椅子からの立ち上がり動作のモトグラフィ
A．デジタルビデオカメラを用いた計測．
B．スティック・ダイアグラム．
Aのポールの縞の間隔10 cm，Bの時間間隔は0.17 secである．

(図2-14B)．各マーカの位置を計測し，その時間変化から身体各部の最大移動距離，関節角度変化，平均角速度などを計算する．

5. 運動学的分析

1）時系列データ

動作を運動のレベルで機器を用いて計測，解析する立場で，運動分析の方法を記す．

運動とは，物体の位置の時間的変化である．身体運動では，重心などの注目する身体部分の移動（並進）と，関節の回旋運動が分析の対象になる．身体部分の位置あるいは関節角度の時間的変化を計測し（データ収集），目的に応じてデータを加工すること（データ処理）が運動分析の出発点になる．これを運動学的分析（kinematics）という．身体運動の場合は，力の測定から出発して（これを積分して）運動軌道を決定することが一般にはできないので，運動学的な分析によって運動軌道の特徴を抽出することが特に大切である．

位置の変化は連続的であるが，これを等間隔の時間ごとに計測してデジタルデータとする．アナログデータはA/D変換器によってデジタルデータに変換する．こうして，観測時間ごとに位置データを記した表が得られる．これを観測表という．観測された位置のx，yないしz座標，または関節角度をデータとして，次の時系列D(t)が得られる．

D(t)=D(0)，D(1)，D(2)，……，D(I)，……，D(T)

ここで，Iは観測開始時間0から数えてI番目の観測時間であり，Tは観測終了時間である．時間IとI−1との時間間隔が観測のサンプリング間隔，その逆数がサンプリングの頻度である．時系列D(t)を時間に対して表示する，あるいは時間を消去して座標位置の関係（たとえばxとyの関係）として表示する．前者を運動の軌道（trajectory），後者を軌跡（path）という．

2）機器によるデータの計測

（1）関節角度の計測

関節角度の変化を直接測定する機器に電気角度計がある．この角度計は回転軸と2本の腕木で構成され，関節軸を中心にして回転するように腕木を四肢に固定して用いる．腕木の回転は電位差に換算されて出力される．通常は平面内の関節角度変化しか測定できないが，3次元の電気角度計も開発された．これらは簡易計測には便利であるが，取りつけ部位の制限，取りつけ位置による測定誤差がある．ある程度，運動に制限が加わること，極端な屈伸が不可能なこと，同時に計測できる関節数が制限される，急速運動では計測の追従が不十分であることなどが欠点である．

固定した平面内の1関節の運動では，角度計測装置に四肢を固定して計測することにより，これらの欠点を克服できる（図2-15）．腕木方式の角度計の不便を軽減するものに，フレキシブル角度計がある（図2-16）．これは弾性素材の変形を電気信号に変換するもので，回転軸を関節軸に固定する必要がない．歩行のような複雑な運動では，3次元計測装置を使用して，複数の関節角度を計算で求めることができる．角度計の出力はデジタルデータに変換して，コンピュータで処理する．

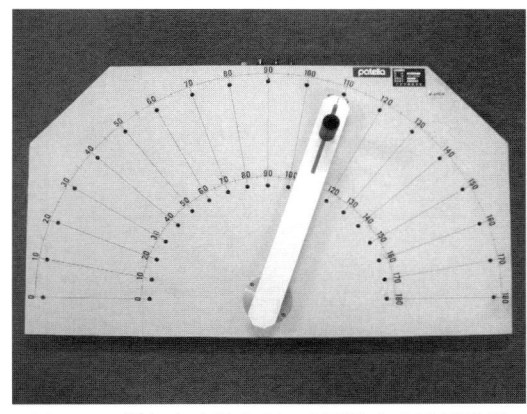

図 2-15 電気角度計を用いた関節角度計測装置 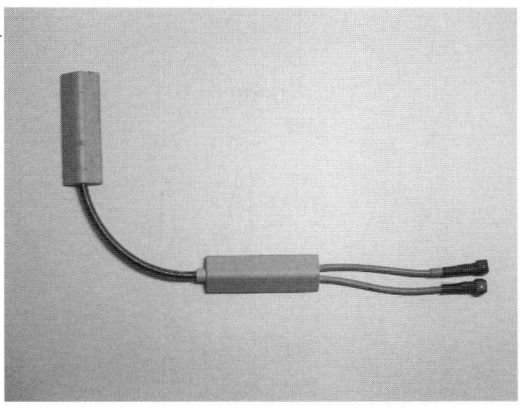　　図 2-16 フレキシブル角度計（P&Gゴニオメータ®）

（2）電気スイッチ

運動の開始あるいは終了の時間を計測するために接触式の電気スイッチやテープスイッチを用いる．また，歩行の周期性の計測に使用するフットスイッチなど，繰り返し運動の周期を連続して測定するために電気回路の開閉を信号として取り込む装置もある．これによって周期の時系列データが得られる．フットスイッチは床反力計と同時計測して精度を較正しておくことが必要である．電気回路の開閉を利用して周期的運動を精密に測定した例に，指タッピングの分析がある（Nakamura et al. 1978）．

（3）3次元計測装置

身体の運動部に発光ダイオードのマーカを固定して，3次元空間内でのその位置変化を複数の赤外線カメラによって計測する．近年，データ処理のソフトも含めて，各種の3次元計測装置の使い勝手が向上している．バイコン®，エリート®などの多くの製品が市販されている．サンプリング頻度は通常 60～100 Hz，測定精度は 1 mm 程度である．関節角度は演算で求める．多数の身体部位の運動を同時に測定するのにも，1関節の角度変化の測定にも使える．筋電図ポリグラフなどと同期させて同時計測もできる．機器が高価であり，測定場所の制限があること，データの処理に時間と人手が必要であることなどが，臨床応用を妨げる点である．

図 2-17 に老人の歩行の3次元解析にバイコン（VICON-370, Oxford Metrix 社製）を使用した例を示す．体育館に 11 m の歩行路を設定して，6台のカメラにより計測したものである．サンプリング頻度は 60 Hz である．赤外線反射マーカは肩峰などの 13 箇所に両面テープやマジックテープを使用して装着する．測定点を直線でつないだ線画が歩行路を「歩く」様子が，オンラインで観測できる．

（4）加速度計

軽量小型の1軸性あるいは多軸性の加速度計が開発されている（図 2-18）．これは運動中の1点の速度変化を直接に測定するものである．繰り返し運動や振戦などの振動現象，あるいは急激な速度変化を伴う衝撃波の運動学的変数として使うことができる．前者では，このデータをもとに振動の周期性を調べる（波形分析）．指タッピングの計測のように，金属同士の接触では短い幅

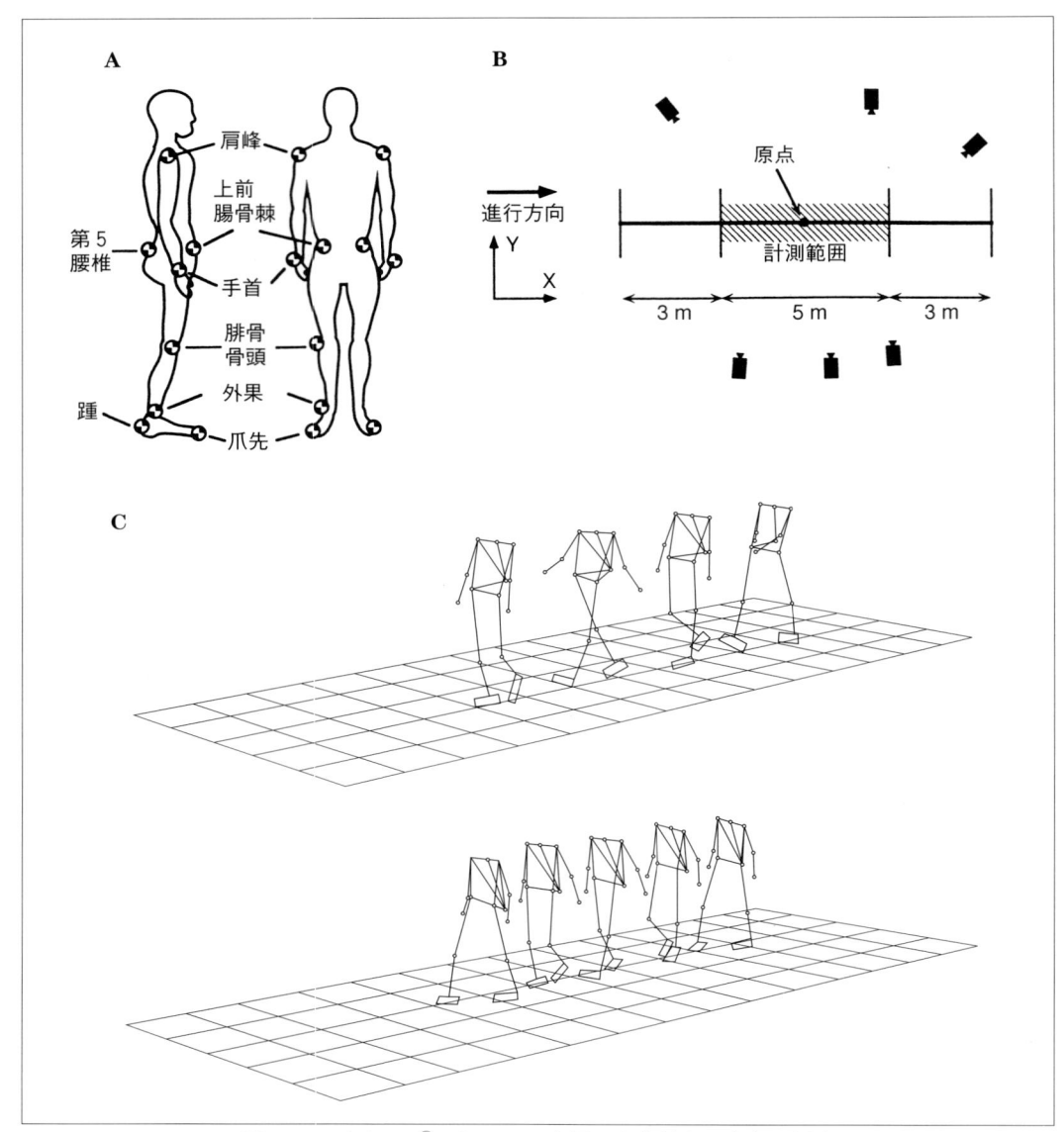

図 2-17 バイコン®・システムを用いた高齢者の歩行の測定
A．赤外線反射マーカの貼付部位．
B．歩行路とカメラの設定．
C．線画出力．若者(上)，高齢者(下)．

(西澤・他 1998)

(0.3 msec)の衝撃波が得られ，そのピークからタッピングのタイミングと強さの指標を計測できる(Nagasaki 1987a, b)．一般に，運動分析に加速度計を使用するのは，運動の位置変化あるいは速度変化のパターンを，加速度が正確に再現することを利用している．加速度計のデータから運動法則によって力を求めたり，その逆にこれを積分して速度や変位を求めることは勧められない．後者の場合，積分定数の決定に仮定が入るからである．

3）データ処理
（1） 平滑化(smoothing)

データには，測定目的に無関係な雑音が多少とも混入する．また，観測データに高次の処理を加えるためにも，有害無益な雑音を取り除くように，前もってデータの平滑化処理を施す．平滑化処理をフィルタリング(filtering)という．フィルターは特定の装置を使用する場合とコンピュータによって平滑化を行う場合とがある．後者の場合，平滑化の最も簡単な方法は移動平均法である．連続する奇数個のデータを平均した値を中央の値に代入する．たとえば，5点移動平均は，

$$D(I)=[D(I-2)+D(I-1)+D(I)+D(I+1)+D(I+2)]/5 \quad (I=2,3,\cdots,T-2)$$

とする．このほか，いくつかのタイプのデジタルフィルターがコンピュータ上で使えるソフトがある．各自で設計する場合は，Winter et al.（1974）やBryant et al.（1984）のフィルターを使い順行と逆行を繰り返して，平滑化による時間遅れのないデータを得ることができる．

移動平均法の平均個数，フィルターの遮断周波数が平滑化の目安になる．平滑化周波数は分析の目的に応じて設定する．平滑化が不足すれば位置データから速度，加速度を計算した結果にノイズが乗る．逆に平滑化しすぎると，短時間の早い変化がならされて，消失したりする．歩行分析では6Hz程度の高域遮断周波数が適切とされている．

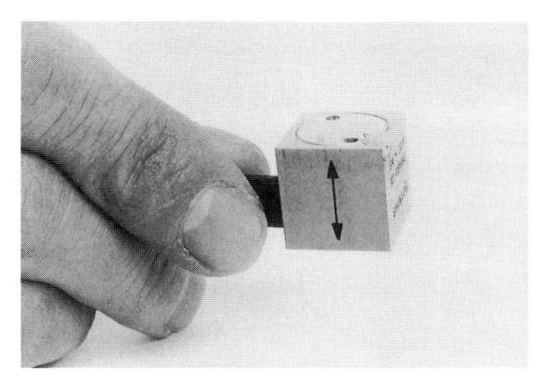

図2-18 加速度計

（2） 速度と加速度

位置（角度）の時系列データを用いて，以下の式で速度や加速度を計算する．

速度　$V(I)=[D(I+1)-D(I-1)]/2t$

加速度　$A(I)=[V(I+1)-V(I-1)]/2t$ 　　　　（ t はサンプリング間隔）

さらに，加速度の差分を同様に取り，ジャーク(jerk)を計算することもある．速度の軌跡が時間軸を切る点を基準に，運動の開始時点と終了時点を決定する．この差が運動時間(movement time)である．開始時点と終了時点に対応したD(I)を求めて，その差から運動範囲(movement extent)を計算する．

以上の例として，中速度で滑らかに行った水平面内の肘関節の屈曲運動につき，図2-15の角度計を用いて得た角度データを5点移動平均法で平滑化した運動軌跡を図2-19に示す．さらに，その速度と加速度の変化を求める．図2-19から，加速期から減速期への切り替えが運動時間のほぼ中点でおこること，速度のプロファイルが左右対称の釣鐘型になることなどの特徴が読み取れる．

（3） 運動パターンの抽出
a．基準化

肘関節の屈曲運動（図2-19）では，角速度は釣鐘型のプロファイルを示している．この特徴は運動条件や被験者を変えても成り立つだろうか．図2-20は，運動時間の異なる2試行の角速度変化を運動時間と最大角速度を一致させて重ね描きしたものである．運動条件が異なっても，ほ

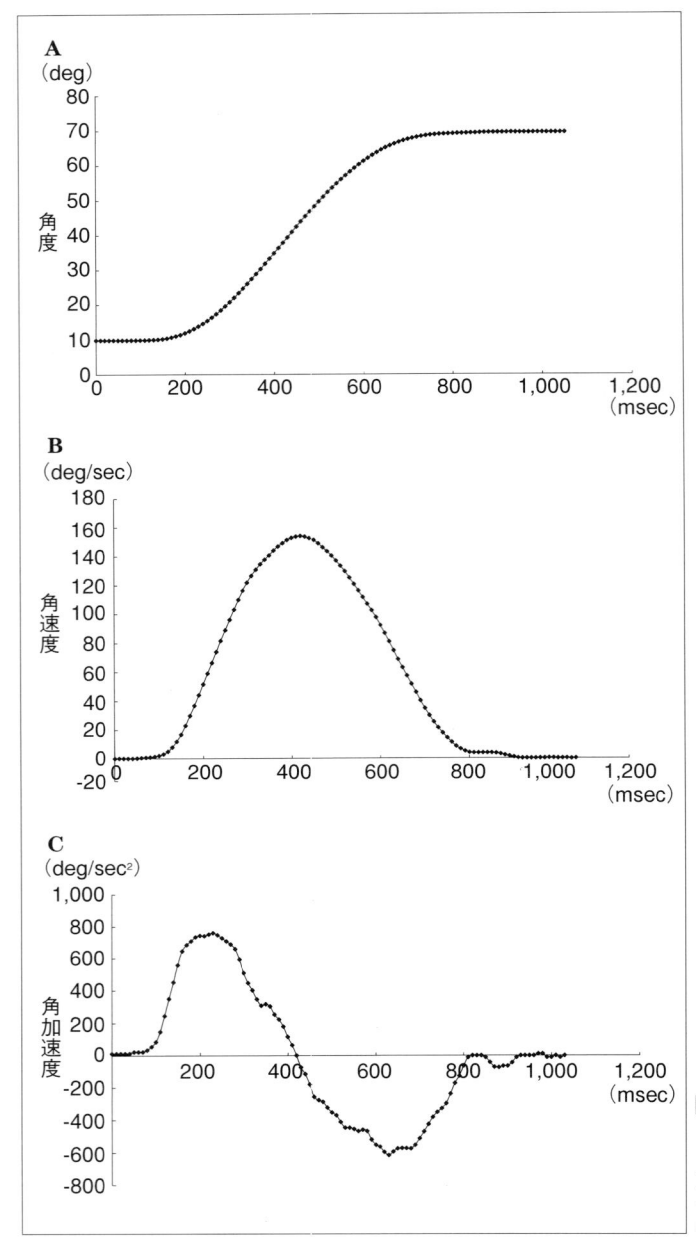

図 2-19 移動平均法によって平滑化した肘関節屈曲運動の軌跡
A．肘関節角度．
B．角速度．
C．角加速度．

ぼ同一の速度プロフィールを示している．このように単位を正規化して異なる条件での運動軌跡を比較することを，基準化する(normalize，スケーリング，scaling)という．**図2-20**のように，角速度の基準化によって同一の角速度プロフィールが得られるとすれば，最大角速度と平均角速度 D/T (Dは運動範囲，Tは運動時間)の比は運動条件によらず一定になるはずである．複数の被験者の運動速度と範囲を変えた試行につき，両者の関係を**図2-21**に示す．最大角速度が平均角速度の2.1倍の関係が成り立っている．これは協調運動における運動学的変数間の不変関係式

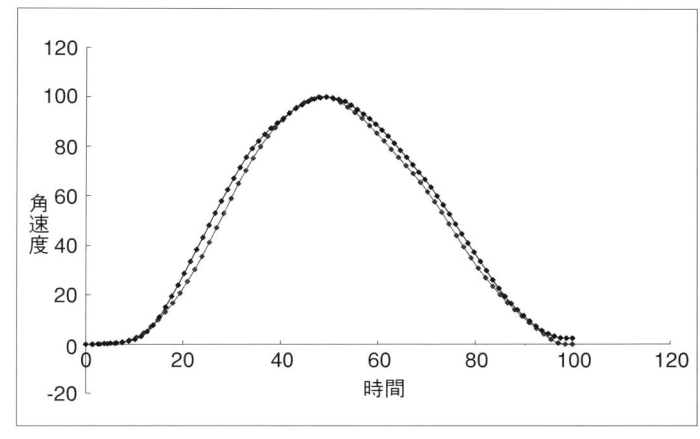

図 2-20 角速度プロフィールの基準化による重ね描き
中速度および高速度の2試行，運動範囲はともに60°．

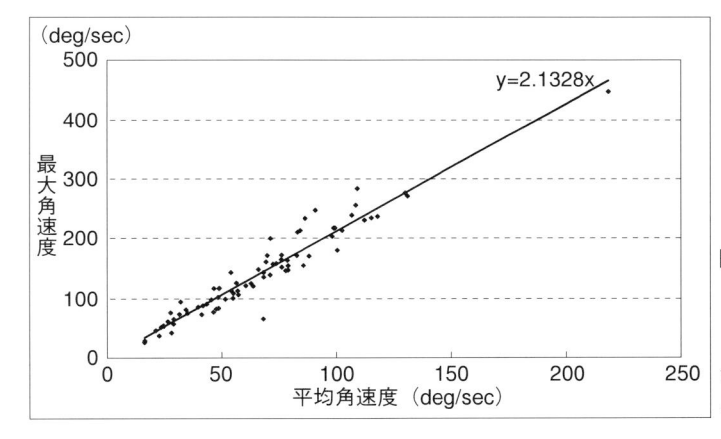

図 2-21 肘関節屈曲運動における平均角速度と最大角速度の関係
被験者37名が各々運動速度あるいは運動範囲を変えて2試行を行った．

の例である．この関係は決して自明ではないのであり，動作においてこのような運動パターンが成り立つ理由を問うことが運動制御論の課題となる．運動制御理論のひとつである最小ジャーク仮説によれば，この比は1.9と予測される(Nagasaki 1989)．

以上は，運動としては可能な肘屈曲の無数の仕方から，その角速度プロフィールが釣鐘型になるようなものだけが通常の運動では行われていることを示すものである．肘関節の運動は上肢動作の運動要素である．関節運動をリーチという動作たらしめている運動パターンを，基準化という操作によって抽出することができる＊．

b．相　図

運動軌道の解析から，ある時点での位置をx軸に，速度をy軸にプロットしたのが相図

＊惑星の運動に関するケプラーの法則は運動パターンの分析の古典的例である．ケプラーは惑星運動の観測記録を処理して，惑星軌道は太陽を焦点とする楕円であること，惑星の移動が太陽との間に作る面積の速度は軌道上のどこでも等しいこと，そして惑星の軌道半径の3乗と公転周期の2乗の比はどの惑星をとっても等しいこと(不変関係式)を見いだした．惑星の運動はなぜこのようなkinematicsを示すのだろうか．そう問うことからニュートンの力学(kinetics)が始まった．

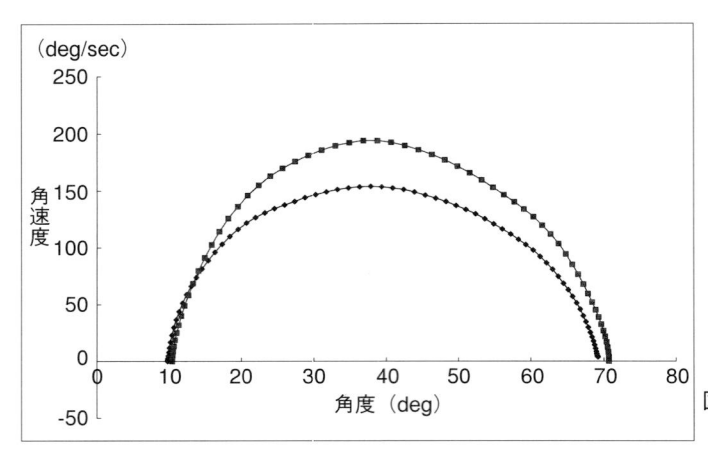

図 2-22 肘関節屈曲運動の相図表示
速度2条件を重ね描き

(phase diagram)である．パターン化された運動は相図上で特徴的な軌跡を示す．この特徴が異なる運動条件のもとでも観察されるかどうかを検討する(**図2-22**)．歩行のような周期的運動における関節角度の相図表示も行われている．

c．関節間の角度変化の関係

多関節運動では，関節運動の協調関係を関節角度間の関係として調べることがよく行われる．運動条件によらず，関節角度間に一定の関係が保たれるなら，2つの関節運動は独立ではないことがわかり，この動作における運動の自由度が1つ減少する．歩行のような周期的運動で，2つの関節角度の関係を図示したものがリサジュー図形であり，これは特有の閉曲線として表される(図9-45 参照)．

以上のデータ処理によって，健常者の動作の運動パターンが抽出されれば，これと対比して運動障害における運動パターンの異常を特徴づけることができる．

(4) 分散，自己相関，スペクトル

繰り返し運動や振戦などの振動現象は，分散，自己相関，相互相関あるいはスペクトル分析によって，その運動学的特徴を調べることができる．観測したデータ，あるいは運動連鎖における運動学的変数(たとえば時間間隔列)を，時系列 $D(I)$ で表す．$D(I)$ が平均値0の定常過程であるとき，$D(I)$ を処理して得られる次の統計量 $R(k)$ を，その k 次のモーメントという．E は期待値(平均値)を取る操作を表す．

$R(k)=E[\,D(I+k)D(I)\,]$ ($k=0$，1，2，……)

$k=0$ の場合の $R(0)$ を時系列 $D(I)$ の分散という．分散の平方根が標準偏差(変動誤差)である．分散や標準偏差は繰り返し運動の恒常性の指標となる．$k>1$ の場合，$R(k)$ をラグ k の自己相関(autocorrelation)関数，$R(k)/R(0)$ を自己相関係数という．$R(k)$ は時系列上 k だけ離れた変数間の相関の度合いを示し，ランダムな時系列では0，完全な周期系列では分散に等しくなる．$R(k)$ の分析は時系列に潜在する秩序(周期性)を統計的に検出するのに役立つ．$D(I)$ と同時に観測される他の変数の定常時系列を $B(I)$ とするとき，次の統計量 $C(k)$ を相互相関(cross correlation)関数という．

$C(k)=E[D(I+k)B(I)]$ ($k=\cdots-2,\ -1,\ 0,\ 1,\ 2,\ \cdots$)

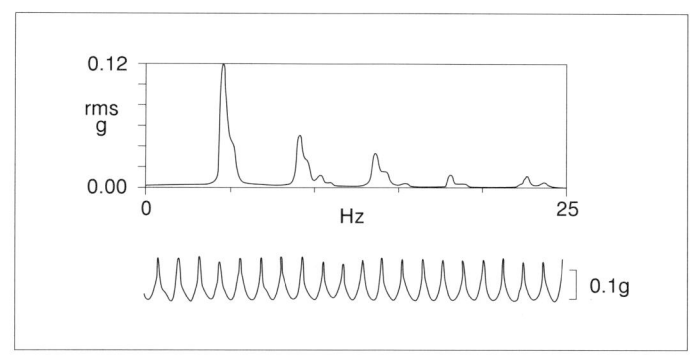

図 2-23 パーキンソン病患者の静止時振戦のパワースペクトル
1軸性加速度計を用いた測定(下)とそのパワースペクトル(上).4〜5Hzに主要なピークがあり,続いて2〜5次の高調波(harmonics)が認められる.

(Findley et al. 1981)

C(0)は同時刻におけるD(I)とB(I)との相関の程度を示し,C(0)にピークを持つ相互相関関数は両時系列が同期(synchronize)していることを表す.C(k)はD(I)からkだけ前方(k>0)または後方(k<0)に離れた時点での,両者の相関である.時間kにピークを持つ相互相関関数は両時系列がkだけ位相をずらした同一の周期性を持つことを表している.自己相関関数と相互相関関数を周波数領域へフーリエ変換すれば,スペクトルおよびクロススペクトルになる.例として,図2-23にパーキンソン病患者の静止時振戦のパワースペクトルを示す.このような波形分析は,筋電図や運動神経細胞の発射系列の波形解析にも用いられている(「第6章 不随意運動」参照).リズム運動についての自己相関関数と相互相関関数の応用例は,指タッピングの分析である(Nagasaki 1987a).

6. 運動力学的分析

人間の身体運動の分析では,運動中の四肢に働く力やモーメントを直接計測することは,例外を除いて,できない.筋張力を測定する機器が各種開発されているが,これらは筋収縮の力学的性質を調べるものか,あるいは筋力訓練のためのものである.

1) 筋収縮の力学的性質の測定
(1) 筋張力

等尺性筋収縮による最大静止筋力は握力計,ばね秤,そのほかの筋力計が臨床で簡便に使える.検者が手で支えて力を測定する筋力計(図2-24)は,臨床上の応用範囲が広い.ただし,大きな力に対しては手による固定が難しいので,計測の最大限度が400N程度に制限されている.関節の回旋力は関節と筋力測定位置との距離を計測し,これと力を乗じて,結果は関節トルク(モーメント)として表す(単位:Nm).

より精密な筋力の測定には,各種のひずみ計測器が使える.圧縮タイプと引張りタイプがある.被験者は関節角度を固定して,関節から離れた位置に設置した計測器に力を加える.等尺性最大随意収縮だけでなく,任意努力による張力発生を測定できる.随意的でなく,電気刺激を用いることもある.急速な張力の発生,あるいは周期的な張力の変化を調べることにより,筋収縮の力学的性質を調べることができる(「第4章 筋活動と筋張力」参照).

任意の関節角度での等尺性筋張力，あるいは任意の収縮速度での求心性および遠心性の筋力を測定するには，専用の機器（サイベックス®など）が開発されている．この測定によって特定の筋につき筋長-筋力関係，および筋力-収縮速度関係を推定することができる．

(2) システム分析

筋は運動神経の活動電位を張力に変換し，運動として出力するシステムと考えることができる．システムの性質が特定できれば，筋収縮の力学的性質をより立ち入って調べることができる（「第4章 筋活動と筋張力」）．こ

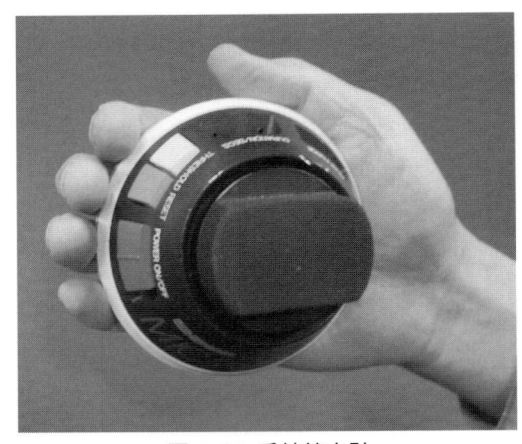

図 2-24 手持筋力計

れは，動物実験において，単一筋の連続的な電気刺激と等尺性筋張力との入出力関係をシステム論的に分析する手法として開発された．人間の場合の非侵襲的方法では，微小で連続的な屈伸運動を随意的に行い，そのさいのトルクと関節角度変化を同時計測する．両者の入出力関係からシステムの動特性を決定する．2次の線形システムを仮定してシステムのパラメータを推定することが多い．表面筋電図を入力として，等尺性筋力を出力とする同様の分析も行われている（Tani et al. 1996）．この場合は運動はパルス状の単発運動でもよい．

2）床反力計

床反力計（force platform）は金属製板の四隅にひずみ計を埋め込んだもので，板の1点に加わる力を，板に対して空間座標（x，y，z）の3成分に分けて表示する（図2-7）．各成分の継時的変化を計測することによって，力の成分間の移動を知ることもできる．歩行のような全身運動が床に及ぼす力を分析するのに使われる．歩行時の関節モーメントを計算するさいには，出発点のデータとして使う．運動中の力の一部を計測できる例外的なケースである．床反力計には測定範囲が広く，感度の高いものがあり，書字の筆圧のような微妙な圧力変化も記録できる．特殊な使い方として，床反力計の記録を積分して体重心位置の変化を計算する方法もある（Cavagna et al. 2000）．

床反力計では力の作用点の移動を板面の平面座標に表示することも可能である．これは直立姿勢時の両足圧中心軌跡の記録に用いられている．このデータから両足圧中心位置の平均値，身体動揺の諸変数なども算出される．

3）重　力

水平面内を除いて，地上の運動はすべて重力の下で行われる．動作は重力に抗した運動であるとともに，重力を利用した運動でもある．重力は測定を要しない．身体各部位の質量を M(kg)，重力加速度を $g(m/sec^2)$ とすれば，質量中心に鉛直下向きに Mg(N) の重力が働く．重力は身体部位の垂直移動にも回旋にも作用を及ぼす．姿勢の安定は圧中心と体重心の作るモーメントとの

関係で理解できる．歩行では，体重心の位置エネルギーの変化を，前進方向の運動エネルギーに効率よく変換していることが知られている．動作は重力による自然落下を利用するとともに，他方では拮抗筋の遠心性同時収縮によって関節を固定して，重力の作用に抗して動作の安定性を維持する．

4）逆力学

運動に参加する四肢の各関節角度および関節位置を計測し，これらにデータ処理を加えて加速度を求める．加速度を基に各関節のモーメントを計算することを逆力学という．このさい，四肢を剛体と仮定して，関節を回旋軸として剛体が連結したモデルを考える．このモデルにより，運動方程式を利用して関節のモーメントを計算する．四肢の力学的定数(質量中心や慣性能率)は標準値を参照して求めることができる(阿江 1995)．求められるモーメントは，関節の回旋に関与する複数の筋による正味のモーメントとその回旋方向である．モーメントに関節の角速度をかけた量をパワーという．最も簡単な例として，図2-19に示した水平面内の肘関節屈曲運動では，剛体の運動方程式によって，角加速度に前腕の慣性能率をかけたものが肘関節の回りのモーメントになる．したがってモーメントの変化の様子は加速度と同様であり，運動前半では運動方向へ，後半では逆方向への筋モーメントが働くことがわかる．ただし，この分析から，上腕二頭筋の筋張力の寄与だけを分離して求めることはできない．歩行分析では，便利な関節モーメント計算ソフトも使える．モーメントの分析は手間がかかるから，事前に分析の目的を絞っておくことが必要である．身体運動の生体力学的分析は逆力学を解くことをもって完結するといえるが，臨床運動学における発見的な手法としては使いにくい．

7．筋電図動作学

1）表面筋電図と運動学

筋活動に伴う筋の電気的活動を皮膚表面に張りつけた電極によって導出，記録したものを表面筋電図(surface electromyogram：EMG)という．表面筋電図により，体表付近にある筋全体の電気活動量の継時的変化や，複数筋の活動パターン(空間時間的な組合せ)を半定量的に観察，分析することができる．筋電図によって得られる情報は，制御に関与する神経筋系，中枢神経系の生理学的過程と運動特性との媒介変数として位置づけられる(図2-25)．筋電図の活動量と筋張力の間には正の相関がある．図2-26に模式的に示すように，1個の運動神経細胞の単一発射に応じて，この細胞の運動単位に属する単一筋線維に短い活動電位が発生する．これを運動単位全体にわたって，また，活動に参加する他の運動単位にわたって空間時間的に加算したものが単収縮の筋電図として記録される．他方，単一筋線維は活動電位の発生から数msec遅れて収縮し，活動電位の大きさに相関した張力を出力する．この張力を運動単位に属する筋線維にわたって，また活動参加する別の運動単位にわたって空間時間的に加算した結果が，筋電図の発生から数10 msec遅れて，筋張力として観測される．運動神経の発射が連続する場合は，以上の過程が時間をずらして重ね合わされることになる．これが一般に筋電活動に筋張力が対応する理由である．等尺性筋収縮の場合は，筋電活動と筋張力の間に一定の範囲で直線関係が成り立つことが知られ

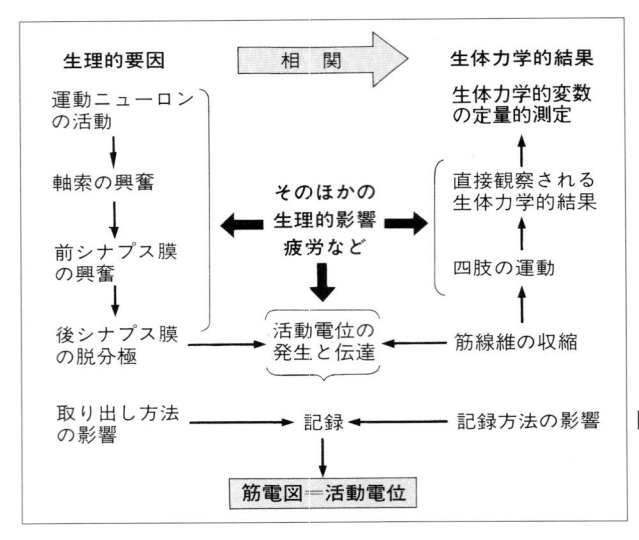

図 2-25 生理的過程と生体力学的過程，筋電図の関係
要因と結果の関係に注意．
(Laurig 1976)

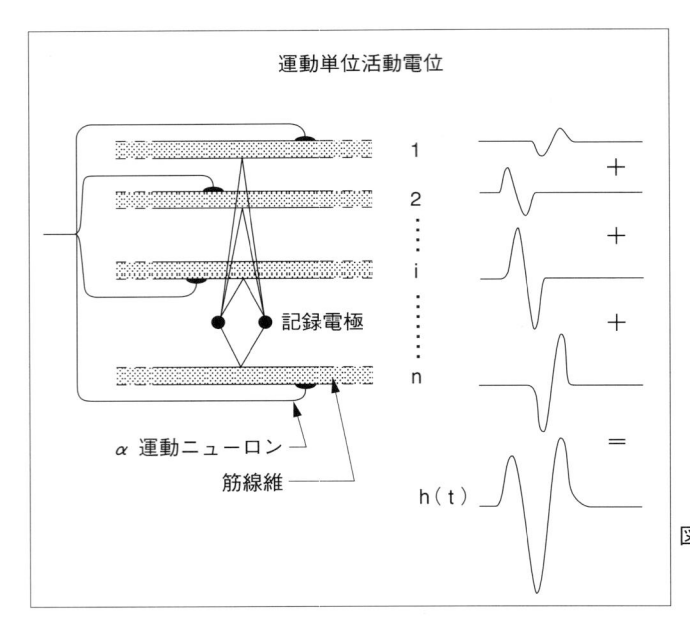

図 2-26 運動単位の活動電位と筋電図との関係を示す模式図
(DeLuca 1974)

ている．

　筋電図を運動研究に応用する分野を筋電図動作学（EMG kinesiology）という．これは筋機能（筋活動と筋張力との関係）および運動協調性（動きの円滑さや合目的性と筋群の活動パターンとの関係）を扱う．手法として運動学，運動力学的データと筋電図を併用する点に特徴がある．とくに運動障害とその治療効果を分析することを動的筋電図（dynamic EMG）と呼ぶこともある．不随意運動や筋緊張異常を示す中枢神経疾患の補助的診断法として，表面筋電図を単独で用いることもある．

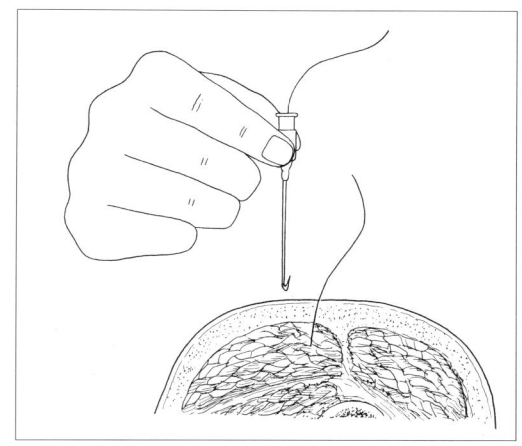

図 2-27 つり針電極

(Close 1964)

2）観察と記録

表面電極によって導出される筋電活動は10 mV 以下であり，増幅して記録する．記録装置には陰極線オシロスコープやペン書き記録器，多用途脳波計がある．記録の保存にはデータレコーダ，コンピュータが利用される．

記録する筋の皮膚表面の電気抵抗を低くするために，サンドペーパーやアセトン，アルコールで角質層と皮脂を除いてから，表面電極（surface electrode）を貼付する．表面電極は筋の走行方向に一致させて2～3 cm の間隔をおいて 2 個貼付し，接続リード線を筋電計入力の（＋）と（－）端子に連結する．

表面電極は電極直下の筋活動だけを記録するものとはならず，導出範囲はかなり広

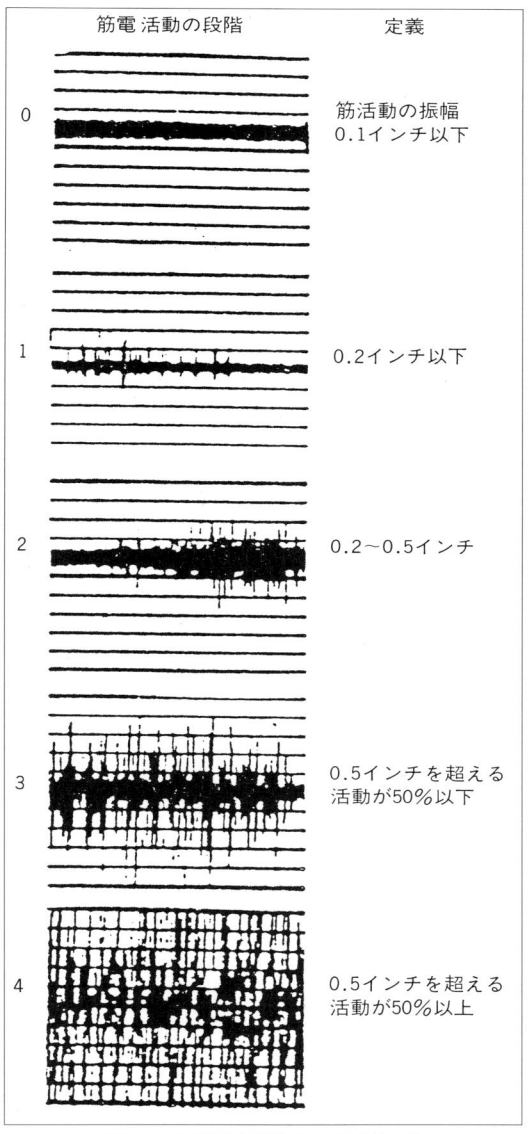

筋電活動の段階		定義
0		筋活動の振幅 0.1インチ以下
1		0.2インチ以下
2		0.2～0.5インチ
3		0.5インチを超える活動が50％以下
4		0.5インチを超える活動が50％以上

図 2-28 筋電活動の 5 段階区分
横線の間隔は0.1インチ．

(Long et al. 1964)

い．また電極の位置が筋腹中央から離れるにつれて，得られる電位は低下する．上腕を取り囲むように複数の電極をつけると，上腕二頭筋の弱い収縮時にも上腕三頭筋上の電極からもわずかな電位変化が記録される．そのため，個々の筋を正確に分離して記録するにはつり針電極（wire electrode）を利用する（図2-27）．上腕二頭筋の収縮が強くなると，この筋上の電極は同時収縮する上腕三頭筋の活動も記録することになる．これを筋電図のクロストーク（cross-talk）という．

表面筋電図の電気現象は 1～3 kHz であり，増幅器の時定数は 0.01 sec 以下（約 150 Hz 以上）にする．これにより低周波の雑音やリード線の揺れによる記録基線の動揺は減少する．記録計に

は校正用の電気パルスをあらかじめ記録しておき，これをもとにして記録の単位をmVに換算する．記録される電位は0.01～5mVであり，増幅度は0.2mV/cmを基準として，必要に応じてその1/2～1/8にする．

随意運動時の記録では，当該筋の等尺性最大随意収縮をまず行わせ，そのときにペンが振り切れる範囲を目安に調整する（図2-28）．記録のスピードは1～5cm/secが適当である．複数筋の活動の空間時間的分布を検討するには，速さは遅いほうがよく，1個の筋の活動様態を分析するときにはやや速くする．

最大随意収縮時の振幅を100として，これに対する比率で筋電図記録を表示すれば，同時に計測するほかの筋の活動量との相対比較ができ

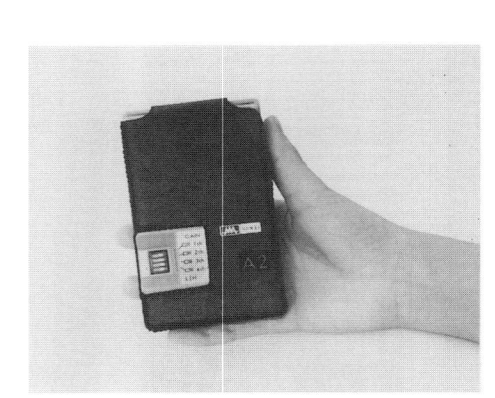

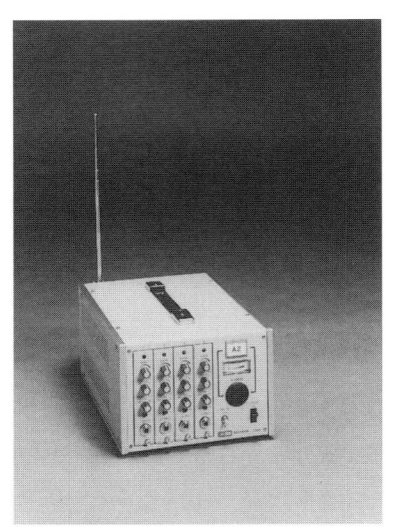

図2-29 筋電図テレメータの送信器（左）と受信器（右）

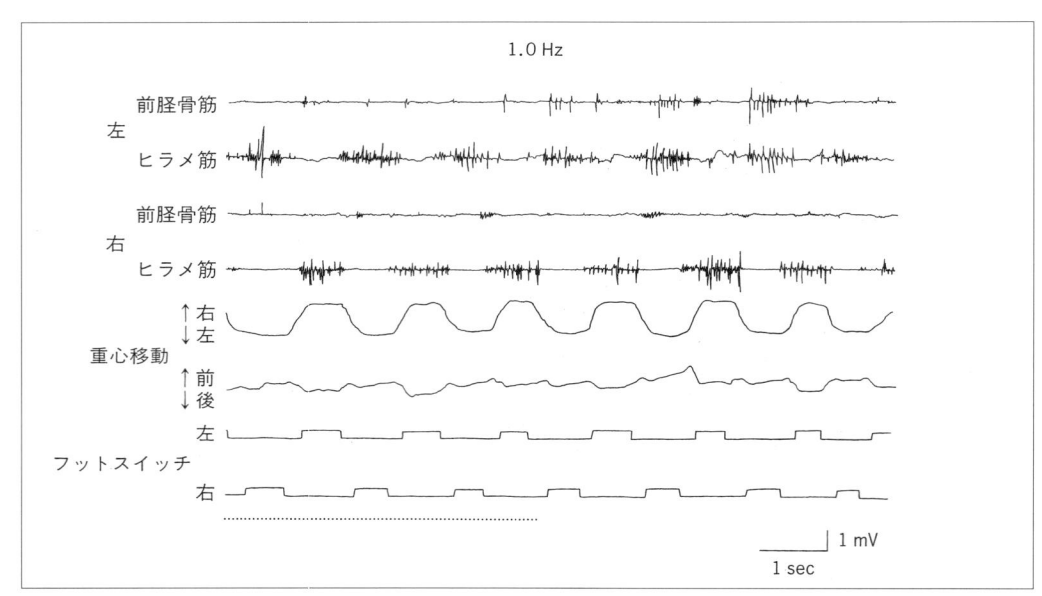

図2-30 1.0Hzのリズムに合わせた足踏み動作の記録
フットスイッチで上凸は遊脚相，下凸は立脚相，点線はメトロノームによる音刺激を与えている時期．

る．一般に，筋電活動量は電極の張り方や位置などで変化するため，その絶対量には意味がない．同一の筋を異なる運動条件で比較するときも，同じ電極状態のもとで行わねばならない．筋活動のタイミングやほかの筋の活動との時間的関係には意味がある．多くの筋の同時記録は運動分析に有用である．ただし，リード線が多すぎると運動範囲の制約になる．テレメータを使用することでこの制約は除去できる（図2-29）．多チャンネルの記録計を用いて，動作中の運動学的変数の変化を同時記録する（図2-30）．

3）筋電図のデータ処理

筋電活動は専用の筋電計により，あるいはA/D変換してコンピュータに保存した上で，目的に応じたデータ処理を加える．代表的手法に次のものがある．

（1）全波整流

筋電活動の定量化，その絶対値を知るために波形の極性をそろえる．これは筋電図の複雑な波形の変化から，その電気量や時間的変化の特徴を描出するために不可欠な手段である．全波整流（full-wave rectify）は特別な電気回路の利用あるいはコンピュータの演算によって行われる（図2-31）．筋電図の二乗平均（root mean square：rms）を利用することもある．

（2）平　　均

筋電図の平均処理には時間平均と移動平均，加算平均がある．時間平均は全波整流した筋電図を一定時間加算し，その時間間隔で除したものである．等尺性筋収縮のような定常的活動量を表すのに有用である．移動平均は位置データの平滑化処理と同様に行う．時間平均や移動平均の結果はmV単位で記し，平均した時間間隔も明記する．加算平均は雑音の効果を除去し，特定の筋活動に本来的に伴うパターンを知るのに有用である．加算は専用の加算器やコンピュータによ

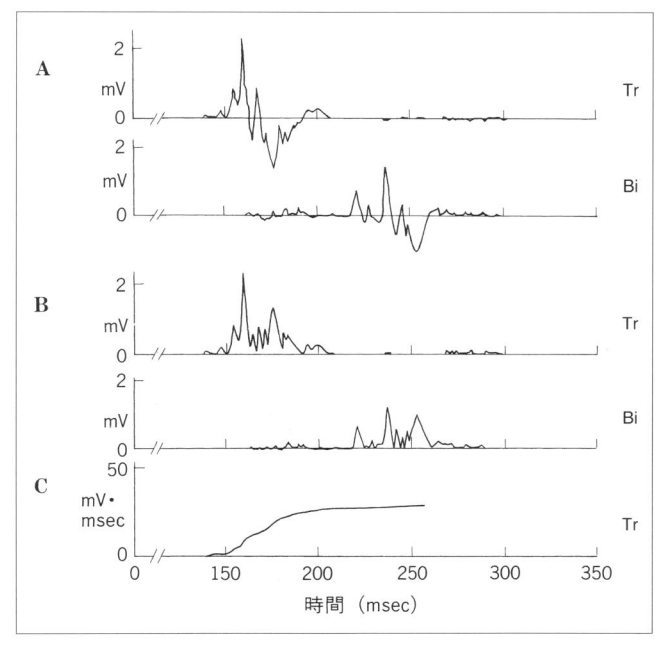

図2-31 水平面内における肘関節の急速伸展時の筋活動
　Tr：上腕三頭筋（動筋），Bi：上腕二頭筋（拮抗筋）．
A：筋電図（未処理）．
B：整流筋電図．
C：積分筋電図（上腕三頭筋）．

って行う．加算の基準になる点(トリガー点，trigger point)を分析の目的に合せて選択する．たとえば，筋活動の振幅が一定レベルに達した時点，あるいは事象の始まり(運動の開始)をトリガー点とする．トリガー点と加算回数を明記する．

(3) 積　　分

全波整流した筋電図と時間軸とで囲まれた面積を求めることに相当する．筋電図のサンプリング時間を明記する．筋電図積分量の変動は筋力の変化とおおよそ平行している．

(4) 周波数分析

筋電図の原波形をフーリエ変換して周波数領域で分析する手法である．スペクトルは周波数に対するエネルギー(V^2/sec)の関係として表す．周波数分析によって運動単位の平均発射頻度や伝導速度などの推定が行われる．パワースペクトル分析が広く使われている．

4) 診断補助的利用法

各種の神経疾患には，筋緊張異常や不随意運動，随意収縮の障害などがおこる．これらは表面筋電図によって容易に記録できるため，表面筋電図は補助診断や経過観察，治療効果の判定に利用される．

まず検討対象とする筋，筋群を決める．どの筋を取り上げるかは検者の経験によるところが大きいが，少なくとも問題とする筋とその拮抗筋は記録する．左右対称の部位からも記録するとよい．記録は安静臥位，当該筋が運動に関与する関節の他動的屈伸，それに等尺性随意収縮について行う．3通りの検査によって，主な錐体外路系疾患の所見は**表2-2**のようにまとめられている．

5) 動的筋電図

整形外科やリハビリテーション医学の分野には，運動障害の分析とその治療過程を観察するのに，表面筋電図ポリグラフと運動学を応用する方法が導入されている．これは動的筋電図と呼ばれ，運動時の筋活動パターンを記録する．

図2-32は平地歩行時の下腿三頭筋の筋電図とフットスイッチ信号の記録である．健常者では立脚相に一致してヒラメ筋と腓腹筋が活動する．痙直型脳性麻痺者では，歩行周期に関係なく，ヒラメ筋の持続的活動があり，腓腹筋活動は少ない．さらにフットスイッチも踵接地が明らかでない．アキレス腱延長術後には歩行周期に対応した筋活動パターンとなり，フットスイッチ信号

表 2-2　各種の錐体外路系疾患の表面筋電図所見

疾患	不随意収縮 相性	不随意収縮 持続性	伸張反射 相性	伸張反射 持続性	随意収縮における相反性支配の障害
パーキンソン病	振戦		−	＃	＋〜＃
ハンチントン舞踏病	＃	(＋)	−	(＋)	−〜(＋)
ヘミバリズム	＃	−	−	−	−
両側アテトーゼ	＋	＃	＋	＃	＃
脳炎後ジストニー	−	＃	−	＃	＃
特発性捻転ジストニー	＋	＃	−	(＋)	−〜(＋)

(柳沢 1980b)

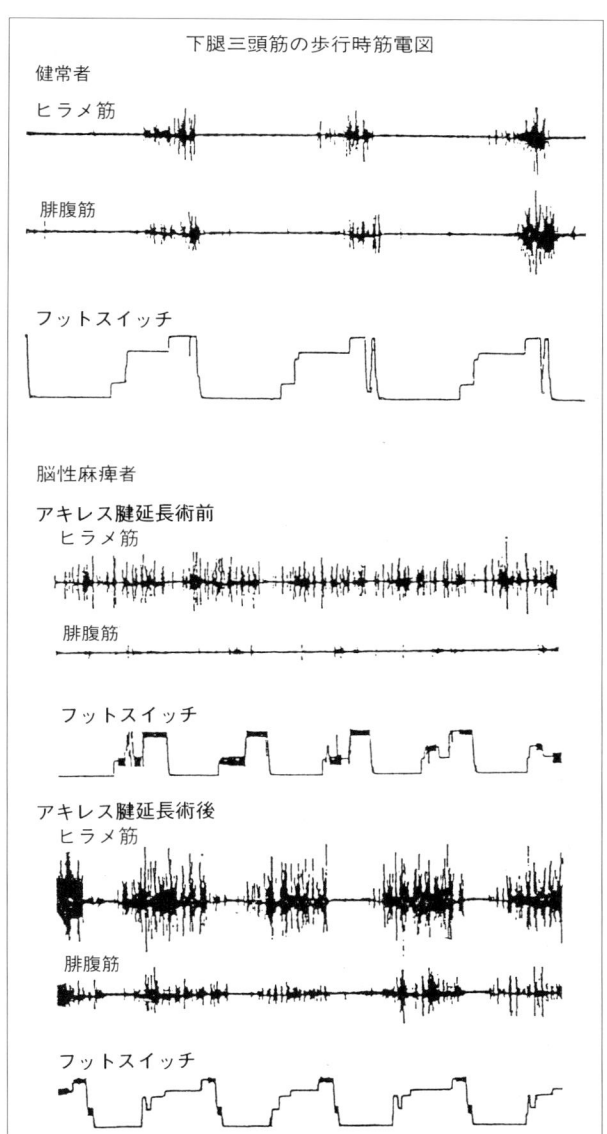

図 2-32 歩行時の下腿三頭筋活動とフットスイッチ記録
　フットスイッチは階段状に踵接地・足底接地・踵離地を示す.
（Perry et al. 1974）

も改善している．これは筋活動パターンの変化に伴った現象であり，アキレス腱延長が動的筋電図から有効と判断される患者である．

　図2-33は，痙直型脳性麻痺児が足踏み動作を行ったときの下腿筋群の表面筋電図である．短下肢装具(SLB)と松葉杖を使用することで，筋活動パターンは正常化する．この児の歩行には，短下肢装具と松葉杖が適応となる．これは動的筋電図による治療法選択の例である．

6）運動制御論への利用

　随意運動制御の神経生理学的研究のために，筋電図を定量化して，運動学的分析との対応を詳

54   2　身体運動の分析

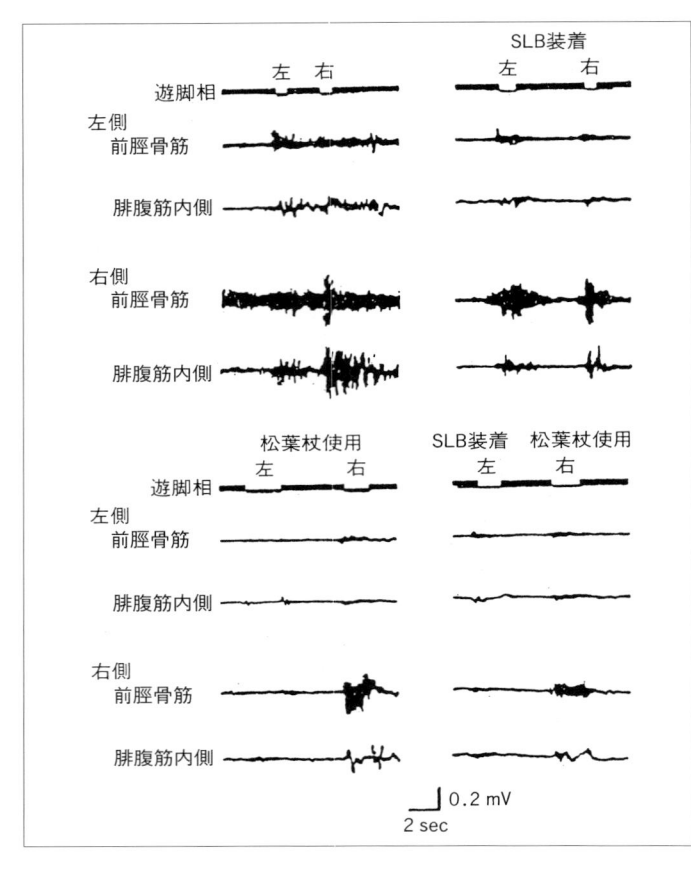

図 2-33　痙直型脳性麻痺児の足踏み動作
　下腿筋群の表面筋電図を示す．左あるいは右のマーカは遊脚相である．左上図では前脛骨筋に持続的放電があるが，右下図では遊脚相だけになる．

(中村 1973c)

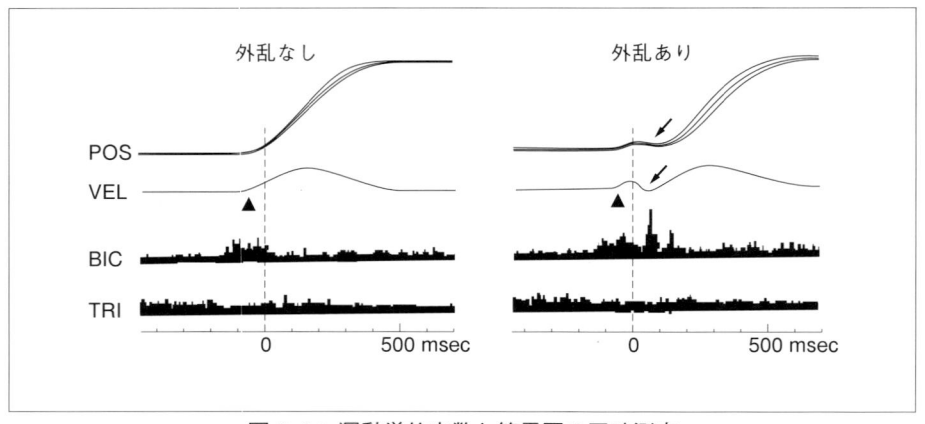

図 2-34　運動学的変数と筋電図の同時測定
　肘関節運動の関節角度(POS)と角速度(VEL)，および上腕二頭筋(BIC)と上腕三頭筋(TRI)の筋電図(左：外乱なし，右：外乱あり)．運動途中の外乱に対して軌道修正をするさいに，長経路反射が働くことを示す．

(Cooke 1979)

細に検討することが行われている．図2-34に例を掲げる(Cooke 1979)．図2-34左は急速な肘屈曲運動時の関節角度と角速度を示し，合わせて同時記録した上腕二頭筋と上腕三頭筋の全波整流筋電図を示している．図2-34右では，同じ運動の開始(三角矢印)直後の時点(点線)で運動と反対方向に外乱が加えられている．被験者は，外乱があればこれに抵抗して所期の運動を完了するように，あらかじめ指示されている．図2-34右によれば，外乱後100 msec以内に軌道の修正が始まり，それ以降は目標までの運動が完遂されていることがわかる．修正開始のタイミングは反応時間より速く，外乱に対する軌道修正が反射的におこることを示唆している．

　これらの運動学的特徴を念頭に置いて上腕二頭筋の筋電図をみれば，外乱から約80 msec遅れて軌道修正に対応した筋活動のピークがあることがわかる．これは上腕二頭筋の単シナプス反射としては遅すぎ，かつ軌道修正後の随意的筋活動の開始に先立つものである．これが長経路反射(long-loop reflex)と呼ばれる筋活動である．随意運動の運動学的解析とこれに同期した筋電図の分析を同時に行うことにより，以上の研究は長経路反射の機能的意味が外乱に対する早期の軌道修正にあるという解釈を支持するものとなっている．

3 関節運動

1. 関節の構造と機能

1) 解剖学的分類
(1) 連結の様式
　関節は相対する2つあるいはそれ以上の骨を連結する構造体である．連結の様式には線維性連結，軟骨性連結，滑膜性連結の3種がある(表3-1)．

　1　**線維性連結**(fibrous joint)　　関節腔を欠き，強固の連結で可動性はほとんどない．頭蓋骨の縫合(suture)や脛骨と腓骨の下端の靱帯結合(syndesmosis)が線維性結合である．

　2　**軟骨性連結**(cartilaginous joint)　　関節腔や滑膜を欠き，可動性はない．軟骨性連結には2種類がある．ひとつは相対する骨が軟骨で連結されるもので，軟骨結合(synchondrosis)と

表3-1 連結の種類

連結の種類	例
• 線維性 骨は線維性組織で結ばれている．関節腔を欠く	
縫合	頭蓋骨
靱帯結合	脛骨と腓骨の下端
• 軟骨性 骨は軟骨で結ばれている．関節腔を欠く	
軟骨結合	成長期の骨端部の一時的な結合
線維軟骨結合	恥骨結合，脊椎骨間結合（椎間軟骨）
• 滑膜性 関節腔は滑膜で覆われている．自由に動く	
球	肩，股
蝶番	肘，膝
滑動	手関節
車軸	環椎と軸椎

(イングリス 1998)

呼ばれる．成長期の長骨骨端や骨幹端の結合(骨端成長軟骨)などがある．もうひとつは椎間板や恥骨結合などであり，線維軟骨結合(symphysis)という．恥骨結合は，出産時には多少の可動性を生じる．

3　**滑膜性連結**(synovial joint)　　可動関節(diarthrosis)であり，骨・関節軟骨・関節包・滑膜・靱帯などから構成されている．可動関節は支持性，固定性とともに一方の骨の運動を他方に伝達し，運動に伴う体幹や四肢の可動域を拡大する機能がある．

(2) 関節軟骨

　関節軟骨は，組織学的には硝子軟骨(hyaline cartilage)で構成される．肩関節や股関節などの大きな関節では，成熟した関節軟骨の厚さは2〜4 mmである．成人の関節軟骨には神経・血管・リンパ管を欠き，栄養は滑膜により供給される．関節軟骨は，軟骨細胞とこれを取り巻く豊富な細胞外基質で構成される．関節表面には，膜性構造物はない．関節軟骨は平滑で弾力性に富み，圧力が加われば変形するが，圧力を除くと復元する性質がある．肉眼的には表面は平滑であるが，走査顕微鏡でみると凹凸不整であり，生体では凹部に関節液を貯えている．軟骨細胞は，表面近くでは扁平小形，中間層では楕円形で疎に分布し，深層の石灰化層では細胞が柱状配列をして軟骨下骨柱に連なる(**図3-1**)．細胞成分は関節軟骨の全容積の10％に満たない．

　細胞外基質の70％は水分で，その他の固形成分の60％がコラーゲン線維，残りの40％が水と高い親和性をもつムコ多糖蛋白複合体(プロテオグリカン)である(**表3-2**)．コラーゲンは生体に豊富に存在する蛋白の一種で，その機械的特性は張力に対する耐久性である(Mow et al. 1980)．プロテオグリカンはヒアルロン酸やコンドロイチン硫酸を含む高分子化合物である．関節軟骨内では水分を含んでゲル状になり，コラーゲン線維を相互に結びつける作用がある(Shepard et al. 1977)．

(3) 関 節 包

　関節包(articular capsule)は，骨膜からつづいて関節を包んでいる結合組織であり，その内側に関節腔(joint cavity)がある(**図3-2B**)．2層からなり，外層を線維膜(fibrous membrane)，内層を滑膜(synovial membrane)という．

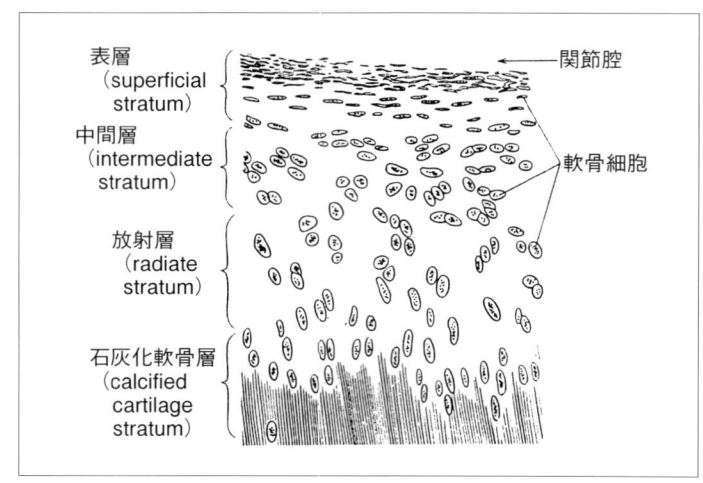

図 **3-1** 関節軟骨の細胞
(白須　1982)

表 3-2 成人関節軟骨の生化学組成

水	66〜79%
固形物	21〜34%
無機質	
灰化残渣	5〜6%
有機質	
コラーゲン	48〜62%
蛋白質	8〜15%
グリコサミノグリカン	14〜23%
ヒアルロン酸	<1%
シアル酸	<1%
脂　質	<1%
糖蛋白	?

(五十嵐 1997)

　線維膜は少量の弾性線維を含んだ強い結合組織であり,その多くは関節面の近くで骨膜に付着し,関節包を形成している.

　滑膜は関節包の内層,関節内の靱帯や腱,関節内の軟骨に覆われない骨表面を覆う比較的粗な結合組織である.表面の絨毛は滑液(synovial fluid)の分泌と吸収を行う.滑液は運動時の関節面の摩擦を軽減させている.滑膜には3種の滑膜細胞があり,A細胞は貪食作用,B細胞はヒアルロン酸-蛋白結合体の合成作用,C細胞はA細胞とB細胞の移行形である.滑膜内の毛細血管は細く,その内皮細胞間は間隙が多いので,物質交換には有利である.滑膜は毛細血管に富み,血液滑膜関門(blood-synovial barrier)を形成し,血液の一部が滑液の成分として通過する.

　滑液は淡黄色透明,粘性の高い弱アルカリ性の液体である.膝関節のような大関節でも生理的には3 ml程度しか存在しない.滑液の成分は,血漿の透析液にヒアルロン酸-蛋白結合体が加わったもので,蛋白成分は少なく,粘性はヒアルロン酸による.滑液は関節軟骨に栄養を与え,関節の物理的な摩擦力を減弱する.滑液を酢酸の中に滴下すると,ヒアルロン酸がムチン凝塊を形成する.凝塊の程度でヒアルロン酸の濃度を推定することができる(ムチン凝塊試験).

　関節に炎症がおこると,毛細血管透過性の亢進,関節液の増加,細胞数の増加,関節液の色調混濁,高蛋白,高比重となり,粘性が低下する.

(4) 関節頭,関節窩

　可動関節を形成する2つの骨のうち,骨端部が凸面である側を関節頭という.その表面は関節軟骨で覆われている.関節頭を入れる凹面を関節窩という.関節窩の深さを補うように,周縁に線維軟骨性の関節唇を有する関節もある.関節面の適合性や関節の支持性を高め,滑液を分布させ,関節運動を滑らかにするように,関節面の間に線維軟骨性の小板を有する関節もある.小板は周辺部が厚く,中心部が薄く,関節面への圧力に対する緩衝作用がある.小板が完全な板状の関節円板と環状や半月状の関節半月とがある.関節円板は顎関節,胸鎖関節,肩鎖関節や手関節に,関節半月は膝関節にある.

(5) 靱　帯

　靱帯は,複数の骨をつなぐ帯状あるいは紐状の膠原線維を主体とした線維性結合組織であり,

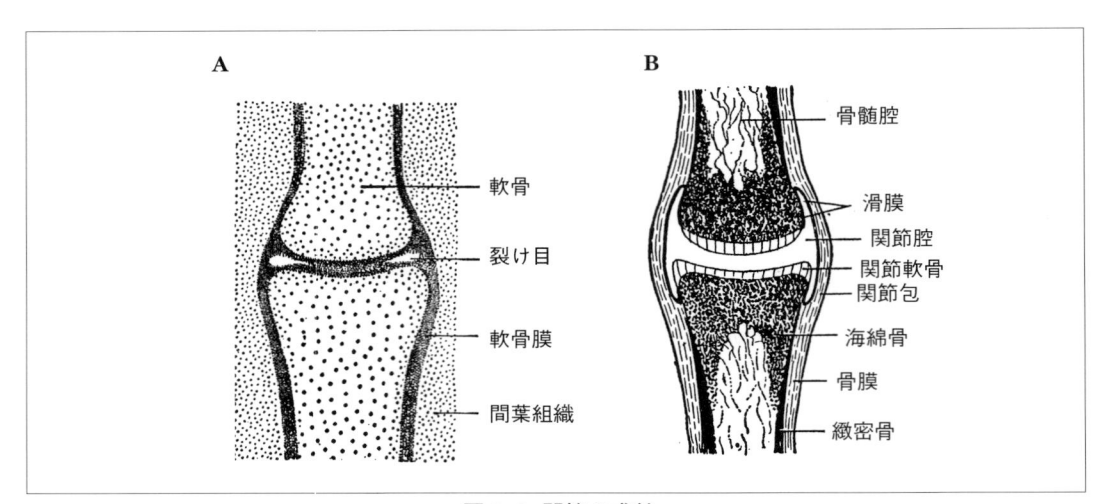

図 3-2 関節の成熟
A. 初期の構造, B. 成熟した関節.

(Arey 1961)

関節を支持し，可動域を限定し，運動方向を定めている．可動域が大きい関節では，関節包の線維膜の一部が発達して関節包靱帯となっている．これが強靱になったものを副靱帯という．肘関節や膝関節には，両側に副靱帯があり，側副靱帯と呼ばれている．

（6）関節の感覚受容器

関節とその周囲には神経支配があり，その終末には特殊化した複数の感覚受容器がある（図3-3）．感覚受容器は関節の動きによって刺激され，その放電頻度が変化する．ただし，動物実験では，感覚受容器からの神経を同定するのが容易でなく，筋神経線維や皮膚神経線維との区別は困難とされている（岩村 2001）．

ゴルジ型終末（Golgi type ending）は靱帯，腱や筋鞘にあり，遅順応型である．この感覚受容器は，関節包表面に加わる垂直方向への圧迫に応じて放電頻度が高まるが，圧迫の速さには応じない．関節の位置信号に関与する．ルフィニ型終末（Ruffini type ending）は関節包，骨膜，靱帯や腱に分布し，速順応型である．この感覚受容器は，関節包の正接方向に加わる力や関節包の内側の圧に比例して放電頻度を増し，関節角度変化に応じる．パチニ様小体（Paciniform corpuscule）は関節包や腱に分布して，速順応型である．圧に応答するが，放電は不規則であって，関節が動いたか否かだけを検出する．自由神経終末（free nerve ending）は関節包，骨膜，靱帯，腱や血管に分布し，関節包への強い機械的刺激に反応する．通常の関節可動域を超えたときに警報信号を出す（伊藤 1994；Hogervorst et al, 1998）．関節の感覚受容器から脊髄への一次感覚ニューロンは，介在ニューロンを介して共同筋群および拮抗筋群の運動ニューロンを制御している．

2）関節の成熟
（1）発生過程

関節は，発生学的には中胚葉性間葉組織からおこる．胎生期に将来骨・関節となる部位に間葉

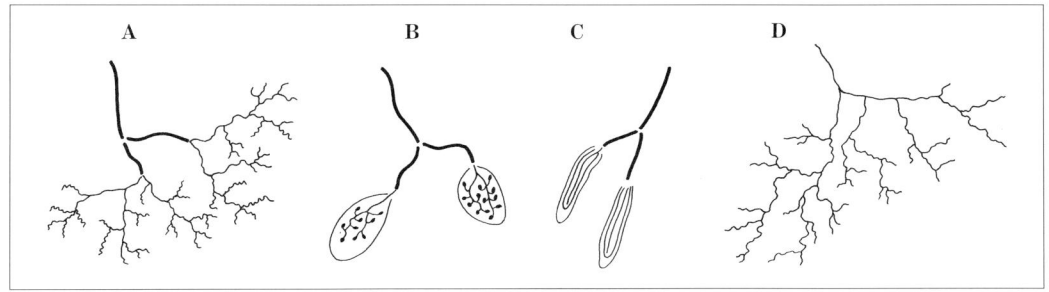

図 3-3　関節感覚受容器の形態
A：ゴルジ型終末　B：ルフィニ型終末　C：パチニ様終末　D：自由神経終末
（伊藤 1994，一部改変）

組織が凝集して四肢の原基を形成する．原基が軟骨化して，さらに骨化して各骨の骨格が形成される．骨間に凝集がおこらない未分化の間葉組織の部分があり，この部分が線維性結合組織，軟骨性結合組織の2種の成熟方法に分かれる．前者は最終的には縫合，靱帯結合となる．後者は初期関節板(primitive joint plate)を形成する．これがそのまま成熟すると軟骨結合となる．将来，滑膜性の可動関節となるものでは，軟骨の結合状態が粗となって中央に関節腔が形成される（図3-2）．腔が出現するのは胎生3か月ころである．この関節腔の内側を覆う細胞が滑膜を形成して可動関節となる．

初期の間葉組織の凝集を包んでいた組織は，発生する骨の鞘，すなわち骨膜と軟骨膜をつくる．関節腔を覆う部分は骨膜に連続し，両骨端間に付着して関節包となる．関節周囲の靱帯は関節包が変化したものである．関節円板や関節半月は，初期の間葉組織の遺残である軟骨組織である．

(2) 成長期

成長期の関節軟骨は相対的に厚みがあり，成長とともに厚みが減少していく．成長期には主に中間層と放射層の軟骨細胞がさかんに細胞分裂を行う．表層に近い部分の細胞分裂は関節軟骨の厚みを維持する作用をし，中間層以下の部分は細胞増殖，肥大化，基質の石灰化，石灰化軟骨の吸収とこれへの骨添加という一連の軟骨内骨化の機序で骨端が成熟していく（豊島 2000）．

(3) 加齢による変化

成熟した関節軟骨の表面は，光沢のある平滑で青みを帯びた乳白色を呈する．加齢とともに黄色みを帯び，粗糙となり一部剥離して亀裂を生じたりする．関節軟骨は厚みを減じ，弾力性が低下し，荷重・運動における衝撃の吸収能の低下によって関節運動の円滑性を欠くようになる．関節軟骨の構成成分の変化としては，軟骨細胞の壊死，コラーゲン線維の破壊，プロテオグリカンの減少などがおこる．

3) 変形性関節症

(1) 変形性関節症の成因

関節に退行変性がおこり，関節機能に障害を生じた状態が関節症(arthrosis)である．これに骨の変化が加わったものを骨関節症(osteoarthrosis：OA)，一般には変形性関節症(osteoarthrosis deformans)ともいう．米国では退行変性性関節疾患(degenerative joint disease：DJD)という疾

患名を用いることがある．変形性関節症では，ほかに原疾患がなくて，加齢により関節軟骨に退行変性が生ずるものを一次性変形性関節症，以前に罹患した疾病や外傷によるものを二次性変形性関節症として区分するが，両者が混在した状態もあり，その区分は必ずしも明確ではない．

　四肢の変形性関節症はいずれの関節にも発症するが，体重負荷をうける下肢の関節に発症しやすい．一次性のものは老化や肥満による変形性膝関節症が多い．二次性ものは，先天性股関節脱臼やペルテス病などのような関節に変形を残す疾患におこる．

　変形性関節症では，加齢により退行変性をおこした関節軟骨に加えられる力学的ストレスを主な原因として，軟骨細胞が壊死に陥り，二次的におこる滑膜炎などによって関節軟骨が崩壊する．

(2) 臨床症候

　1 関節痛　　関節軟骨には本来神経が存在しないため，痛みは主に滑膜と関節周囲組織によるものである．変形した軟骨や骨による滑膜への摩擦刺激，関節の適合不全による関節周囲の腱・靱帯の異常緊張，痛みに対する反応性筋緊張，滑液包炎などが痛みの原因となる．

　加齢に伴っておこる変形性関節症の初期には，運動開始時の関節痛が特徴的である．関節軟骨の弾性の低下，関節面の不適合，関節包・靱帯の弾性低下などによって関節全体にかかる力の不均衡が痛みをもたらす．運動を開始した後は関節面の適合性が変化することで痛みが軽減する．

　2 変形　　関節の炎症があれば関節腫脹，関節水腫がおこる．関節の外観は膝関節であれば，症状が進行すると内・外反変形，とくに内反変形になりやすい．

　3 関節動揺性　　荷重関節では，変形により関節構造が不均衡になると関節の不安定性を生じる．

　4 可動域制限　　痛みに対する反応性筋緊張による機能的な運動制限，関節周囲組織の変性や拘縮などの器質的変化による運動制限で関節可動域の制限がおこる．

(3) 機能評価

　四肢の関節機能については種々の評価・判定法がある．日本整形外科学会評価基準・ガイドライン・マニュアル集には，治療・手術の効果判定の共通化を目的として，「肩関節疾患治療成績判定基準」，「肘機能評価法」，「股関節機能判定基準」，「変形性膝関節症治療成績判定基準」，「リウマチ膝治療成績判定基準」，「足部疾患治療成績判定基準」が公表されている（日本整形外科学会 1996）．これらはとくに変形性関節症に限定したものではないが，評価内容は疼痛，可動域，関節動揺性，X線所見，筋力，日常生活活動，患者の主観的満足度など，また荷重関節では歩行能力，階段昇降能力などが含まれており，関節運動の総合的な機能評価法として有用である．「股関節機能判定基準」の内容と評価点は，疼痛 40 点，可動域 20 点，歩行能力 20 点，日常生活動作 20 点で，正常を 100 点満点としている（**表3-3**）．

表 3-3 股関節機能判定基準

疼痛	右	左	可動域	右	左	歩行能力		日常生活動作	容易	困難	不能
股関節に関する愁訴がまったくない。	40	40	屈曲 伸展			長距離歩行、速歩が可能。歩容は正常。	20	腰かけ	4	2	0
不定愁訴（違和感、疲労感）があるが、痛みはない。	35	35	外転 内転			長距離歩行、速歩が可能であるが、軽度の跛行を伴うことがある。	18	立ち仕事（家事を含む） 注1	4	2	0
歩行時痛みはない（ただし歩行開始時あるいは長距離歩行後疼痛を伴うことがある）。	30	30	屈曲	点数		杖なしで約30分または2km歩行可能である。日常の屋外活動にはほとんど支障がない。	15	しゃがみこみ・立ち上がり 注2	4	2	0
自発痛はない。歩行時疼痛はあるが、短時間の休息で消退する。	20	20	外転 注			杖なしで、10〜15分程度、あるいは約500m歩行可能であるが、それ以上の場合1本杖が必要である。跛行がある。	10	階段の昇り降り	4	2	0
自発痛はときどきある。歩行時疼痛はあるが、休息により軽快する。	10	10	注）関節角度を10°刻みとし、屈曲には1点、外転には2点与える。ただし屈曲120°以上はすべて12点、外転30°以上はすべて8点とする。屈曲拘縮のある場合には、これを引き、可動域で評価する。			屋内活動はできるが、屋外活動は困難である。屋外では2本杖を必要とする。	5	車、バスなどの乗り降り 注3	4	2	0
持続的に自発痛または夜間痛がある。	0	0				ほとんど歩行不能。	0				
具体的表現						具体的表現		注1）持続時間約30分、休息を要する場合、困難とする。5分くらいしかできない場合、不能とする。 注2）支持が必要な場合、困難とする。 注3）手すりを要する場合は困難とする。			

病名：　　　　　治療法：　　　　　手術日：　　年　月　日　　　表記方法：　右，左　両側の機能

カテゴリー：A：片側　B：両側　C：多関節罹患

疼痛＋可動域
歩行能力＋日常生活動作

総合評価　右　　．　　左

（日本整形外科学会 1996）

2. 運動感覚

運動感覚(kinesthesia)とは，主として深部感覚(deep sensation，固有感覚：proprioception)，一部は皮膚感覚に基づいて感じられる，四肢関節の位置あるいは動き，加えられた抵抗や重量などの感覚であり，複合感覚(combined sensation)と呼ばれている．

Gandevia(1996)は，運動感覚を次のように分類している．

1 位置の感覚(sense of position)　　自己の身体各部位の相互関係を知る感覚．位置感覚(position sense)ともいう．

2 動きの感覚(sense of movement)　　視覚による制御を除いて，関節角度を変化させたときの運動の方向および速さを知る感覚．

3 力の感覚(sense of force，抵抗感覚，resistance sense)　　抵抗に抗して運動や肢位保持を行うときの筋力を知る感覚．主観的な努力感(sense of effort)や重さの感覚(sense of heaviness)も力の感覚として扱う．

伊藤(1994)は，筋知覚(myesthesia)として以下の区分を行っている．

1 他動的な動きの知覚(sensation of passive movement)　　他動的に四肢(筋は収縮していない状態)の位置が変わると生じる知覚．

2 自発的な動きの知覚(sensation of active movement)　　筋の収縮によって四肢の位置が変化して生じる知覚．一般に運動感覚と同じ意味に受け取られている．

3 空間位置覚(sensation of position)　　空間における四肢の位置の知覚．

4 張力の知覚(sense of tension，sense of force，application of heaviness and resistance)筋の随意収縮中に与えられた力の大きさについての知覚．

1）運動感覚の感覚受容器

四肢の位置や運動の感覚受容器については，多くの論争がなされた．20世紀前半は，深部感覚受容器が四肢の位置や運動の感覚に役立つとした説(Sherrington 1906)が有力であった．1950-60年代には，Skoglund(1956)などの報告により，関節受容器に運動感覚の主な役割が与えられた．1970年代からは，筋や腱への振動刺激が位置感覚の歪曲に加えて四肢運動の幻覚を生む（Goodwin et al. 1972)，膝関節腔内に局所麻酔薬を注入しても緩やかな関節運動であれば5°の角度変化は検出できる(Clark et al. 1979)，人工関節全置換術で関節や関節包を除去しても関節の運動感覚の欠損はわずかである(Cross et al. 1973)などの報告により，筋内の感覚受容器が運動感覚に重視されるようになった(Gandevia 1985；岩村　2001)．

McCloskey et al.(1983)は，母指のバネ指，手根管症候群などの患者4名の局麻手術時に腱を操作したり，自己の足の長母指伸筋腱を局麻で露出し，切断して操作した(Gelfan-Carter operation)．いずれの患者も腱が引かれると，その筋が付着している指の関節が動いたと報告した．運動方向は，拮抗筋が短縮したときの関節運動と一致する．随意的に足母指を底屈すれば，長母指伸筋は伸張されるわけである（図3-4)．露出した長母指伸筋腱に結んだ糸を介して，頻度50-100Hz，振幅20-100μmの振動を加えると，母指だけでなく足関節まで底屈する錯覚が生

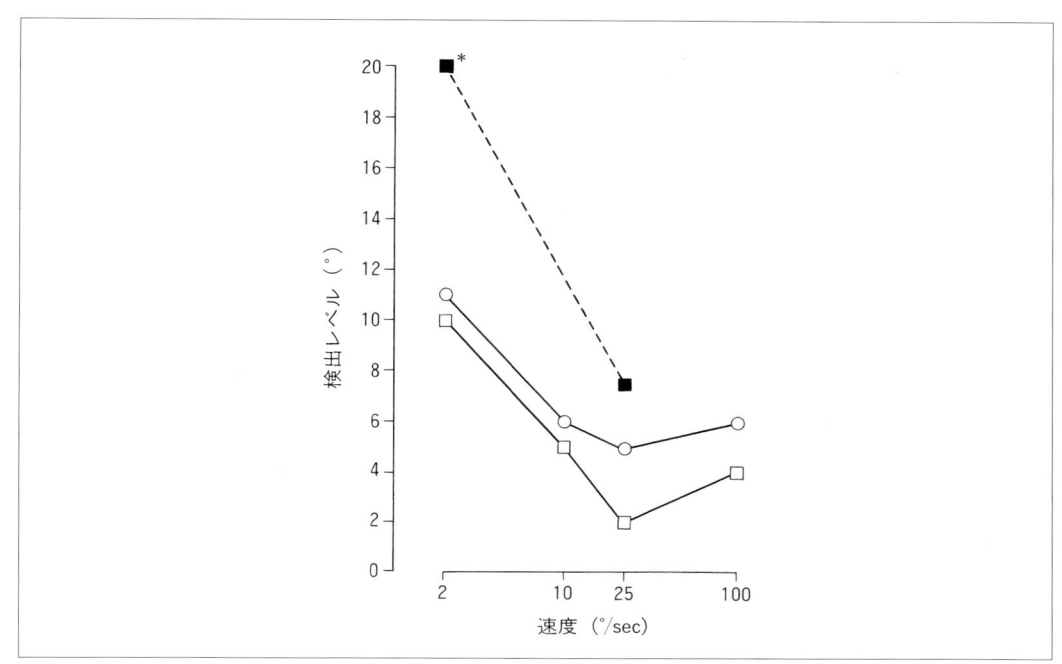

図 3-4　足母指指節間関節の回転方向の 70 %検出（正答）レベルと回転角速度との関係
○は足指の背屈時，□は底屈時のデータを示す．■は長母指伸筋腱を伸展したときのデータである．
■では，伸展速度を角速度に換算して表示している（2.5 mm/s = 25 deg/s）．横軸は角速度（対数表示）．
縦軸は 10 試行のうち 7 回以上，運動方向を正答したときの角度変化分である．＊は 100 %正答である．
腱を押し込んだときは検出されなかった．(本文参照)

(McCloskey et al. 1983)

じている．錯覚を生む原因となる筋伸展で刺激される感覚受容器は筋紡錘(muscle spindle)であろう．他方，Moberg(1983)は，肘部の外傷で尺骨神経を切断された患者で第 5 指は位置感覚がなく，視覚なしには指示された形を作れなかったこと，尺骨神経と正中神経が損傷され，第 4 指基節部の背部に皮膚感覚のある患者で中手指節関節には位置感覚があり，指節間関節（皮膚感覚はない）にはないこと，第 2 指に人工関節を入れた患者でその指の他動運動の知覚は正常であることなどから，手指の運動感覚には皮膚の感覚受容器の役割を重視した．

末梢神経の電気刺激によって運動感覚の錯覚を誘発する試みも行われた（Gandevia 1985）．被験者は，手関節部で尺骨神経に加えられた電気刺激による手指運動の知覚（錯覚）を，反対側の手指で模倣する．刺激が加わると，指節間関節が屈曲，中手指節関節が伸展した手内在筋劣位の手になったと感じる（図3-5）．これは手内在筋の活動による手内在筋優位の手の逆である．刺激の頻度が高まると，錯覚運動（illusory movement）の速度が増加する．刺激側の手指には明らかな運動はなく，第 1 背側骨間筋と小指外転筋の筋活動は記録されない．指感覚神経の逆行性活動電位はない．しかし，対側の頭皮上からは短潜時の誘発電位が得られる．これらは，筋紡錘からの求心性入力が運動感覚に関与している証拠とされる．指神経の直接刺激では，一部の被験者で錯感覚（paresthesia）が生じたり，指節間関節の運動を感じたりする．運動は 5-10° の屈伸であり，多くは遠位指節間関節が振動すると表現される．少なくとも手指では，運動時に表層にある皮膚受容器も活動することから，運動感覚には筋紡錘が主に関与し，さらに指節間関節の動きの感覚

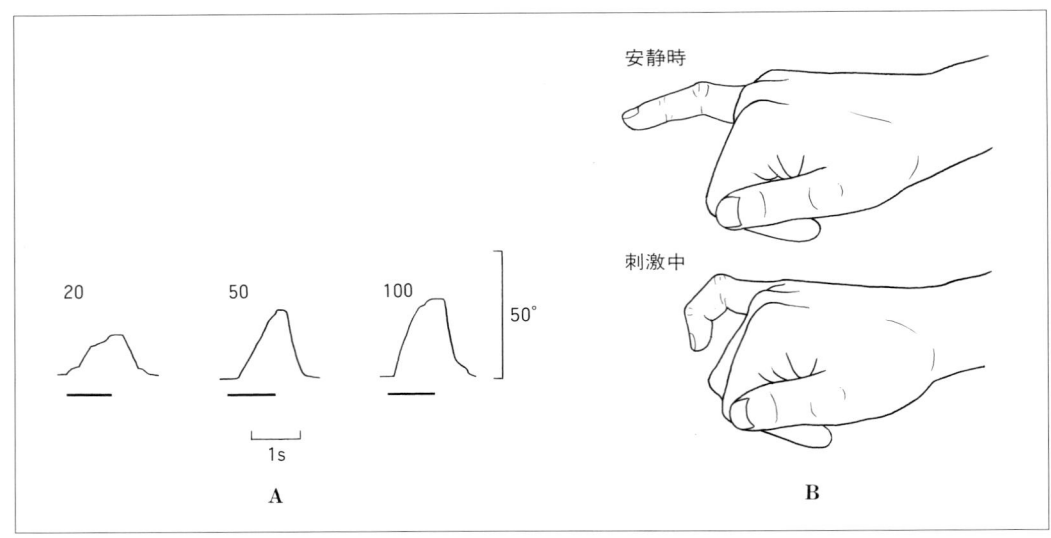

図 3-5　尺骨神経を刺激したときの手指運動の錯覚
A：被験者が非刺激側の第4指で刺激側の手指の運動（錯覚）を模写したときの運動．太線は刺激中を示す．刺激により指節間関節の屈曲，中手指節関節の伸展が起こる（上方への移動）．刺激を中止すると戻る（下方への移動）．刺激頻度（20，50，100Hz）を高めると，運動速度は高くなる．
B：錯覚運動の1例．

(Gandevia 1985，改変)

には，皮膚受容器が促進的な役割を果たすと想定されている（Burke et al. 1988；岩村　2001）．

2）運動感覚のテスト

　神経内科領域では，運動感覚のテストは臨床診断手技のひとつである．定性的判定により深部感覚障害の有無を確認し，病変部位や感覚性運動失調の診断に役立てる．1990年代になって，整形外科やリハビリテーション科の領域では，定量的な運動感覚テストへの関心が高まった．主要な関心事は，①関節損傷後のリハビリテーションを評価する方法，②感覚運動機構についての研究手段である（Hogervorst et al. 1998；Lönn et al. 2000）．筋活動の最適制御には，正確な深部感覚が不可欠である（Blasier et al. 1994）．関節損傷後に起こる問題は，関節および周囲の感覚受容器の損傷による直接的影響と残存する感覚受容器の出力の変化による影響とに分けられる．損傷後，関節運動に変化が生じ，関節包に加わる圧の変化もある（Khalsa et al. 1996）．運動感覚は複合感覚であるため，その異常がどの感覚受容器の障害に起因するかの決定は困難である．

（1）定性的テスト

　神経内科の症候学として，ベッドサイドでも実施できる簡便なテストである（中村・他 2004）．異常の判定基準は経験的であり，検者の主観による片寄りを免れない．

　1　**運動感覚（狭義）**　他動的に動かされた身体部位，運動方向，速さや範囲を識別する．検者は患者の中指を自分の母指と示指とで両側からはさむ．患者に閉眼を指示し，患者が完全に力を抜いていることを確認してから，中手指節関節を手背あるいは手掌の方向に他動的に動かす．患者は指の動きを感じたら直ちに告げる．中指がどれだけの距離（角度）を動かされたら「動い

た」と報告するか，動きの速さを変えて検討する．患者が「動いた」と言ったら，その方向を尋ねる．数回繰り返して，再現性を確認する．同じような操作は四肢のほかの関節でも行うことができる．

　②　**位置感覚**　閉眼して，四肢が他動的に置かれた位置を認識する．指示された動作を行う四肢に，運動麻痺や不随意運動はないことを前提とする．検者は患者の片側の上肢あるいは下肢を他動的に任意の肢位に保持し，患者に対側肢を鏡像になる肢位にするように指示する．他動的に保持されている四肢の力が完全に抜けていることを確認してから行う．四肢の近位，中間位，遠位の関節で行える．

　③　**指探し試験**　眼を閉じて，手足が他動的に置かれた位置を認識する．姿勢感覚(posture sense)の検査である．患者は椅子座位で片手の母指を立て，そのほかの指を軽く握る．検者は患者の上肢を一方の手で肘部で支え，他方の手で患者の手関節部を持って，患者の母指先を空間の任意の場所に保持する．患者に膝上に置いた対側上肢で母指先をつかむように指示する．患者の対側手先の運動軌跡を観察する（異常がなければ，運動軌跡は直線になる）．

(2) **定量的テスト**

　①　**位置感覚**　基礎研究あるいは臨床研究に利用されている手法である．関節角度の測定に機器を必要とする検査法で，位置感覚の測定が多い．位置感覚の評価は，あらかじめ設定した基準値(肢位／関節角度)を先ず被験者に提示し，被験者がそれを再現できる程度(誤差)を測定する復位検査(repositioning test)で行われている．具体例を掲げる．いずれも角度再現法(angular reproduction：AR)である．

　角度再現法とは，Smith et al.(1989)が肩関節脱臼後の患者の運動感覚テストで報告した手法の名称である．被験者は背臥位となり，肩関節90°外転位，肘関節90°屈曲位として前腕は肩回転装置に固定されている．肩関節の最大内旋位と最大外旋位との中間を開始肢位とする．検者は肩回転装置を用いて20°/secの速さで肩関節を外旋し，任意に5-30°回転した点で止め，その角度を基準値とする．その位置に30secとどめ，被験者に注意を集中するよう指示する．以前と同じ速さで開始肢位に戻る．やや間をおいて，肩回転装置を再び回転し，被験者に肩外旋角度が基準値に達したら合図するように指示する．合図のあった角度を再現値とする．3試行の基準値と再現値との誤差を求め，角度再現法位置感覚欠損(AR position sense deficit)とする．健常者では，誤差は0.33-2.33°である．

　Janwantanakul et al.(2001)は，関節可動域には個人差があるため，肩関節最大内旋位からの外旋したときの全可動域の50%，75%および90%を基準値としている．回旋速度は10°/secである．なお，基準値が可動域の最終域に近づくと，一部筋群の伸展により筋紡錘の出力が大きくなり，誤差は小さくなる．Lönn et al.(2000)は，基準値までの運動及び角度再現の運動について，①他動−自動(Pas-Act)，②他動−他動(Passive)，③半他動−半他動(Semipassive；被験者は他動運動中に拮抗筋で一定の張力を発生する)，④自動−自動(Active)，の4条件で検査を行い，絶対誤差はPassiveに比べてActiveで有意に小さいと報告している．筋活動中に四肢の運動が行われると，筋紡錘からの求心性入力が増加するためである．そのほかに，開始肢位の位置や運動方向も誤差の変動要因とされている．誤差の変動要因が多いため，テストの標準化が急務であろう．

これらの方法は運動中に判断を求めるため，「四肢の動きの感覚は狭義の運動感覚であり，これは何らかの動きの要素があるときだけ用い，関節の位置など静止した状態にかかわるときには位置感覚を用いる」(Goodwin et al. 1972)という定義からは外れている．
　2　運動感覚　関節の緩徐な角度変化を知覚する能力の検査である．運動感覚の閾値(threshold to sensation of movement：TSM)は，他動的にゆっくりと関節を回旋(例：1.5°/sec)したとき，開始肢位からどれだけ動いたかの距離(角度)で表示する(Smith et al. 1989)．「ゆっくりと動かして関節角度を変えるとき，動きの感覚は生じないが，最終の位置が知覚できる」(岩村　2001)とすれば，ARとTSMとの相違は曖昧となる．
　3　活動場面における位置感覚　高齢者の転倒に関連する要因のひとつに運動感覚の低下がある(Kaplan et al. 1985；Skinner et al. 1984)．それら報告は，他動運動による復位検査を利用している．Petrella et al.(1997)は，実生活場面を想定して，立位姿勢における膝関節角度の復位検査を自動運動で試みている．被験者は肩幅だけ両足を開き，足先を軽く広げた立位となる．利き足(ボールを蹴る足)側の膝関節に電気角度計を装着する．被験者にあらかじめ定めた任意の基準値まで両膝を屈曲する(two-legged squat)．膝関節角度が基準値(角度)に達したら，その肢位を3sec保持し，肢位に意識を集中させる．その後，立位姿勢に戻る．3sec後，被験者に5sec以内に基準値の肢位を再生し，できたと感じたら合図するように指示する．基準値と再生値との絶対誤差を求める．

3. 関節運動の測定

　関節の運動や角度を客観的に測定する方法には測角法(goniometry)および関節可動域測定(measurement of joint motion, range of motion test：ROM test)がある．関節可動域の測定は関節機能の基本的検査のひとつである．測定関節の基本肢位から種々の運動方向で得られる最大角度を測定する．関節可動性は自動的角度と他動的角度の2種がある．関節拘縮などで構造的変化がある場合には両者の測定値は近似する．運動痛，麻痺，筋力低下がある場合には前者は減少し，後者の測定値が大きくなる．可動域の測定は他動的に行うのを原則とし，自動的角度は参考測定値とする．
　関節可動域測定の臨床的意義は，
　①関節運動の阻害因子の検討
　②障害の程度の評価
　③治療法の選択資料
　④治療・訓練結果の評価
などである．
　関節可動域測定は関節角度計(goniometer)を用いて行う．測定には静的状態の場合と動的な運動時の3次元空間の場合とがあり，測定方法と測定機器には種々のものがある．徒手で測定する場合は，金属あるいはプラスチックなどの角度計が用いられる．動的状態での角度変化を測定する場合は，角度変化を電気量に変換して記録する電気角度計(**図3-6**)が有用である．最近では種々の3次元動作解析システムが開発され，動的角度変化の計測が可能である．X線を用いる方

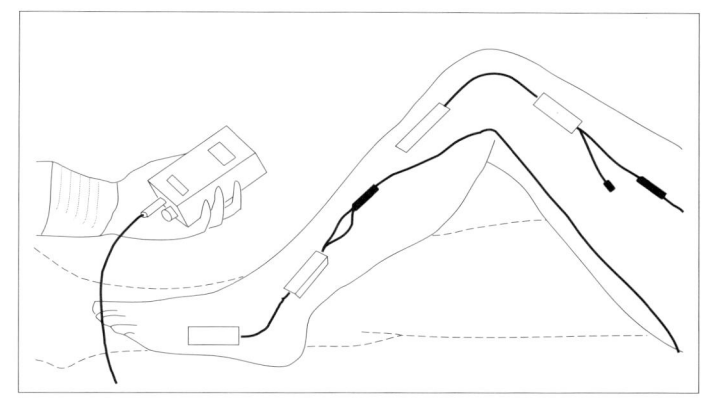

図 3-6 電気角度計
膝関節と足関節に接着してある．中央の細い部分にセンサーがあり，柔軟に角度変化を感受し，測定器本体に情報を送る．

法では，X線写真上での角度計測や(機能撮影, 図3-13参照)，シネラジオグラフ(cineradiograph)による方法などがある．

1) 正常関節可動域

関節疾患や神経筋疾患がない関節でも，関節可動域は個人差が大きく，年齢，性別，体格，体質，運動歴，開始肢位などで異なる．正常関節可動域であるための要因は，

①関節軟骨，滑膜，関節包，靱帯，半月，関節板などに構築上の異常がないこと
②関節運動をおこす動筋に拘縮や筋力低下がないこと(自動運動の場合)
③動筋の働きに対して拮抗筋が拘縮などがなくて十分に伸張すること
④関節運動で痛みがないこと

などである．

関節可動域測定法は，わが国では，The Committee on Joint Motion, American Academy of Orthopaedic Surgeons(1965)による方法を基にして作成された『関節可動域表示ならびに測定法』(日本整形外科学会，日本リハビリテーション医学会 1995)を用いている．基本肢位(開始肢位)は neutral zero position とする．これはおおむね解剖学的肢位に一致する．肩関節，前腕，股関節の一部の関節運動については，それぞれ個別の基本肢位を規定している．

2) 静的関節運動の測定

(1) 自動的・他動的関節可動域

静的関節運動の測定には，自動的関節可動域測定と他動的関節可動域測定とがある．単に関節可動域というときは，他動的関節可動域を指す．

自動的関節可動域(active ROM)は，被験者が介助なしに自力で随意的に関節運動を行ったときの関節可動域である．自動的関節可動域測定では，筋収縮力や関節運動にかかわる運動協調性を知ることができる．

他動的関節可動域(passive ROM)は，被験者が筋を完全に弛緩した状態で，検者が関節を動かしたときに得られる関節可動域である．他動的関節可動域測定では，関節の遊び，関節包や靱帯の伸張があり，自動運動の筋収縮でおこる筋の膨らみが他動運動ではおこらないことから，測

表3-4 生理的（正常）最終域感

最終域感	構造	例
軟部組織性	軟部組織の近接	膝関節（大腿と下腿の後面の軟部組織間の接触）
結合組織性	筋の伸展	膝関節を伸展，股関節を屈曲（ハムストリングスの弾性のある緊張）
	関節包の伸展	手指の中手指節関節伸展（関節包前部の緊張）
	靱帯の伸展	前腕回外（下橈尺関節の掌側橈骨手根靱帯，掌側尺骨手根靱帯，骨間膜，斜索の緊張）
骨性	骨と骨の接触	肘関節伸展（尺骨肘頭と上腕骨肘頭窩との接触）

（ノルキン・他 1987，一部改変）

定値は自動的関節可動域よりも若干大きくなることが多い．他動的関節可動域測定では筋・関節包・靱帯の伸張性，骨性制限を知ることができる．

他動的関節可動域測定の最終段階で，検者がそれ以上の運動は不可能と感じる抵抗感を最終域感(end-feel)という（ノルキン・他 1987）．最終域感として関節可動域を制限する生理的因子は，軟部組織の近接，筋・関節包・靱帯の伸張限界，骨と骨の接触などである（**表3-4**）．

(2) 関節可動域測定時の留意点

関節可動域測定は関節運動を体表から測る．皮膚や皮下組織の柔軟性，測定時に体節を完全に不動とすることの困難さなどにより測定値に誤差を生ずる．また，関節によっては2～多運動軸をもち，測定したい方向の運動に他の運動が加わることがある．体表からの測定が関節運動を十分に反映し，測定値の誤差を最小にするための留意点は(Nicol 1989)，

①被験者の体位を一定にする(測定する関節により異なる)
②測定する体節が動かないようにする
③運動面と角度計を一致させる
④骨などの目標となる点(解剖学的指標，anatomical landmark)を正確に定める
⑤他動的関節可動域測定時に検者が加える外力を適切なものとする(痙縮筋では運動速度が遅いほうがよい)
⑥最終肢位における解剖学的指標の位置を正確に定める

である．とくに測定部位の不動と安定性の保持が重要である．また，加える外力に注意して，被験者が不快感や痛みを訴えないようにする．

関節痛，腫脹，神経筋疾患あるいは意欲が著しく減退した患者では，測定値が実際の関節可動域を示していないことがある．股関節手術後，腫脹が残遺する時期に関節可動域測定を行うと，股関節自身の動きに骨盤の傾斜と脊柱の動きが加わり，あたかも股関節が良好な関節可動域を維持しているようにみえる．健常者においても，股関節運動域の25～30%は骨盤傾斜によるものである(Bohannon et al. 1985)．

3）関節可動域測定の実際
(1) 測定肢位

関節可動域測定では，すべての関節で解剖学的基本肢位を0°とし，これを開始肢位(starting position)とする．ただし，肩関節の水平屈曲・伸展(内転・外転)は肩関節外転90°を，前腕の回

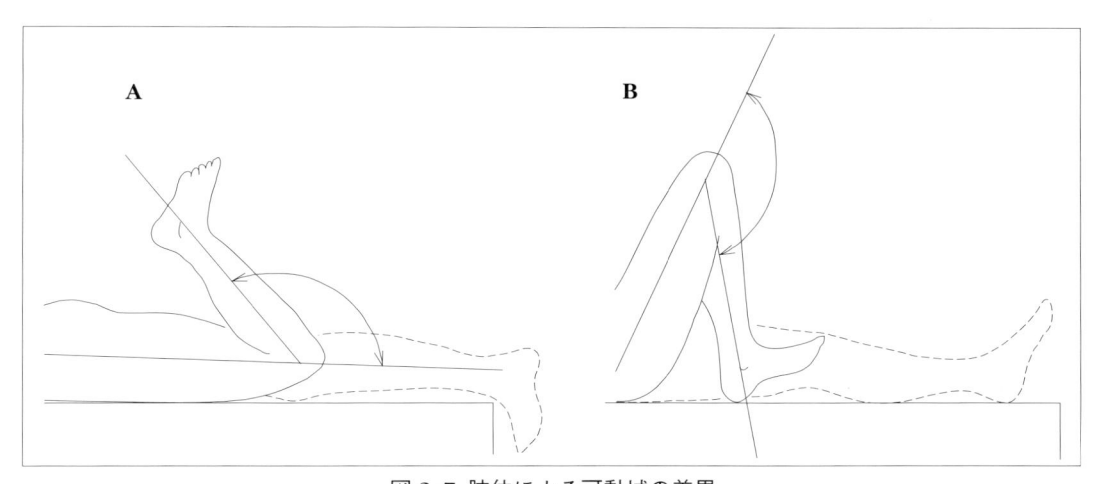

図 3-7 肢位による可動域の差異
股関節伸展位(A)よりも股関節屈曲位(B)のほうが膝関節屈曲の可動域は大きい．

内・回外は中間位(midposition)を0°とする．これ以外の肢位を開始肢位とするときは具体的にその肢位を付記する．測定時には関節の近位体節を固定して遠位体節を動かす．このとき不要な動きがおこらないように注意する．

2～多関節筋がかかわる関節の動きは，それらの筋が働く別の関節の肢位の影響を受ける．股関節の屈曲・伸展は，膝関節が屈曲位か，伸展位かによって可動域が異なる．同様に膝関節の可動域も股関節の肢位によって異なってくる(図3-7)．

(2) 角度計(図3-8)

角度計(goniometer)の基本構造は分度器，軸，固定腕木，可動腕木の4つの部分からなる．金属またはプラスチック製のものがあり，計測する関節によって大小のものがある．特殊な型のものとして複数の関節を同時に測定できる指関節用の角度計(図3-8下段右端)がある．その他に水準器の構造を応用した自動角度計もある．複数の関節運動が関与する体幹の可動性を測定するとき，角度測定ではなく，基準となる点からの距離を測定するテープ・メジャー法がある．

(3) 測定時の注意

[1] **被験者の状態**　被験者にあらかじめ測定の意義，目的，方法を説明し，十分に筋を弛緩させる．測定部位の着衣を外して，体節と運動軸を明らかにする．不必要な動きや代償運動の防止，関節の変形，拘縮の有無などを確かめる．

[2] **角度計の使い方**　関節可動域測定の正確度を左右するのは，角度計の軸と関節運動軸との一致および腕木の当て方である．膝関節では，運動軸が角度変化に伴って位置が移動することがあり，適宜調整を要する．固定腕木は関節の近位体節の長軸に，可動腕木は遠位体節の長軸に平行に当てる．体節には容積と幅があり，当てる部分がわずかにずれても測定値に大きな誤差が生じる．角度の読みとりは，原則として検者の目の高さで行う．測定値は，臨床では一般に5°単位で記録する．

[3] **測定内容**　他動的関節可動域測定による値をその関節の可動域とするが，自動的関節可動域測定も同時に行い参考値とする．運動麻痺があるときは，自動運動が不可能となる．臨床的

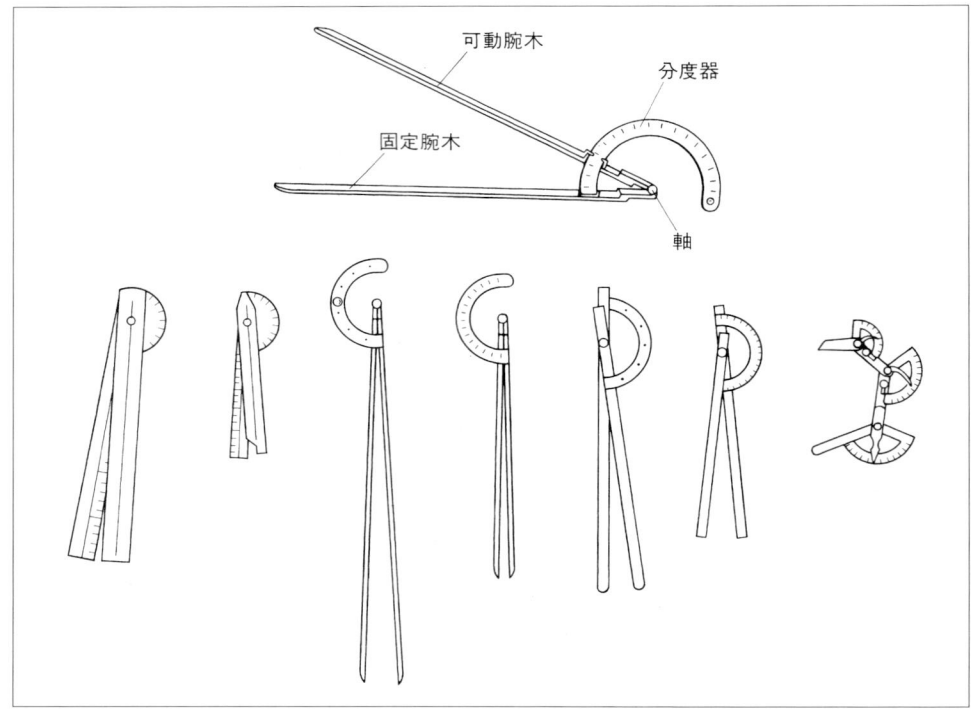

図 3-8 各種角度計

測定は常に左右両側の関節で行い，比較評価の資料とする．

　他動的関節可動域測定を行うときは，ゆっくりと愛護的に行う．急速に大きな外力を加えると，疼痛がある場合は痛みを増強させ，関節炎，筋炎，骨折治癒過程では炎症増悪や再骨折をおこす危険がある．

4）特殊な関節可動域の測定法
（1）テープ・メジャー(tape measure)法
　体幹の可動域測定は通常の角度計による測定が困難なため，テープ・メジャー法がよく用いられる(**図 3-9**)．

　前屈：股関節運動を含む体幹全体の前屈は，両踵を接触して，膝伸展立位で最大前屈した姿勢で，下垂した上肢の指先から床までの距離を計測する(**図 3-9A**)．

　後屈は同様の立位で最大後屈した姿勢で，第7頸椎棘突起から上後腸骨棘レベルまでの距離を計測する(**図 3-9B**)．

　側屈：立位で最大側屈に下垂した上肢の指先と床間の距離を計測する(**図 3-9C**)．

　回旋：体幹の右回旋は座位で上肢を前胸部で交差し，手掌を肩においた姿勢で，最大右回旋したときの左肩峰から右大腿骨大転子までの距離を計測する．左回旋も同様に計測する．

　頸部：頸部の可動域測定では，耳垂や下顎端，肩峰などを指標として，その距離測定を行う．側屈は最大側屈時の耳垂と肩峰間の距離，回旋は最大回旋時の下顎端と肩峰間の距離を計測する

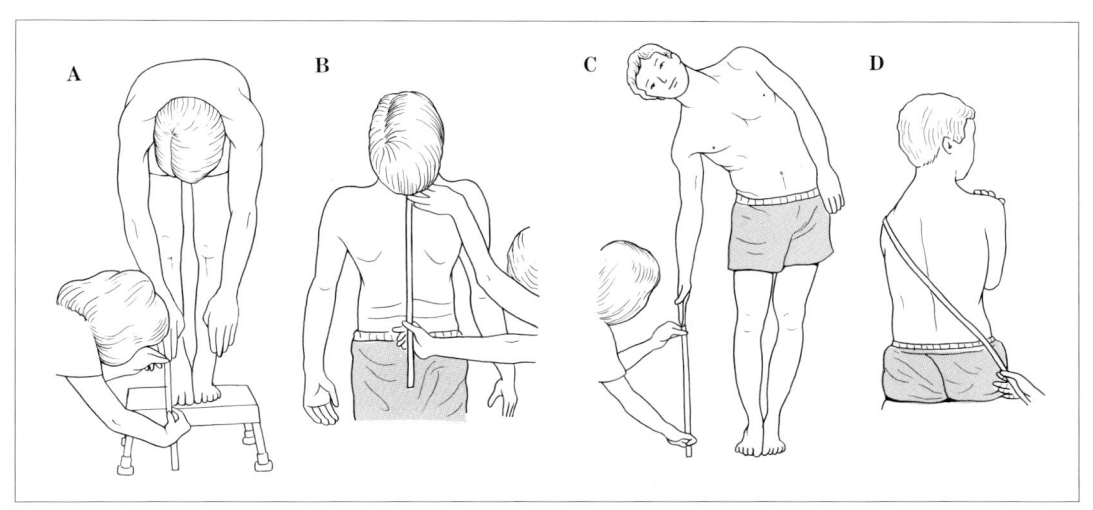

図 3-9 テープ・メジャー法による体幹の可動域測定
A：前屈（屈曲），B：後屈（伸展），C：側屈，D：回旋

(Frost et al. 1982)

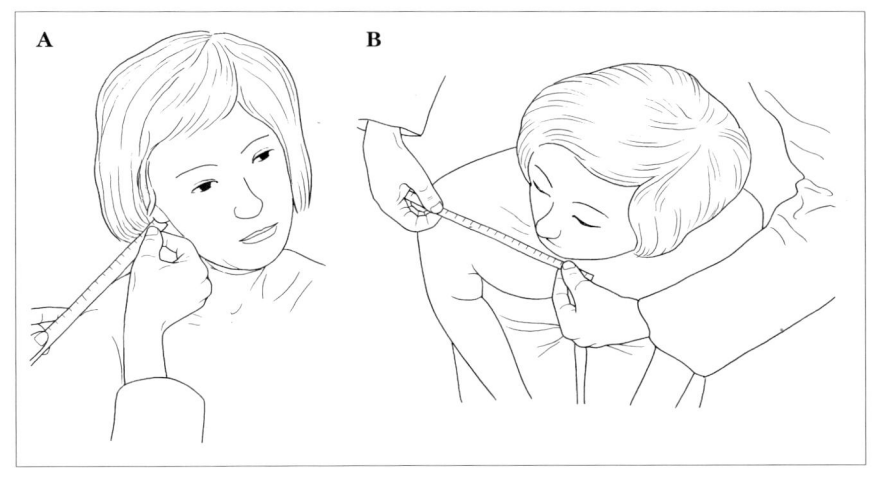

図 3-10 テープ・メジャー法による頸部側屈(**A**)と右回旋(**B**)可動域計測
（ノルキン・他　1987，一部改変）

（図 3-10）．
（2）水準器を応用した角度計
　体幹の前後屈の可動域を角度変化としてとらえることができる．立位で角度計を脊椎棘突起に当てたまま前屈あるいは後屈させて角度変化を計測する．水準器を応用した角度計は円形のゲージに入った着色水面の角度変化を分度器で読む（図 3-11）．
（3）脊椎棘突起間の距離の計測
　脊柱前後屈の運動の測定では，測定する部位の棘突起間の距離を計測する方法(Haley et al. 1986；Battie et al. 1987)，自在定規を棘突起に沿って背中に当てて脊柱の曲線を描記する方法

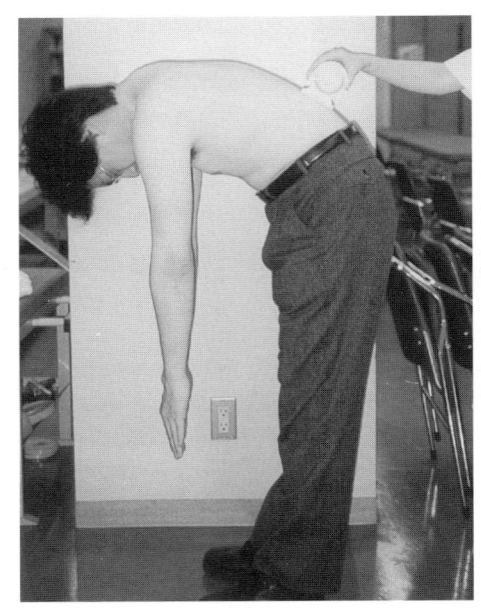

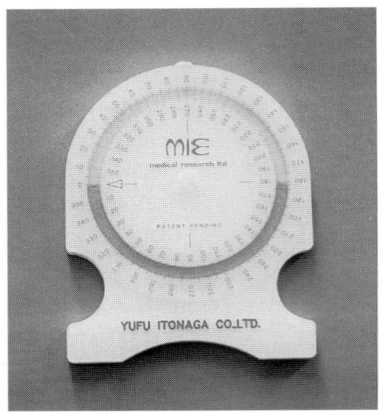

図 3-11 水準器を応用した角度計
（クリニカルゴニオメータ®）

がある．Cohn et al.(1989)は，健常成人の第1腰椎棘突起上部と第1仙椎棘突起上部に電極を装着して低周波磁場をつくり，体幹運動に伴う磁場の変化を3方向からアンテナで受信し，データ処理をして可動域を計算した．体幹運動のうち，腰椎固有の可動域の平均は前屈 32.4°，後屈 12.8°，左側屈 18.8°，右側屈 18.1°，左回旋 6.0°，右回旋 5.9° であった．この方法は限局した部分の運動範囲を測定するのには有用であるが，磁場を形成するための計測場所の条件，装置，データ処理などが複雑である．

(4) 骨盤傾斜および頸部可動域の測定

骨盤傾斜の可動域測定にはキャリパーを用いる方法がある．立位で上前腸骨棘と上後腸骨棘間の距離(C)をキャリパーで計測し，両腸骨棘から床への垂直線の距離(A, B)の値を図3-12の計算式から算出する．

Kadir et al.(1981)は壁に固定した帽子状のヘッド・ギアを頭に装着し，頸部の前後屈や側屈や回旋の可動域を計測する方法を試みている．ヘッド・ギアは水平面，前額面および矢状面の角度変位を読みとる3つの部分からなる．

(5) X線写真による可動域測定

関節可動域を直接に骨格の変位としてみるには，X線写真上での計測や動的状態をとらえるX線シネマトグラフィによる方法がある．足関節の自動的最大底屈・背屈を撮影したX線写真で可動域を計測すると，底屈は約 65°，背屈は約 28° となる(図3-13)．実際に生体で角度計を用い計測した測定値とは大きく異なった値となる．X線写真上での計測は直接に骨格の運動をみることから，生体での計測値よりも一般に大きな値となる．X線によるものは，一部の疾患に限定された測定法である．

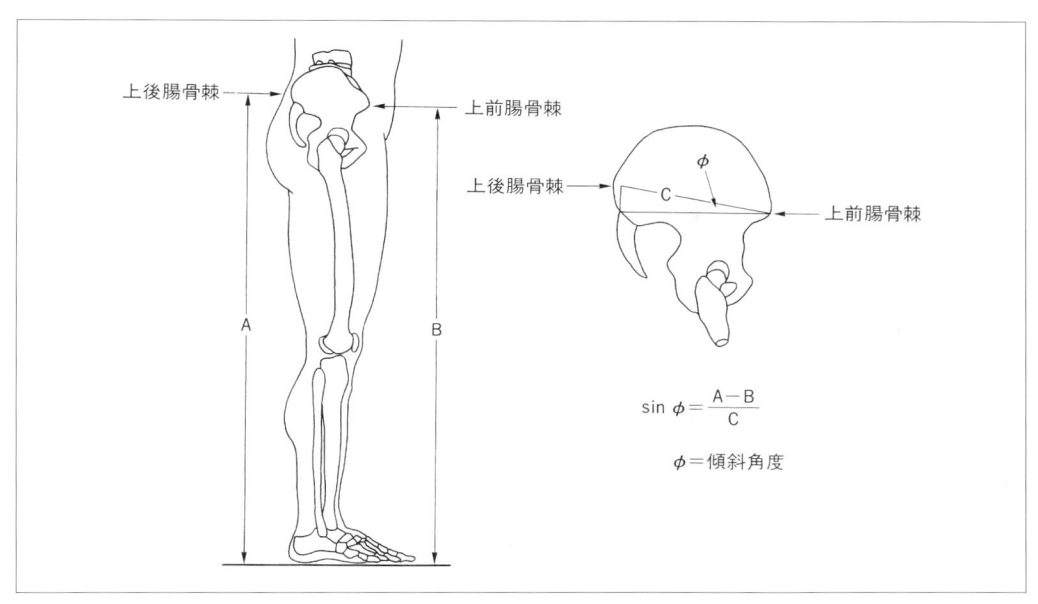

図 3-12　骨盤傾斜の可動域計測法

$$\sin \phi = \frac{A-B}{C}$$

ϕ＝傾斜角度

(Sanders et al. 1981)

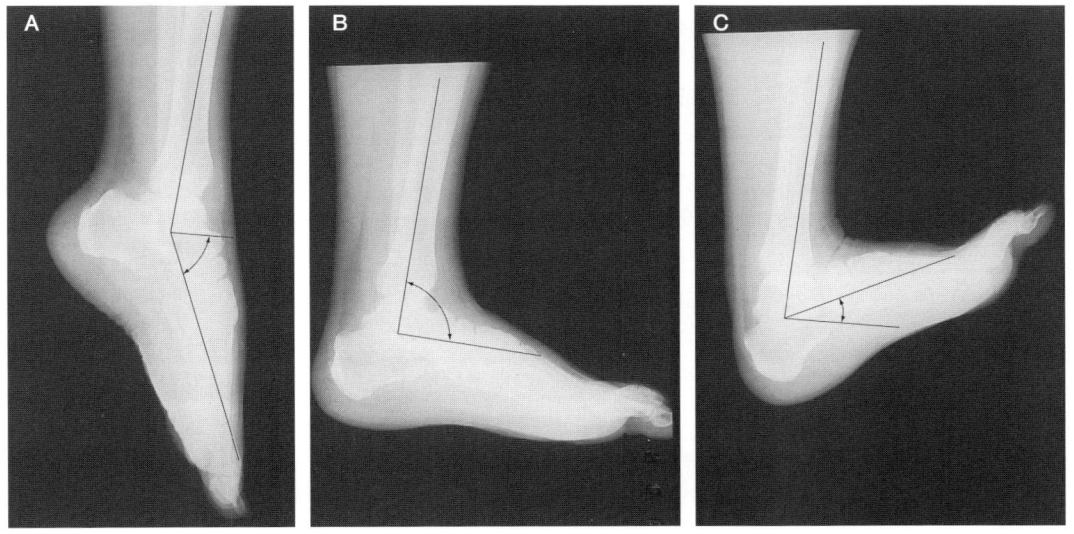

図 3-13　X線写真による関節可動域測定
A：底屈位(65°)，B：基本肢位(0°)，C：背屈位(28°)．

5）動的関節運動の測定

　最近の新しい機器の開発によって，運動中の動的関節運動を直接計測できるようになった．運動学的分析に用いられる方法は基本的には次の3つに区分される．

①映像によるもの
②光学電気機器によるもの
③電気機器によるもの

4. 関節可動域測定の信頼性と妥当性

関節可動域測定では，角度計の種類や検者によらず，測定値には信頼性（reliability）と妥当性（validity）がなければならない．

信頼性は同一の関節を複数回測定したときに得られた測定値の一致度であり，各測定値間の誤差が小さいほどよい．検者が複数回測定したときの測定値のばらつき度により，あるいは複数の検者間の測定値のばらつき度から，方法や検者の信頼性を検討する．種々の測定機器や方法による測定値が生体の運動としての関節可動域を反映したものでなければ，その機器や方法自体が妥当性があるものとはいえない．

関節可動域測定の信頼性と妥当性では，
①異なった測定機器や方法による同一関節の測定値の一致度
②同一の検者が同じ関節を複数回測定したときの測定値の一致度
③複数の検者による同一関節の測定値の一致度
についての検討が必要である．

金属製および大きさの異なる2つのプラスチック製の3種の角度計を使用して，理学療法士12名が患者24名の肘と膝関節の屈曲および伸展の関節可動域を測定したところ，各検者個人の測定値の一致度（r＝0.91〜0.99）および検者間の測定値の一致度（r＝0.88〜0.97）はともに高い値を示した（Rothstein et al. 1983）．

可動腕木の軸に近い部分に蝶番を設けて可動体節に密着させて関節可動域を測定する新しい角度計を作成し，従来型の角度計との比較を行った報告がある（Brosseau et al. 2001）．2名の理学療法士が60名の患者の膝関節屈曲と伸展の可動域を測定した結果は，いずれも高い相関が得られている（表3-5）．

大きさの異なる2種類の角度計を用いて16名の理学療法士が50名の患者について，肩関節の各方向の他動的関節可動域を測定したRiddle et al.（1987）の報告でも，検者個人の測定値は各運動で高い相関が認められた（ICCs＝0.87〜0.99）．しかし検者間の測定値では，屈曲，外転，外旋運動についてはばらつきが小さいが（ICCs＝0.84〜0.90），伸展，水平内転，水平外転および

表3-5 2種の角度計の信頼性

		従来型の角度計	新しい角度計
検者内	膝関節屈曲	0.997	0.996
	伸展	0.972〜0.985	0.953〜0.955
検者間	膝関節屈曲	0.977〜0.982	0.959〜0.970
	伸展	0.893〜0.926	0.856〜0.898

数値は級内相関係数（intraclass correlation coefficients：ICC）．
（Brosseau et al. 2001）

表3-6 3つの方法による頸椎可動域測定

運動	検者内 CROM	UG	VE	検者間 CROM	UG	VE
屈　曲	0.95	0.83	–	0.86	0.57	0.42
伸　展	0.90	0.86	–	0.86	0.79	0.42
左側屈	0.84	0.84	–	0.73	0.79	0.63
右側屈	0.92	0.85	–	0.88	0.72	0.70
左回旋	0.90	0.78	–	0.82	0.54	0.69
右回旋	0.93	0.90	–	0.92	0.62	0.82

CROM：頸椎可動域測定器，UG：標準角度計，VE：肉眼計測．
数値は ICCs である．

(Youdas et al. 1991)

内旋運動では一致度が低い（ICCs＝0.26～0.55）．また，角度計の違いによるばらつきは小さい．

肘関節や膝関節のように運動の自由度が限定された関節では，解剖学的指標と角度計の使用法を厳密にすれば機器間や検者間の測定値の一致度は高い値となる．しかし，肩関節のように運動の自由度3度の関節では，運動の種類によっては検者間で測定値に差がでてくることに注意を要する．

体幹の可動域測定は，標準の角度計を用いて計測するさいの運動軸の同定が困難である．そのためにテープ・メジャー法などの種々の方法が用いられている．Burdett et al.(1986)は，複数の検者が27名の被験者について4つの方法，①テープ・メジャー法，②重力角度計（指針が常に垂直方向を指す．水準器を応用したものと原理は同じもの），③パンタグラフ式角度計，④標準角度計で体幹の屈伸運動の可動域測定を行った．その結果，検者間の測定値のばらつきは小さいが（ピアスン相関係数 r＝0.64～0.93），4つの方法による測定値とX線写真上での測定値を比較すると，かなり相関が低いものもある（r＝－0.13～0.76）．Youdas et al.(1991)は頸椎運動の可動域測定のために，前額と側頭部に重力角度計を，頭頂部にコンパス（両肩を結ぶ線と南北方向とを常に一致させる）を装着した頸椎可動域測定器を考案した．この新しい測定器の信頼性を検討するために，60名の被験者について11名の検者が種々の頸椎運動の可動域を計測し，同時に計測した標準角度計と肉眼計測の結果とを比較している．肉眼計測の結果は別として，標準角度計の結果と比べると，新しく考案した頸椎可動域測定器のほうが信頼性は高い結果が示されている（表3-6）．

5. 過運動性関節

正常関節可動域を著しく超えた可動性がある関節を過運動性関節（hypermobile joint）という．このような状態を関節の柔軟性（joint flexibility），関節の弛緩（joint laxity），関節の遊び（joint loosening）が大きいという．病的な状態では，関節弛緩［症］（arthrochalasis, flaccidity of the joint）ともいう．

関節を構成する関節包や靱帯には多くのコラーゲンが含まれている．コラーゲン線維は組織に強靱性をもたらすと同時に，牽引力が働くと長軸方向に若干の伸張性を示す．また，牽引力が除

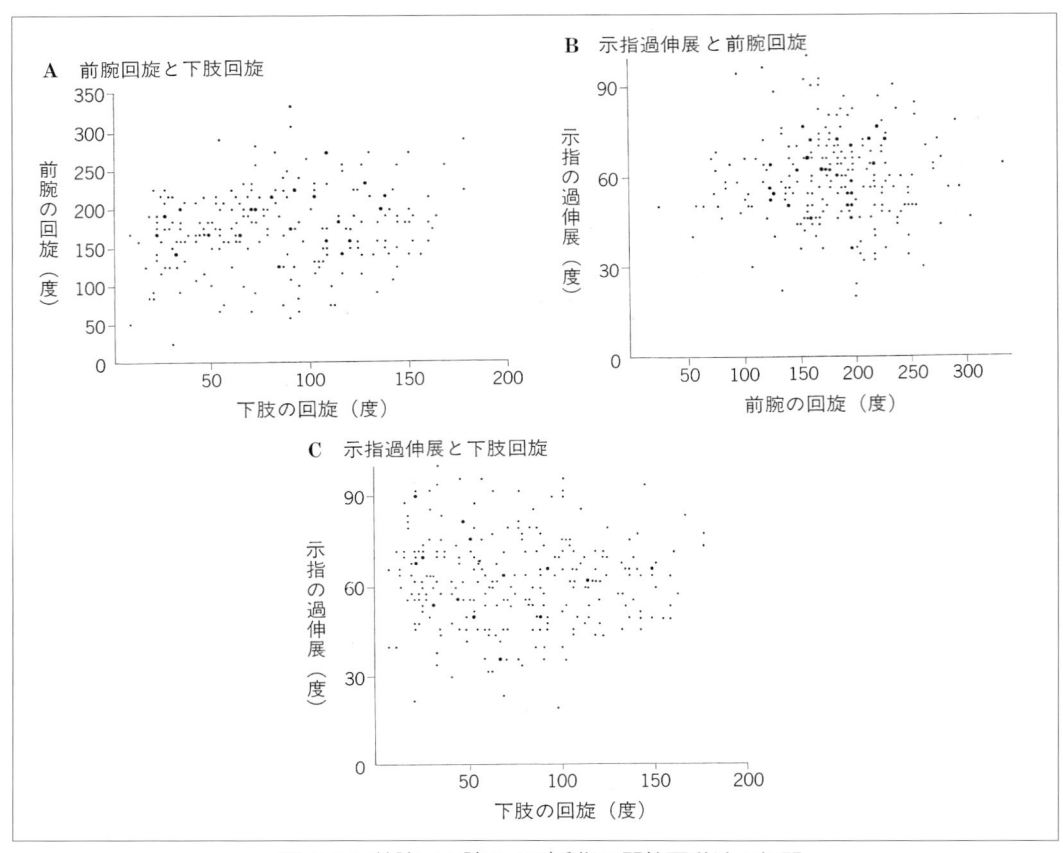

図 3-14 前腕，下肢および手指の関節可動域の相関

(Silman et al. 1986)

かれると元の状態に復帰する．この性質によって関節可動性が維持され，不要な方向への運動を防止している．

　過運動関節には正常関節と病的関節がある．正常関節には関節構造が未成熟な小児の関節，スポーツや舞踊などで訓練された関節に過運動性がみられる．病的関節は先天性疾患，外傷性疾患，神経・筋疾患などにみられる．

1）正常過運動性関節

　正常関節には関係する筋を安静弛緩させた状態で若干の緩みがある．指関節や膝関節では，他動的に長軸方向に沿って回旋外力を加えると，本来生理的な自動運動にはみられない軸旋が生じる．上肢を強制下垂すると上腕骨頭が下がって関節腔が拡大する．これらの関節の遊び，あるいは柔軟性には，生得的体質，年齢，性別，運動歴などによる著しい個人差がある．

　関節の柔軟性には個々の関節特異性があり，ひとつの関節の柔軟性を測定することで他の関節の柔軟性を予測することはできない．Silman et al.(1986)は364名の健常成人を対象に，①前腕の回旋(回内と回外の合計)，②下肢の回旋(内旋と外旋の合計)，③示指の過伸展可動域を測定している．各運動の関節可動域はガウス分布に近似したものとなっている．各運動相互の相関係数

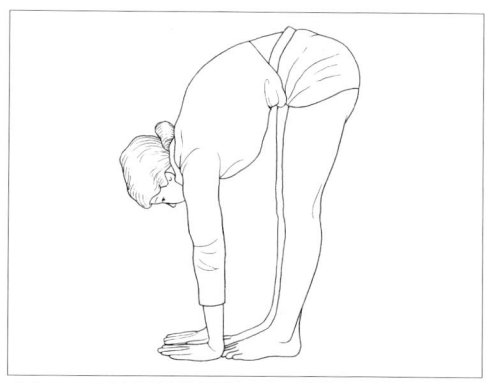

図 3-15 膝関節伸展位で両手掌を足の前につける前屈姿勢

(Klemp et al. 1989)

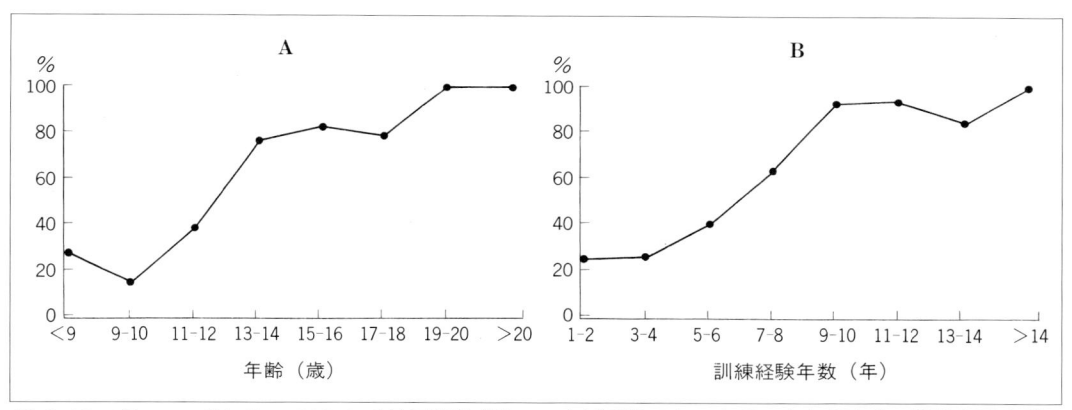

図 3-16 バレー・ダンサー 260 人で前屈姿勢（図 3-15）が可能であった者の各年齢（A），訓練経験年数（B）における出現率

(Klemp et al. 1989)

は，①：② r＝0.183，②：③ r＝0.019，①：③ r＝0.004 となり，いずれの運動も相互に連関性を示さない（**図 3-14**）．

　関節の柔軟性は運動や訓練によって増大するが，訓練効果は年齢や訓練期間に依存する．Klemp et al.(1989)は 377 名のバレー・ダンス学校の生徒を対象に，**図 3-15** のような膝関節を完全伸展して足指の直前に手掌を完全に床に着ける体幹前屈姿勢の可能性を検査している．**図 3-16A** は，追跡検査が可能であった 260 名についての各年齢ごとの前屈姿勢が可能であった人数の比率を示す．年齢が高くなるほど可能となる者の比率が高くなる．B の横軸は訓練経験年数を示し，訓練年数が長期の者ほど前屈姿勢が可能となる比率が高くなる．両者のグラフは著しく類似した推移を示している．前屈姿勢が不可能であったものについての訓練経過を追跡すると，1〜2 年の訓練ではほとんど変化がなく，3〜4 年経過すると明らかに前屈姿勢が可能となるもの

の数が増加する．訓練期間が 7～8 年経過した時点で，初めて可能なものの数が不可能なものの数を超えている．

2）病的過運動性関節

関節弛緩症は先天性または後天性に異常な関節弛緩と過可動性を示す関節をいう．通常は複数関節に多発性に認められる場合を指すが，肩関節や膝関節における膝蓋骨など，特定の関節だけに存在することもある．関節弛緩症を示す主な疾患を区分すると以下のようになる．

- 先天的に中胚葉性間葉組織系の形成不全によるもの
  - エーラース・ダンロス症候群(Ehlers-Danlos syndrome)
  - マルファン症候群(Marfan syndrome)
  - ラーセン症候群(Larsen syndrome)
  - ダウン症候群(Down syndrome)
  - モルキオ症候群(Morquio syndrome) など
- 先天的であるが主として関節弛緩のみのもの
  - 先天性関節弛緩症など
- 後天性(二次性)に関節弛緩を示すもの
  - 脱臼，靱帯損傷後など関節外傷によるもの
  - 変形性関節症
  - 神経病性関節症(シャルコー関節)
  - 筋ジストロフィー
  - ミオパチー
  - 急性灰白髄炎(ポリオ)
  - 中枢神経疾患による弛緩性麻痺
  - 末梢神経損傷

（1）先天的に中胚葉性間葉組織系の形成不全によるもの

発生学的に間葉組織由来の組織には，心臓，血管，リンパ管，横紋筋，平滑筋，骨，軟骨，滑膜，コラーゲン線維性組織，脂肪組織などがある．これらの組織の系統的形成不全のひとつとして過運動性関節がある．

1　エーラース・ダンロス症候群　　常染色体優性あるいは劣性遺伝による疾患で，酵素欠損などによるコラーゲンの代謝異常によるもので，10 病型が知られている．皮膚の過伸展が特徴的で皮膚をつまんで引張ると容易に伸び，離すと元に戻る．関節の可動性は亢進し，脱臼や変形をおこしやすい．

2　マルファン症候群　　多くは常染色体優性遺伝で，コラーゲンまたはエラスチンの異常が推定されている．くも指(arachnodactyly)，水晶体亜脱臼，心血管系異常を 3 徴候とする．体幹に比べて四肢が長い体型となる．関節弛緩により反張膝や扁平足がおこる．自然経過の中で思春期になると側弯症が発生することがある．

3　ラーセン症候群　　関節弛緩と骨の形成異常を伴い，多発性の先天性関節脱臼を特徴とする．

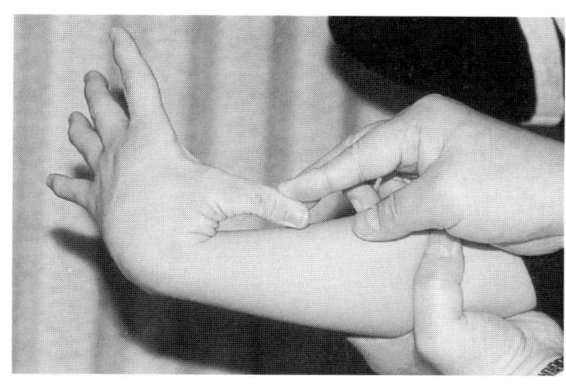

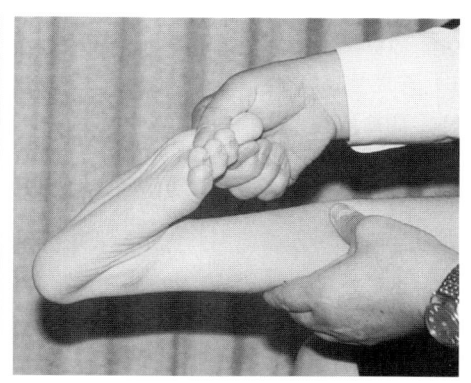

図 3-17 ダウン症候群(6歳)における手指と足関節の過運動性関節

4　**ダウン症候群**　　大部分が 21-トリソミー症候群ともいわれ，染色体の 21 番に過剰な 1 本がある染色体異常疾患である．特異な顔貌と知的障害を特徴とする．40％に先天性心疾患を合併している．第 5 指中節短縮などの手指の異常，筋緊張低下などとともに関節弛緩が認められる（図 3-17）．

5　**モルキオ症候群**　　常染色体劣性遺伝性で，酸性ムコ多糖類の先天性代謝異常による疾患である．欠損する酵素の種類と症候から 15 疾患に分類されている．体幹短縮型で相対的に四肢が長い小人症で，知的障害はない．胸郭変形，脊柱側弯などの骨変形とともに関節弛緩があり，外反膝や股関節脱臼が認められる．

（2）先天的であるが主として関節弛緩だけのもの

先天性股関節脱臼　　先天性股関節脱臼(congenital dislocation of the hip：CDH)は先天性関節弛緩症のひとつと考えられる．先天性股関節脱臼の病因論についてはなお不明な点が多い．胎内における環境因子（力学的要因）が強調されているが，先天性因子として臼蓋形成不全や関節弛緩性の存在も重視されている．関節弛緩の発生は妊娠末期に母体から産生されるリラキシンが胎児の関節や靱帯に何らかの作用を及ぼして，関節包に弛緩をもたらすと考えられている．患児を背臥位で股関節と膝関節を 90°屈曲位にして股関節を開排すると，検者の指に click sign を感知する Ortolani の手技は，関節弛緩の存在を知る重要な診断法のひとつである．Carter et al.(1964)は先天性股関節脱臼児 88 名と，健常児 285 名について，

①手関節掌屈時の母指掌側外転（母指先端と前腕屈側との距離）
②手指および手関節の背屈（中指先端と前腕伸側との距離）
③肘関節の伸展（過伸展角度）
④膝関節の伸展（過伸展角度）
⑤足関節および足の背屈（足指先端と下腿前面との距離）

の 5 項目について評価基準を定めて関節可動域を計測している．3 項目以上に過運動性を認めたものは，健常児で 19 名，先天性股関節脱臼児で 42 名であった．先天性股関節脱臼は生得的に関節弛緩があって，そのひとつの徴候として脱臼が生じたものであることが示唆される．なお，この 5 項目検査と評価基準は過運動性関節テストとして広く用いられている．

特定の系統的疾患がなくて過運動性関節を示すものを良性過運動性関節症候群(benign hypermobile joint syndrome)という．

(3) 後天性(二次性)に関節弛緩を示すもの

[1] **関節外傷後**　損傷された関節包，靱帯によって固有の異常関節運動(関節動揺)がおこる．外傷性肩関節脱臼では整復後に易脱臼性がおこり，さらに反復して脱臼を繰り返すと習慣性肩関節脱臼症となる．荷重関節である膝関節においては，側副靱帯損傷で関節の側方動揺が，十字靱帯損傷で前後方向の関節動揺がおこる．

[2] **変形性関節症**　変形性膝関節症では，病状経過で関節破壊が進行すると動揺性が生じてくる．膝関節は荷重関節のため，長期に及ぶと多くの場合に内反変形となり，屈曲と伸展運動ではむしろ可動域制限が生じてくる．

[3] **神経病性関節症**　脊髄癆，脊髄空洞症，糖尿病性神経炎，先天性無痛覚症のような中枢および末梢神経障害により痛覚，深部感覚，血管運動神経の機能消失がおこる．痛みが消失するため，関節にかかる外力に対する防御機構が働かなくなる．初期には軽微な関節損傷でも，末期には無秩序な関節破壊が進行して動揺関節となり，亜脱臼や脱臼を生じる．

[4] **進行性筋ジストロフィー**　進行性筋ジストロフィーは筋線維の変性，壊死を主病変とし，そのために進行性の筋力低下，筋萎縮が生じる遺伝性疾患である．動筋，拮抗筋ともに筋緊張が低下して，関節に及ぼす力学的作用が減弱するために関節弛緩がおこる．とくに膝関節伸筋群の顕著な筋力低下でガワース徴候(登はん性起立)による反張膝がおこる．進行性筋ジストロフィーは末期には運動不能となり，広い範囲で関節拘縮が進行する．種々のミオパチーも進行性筋ジストロフィーと同様に筋病変由来の関節症状を示す．

[5] **末梢神経損傷**　運動神経損傷で筋は弛緩性麻痺となる．筋活動の消失によって関節は弛緩するが，運動不能の状態が長期に及ぶと関節拘縮に移行する．脊髄前角細胞に病変がおこるポリオでも同様の変化がおこる．

[6] **中枢神経疾患**　脳血管障害では，発症直後は一般的に弛緩性麻痺となる．経過とともに徐々に痙縮が出現して痙性麻痺に移行する．弛緩性麻痺期には関節は過運動性関節となりやすい．痙性麻痺期，さらに随意運動が可能となる時期になっても関節弛緩が継続することがある．とくに肩関節などでこの現象がよくおこり，亜脱臼症候をみせる．高齢者の脳梗塞では，弛緩性麻痺の状態が長期にわたって継続することがある．脳性麻痺の弛緩型では，筋緊張の低下が続いて関節弛緩症となる．

中枢神経疾患による弛緩性麻痺では，関節弛緩症の時期を経過するものの，最終的には運動量の不足から関節拘縮の状態となって関節可動域は減少する．

6. 関節拘縮と関節強直

種々の病変により関節可動域制限がおこる状態には，
　①関節拘縮(articular contracture)
　②関節強直(ankylosis)

がある．一般に関節可動域が正常範囲よりも制限された関節を硬着関節(stiff joint)という．

表 3-7 病的（異常）最終域感

最終域感		例
軟部組織性	通常の ROM におけるよりも早くまたは遅くおこる；または，最終域感が正常では結合組織性もしくは骨性である関節においておこる．何かが介在している感じがする．	軟部組織の浮腫 滑膜炎
結合組織性	通常の ROM におけるよりも早くまたは遅くおこる；または，最終域感が正常では軟部組織性もしくは骨性である関節においておこる．	筋緊張の増加 関節包，筋，靱帯の短縮
骨性	通常の ROM におけるよりも早くまたは遅くおこる；または，最終域感が正常では軟部組織性もしくは結合組織性である関節においておこる． 骨性の軋轢または骨性の制動を感じる．	軟骨軟化症 骨関節炎 関節内遊離体 化骨性筋炎 骨折
虚性	痛みにより ROM の最終位に至ることがないので真の最終域感ではない． 防御性筋収縮または筋攣縮を除いては抵抗を感じることがない．	急性関節炎 滑液包炎 膿瘍 骨折 心理的原因：防御反応

（ノルキン・他　1987）

　病的に関節可動域制限がおこる原因は，関節を構成する骨，関節軟骨，滑膜，関節包，腱，靱帯などの関節組織，関節運動に関与する筋，腱鞘，神経，脈管，皮膚組織などの病変である（**表3-7**）．

1）関節拘縮

　関節拘縮とは，関節包や靱帯を含めた軟部組織が収縮性変化をおこし，関節可動性が減少あるいは消失した状態をいう．関節拘縮の方向により，屈曲・伸展・内転・外転・回旋拘縮などと区分する．屈曲が制限されるものを伸展拘縮，伸展が制限されるものを屈曲拘縮という．通常は両者を伴っているが，屈曲拘縮の強い場合が多い．

　関節拘縮の組織病理学的変化では，関節軟骨の表面は結合組織に覆われて軟骨基質が変性をおこし，厚みが減少して萎縮するものが多い．滑膜には線維性結合組織が増殖して関節腔を閉塞する．関節周囲組織は変性して瘢痕化する．

　関節拘縮は，原因によって先天性と後天性に区分される．

（1）先天性関節拘縮

　胎内における発育異常が原因と考えられる疾患が多い．

　多発性のもの：先天性多発性関節拘縮症（arthrogryposis multiplex congenita）は，拘縮が存在する関節に近接する筋組織に線維化や脂肪浸潤があり，脊髄前角細胞数の減少を伴うものもある．原因は筋原性と神経原性の2つが考えられる．拘縮は末梢関節ほど強く，多くは伸展位となっている．股関節脱臼や内反足変形を伴うこともある．重症の場合は，生下時すでに木製人形（wooden doll）の外観を示すものもある．

　単発性のもの：先天性筋性斜頸，先天性内反足，先天性強剛母指などがある．

表 3-8 熱傷深度分類と診断

程度	生体の変化	障害組織	外見	症状	治癒期間	治癒帰結
Ⅰ度熱傷	血管の拡張 充血 浮腫(±)	表皮層	発赤 紅斑	疼痛 熱感	数日	基底層の増殖
Ⅱ浅度熱傷	血管の透過性亢進 血漿の血管外漏出 浮腫(+)	乳頭層 ～ 真皮浅層	水疱底が赤色	強い疼痛 灼熱感	1～2週間	毛嚢・皮脂腺・汗腺細胞の表皮細胞化
Ⅱ深度熱傷 ―↓(感染)		真皮中層 ～ 深層	水疱底が蒼白	感覚鈍麻	3～4週間	
Ⅲ度熱傷	血球血管神経の破壊 組織壊死 浮腫(+)	真皮全層 ～ 皮下組織	蒼白 羊皮紙様	感覚脱出	1か月以上 広範囲の場合は植皮が必要	辺縁表皮の増殖と瘢痕拘縮

(青木 1982)

(2) 後天性の原因による関節拘縮

a．皮膚性拘縮

1 **強皮症** 膠原病の一種である．結合組織の病変によって皮膚が硬化し，二次的に関節拘縮がおこる．

2 **熱傷性・外傷性瘢痕** 熱傷や広範な皮膚挫創により皮膚が壊死となり，瘢痕治癒した後に発生する瘢痕拘縮である．熱傷はその程度により4段階の区分があり，関節拘縮が生じるのはⅢ度の熱傷である(表3-8)．熱傷性拘縮は挫創によるものと異なり，多くは皮下にある筋や筋膜，腱が温存されるため，皮膚手術後の関節可動域の機能改善は大きい．

b．結合組織性拘縮

1 **炎症性・外傷性瘢痕** 感染や深部組織にまで及ぶ外傷では，関節周囲の皮下組織，靱帯，腱，腱膜が瘢痕化して短縮し，関節可動性を著しく制限する．軽症では保存的療法で関節可動性の改善が可能であるが，重症では瘢痕除去術が必要となる．

2 **デュピュイトラン拘縮**(Dupuytren contracture) 手掌腱膜が肥厚収縮し，線維性の索状物として皮下に触れ，手指の屈曲拘縮をおこす疾患である．原因は明らかではないが，遺伝性素因が関係すると考えられている．屈曲拘縮は環指と小指におこりやすく，はじめにMP関節に，ついでPIP関節におこる．

c．筋性拘縮

種々の原因で筋の収縮性または伸展性が減弱して，関節が長期にわたり特定の肢位に固定されて可動域が制限されたものをいう．筋性拘縮の成因には以下のものがある．

1 **関節が持続的に特定の肢位に固定された場合** 筋または筋群は短縮位におかれると，筋線維に退行変性がおこり，筋の伸展性は減弱する．大腿骨骨折で膝関節を伸展位のまま長期間固定すると，大腿四頭筋は短縮位となって伸展性を失い，膝関節の伸展拘縮がおこる．下腿骨骨折で膝関節屈曲位および足関節底屈位で長期間固定すると，下腿三頭筋の筋性拘縮によって膝関節の屈曲拘縮と足関節の背屈制限(尖足変形)がおこる．

長期間の固定によって，筋がその長さに順応するように筋節構造に改変が生じ，筋線維の萎縮

が進行して相対的にコラーゲンが増加する(玉井　1997)．同時に関節組織にもコラーゲンが増加し，コラーゲン線維間に架橋形成(cross-link)がおこり，線維間に癒着が生じる(Peacock　1966)．ステロイド剤にはコラーゲン生成の抑制効果があり，拘縮の予防に有効であったとする報告がある(Clark　1971)．

　Trudel et al.(1999)は，ラットの膝関節を屈曲位で固定して関節可動域制限の進行状態を調べている．はじめの16週は1週ごとに平均3.8°ずつ可動域制限が増加して，合計で61.1°の可動域制限を生じ，その後32週までは制限は進行していない．可動域の減少は，屈曲運動よりも伸展運動で著明におこっている．

　長期臥床では，とくに高齢者では，筋の廃用性萎縮に伴う筋性拘縮がおこりやすい．長期にわたって筋収縮を行わないと，筋収縮で発生する張力は1日に5％の割合で低下していく(Williams　1984)．長期臥床を余儀なくされるときは，早期から自動あるいは他動による全関節可動域運動，筋の随意収縮とストレッチングを実施することが必要である．

　②　筋実質の疾患によるもの　　化膿性筋炎などの急性あるいは慢性筋炎では，生体の防御機構が働いて，筋を短縮位に持続する．その経過中に筋の瘢痕化や石灰化がおこり，筋の伸展性が減弱して拘縮がおこる．外傷による筋腹または筋腱移行部の断裂や出血後の瘢痕治癒，あるいは大腿四頭筋短縮症のような筋肉注射による筋の変性や壊死，線維化によって，筋は伸展性を減じて関節可動域制限がおこる．

　③　阻血性拘縮　　血行障害で筋が麻痺するものを阻血性麻痺という．阻血が進行すると筋は壊死に陥り，瘢痕化して阻血性拘縮となる．代表的なものにフォルクマン拘縮(Volkman's contracture)がある．これはとくに小児の上腕骨顆上骨折や肘周辺の骨折・外傷でおこる．さらに創傷処置のための包帯やギプスによる圧迫で症状が増悪する．骨片の転位で上腕動脈が損傷され，出血や血栓，腫脹などを生じ，筋区画内の静脈血還流障害をおこし，同時に正中神経と尺骨神経の麻痺を合併し，前腕屈筋群の阻血性拘縮をおこす．阻血症状の急性期症候の5P(pain；疼痛，paresthesia；感覚異常，pulselesness；脈拍消失，paralysis；麻痺，pallor；蒼白)が出現したら，ただちに圧迫物の除去，皮膚・筋膜の切開，血管損傷の有無の確認とその処置を行う必要がある．

d．神経性拘縮

　関節拘縮の原因が神経疾患に由来するものを神経性拘縮といい，次のものがある．

　①　痙性拘縮　　痙性麻痺を伴う中枢神経疾患では，筋緊張亢進に由来する筋緊張の不均衡のために特定肢位をとり，関節拘縮をおこす．脳性麻痺，脳血管障害，脳腫瘍，脳炎などの脳疾患，脊髄損傷，脊髄腫瘍や痙直性脊髄麻痺などの脊髄疾患，多発性硬化症などでおこる．拘縮肢位は前腕回内位，股関節内転位，足関節尖足位が多い．他動的に筋を伸張すると強い抵抗があり，加えた力を緩めると，もとの拘縮肢位にもどる．

　②　弛緩性拘縮　　末梢神経損傷による弛緩性麻痺がある場合，正常な拮抗筋の筋緊張が優位となる．その結果，特定肢位に保持されやすくなり，関節の拘縮がおこりやすい．拘縮の発生は他動的におかれた肢位のほかに，自重による影響もある．総腓骨神経麻痺による尖足拘縮などがある．

　③　反射性拘縮　　関節痛があると疼痛回避のための防御機構により，関節運動に関与する筋

群に反射的に筋攣縮がおこり，疼痛軽減の肢位を保持しようとする．急性股関節炎で疼痛がある場合は，股関節にかかる緊張が最も少ない屈曲・外転・外旋位を保持して拘縮がおこる．神経系に障害があるわけではないので，疼痛が軽減して反射性筋攣縮がなくなれば，関節は次第に正常に復する．

2）関節強直

関節強直とは，関節包内の病変で関節自体が癒着して可動性をまったく喪失した状態をいう．関節包外の病変で関節可動域が制限されるものは，関節拘縮として区分される．臨床的には，関節包内外の病変が同時に存在したり，二次的に両者が合併することもあり，厳密に区分できないことが多い．関節強直は，発生因から先天性と後天性に，また，病態因から線維性と骨性強直に区分される．

（1）発生因による区分

a．先天性関節強直

先天性橈尺骨癒合症（congenital radio-ulnar synostosis）　先天的に橈骨と尺骨の近位が骨性に癒合している．2歳ころに前腕が回内位に固定され，回外運動が不能であることに気づかれる．胎生7週ころに胎児の前腕は回内位に保持されており，その時期に上橈尺関節の形成不全があって回内位に固定されるものとみなされる．成長とともに下橈尺関節が弛緩し，肩関節の代償運動も加わって，日常生活活動上の制限は軽減される．運動制限が著明な場合は，前腕の良肢位骨切り術が施行される．

b．後天性関節強直

[1] **外傷性関節強直**　関節捻挫，関節内骨折，関節の解放性損傷に起因する．関節の外科的手術後の強直も広義の外傷性関節強直に含まれる．

[2] **感染性関節強直**　外傷，骨髄炎，遠隔病巣からの血行感染などによる化膿性関節炎，関節手術後の感染などの治癒後に生じる関節強直である．関節結核でも強直を生じることがある．

[3] **関節リウマチ**　関節リウマチの末期には，関節軟骨および軟骨下骨の破壊が進行して関節裂隙が消失し，最終的には骨癒合の状態となる．骨性強直は手根部，手指骨間，足根部，足指骨間の関節におこりやすい．

[4] **変形性関節症**　変形性関節症は進行に伴って，関節軟骨の退行変性と破壊，さらに骨性増殖が加わって破壊相と増殖相が混在する状態となる．二次的に滑膜炎を生じ，著しい関節機能障害を生じる．変形性関節症が明らかな関節強直をおこすことはないが，関節可動域をほとんど失った強直状態となることがある．

[5] **強直性脊椎炎**　強直性脊椎炎の病因はいまだ不明であるが，HLA-B27型抗原の存在が深く関係しているものと推定されている．脊椎および体幹に近い大関節，すなわち股関節，仙腸関節，膝関節，肩関節の強直を生じる．手足などの小関節は，ほとんど影響を受けない．脊椎については，初期症状は仙腸関節から始まり，腰椎，胸椎，頸椎と上行性に進行して，最終的には脊椎全体が強直する．脊椎の椎間板は狭くなり，近傍の靱帯は骨化して可動性を失う．X線写真上では竹節状脊椎（bamboo spine）としてみられる．

[6] **血友病性関節症**　血友病では繰り返される関節内出血によって関節軟骨が変性し，また

破壊される．関節内出血の好発部位は，膝，足，肘関節であり，初発部位は足関節が最も多い．病状が進行して末期になると，関節軟骨の破壊が著明となり，滑膜が線維化して関節拘縮をおこし，最終的には関節強直となる．

⑦　**持続的不動による強直**　関節が長期にわたって不動状態におかれると関節運動に関与する筋・靱帯の短縮，関節包の萎縮，関節軟骨や滑膜の変性がおこり，関節拘縮から関節強直へと進行することがある．原因は長期安静臥床，外傷あるいは感染による長期局所安静，四肢骨折後の関節の長期固定などである．

（2）病態因による区分

　a．線維性強直

　線維性強直は，関節の対向面の一部または全部が結合組織で癒合した状態である．持続的不動による強直では，関節軟骨の変性は比較的軽度で，関節の対向面は疎な結合組織で結合している．関節結核では，破壊が進行した関節軟骨が索状結合組織によって密に結合している．

　持続的不動による強直肢位は伸展肢位を，関節炎などで疼痛がある場合は屈曲肢位をとることが多い．線維性強直では，原因や疾病の程度により残された関節可動域に差がある．多くは完全強直とはならずに，多少とも可動性を残す部分的強直が多い．

　b．骨性強直

　骨性強直は，関節の対向面が骨組織で結合され，両骨端間の骨梁は連続して単一の骨のようになる．骨梁は力学的に合目的性をもった配列を示し，骨髄腔も相互に交通している．骨性強直は関節リウマチ，急性関節炎後，強直性脊椎炎などでおこり，関節可動域はまったく消失した完全強直となる．

7. 関節の機能的肢位

　骨関節の疾病で関節を固定した結果，将来的に拘縮や強直を生ずることが予想される場合，あるいは関節固定術を施行する場合には，日常生活活動に比較的便利な肢位を選ぶ．これを良肢位，機能的肢位（functional position），便宜肢位（convenient position）という（**図3-18**）．一方，日常生活活動で不便の多い肢位は不良肢位，不便宜肢位といい，可能な限りこの肢位での固定は回避する．

　機能的肢位は必ずしも一定したものではなく，性差，職業，生活様式などにより変化する．小児では成長に伴う変化を，成人では加齢による変化，たとえば股関節の代償運動としての脊椎の可動性の減少などを

肩関節：外転60～80°
　　　　屈曲30°
　　　　外旋20°

肘関節：屈曲90°
　　　　前腕中間位

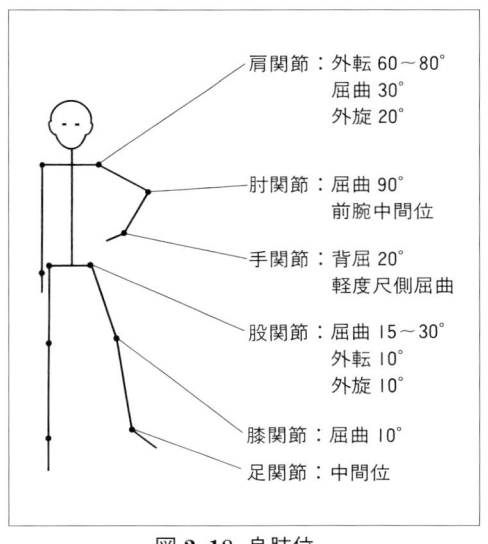

手関節：背屈20°
　　　　軽度尺側屈曲

股関節：屈曲15～30°
　　　　外転10°
　　　　外旋10°

膝関節：屈曲10°

足関節：中間位

図3-18　良肢位
右：基本肢位（0°），左：良肢位．

考慮しなければならない．2関節以上の可動域制限にかかわる場合には，個々の関節の良肢位の概念にとらわれず，肢全体の機能を考慮して固定肢位を定める．各関節の良肢位と不良肢位を以下に掲げる．

1）肩関節

1 良肢位 外転（側方挙上）60～80°（小児では90°），屈曲（前方挙上）30°，外旋20°を最良とする．屈曲と回旋は手が顔に届く角度とする．肩甲骨と胸郭の間の運動が温存されていれば，肩関節は90°またはそれ以上の挙上が可能である．上肢は下垂したときに体側に沿い，日常生活活動にそれほど支障はない．ただし，手を背中に持っていく動作は困難である．

2 不良肢位 上肢が体幹に接着した内転強直肢位は，挙上運動が著しく制限される．日常生活活動での不便さが大きく，最も好ましくない不良肢位である．

2）肘関節

1 良肢位 屈曲90°，前腕中間位（回内回外0°）を最良とする．この肢位では肩・手・指関節の運動で手を頭や顔にもっていくことができる．肘関節と両前腕骨の強直が予測される場合や固定術を行う場合は，利き手側の肘関節は90°よりやや鋭角，前腕中間位，非利き手側の肘関節は90°よりやや鈍角，前腕は軽度回外位とする．

2 不良肢位 伸展位が最も不良肢位である．伸展位は，上半身に対する手の機能がまったく果たせない肢位である．前腕は回内位が不良肢位である．顔や口に関する動作や手掌にものをのせる動作が不可能となる．

3）手関節

1 良肢位 背屈10～20°，尺側屈曲位が良肢位である．この肢位では指屈筋群が有効に機能する．物の把握，書字，手先の動作に便利である．

2 不良肢位 掌屈位が最も不良肢位である．

4）手指の関節

1 良肢位 母指は軽度外転・屈曲位で，小指に向かう対向位，母指以外の4指は中手指節関節，近位・遠位指節間関節とも軽度屈曲位（約15°），軽く野球ボールをつかんだような肢位が良肢位である．

2 不良肢位 母指の外転または伸展位，4指の中手指節関節の完全伸展位または強度の屈曲位は不良肢位である．

5）股関節

1 良肢位 屈曲15～30°，外転0～10°（下肢短縮がない場合は0°，短縮がある場合は程度に応じて5～10°にすると，起立時に骨盤が下降して下肢の短縮が補高される），外旋0～10°が良肢位である．この肢位では正座や椅子座位が可能であり，通常の歩行では跛行はほとんど気づかれない．座位を主とする職業では，屈曲角度を強めると，脊柱の代償運動で座位保持が容易となる．

② **不良肢位** 屈曲40°以上になると立位で腰椎前弯が増強し，殿部が後方に突出する．歩行時には膝関節が屈曲する．股関節の屈曲位は座位には有効であるが，歩行動作には疲労を伴って歩容も悪い．下肢の短縮がない場合の外転位は，下肢を健側と平行にすると見かけの延長が加わるので歩行動作に不具合が生じる．一方，短縮がある場合の内転位は，さらに機能的な短縮が加わるために歩行が障害される．

6) 膝関節
① **良肢位** 屈曲10°を良肢位とする．この肢位では歩容は自然歩行に近く，階段昇降，椅子座位も容易である．
② **不良肢位** 過度の屈曲位，完全伸展位，反張位はいずれも椅子座位や歩行動作に不適当な不良肢位となる．

7) 足関節
① **良肢位** 底背屈中間位（0°）が良肢位である．平地歩行には軽度背屈位が有効であるが，傾斜面の下降には不適当となる．
② **不良肢位** 強い背屈位や底屈位，内がえし位や外がえし位は不良肢位である．

---

8. 日常生活活動における関節の運動域

日常生活活動(activities of daily living：ADL)における動作の多くは，四肢や体幹の正常関節可動域を超えない範囲内の関節運動で遂行される．ある種のスポーツやダンスでは，全関節可動域あるいはこれを超える関節運動が要求される．運動量が少なかったり，加齢によって関節可動域が狭められていると，日常生活活動において種々の動作障害が生じる．

1) 無意識の姿勢における関節角度

撮影されていることを意識していないと推定される全身を写した写真を，一般の書籍や雑誌から無作為に抽出してその関節角度を計測した報告がある(Prost 1974)．対象とした590例の写真で，肩，肘，手，股，膝，足の6関節の角度を計測したものである(図3-19)．各関節角度の出現頻度は，いずれも基本肢位付近に最頻値があり，ほぼ全関節可動域に分散している．とくに肩関節の屈曲と伸展は計測した6関節，8運動のなかで最も広く分布し，肩関節の運動自由度の重要性を示している．対象にはスポーツの写真も含まれるために，通常の関節可動域を超えた角度の出現もある．

2) 上肢の関節の運動域

村田(1976)は，装着による運動制限がほとんどない小型の角度検出器を肘関節に取りつけ，日常的活動やある特定の動作における関節可動とその出現頻度の測定を行った．日常的活動を3時間連続記録すると，肘関節の運動域は全関節可動域にわたるが，頻度の分布は20〜30°，65〜75°，110〜125°にピークが認められる(図3-20)．食事動作に限定して右肘関節運動を5分間計

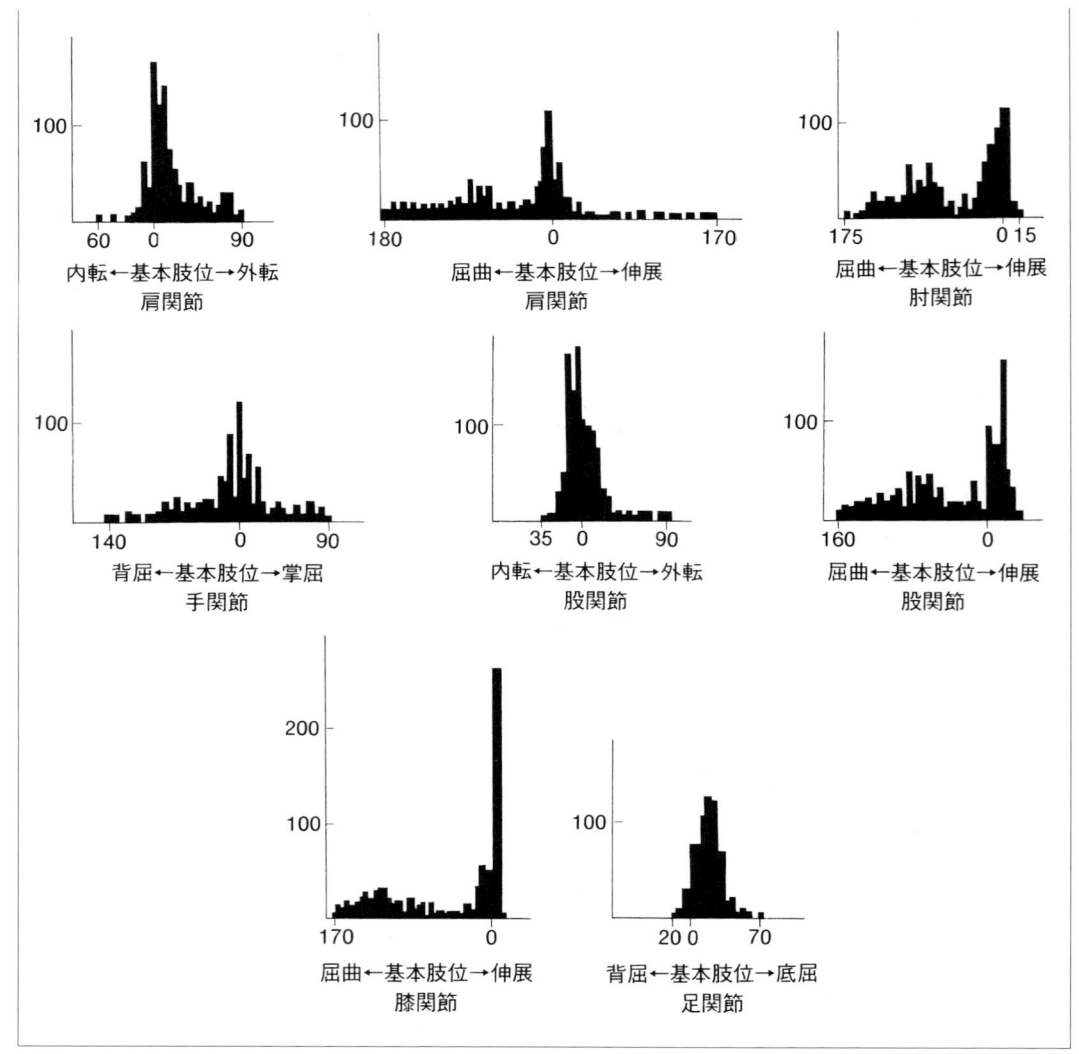

図 3-19 種々の動作における写真から計測した関節角度とその出現頻度

(Prost 1974)

測すると，口に食物を運ぶ動作は約 120°，机上動作は 70〜80°の動作が最も多い．
　日常生活活動における種々の動作の肘関節と手関節の運動域を表 3-9, 10 に示す．上肢は手の機能を最大限に有効な機能を発揮できるように肩関節や肘関節が働く仕組みになっている．肩関節は，同じ球関節である股関節に比べて，骨性支持要素が少ないために大きな運動自由度をもち，肩甲上腕関節，肩鎖関節，胸鎖関節および肩甲骨と胸郭の筋性結合の 4 つが肩の運動に参加することにより，個々の関節の運動よりも運動域の総和は大きくなる．肩関節は上肢のあらゆる運動に関与する．日常的活動で上肢は，個々の関節が単独で運動することはまれで，全体の複合運動で運動課題が遂行される．
　肩関節に機能障害があると，上肢の運動全体に著しい支障が生じる．肩関節の機能障害の有無

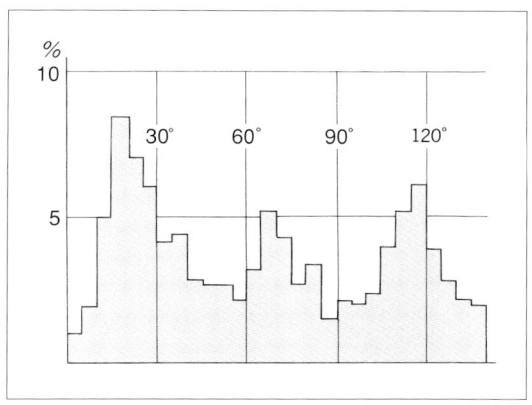

図 3-20 日常生活活動における肘関節角度分布
（3時間連続記録）

(村田 1976)

表 3-9 日常生活活動における肘関節可動域（度）

	平均屈曲角度			平均回内・回外角度		
	最小	最大	可動域	回内	回外	可動域
水差しから水を注ぐ	36	58	22	43	22	65
ナイフで食物を切る	89	107	18	42	-27	15
フォークで食物を口に運ぶ	85	128	43	10	52	62
コップを口に運ぶ	45	130	85	10	13	23
電話をかける	43	136	93	41	23	64
新聞を読む	78	104	26	49	-7	42
椅子から立ち上がる	20	95	75	34	-10	24
ドアを開ける	24	57	33	35	23	58

N=33，回外の負は回内を表す．

(Morrey et al. 1981, 一部改変)

表 3-10 日常生活活動における手関節可動域（度）

	平均伸展角度		
	最小	最大	可動域
水差しから水を注ぐ	11.2	24.0	12.8
ナイフで食物を切る	8.7	29.7	21.0
フォークで食物を口に運ぶ	-3.5	20.2	23.7
コップを口に運ぶ	9.3	36.5	27.2
電話をかける	-0.1	42.6	42.7
新聞を読む	1.7	34.9	33.2
椅子から立ち上がる	0.6	63.4	62.8

N=19，負は屈曲を表す．

(Brumfield et al. 1984, 一部改変)

表3-11 日常生活活動における股関節の最大可動域（度）

	矢状面(屈伸)	前額面(内外転)	水平面(内外旋)
床上で靴紐を結ぶ	124	19	15
椅子座位で足を組んで靴紐を結ぶ	110	23	33
椅子の座りと立ち上がり	104	20	17
床上の物を拾い上げる	117	21	18
しゃがむ	122	28	26
階段（昇）	67	16	18

N = 33.

(Johnson et al. 1970　一部改変)

表3-12 日常生活活動における膝関節可動域（度）

	伸展から屈曲の角度
歩行	0 ～ 67
階段（昇）	0 ～ 83*
階段（降）	0 ～ 90
椅子に座る	0 ～ 93
床上で靴紐を結ぶ	0 ～106
床上の物を持ち上げる	0 ～117

N = 22, *N = 30
(Kettelkamp et al. 1970 ; *Laubenthal et al. 1972, 一部改変)

をみる簡便な方法としては，つぎの2つの動作課題の遂行状態を観察し，動作の円滑性，痛みの発症などを調べるのがよい(Kapandji 1970).

　第1の動作：手を後頭部にもっていき，髪をとかすような動作を行う．肘関節屈曲位で，この動作には肩関節外転120°，外旋90°の運動域が含まれる．

　第2の動作：上着またはコートを着る動作を行う．先に袖を通す側では肩関節の屈曲と外旋，後から通す側では肩関節の伸展，内転，内旋運動が含まれる．

　日常生活では，肘関節は20～136°(Morrey et al. 1981)，あるいは肘関節は完全伸展位とならなくとも約30°屈曲位から可動域があれば支障はない．上肢のほかの関節に障害がなければ，肘関節の可動域は75～136°でよい(村田 1976)．ただし，机上動作における作業範囲(work space)は，肘関節が全関節可動域を維持する場合に比べて，45°の屈曲拘縮があると45％に，90°の屈曲拘縮では30％に低下する(Usuba et al. 1990)．前腕の回内・回外運動は，それぞれ90°の可動域のうち，実際の日常生活では各60°程度の範囲で遂行されている．

　手関節の運動も，日常の動作は全関節可動域の一部で遂行されることが多い．手の主要機能は把握動作である．手指屈筋が有効に機能するためには，手関節は軽度背屈位であることが必要であることから，日常生活で手関節の掌屈運動はあまり多くない．

3）下肢の関節の運動域

　日常生活における種々の動作の股関節と膝関節の運動域を表3-11, 12に示す．下肢の主要な

機能は歩行，階段昇降，立位と座位である．股関節は，正常歩行では屈曲40°，伸展10°，内外転各5°，内外旋各5°程度の可動域を要する．靴を履いたり，床にしゃがみ込む動作では，股関節は120°以上の屈曲が必要であり，椅子座位で脚を組んだり，あぐらを組む動作では，さらに大きな回旋可動域が必要となる．日常の多くの動作では，股関節は少なくとも屈曲120°，外転20°および外旋20°の可動域が必要となる．

正常歩行では，膝関節は完全伸展位となることはなく，踵接地と立脚相後半の蹴り出しで伸展位に近い屈曲5°程度の状態になる．遊脚中期の少し前の時期に約70°の最大屈曲がおこる．屈曲角度は歩行速度が速くなると増加し，遅くなると減少する．走行ではさらに増加する．日常生活では，床から物を持ち上げるときのしゃがみ動作で最大屈曲位となる．膝関節の運動域は下肢長と相関があり，下肢長が長いほど大きな可動域が必要となる (Kettelkamp et al. 1970)．日常生活活動を支障なく遂行するためには，膝関節は0～120°の関節可動域が必要である．

正常歩行では，足関節は背屈10°，底屈20°の関節可動域が必要である．最大背屈は立脚中期，最大底屈は立脚期から遊脚期への移行期におこる．歩行速度が増加すると底屈角度が減少し，最大底屈は立脚中期以前におこる (Stauffer et al. 1977b)．

4 筋活動と筋張力

1. 運動単位と筋線維タイプ

1）運動単位とは

骨格筋（skeletal muscle）は多くの横紋筋線維から成り立っている．1本の筋線維（muscle fiber）の幅は 0.1 mm 以下であるが，その長さは 30 cm 以上に及ぶものもある．筋線維は収縮すると，静止長の 57％も短縮する（Basmajian 1974）．

1本の運動神経線維は末梢に至ると枝分かれして，その終末は多くの筋線維に分布している．Sherrington（1929）は，1本の運動神経線維とそれに支配されている筋線維群とを合わせて，運動単位（motor unit）と名づけ，これを筋収縮の解剖学的な基本単位とした．現在では，運動単位には運動神経線維の細胞体も含まれることになり，「運動単位は1個の運動ニューロンとそれに支配される筋線維群」と定義されている．

2）筋線維の生理的性質

ひとつの運動単位に属する筋線維の生理学的および組織化学的性質は等質であり，それらの性質を利用した分類がいくつか提案されている（表4-1）．

筋線維タイプ（muscle fiber type）の一般的な分類は，組織化学的性質の相違によって行われ，pH 9.4 におけるミオシン ATPase 活性の低いⅠ型（Type Ⅰ）と活性の高いⅡ型（Type Ⅱ）に分けられる（Engel 1962）．さらに，Ⅱ型線維は，pH 4.6 で処理した場合の ATPase 活性から，ⅡA（低）とⅡB（中等度）に分けられる（Brooke et al. 1970）．それらに対応する運動単位も定まっている．

Ⅰ型線維の単収縮は速度が遅く，Ⅱ型線維は速い．ただし，母指内転筋とヒラメ筋はいずれも約80％はⅠ型線維から成り立っているが，単収縮速度は前者のほうが速い．組織化学的には同じⅠ型線維であっても，筋が異なれば単収縮速度は相違するらしい．

ひとつの骨格筋は多数の運動単位の集合から成り立っている．それらを構成する筋線維や運動単位の性質によって，筋全体としての特徴づけがなされる．外側広筋や大腿直筋，腓腹筋，三角筋，上腕二頭筋などは全筋線維のおよそ半数がⅠ型である．ヒラメ筋は 75〜90％，上腕三頭筋は 20〜40％がⅠ型である（Herbison et al. 1982）．このような筋線維の分布は，70歳くらいまでは比較的一定であるが，それ以降はⅡB型線維が減少する．

筋線維のいろいろな性質は，ある程度は可変であり，支配神経の交換によって，その性質は変化する．筋可塑性（muscle plasticity）は，神経筋活動（neuromuscular activity）および神経栄養

表 4-1 主要な筋線維の組織化学的輪郭

筋線維タイプ	IIB, [FG]	IIAB	IIA, [FOG]	I, [SO]
対応する運動単位	FF	F (int)	FR	S
組織化学的性質				
ATPase(pH9.4)	高	高	高	低
ATPase(pH4.6)	中	中	低	高
NADH 脱水素酵素	低	中	中－高	高
コハク酸脱水素酵素	低	中	中－高	高
グリコーゲン	高	高	高	低
ホスフォリラーゼ	高	－	高	低
中性脂肪	低	－	中	高
毛細血管	散在	－	豊富	豊富
筋線維径(ネコ)	太	中－太	細－中	細

筋線維タイプの分類は Brooke et al.(1970), [ ] 内は Peter et al.(1972), 運動単位の分類は Burke et al.(1973)による.
FF：単収縮(速い), 疲労(速い); F(int)：単収縮(速い), 疲労(中間); FR：単収縮(速い), 疲労(遅い); S：単収縮(遅い), 疲労(遅い).

(Burke 1981, 一部改変)

物質(neurotrophic substance)の作用によっておこる現象である．

3）神経支配比

　ひとつの運動ニューロンが何個の筋線維を支配しているかを神経支配比(innervation ratio)という．眼球や舌，手指などを動かしている筋群のように，精緻な働きをする筋群ほど神経支配比は小さい．すなわち，ひとつの運動ニューロンが支配する筋線維の数が少ない．大腿部や体幹の筋群では，神経支配比が大きい．

　ひとつの運動単位に属する筋線維群は，上腕筋では筋断面の 2～10 mm(平均：4～6 mm)にわたって分布している．これを運動単位領(motor unit territory)と呼んでいる．ひとつの運動単位領には，およそ 10 個の運動単位が重複して存在する(Buchthal et al. 1957)．ある種の神経筋疾患では，筋生検(muscle biopsy)によって得られた組織標本に，同質の筋線維の集合が観察される(type-grouping)．脱神経に陥った筋線維が，正常な神経線維からの発芽(sprouting)による再支配を受けた結果である(Guth 1983)．

　運動単位の活動は，筋収縮に伴って筋が発生する活動電位を導出し，これを増幅して記録する筋電図(electromyogram：EMG)によって観察できる．筋電図は，1912年に Peiper によって表面電極を用いて導出され，随意収縮時に 50 Hz 前後の規則的な波(Peiper rhythm)として記録された．その後，増幅器の改良によって，針電極を利用して，個々の運動単位の活動を記録することが可能になった(Adrian et al. 1929)．筋線維の電気的活動は，運動神経から得たのと同じ活動の頻度を表し，筋電図は神経電図(electroneurogram)の正しい写しとみなされた(Gasser et al. 1921)．現在は，神経電図は末梢神経から直接記録されている．

2. 運動単位と筋収縮

1）運動単位の活動参加
（1）筋張力と活動参加

理論的には，最も弱い筋収縮は，ひとつの運動単位の単収縮である．最も強い収縮は，すべての運動単位が同期して強縮をおこした場合である．通常の筋活動では，この両極の中間でいろいろの程度の収縮が生じている．

筋収縮の強度の増加は，
①活動している運動単位の発射頻度の増加（時間的活動参加，temporal recruitment）
②活動する運動単位数の増加（空間的活動参加，spatial recruitment）
③運動単位の活動タイミングの一致（同期化，synchronization）
によっておこる．

比較的弱い随意収縮では，いくつかの運動単位が一連の単収縮を行う．これらの単収縮は，筋腱に伝えられて滑らかな筋収縮に変えられる（図4-1）．力が次第に強くなると，運動単位の空間的および時間的参加がおこる．さらに最大随意収縮時や筋疲労時には，同期化がおこる．同期化は，外部から細かな振るえ（振戦，tremor）として感じられる．

（2）筋力の心理的限界と生理的限界

運動神経に対する電気刺激によって生じる筋収縮は，運動単位の同期化と同じ効果になり，筋

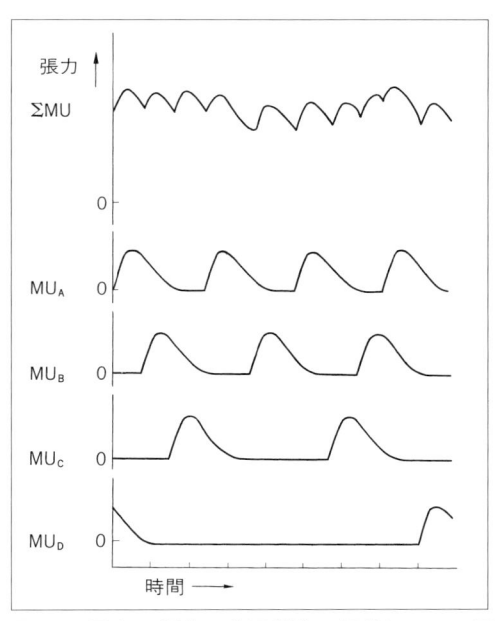

図 4-1 異なる頻度で非同期的に収縮している運動単位の張力の加重
全体の張力は各運動単位の加重により滑らかになっている．
（Bouisset et al. 1973）

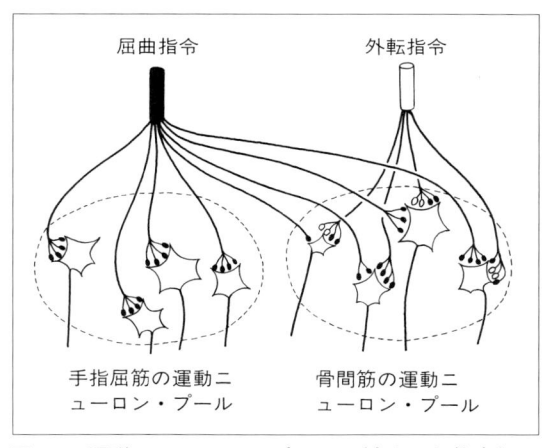

図 4-2 運動ニューロン・プールに対する上位中枢からの運動指令の伝達様式モデル
興奮性シナプスは屈曲，外転とも主動筋の運動ニューロンには均等に分布する（ここではシナプスは1運動ニューロン当たり4個とする）．一方，屈曲運動の共同筋として働く骨間筋の小さい運動ニューロンには屈曲運動の指令を伝えるシナプス数が少ない．
（Desmedt 1980）

力は随意収縮よりも大きくなる．母指内転筋の随意収縮による最大筋力は，健常者 10 名の平均値が 12.2 ± 1.5 kg であり，電気刺激による場合が 15.9 ± 1.6 kg である．前者を 100 % とすると，後者は 131 % になる．31 % の差を筋力予備(strength reserve)という(矢部 1977)．前者は，大脳皮質と中枢神経系の興奮レベルあるいは心理的条件によって規定されている．その最大値を心理的限界(psychological limit)という．後者は，筋の解剖学的構造とその生理的条件によって規定され，最大値を生理的限界(physiological limit)と呼んでいる．

(3) サイズの原理

筋の弱い随意収縮では，活動電位の振幅の小さい運動単位がまず発射を開始する．弱い筋張力

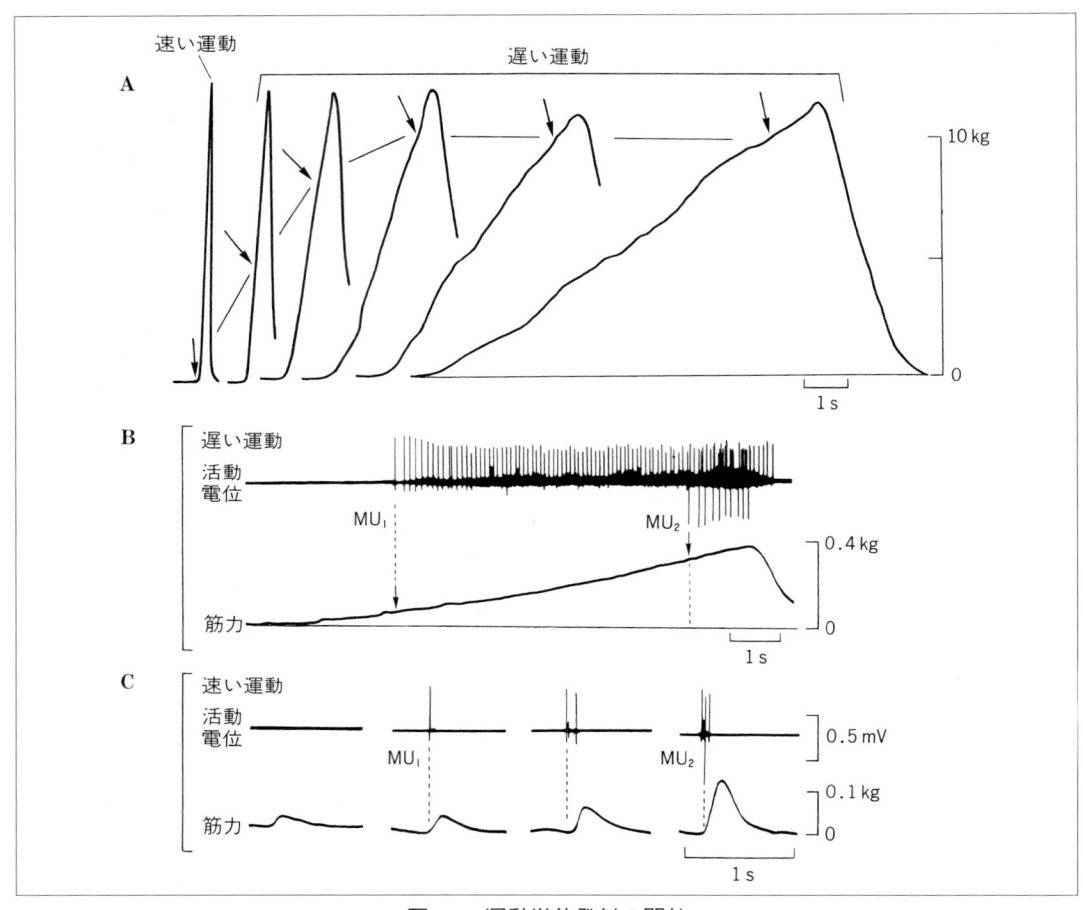

図 4-3 運動単位発射の閾値

A：健常者の前脛骨筋．最大張力が 12 kg になる条件において，速い運動(左)から遅い運動(右)へと運動速度を変化させている．矢印は同一運動単位(閾値は高い運動単位である)が発射を開始する筋張力レベルを示す．遅い運動では力が 10 kg に達すると発射する運動単位が，最も速い運動では 0 kg で直ちに発射する．

B, C：健常者の第 1 背側骨間筋．B は遅い運動，2 つの運動単位が活動している．C は最大筋張力が異なる 4 種の速い運動．運動単位(MU 1, MU 2)の発射順序は B, C とも維持されているが，C では筋張力発生以前に MU 2 も発射している．

(Desmdt 1983)

の段階で活動（閾値が低い）するのは，活動電位の低い運動単位である．このような運動単位は，細い運動神経線維によって支配されている(Hodes et al. 1965)．筋収縮が強くなると，活動電位の大きい運動単位が発射するようになる．また，発射頻度も増加する．これらの現象は，「ヘンネマンのサイズの原理」(Henneman's size principle, order of MU recruitment)によって説明されている(Henneman et al. 1965；Olson et al. 1968)．

　手内在筋の一部には，この原理から外れるものもある(DeBakker et al. 1983)．この現象は，ある筋が主動筋として働くのか，あるいは共同筋として働くのかによって，上位中枢から運動ニューロンが受ける興奮性入力のシナプスの数が異なるためと推定されている(図4-2)．ただし，次第に筋張力を増加させていくときには，各運動単位の発射開始の閾値は，筋張力のレベルに対応して定まっている(Clamann 1970；Hannerz 1974)．各運動単位の発射閾値は，筋収縮の速さが高くなると低下する(図4-3)．また，筋張力が増加するにつれて，新たな運動単位が発射を始めると，それまで活動していた運動単位の発射頻度はやや低下する．この現象の生理学的機構として，伸張反射とレンショウ回路(Renshaw circuit)の関与が仮定されている．これによって，筋張力の滑らかな増加が図られている(Broman et al. 1985)．

（4）運動単位の発射の随意制御

　一定の筋張力を発生しているとき，ひとつの運動単位の発射頻度は安定している．筋電図フィードバックを利用して，ひとつの運動単位の発射頻度を随意的に制御するように被験者に指示すると，被験者によっては1 Hz くらいからいろいろな頻度で，ひとつの運動単位を発射させることができる．発射頻度は50 Hz にも及ぶことがあるが，多くは9〜25 Hz である．それ以上の頻度で発射を試みると，ほかの運動単位も発射してしまう(Basmajian 1974)．

2）持続性収縮と相動性収縮

（1）持続性収縮

　等尺性収縮では，筋張力が小さいうちは，新たな運動単位の活動参加によって筋張力が増加する．発生する筋張力が大きくなると，各運動単位の発射頻度も増える(Milner-Brown et al. 1972)．外部負荷が次第に増加するような条件では，発射頻度の変化と新たな運動単位の活動参加とが，交互に生じている可能性もある(Yoo et al. 1979)．

　持続性筋収縮によって，徐々に筋張力を増していく場合，10 Hz くらいの低頻度の運動単位がはじめに発射をはじめて，次第に新たな運動単位の活動参加がおこる．

（2）相動性収縮

　急速な筋収縮では，運動単位の活動開始時に高頻度の発射があり，その後に発射頻度は低下して一定になる(Gillies 1972；Hannerz 1974)．小指外転筋では，はじめはおよそ90 Hz，それが最大筋張力に達すると10〜20 Hz になる．やや遅い筋収縮になると，はじめは40 Hz くらい，それから10〜20 Hz になる(Tanji et al. 1972)．前脛骨筋の急速な収縮では，はじめの2発の発射(doublet)の間隔が8〜15 msec(66〜125 Hz)という数値が得られている(図4-4)．活動開始のさいの筋張力閾値が高い運動単位ほど，発射間隔が一定になった後の発射頻度および最大発射頻度は高い．急速な相動性運動は，このような運動単位の発射によって開始される．人間は，運動や動作に必要な運動単位の活動参加の順序を，運動開始前にあらかじめ選択していると推定され

100　4　筋活動と筋張力

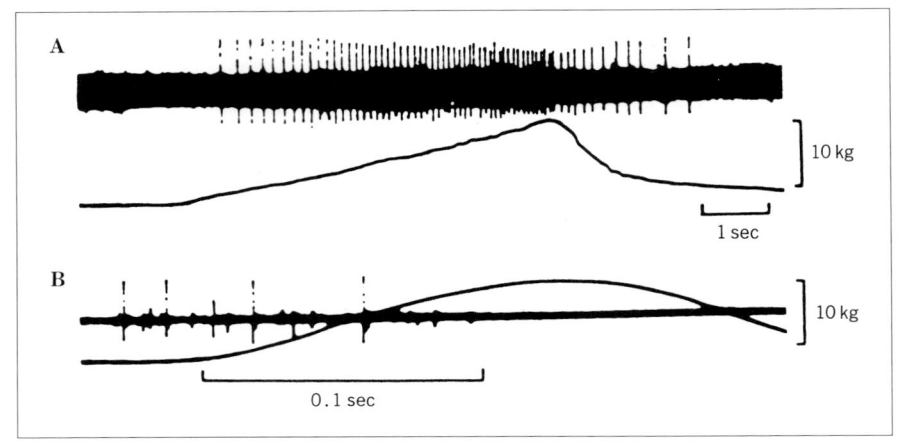

図 4-4　足関節の背屈運動時の前脛骨筋の運動単位と張力の記録
収縮の速さは A が遅く，B が速い．B では発射間隔が短い（時間単位の相違に注意）．
（Desmedt et al. 1978）

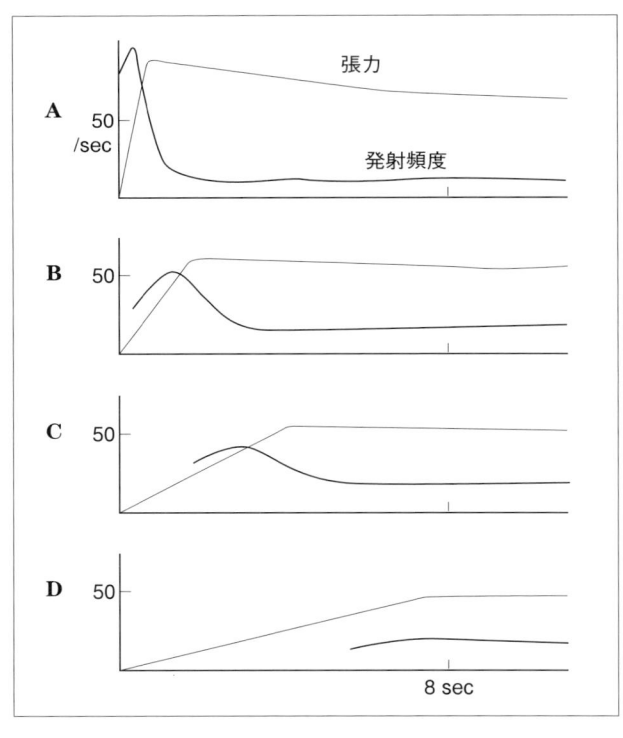

図 4-5　筋収縮の速さと運動単位の発射頻度（模式図）
筋収縮が速いほど，運動単位の発射頻度は一過性に高くなる．横軸は時間経過，縦軸は発射頻度と張力である．
（加藤 1980）

ている（Hannerz et al. 1973）．

　図 4-5 に筋収縮の速さと 1 個の運動単位の発射頻度との関係を模式図で示す．ここでは上から下へ，もっとも速い収縮から次第に遅い収縮へと推移している．速い収縮時には，筋張力の上昇期に発射頻度曲線の頂点がある．その頂点の高さは，筋収縮が速いほど著しい．筋収縮が遅くな

れば，頂点は現れなくなる．急速な筋収縮は，運動単位の発射頻度が一過性に増加することによって行われている(加藤 1980)．

(3) 筋 疲 労

筋疲労に至るまで等尺性亜最大随意収縮を続けていると，活動電位の振幅の小さい運動単位に代わって，振幅の大きい運動単位が活動を始める．この現象は，機械的に効率の低下した運動単位が交代することとして説明されている(Blank et al. 1979)．

最大筋張力の 20％くらいの一定張力を維持するとき，70歳以降になると，運動単位の発射頻度が低下する傾向にある．高齢者では，小さい運動単位に代わって大きい運動単位が低い筋張力閾値で活動に参加する(Nelson et al. 1984)．

3) 運動単位の発射頻度

運動単位の発射頻度(recuitment interval)は，身体部位によって異なっている．わずかの筋収縮時における運動単位の最大発射間隔は，四肢では 132 ± 32 msec，顔面では 86 ± 29 msec である．上肢の遠位部は，近位部や下肢と比べると，発射間隔が長い．別の運動単位が発射するレベルまで筋張力を高めたときの運動単位の発射間隔は，四肢では 90 ± 19 msec，顔面では 40 ± 16 msec である(Petajan et al. 1969)．最大随意収縮時の運動単位の発射頻度は，上腕二頭筋が 31.1 ± 10.1 Hz，母指内転筋が 29.9 ± 8.6 Hz，ヒラメ筋が 10.7 ± 2.9 Hz という数値が掲げられている(Bellemare et al. 1983)．これらの数値は，速筋と遅筋という筋線維の生理学的性質の相違に対応している．

4) 神経疾患と運動単位の活動参加

筋収縮時の運動単位の活動様態は，いろいろな病的状態では変化している．

(1) 末梢神経障害

尺骨神経損傷後，再縫合によって回復した第1背側骨間筋において，随意収縮で観察される運動単位の活動参加の順序は，健常者とは異なっている．しかし，尺骨神経圧迫による不全麻痺では，運動単位の活動参加の順序は正常である．また，筋萎縮性側索硬化症でも，運動単位の活動参加の順序には異常がない(Milner-Brown et al. 1974a, b)．それ以外の下位運動ニューロン疾患では，しばしば筋張力からみて低閾値で発射する運動単位が消失する(Basmajian 1974)．

(2) 中枢神経障害

健常者では，第1背側骨間筋の等尺性収縮にさいして，運動単位の発射間隔は規則的であり，そのヒストグラムは正規分布を示す．痙性麻痺のような上位中枢障害では，運動単位の発射間隔は長い，短いの交互になる．小脳障害では，前の発射間隔が長いと次の発射間隔も長くなる．前が短いと，それに続く運動単位の発射間隔は短くなる(Freund et al. 1973)．また，発射頻度の低い運動単位と高い運動単位とが交互に低閾値の運動単位となる(Grimby et al. 1975)．このような運動単位の活動様態の変化が筋収縮の異常をもたらし，それが運動障害の要因になる．

筋電図フィードバックを利用した運動単位の随意的制御においても，いろいろな異常が報告されている．それらは身体運動で観察される異常を反映している(Petajan 1983)．

パーキンソン病では，運動単位の活動頻度が振戦の頻度と一致している．ハンチントン病では，

患者は運動単位の随意的発射およびその持続が困難なことが多い．また，舞踏運動に対応する余剰な運動単位の活動参加がある．痙性麻痺では，患者は運動単位の発射にかなりの努力を必要とする．さらに，発射頻度を制御することも障害されている．運動失調の患者では，筋電図フィードバックがあれば，運動単位の制御が可能になる．フィードバックがなければ，不能である．

歩行可能な脳性麻痺患者（前脛骨筋の随意収縮ができる）は，運動単位の活動を視覚的フィードバックによって制御することができるが，発射を続けている運動単位の活動を抑制することは困難である．これも身体運動で観察される運動障害と類似した特徴であり，中枢神経系における抑制過程の機能障害が原因とされている（Robertson et al. 1984）．

3. 筋収縮と張力

1) 張力と筋長および負荷と短縮速度

筋収縮によって，張力の発生および筋長の変化がおこる．実験的には，筋の強縮状態における張力-筋長および張力-速度の関係によって表される．

張力-筋長(tension-length)の関係は，筋の静止長をいろいろと変えて，それぞれの位置に固定したときの最大等尺性収縮による張力を記録したものである（図4-6）．この関係は，骨格筋や筋線維の単収縮，強縮のいずれでも成り立つ．

張力-速度(tension-velocity)の関係では，筋の長軸方向に加える負荷を変えて，筋収縮時の短縮あるいは伸展の速度を記録する（図4-7）．

これらの関係は筋によって異なっている（Bouisset 1973）．ただし，その記録の多くは，動物実験によるものであり，人間からのデータは少ない．人間では，直接に筋の張力を測定する代わりに，関節運動を利用したトルク測定が行われている．

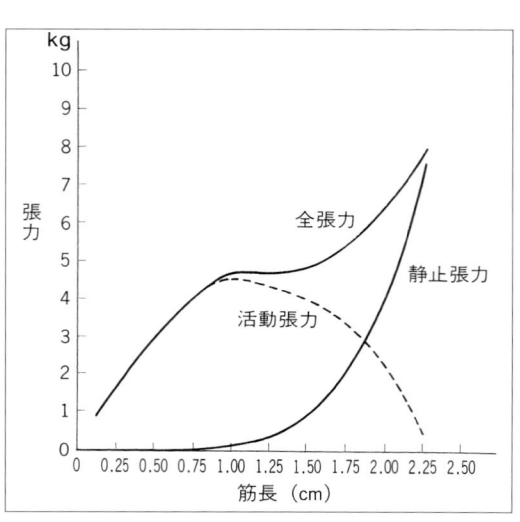

図 4-6 等尺性収縮時の張力と筋長の関係（手関節屈筋）
(Bouisset 1973)

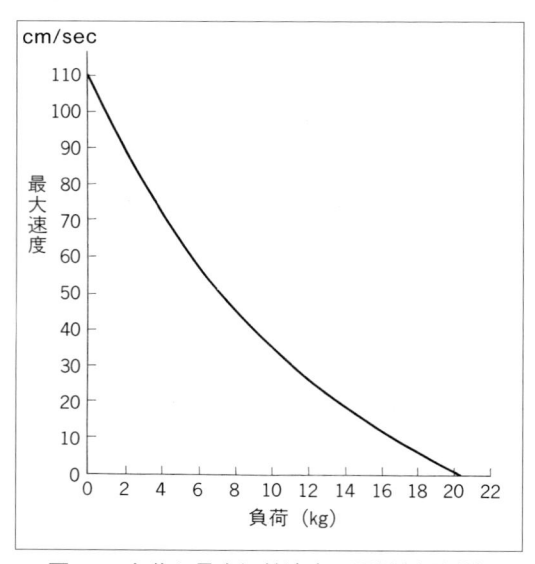

図 4-7 負荷と最大短縮速度の関係（大胸筋）
(Bouisset 1973)

2) 筋収縮の諸相
(1) 筋収縮の様態
筋収縮の様態は4通りに分けられる(Gans et al. 1975).
- 1 等尺性-等張性(isometric-isotonic)　筋長および張力は時間的に変化しない収縮
- 2 等尺性-非等張性(isometric-anisotonic)　筋長は一定であるが，張力が時間経過につれて変化する収縮
- 3 非等尺性-等張性(anisometric-isotonic)　筋長は変化するが，張力は一定である収縮
- 4 非等尺性-非等張性(anisometric-anisotonic)　筋長および張力が時間とともに変化する収縮

日常生活における運動は，その大部分が 4 によって行われている．筋収縮に関する実験では，1～3 を用いることが多い．

臨床場面で筋力を測定するとき，注意すべき要因がある(Thistle et al. 1967).

a. 生体力学的要因
① 筋張力は関節(支点)および骨格で構成される「てこ」によって，トルク(モーメント)で表される．
② 外力は直線的に作用するが，関節は円運動を行う．
③ 関節の安定性には限界がある．

b. 生理的および心理的要因
① 筋長-張力の関係がある．
② 人間は，半ば無意識に力を加減して，生体が耐える範囲内に力を留める．
③ パフォーマンスは1回ごとに変動する．

また，姿勢(構えと肢位)や運動速度の影響もある．

(2) 関節運動と筋収縮
関節運動との関連から，筋収縮は3通りに分類される．
- 1 遠心性収縮(eccentric contraction)　筋収縮によって張力は発生するが，外部負荷のほうが大きいため，筋長は長くなる．
- 2 静止性収縮(static contraction)　張力が発生しても外部負荷と釣合がとれて，筋長は不変である．
- 3 求心性収縮(concentric contraction)　張力は外部負荷に打ち勝って，筋長は短くなる．

これら3通りの筋収縮様態によって生じる最大筋張力は，大きいほうから，遠心性収縮-静止性収縮-求心性収縮の順になる(**図4-8**, **表4-2**)．この順序は，関節がおよそ中間位の付近に位置していれば，通常は成り立つ(Elftman 1966).

(3) 等速性運動と筋張力
等速性運動訓練(isokinetic exercise)に用いる機器がいろいろと開発されている．これらを利用することによって，関節角度の変化による張力の増減や関節運動トルクの測定が容易になった．張力-筋長あるいは張力-関節運動(角速度)の関係が，臨床における評価法として導入されている．

椅子座位の姿勢において，膝関節角度を変えて膝伸展の静止性最大収縮時トルクを測定すると，膝関節が伸展位になるにつれてトルクは低下する(**表4-3**)．膝関節の運動域を屈曲90°から完全

104　4　筋活動と筋張力

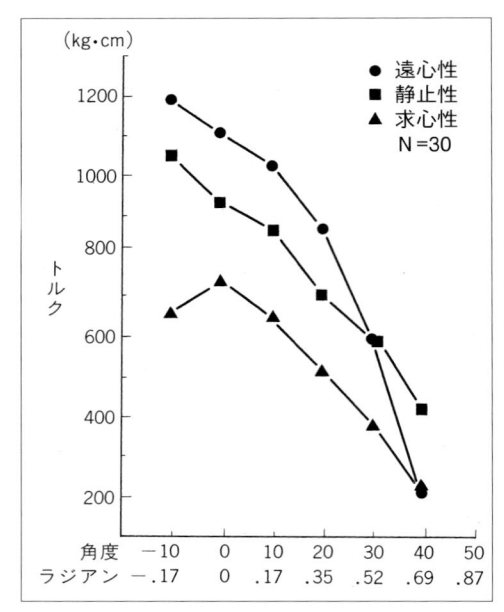

図 4-8　股外転筋の張力変化（トルク）
10°（0.17 rad）の間隔で測定．
（Olson et al. 1972）

表 4-2　股外転筋の張力（kg）

収縮の種類	位置	平均 (N=12)
遠心性	−10°　（−0.17 rad）	278.1
	0°　　（0 rad）	256.0
	10°　（0.17 rad）	214.3
	20°　（0.35 rad）	175.3
	30°　（0.52 rad）	120.0
	40°　（0.69 rad）	46.3
静止性	−10°　（−0.17 rad）	224.7
	0°　　（0 rad）	216.6
	10°　（0.17 rad）	166.6
	20°　（0.35 rad）	135.5
	30°　（0.52 rad）	112.1
	40°　（0.69 rad）	91.4
求心性	−10°　（−0.17 rad）	136.0
	0°　　（0 rad）	154.4
	10°　（0.17 rad）	119.1
	20°　（0.35 rad）	93.7
	30°　（0.52 rad）	69.9
	40°　（0.69 rad）	49.2

（Olson et al. 1972）

表 4-3　膝関節角度と膝屈曲および伸展のトルク

年齢（齢）	人数	膝屈曲トルク（kg・cm） 30°	45°	60°	膝伸展トルク（kg・cm） 30°	45°	60°
I　静止性							
20-35	24	1,200±49	1,236±49	1,174±50	1,985±109	2,547±116	2,719± 96
50-65	24	924±63	922±64	876±51	1,523±108	2,027±128	2,062±128
70-86	24	774±61	786±56	697±52	1,213± 97	1,503±113	1,504± 94
II　等速性							
20-35	24	769±58	1,017±55	952±53	1,652±114	2,049±114	1,740±139
50-65	24	510±74	701±71	700±62	1,244±105	1,452±119	1,220±119
70-86	24	353±56	592±59	611±50	953± 75	1,259± 90	1,108± 80

年齢群別のデータである．等速性運動は 36 deg/sec（6 rpm）である．

（Murray et al. 1980，一部改変）

伸展位（0°）までとした場合，等速運動（角速度）が速くなるほど，膝伸展運動の最大トルクは小さくなる．また，最大トルクに達する関節角度も伸展位に近づく（図4-9）．このような現象は，中枢性運動麻痺では著しい（図4-10）．

　筋疲労は，最大随意収縮を反復するときの筋張力の低下によって示される．等速運動では，疲労曲線は運動速度に関係なく，直線的な低下になる（図4-11）．

（4）筋の断面積と張力

　筋の解剖学的な構築が生理的特性に関連することは，明らかである．しかし，生体から直接に

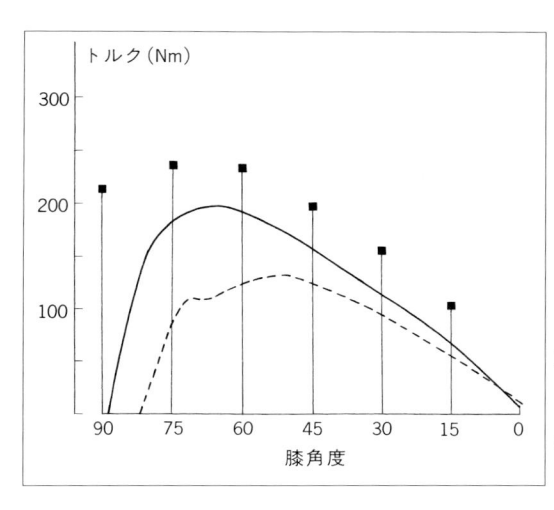

図 4-9 膝屈曲 90°から 0°まで伸展したときの等速性最大トルク
角速度は15°/sec(実線)と180°/sec(破線). ■は等尺性トルクである.
(Thorstensson et al. 1976)

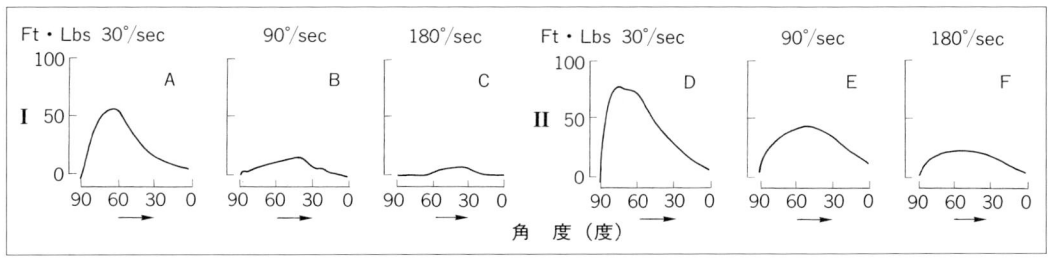

図 4-10 片麻痺患者の等速性運動時の膝伸展トルク
I：(A, B, C)麻痺側，II：(D, E, F)非麻痺側. 角運動速度が大きくなると麻痺側トルクは急減する.
(中村 1984)

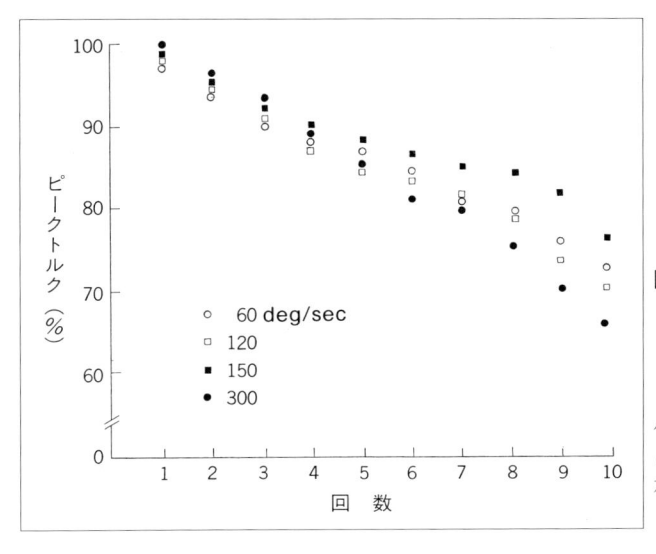

図 4-11 等速運動条件下において膝関節を 90°から 0°まで伸展する運動を 10 回反復したときの張力の低下
角速度は60°/secから300°/secまで変化させてある. 運動の反復につれておこるピークトルクの低下は角速度に依存しない.
(Barnes 1981)

得られたデータは少ない．

多くの分析は，筋の横断面積および筋線維長を対象にしている．Wickiewicz et al. (1983)は，膝関節および足関節の屈筋と伸筋の構造の検討によって，筋張力は並列に位置している筋節(sarcomere)の数の関数となり，短縮速度は直列に位置する筋節の数の関数になることを示している．

大腿中央断面のCT像と最大膝伸展力との関連は，臨床においてもしばしば取り上げられている．両者の間に正の相関はあるものの，かなりの個人差が報告されている．その理由として，被験者間の解剖学的構造の相違，筋線維タイプの比率の相違が想定されている(Maughan et al. 1983)．現在のところ，筋張力から筋横断面を推定する精度の高い方法は，確立していない．

4. 筋の張力と電気的活動

1）筋の電気的活動量と張力

筋線維は，これを支配している運動ニューロンの発射によって，膜電位の変化がおこり，興奮-収縮連関の過程を経て，筋線維末端に張力を発生する．そのさい，筋細胞膜の活動電位と張力との間には相関が認められている．筋の張力は，活動に参加するすべての運動単位が発生する張力を加算したものとして観察される．筋張力は，筋骨格系の機構を介して発現し，筋力あるいはトルクとして臨床的な計測の対象になっている．

筋の電気的活動と張力との関係の研究には，活動電位の振幅，整流筋電図の積分値(integrated EMG：iEMG)，筋電図に関する周波数分析，さらに一定値以上の振幅を示す活動電位の数を求める平均レベル・クロスカウント法などが用いられてきた．これは信号解析理論，シミュレーション技術の進歩につれて，モデル化が進められたことの結果でもある．しかし，現在までに確立した方法はない．これらの手法のうち，臨床的にはiEMGを用いることが多く，また有用でもある．

（1）等尺性筋収縮

単位時間内の筋放電量の測定は，導出した筋電図記録を面積計(planimeter)によって測定する面積計算(Lippold 1952)，筋電図の処理に電気的積分器(integrator)を利用する手法(Inman et al. 1952；Edwards et al. 1956)から始まった．現在では，筋電図信号を整流し，2次ローパス・フィルター(second-order low-pass filter)による処理を加えて，電気量とともに包絡線を描くことが行われている(Arsenault et al. 1987)．

筋力とiEMGとの定量的な関係が確立しているのは，一定張力(等張性)のもとでの等尺性筋収縮の場合だけである．このような条件下では，筋張力とiEMGとの間に比例関係が成り立つ(Lippold 1952；Inman et al. 1952；Edwards et al. 1956)．ただし，この関係も最大筋力には至らない筋収縮の範囲だけで成立している．また，大きな筋力を発生するときには，拮抗筋の同時収縮がおこり，動筋の筋電図には拮抗筋の電気活動が混入してしまう．この筋活動のクロストーク(cross talk)も無視できない．

（2）非等尺性筋収縮

足関節底屈筋が一定速度で求心性あるいは遠心性収縮を行った場合にも，iEMGと筋張力との

間に直線相関がある．また，iEMGは，一定張力における筋の短縮では，その速度とも直線関係を示す(Bigland et al. 1954a；Bouisset 1973)．

膝蓋腱反射では，大腿四頭筋のiEMGと足首部で測定した等尺性筋収縮の筋張力との関係は，直線になる(Clarke 1965)．しかし，同じような筋収縮の条件であっても，上腕二頭筋の随意収縮において，筋張力を次第に増加させた場合，iEMGと筋張力との関係は2次式によって近似される(Zuniga et al. 1969；Simons et al. 1970)．対象となる筋が異なると，結果は一定でない．

等張性であって，同時に等尺性である筋収縮を除いて，筋張力とiEMGとの関係については，多くの報告が一致していない．その理由として，筋の種類と測定方法の相違，被験者間の個人差，モデルが単純化されていることが指摘されている(Ray et al. 1983)．

筋を構成する筋線維タイプが単一であれば，筋張力とiEMGの関係は直線性がよい．複数の筋線維タイプから構成される筋では，直線性が失われる(Woods et al. 1983)．同一操作を反復した場合にも，データの変動は大きくなる(Siegler et al. 1985)．

(3) 活動電位数とiEMG

Close(1964)は，活動電位数とiEMGとの関係を検討し，等張性収縮では両者の関係が直線になるが，等尺性収縮では直線にならないと報告している(図4-12)．

第1背側骨間筋のiEMGの分析によれば，筋張力が弱いときは，活動する運動単位数がiEMGと関係し，筋張力が強いと発射頻度の増加がiEMGに関係する．そのため，最大収縮のときには，iEMGと筋張力との間の直線関係が乱れてくる(Milner-Brown et al. 1975)．

2) 電気的活動効率

iEMGと筋張力との関係は筋ごとに異なるため，複数の筋のあいだで比較することはできない．また，同名筋であっても，iEMGと筋張力との関係には個人差がある(図4-13)．

筋張力に対するiEMGの関係を1次式で近似した場合，その勾配を電気的活動効率(efficiency of electrical activity：EEA)という(DeVries 1968a)．

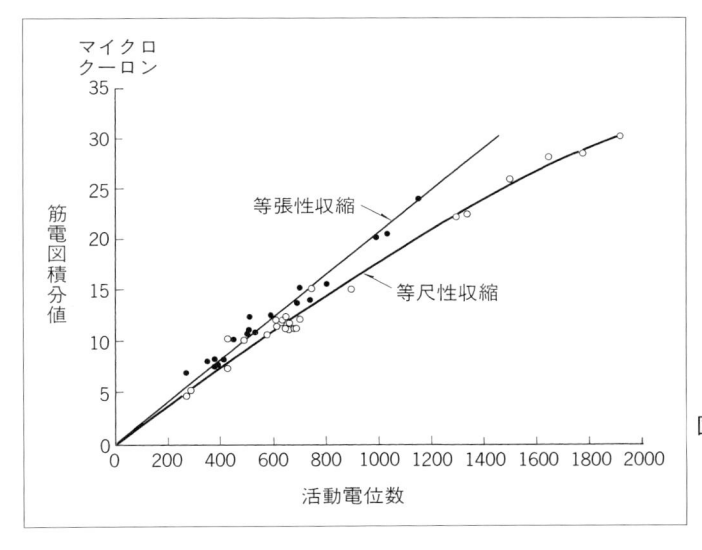

図4-12 等張性収縮と等尺性収縮の筋電図積分値と活動電位数の関係

(Close 1964)

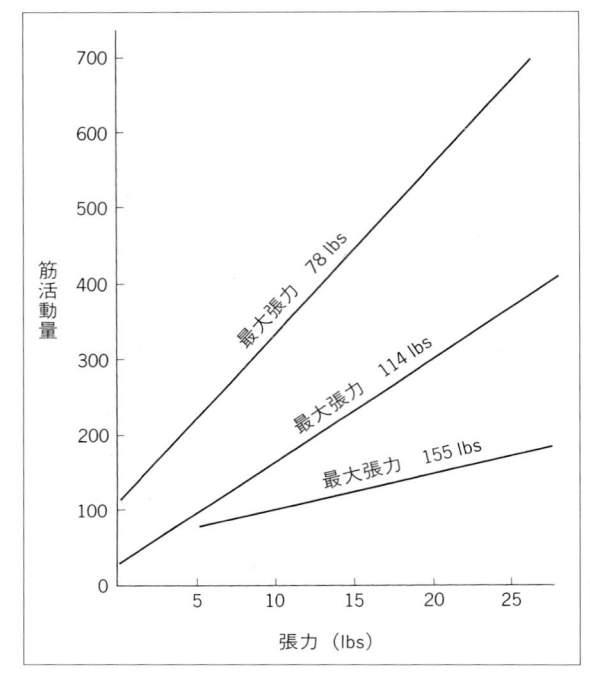

図 4-13 正常者 3 名の筋張力と筋活動量
急勾配の被験者は最大張力も低い．
(DeVries 1968a)

$$m = (y - b)/x$$

x：張力(lbs)， y：筋活動量($\sqrt{v^2}\mu V$)，b：y軸切載，m：EEA

　筋の機能が向上すれば，EEA値は小さくなる．訓練によって筋力増強が図られると，各筋線維が張力を発生する効率はよくなり，一定の筋張力を発生するのに活動参加する運動単位数が減少し，発射頻度も低下すると想定されている．

　EEAは最大筋力とは比例する．ただし，高齢者では，この関係が成り立たない(DeVries et al. 1970)．

3）臨床応用

　筋電図と筋張力との関係は，筋疲労や神経筋疾患によって変化する．

（1）筋疲労と筋電図

　一定張力を持続的に維持していると，筋張力が不変であっても，iEMGは増加する(Edwards et al. 1956)．作業計(ergometer；筋の作業能力や疲労度などの計測記録器)を用いて一定時間の作業を行うと，表面筋電図には活動電位の振幅の増大，頻度の低下，群化傾向が現れる(Scherrer et al. 1959)．その後の研究によって，疲労時のiEMG増加は，各筋線維の張力減少に対する代償であり，生理的には運動単

表 4-4 小指外転筋の筋活動平均周波数

	正常(A)	筋原性疾患(B)	神経原性疾患(C)
平均	163c/s	290	149
標準偏差	12.8	23.8	22.6
差	A-B	B-C	A-C
p	<0.001	<0.001	0.6

(Gersten et al. 1965)

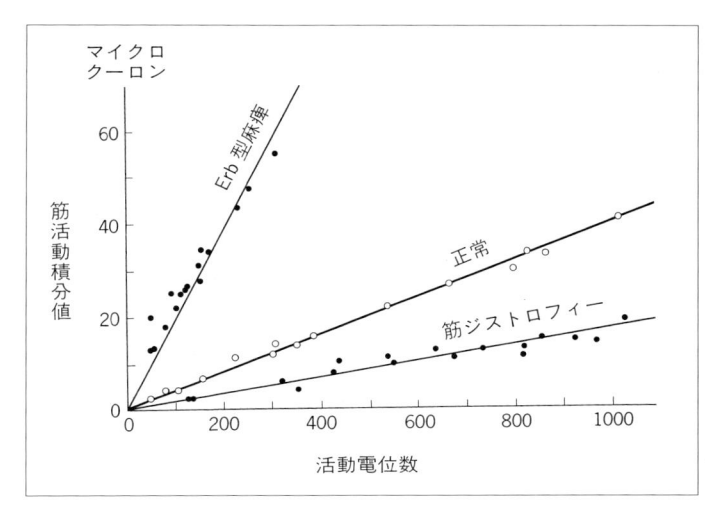

図 4-14 Q/C カーブ
ポリオ後遺症は Erb 型麻痺と同様になる．
(Close 1964)

位の空間時間的活動参加であることが示されている(DeVries 1968b)．

疲労は，生理的には，ある刺激に対する応答の低下である．神経筋系では，疲労が問題になるのは上位中枢や脊髄のシナプス，神経筋接合部，筋における興奮収縮連関などである(Morehouse et al. 1976)．筋における疲労は，ある筋が持続性収縮を行ったとき，張力が次第に弱くなり，ついに収縮できなくなった状態である．原因のひとつに，持続性収縮による筋阻血がある(Merton 1954)．随意運動では，人間は課題遂行中に活動する筋群の組合せを変えて，筋疲労を防いでいる．そのため，疲労時に運動を反復するとフォームを乱すことになる．同じような現象が筋ジストロフィーの分析でも報告されている(Lenman 1959)．

(2) 神経筋疾患と筋電図

表4-4に，健常者，筋原性疾患(筋ジストロフィー，多発性筋炎，皮膚筋炎など)あるいは神経原性疾患(ポリオ，神経根圧迫，運動ニューロン疾患など)の患者において，小指外転筋の随意収縮における平均周波数を掲げる．筋原性疾患では，頻度が増加して 1,000 Hz に達することもある．神経原性疾患では，頻度は低下傾向を示している．最大随意収縮時の筋電図波形の分析によって，筋力低下が神経原性であるか，筋原性であるかの鑑別が可能である(Hirose et al. 1975；広瀬 1978)．

iEMG(Q)と活動電位数(C)との比(活動電位平均値；Q/C)も利用できる(Close 1964)．Q/Cは神経支配比と関係があり，手の骨間筋と比べて下腿三頭筋の Q/C は大きい．神経原性疾患，筋原性疾患においても，特徴のあるデータが得られている(図4-14)．

5. 筋収縮の動特性

整流筋電図の見かけ上の最大値と等尺性収縮の最大張力とのタイミングは一致せず，筋張力には筋電図よりも 80 ± 20 msec の遅れがある(Inman et al. 1952)．また，筋活動停止から筋張力が検出できなくなるまでの潜時は $200 \sim 300$ msec にも達している(Ralston et al. 1976)．

1）筋電活動開始から筋力発生まで

日常生活における運動や動作では，筋力は動的に変動している．この変動を解析することによって，筋の力学的な性質（動特性）を調べることができる．これは単一筋線維，運動単位あるいは単一筋についての動物を用いた生理学的実験を，臨床面から，人間の運動における随意的筋力の発生過程における特性の研究に適用することである．

（1）筋活動から運動までの潜時の機構

筋の電気的活動の開始から筋力の発生あるいは運動開始までには，以下の複数の過程による時間的な遅延がある（Cavanagh et al. 1979）．

① 筋のT管系に沿って活動電位が伝達される時間
② 筋小胞体からのカルシウム・イオン放出の時間
③ アクチンとミオシンによる連結橋（cross-bridge）形成から筋の収縮要素における張力発生までの時間
④ 筋の直列弾性要素（series elastic component：SEC）のゆるみ（slack）による時間遅れ

さらに，筋張力が関節トルクとして検出できるまでには，結合組織や関節のゆるみ，トルクが測定可能なレベルに達するまでの時間，測定システムにおける無駄時間などが，これに加わる．

この過程において，①～③の時間遅れはわずかであり，測定誤差に含まれてしまう．筋固有の動特性が関係するのは，③と④であり，これを運動計測の分析から推測することになる（長崎 1993）．

（2）各種の変数とその変動要因

反応時間測定法にまねて，関節をできるだけ速く，運動の持続時間を短くして，伸展あるいは屈曲する課題を取り上げる．たとえば，被験者は椅子座位で膝関節を伸展し，大腿直筋から表面

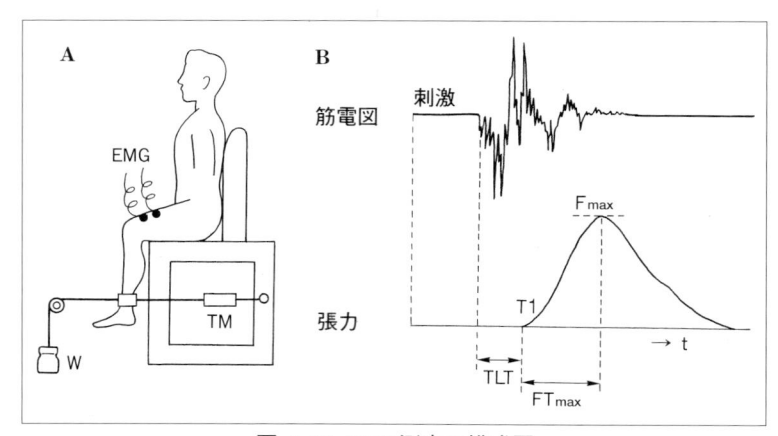

図 4-15 TLT 測定の模式図
被験者は音刺激に反応して，できるだけ速く膝伸展運動を行う．
A：膝伸展トルク測定の装置．W：重り，EMG：大腿直筋の表面筋電図，TM：張力計．
B：筋電図とトルク曲線（張力），T1：張力検出レベル，F_{max}：最大張力，FT_{max}：T1からF_{max}までの潜時．

(Fujita et al. 1986)

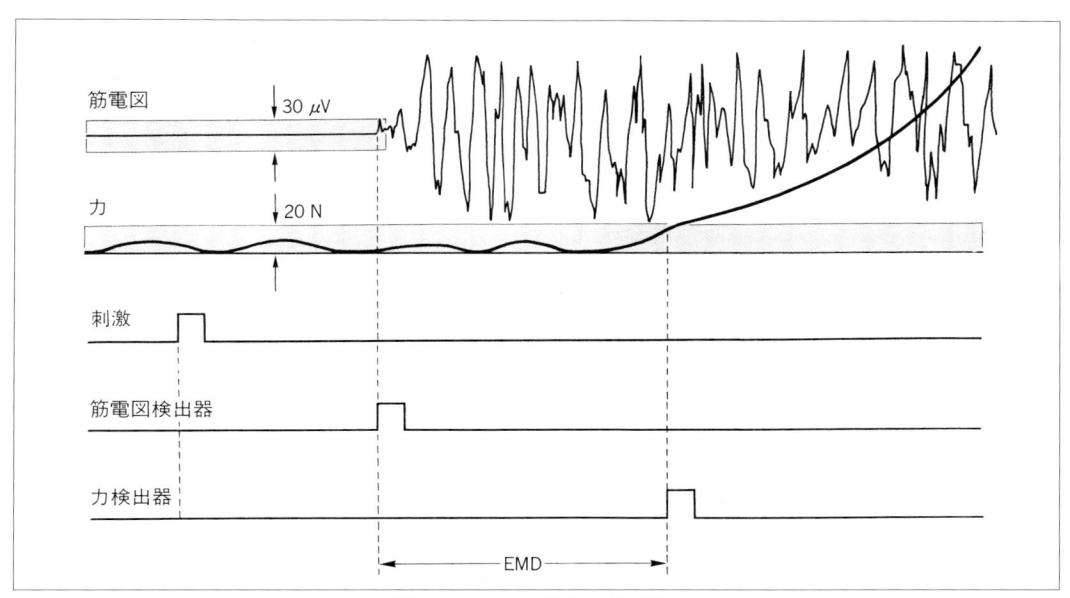

図 4-16 EMD 測定の模式図

(Cavanagh et al. 1979)

筋電図を導出し，ひずみ測定器を用いて足関節上部で等尺性張力を測定する（図4-15）．ひずみ測定器には，無駄時間をできるだけなくすため，あらかじめ重り（W）を用いて負荷を加えておく．データとして，図4-15B の筋電図および力の発生曲線（力-時間曲線）が得られる．音刺激から筋電活動の開始までが筋電図反応時間（electromyographic reaction time：EMG-RT）あるいは（発動前時間，premotor time：PMT）である．筋電活動の開始から筋力の発生までに潜時がある．これを筋電加重時間（EMG-summation time）あるいは発動時間（motor time：MT*）と呼んでいる．筋力発生の研究では，これらの名称が定まっていない．心理学領域では発動時間（Botwinick et al. 1966）あるいは発動反応時間（motor reaction time：MRT），体育学領域では電気-力学遅延時間（electromechanical delay：EMD，Komi et al. 1977），リハビリテーション医学領域では張力遅延時間（tension lag time：TLT，Nakamura et al. 1984c）が用いられている．

力発生曲線の立ち上がりは，力が運動体の慣性や負荷を超えた時点で計測される．この負荷を0としたときの筋電活動の開始から力発生までの最小潜時が TLT である．EMD では，力の計測レベルを任意に定める（図4-16）．当然，力が定められたレベルに達するまでの時間が TLT に加算された上で，EMD が定義される．

EMD の測定は，筋線維組成の個人差を随意的筋収縮の計測によって，非観血的に検出する目的で始められた（Komi et al. 1977）．実際，筋線維タイプは EMD に影響する．上腕三頭筋のEMD は 26 ± 10.5 msec，上腕二頭筋は 41 ± 13.1 msec である．2 つの筋を比較した場合，生理的および組織化学的性質によって分けると，上腕三頭筋のほうが速筋の性質を多く備えている．

---

*MT は movement time（運動時間）の略語として用いられることが多い．混乱を避けるため，motor time の略語として MT を用いないで，発動反応時間（motor reaction time：MRT）とすることもある．

EMD が短いほど速筋線維が多いことになる．

　力の発生から力の頂点（F_{max}）までの時間（FT_{max}）によって F_{max} を除した値を張力発生率（rate of tension development：RTD）という．RTD = F_{max}/FT_{max} である．力の計測レベルが一定であっても，RTD が高いほど，すなわち力が急速に増加するほど，EMD は短くなる．筋の電気的活動の開始から張力発生までの時間は，計測の仕方に依存した値となる．できるだけ負荷の低いレベルで力の立ち上がり時間を計測することが，不全麻痺患者などを対象としているリハビリテーション医学では肝要である．

（3）他動運動とEMD, MT

　肘関節の他動的屈伸運動（0.5 rad/sec）を行っているとき，肘屈曲運動を行うと，上腕二頭筋の EMD は遠心性収縮の条件において短くなる（図4-17）．この現象は，筋の直列弾性要素の伸張が速やかにおこるためと推定されている（Cavanagh et al. 1979）．Sajiki et al.（1985）は，膝関節の他動的屈伸運動（20°/sec）中に膝伸展を行う反応時間課題を利用して，MT の変動を分析している．その結果では，他動運動が大腿直筋の筋長を短縮させる方向であった場合，MT は延長している（表4-5）．2つのデータが異なるのは，応答運動が前者は等尺性収縮，後者が等張性

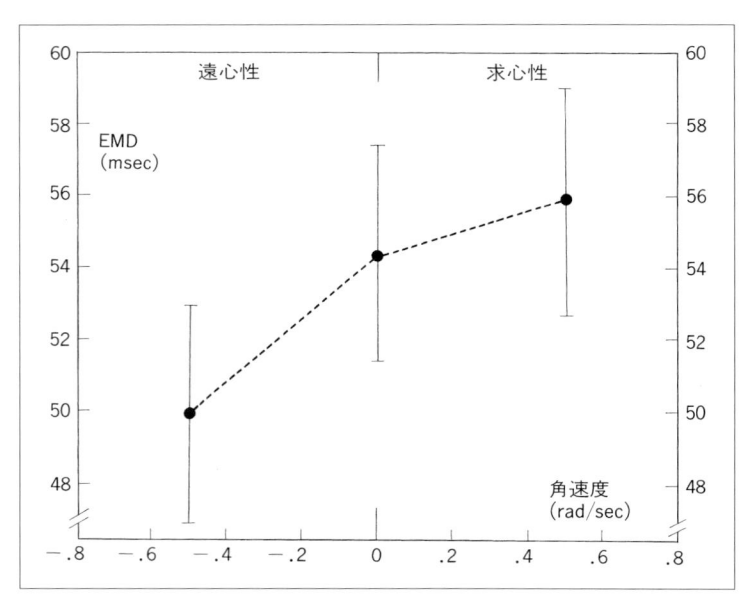

図4-17 遠心性，静止性，求心性収縮における上腕二頭筋の EMD
被験者14名の平均と標準偏差，遠心性収縮は他の収縮様態より EMD が短い．
（Cavanagh et al. 1979）

表4-5 膝関節の他動運動中の大腿直筋の反応時間（RT）と MT

	静止	他動的屈曲	他動的伸展
RT	195.5(22.1)	222.6(20.5)	195.9(14.5)
MT	73.1(14.1)	73.5(12.6)	90.3(12.7)
補正 MT		80.0(14.0)	84.7(11.7)

　被験者10名の平均と標準偏差．音刺激はいずれも膝関節45°屈曲位で与えられている．補正 MT は PMT から応答がおこったときの膝角度を求め，補正を加えた値．

（Sajiki et al. 1985）

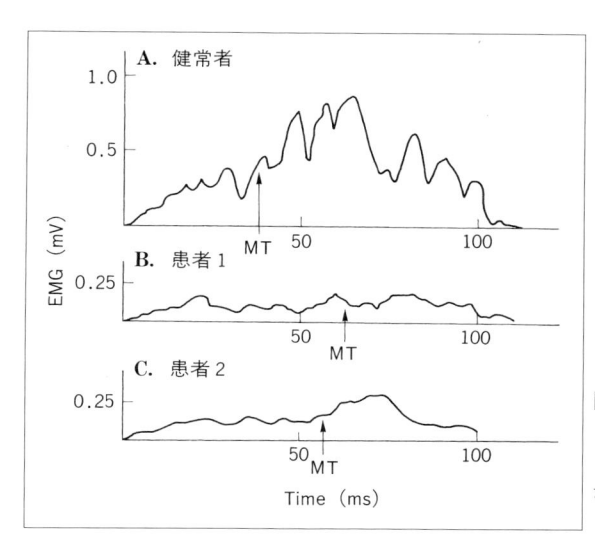

図 4-18 健常者と脊髄損傷患者の大腿直筋の活動と MT
脊髄損傷患者では，筋活動の低下と MT 延長が著しい．
(Nakamura et al. 1985b)

収縮であること，および負荷レベルの相違によっている．他動運動は応答運動の初期筋電活動を抑制する(Sato et al. 1983)．他動的膝屈曲運動中の MT が静止時よりも短縮しないのは，他動運動が初期筋活動を抑制するためでもある．

反応時間研究では，筋電活動の開始から，応答肢が負荷に打ち勝って運動を始めるまでの潜時が MT として測定される．MT はいろいろな反応条件のもとで測定されている．応答刺激に先立つ負荷，関節角度や肢位，運動範囲，外部負荷，年齢あるいは性，心理的構えや動機，同時動作，筋疲労，さらに他動運動中の応答などである(「第7章 随意運動」参照)．これらのすべてを通して，応答に対する負荷条件が MT に影響を与えること，力発生率が高いほど MT は短いという計測上の問題には注意が必要である．

(4) 中枢神経疾患と TLT, MT

筋力発生の遅れは，筋の収縮要素における活動の遅延を反映すると想定される．

筋弛緩薬のひとつであるダントロレンナトリウムは，筋小胞体からのカルシウム・イオンの放出を選択的に抑制する．Nakamura et al. (1986a)は，ダントロレンナトリウムが筋力発生の遅れをもたらすか否かについて，健常者および脳卒中片麻痺患者を被験者として検討している．膝関節伸展運動における大腿直筋の TLT は，服薬後に健常者では25％，患者では14％延長している．しかし，F_{max} および FT_{max} には変化が観察されていない．TLT 測定によって，通常の最大筋力測定では検出できないような薬剤の影響が明らかにされる．

脳卒中や脊髄小脳変性症の患者は，健常者と比べて，TLT が延長している(Fujita et al. 1989)．若年者との比較で，高齢者の TLT も，わずかながら長くなっている(Itoh et al. 1990)．

末梢神経損傷による不全麻痺，筋疾患，中枢性不全麻痺，パーキンソン病や脊髄小脳変性症の患者では，MT は延長している(中村・他 1975a)．iEMG を同時に記録した脊髄損傷患者では，初期筋電活動の低下が MT の延長に関連性を示している(図4-18)．脊髄損傷患者では，歩行機能は膝伸展の MT と相関があり，等尺性最大随意収縮の張力とは相関がない(Nakamura et al. 1985b)．MT は運動障害の予測因子として役立っている．

2）筋力の発生からその頂点まで

　急速な筋張力の発生過程では，緩やかな力の発生と比べて低い閾値レベルで，筋張力発生に関与する運動単位がほとんど同時に活動を開始する（Desmedt et al. 1978）．随意的筋収縮では，たとえ瞬間的な張力の発生でも，運動単位の発射は2～3発に及んでいる．活動に参加する運動単位の単収縮列を空間時間的に加算した合成張力が，関節のてこ機構によって修飾を受けた後，図4-15Bに示した力-時間曲線として記録される．

　筋力の発生から頂点に至るまでの時間（収縮時間，contraction time：CT, FT_{max}）あるいは張力発生率（RTD）には，筋線維群の力学的特性が反映していると想定される．ただし，収縮時間（CT）といっても，力-時間曲線には筋線維のCT以外に，関節や測定装置による遅延時間が加わることに注意すべきである．

　CTは肘関節の伸筋（速筋）で屈筋（遅筋）よりも短く，膝関節の伸筋は若年者が高齢者より短い．脳卒中，脊髄損傷，脊髄小脳変性症あるいはハンチントン病などの患者では，健常者と比べて，CTが延長している．

3）システム論的分析

　骨格筋は運動ニューロンからの電気信号を筋張力に変換して，運動として出力するひとつの力学システムとして扱うこともできる．この視点から動物実験では，単一筋の電気刺激による等尺性筋張力を測定して，刺激と張力との入出力関係から，筋の動特性を調べる研究が行われている

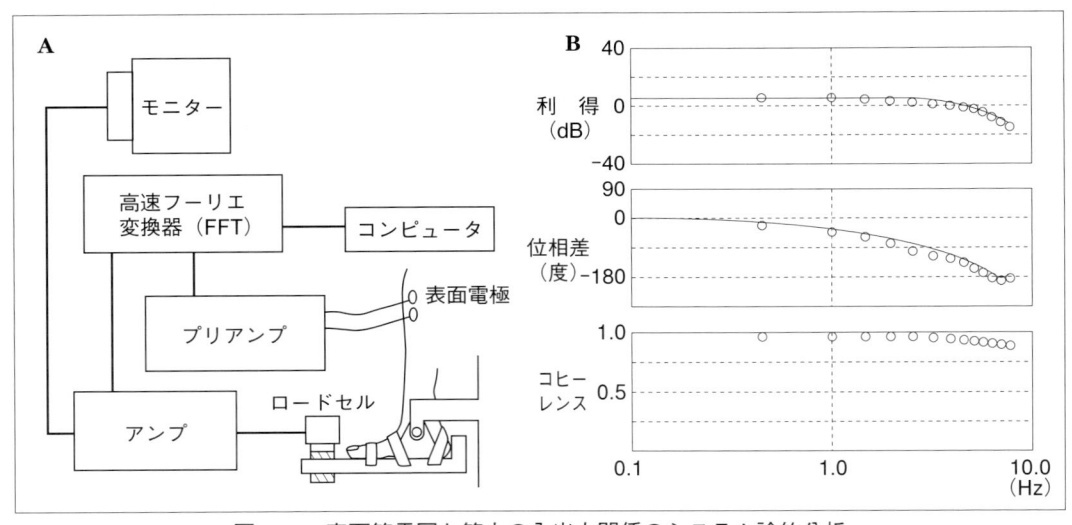

図 4-19　表面筋電図と筋力の入出力関係のシステム論的分析
A：実験装置．被験者は足関節を短く底屈あるいは背屈する．ロードセルによって得られた足関節トルク（等尺性筋力）はアンプで増幅された後，ディスプレーに表示され，同時に高速フーリエ変換器（FFT）に投入される．表面筋電図はプリアンプで増幅・全波整流され，筋力とともにFFTに投入される．
B：ボード線図（例）．FFTは筋電図を入力，筋力を出力として伝達関数を計算する．伝達関数は複数（ここでは8試行）加算平均され，結果がボード線図の形で表示される（白丸）．ボード線図のデータはコンピュータに送られて，2次の線形システムによって最小自乗近似される（実線）．

(Tani et al. 1996)

(Mannard et al. 1973).この場合,筋を線形2次システムと仮定して,システムのパラメータを実験結果から計算することが普通は行われる.同じことが人間の随意的筋収縮に適用され,入力として整流筋電図波形,出力として関節を介した筋力あるいは運動を利用する(Tani et al. 1996).こうして得られた筋システムのパラメータから,筋力発生の遅延時間,収縮時間,頂点(ピーク),筋力半減時間などを計算することができる.この方法は非観血的であり,最大強度の電気刺激を加えて筋張力を測定する実験のような苦痛を被験者に与えることがない.また,力-時間曲線の分析のような計測システム上の問題を免れている.

図4-19は,力-時間曲線の分析に対応したシステム分析の装置である(Tani et al. 1996).被験者は足関節の急速な底屈または背屈を行い,瞬間的な(パルス状の)筋力を発生する.動筋からは表面筋電図を導出する.ここまでは,力-時間曲線の実験モデルと同じである.筋電図と力の出力とを2チャンネル高速フーリエ変換器(FFT)にかけて,両者の関係をシステムの伝達関数(ボード線図)として求める.これをコンピュータに取り込み,2次の線形システムによって近似し,システム・パラメータを決定する.パラメータがわかれば,このシステムのインパルス応答関数が計算できる.図4-20は結果の一例であり,足関節の底屈筋と背屈筋の収縮時間(CT)が関節角度の関数として表示されている.両筋とも,筋長が伸びるにつれて,CTは延長している.また,CTの長さも最大電気刺激実験の結果に類似した値になっている.

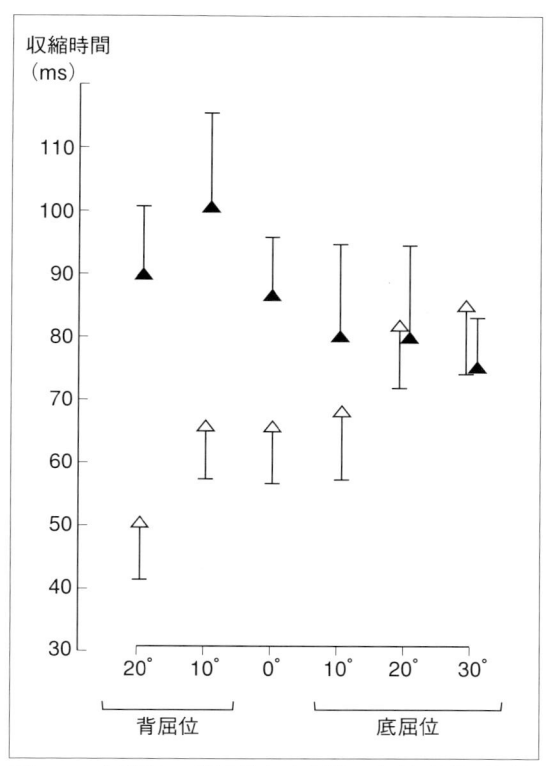

図4-20 足関節の背屈筋と底屈筋の収縮時間と関節角度の関係

横軸は測定時の足関節角度,縦軸は収縮時間(筋力発生からピークまでの時間)である.△は背屈筋,▲は底屈筋,それぞれのバーは標準偏差である.

筋電図を入力,筋力(トルク)を出力とする線形2次システムの伝達関数から計算されたものである.

6. 臨床における筋力測定

筋力は,瞬発的に発揮される筋収縮の強さ(筋力,muscle strengh),およびどれだけ長く筋収縮を続けられるか(筋持久力,muscle endurance)に分けられる.

臨床において,筋力テストとして用いられているのは,主要な関節の運動に関与する筋の随意的最大収縮時の力であり,瞬発力に類似する.代表的なテストに,徒手筋力テスト(manual muscle testing:MMT)がある.そのほかに,器具を利用した,握力や背筋力,腹筋力,脚力な

どの粗大筋力を測定する検査法もある．

筋持久力のテストには，最大筋力の持続時間の測定，一定リズムの反復運動の再現性（たとえば，1 Hzの頻度で，反復してバルブを握り締め，圧力の減衰を測定する）の検討などが用いられている．

臨床における筋力測定の目的は，

1 **疾病診断の補助手段** 筋力低下の程度，性質（筋力，筋持久力など），異常を示す筋の分布様式を通じて，病巣部位と障害度を推定する．

2 **運動機能評価の補助手段** 運動機能評価には，関節可動域（ROM）や運動協調性，感覚テストとともに不可欠なテストとなる．

3 **治療方針決定の資料** 疾病の診断や病態生理に基づき，筋力低下によって失われた運動機能を代償する訓練法，装具や機能再建手術の適応を検討するための情報となる．

4 **臨床経過観察の指標** 疾病の自然経過や予後，治療の効果判定に利用する．

1）徒手筋力テスト

ベッドサイドで用いるテストとして普及しているのは，徒手筋力テストである．このテストは，1912年にLovettが開発した抗重力テスト（gravity test；重力に抗して身体部位が動かせるか否か）から始まった．その後，いろいろな改良が施されている．身体部位の主要な関節の運動に関与する主動筋の筋力を検査することを目的にして，重力および検者が加える抵抗が判定の基準になっている（**表4-6**）．

徒手筋力テストは，

①判定には検者の主観が加わる

②筋力の区分が粗い

③ある関節の主動筋だけを検査できるわけではない

表4-6 徒手筋力テストにおける筋力の表示法と判定基準

		表示法		判定基準
5	N	Normal	正常	最大抵抗を与えても，なおそれ及び重力に抗して完全に運動できる
4	G	Good*	優	若干の抵抗を与えても，なおそれ及び重力に抗して完全に運動できる
3	F	Fair*	良	重力に抗してなら，完全に運動できる
2	P	Poor*	可	重力を除外すれば，完全に運動できる
1	T	Trace*	不可	筋のわずかな収縮は明らかにあるが，関節は動かない
0	O	Zero*	ゼロ	筋の収縮がまったく認められない

SまたはSS：Spasm 攣縮（スパズム）または強い攣縮．
CまたはCC：Contracture 拘縮または強い拘縮．
*筋の攣縮（スパズム）あるいは拘縮が運動の範囲を制限することがある．それによって運動が不完全である場合には階段づけの後に疑問符をつけておくべきである．

Committee on After Effects, National Foundation for Infantile Paralysis, Inc.（1946）
（Daniels et al. 1972，一部改変）

表 4-7 徒手筋力テストの順序案

1．背臥位
　　母指伸筋（足）
　　母指屈筋（足）
　　前脛骨筋
　　後脛骨筋
　　腓骨筋群
　　大腿筋膜張筋
　　縫工筋
　　腸腰筋
　　腹筋群
　　頸屈筋群
　　手指屈筋群
　　手指伸筋群
　　母指筋群（手）
　　手関節伸筋群
　　手関節屈筋群
　　回外筋群
　　回内筋群
　　上腕二頭筋
　　腕橈骨筋
　　上腕三頭筋（背臥位テスト）
　　大胸筋（上部）
　　大胸筋（下部）
　　小胸筋
　　肩内旋筋群（背臥位テスト）
　　小円筋と棘下筋
　　肩外旋筋群（背臥位テスト）
　　前鋸筋
　　三角筋前部（背臥位テスト）

2．側臥位
　　中殿筋
　　小殿筋
　　股内転筋群
　　側腹筋群
3．腹臥位
　　腓腹筋
　　ヒラメ筋
　　ハムストリングス（内側・外側）
　　大殿筋
　　頸伸筋群
　　背筋群
　　腰方形筋
　　広背筋
　　僧帽筋（下部）
　　僧帽筋（中部）
　　菱形筋群
　　三角筋後部（腹臥位テスト）
　　上腕三頭筋（腹臥位テスト）
　　大円筋
　　肩内旋筋群（腹臥位テスト）
　　肩外旋筋群（腹臥位テスト）
4．座位
　　大腿四頭筋
　　股内旋筋群
　　股外旋筋群
　　股屈筋群
　　三角筋（前部，中部，後部）
　　烏口腕筋
　　僧帽筋（上部）
　　前鋸筋（好ましいテスト）
5．立位
　　前鋸筋
　　足底屈筋群

(Kendall et al. 1971)

などの欠点もあるが，原理は単純であり，容易に実施できる利点がある．
　手技の詳細は成書に記されている（Kendall et al. 1971；Daniels et al. 1972）．
　共通する手技上の注意点として，以下の事項がある．
①測定時の姿勢や肢位，抵抗の加え方は原法に従うこと．筋力低下が重度であって，あるいは何かの事情によって，標準とは異なった姿勢や肢位で検査した場合，その旨を記すこと．
②被験筋以外の全身に力が入らないように当該関節以外の関節の固定を確実に行う．
③多くの肢の検査を必要とするときには，患者が疲労しないように注意する．避けうるような，頻繁な体位の変換をなくすように，テストの手順を考慮する（**表 4-7**）．
④抵抗の加え方には，ⓐ運動が終わりに近くなってから加える（遮断法），ⓑ運動の開始から終了まで一様に加える，の 2 通りがある．遮断法が簡単であるが，中枢神経障害では，誤った

判定をする危険もある．

2）筋力測定の諸側面

　神経筋疾患の主要症状のひとつに筋力低下（muscle weakness）と易疲労性（fatigue）がある．これはいろいろな動作障害，能力低下の原因となる．筋力低下は，静的検査（static test）あるいは動的検査（dynamic test）によって評価される．易疲労性（筋持久力）は持続時間や反復回数を基準にして評価する．最大随意収縮（maximum voluntary contraction：MVC）は，等尺性収縮の条件において測定が行われ，操作が比較的簡単な筋力測定法である．これは静的テストに属している．筋持久力の測定には，動的テストが優れている．

　臨床では，必要に応じて，これらのテストを実施するが，
　①簡単であること
　②用いる器具は高価でないこと
　③テストにあまり時間を要しないこと
　④再現性がよいこと
などがテストの満たすべき条件とされている（Cook et al. 1987）．
　Bohannon（1986a）は，筋力測定法の条件として，
　①亜正常を正常と区別するのに十分な感度があること
　②筋力の増減を明確に記録できること
　③信頼性があること
　④そのほかの変数の予測を可能にすること
を掲げている．現在のところ，これらの条件のすべてを満たしている方法はない．

　徒手筋力テスト（MMT）は以前から用いられているが，精度や感度は劣る．たとえば，パーキンソン病患者はMMTでは「正常」と評価されても，動的テストの一種である等速運動検査（isokinetic testing）では，筋力は健常者よりも，かなり低下している（Koller et al. 1986）．膝伸展の筋力をMMTと手持筋力計（hand-held dynamometer）によって測定すると，MMTによる［4-］は手持筋力計では12.3～21.9 kg，［5-］は16.2～28.0 kgとなり，MMTでは過大評価をする傾向がある（Bohannon 1986b）．これらの報告は，器具による客観的な計測が優れていること，筋収縮様態も計測方法と並んで考慮すべきことを示唆している．

3）筋収縮様態と測定方法

　臨床において，しばしば測定される筋力は，静的（等尺性）収縮と動的（求心性あるいは遠心性）収縮である．膝関節および肘関節の伸展と屈曲を，等速性・等尺性・等張性収縮の条件において，若年男性17名で調査した結果では，4筋の3種類の筋力間には有意の相関が認められている（Knapik et al. 1983a, b）．健常者では，最大等尺性収縮における筋力を測定すれば，ほかの筋収縮様態における筋力も見当をつけることはできる．しかし，中枢神経疾患の一部には，患者が等尺性最大収縮では十分な筋力を発揮しても，動的運動では筋力が著しく低下しているものがある．そのため，静的テストと動的テストとを併用することが必要となる．

　現在，臨床で用いられている筋力測定の機器は，①手筋力計（hand dynamometer），②手持筋

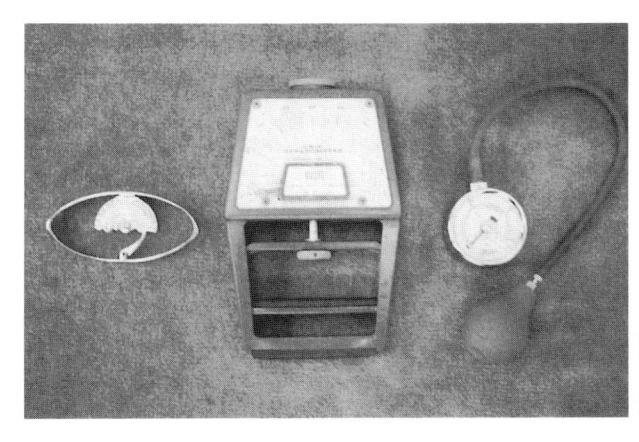

図 4-21 3種の握力計
左からバネ式握力計，スメドレー式握力計，マーチン・ビゴリメータ．

力計(hand-held dynamometer)，③固定式筋力計(fixed dynamometer)，④等速性筋力計(isokinetic dynamometer)，である．

理想的な筋力計は，
① 記録の再現性がよく，筋力の大小に関係なく一定の精度がある
② 被験者の身体条件(身長，体重など)に影響されない
③ 被験者に不快感を与えない
④ 小型であり，持ち運びが容易である
という条件を満たすべきである(Solgaard et al. 1984)．

(1) 手筋力計

手筋力計(図4-21)には握力計(hand dynamometer)とつまみ計(pinch-meter)があり，いずれも静的テストである．わが国ではスメドレー式握力計が普及しているが，手機能との関連を検討するためにはマーチン・ビゴリメータ(Martin Vigorimeter)がよい．これは直径 3，4，5 cm の 3 種のゴム球を手の大きさに合わせて用い，ゴム球を介して空気圧を記録する機器である．図 4-22 は，この機器によって測定された健常男性 225 名の年齢別平均値である．

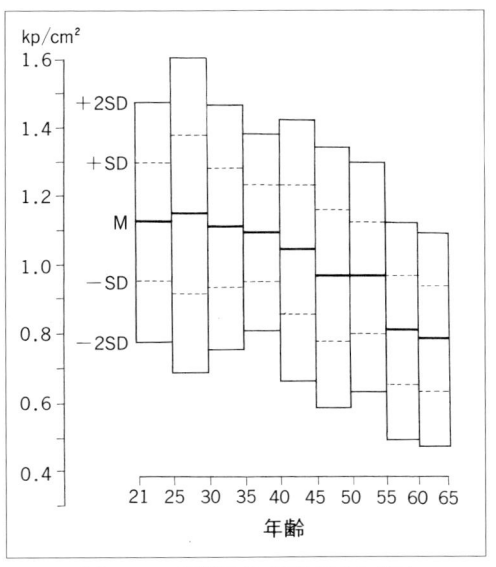

図 4-22 健常男性の利き手の握力
マーチン・ビゴリメータによって測定されたデータ．表示は 1 cm² 当たりのキロポンド($1 kp/cm^2$=98.1 kPa)である．各年齢層とも 25 例の平均．
(Thorngren et al. 1979)

握力テスト(grip strength test)は，日常診療でしばしば用いられている．手の機能を客観的に評価するためには，握力テストの方法を標準化する必要がある．1981 年，米国のハンド療法士協会が提出した案では，被験者は椅子に座り，肩内転・中間位，肘 90°屈曲位，前腕・手中間位の肢位である．その上，3 試行の平均値を得ることを推奨している(Su et al. 1994)．

Balogun et al. (1991)は，学生 61 名(平均年齢：21.1 歳)を被験者として，利き手の握力を，

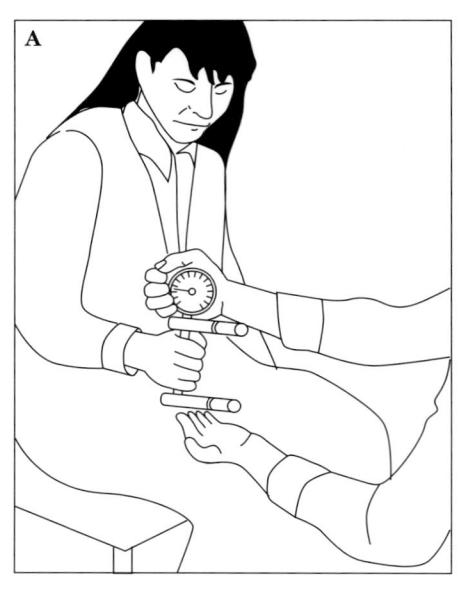

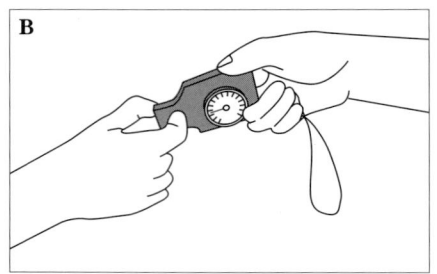

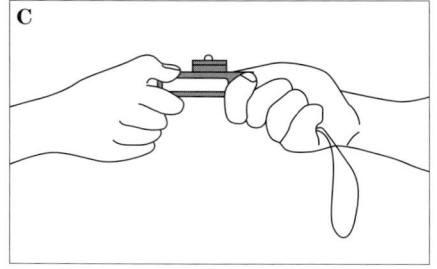

図 4-23 握力とつまみ力の測定肢位
A. 握力.
B. 指尖つまみ. 母指尖端と示指尖端.
C. 鍵つまみ. 母指の指腹と示指中節の側面.
D. 指腹つまみ. 母指の指腹と示指・中指の指腹.
(Mathiowetz et al. 1985, 一部改変)

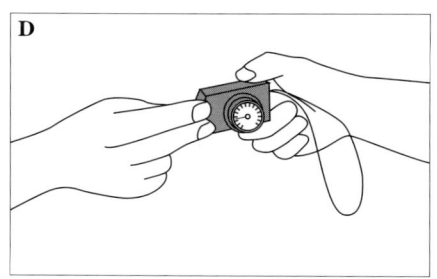

姿勢(立位:座位)および肘関節角度(90°屈曲位:伸展位)を組み合せた4条件で測定し,
①座位:肘90°屈曲位　　29.5 ± 9.3 kg
②座位:肘伸展位　　　　30.3 ± 8.9 kg
③立位:肘90°屈曲位　　30.3 ± 9.8 kg
④立位:肘伸展位　　　　31.1 ± 8.8 kg

の数値を得ている. 条件①と④との間には統計的に有意差がある. 測定時の姿勢に関しても標準化しておくことが大切である. 肩関節の肢位も握力に影響を与え, 肩180°屈曲位, 肘伸展位で握力が最も強くなるという(Su et al. 1994).

Mathiowetz et al.(1985)は, 20〜94歳の健常者628名を被験者として, 握力と3種のつまみ力を測定している(図4-23). 表4-8に平均値を示す. 手の筋力測定に関する注意事項として,
①標準化した肢位と指示を守ること
②3試行の平均値を用いること
③適正な握力計やつまみ計(pinch-meter)を使用すること
④データは, 性別および年齢層別の基準値と比較して, 解釈すること
⑤握力計やつまみ計は定期的に較正を行うこと

表 4-8 握力とつまみ力(kg)

	握力 男性	握力 女性	指尖つまみ 男性	指尖つまみ 女性	鍵つまみ 男性	鍵つまみ 女性	指腹つまみ 男性	指腹つまみ 女性
右	47.3 (12.8)	28.5 (7.7)	7.7 (1.9)	5.1 (1.2)	11.1 (2.1)	7.3 (1.4)	10.6 (2.3)	7.4 (1.7)
左	42.2 (12.5)	24.4 (7.1)	7.4 (1.8)	4.9 (1.1)	10.7 (2.1)	6.9 (1.4)	10.4 (2.4)	7.1 (1.6)

( ):標準偏差.

(Mathiowetz et al. 1985，改変)

⑥テストは以前と同じ器具によって行うことを掲げている．

(2) 手持筋力計

手持筋力計は，最近になって普及しはじめた機器である(図4-24)．この機器は，一定の方式に従って熟練した検者が使用すれば，テスト－再テスト間あるいは検者間の信頼性は高い(Bohannon 1986b, Bohannon et al. 1987)．手持筋力計による測定はメイク・テスト(make test)とブレーク・テスト(break test)とに分けられる．前者では，検者が手持筋力計を固定して保持し，被験者がセンサー部分を押すことになる．後者では，被験者に一定の肢位を保持するように指示し，検者がセンサー部を測定部位に当てて押し，肢位保持ができなくなったときの力を記録する．いずれも等尺性収縮であるが，前者は求心性収縮に近く，後者は遠心性収縮に近い．そのため，後者で前者よりも大きな筋力が得られる．

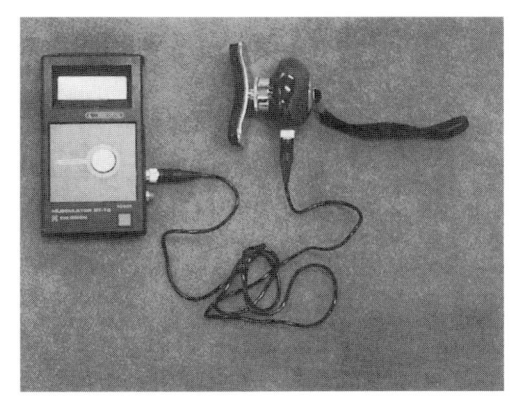

図 4-24 手持筋力計

(3) 固定式筋力計

固定式筋力計は，壁面あるいはフレームに張力計(ひずみ計)を固定して，ワイヤや滑車を介して被験者の身体部位に接続するものである．等尺性収縮の筋力を測定するものが多い．機器は大型になり，日常臨床には普及していない．図4-15Aの模式図は，その一例である．

(4) 等速性筋力計

等速性筋力計は，等速度で関節運動を行うときの筋力を測定する機器である．いろいろな製品があり，それらを用いて等尺性収縮の筋力を測定することもできる．等速性運動は求心性収縮によって行われる．一部の機器では，遠心性収縮の筋力測定にも利用できる．関節運動の角速度は可変である．いずれの機器も測定上の誤差は5〜10%である(Markhede et al. 1980；Nistor et al. 1982；McGarvey et al. 1984)．

(5) テストの標準化

筋力の評価は，何回の試行から求めるのがよいのかについては定説がない．1回の測定では，結果は不確かである．試行回数がやたらと多ければ，被験者に疲労という問題がおこる．被験者

がテストに慣れてから，3試行の平均を求める方法は検査-再検査の信頼性が高い(Mathiowetz et al. 1984).

　静的テスト法では，最大収縮の持続時間は5 sec 以内に留め，試行の間隔を30 sec 以上にする．筋力の変化を継時的に記録する場合，2週に1回のテストがよい．訓練に利用した運動とは異なる運動パターンを用いて検査を行うのがよい(Bohannon 1987a).

　特定の機器を用いた標準テスト(standard test)とされているのは，ひとつの筋について1試行を5 sec の持続的収縮として，1 min 間隔で3試行というメニューである．この場合，1日に測定できるのは4筋までとしている．

　Patterson et al. (1988)は，標準テストに対する迅速テスト(quick test)として，5 sec 間隔で2試行というメニューを立てて，比較している．被験者は女性13名(平均年齢：23.5歳)である．迅速テストでは，1回に13筋を検査し，標準テストでは5日に分けて検査を行っている．課題は，①足底屈，②肩屈曲・外転・外旋，③肩伸展・内転・肘伸展，④握力，⑤股屈曲，である．両テスト結果の比較では，迅速テストが平均4.2％だけ標準テストよりも低値となっている．しかし，テストの変動係数(CV＝16.5％)を考慮すると，4.2％は無視できる数値といえる．また，Wiles et al. (1983)が末梢神経筋疾患の患者で筋力を反復して測定した結果では，CV＝4.5-14.0％である．

　最大筋力が得られた試行は何番目かの検討では，各試行における最大筋力の出現率からみると，第1試行は35％，第2試行は31％，第3試行は34％となる．迅速テストでは，第1試行は66％，第2試行は21％，第3試行は13％である．迅速テストでは第1試行で最大値が得られる率が高い．結局，迅速テストの2試行のうち，よい成績を利用することにすれば，標準テストとの誤差は2％以下になる．Patterson et al. (1988)は，1回の検査で多くの筋を調べることができるという理由で，迅速テストを利用すべきと主張している．

(6) 筋疲労の測定

　筋疲労は，最大努力による筋収縮を反復したときの筋力低下の割合によって評価することが多い．Nicklin et al. (1987)は，肩関節90°外転位における外転筋力を手持筋力計を用いて測定している．被験者は，50～55 sec の間に各試行間の休息を約2 sec として，最大収縮を10回反復する．その結果から，次の式によって疲労指数(Fatigue Index：FI)を求める．

$$FI = (F_{1,2} - F_{9,10})/F_{1,2} \times 100\%$$

　ただし，$(F_{1,2}) = F_1 + F_2$；$(F_{9,10}) = F_9 + F_{10}$　である．

　FI＞20％を易疲労性とする．この検査における健常者のFIは6.1％である．神経筋疾患の患者では，FIは大きくなっている．調査した筋無力症患者の1/3はFIが50％以上になっていた．患者の70％が易疲労性と判定されたが，筋力低下と判定されたのは30％である．筋無力症患者では，筋力と易疲労性との間に関連性はない．

　なお，握力では，わが国の若年健常者(男女各20名)の疲労指数(FI)の平均は，男性：25.2±9.1％，女性：24.2±10.7％である．

5 反射と反応

1. 反射運動の位置づけ

　人間の生体活動は，中枢神経系によって統御されている．運動に伴って生じる生体内の環境変化も，自律神経系の自動的な調節機能によって，一定範囲に保たれている．人間は外部環境の変化にも対処している．運動行動(motor behavior)は，外界に対して働きかけて，特定の目的(end)を達成するための手段(means)であり，反射(reflex)もそのひとつとみなされる．反射は，環境の変化が動物に対しては刺激となり，不随意で自動的な応答(involuntary automatic response)を引きおこす現象である．生理学的には，反射は刺激(stimulus)と応答(response)，その中間に介在する神経機構によって説明される．動物にとっては，運動行動は何らかの意味をもっているはずであり，反射による運動にも生物学的意義が想定されている．たとえば，重力に抗して一定の姿勢を保持したり，侵害刺激から逃避するような無意識の運動も反射活動である．反射の研究は，その目的論的意味の探究，反射現象を支配する諸法則の発見，それらを成立させている神経機構の解析などを主題にして進められている．

1) 古典的反射学

　反射の概念は，17世紀にDescartesによって，光の反射現象からの類推として導入された．18世紀になり，Whyttが刺激-神経過程-筋運動の流れ，刺激強度と応答の程度との関係を報告した．19世紀はじめには，BellとMagendieによって，それぞれ脊髄の後根や前根との対応で感覚神経と運動神経が分離された．また，Hallは，脊髄が反射弓の集合体という考え方を提出している．こうして成立した反射概念を運動行動の基本単位としたのは，Sechenovである．彼は，随意運動を含めて，すべての運動は反射に還元できると仮定して，抑制や促通，統合の概念を用いた．これらの概念を実験的に発展させて，単純反射や複合反射の統合によって，運動行動の説明を試みたのがSherrington (1947)である．

　ネコを背を地面に向けて高いところから落とすと，体幹を回旋して足を地面につくようにして着地する．これには一連の立ち直り反射が関与している．まず，迷路からの立ち直り反射によって頭部を重力に対して正しく定位する．頭部と体幹の位置関係が変化したことが刺激となって，上半身から下半身へ向けて体幹の回旋がおこる（図5-1）．ここでは，ひとつの反射運動が次の反射運動の刺激となり，反射が連続して生じている．これを連鎖反射(chain reflex)と呼んでいる．

　当時は，歩行のような連続した運動も，連鎖反射によって説明されていた．歩行の神経機構に関する連鎖反射仮説では，ある筋群の収縮による求心性入力が続く筋群の活動開始への信号とな

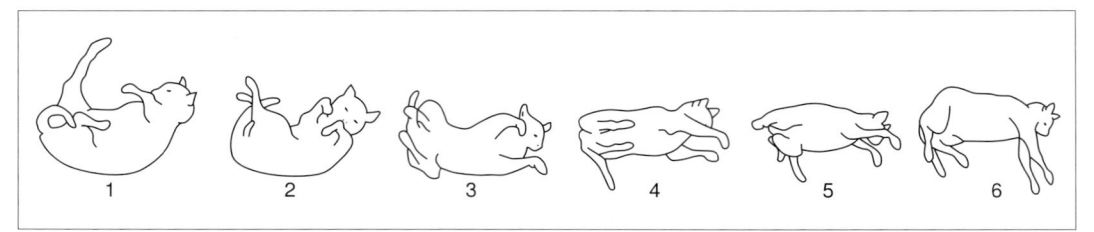

図 5-1 Marey が記録したネコの落下（連続写真）
1：落下．2：頭部の回旋．前肢は体幹に引きつけられ，後肢は伸展している．3〜5：体幹の回旋は続き，前肢は次第に伸展する．6：回旋は終る．
この身体運動には一連の立ち直り反射が関与している．

(Monnier 1970)

り，この現象が連続することによって歩行周期が完成するというモデルを用いる．たとえば，片側下肢は，立脚相において股関節がある角度まで伸展すると，それが刺激となって反射的に遊脚相へと移行する．実際にトレッドミル上に吊されたイヌが足踏み運動を行う実験では，イヌを吊り上げるほど（下肢の屈曲角度は減少する），股関節角度が運動の反転を生じる閾値（角度）になる時期は遅くなり，立脚相は延長する．しかし，その後の実験によって，下肢の求心性神経を切断しておいても同じ現象がおこることが明らかとなり，連鎖反射仮説は否定された．要素的反射およびその結合法則によって歩行運動を説明しようとした古典的反射学は，現在は成立しないモデルとなった（Grillner 1975）．

2）運動行動仮説と反射

反射の概念を用いた運動行動の研究は，要素間の法則を発見する過程でもあった．しかし，反射の概念だけでは，人間の行動に認められる自発性や多様性は説明できない．現在では運動行動の要素として，反射のほかにオシレータ（oscillator；反復運動を生みだすようなニューロン回路），自動制御機構（servo-mechanism；フィードバックによる制御を行うニューロン回路）などが導入されている（Gallistel 1980）．

随意運動は，中枢神経系の内部で産出される運動プログラム（motor program）を含んだ運動指令（motor command）によって実行される．運動プログラムとは，それ以下には分割できない単位であり，反射と同じような構成概念である．反射は，運動プログラムとともに，運動行動に必要な要素になっている．ある反射は，いろいろな運動プログラムに支配され，促通や抑制を受ける．それによって，生物学的な目的を果たしていると仮定する．上位中枢は，必要とされる反射路の強化あるいは促通を行い，そこに外部から刺激が加わると，ある種の運動パターンが現れる．反射路に抑制が加われば，その反射運動は現れない．反射路の促通や抑制は，いろいろな感覚入力を介しておこることもある．

脊髄反射弓を通じて，感覚入力は運動ニューロンに情報を伝え，興奮あるいは抑制をもたらす．これが脊髄反射であり，感覚入力に対応した機械的な応答パターンが定まっている．ただし，このような局在性反射でも，ほかの感覚入力の情報によって応答パターンに変化が生じる．片側下肢に刺激を加えると，対側下肢に交叉反射がおこる．その運動パターンは，刺激が加えられたと

きに応答肢が伸展位であれば屈曲運動になり，屈曲位であれば伸展運動となる．この現象は反射逆転（reflex reversal）と呼ばれている（Magnus 1924）．動物の歩行中に下肢を刺激すると，遊脚相には屈曲運動が強くなる．立脚相には伸展運動がおこることもある．反射逆転は，肢位だけでなく，運動の相にも依存する現象である．反射逆転に関与する神経機構は確立していないが，オシレータによって，歩行周期に一致して反射路の切り換えが行われると想定されている（Grillner 1975 ; Shik et al. 1976）．

反射の運動パターンは，末梢刺激だけでなく，中枢からの指令の影響も受けている．さらに上位中枢では，一連の運動パターンが決定され，動作を形成する．それよりも上位（高次）の中枢では，行為の選択がされている．このような運動出力系の階層構造に対応して，感覚入力も知覚から認知へと処理されて有意味になる（**表5-1**）．

随意運動として実行される運動出力は，反射のように身体局所に限定されず，いろいろな身体部位に現れる．社会文化的な意味，解釈を含めて知覚として上位中枢へ入力される情報は，直接的に運動出力と結びつくのではなく，下位中枢に対して一定の方向性をもたせるような促通や抑制を加えるのに役立っている．

モデルとして想定すれば，中枢は格子階層構造（**図5-2**）をなしている（Powell et al. 1978 ; Gallistel 1980）．上位中枢が行為を決定すれば，それに従って運動プラン（motor plan）が立てられ，運動がプログラミングされる．この過程で，上位中枢はいくつかの運動パターンに促通効果を及ぼし，運動プログラムとして選択された運動パターンは下位レベルにおいて刺激に応じた形で筋活動の選択を行う．この仮説を反射・階層モデルという．

このようなモデルは，生理学や神経学の概念とどのように対応しているのだろうか．

生理学実験において，後脳動物は，全身運動の統合（姿勢反射など）は可能であるが，目的動作を実行することはない．中脳動物であれば，刺激が加わると歩行運動をおこす．さらに視床動物になれば，目的動作が現れる．解剖学的な上位中枢が残存している動物ほど，運動は複雑になり，有機体として統合された運動機能を示し，生物学的目的論と整合性のある運動行動をみせる．

神経学では，Jacksonの仮説に対応する（Taylor 1958）．19世紀後半，Jacksonは進化論の影響を受けて，中枢神経系の系統発生や個体発生が進化の過程を示していることを前提にして，中枢神経系に3段階の階層を想定した．下位から上位へ向かって，機能は全般的から特殊化へ，構造は単純から複雑へと変化する．下位レベルは身体部位に対応して，その機能は全般的で

表5-1 入力および出力レベルの対応

入力様式	レベル	出力様式
認知（社会文化的） 知覚（心理学）	Ⅵ 行為 Ⅴ 動作 Ⅳ 運動	多様・全般的
感覚（物理的）	Ⅲ 反射 Ⅱ 筋 Ⅰ 運動単位	特殊・局所的

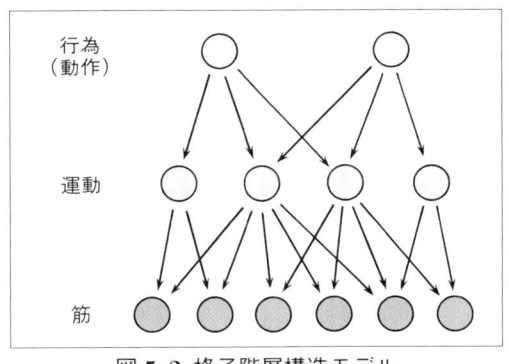

図5-2 格子階層構造モデル

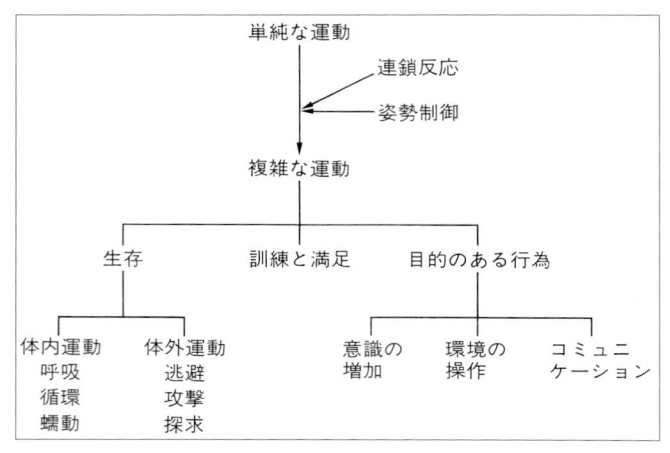

```
                単純な運動
                    ↓ ← 連鎖反応
                    ← 姿勢制御
                複雑な運動
        ┌───────────┼───────────┐
       生存      訓練と満足   目的のある行為
      ┌──┴──┐              ┌────┼────┐
   体内運動 体外運動       意識の  環境の  コミュニ
    呼吸   逃避          増加    操作   ケーション
    循環   攻撃
    蠕動   探求
```

図 **5-3** 身体運動の生物学的目的
(Holt 1975)

ある．上位レベルは全身に対応して，その機能は特殊化している．機能も下位から上位へ向かって，①組織化（きわめて密な連携を保ち，固定したもの．古典的反射の概念など）から非組織化へ，②単純から複雑へ，③自動的から非自動的（随意的）へ，と変化する．

随意運動の発達は，現象的には複雑な反射や反応の出現につれて生じる．しかし，いろいろな反射や反応の継時的変化および随意運動の多様化が中枢神経系の同じ機構の成熟によっておこるのか，複数の機構の並行する成熟過程によるのかは，明らかになっていない．人間は胎生期に運動を始めるが，出生時に観察される四肢の運動は左右対称で無目的の屈伸運動であり，反射運動が大部分である．その後，次第に重力に抗して姿勢を保持する抗重力機構やバランスを保つための反射機能が働くようになる．さらに，複雑な運動に必要な一連の反射運動（連鎖反射）も現れる．これらの反射や反応に伴う運動の感覚によって，乳幼児は自己の身体の動きを意識して，感覚-運動統合や知的機能の形成がなされる．図5-3に，単純な反射から複雑な目的運動への変化は，人間にとってどのような意味があるのかを掲げておく．これはひとつの仮説であり，このような反射の変化から運動発達を論ずることもある（Bobath 1966；Milani et al. 1967a,b；Holt 1975）．

行為（praxis）は目的を達成するという点で，ほかの身体運動とは区別される．系統発生的に行為の基礎にある精神活動は感応的（pathic），図像的（iconic），概念的（conceptual，新生的；neotic）に分けられる（Monnier et al. 1983）．感応的レベルは魚類や両棲類にもあって，快や不快のような感情，喜怒哀楽のような情動であり，生殖や摂食，攻撃，防御などの行動をおこす．生理学的には，間脳レベルで統合されている機能である．図像的レベルは哺乳類で発達して，感覚系と感覚情報の統合に必要な皮質の複雑化を伴っている．記憶の機能も関係して，行動（行為）の結果を予測したオペラント学習も可能になる．概念的レベルは人間において発達し，行動（行為）は言語活動によって制御されるようになる．このような系統発生によるモデルは，人間の知的発達とも対比される．乳幼児の行動は，反射活動が主である感覚運動段階から具体的操作，論理・形式的段階へと進む（Piaget et al. 1966）．

3) 陽性徴候と陰性徴候

　臨床神経学では，反射の異常を診断のための徴候として重視する．他方，反射の異常が運動の機能障害，動作の能力低下あるいは機能的制限とどのような関係にあるのかは，リハビリテーション医学の主要な関心事である．神経学的徴候としては，神経系の病変部位との対応が重視され，病的反射のような特殊な現象を取り上げる．リハビリテーション医学では，姿勢バランスの保持能力の低下のように，正常な反射や反応の欠損が問題になる．

　神経徴候 (neurological sign) は，陽性徴候 (positive sign) と陰性徴候 (negative sign) とに分けられる．前者は健常者では観察されない現象の出現であり，後者は健常者で観察される現象の消失である．アキレス腱反射の亢進は前者，減弱は後者に該当する．陰性徴候は，病変部位の機能障害によって生じると想定されている．陽性徴候は，上位中枢に病変がある場合，病変を免れた部位（下位中枢など）の活動が上位中枢による抑制から解放されて強くなったものであり，その出現は解放現象 (release phenomenon) と呼ばれている．

　反射や反応を構成する要素を正常と異常に分けると，健康は正常要素だけで成り立ち，病的状態は正常要素と異常要素との組合せに従って3通りになる（**表5-2**）．

　脳卒中片麻痺では，陰性徴候は運動麻痺によって代表される．筋緊張や腱反射の亢進，異常姿勢（ウェル

表5-2 病的状態における正常要素と異常要素の組合せ

システム＼要素	正常	異常
健常	＋	－
病的	＋	＋
	－	＋
	－	－

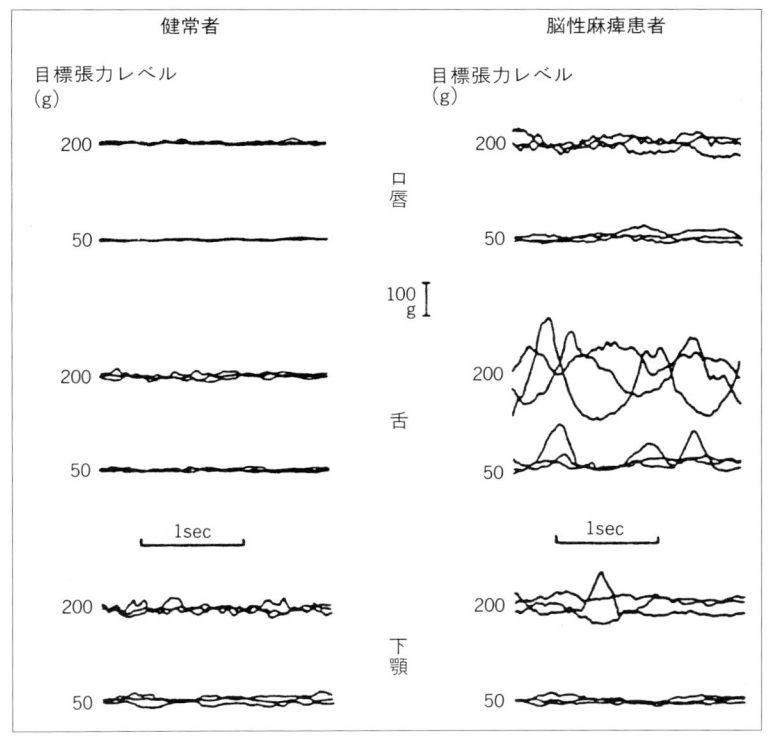

図5-4 口唇，舌および下顎で一定の力を維持する課題の記録

　健常者と脳性麻痺患者が口唇，舌および下顎による等尺性筋張力を一定に保つように指示されている．課題は50gおよび200gの張力レベルを維持することである．脳性麻痺患者は，筋張力を一定に保持するのが困難である．

(Barlow et al. 1984)

ニッケ・マン姿勢, Wernicke-Mann posture)などは陽性徴候である. これらの臨床所見から, 病変部位は皮質脊髄路とその近傍であると推定する.

筋緊張亢進の程度は, 随意運動機能の障害あるいは動作能力低下と直接には関係していない (Landau 1974 ; Sahrman et al. 1977). 筋弛緩薬による治療でも, 筋緊張は低下するが, 運動機能の向上は生じない(McLellan 1977). 脳卒中片麻痺患者の歩行速度は, 麻痺側の等速性膝伸展トルクと相関があるが, 膝蓋腱反射亢進の程度とは相関がない(Nakamura et al. 1985a). 痙直型脳性麻痺患者の構音障害と筋緊張異常との間にも連関はない(Neilson et al. 1981). Barlow et al. (1984)は, 健常者および痙直型脳性麻痺患者を対象として, 口唇や舌, 下顎の力をいろいろなレベルに保持する課題を用いて, 筋張力の変動を測定している. その結果, 脳性麻痺患者では, 舌の力を一定に保つ機能の障害が著しいと報告している(図5-4). 筋紡錘は口唇になく, 舌にはわずかにあり, 咬筋には多い. 痙性麻痺患者では, 少なくとも脳神経支配領域における運動機能障害は, 筋紡錘の有無には関連していない.

これらのデータから中枢神経疾患においても, 患者の筋力制御の能力を測定すること, すなわち陰性徴候を分析することが, 運動障害の客観的評価の有力な手段となることは明らかである.

2. 安静時の筋活動

安静時には, 運動ニューロンの発射は停止している. しかし, 筋に対して急速な他動的伸展が加わると, 反射的な筋活動がおこりうる(Stolov 1966). 人間が完全に心身を弛緩した状態になれば, 筋活動もなくなる. 安静時の弛緩した状態で観察される筋活動は, 臨床的には筋不均衡 (muscle imbalance)あるいは異常姿勢(abnormal posture)に伴う現象である.

健常者は, あまり筋緊張を高めることもなく, いろいろな姿勢あるいは肢位をとることができる. 神経質な人は, 安静時にも完全な筋弛緩が得にくいばかりでなく, ごく限られた姿勢や肢位においてだけ, 筋を弛緩させることができる(Basmajian 1974).

新生児には, およそ生後3か月まで, 50〜100μV, 0.5〜1.0 msec, 1〜10 Hzの筋放電がある(preinnervation potential). これは下位運動ニューロンとは関係がなく, 自然に消失する. ただし, 脳障害や代謝異常があると残存する(Eng 1976).

3. 筋緊張異常と姿勢

1) 筋緊張異常の種々相

筋緊張(muscle tone)という用語は, 1838年にMüllerによって導入され, 安静時の筋収縮状態を意味するものであった. 1866年, Vulpianがこれを永続的筋緊張のすべての状態を指し示す言葉として用いてから, その使用法が定着するようになった(Adams 1973). しかし, この用法では漠然とした概念であり, 臨床においては, ①安静時, ②姿勢時(体位と構え), ③運動時, に分けて筋緊張を扱っている(平山 1971).

筋緊張亢進は, 筋の他動的伸展に対する抵抗の増加である. 腹膜炎のさいの腹筋の緊張亢進, 関節炎のさいの反射性筋攣縮(reflex muscle spasm)は仮性筋緊張亢進(false hypertonia)と呼ば

表 5-3 錐体路(皮質脊髄路)徴候と錐体外路徴候の鑑別

	皮質脊髄路	錐体外路系
筋緊張異常の特徴	折りたたみナイフ現象	全域にわたってほぼ一定(強剛) あるいは歯車現象 小脳障害では筋緊張低下
筋緊張亢進の分布	上肢の屈筋群 下肢の伸筋群	四肢の屈筋群(優勢)と伸筋群 体幹の屈筋群
伸び反応および縮まり反応	あり	なし
不随意運動	なし	振戦,舞踏運動,アテトーゼ,ジストニー
腱反射	亢進	正常,あるいはわずかに亢進
バビンスキー徴候	あり	なし
随意運動の麻痺	あり	なし,あるいはわずかにあり

(Adams et al. 1985)

れ,中枢神経障害によるものとは区別されている(Nöel 1973).統合失調症(schizophrenia)の患者などにおこるカタレプシー*あるいは認知症の状態では,患者は不自然な姿勢(構え)のままで動こうともせず,他動的に動かそうとすると抵抗することがある.これをパラトニア(paratonia)という.これらの患者には,安静臥位では筋緊張亢進がない.

筋緊張低下は筋の外見,構えの変化,触診によって感じる柔らかさ,他動運動時の関節過伸展などによって判定される.他動的に四肢を振ると,遠位部の動きの振幅は大きくなる.小脳障害,脊髄損傷および脳卒中の急性期,脊髄癆,末梢神経障害などの患者で観察される.

中枢神経障害による筋緊張亢進は,錐体路障害と錐体外路系の障害との対比から,痙縮(spasticity)と強剛(rigidity)とに分けられている(表5-3).

痙縮は錐体路障害のある患者で観察され,筋は完全に弛緩した状態にもなりうる.四肢の他動運動あるいは自動運動に伴って,筋緊張は亢進する.筋緊張の程度は,筋が伸展される速さに比例する.しかし,筋が過度に伸展された場合,急に筋緊張が低下することがある(折りたたみナイフ現象,clasp-knife phenomenon).

強剛は錐体外路系疾患の患者におこる.筋の他動的伸展に対して一定の抵抗を示し,その程度は筋伸展の速さに依存しない.パーキンソン病(Parkinson disease)では,検者はがくがくと歯車を回すように感じる(歯車現象,cogwheel phenomenon).強剛は,患者が安静時にとっている姿勢から,他動的に四肢を動かせば,直ちに感じられる.

姿勢保持のための筋緊張は,姿勢緊張(postural tone)とも呼ばれる.痙縮や強剛は,全身の筋緊張分布の不均衡をもたらし,特異な異常姿勢をもたらす.Denny-Brown (1966)は,姿勢緊張の異常をジストニー(dystonia)と呼び,異常姿勢そのものを重視している.脳卒中後の片麻痺患者は,上肢屈曲と下肢伸展の姿勢(構え)になる.これを片麻痺性ジストニー(hemiplegic dystonia)という.脊髄損傷患者では,軽度障害であれば下肢は伸展位,重度障害になると屈曲

---

*強硬症,catalepsy;他動的に与えられた姿勢を長時間にわたって保持している状態.

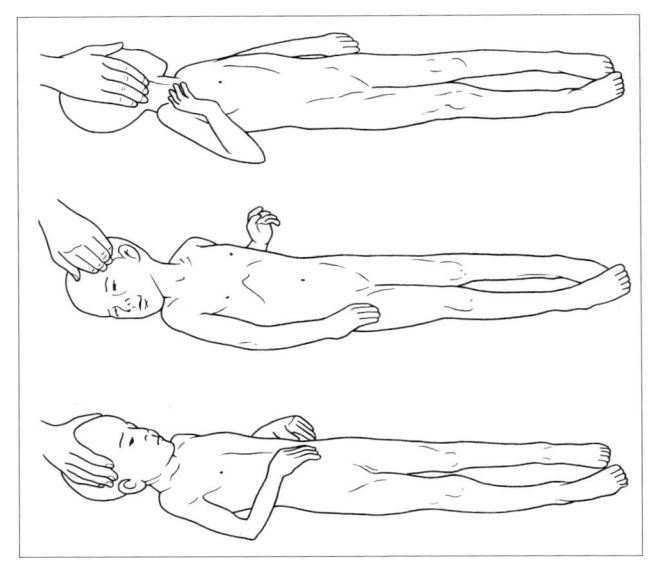

図 5-5 除皮質患者(高位除脳の状態)
頸部の回旋によって，非対称性緊張性頸反射による姿勢の変化が生じる．頸部回旋時，顔面側の上肢伸展，後頭側の上肢屈曲がおこる．

(Fulton 1949，一部改変)

位になりやすい．前者では，痙性麻痺の特徴である伸張反射の亢進が主な原因である．後者では，屈筋反射の亢進が原因となっている．とくに，褥瘡や慢性膀胱炎などがあると，屈筋反射の亢進が著しくなる．錐体外路系疾患の患者では，屈曲姿勢となることが多い．その原因のひとつとして，パーキンソン病では屈筋反射の慣化(habituation)がおこりにくいことが指摘されている(Shahani et al. 1971)．Denny-Brown(1966)は，姿勢制御に必要な立ち直り反射，迷路性反射の障害を指摘している．特殊な姿勢として，重度脳障害に認められる除脳硬縮(decerebrate rigidity)がある．頸部は伸展位，上肢は伸展・回内位，下肢は伸展位になる(図5-5)．この場合，筋には痙縮がある．動物実験において観察されている除脳固縮は，人間の痙縮に該当するという説もある(Brodal 1969)．

臨床生理学的に筋緊張亢進を扱う場合，疾患別にして単に痙縮や強剛とすべきではなく，以下の区分を利用する(Nöel 1973)．

①大脳皮質と周辺の血管病変，腫瘍や外傷はほかの部分にも問題を生ずることがあるため，除外する
②錐体外路性およびパーキンソン病の強剛
③完全脊髄損傷では，(ⅰ)脊髄ショック，(ⅱ)腱反射，屈筋(逃避)反射の回復，(ⅲ)慢性期の強剛，に区分をする
④不完全脊髄損傷では，筋緊張亢進は多様であり，ひとつの群としては扱えない
⑤多発性硬化症，変性疾患も病巣が散在し，多発するため，ひとつの群として扱わない

2) 筋の他動的伸展──定性的分析
(1) 振子性(懸振性)

痙縮の診断を目的として，下肢の振子運動を利用する検査方法は，Wartenberg(1951)によって報告されている．患者は，下腿が自由に動くようにして，テーブルの端に座る．検者は両下腿

を水平に保持した上で患者に力を抜くように指示し，両下腿を同時に放す．両下腿の落下でおこる自由振子運動を観察する（振子性，pendulousness）．判定基準には，下腿の振れている時間，振子運動の回数および滑らかさが取り上げられ，定性的な判断がなされる．これを定量化するため，サイクログラフ（Boczko et al. 1958）や電気角度計（Bajd et al. 1984）が利用されている．健常者の下腿の振れは 6〜7 回であるが，痙性麻痺患者では回数が少ない（Wartenberg 1951；Boczko et al. 1958）．下腿の1回目と2回目の振れの振幅比（R_1）を求めることもある（図5-6）．R_1 は，健常者では 5 よりも大きく，痙性麻痺患者では平均 2.6 である．そのほかの変数も定量的分析を目的にして扱われているが，結論は得られていない（Bajd et al. 1984）．

（2）表面筋電図

痙縮や強剛は，筋の他動的伸展時に抵抗として感じられるが，筋活動電位の増加として半定量的に分析することもできる（Shimazu et al. 1962）．これは関節運動に関与する筋群の異常やその身体分布を知るためには，簡便な手段となっている．ただし，関節の運動に関係するすべての筋の異

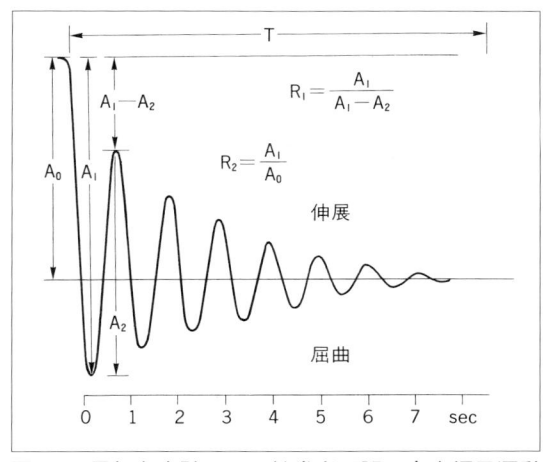

図 5-6 電気角度計による健常者下腿の自由振子運動の記録
（Bajd et al. 1984，一部改変）

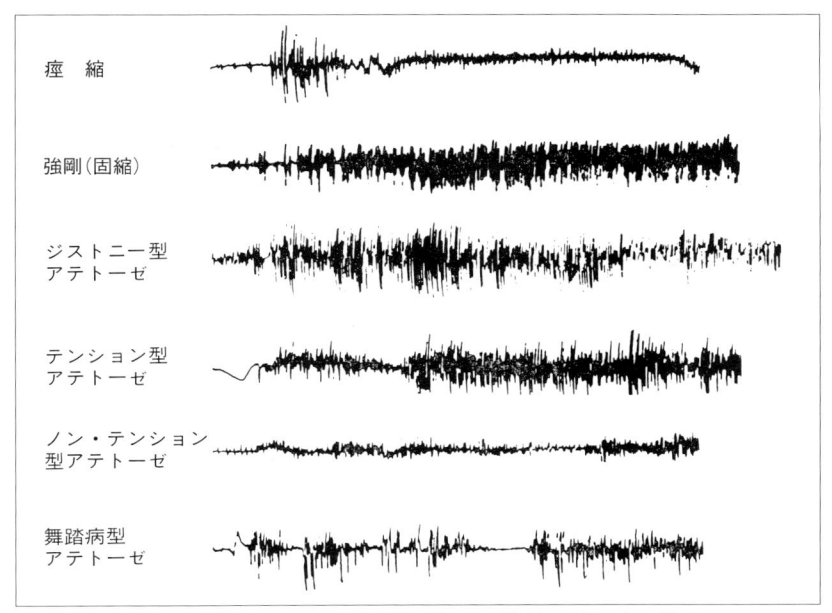

図 5-7 脳性麻痺の各型における他動的筋伸展時の表面筋電図
（Narabayashi et al. 1972，一部改変）

常が分析できるわけではない．

　筋の他動的伸展に対する応答の表面筋電図によって，脳性麻痺は神経生理学的に6型に分類されている（**図5-7**）．

　①痙縮：強剛が混在しているが，明らかな痙縮が存在する．
　②強剛：パーキンソン病で観察されるような比較的均一，筋活動の動揺が少ない強剛．強剛に覆われた痙縮があることも多い．
　③ジストニー型アテトーゼ：重度の強剛が四肢よりも体幹に著しく，筋活動の動揺が少ないアテトーゼを呈する．
　④テンション型アテトーゼ：③よりも筋活動の動揺の度合いが高く，強剛の程度も強い．いろいろな感覚刺激や情動的緊張によって増悪し，筋活動が高まる．
　⑤ノンテンション型アテトーゼ：③，④に類似しているが，程度は軽い．感覚刺激や情動変化による筋活動の動揺や増悪は少ない．
　⑥舞踏病型アテトーゼ：アテトーゼのうちでも特異的に筋活動の動揺が激しく，舞踏病様運動に類似する．筋活動亢進の持続時間は短い．

　脳性麻痺の筋緊張異常は，筋緊張低下の相を除いて，これら6型のいずれかに分類される．基本的には錐体外路性筋緊張亢進があり，痙縮との混合の割合および筋活動の動揺の多少が区分の基準になっている(Narabayashi et al. 1972)．

3）筋の他動的伸展——定量的分析

　筋緊張異常の生理学的機構を検討するため，筋の他動的伸展に対する応答を定量化する手法が用いられている．正常関節可動域の範囲で，他動的に関節に屈伸運動を加え，発生する張力（トルク）や筋活動電位を測定する．他動運動の速さや頻度，運動域，振幅を入力の変数とする．低振幅，高頻度の刺激として，機械的振動を腱や筋腹に加える方法もある．

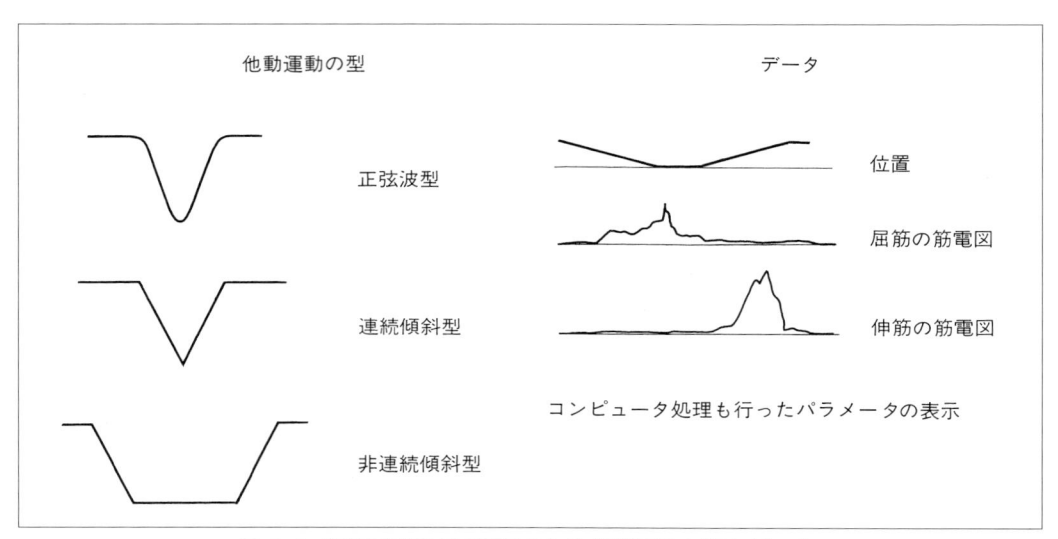

図 5-8　伸張反射測定に利用される他動運動の型とデータ

(Norton et al. 1974)

基礎的研究では，伸張反射の定量化は測定条件との対応のもとに検討される．そのほかに，被験者あるいは患者の状態もできるだけ一定に保つ必要がある．たとえば，パーキンソン病患者の強剛は，筋の他動的伸展にさいして，対側肢の随意運動を負荷すると，著しく増強されてしまう（Matsumoto et al. 1963）．

図5-8は，よく利用される他動運動の型であり，データとしては関節角度，トルク，筋電図などの出力変数の時間的変化を取り上げる．

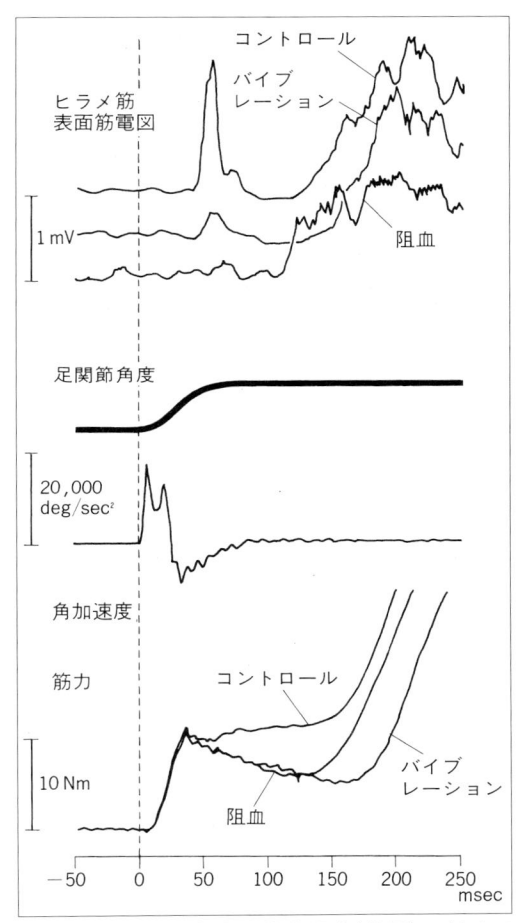

図 5-9 足関節の急速な他動運動（背屈）に対する
　　　応答（下腿三頭筋の筋電図と足関節底屈
　　　トルク）

コントロール，阻血，バイブレーション（振動刺激）を加えたときの記録である．足関節を他動的に 6.9° 背屈し，下腿三頭筋を伸展する．加速度はコントロール条件における記録である．
筋力は，はじめは3条件とも同じであり，阻血やバイブレーションによる反射抑制の影響を受けていない．それ以降の力は，反射による筋活動レベルに依存する．
　　　　　　　　（Allum et al. 1982，一部改変）

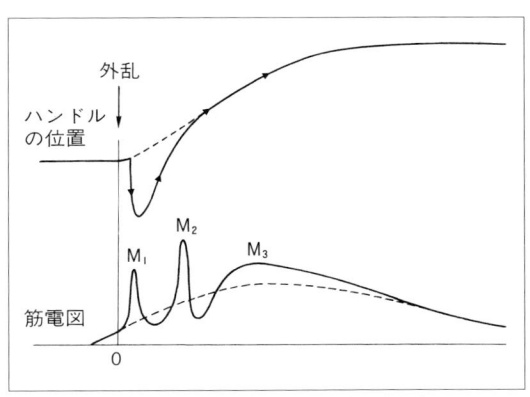

図 5-10 皮質経由の反射（模式図）

肘関節の屈曲運動でハンドルを操作して標的へ向かうバリスティック運動である．上はハンドルの位置，下は筋電図である．点線は外乱がないコントロール条件における試行，実線は運動開始後に外乱が加わったときの試行である．外乱によってハンドルの位置は一時的にずれるが，直ちにコントロールの位置に戻っている．それに対応して，筋電図にはM_1, M_2, M_3と名づけられた3相性活動がおこっている．

　　　　　　　　　　　（松波　1984，一部改変）

筋の急速な伸展によって生ずる張力の変化は，筋の阻血あるいは筋に機械的振動を加えることでおこる変化を通して，筋の物理的性質である筋硬度(muscle stiffness)によるものと反射性収縮による張力とに分けることができる(図5-9).

(1) 長潜時反射

被験者が一定負荷の条件下で肢位を保持しているとき，随意的に持続収縮している筋を突然に伸展すると，筋電図には潜時が異なる3種類の応答が現れる．また，四肢がある標的へ向かってバリスティック運動を行うとき，途中で外部抵抗が変化しなければ，運動軌跡は滑らかである．運動中に急に抵抗が増す(外乱)と運動軌跡は一瞬乱れるが，直ちに元に戻って標的に達する．このときにも，3種類の群発放電があり，それぞれM_1, M_2, M_3と命名されている(図5-10).

M_1は単シナプス反射，M_2は多シナプス反射であり，長経路反射(long-loop reflex)あるいは皮質経由反射(transcortical reflex)，M_3は運動感覚によって誘発された随意的応答(kinesthetically triggered voluntary response)あるいは機能的伸張反射(functional stretch reflex)と呼ばれている．機能面では，① M_1とM_3を体節性および皮質性サーボ機構とする反射の考え方，②M_3は意図的運動のプログラムが外部刺激によって誘発されたものとする説，がある(Chan et al. 1982)．M_2については，生理学的機構や運動行動上の意味が明らかになっていない(松波 1984)．

観察した筋によっても応答パターンの相違がある(Kearney et al. 1982)．健常者が一定張力で足関節の等尺性底屈あるいは背屈を行っているとき，他動的に背屈あるいは底屈(2～14 rad/sec)を加えると，下腿三頭筋や前脛骨筋から応答が得られる(図5-11)．他動的背屈運動によっておこる下腿三頭筋の筋電図応答は潜時が35～40 msec，持続時間は40～50 msecであり，単シナプス反射によると推定されている．他方，底屈に対する前脛骨筋の応答は2相性である．

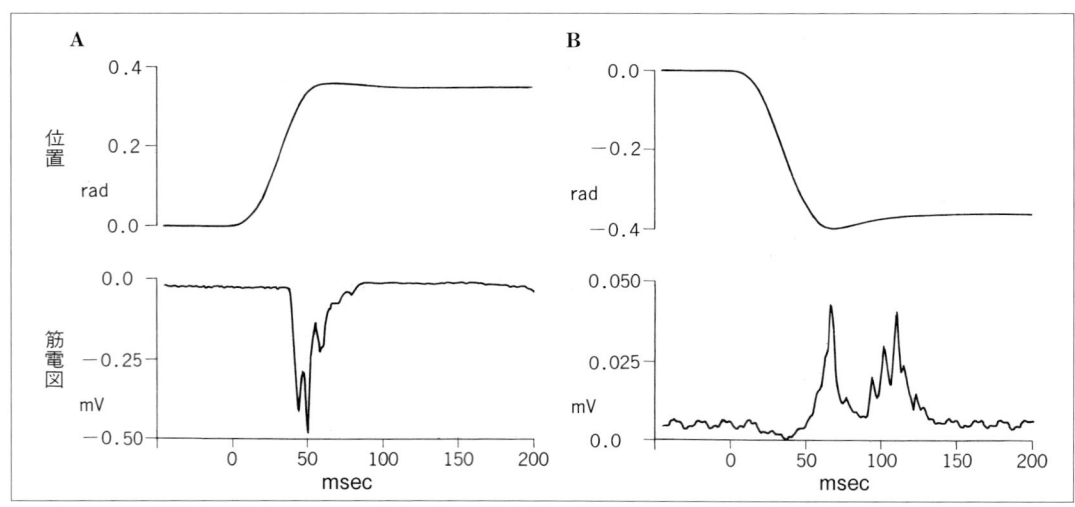

図5-11 足関節の屈筋あるいは伸筋が等尺性収縮を行っているときの他動的筋伸展に対する応答
A：下腿三頭筋．
B：前脛骨筋．
　背屈は(＋)，底屈は(－)によって表示され，整流筋電図はその筋による力の方向(背屈は(＋)，底屈は(－))によって表示されている．前脛骨筋では2相性の応答が得られている．

(Kearney et al. 1982)

第1は潜時40 msec, 持続時間30 msec の単シナプス反射であり, 第2は潜時75 msec, 持続時間40 msec の多シナプス反射である(Kearney et al. 1982). 被験者が他動運動に対して抵抗すれば, 第3の応答として潜時120 msec の機能的伸張反射も現れる(Chan et al. 1981). これらの反射は, 下腿三頭筋では容易に誘発される. 前脛骨筋では, ある程度の筋緊張が加わっている条件でないと出現せず, 反射の閾値が高い. 筋を伸展する速さを高めると, 単シナプス反射は増強されるが, 多シナプス反射は減弱するという特徴もある. そのほかに, 相反性抑制の度合い, 前もっておこっている持続性筋収縮による反射促通の程度などには両筋の間に差がある. これらは反射機構の相違を反映している.

いろいろな上位運動ニューロン疾患患者において, 足関節の他動的背屈によって誘発される下腿三頭筋の筋電図応答の分析では, アキレス腱反射の臨床評価は筋電図による短潜時反射の大きさによく一致する. 他方, 他動的伸展によって評価される筋緊張の程度は短潜時反射の大きさだけでなく, 長潜時反射の大きさと持続時間とも関連している. これらの生理学的分析から, 臨床における痙縮の出現には複数の生理学的機構が関与すると想定されている(Berardelli et al. 1983).

(2) 刺激条件と単シナプス反射——痙縮の諸相

Burke et al. (1971a, b)は, 脳損傷あるいは脊髄損傷による痙性麻痺患者の膝関節に速度を変えて他動的屈伸運動を加え, 大腿四頭筋とハムストリングの応答を分析している(図5-12). 他動的な筋の伸展速度が高くなるほど, 反射応答の筋電図振幅は大きくなる. 他動運動の速度と筋電図積分値との間に直線相関があることを利用して, 筋の他動的伸展速度に対する伸張反射の閾値を求めることができる. 操作時の筋長も伸張反射の程度に影響する. 大腿四頭筋では, 筋が伸

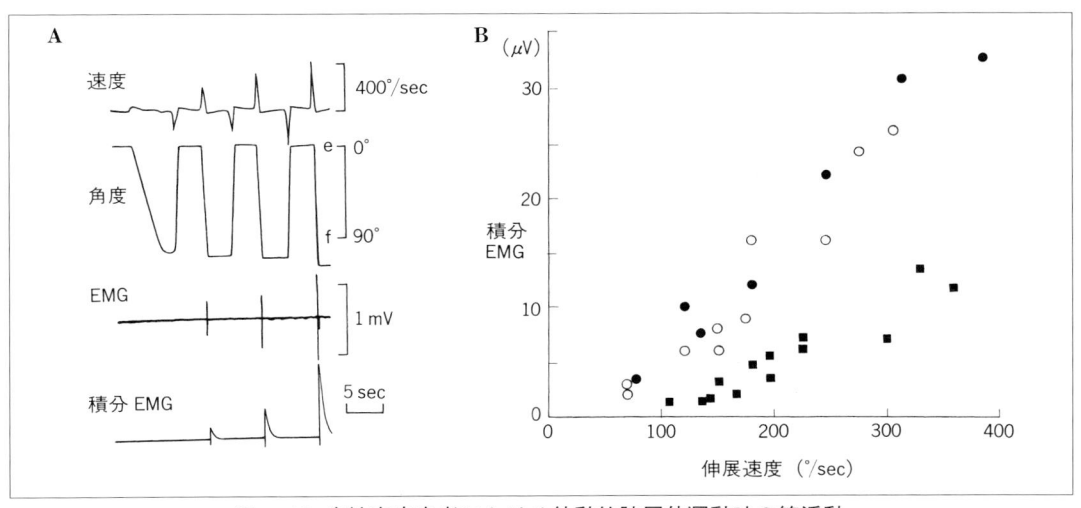

図 5-12 痙性麻痺患者における他動的膝屈伸運動時の筋活動
A：大腿四頭筋の伸張反射に対する筋伸展速度の影響を示す. 伸展速度が速くなると, 筋電図振幅は大きくなる. 他動運動の停止によって筋活動も消失する. 膝伸展位に他動的に保持したとき筋活動はない.
B：ハムストリングの筋伸展速度と筋活動量(積分 EMG)との関係を示す. 患者3名の記録である. 閾値以上の伸展速度では, 筋伸展速度と筋活動量との間に直線相関がある.

(Burke et al. 1971a)

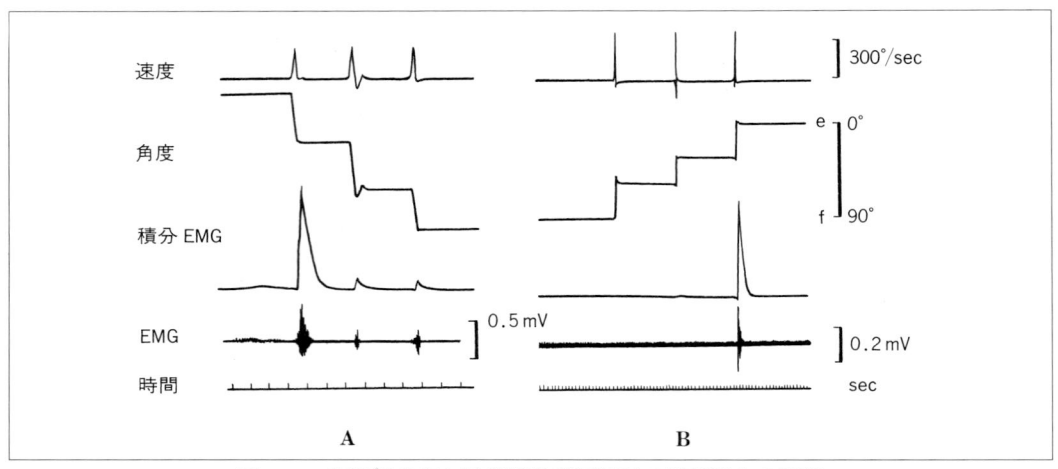

図 5-13 膝関節角度と膝関節他動運動時の筋活動との関係
A：大腿四頭筋の反射応答（筋活動量）は，筋の他動的伸展がおこるときの筋長が長くなる（膝関節が屈曲する）と，減少する．筋の他動的伸展（角度の下方への変化）は同じ距離で，3回行われている．筋の反射応答は第1回が大きく，次第に小さくなっている．
B：ハムストリングの反射応答は，筋長が長くなる（膝関節が伸展する）と，増大する．膝伸展位の近くで加えられた最後の筋の伸展で反射性の筋活動が生じている．

(Burke et al. 1971a)

展された位置で刺激が加えられると応答は弱い．ハムストリングスでは，逆の現象が観察されている（図5-13）．筋長の相違による反射応答の変化は，筋紡錘二次終末の関与によって説明されている（Robinson et al. 1982）．

上腕二頭筋と上腕三頭筋では，どちらの筋も伸展位になると，反射応答は増強される（Ashby et al. 1971）．

痙縮の要因として，以前は筋紡錘一次終末の機能亢進が想定されていた．しかし，理論的には反射中枢におけるシナプス興奮性の変化および筋紡錘の感度の変化が関係しているはずである．現在では，運動ニューロンに対する興奮性入力の増加が有力な要因とされ，痙縮は生理学的には単一の状態ではなくなった．脊髄損傷後のH波の継時的変化を追跡したLittle et al. (1985)の報告でも，反射亢進は脊髄におけるシナプス興奮の増強によることを示唆している．

Myklebust et al. (1982)は，健常成人，脳性麻痺児および脊髄損傷患者を対象にして，足関節の他動運動に対するヒラメ筋と前脛骨筋の応答を分析している（図5-14）．成人期に生じた痙性麻痺では，ヒラメ筋と前脛骨筋との間に相反性抑制（reciprocal inhibition）があるが，出生時損傷の脳性麻痺では刺激に対して両筋が応答してしまう（相反性興奮，reciprocal excitation）．このデータは，脳性麻痺児の脊髄におけるニューロン結合に異常発達が生じていることを想定させる．痙縮の出現には，上位中枢障害による運動ニューロンの過剰な興奮および抑制の欠損が関係しているが，これに体節性の異常も生じていることになる．

足関節に他動的屈伸運動を反復して加えた場合の応答は，痙縮がある患者では定常的であり，伸張反射の亢進が明らかである（図5-15）．健常者では，他動運動のはじめのうちは反射応答がない．しかし，他動運動を反復していると，次第に反射応答が出現してくる（図5-16）．足間代

3. 筋緊張異常と姿勢　137

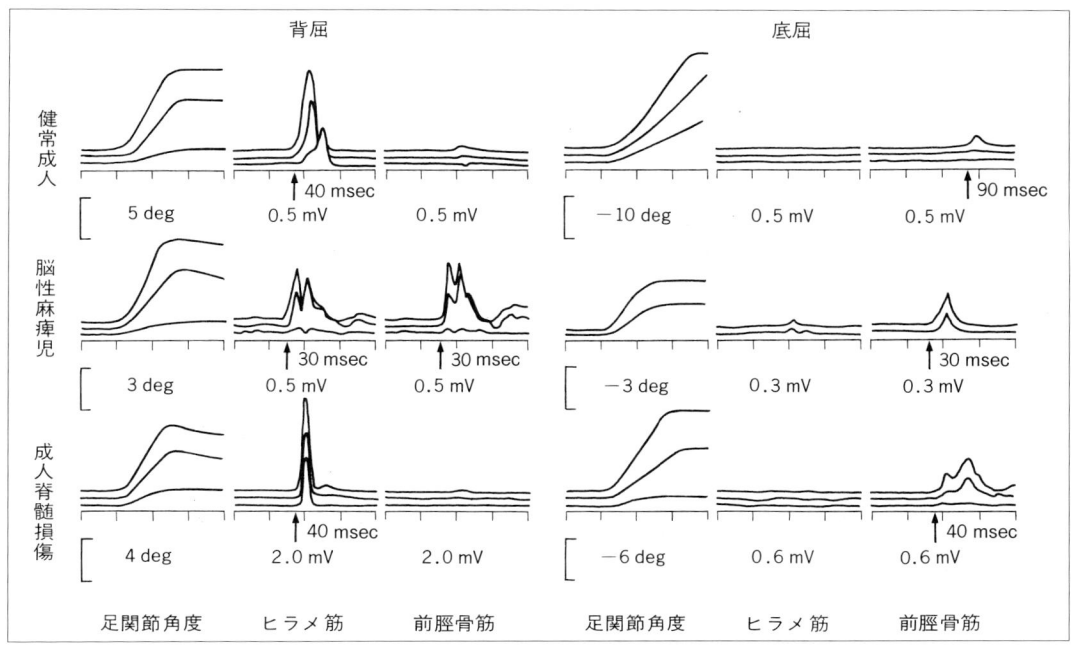

図 5-14 急速な足関節の他動的回旋運動に対するヒラメ筋および前脛骨筋の応答
被験者は弛緩した状態にある．各記録は10回の応答の加算平均である．3種類のトルクで検査を行っている（本文参照）．

(Myklebust et al. 1982)

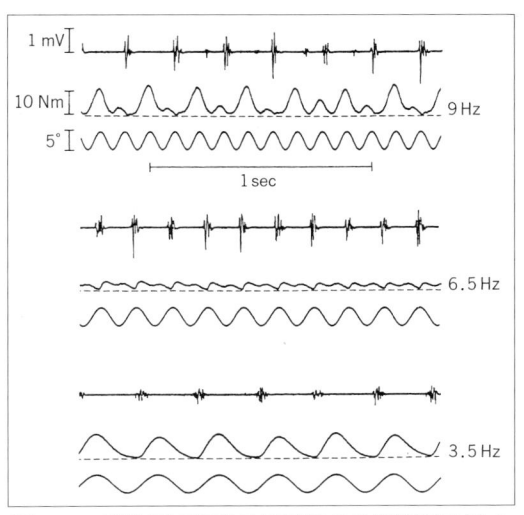

図 5-15 痙性麻痺患者の足関節の他動運動に対するヒラメ筋の応答
反復運動の頻度は3種類である．記録は上からヒラメ筋の筋電図，足関節を動かすのに要する力（破線は力なしの状態），足関節角度（上向きが背屈）．反復運動の頻度が高まると反射応答の振幅は不規則になっている．

(Rack et al. 1984)

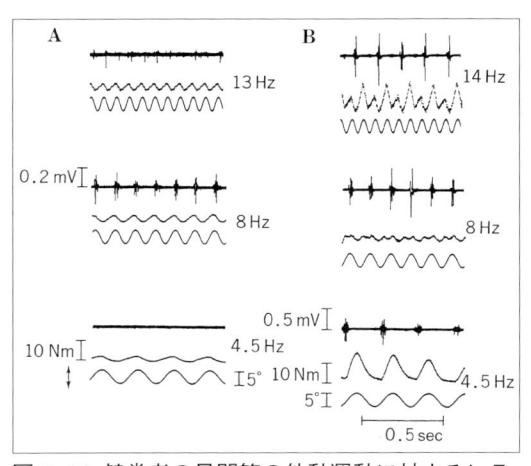

図 5-16 健常者の足関節の他動運動に対するヒラメ筋の応答
記録は図 5-15と同じである．Aは反復運動初期の記録である．8 Hz の反復運動では，ヒラメ筋に周期に一致した筋活動がおこっている．Bは30分後の記録であり，4.5 Hz の反復運動でも，筋活動が現れている．

(Rack et al. 1984, 一部改変)

(ankle clonus)の頻度に一致している 3～7 Hz の反復運動を加えると，健常者でも患者でも，他動運動と同期した反射応答が得られる．頻度は，足に重りを負荷することによって変化する．これらの結果から，健常者の伸張反射の利得(gain)はかなり可変であるのに対して，患者の利得は正常範囲の最大値に近いと解釈されている(Rack et al. 1984).

伸張反射の潜時は，光や音のような刺激，暗算のような精神活動の負荷によって短縮する．これらは中枢覚醒レベルの上昇によって説明されている．

人間は，伸張反射を意識的にある程度は制御することができる．膝関節の他動的屈伸運動中に生じる筋活動は，伸張反射がおこるような条件であっても，意識的に抑制することができる(Bierman et al. 1965)．被験者を立位姿勢として，他動的に肩関節を 90° 外転位に保持し，これを突然に放すと三角筋に伸張反射がおこる．これを意識的に抑制するように指示すると，過半数の被験者(10/18人)は抑制できる．反射応答が現れた場合でも，潜時は延長して持続時間は短縮している(Spirduso et al. 1976)．このような伸張反射の抑制機構として，アルファおよびガンマ運動ニューロンの興奮性低下が推定されている．

中枢神経疾患の患者で観察される筋緊張亢進には，パーキンソン病やウィルソン病，ハンチントン病などの錐体外路系疾患の強剛，脳卒中や脊髄損傷などによる錐体路障害の痙縮がある．それらの病態生理は十分に解明されていない．筋緊張異常は，人間では，刺激のパラメータを操作して得られる応答の変化を分析するという間接的方法によって検索が進められている．直接的方法として動物実験が行われるが，生理学的機構については不明なことも多い．ただし，刺激のパラメータは人間と動物とで同じものを利用できるため，動物における破壊実験から人間の臨床所見を考察することは可能である．

4) 関節疾患と筋攣縮
(1) 疼痛性筋攣縮

関節リウマチのような関節疾患では，患者は罹患部位の筋攣縮(muscle spasm)*によって特異的な肢位になることがある．膝関節や股関節の慢性関節炎では，下肢に屈曲位拘縮がおこる．罹患関節からおこる持続的疼痛刺激が屈筋反射を誘発するためである(Fulton 1949)．上肢と下肢では，攣縮が生じる筋群は異なっている．上肢では，屈筋と伸筋に同程度の攣縮が生じる．下肢では，主に屈筋におこる(Nakamura et al. 1966).

目的論的には，筋攣縮は罹患関節を安静位に保つのに役立っていると解釈される．筋緊張は罹患関節の運動に関与する筋群に生じ，他動的伸展に対する抵抗として感じられる．1838年，Hilton は「関節は，その関節の運動に関わる筋群と同じ体節から神経支配を受ける」という説を

---

*筋攣縮または攣縮(spasm, spasmus)は，ギリシャ語の spasmos に由来する用語であり，断続的におこる，ある程度は持続する異常な筋収縮の状態を意味している．従来，spasm は痙攣と訳されていたが，筋がある時間，病的に収縮している状態を指し，その結果，生じた運動効果そのものに対する呼称とは区別される．したがって，痙攣時の筋収縮は spasm の状態にあるが，痙攣(convulsion)そのものとは区別される必要がある．

[日本神経学会用語委員会(編)：神経学用語集，改訂第2版，文光堂，1993]では，関連する以下の訳語を掲げている．

spasm(痙縮), spasticity(痙縮), spasmodic(攣縮性), spastic(痙縮性または痙性), 例外的に，torsion spasm(捻転ジストニー)のような訳語の使用もある．

提案している．

　罹患関節内に麻酔薬を注入すると筋の疼痛性攣縮は消失し，随意収縮の力は増加する．腰椎麻酔によって下肢に感覚鈍麻が生じた時期になると，随意運動は可能であっても，筋攣縮は消失する（**図 5-17**）．

　膝内側側副靱帯損傷の患者では，その靱帯を他動的に伸展すると大腿四頭筋に反射性の筋活動が誘発される（Petersén et al. 1959）．この反射も，損傷部位を麻酔すると消失することから，一種の防御反射とみなされている．

　関節内圧の上昇も，その関節の運動に関与する筋群の活動を抑制する．大腿四頭筋のH波を指標とした分析でも，膝関節に生理的食塩水を注入すると，反射応答は抑制される．抑制がおこる閾値は，内側広筋では 20〜30 ml，大腿直筋と外側広筋では 50〜60 ml である．この反射性抑制は関節内麻酔によって消失することから，感覚受容器は関節包にあると想定されている（Spencer et al. 1984）．

　複数の反射機構が関節疾患に認められる筋萎縮や筋力低下，変形の原因となっている（DeAndrade et al. 1965）．

（2）手内在筋優位手

　関節リウマチによる中手指節関節に病変がある場合，あるいはパーキンソン病や脳卒中，頸髄

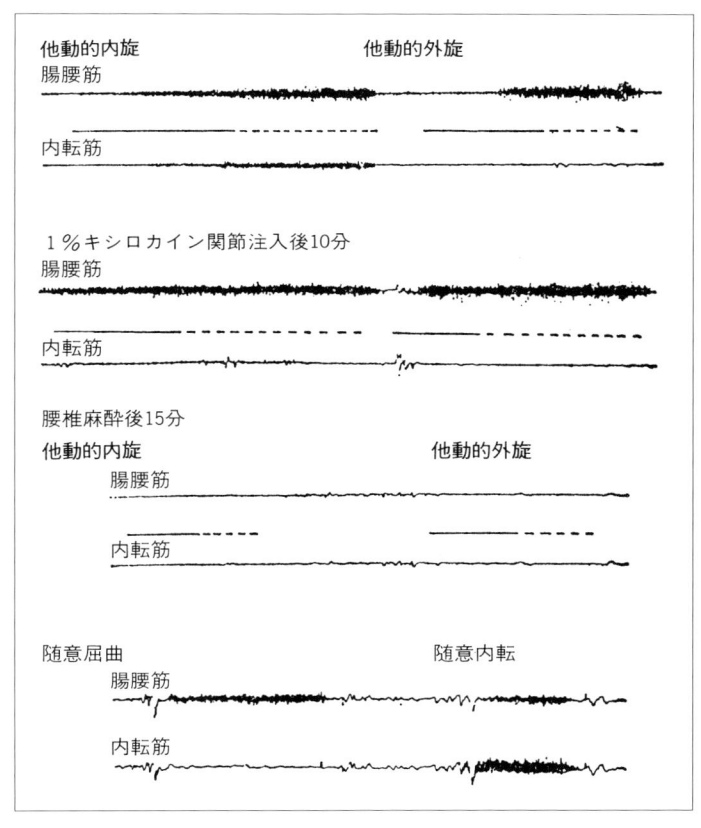

図 5-17 変形性股関節症における反射性筋攣縮

　股関節の他動運動（内旋と外旋）によって，腸腰筋に股関節部痛と同時に筋活動が現れている．この持続的筋活動（筋攣縮）は関節内麻酔によって消失しない．腰椎麻酔によって，他動運動時の股関節部痛の消失とともに筋活動も停止している．実線は他動運動中，破線は筋伸展位に保持を示す．股関節の他動的内旋によって，内転筋には筋活動がおこるが，これは関節内麻酔で消失する．

（Nakamura et al. 1966）

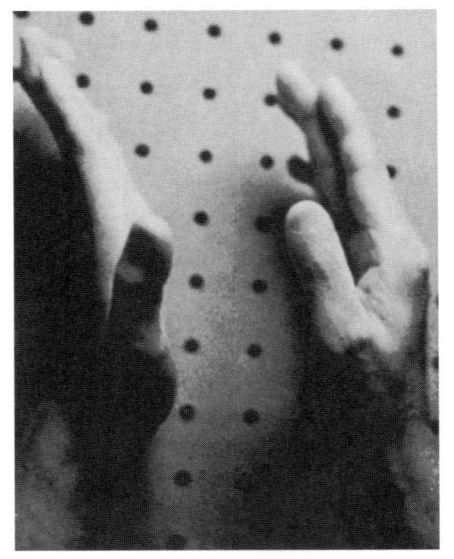

図 5-18 パーキンソン病患者の手指変形
右手は典型的な手内在筋優位変形．左手は定位脳手術後で中手指節関節の伸展が可能である．
(Nakamura et al. 1965)

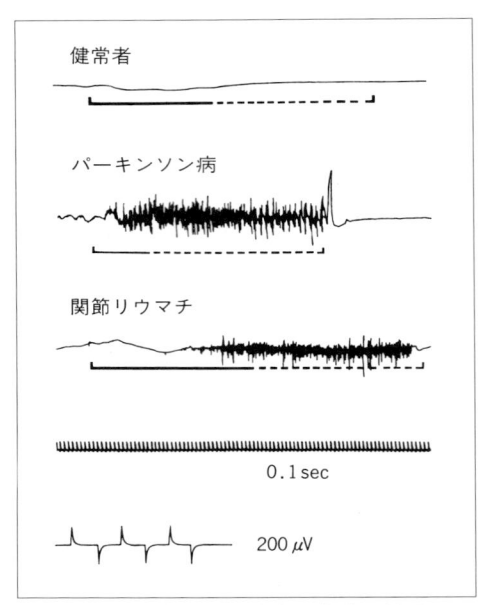

図 5-19 手内在筋(骨間筋)の他動的伸展によっておこる筋活動
(Nakamura et al. 1965)

表 5-4 手指完全伸展位と手内在筋劣位の構えにおける筋電図所見

病名(対象数)	他動的伸展(反射)			手内在筋劣位の構え(随意運動)		
	屈筋	伸筋	骨間筋	屈筋	伸筋	骨間筋
健常者(3)	−	−	−	+	+	−
局所的線維性拘縮(2)	−	−	−	+	+	−
関節リウマチ						
MP関節罹患せず(1)	−	−	−	+	+	−
MP関節罹患						
手首罹患せず(2)	−	−	+	+	+	+
手首罹患(1)	+	+	+	+	+	+
視床手						
パーキンソン病(10)	+	+	+	+	+	+
脳性麻痺(3)	+	+	+	+	+	+

損傷の一部において，中手指節関節の屈曲と指節間関節の伸展を生じる手内在筋優位手 (intrinsic-plus hand) 変形がおこる (図 5-18)．変形した手では，手指の伸展を随意的に試みても，中手指節関節は屈曲位に留まっている．中手指節関節が伸展位，指節間関節が屈曲位となっている手内在筋劣位手 (intrinsic-minus hand) のように手を構えることはできない．パーキンソン病や脳卒中に現れる手内在筋優位手は視床近傍を病変に由来することから，視床手 (thalamic-hand) とも呼ばれている．

手内在筋優位手では，骨間筋の伸張反射が亢進している (図 5-19)．手指の随意的伸展にさい

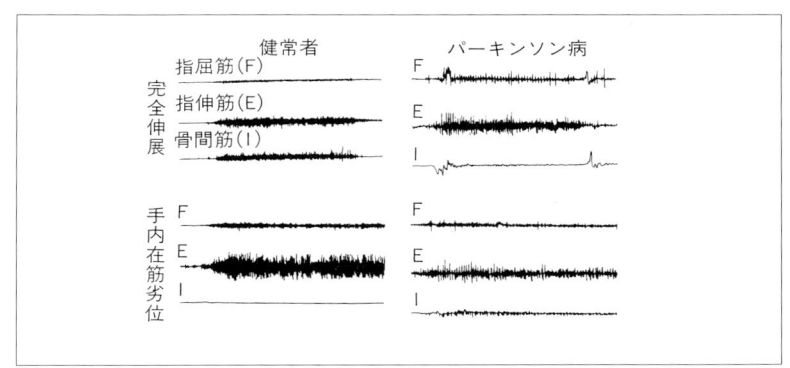

図 5-20 健常者およびパーキンソン病患者の手の構えと筋活動
パーキンソン病患者は随意的な手指の伸展位保持ができず，そのときに骨間筋が活動していない．手内在筋劣位の構えをとることもできず，そのときに骨間筋が活動している． (Nakamura et al. 1966)

表 5-5 手内在筋優位手の諸型

器質的－局所線維化	非器質的(機能的)－興奮性亢進
1．筋阻血	1．局所刺激(炎症)－関節リウマチ
2．持続的筋攣縮	2．中枢神経障害－強剛，痙縮
3．筋の直接損傷－火傷，挫創	3．全身性変化－テタヌス

して，手指伸筋と骨間筋が活動するのが正常であるが，手内在筋優位手では骨間筋の活動が抑制されている(表5-4)．手内在筋劣位手の構えにおいては，健常者では骨間筋は活動しないが，手内在筋優位手では筋活動が現れる(図5-20)．パーキンソン病患者に対して，骨間筋の支配神経である尺骨神経のプロカイン・ブロックを行うと，随意的な筋活動は残り，伸張反射が消失する時期がある(Nakamura et al. 1965)．この現象は，パーキンソン病患者では，ガンマ運動ニューロンの機能亢進があることを示唆している．

外見上，同じような手変形は，局所の器質的変化によっても生じる(表5-5)．

4. 腱反射とH反射

腱を叩打して筋の単収縮を引きおこす腱反射は，1875年にErbとWestphalによって，それぞれ独立に報告された(Kroll 1968)．膝蓋腱反射(patellar tendon reflex)は，1879年にGowersによって試みられている．1910年，Hoffmanは膝窩部で脛骨神経に電気刺激を与えると，アキレス腱反射に類似した現象が得られることを報告した．その後，この反射はホフマン反射(Hoffman's reflex，H反射)と呼ばれるようになった．現在は，筋電図による反射応答の記録において，腱叩打によるものをT波，電気刺激によるものをH波と呼んでいる．

1) 測定方法

腱叩打の手法として，一定の距離から重量の定まっているハンマーを落とす仕方がある．その

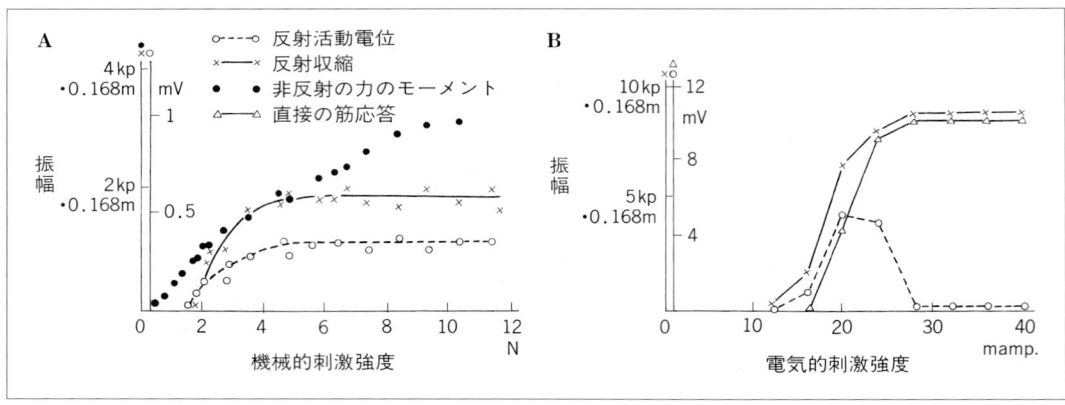

図 5-21 下腿三頭筋反射の刺激強度と応答の関係

A：機械的刺激．
B：電気的刺激．
　筋活動は活動電位と等尺性収縮の張力として記録．

(Dietrichson et al. 1971a)

場合，あらかじめハンマーの加速度を測定しておく(Dietrichson et al. 1971a)．叩打の力を電気的に制御するように，ソレノイドを利用してハンマーを動かす方法も用いられている(Simons et al. 1971)．特殊なハンマーも考案されているが，あまり普及していない(Stam et al. 1984)．H波を測定するときは，直接あるいは経皮的に神経に電気刺激を加える．

　反射応答の変数としては，筋活動電位の潜時と振幅，関節運動のトルクが用いられる．

　下腿三頭筋の反射は，機械的刺激あるいは電気的刺激のいずれでも，刺激が強くなるにつれて応答も大きくなり，全体として刺激-応答関係はS字状になる．反射応答

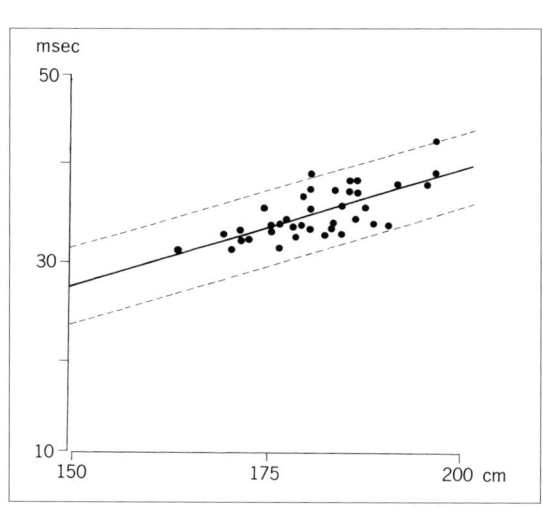

図 5-22 下腿三頭筋反射(T波)の潜時と身長の関係
健常成人 38 名のデータ．

(Stam et al. 1984)

は一定値に達すると，刺激を強くしても，それ以上は変化しない(図5-21)．健常者，痙性麻痺あるいはパーキンソン病の患者では，応答の等尺性収縮力と筋活動電位の振幅とは対応している(Dietrichson et al. 1971a)．筋活動電位の潜時は，機械的刺激ではおよそ 35.5 msec，電気的刺激では 30.5 msec である．ただし，潜時と身長との間には相関があり，身長が高いと潜時は長くなる(図5-22)．刺激条件を十分に制御することによって，腱反射の定量化は容易に行える．臨床では，脊髄運動ニューロンの興奮性や反射路の障害，生理的な異常を検索する目的には，H波を利用することが多い．

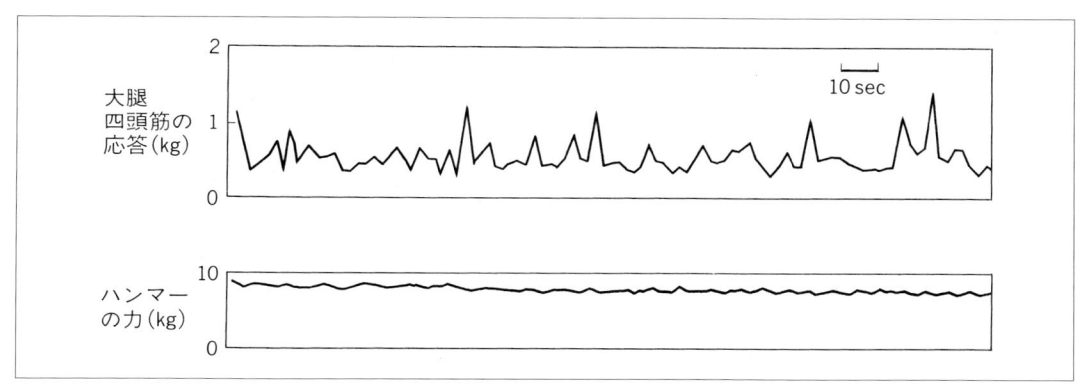

図 5-23 100回の反射の変動

(Simons et al. 1972)

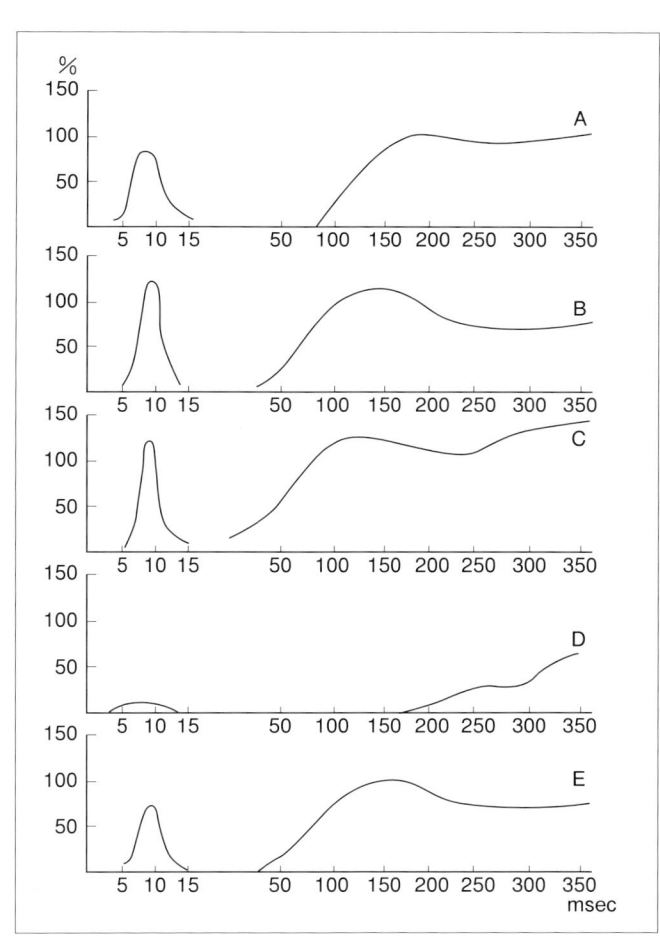

図 5-24 H波の回復曲線
A：健常者，B：皮質運動領損傷，C：脳幹障害（除脳硬直），D：小脳障害，E：脊髄損傷．
　上位運動ニューロン障害では，回復曲線の回復が速く，小脳障害では著しく遅れる．H波の回復曲線は，脊髄運動ニューロンの興奮性が高まると回復が促進され，低下すると遅延するという性質がある．

(井奥 1980)

2）基準値の変動

　Simons et al. (1972) は，男性14名（20〜76歳）を被験者として，膝蓋腱反射のさいの等尺性膝伸展力を反復して測定している．反射応答には，1回ごとにある程度の変動がある（図5-23）．

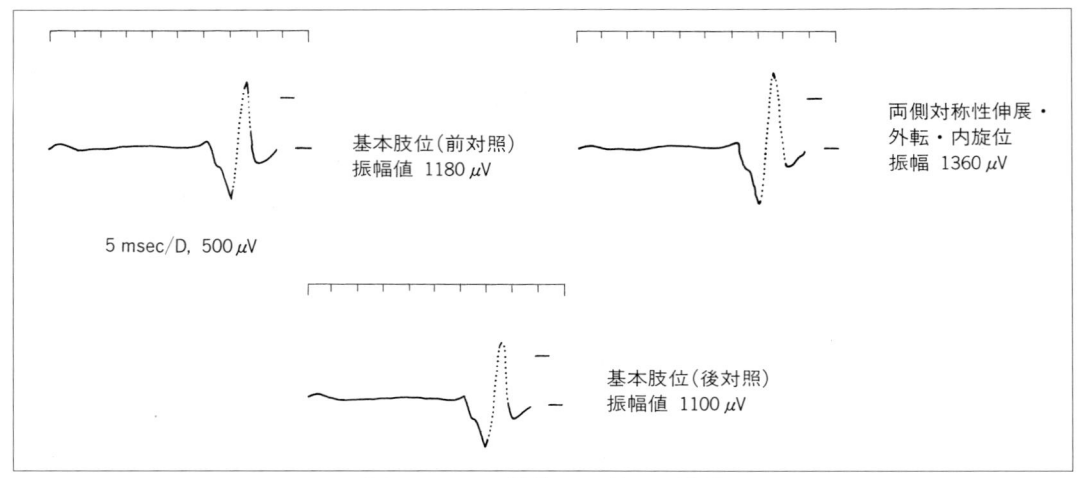

図 5-25 **PNF 肢位の H 波への影響**
PNF 肢位では H 波が増大する(32 回加算平均波形).

(柳澤・他 1989)

また,応答の変動には,個人差もある.左右の比較では,1:1.5程度の差が生じることもある.ただし,同一被験者においては,検査日が異なることによる変動は少ない.これらのデータに基づけば,1回の検査に10〜20回の記録を得て平均値を用いれば,その結果は信頼がおけるものになる.

H波の検査では,記録電極の位置,刺激のパラメータ(強度,持続時間,頻度など),そのほかの刺激(視覚や聴覚への刺激)が結果に影響する.H波の回復曲線*は,個人では再現性が高く,電極の位置に注意すれば,臨床経過の観察にも利用できる.ただし,個人差は大きく,被験者間の比較には適さない(Crayton et al. 1981).

3) 腱反射,H 反射の変動要因

腱反射と H 反射は,被験者の生理的および心理的状態によって,かなりの変動を示す.主な変動要因を掲げる.

(1) 体位と構え

姿勢の影響は以前から知られている(Isaacs et al. 1968).たとえば,被験者の頭部を回旋して,非対称性緊張性頸反射をおこすような構えにすると,それに対応したH波の変化が生じる(Traccis et al. 1987).

Delwaide et al.(1973)は,他動的に肩関節を屈曲位と伸展位に保持して,H波の変化を記録している.基本肢位と比べて,対側肩の伸展位ではH波の振幅は増大し,屈曲位では減少する.同側肩の肢位変化では,逆の効果が得られる.膝蓋腱反射でも上肢肢位の影響は,H波の場合

---

*回復曲線(recovery curve)では,H波が最大振幅で誘発できるような強度が同じ刺激(最適刺激)を2回与える.第1刺激を条件刺激,第2刺激を試験刺激という.刺激間隔を msec 単位でいろいろと変え,得られた第2H波振幅の第1H波振幅に対する比率(%)を求め,横軸に刺激間隔,縦軸に%を記す(**図 5-24**).

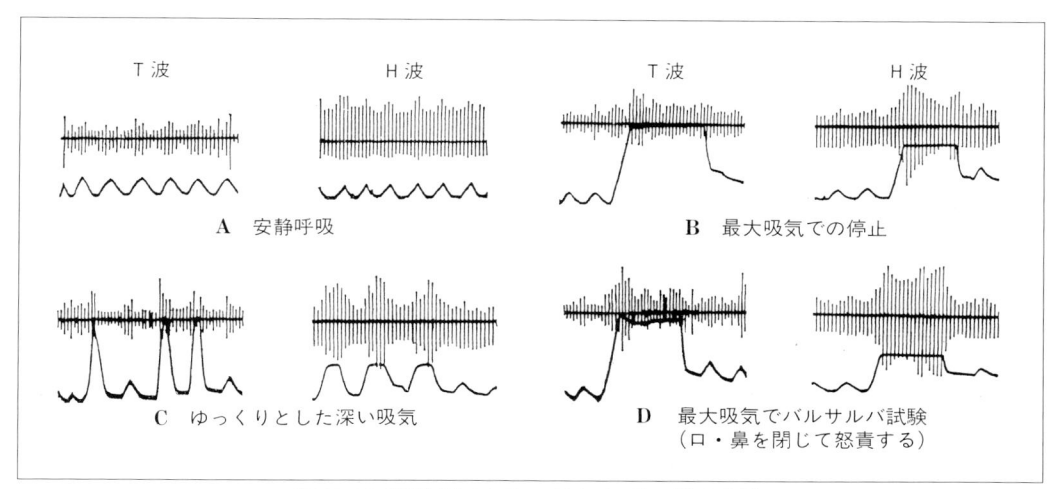

図5-26 呼吸相によるT波およびH波の変動

いずれも上図は筋電図，下図は呼吸周期である．呼吸は上向きが吸気相，下向きが呼気相である．
(Bishop et al. 1970)

と同じである(Delwaide et al. 1977)．これらの現象は，上肢の肢位変化が長脊髄路を介して下肢の単シナプス反射に促通あるいは抑制の影響を及ぼすことによると推定されている．

上肢を固有感覚神経筋促通手技(proprioceptive neuromuscular facilitation：PNF)において用いられている諸肢位にすると，基本肢位と比較して，一部のPNF肢位ではヒラメ筋のH波振幅が増大する(図5-25)．ただし，抑制をおこすPNF肢位はない(柳澤・他 1989)．この効果は中枢覚醒レベルの上昇によって説明されている．

脊髄の運動ニューロンの興奮性は，体節性入力および上位中枢の影響下にあり，これらがH波や腱反射を変動させる要因となっている．

(2) 呼　吸

腱反射は呼吸の影響も受ける．静かな呼吸では応答はあまり変動しないが，深い吸気の間はT波やH波の振幅は増大する(図5-26)．吸気には，延髄の呼吸中枢が興奮して，その影響が運動ニューロンにも伝わるためである．この変化は，T波で著しい(図5-27)．興奮の放散がガンマ運動ニューロンにも及ぶためと解釈されている(Bishop et al. 1970)．

(3) イエンドラシック操作

膝蓋腱反射を検査するとき，被験者に両側の手指を組み合わせて，強く左右に牽引するように指示し，被験者が力を入れたところで腱を叩打すると，応答は増強される．牽引の力が強いほど，

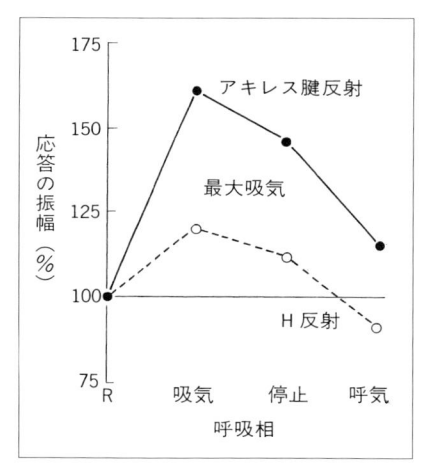

図5-27 呼吸相とアキレス腱反射およびH反射

通常の呼気を100％として表す．吸気でアキレス腱反射の増大はH反射より大きい．

(Bishop et al. 1968a)

146 　5　反射と反応

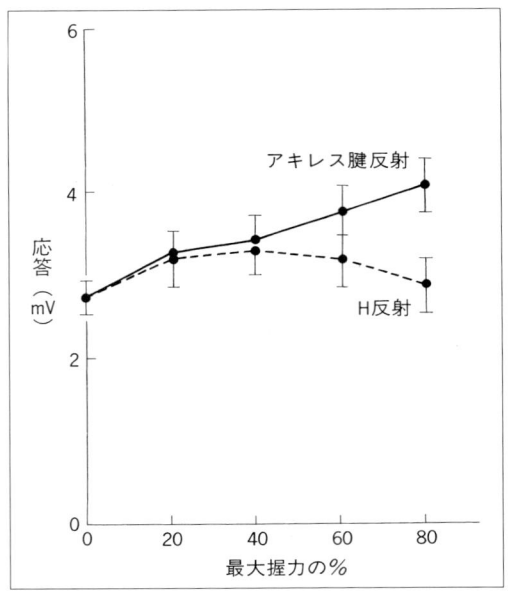

図 5-28　健常者が片手を握ったときの対側下肢のアキレス腱反射と H 反射
横軸は握力であり，最大握力に対する％で表示している．縦軸は応答であり，下腿三頭筋の筋電活動振幅で表示している．健常者 30 名の平均と標準偏差である．実線はアキレス腱反射，破線はH反射である．

(Bishop et al. 1968b)

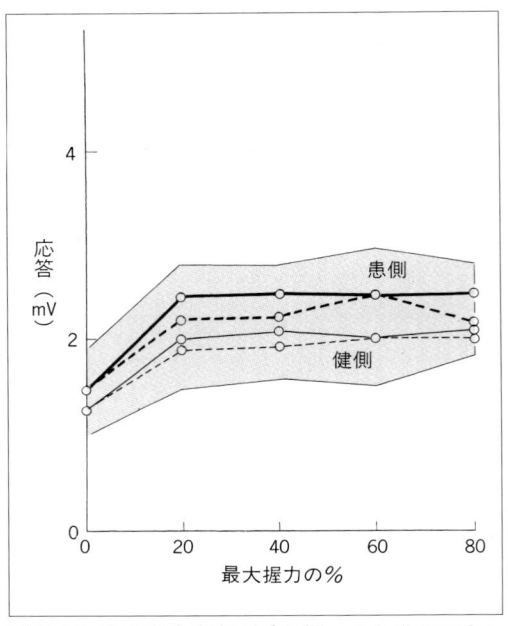

図 5-29　痙性麻痺患者が手を握ったときのアキレス腱反射と H 反射
表示は図 5-28 を参照．脳卒中片麻痺患者 7 名の平均である．応答は下腿三頭筋の筋電活動振幅で表示している．太線は患側，細線は健側である．すべてのデータが灰色部に入っている．

(Bishop et al. 1968b)

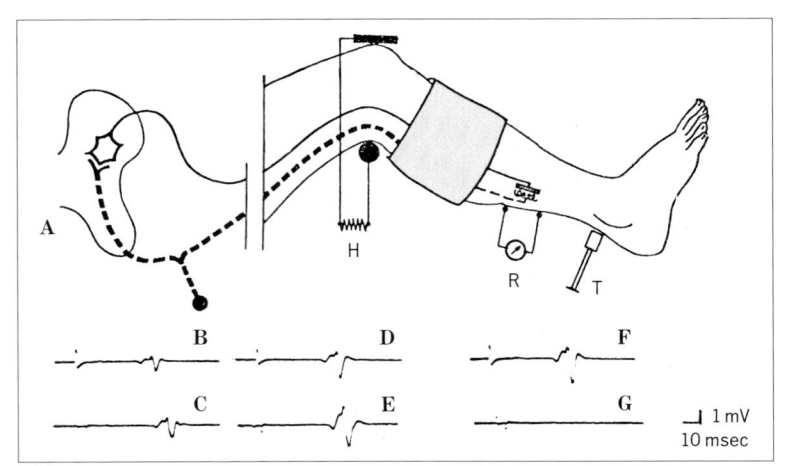

図 5-30　下腿の阻血によるヒラメ筋の反射の変化
R：筋電図記録計，H：H反射のための電気刺激，T：アキレス腱叩打のハンマー．ヒラメ筋の単シナプス反射経路も表示されている．運動神経を実線，感覚神経を破線(阻血部位は細破線)で示す．B〜G：筋電である．上図はH反射，下図はT反射である．B，C：対照，D，E：強化の操作を行ったとき，F，G：阻血によるIa線維の遮断後に強化操作を行ったときである(本文参照)．

(Bussel et al. 1978)

応答に促通がおこる(Gassel et al. 1964a, b). この操作は，1883年に Jendrassik が報告したものである．臨床ではしばしば用いられ，イエンドラシック操作(Jendrassik's maneuver)と呼ばれている．

イエンドラシック操作の生理学的機構は，アルファおよびガンマ運動ニューロンの興奮性が亢進するためとされていた．Bishop et al. (1968b)は，T波およびH波の変化を記録して，手を握る力が弱いうちはアルファおよびガンマ運動ニューロンの促通があり，握る力が強くなるとガンマ運動ニューロンの促通が大となり，アルファ運動ニューロンはむしろ抑制されると報告している(図5-28)．同じ検査を脳卒中片麻痺患者を対象として行うと，力が強いときにも，T波とH波とは同じような変動を示す(図5-29)．この結果から，Bishop et al. (1968b)は，痙性麻痺患者ではイエンドラシック操作によるガンマ運動ニューロンの促通がおこらないと結論している．

Bussel et al. (1978)は，健常者を対象として，阻血によってヒラメ筋からのIa求心性線維を遮断する手法を用い，阻血前後のT波およびH波の変化を分析している．その結果では，イエンドラシック操作によるH波の促通は阻血後も変わっていない．他方，Ia求心性線維が遮断されたことによって，T波は消失する(図5-30)．イエンドラシック操作による腱反射の増強は，主としてアルファ運動ニューロンの興奮性亢進によるものであろう．

5. 侵害受容反射

Sherrington(1947)は，反射の研究において，自己受容反射(proprioceptive reflex)とともに侵害受容反射(nociceptive reflex, 屈筋逃避反射, flexor withdrawal reflex)，ひっかき反射(scratch reflex)を取り上げた．ひっかき反射は，求心性神経が切断されている下肢でも巧みな運動が応答としておこるため，体幹の皮膚刺激に対して，あらかじめ定まったパターンに従って統合された運動が生じる古典的な例とされている(Young 1973)．

1) 腹壁反射

人間の体幹に機械的あるいは電気的刺激が加わると，腹壁反射(abdominal reflex)がおこる．この反射は多シナプス反射であり，刺激が加えられた部位の上下の体節にも応答運動が生じる．腹壁反射は一種の防御機構であり，刺激された部位を保護するように，刺激から離れようとする運動がおこる．たとえば，腹部前面に刺激が加わると，腹直筋が活動し，背筋の活動には抑制が生じる．左脇腹が刺激されれば，左側の腹筋が収縮し，右側の腹筋は弛緩する．左右両側が同時に刺激されると，両側の筋活動は相互に抑制されてしまう(Kugelberg et al. 1958)．

腹部痛や腰痛のとき，この反射によって筋緊張の不均衡がおこり，異常姿勢を示すことがある．

2) バビンスキー徴候

健常者の足底に機械的刺激が加わると，母指の底屈とほかの足指の内転がおこる．これは正常足底反応(normal plantar response)である．この反射運動には，足関節の背屈と膝関節および股関節の屈曲を伴う．Babinski は，この応答運動を一種の先祖帰り的な把握反射(grasp reflex)であり，原始的防御反応とみなしていた．現在では，これは屈筋反射に分類され，下肢を侵害刺

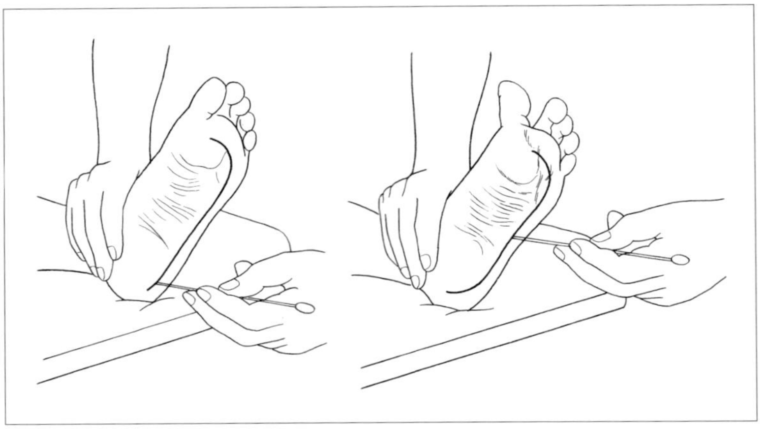

図 5-31 バビンスキー徴候
 刺激の加え方(部位,方向)に注意.母指の背屈だけに注目した場合,バビンスキーの母指徴候(toe sign)という.臨床的には錐体路障害の徴候である.

表 5-6 下肢皮膚刺激に対する反射運動

刺激部位	反射運動				
	足指	足関節	膝	股	体幹
〈健常者〉					
母指球	屈曲	屈曲	屈曲	屈曲	屈曲
母指球と土踏まず	伸展	屈曲	屈曲	屈曲	屈曲
踵の足底部	伸展	伸展	屈曲	屈曲	屈曲
殿部	伸展	伸展	屈曲	伸展	伸展
〈病的状態〉					
母指球,土踏まず,踵部	屈曲	屈曲	屈曲	屈曲	屈曲

(Kugelberg et al. 1960)

激から遠ざけるための運動と解釈されている.
 臨床的に錐体路障害の徴候とされているバビンスキー反射(Babinski's reflex)では,刺激によって母指の背屈と足指の開排がおこる(図5-31).それに足関節の屈曲,膝関節や股関節の屈曲を伴うことがある.
 Kugelberg et al. (1960)は,健常者25名を被験者として,下肢のいろいろな皮膚部位に電気的刺激(疼痛刺激)を与え,それによって誘発される応答運動を記録している(表5-6).さらに,バビンスキー徴候陽性(positive Babinski's sign;バビンスキー反射(+)と同じ意味である)の不全麻痺患者5名を被験者にして,足底と母指球に電気的刺激を与え,筋電図を用いて応答を検索している(表5-7).その結果,①健常者でも母指球に加えた刺激は母指の背屈をおこす,②バビンスキー徴候は足底の刺激によっておこる同じ応答運動である,という2点が明らかにされた.これらのデータは,上位中枢の障害によって,同じ応答運動を誘発する刺激部位が変化したことを示唆している.外受容反射では,局所徴候(local sign)として,刺激部位と応答運動との対応が重要である.バビンスキー徴候陽性の患者では,脊髄における求心性入力の処理過程の異常によって,この対応関係に変化が生じている(Shahani et al. 1971).
 足底刺激によって,母指背屈筋群だけでなく,母指底屈筋群にも筋活動が誘発されている.筋

表5-7 足部刺激に対する反射応答

筋	健常者 母指球と土踏まずの刺激	健常者 母指球の刺激	病的状態 母指球と土踏まずの刺激
短指伸筋	−	+	+
短母指伸筋	−	+	+
骨間筋（一部）	+	+	+
短指屈筋	+	−	−
短母指屈筋	+	−	−
長指伸筋	+	+	+
長母指伸筋	+	+	+
前脛骨筋	+	+	+
長腓骨筋	+	+	+
長指屈筋	−	−	
長母指屈筋	−	−	
腓腹筋	−	−	
ヒラメ筋	−	−	
半膜様筋（一部）	+	+	+
半腱様筋（一部）	+	+	+
大腿二頭筋（一部）	+	+	+
縫工筋	+	+	+
大腿直筋	+	+	+
外側・内側広筋	−	−	
大腿内転筋（一部）	+	+	+
大腿筋膜張筋（一部）	+	+	+
殿筋（大部分）	−	−	
腹直筋・腹斜筋	+	+	+
脊柱起立筋	−	−	

＋：筋収縮あり，−：筋活動は抑制．

(Kugelberg et al. 1960)

電図による検索から，母指の屈筋と伸筋のどちらの応答が強いかによって，母指の運動方向が定まることが明らかにされた(Landau et al. 1959). 健常者では底屈筋が強いため，母指は底屈するが，病的状態では逆転する．底屈筋と背屈筋の釣合がとれていれば，外見上は応答運動がおこらない．これらの分析は，臨床所見を客観化して，定量化したものである(Young 1973).

Estanol (1983)は，脳卒中後にバビンスキー反射の閾値や誘発部位がどのように変化するかを継時的に分析している．その結果では，時間経過につれて，反射の閾値は低くなり，皮膚受容野は広くなっている．解放現象の出現あるいは屈筋反射系の組織化は，脳卒中後に徐々に進行すると推定される．

3）屈筋反射の筋電図

皮膚刺激によって生じる屈筋反射の筋活動は，潜時の異なった2つの応答から成り立っている

150   5 反射と反応

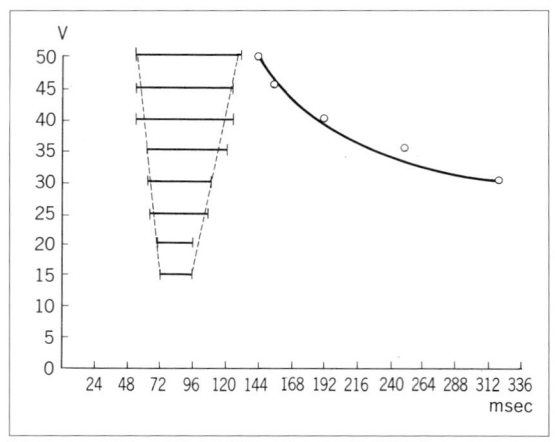

図 5-32 足底の電気刺激によって前脛骨筋におこる屈筋反射の刺激強度と潜時との関係
被験者は健常者である．縦軸は刺激強度，横軸は反射応答の第1相の潜時と持続時間および第2相の潜時である．刺激が強くなると，第1相の潜時は短縮し，持続時間は長くなり，第2相が出現する．さらに刺激が強くなると，第2相の潜時が短くなる．
(Shahani et al. 1971)

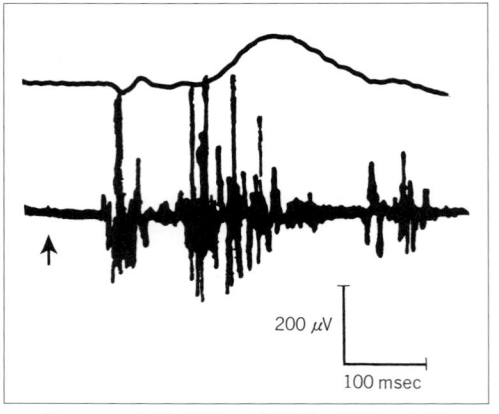

図 5-33 屈筋反射の筋電図と運動の記録
足底に↑から連続刺激を加えたときの前脛骨筋の筋電図(下)と足関節の動き(上)．
(Shahani et al. 1971)

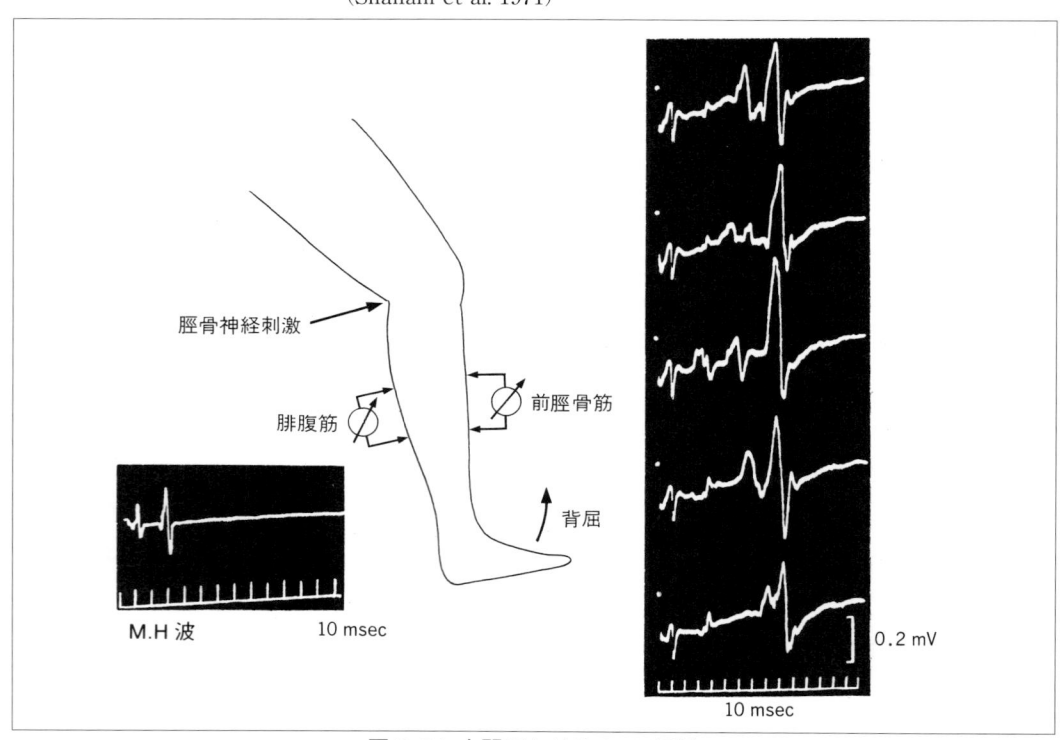

図 5-34 人間における SBS 反射
膝窩部で脛骨神経に経皮的刺激を加え，腓腹筋(左図)と前脛骨筋(右図)から誘発筋電図を導出する．腓腹筋からは誘発筋電図(H 波，M 波)が認められる．前脛骨筋からは潜時約 80 msec の筋活動が導出される．この電位は人間における SBS 反射とみられる．
(Shimamura et al. 1964)

(Kugelberg 1948). これは伝導速度の異なる A 線維と C 線維の興奮によるものと推定されていた. しかし，Shahani et al. (1971)は，反射の潜時からみて，後者の応答も有髄線維によって伝えられるのであり，無髄線維であるC線維の関与を否定している.

足底に電気的刺激を加えたときに生じる前脛骨筋の活動は，刺激強度によって変化する（図5-32）. 応答の第1相は，閾値の低い相動的活動である. この応答による足の屈曲運動はおこらず，その機能的意味は不明である. 足の屈曲運動は，第2相のやや持続的な筋活動によって生じる（図5-33）. 脊髄損傷あるいは脳損傷の慢性期の患者では，第1相が消失している. パーキンソン病患者では，その閾値が低下している. 脊髄損傷患者では，屈筋反射は亢進して，筋活動の持続時間も延長している. これは第2相の閾値が低下していることによる現象である. 脳損傷患者でも第2相の閾値は低下しているが，同時に存在する伸筋反射のため，第2相の運動への影響は減少している.

刺激を除去しても反射運動がしばらく続くのが外受容反射の特徴である. その神経生理学的機構として，①脊髄の反射中枢が反復して放電する，②反射路が脊髄上部，脳幹あるいは皮質を経由する反射である，という2点が想定されている. そのひとつに Shimamura et al. (1964)が報告した，脊髄-延髄-脊髄（spino-bulbo-spinal: SBS）反射がある（図5-34）. SBS 反射の求心性神経は主として皮膚からおこり，応答運動は屈筋に生じる. 潜時は 65〜85 msec であり，反射中枢は脳幹部，とくに延髄網様体であると推定されている. SBS 反射は，腱反射が亢進している脊髄損傷患者では消失することから，屈筋反射には該当しない. しかし，皮膚刺激によって誘発される点は，屈筋反射に関連した反射系に属することを示唆している. 島村（1975）は，SBS 反射が防御反射の機能を果たしていると想定している.

6. モロー反射とびっくり反応

突然，大きな音がすると，人間は立ち止まり，同時に全身の筋緊張は高まる. この応答をびっくり反応（startle response）という. 痙性麻痺患者では，音だけでなく，光や皮膚への刺激によっても，全身の筋緊張亢進がおこる. これも一種のびっくり反応とみなされている.

1) モロー反射

新生児期にみられる音刺激に対する四肢の運動は，びっくり反応のひとつである. これはモロー反射（Moro reflex）あるいはモロー様反射（Moro-like reflex）と呼ばれている.

モロー反射の検査では，背臥位になっている乳児の頭部をわずかにベッドから持ち上げて，頸部を軽い屈曲位として後頭部を手掌で支える. 後頭部を支えている手を急に緩めることで頸部の伸展がおこるとき，四肢の運動を観察する（頭部落下テスト，head drop test）. 両側の肩外転と肘伸展，つづいて肩内転がおこる（図5-35）. このテストと比べると，音刺激に対する応答運動は全身性運動に近いものである.

Bench et al. (1972)は，新生児12名に頭部落下テスト（D）と音刺激（S）とを個別に与え，その応答運動を VTR に記録し，8名の観察者に見せて判断を求めている. その結果，

① S では，頭部の回旋運動がおこりやすい

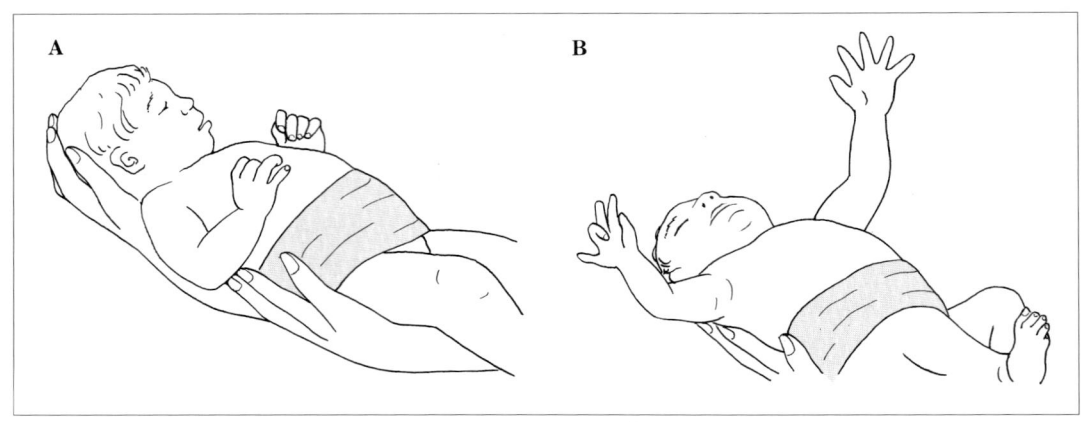

図 5-35 モロー反射
A：検査のための姿勢．この姿勢(両前腕は前胸部におかれている)から後頭部の支えをはずす．
B：応答運動パターン．両上肢の外転運動がおこる．

　②Dでは，まず外側へ，次いで内側へ向かう上肢の動きが明らかである
　③Dでは，上肢の運動は体幹を軸として左右対称であり，同時におこる
　④Dでは，下肢よりも上肢の動きが多い
ことが明らかとなっている．この報告には，音刺激によるびっくり反応がモロー反射とは異なっていることが示唆されている．

　モロー反射は生後 4～5 か月まで観察される．反射の出現の遅れ，亢進あるいは低下，左右非対称などは病的所見であり，脳障害を疑わせる．

2）びっくり反応

　人間が高所から予期せずに落下するとき，屈筋と伸筋の同時収縮を伴う全身性の筋緊張亢進がおこる．落下のはじまりから筋活動開始までの潜時は，眼輪筋 37.8±1.6 msec，前脛骨筋 80.7±12.5 msec，ヒラメ筋 81.6±1.0 msec であり，頭部が下肢よりも短い．これは迷路に加わった加速による刺激で生じたびっくり反応とされている (Greenwood et al. 1976)．自分から意識的に落下するときには，この反応はおこらない．内耳機能を喪失した患者でも，この反応は消失している．

　モロー反射に類似したびっくり反応は，いろいろな中枢神経疾患の患者において観察されている．痙性不全麻痺患者が立位でいるとき，突然に押されてバランスが崩れると，健常者のようなバランス反応による転倒防止ができない．代わりに，両上肢の外転・屈曲，下肢の内転・伸展がおこり，転倒してしまう(図5-36)．

　音刺激によって誘発される筋活動は，はじめ顔面に生じ，つづいて上肢，さらに下肢へと広がる．下肢の潜時は 80～150 msec である（図5-37)．びっくり反応は，音や光，触刺激によっておこる一過性の全身性筋緊張亢進である（中村 1973a)．

　Shimamura(1973)は，脳性麻痺児を被験者として，モトスコピーと筋電図によるびっくり反応の分析を行っている．その結果でも，潜時は眼輪筋が短く，前脛骨筋は長い．筋活動は，主に

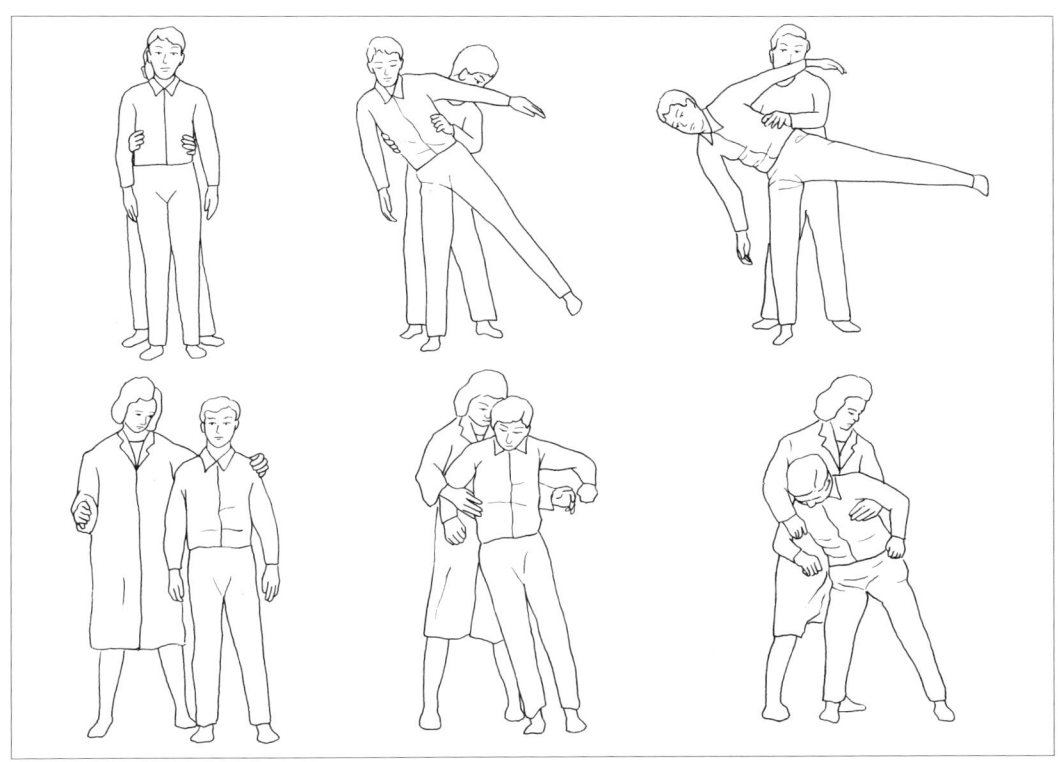

図 5-36 立位姿勢において突然,側方から押されたときの四肢の応答運動
健常者(上)では四肢の外転運動がおこる. これはバランスを保持する合目的な動きである. 痙性不全麻痺患者(下)ではモロー反射に類似した運動がおこり,バランスを失う結果になる.

(中村 1973a)

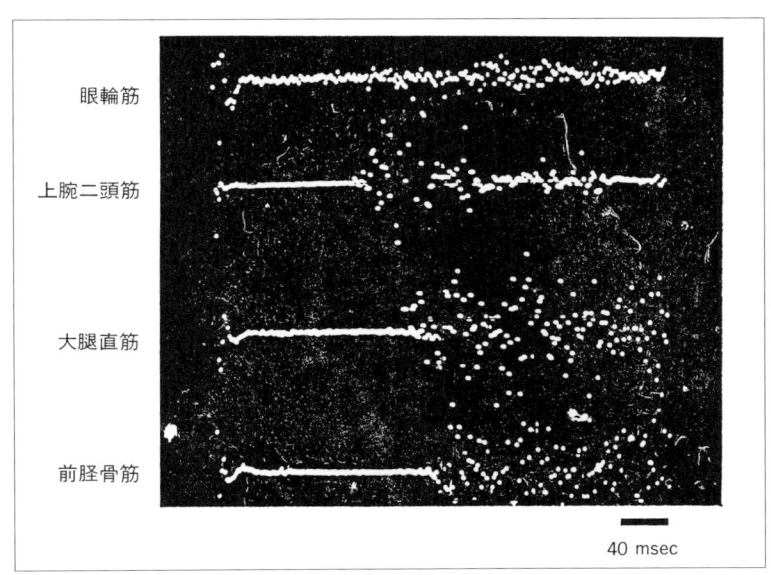

図 5-37 音刺激で誘発されるびっくり反応の筋電図
びっくり反応は最初に眼輪筋に現れ,上肢から下肢の順におこる.

(中村 1973a)

反　　射	操　　作	コメント
原始反射		
モロー反応 Moro response	背臥位におき，後頭部を支えて床からわずかに離す．急に手を放して頭をおとす．上肢の伸展・外転と手指伸展がおこり，続いて上肢内転がおこる．	反射の出現・消失の遅れ，亢進，低下および左右非対称は病的である．37週以降の未熟児にも不完全ではあるが，この反射はある．
ガラント反射（背反射） Galant reflex（Rückreflex）	児を腹臥位にして空中に支え，脊椎側方の皮膚を上方から下方へ指先でこって刺激する．刺激側へ体幹が屈曲する．	この反射は未熟児にもある．
踏み直り反射 placing reflex	児を空中に垂直位で支え，足背がテーブルの端に触れるようにする．児は下肢を上げてテーブルの上に足をおく．	この反射は出生時にあるが，未熟児では出現が遅れる．5～9か月で反応は弱くなる．
足踏み反射 stepping reflex	児を垂直位に支え，足底を床につける．両下肢で足踏み運動をする．	出生時にある．未熟児では出現が遅れる．この反射は随意的歩行の出現以前に消失する．
手掌把握 palmar grasp	手掌の尺側から棒を挿入する．手指を曲げて棒を握る．	出生時にある．未熟児では出現が遅れる．しだいに弱くなり3か月以前に消失する．
足底把握 plantar grasp	足底の足指部をこする．足指が曲がる．	足底で体重支持ができると消失する．9か月以後弱くなり，12か月ころ消失する．
交叉性伸展反射 crossed extension reflex	片側の足底をこする．他側下肢が伸展する．	37週以後の未熟児にも出生時にある．
非対称性緊張性頸反射 asymmetrical tonic neck reflex	背臥位にして頭部を回旋させる．顔面側の上下肢は伸展，後頭部側は屈曲する．	正常児ではこの反射は弱い（3か月ころに出現する）．しだいに弱くなる．
対称性緊張性頸反射 symmetrical tonic neck reflex	四つばい位で頭部を背屈（伸展）させる．上肢は伸展，下肢は屈曲する．頭部を前屈（屈曲）すると逆になる．	正常児ではこの反射は6か月ころに一時現れる．
ランドウ反射 Landau reflex	腹臥位にして空中で支える．頭部，脊柱，下肢が伸展する．そこで頭部を前屈させると股・膝，肘の屈曲がおこる．	応答パターンには個体差が大きい．12か月で消失する．
生後に出現して持続する反射		
下肢伸展反射 leg straightening reflex	足底が床に触れると体幹，下肢が真直ぐになる．	生後2か月で消失する（陽性支持反応 positive supporting reaction）．6～8か月で足底把握の消失に伴って再び現れる．
バランス反応―座位 balance reaction-sitting	児を座位で側方や後方に傾ける．転倒を防ぐように上肢が伸展・外転する．	6か月ころ現れる．座位安定に必要である．
バランス反応―立位 balance reaction-standing	立位の児を側方へ押す．転倒を防ぐように上下肢の伸展・外転がおこる．	6か月ころ現れる．立位に必要である．
パラシュート反応 parachute reaction	腹臥位で空中に支え，突然頭部を床に近づける．上肢の前方への伸展がおこる．	6か月ころから現れ，生涯続く．
永続する反射		
足底反射 plantar reflex-Babinski	足底外側を踵から母指球へ向かって擦過する．乳幼児期には足指の開排と背屈（伸展）がおこる．2歳以後ではこの応答パターンは病的である．	左右非対称の応答も病的である．12～18か月で足指底屈（屈曲）の応答パターンとなる．
腱反射 tendon jerks	乳幼児では膝蓋腱反射と上腕二頭筋反射が観察しやすい．	反射亢進では腱部から離れた筋腹を叩打しても応答がある．

図 5-38 乳幼児期の反射の

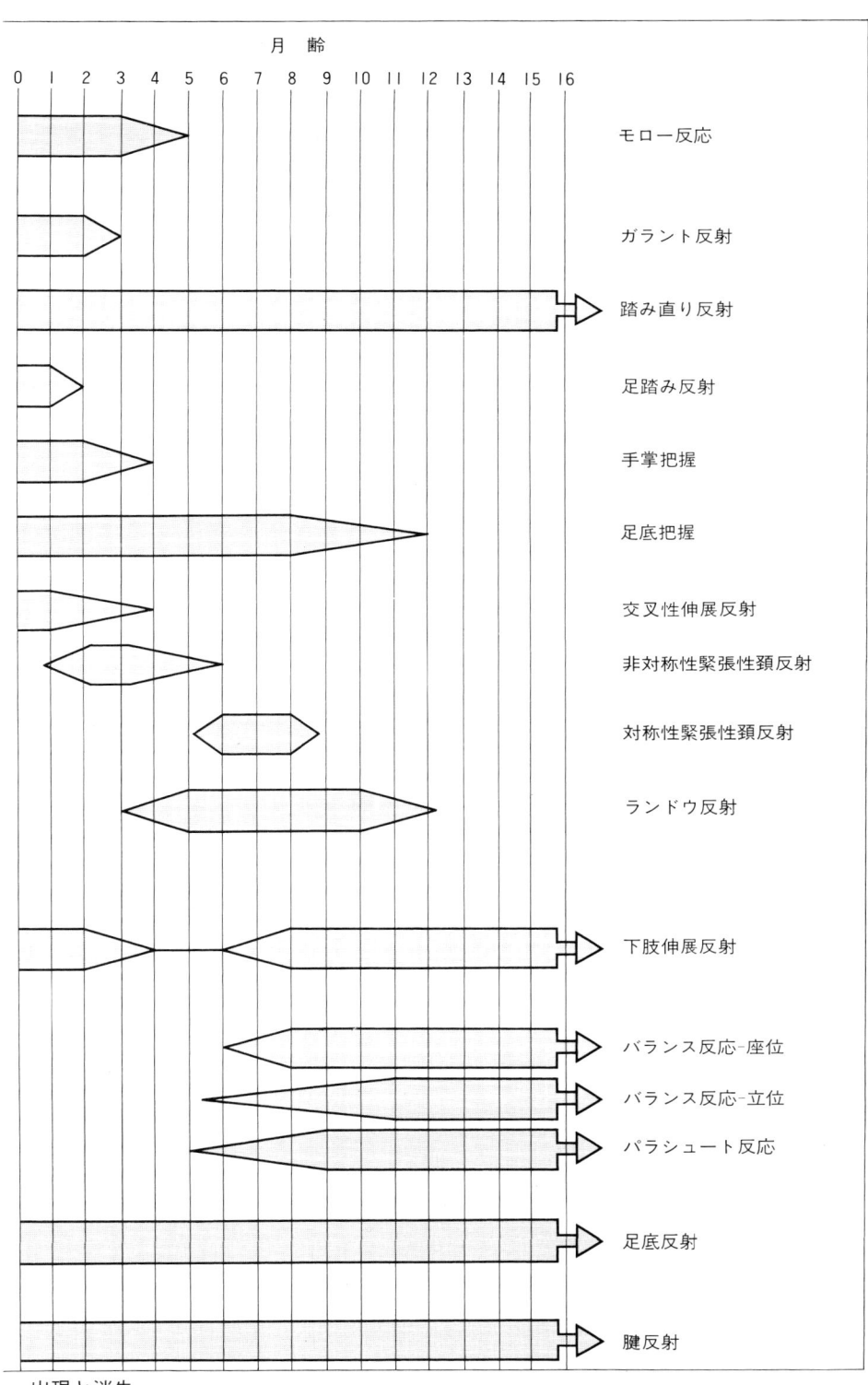

6. モロー反射とびっくり反応　　155

月　齢

反射/反応	出現と消失の時期
モロー反応	0〜5ヶ月
ガラント反射	0〜3ヶ月
踏み直り反射	0〜16ヶ月＋
足踏み反射	0〜2ヶ月
手掌把握	0〜4ヶ月
足底把握	0〜6ヶ月
交叉性伸展反射	0〜2ヶ月
非対称性緊張性頚反射	1〜4ヶ月
対称性緊張性頚反射	5〜8ヶ月
ランドウ反射	4〜12ヶ月
下肢伸展反射	0〜16ヶ月＋
バランス反応-座位	6〜16ヶ月＋
バランス反応-立位	7〜16ヶ月＋
パラシュート反応	7〜16ヶ月＋
足底反射	0〜16ヶ月＋
腱反射	0〜16ヶ月＋

出現と消失

屈筋群に現れ，伸筋群にはあまり認められていない．びっくり反応は，四肢に屈曲運動をおこすとされる．びっくり反応の潜時とSBS反射の潜時が類似することから，びっくり反応にはSBS反射機構の関与も推定される．しかし，音刺激によって誘発される痙直型脳性麻痺児の上下肢の筋活動は，屈筋および伸筋の両者に生じる．そのため，全身が固くなり，外見上の運動は大きくはならない（中村 1973b）．同じような現象は，脳卒中や脊髄炎による痙性麻痺患者にも認められる（中村 1973a）．Shimamura(1973)と中村(1973b)との報告の相違は，対象とした脳性麻痺児の重症度によると推定される．前者は重症心身障害児施設，後者は肢体不自由児施設の患児を被験者としている．

新生児期の数日間は，アキレス腱の叩打によって，下腿三頭筋だけでなく，前脛骨筋からの応答が得られる．このような反射機構が未熟の状態が，脳性麻痺児には残存している可能性も示唆されている(Myklebust et al. 1982)．成人発症の脳損傷でも，びっくり反応は反射路に対する上位中枢からの抑制性制御の欠落によって説明されるが，脳性麻痺児の場合と神経生理学的機構が同じというわけではない．

7. 姿勢反射と立ち直り反射

人間は，重力と身体軸との関係，身体の支持基底の状態に応じて，いろいろな静止姿勢（体位と構え；position and attitude）を意識せずに，自動的にとる．そのとき，働いているのが姿勢反射(postural reflex)と立ち直り反射(righting reflex)である．これらの反射に関係する刺激と応答との関係については，以前から定性的，記述的な分析がなされている．臨床には，モトスコピーを利用した発達診断がある(Milani et al. 1967a,b)．理学療法や作業療法の一部でも，機能障害の評価あるいは治療効果の判定に用いられている．

1）姿勢反射と陽性徴候

発達診断では，原始反射(primitive reflex)やそのほかの反射が利用されているが，乳幼児の運動発達が正常か否かの判定には，かなりの注意が必要である．一部の反射は，出生後しばらくすると消失する．また，生後一定期間を経てから，現れる反射もある．さらに，一時期だけに出現する反射すらある（図5-38）．

神経学において成人を対象とする場合，姿勢反射や立ち直り反射の異常は特定の病変部位を診断するための徴候(sign)とはなりにくいため，これらの異常所見は診断にとっての意義が少ない．しかし，医学的リハビリテーションでは，これら反射の異常がいろいろな動作能力の低下と併存するため，機能評価(functional assessment)に利用されている．

姿勢反射の統合機能に関しては，系統発生および個体発生の記載，中枢神経系の破壊実験，病的状態の臨床観察を通して，研究が進められている．中枢神経系の上位中枢を切断除去あるいは破壊すると，下位中枢に固有の機能が上位中枢による抑制から解放され，強く現れてくる（図5-39）．この手法によって得られた結果から，Magnusの姿勢反射は3型に分類されている(Magnus 1924)．

①局在性平衡反応(local static reaction)：刺激が加えられた肢だけの応答のように，身体部分

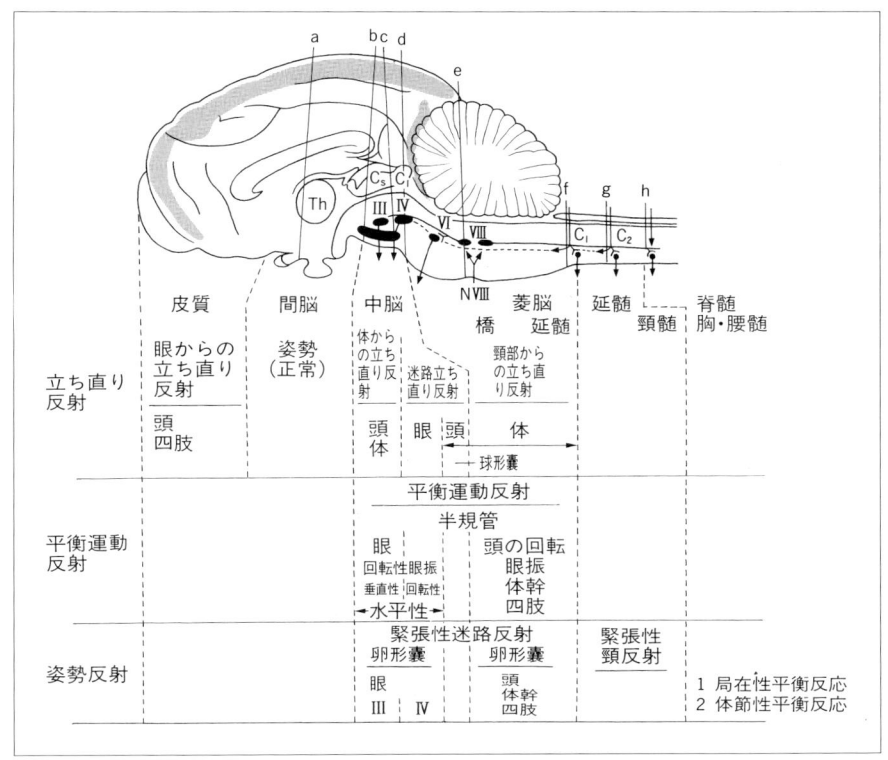

図 5-39 姿勢制御の反射の統合レベル
切断レベルより上位（左方）に統合中枢がある反射は切断により消失し，下位（右方）にある反射は亢進する．

(Monnier 1970)

に現れる反応（例：陽性支持反応）
②体節性平衡反応 (segmental static reaction)：片側下肢に加えられた刺激に対して対側下肢が応答するように，体節性（両側）に現れる反応（例：交叉性伸展反射）
③汎在性平衡反応 (general static reaction)：頭頸部に加わった刺激に対して両上下肢が応答するように，多くの体節に現れる反応（例：緊張性迷路反射）

これらは自己受容反射に属し，局在性平衡反応は重力や外力が刺激になり，体節性平衡反応は四肢の動き，汎在性平衡反応は頭部の空間における位置や動きが刺激になっている．反射中枢は延髄と脊髄にあり，上位中枢による抑制が除去されると，異常に強い反応（反射）となって現れる．中枢神経系が未発達の乳幼児，あるいは痙性麻痺を伴う脳障害患者で観察されることが多い．

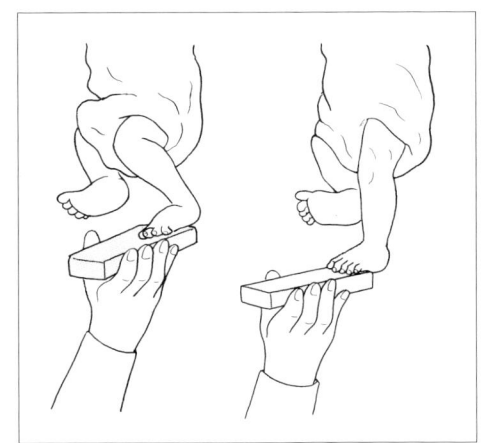

図 5-40 新生児にみられる陽性支持反応
足底を押し上げると，足関節背屈により下肢の伸展がおこる．

(Monnier 1970，一部改変)

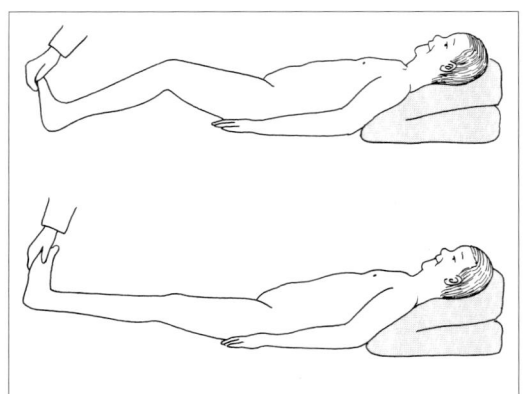

図 5-41 除皮質患者の陽性支持反応
足の他動的背屈によって下肢伸展がおこる．
（Foerster 1936，一部改変）

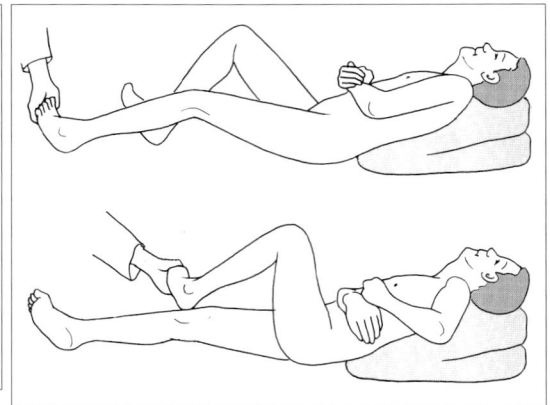

図 5-42 痙性対麻痺患者の陽性支持反応と交叉性伸展反射
左足母指の他動的底屈によって伸筋の緊張は低下し，左下肢は屈曲する．右下肢には交叉性伸展反射がおきている．
（Foerster 1936，一部改変）

（1）局在性平衡反応

　陽性支持反応（positive supporting reaction）は，他動的な足指の開排と背屈が刺激となって，その下肢が伸展し，柱のように固くなる反応である（図5-40）．この反応は，健常者においても立位を保持するのに役立っているが，除脳によって強く現れる．新生児や重度痙性麻痺の患者で観察される（図5-41）．
　手指の他動的伸展によって，上肢でも伸展運動が誘発されることがある．
　他動的に足指を底屈すると，下肢伸筋群の筋緊張が急速に低下して，下肢の屈曲がおこる（図5-42）．この操作をマリー・フォアの手技（Marie-Foix grip）という．同じような現象が，手関節の掌屈によって上肢におこる（レリ現象，Leri phenomenon）．これらは陰性支持反応（negative supporting reaction）である．痙性麻痺患者では，陽性支持反応が強く現れ，これによって立位姿勢をとることはできるが，立位バランスの安定性や歩行は障害されてしまう．

（2）体節性平衡反応

　片側下肢に刺激を加えたとき，対側下肢に応答が生じる反射に交叉性反射（crossed reflex）がある．
　交叉性伸展反射（crossed extension reflex）は，対側下肢に屈筋反射が生じるような刺激が加わったときにおこり，体重支持に役立っている．この反射も上位中枢障害によって，強く解放される．反射応答がおこる前に，応答肢が屈曲位であれば伸展運動（交叉性伸展反射）となり，逆に伸展位であれば屈曲運動（交叉性屈曲反射，crossed flexion reflex）となる（図5-43）．応答運動が異なるのは，応答運動がおこる四肢の固有感覚によって脊髄反射弓に転換（shunting）が生じるためである．この原理は，理学療法の手技にも取り入れられている（図5-44）．交叉性反射は，脳性麻痺児の重症度判定などにも利用されている．

（3）汎在性平衡反応

　バランスのとれた静止姿勢を保持するのに役立っている反射であり，構え反射（attitudinal

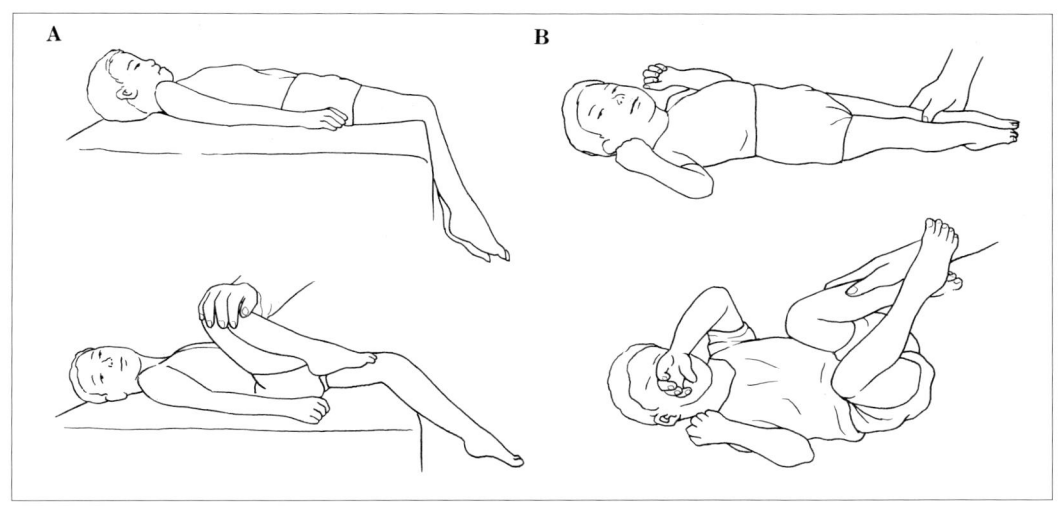

図 5-43 交叉性反射の検査法
A：痙性対麻痺．右股関節の他動的最大屈曲によって，左下肢の伸展がおこる（交叉性伸展反射）．
B：痙性四肢麻痺．左下肢の他動的屈曲によって右下肢も屈曲する．検査開始前の肢位が伸展位であることに注意（交叉性屈曲反射）．

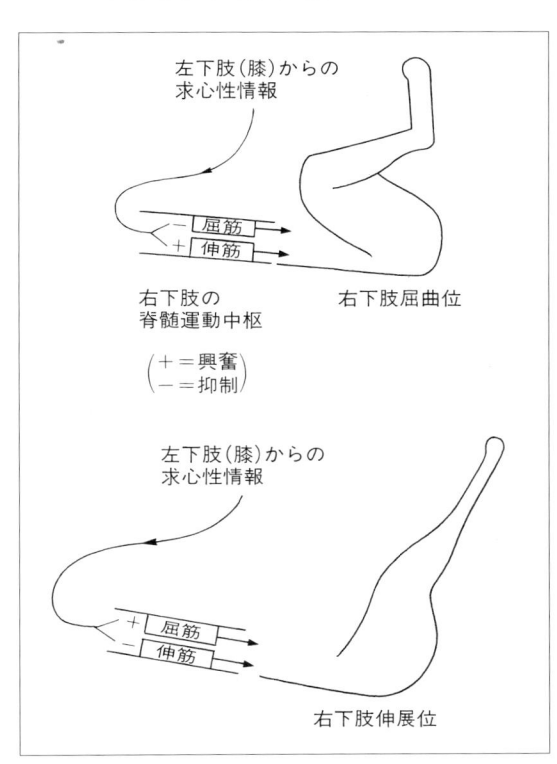

（Matthiass 1966, 一部改変）

図 5-44 shunting の生理学的機構
　左下肢からの求心性情報によって右下肢に応答運動がおこる．左下肢に刺激が加えられる前に右下肢が屈曲位にあるか伸展位にあるかにより，右下肢の応答運動が異なる．右下肢からの肢位についての情報が，脊髄の右下肢運動中枢において情報の伝達路を切り換える．

（Magnus 1924）

reflex）ともいう．

1. **非対称性緊張性頸反射**（asymmetric tonic neck reflex：ATNR）　他動的に顔面を右へ向けると右上下肢の伸筋群の緊張が高まり，左上下肢の伸筋群は弛緩する反射である（**図5-45**）．

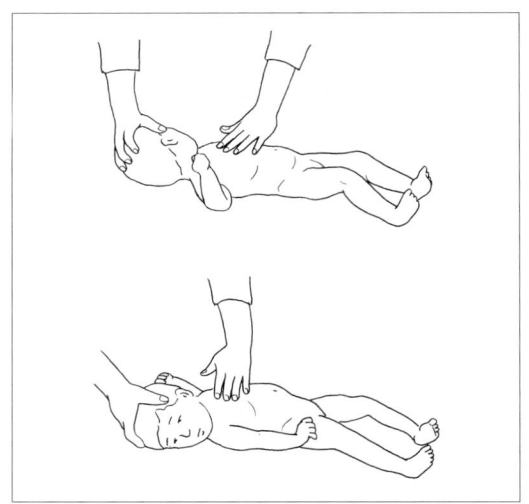

図 5-45 非対称性緊張性頸反射(痙直型脳性麻痺)
頭部を回旋すると顔面側の上下肢は伸展し，後頭側の上下肢は屈曲する．

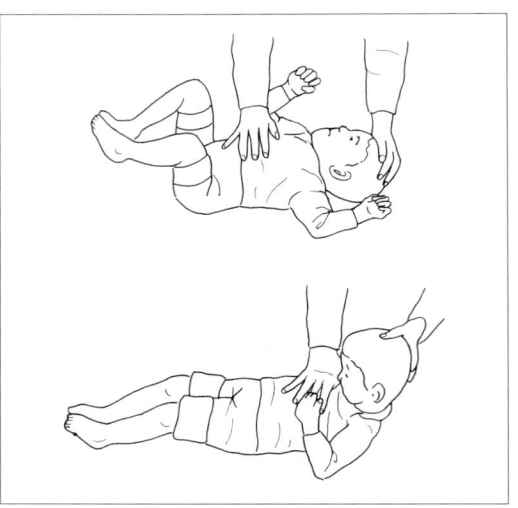

図 5-46 対称性緊張性頸反射(痙直型脳性麻痺)
頸部前屈によって上肢は屈曲，下肢は伸展する．

2 **対称性緊張性頸反射**(symmetric tonic neck reflex：STNR) 他動的に頸部を後屈(伸展)すると，両上肢は伸展し，両下肢は屈曲する．頸部を前屈(屈曲)すると，両上肢は屈曲し，両下肢は伸展する(図5-46)．

これらの反射は，健常者の動作にも現れるが，その程度は軽く，合目的性を果たしているようにみえる．反射は幼児期には強く現れ，思春期から成人になると減少する．痙性麻痺患者に観察される場合，強調された反射となり，動作障害の要因になる．

3 **緊張性迷路反射**(tonic labyrinthine reflex：TLR) 空間における頭部の位置が変わることによって，構え(肢位)が変化する．背臥位では四肢が伸展した姿勢，腹臥位では屈曲した姿勢になる(図5-47)．

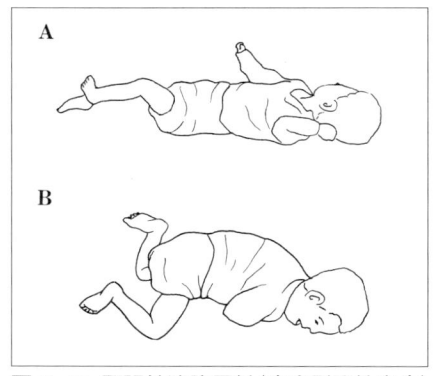

図 5-47 緊張性迷路反射(痙直型脳性麻痺)
A：背臥位で上下肢は伸展する(非対称性緊張性頸反射の影響もある)．
B：腹臥位で上下肢は屈曲する．

汎在性平衡反応は，多くの痙性麻痺患者において，解放現象として観察されるが，主要な臨床応用は発達医学(developmental medicine)における診断の分野であろう．

2) 生理的連合運動と病的連合運動

随意運動には，①標的に向かう身体部位の動きの制御，②それを支える身体部位の姿勢(構え)の調節，が必要である．たとえ座って行う手仕事であっても，上肢帯と上肢近位の固定が安定していなければ，動作は十分に実行できない．力を要する仕事では，片手動作でも，全身にわたっ

て，このような姿勢調節機構が働いている(Waterland 1967；中村・他 1971)．

（1）生理的連合運動と陰性徴候

姿勢調節のために生じている動きを連合運動(associated movement)という．このような連合運動を，身体の複数部位に同時におこるという視点から，健常者の滑らかな動きを協調運動(coordinated movement)あるいは共同運動(synkinesis)と呼ぶこともある．

連合運動によって，姿勢バランスは保持され，運動技能は向上する．神経学では，これを錐体外路経由の運動パターンであるとみなして，関与する筋群(補助動筋，拮抗筋，固定筋など)の活動を連合運動機能ということもあるが，多くは複雑な動きを指して連合運動と呼んでいる(Steegmann 1970)．たとえば，歩行中の上肢の振り，顔面に現れる情緒表現は正常であり，生理的連合運動(normal, physiological associated movement)である．パーキンソン病の患者が歩行のとき，上肢を振らないのは生理的連合運動の欠損(陰性徴候)であり，病的所見として扱われる．表情の乏しいことも陰性徴候である．

（2）病的連合運動と陽性徴候

中枢神経疾患の患者では，健常者にもある連合運動が病的に強調されて不随意に出現したり，健常者には現れない連合運動が観察されたりする(陽性徴候)．また，一部の筋に麻痺がある場合，共同筋活動によって独特の運動が生じることもある．

痙性麻痺患者に抵抗に抗して肘関節を屈曲するように指示すると，肘屈曲と並んで前腕の回内運動がおこる(回内筋徴候, pronator sign, Strümpell)．背臥位になっている痙性麻痺患者に，抵抗に抗して下肢を屈曲するように指示すると，股や膝の屈曲につれて，足関節の背屈や足内反がおこる(脛骨筋現象, tibialis phenomenon)．これらの運動は，協調運動型連合運動と呼ばれているが，病的現象であり，錐体路徴候のひとつとして扱われる．

片側手関節の屈伸運動を反復するように指示すると，対側手関節にも同じ動きが現れることが

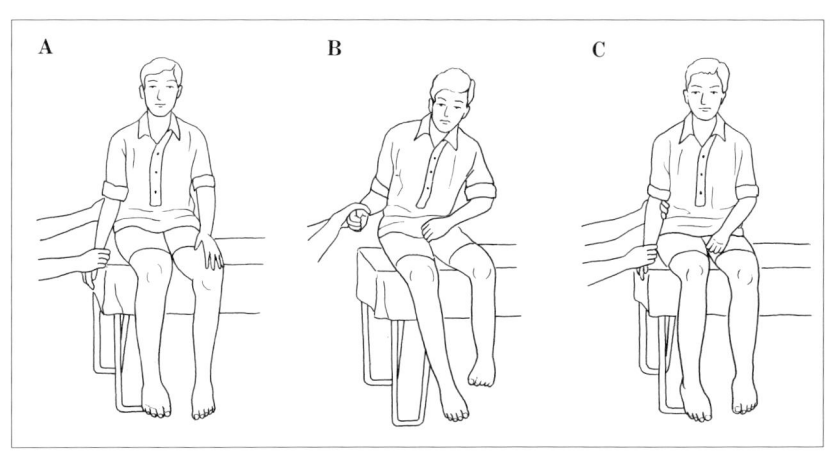

図 5-48 連合反応
左痙性片麻痺，髄膜腫摘出術後．
A：開始姿勢
B：右肘の随意屈曲運動に伴って，左上下肢に屈曲共同運動が出現る．
C：右肘の随意運動をやめると，左上下肢は徐々に元の姿勢に戻る．

ある(模倣性対側性連合運動).手関節の運動に同期して,同側の足関節に屈伸運動がおこることもある(模倣性同側性連合運動).模倣性対側性連合運動は,小児期には生理的に出現する(鏡像運動,mirror movement).片手に力を入れるほど,その頻度は高くなる(Todor et al. 1986).

痙性片麻痺患者が非麻痺側の上肢あるいは下肢を動かすと,麻痺側の筋緊張が高まり,特徴のある構え(肢位)になる(図5-48).これを痙性連合運動あるいは連合反応(assoiated reaction)という.Walshe(1923)は,脳卒中や脳腫瘍による片麻痺患者を被験者にして,連合反応の詳細な分析を行い,その定義を確立した.

1 連合反応の発生条件

① 片麻痺側の筋：非麻痺側の運動に伴って痙縮筋におこり,弛緩筋には生じない.痙縮が強いほど,応答は強力であって持続する.応答運動における筋力は,随意収縮力とは関係がない.

② 連合反応の誘発に必要な随意運動：最も効果のある随意運動は,強力な持続的収縮であり,通常は非麻痺側の手を強く握ることである.交互運動を速く行っても,力が弱ければ,応答はない.歯を嚙み締めたり,頸部を固くしたり,あくびや伸び,咳のような半ば不随意の運動でもおこる.麻痺側肢のひとつを動かすと,ほかの麻痺側肢に生じる.

2 連合反応の型

連合反応は,広範な身体部位に生じるが,臨床では四肢の動き,肢位の変化に注目しておく.患者は背臥位になり,頭部を正面に向け,非麻痺側の手を強く握る.応答は,

① 上肢では,屈筋に強くおこり,肘関節が屈曲する.この肢位は,手を握るのを中止するまで続く.肩の挙上と内転または外転もおこる.

② 下肢では,足の内反と背屈を伴う伸展がおこる.

脳卒中患者の連合反応による四肢の運動には,屈曲と伸展とがあり,Brunnstrom(1970)が詳細に記述している(表5-8).その特徴として,①上肢では,麻痺肢の運動は反応を誘発するのに用いた非麻痺肢の運動パターンと同じである,②下肢では逆になる,が掲げられている.

表5-8 四肢の共同運動パターン

下肢共同運動	上肢共同運動
屈筋共同運動(flexor synergy)	屈筋共同運動(flexor synergy)
1．足指は背屈する	1．肘は屈曲して鋭角になる
2．足関節は背屈・内反する	2．前腕は完全に回外する
3．膝は約90°まで屈曲する	3．肩は90°まで外転する
4．股は屈曲する	4．肩は外旋する
5．股は外転・外旋する	5．上肢帯は後方・上方にいく
伸筋共同運動(extensor synergy)	伸筋共同運動(extensor synergy)
1．足指は底屈する(母指は背屈することもある)	1．肘は完全に伸展する
2．足関節は底屈・内反する	2．前腕は完全に回内する
3．膝は伸展する	3．腕は内転して体幹の前方にいく
4．股は伸展する	4．肩は内旋する
5．股は内転・内旋する	5．上肢帯はやや前方にいく
	手関節・手指の屈曲は一般に屈筋共同運動に,手関節伸展・手指屈曲は伸筋共同運動にみられる

(Brunnstrom 1970)

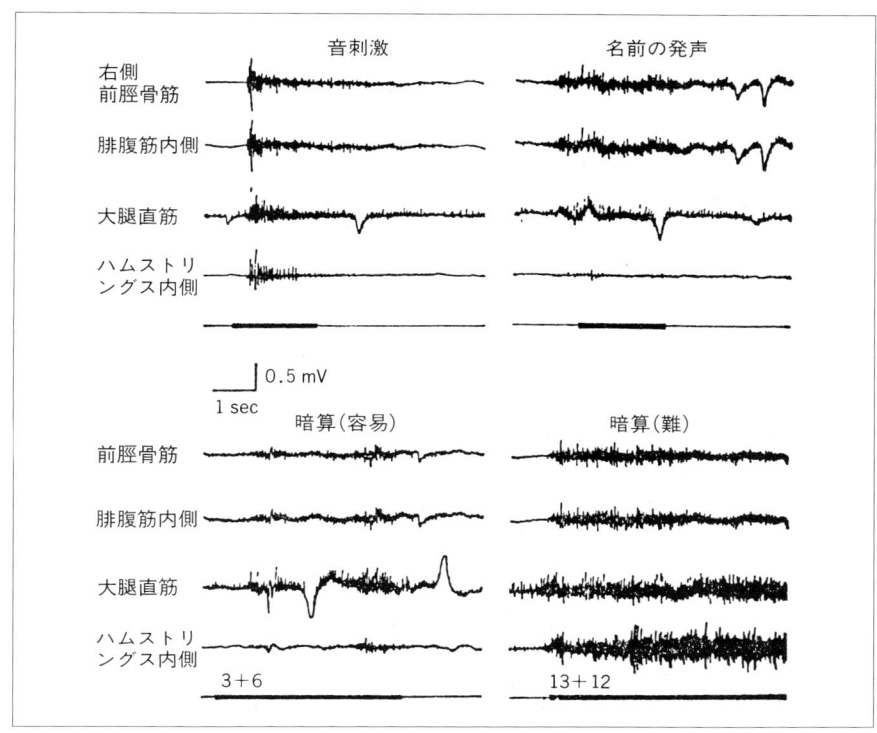

図 5-49 脳性麻痺痙直型の下肢筋群の不随意放電
条件が異なっても応答パターンは類似している(太線部分で刺激,課題遂行中).
(中村 1973c)

3 随意運動の型の連合反応に対する影響

連合反応として生じる肢位変化は定型的である.しかし,患者によっては,随意運動パターン(屈曲あるいは伸展)によって応答パターンも変化する.緊張性頸反射や緊張性迷路反射のような緊張性姿勢反射の影響も受ける.

4 潜時と持続時間

キモグラフによって測定した潜時は0.25～2.0 sec である.持続時間は随意収縮の時間と同じであるか,それよりもやや長い.痙縮が強いほど,潜時や持続時間は長くなる.

Walshe(1923)は随意的に収縮した筋から連合反応を誘発する刺激が生じると仮定して,Magnus の命名法に従って,a tonic reflex arising in the limbs acting on the limbs(四肢からおこり,四肢に作用する緊張性反射)と呼んでいる.これは痙性片麻痺の患者に観察される姿勢反射のひとつである.刺激と応答の型(運動パターン)や潜時からは,いろいろな緊張性姿勢反射と同じカテゴリーで扱える.

5 筋活動の分布

痙直型脳性麻痺児が大声で名前を叫んだとき,暗算のような精神活動のとき,音刺激でびっくりしたときなど,いずれの場合も筋活動の分布は類似している(図5-49).連合反応として生じる筋活動の分布は,異なる原因によって現れるものと同じであるため,Walshe の連合反応は,定義に従って,運動肢から生じる刺激による現象に限定した現象として扱えばよい.

連合反応は，痙性麻痺に現れるひとつの姿勢反射の機能亢進（解放現象）であり，運動時に姿勢バランスを保持するという本来の働きを失っている．

3）立ち直り反射と陰性徴候

目的論的にみれば，立ち直り反射は正常な姿勢からずれているとき，正常の姿勢に戻すように働く反射である．具体的には，

　①空間における頭部の位置を正常にする，
　②体幹に対して，頭部の位置を正常にする
　③体幹に対して，四肢の位置を正常にする

である．正常の姿勢は，動物の種によって異なるが，人間では直立位，頭頂部を天に向けて，重力方向に対して顔面が一致し，口裂が直交する姿勢である．

立ち直り反射は，刺激の受容部位と応答運動の出現部位との関連から，4群に分けられる．

　①頸部からおこり体幹に作用する反射（neck righting reflex acting on body）
　②迷路からおこり頭部に作用する反射（labyrinthine reflex acting on head）
　③体幹からおこり頭部と体幹に作用する反射（body righting reflex acting on head and body）
　④眼からおこり頭部に作用する反射（optical righting reflex acting on head）

これらの立ち直り反射は，動作中に単独に現れるよりも，次々に連続しておこり，重力に対して頭頂部を上にして，頭部と体幹が左右対称になるような動きを生じさせている．

立ち直り反射の消失は，上位中枢障害，いろいろな原因による錐体路障害，錐体外路障害の患者に観察されている．それ自体は病巣診断に必要は徴候とはならないが，動作能力の低下に関係する要因としては重視すべき所見である．

（1）頸部からおこり頭部に作用する立ち直り反射

頭部と体幹の位置変化が刺激となり，体幹の回旋をおこす．背臥位となっている患者の頭部を他動的に片側へ回旋すると，頸部が刺激され，胸部，腰部，下肢の順に身体軸に沿って回旋がお

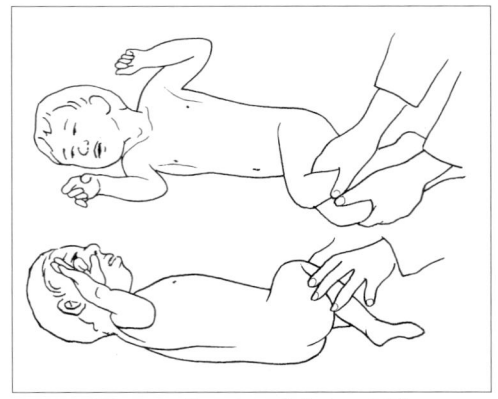

図 5-50　体からの立ち直り反射
下肢帯を他動的に回旋すると，体幹が次第に捻れてくる．

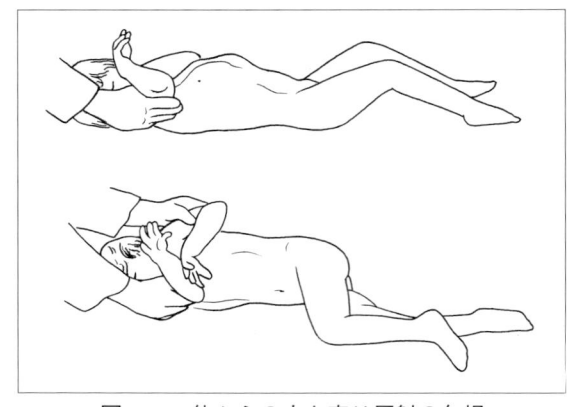

図 5-51　体からの立ち直り反射の欠損
痙直型脳性麻痺．上肢帯を他動的に回旋すると，体幹は一塊となって動く．

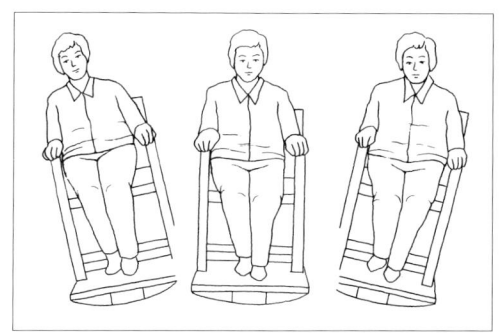

図 5-52 迷路からの立ち直り反応
脳卒中左片麻痺．左へ傾けると頭部は垂直位となるが，右へ傾けたときには頭部の立ち直りがない．

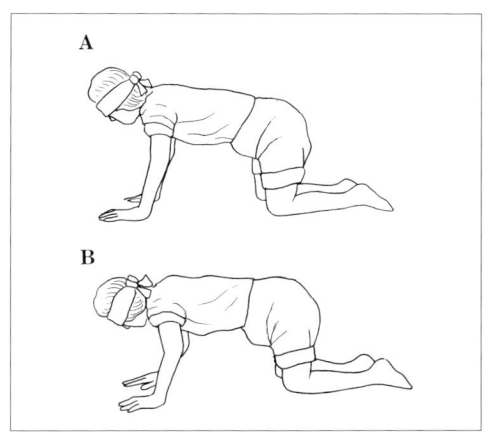

図 5-53 パーキンソン病患者の立ち直り反射障害
A：四つばい位をとらせた直後．
B：数 sec 後，頭部が下がり，立ち直りの障害がある．上肢の屈曲もおこる．

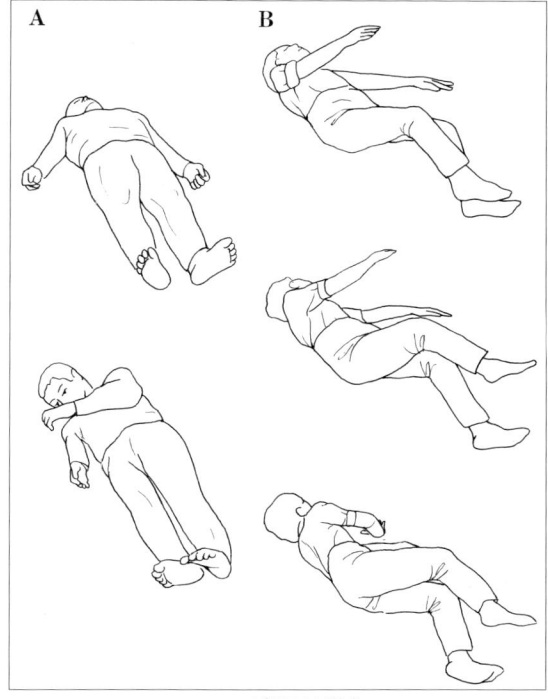

5-54 寝返り動作
A：脊髄損傷．
B：パーキンソン病．
いずれも上半身（上肢帯）の回旋によって体幹は一塊になって動いている．

こる．下肢帯の他動的回旋では，逆の運動がおこる（図5-50）．その結果，頭部と体幹は一直線になる．この反射が消失すると，体幹や下肢の回旋がなくなり，身体は一塊（en bloc）となって回転する（図5-51）．このような異常（病的現象）は，痙性麻痺患者だけでなく，パーキンソン病のような錐体外路系疾患の患者にもおこる．体幹の回旋は，日常生活における諸動作に必要な動きであり，この反射の欠損により，いろいろな動作における運動パターンに異常がおこる．

（2）迷路からおこり頭部に作用する立ち直り反射

頭部の位置が垂直位から傾いたとき，頭部を正しい位置に戻すように働く．患者は目隠し（閉眼）をして椅子座位になる．他動的に椅子を左右に傾けたとき，頭部が正しく垂直位になるか否かを観察する（図5-52）．四つばい位（図5-53），両肘立ち位あるいは片肘立ち位などを利用することもある．

（3）体幹からおこり頭部と体幹に作用する立ち直り反射

上半身と下半身の間に捻じれがあるとき，これを直して一直線に並ぶように回旋運動をおこす．患者を背臥位にして，他動的に上肢帯（肩甲帯）あるいは下肢帯（骨盤帯）を回旋したとき，体幹がその動きに従うか否かを観察する（図5-50）．この反射の消失は，随意的な寝返り動作の運動パターンの異常と併存する（図5-54）．

（4）眼からおこり頭部に作用する立ち直り反射

体幹が傾いたとき，眼からの刺激（視覚情報として外界が斜めになっている）によって頭部を正しい位置にする．成人では，迷路からの立ち直り反射が働くため，この反射は検出しにくい．しかし，迷路障害のある患者がこの反射によって姿勢保持を行っている事実から，代償機能として重要な働きをすることは確かである．

立ち直り反射における運動パターンは，多くの動作の基本的な運動パターンであるため，立ち直り反射を自動反応として扱い，この種の運動パターンの促通に利用する理学療法の手技もある．

6 不随意運動

1. 不随意運動とは

　不随意運動(involuntary movement)は，ひとつの筋の一部分あるいは筋全体，いくつかの筋群の不随意な収縮によって生じる現象であり，四肢や頭部，体幹に客観的に観察できるような運動をおこすものから，触れることでわかる程度の筋収縮に留まるものまでがある．

　随意に対する不随意という用語は，あいまいな表現であるため，随意運動(voluntary movement)を意図的(intentional)あるいは意識的(conscious)な運動と呼ぶこともある．しかし，上肢の意図的な動きに伴う姿勢の変化は，通常は意識されず，自動的(automatic)であり，無意識的な運動である．不随意運動を単純に非意図的，無意識的な運動として随意運動に対比させることは正しくない．

　すべての不随意運動を包括する言葉に，広義のジスキネジー(dyskinesia，異常運動)がある．麻痺(paralysis)や運動失調(ataxia)，無動(akinesia)は，ジスキネジーには含まれない．

　近年，種々の不随意運動を中枢神経系障害によって生じる異常姿勢(abnormal posture)と一緒にして，運動異常症(movement disorders)＊に含めて検討するようになっている．これらは不本意(unwilling)におこり，意識的には制御不能(uncontrollable)の筋活動に由来して，客観的には目的にそわない運動である．

　不随意運動に含まれる異常な運動にはいろいろなものがあり，横隔膜の刺激によって生じる吃逆(しゃっくり，hiccup)のような反射から，ヒステリー性振戦(hysterical tremor)のような心因反応までがある．

　病的振戦(pathological tremor)やミオクローヌス(myoclonus)は，中枢神経系の異なった部位の器質的病変や機能障害によって，同じような現象として現れる．吃逆にも尿毒症のような生体内の生化学的変化に起因するものや脳幹の器質的病変によるものがある．身震い(shivering)は，生理的には視床下部の発熱中枢から錐体外路系を経て伝えられる指令による全身性の筋活動である．健常者では，急に身体が冷えて体温が低下したときに身震いがおこり，体温が普通に戻れば消失する．身震いは，大きな筋群の活動によって，熱を発生することを目的としている．マラリ

＊運動異常症とは，錐体外路系疾患として分類されている疾患群に由来し，不随意運動あるいは筋緊張や姿勢の異常，それらの両者を示す状態をいう．全身性の異常には，運動が過度になる静座不能(acathisia；語義は座位でじっとしていられないこと．実際には，立位や臥位でも観察される)，反対に随意運動が遅くなる運動緩慢(bradykinesia)，運動が少なくなる運動減少(hypokinesia)，ほとんど動かなくなる無動(akinesia)などがある．

ヤやインフルエンザのような熱性疾患では，原虫やウイルスの毒素が発熱中枢を刺激することによって，同じ現象がおこる．身震いの生理学的機構は同じであっても，原因となる発熱中枢への刺激は異なっている．観察される不随意運動だけから，その原因を知ることはできない．

病的不随意運動には，パーキンソン病(Parkinson's disease)の振戦のように規則的なリズムのはっきりとしたもの，脳性麻痺(cerebral palsy)によるアテトーゼ(athetosis)のように非律動的なもの，さらにジストニー(dystonia)のように身体を捻るような緩慢な動きを伴った異常な姿勢(dystonic posture)となるものまでが含まれている．

異常運動をジスキネジーと総称することもあるが，通常は運動に規則性の少ない舞踏運動(chorea)，アテトーゼ，ジストニー，バリズム(ballism)などを指してジスキネジーという．狭義には，薬物の副作用などでおこる特異な不随意運動をジスキネジーと呼んでいる．なお，抗精神病薬によって誘発され，その薬物を中止しても消えない不随意運動を遅発性ジスキネジー(tardive dyskinesia)と呼んでいる．

振戦や舞踏運動，アテトーゼ，ジストニーは患者が示す症候であり，それ自体が疾患単位として扱われるわけではない．また，現象的記述では個別であるかのように扱われるが，相互に多くの類似点をみせ，共通する解剖学的および生理学的根拠があると仮定されている(Adams et al. 1985)．臨床的には，一部の舞踏病(chorea, dancing disease)，片側バリズム(hemiballism)，ジストニーなどは，不随意運動あるいは異常姿勢の特徴だけでもかなり的確な診断がなされている．

多くの不随意運動は，一部の器質的病変の明らかなものを除いて，正確な病態生理学的機序は不明である．その発現には錐体外路系の機能障害，ドパミンやアセチルコリン，ガンマアミノ酪酸(GABA)などの神経伝達物質の異常が推定されている．

2. 不随意運動の分類

不随意運動は生理的振戦のように正常として扱われるものと病的現象とに分けられる．後者については，病因からみて，先天異常，発達異常，外傷(物理的，化学的)，炎症(感染，アレルギー：急性，亜急性，慢性)，新生物(良性，悪性：原発性，転移性)，変性，代謝異常，内分泌異常に分けられる．

分類への関心は，主に臨床診断との関連で取り上げられてきた．不随意運動の正確な診断は，予後を決定して，治療法を選択するために，患者と臨床家の両者にとって重要である．

1) 2つの分類

振戦の分類は，2つの立場からなされている(Bain 1993)．この枠組みは，ほかの不随意運動にも利用される．第1は不随意運動が生じる，あるい消失する活動状態に基づくものである．これに不随意運動の様態，異常運動の身体における分布様式も分類に利用する(平山 2000)．第2は不随意運動を伴っている疾患との関連に基づく分類である．

(1) 活動状態に基づくもの

Movement Disorder Societyが提示している定義を掲げる(Deuschl et al. 1998；Alusi et al. 2001)．扱われている不随意運動は主として振戦である．

1. 静止時振戦(rest tremor)　随意的には活動せず，重力の影響が完全な支えによって除かれている身体部分に出現する振戦．理想的には寝椅子に休む．
2. 動作時振戦(action tremor)　筋の随意的収縮によって生じた振戦であり，以下のものを含む．
- 姿勢時振戦(postural tremor)：随意的に重力に抗して姿勢を保持している間，出現する振戦．
- 運動時振戦(kinetic tremor)：あらゆる随意運動の間，出現する振戦．
- 等尺性収縮時振戦(isometric tremor)：動かない固い物体に対する筋収縮の結果，生じる振戦
- 企図時振戦(intention tremor)：標的に向かった運動中に出現する振戦である．視覚に誘導されて標的に向かう運動中，運動の終末に近づくと振戦の振幅が大きくなる(終末動揺，terminal oscillation)．ある姿勢(構え)に特異的な振戦(position-specific tremor)あるいは運動の開始時と終了時の姿勢時振戦の可能性がある場合，それらは除外する．
3. ホルムス型振戦(Holmes' tremor)　赤核性振戦(rubral tremor)，中脳振戦(midbrain tremor)，視床性振戦(thalamic tremor)，ミオリトミー(myorhythmia)，ベネディクト症候群(Benedict's syndrome)とも呼ばれていた．この振戦には以下の基準を適用する．①静止時振戦と企図時振戦が不規則に出現する．多くの場合，姿勢時振戦もある．ほかの振戦のようなリズムはない．②低頻度，通常は4.5 Hz以下である．③病変(例：脳卒中)が生じた時期を明らかにできれば，それから振戦の出現までの期間にかなりの幅がある．典型的には4週から2年である．
4. Gestes antagonistes　感覚トリック(sensory trick)であり，触刺激や固有感覚刺激を身体部分(典型的には頭部や頸部)に加えると，振戦あるいはジストニーが変化する．一時的に痙性斜頸を抑制するため，指や手掌を頸部の回転とは逆の部位におく．たとえば，顔面が不随意に左側へ向けば，右頬や右頸部に触れる．

なお，International Tremor Foundation, Tremor Investigating Group(TRIG)は，以下のものも掲げている(Bain 1993)．

5. 課題特異的振戦(task specific tremor)　書字や楽器演奏など，かなり高度の技能を要する動作を遂行している間，出現する．通常，課題は遂行するのに高度の正確さが求められ，技能の獲得には数年を要するようなものである．

(2) 病因に基づくもの

不随意運動をめぐるひとつの混乱は，症候の分類や名称が統一されていないことである．病変部位との対応では赤核性振戦や小脳性振戦といわれたり，身体部位との関連では眼瞼痙攣や片側顔面痙攣という名称もある．

表6-1は，病変が想定される解剖学的部位との対応で不随意運動を分類したものである．ここには痙攣発作，種々のてんかんも掲げられているが，これらは習慣的に不随意運動には入れていない．

振戦，そのほかの不随意運動と主要な疾患との関係を図6-1および図6-2に掲げておく．

表 6-1 解剖学的部位との対応による不随意運動の分類

起源	障害/異常
1. 末梢性	1) 間代性顔面痙攣 2) ミオキミー(筋波動症) 3) 線維束性収縮
2. 脊髄/神経根	1) 偽性アテトーゼ 2) 屈筋/伸筋痙攣 3) ミオクローヌス
3. 小脳前庭結合/脳幹	1) ミオクローヌス 2) 企図時振戦 3) 共同運動 4) 吃逆(しゃっくり) 5) 眼球回転発作 6) 痙攣(嚥下/喉頭)
4. 基底核	1) 振戦 2) 舞踏運動 3) アテトーゼ 4) バリズム 5) 痙性斜頚/ジストニー
5. 皮質	1) 部分てんかん 2) てんかん(大発作) 3) てんかん(ジャクソン型)
6. 皮質/他	1) メージュ症候群 2) 書痙(職業性痙攣) 3) 習慣性リズム運動 4) 正座不能
7. 超皮質	1) チック 2) 眼球痙攣 3) ヒステリー

(Liversedge 1969, 一部改変)

3. 不随意運動の臨床

　不随意運動の多くは，臨床的な特徴に基づいて診断がなされ，治療も主に症候の軽減を指標として行われている．そのため，注意深い観察が必要とされる．症候性の不随意運動では病因も明らかであるが，特発性の場合の病因は推測の域を出ていない(Dauer et al. 1998)．

1) 観察法

　患者の日常的な動作においてみられる不随意運動の性質や分布について，患者からあらかじめ情報を得ておく．

　手指に限定した振戦などを除いて，患者が裸体の状態で観察する．まず，立位姿勢における異常姿勢の有無について，頭部と体幹，四肢の各分節の解剖学的な指標に注意して，観察する(「第

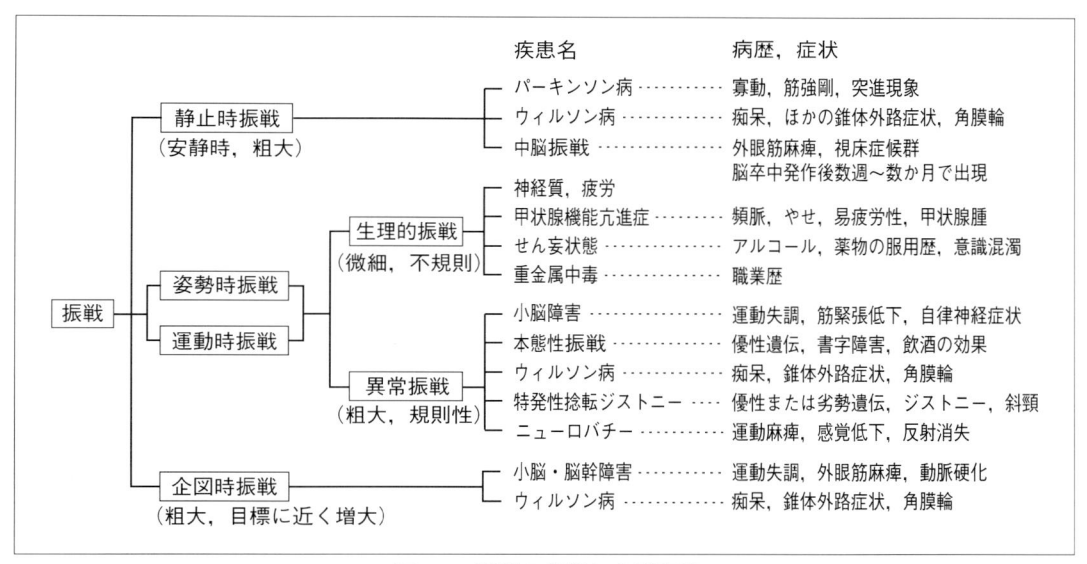

図 6-1 振戦の分類と主要疾患

		疾患名	病歴，症状
振戦	静止時振戦（安静時，粗大）	パーキンソン病 ウィルソン病 中脳振戦	寡動，筋強剛，突進現象 痴呆，ほかの錐体外路症状，角膜輪 外眼筋麻痺，視床症候群 脳卒中発作後数週〜数か月で出現
	姿勢時振戦／運動時振戦 ─ 生理的振戦（微細，不規則）	神経質，疲労 甲状腺機能亢進症 せん妄状態 重金属中毒	 頻脈，やせ，易疲労性，甲状腺腫 アルコール，薬物の服用歴，意識混濁 職業歴
	姿勢時振戦／運動時振戦 ─ 異常振戦（粗大，規則性）	小脳障害 本態性振戦 ウィルソン病 特発性捻転ジストニー ニューロパチー	運動失調，筋緊張低下，自律神経症状 優性遺伝，書字障害，飲酒の効果 痴呆，錐体外路症状，角膜輪 優性または劣性遺伝，ジストニー，斜頸 運動麻痺，感覚低下，反射消失
	企図時振戦（粗大，目標に近く増大）	小脳・脳幹障害 ウィルソン病	運動失調，外眼筋麻痺，動脈硬化 痴呆，錐体外路症状，角膜輪

（柳沢 1987，一部改変）

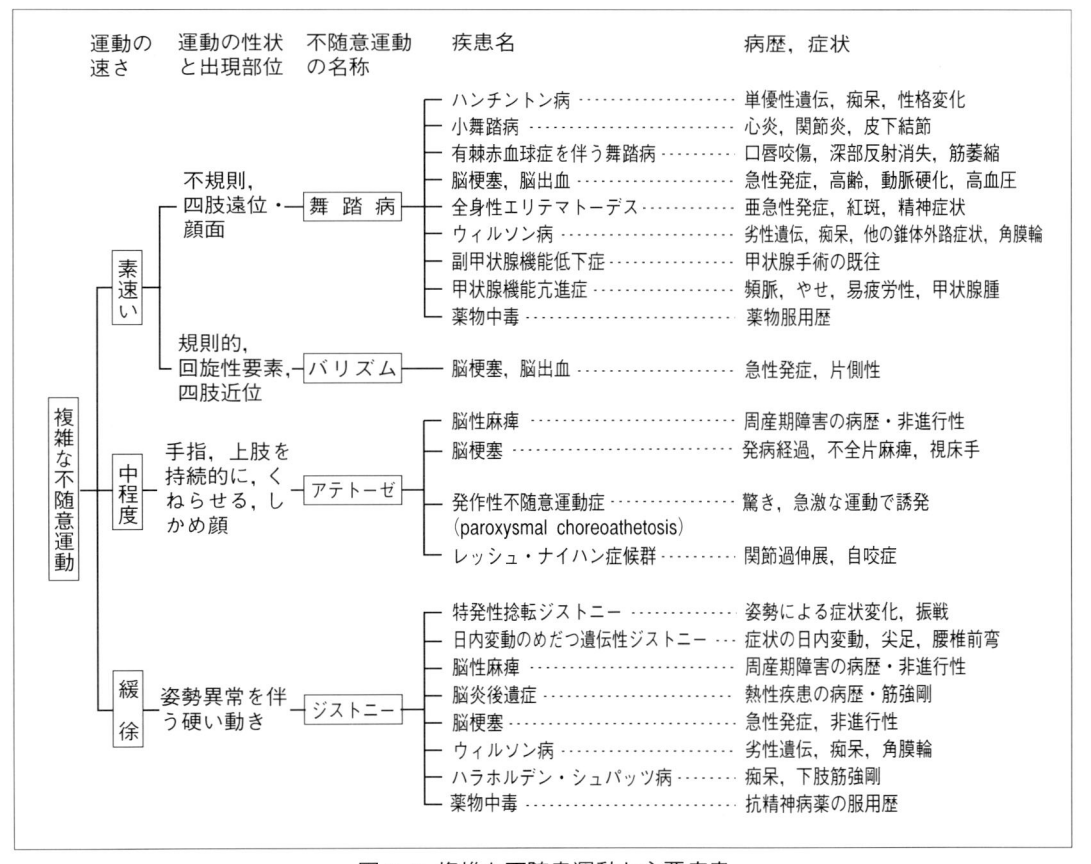

図 6-2 複雑な不随意運動と主要疾患

運動の速さ	運動の性状と出現部位	不随意運動の名称	疾患名	病歴，症状
素速い	不規則，四肢遠位・顔面	舞踏病	ハンチントン病 小舞踏病 有棘赤血球症を伴う舞踏病 脳梗塞，脳出血 全身性エリテマトーデス ウィルソン病 副甲状腺機能低下症 甲状腺機能亢進症 薬物中毒	単優性遺伝，痴呆，性格変化 心炎，関節炎，皮下結節 口唇咬傷，深部反射消失，筋萎縮 急性発症，高齢，動脈硬化，高血圧 亜急性発症，紅斑，精神症状 劣性遺伝，痴呆，他の錐体外路症状，角膜輪 甲状腺手術の既往 頻脈，やせ，易疲労性，甲状腺腫 薬物服用歴
素速い	規則的，回旋性要素，四肢近位	バリズム	脳梗塞，脳出血	急性発症，片側性
中程度	手指，上肢を持続的に，くねらせる，しかめ顔	アテトーゼ	脳性麻痺 脳梗塞 発作性不随意運動症 (paroxysmal choreoathetosis) レッシュ・ナイハン症候群	周産期障害の病歴・非進行性 発病経過，不全片麻痺，視床手 驚き，急激な運動で誘発 関節過伸展，自咬症
緩徐	姿勢異常を伴う硬い動き	ジストニー	特発性捻転ジストニー 日内変動のめだつ遺伝性ジストニー 脳性麻痺 脳炎後遺症 脳梗塞 ウィルソン病 ハラホルデン・シュパッツ病 薬物中毒	姿勢による症状変化，振戦 症状の日内変動，尖足，腰椎前弯 周産期障害の病歴・非進行性 熱性疾患の病歴・筋強剛 急性発症，非進行性 劣性遺伝，痴呆，角膜輪 痴呆，下肢筋強剛 抗精神病薬の服用歴

（柳沢 1987，一部改変）

8章　姿勢」参照).

　つぎに不随意運動の性質と生じている身体部位を記録しておく．姿勢を変えて，不随意運動がどのように変化するか（増強するのか，減少するのか），姿勢との関連性を検討しておく．さらに，動作（随意運動）を指示し，不随意運動の変化を観察する．

　安静臥床の姿勢となることができるように，寝椅子を準備しておくとよい．椅子は足底が床につく高さで，背もたれのあるものを用意する．

　観察では，患者の示す不随意運動には，①規則的なリズムがある（律動性），②不規則でリズムがない（非律動性），について区別する．つぎに，その分布様式（発現部位）から，①局所性，②体節性，③片側性，④全身性，に分ける．不随意運動が，①ひとつの筋あるいは筋の一部に限られている，②複数の筋群にある，という区分も必要である．後者では，動筋と拮抗筋の収縮は相反性であるか否かに注意する．触診では明らかにならない場合，表面筋電図を利用するとよい．身体部位の動きの速さと大きさ，反復する運動では時間間隔だけでなく，運動の振幅についても規則性の有無に気をつけておく．ジスキネジーでは，運動パターンは，①比較的一定している，②不定である，という区分も行う．そのほかに，四肢の筋緊張についても検討を加えておく．

　なお，臨床診断には，病歴と家族歴の詳細な聴取，不随意運動以外の随伴する徴候を観察しておくことが必要である（平山　2000）．

2）具体的な操作

　振戦を例にして，活動状態に対応した観察上の注意点を掲げる．

1　静止時振戦

　患者は背臥位の姿勢で安静臥床，四肢は基本肢位，全身の力を抜いた状態にして観察する．暗算や数字の逆唱などによる精神的負荷で振戦が増強するかどうかにも注意する．多くの場合，振幅は大きくなる．

　典型例はパーキンソン病で観察される．人間は覚醒しているとき，完全に筋活動は消失するのか，まったくの静止（rest）ということは可能かをめぐる問題がある（Lance et al. 1963a）．静止時振戦は随意運動中は消失する．

2　姿勢時振戦

　手指と腕では，椅子座位の患者に上肢を伸ばして，床面と平行になるように前方へ挙上した肢位を保持するように指示する．下肢では，膝を伸ばして，下腿が床面と平行になる肢位に保持するように指示する．背臥位では，両上肢は天井へ向けて伸ばした肢位，両下肢は股関節と膝関節を90°屈曲して下腿を床面から離した肢位とする．

　姿勢時振戦も随意運動中は消失する．本態性振戦（essential tremor）や甲状腺機能亢進（hyperthyroidism）の振戦が典型的である．

3　運動時振戦

　随意運動に伴っておこる振戦であり，姿勢の保持では現れない．臨床では以下の検査法が利用されている．それらの検査では，小脳障害の症候とされている測定異常（dysmetria）や運動分解（decomposition of movement）にも注意する．

・**指鼻試験**（finger-to-nose test）：患者は椅子座位で片腕を伸ばして挙上する．検者の指示に従

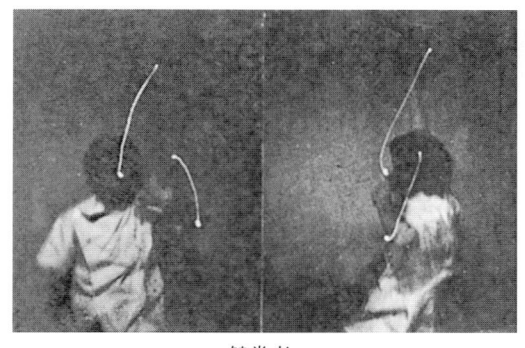

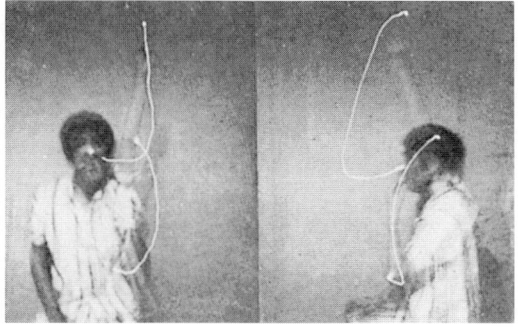

図 6-3 指鼻試験

　被験者は椅子座位の姿勢をとる．動作の開始肢位は片側上肢の挙上位，終了肢位は示指先が鼻先に触れて静止した姿勢である．示指先と肘頭には豆電球がついている．頭上にあげた示指先の運動軌跡を観察する．肩関節と肘関節の運動（角度変化）にも注意する．
　健常者（左）では，示指先と肘の運動軌跡は直線に近く，肩関節と肘関節が運動を開始し，また終了した時間は同一である．肘関節の角度変化は肩関節の角度変化よりも大きい．
　小脳性運動失調の患者では，振戦はないが，示指先と肘の運動軌跡が三角形の二辺を描いている（運動分解，decomposition of movement）．これは小脳症状のひとつである．動作の前半，肩関節と肘関節の角度変化は同程度である．後半になって肩関節を固定し，肘関節をさらに屈曲することにより示指先で鼻先を触れることができる．

って，示指先を自分の鼻先へもっていく（図 6-3）．同じ姿勢から，示指先を耳たぶへもっていく（指耳試験，finger-to-ear test）．また，検者が自分の示指（あるいは打腱器の柄先端）を患者の前に出して，検者の指先と自分の鼻先との間を往復運動する仕方もある（nose-to-finger-to-nose test）．

- **指指試験**（finger-to-finger test）：患者は両腕を床面と平行になるように左右に挙上した姿勢となって両示指を立て，合図に従って身体正面で両示指先をつき合わせる．
- **踵膝試験**（heel-to-knee test）：患者は背臥位となり，合図に従って片側の踵を他側の膝頭につける（図 6-4）．膝頭にふれた後，踵を他側の脛骨体前面に沿って足関節近くまでまっすぐに滑り下ろす．

　いずれも運動中の上肢あるいは下肢の振戦に注意する．企図時振戦の観察には指指試験がよい．これらは小脳障害に典型例が観察される．
　なお，ジスキネジーについては，通常は自発的な不随意運動を記述する．特定な観察法の設定はないが，振戦に準じて行うのがよい．
　書字あるいは渦巻描画，そのほかの課題遂行時におこる異常運動を観察，記録することも多い．これらは動作の観察よりも，課題の成績を問題にしている．

3）臨床的特徴と病因

　ここでは不随意運動を振戦，ミオクローヌス（myoclonus），間代（clonus），ジスキネジーに分けておく．

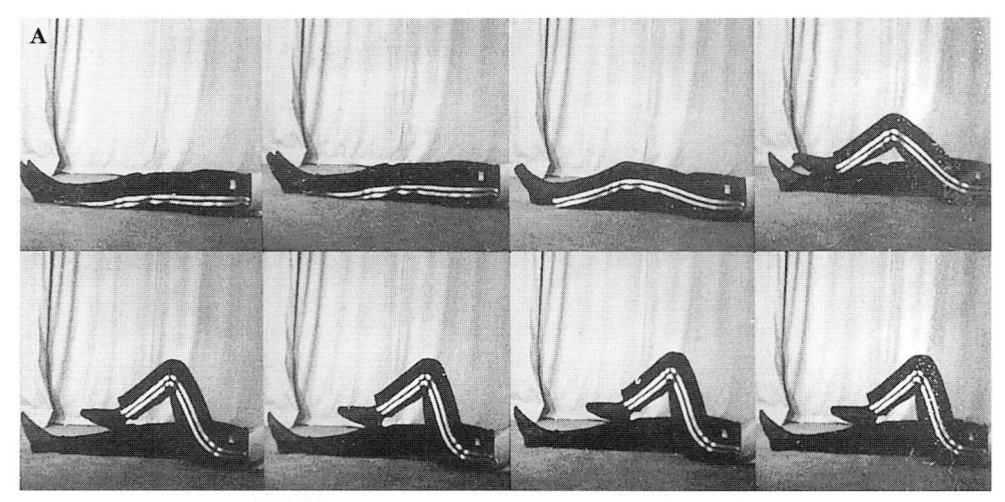

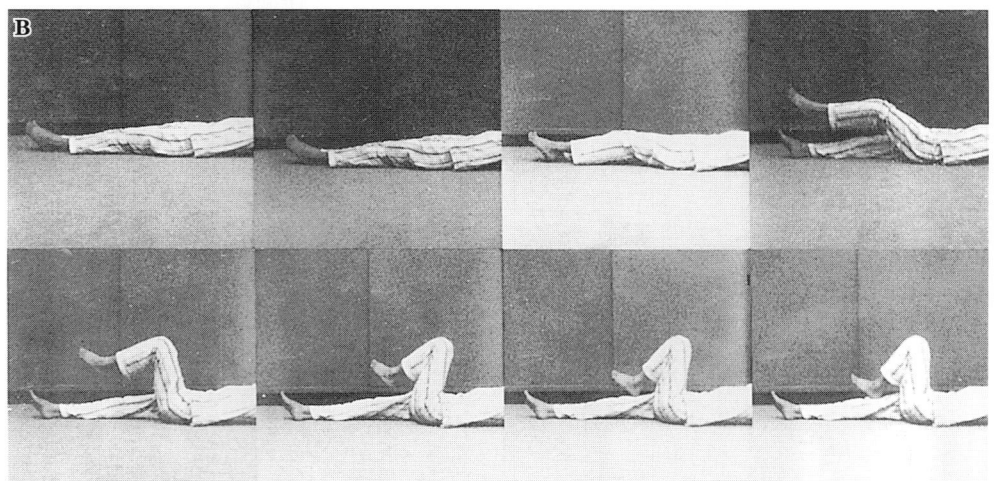

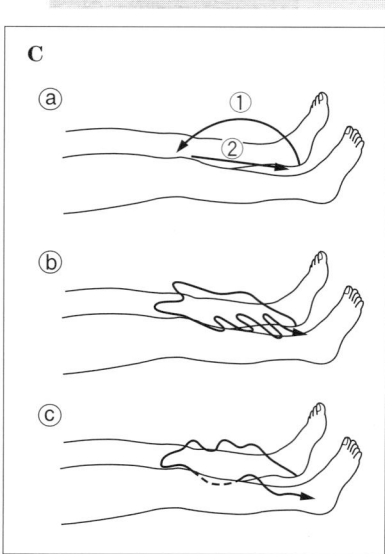

図 6-4 踵膝試験

被験者は背臥位になり，他側踵で対側膝蓋骨部に触れる．動作の開始肢位は基本肢位であり，終了肢位は踵が他側膝上に留まった肢位である．

A：健常者では，膝関節屈曲の角度が股関節屈曲の角度よりも大きく，踵は床面を擦るようにして直線に近い運動軌跡を描いている．

B：小脳性運動失調の患者では，振戦はないが，動作の前半，股関節と膝関節の角度変化は同程度である．後半になり，膝関節を大きく曲げると，それに伴って股関節の屈曲運動がおこり，踵が膝を行きすぎてしまう測定過大(hypermetria)となる．近位および中間位の関節運動の組合せで観察される異常所見は，上肢も下肢も同じである．

C：動作時振戦
　①片側の踵を他側の膝につける．②つづいて，脛骨体前面に沿って足関節まで動かす．実線は踵部の運動軌跡である．
　ⓐ健常者
　ⓑ小脳性運動失調患者：測定過大と動作時振戦がある
　ⓒ脊髄後索性運動失調：踵は膝の位置を探すかのように動き，脛骨前面からはずれやすい（閉眼で増悪する）．

(1) 振　　戦

　振戦は身体部位(関節を中心とした)の速い前後の動き(振動)であり,健康状態でも,また病的な症状としても容易に見いだされる.とくに,リズムという面で,ほかの不随意運動とは区別される.また,通常は拮抗筋間の交互収縮による2相性であることが間代(clonus)との相違とされている.

　振戦は,神経系のフィードバック・ループの利得増加,ループの伝導減退,あるいは両者によって振動状態になることで生じると推定されている.中枢性あるいは末梢性の種々のフィードバック・ループが関係する(図6-5).生理的振戦は健常者にみられる現象であり,ある種の病的振戦は,生理的振戦に関与する中枢性要素あるいは末梢性要素の歪みや増幅に由来すると仮定されている.パーキンソン病の振戦などは,病的振動(pathological oscillation)として,新たに発生したものである(McAuley et al. 2000).

a. 生理的振戦

　座位姿勢の健常者が両上肢を前方に伸ばし,さらに力一杯に手指を伸展・外転すると,細かな震えがあることに気づく.このような震えは,頻度が8～13Hz,成人ではおよそ10Hzが中心であって,生理的振戦(physiological tremor)と呼ばれている.小児と高齢者では,頻度がやや低い.筋疲労や恐怖,興奮のときには,その振幅が大きくなる.

　生理的振戦の発生には,心拍や骨格筋の性質,運動ニューロンの発射特性,筋紡錘からの反射ループ,とくに中枢神経系の律動的な振動活動などが関係している(Mori 1995).神経系におい

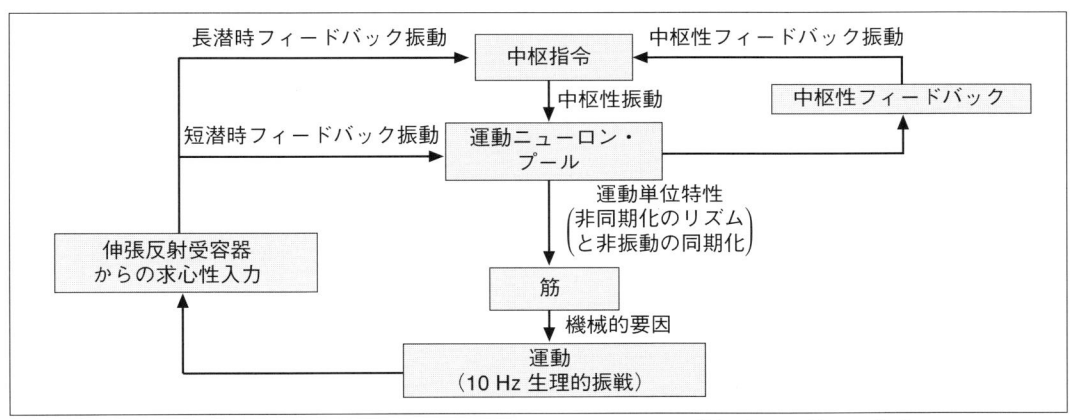

図6-5　10Hzの生理的振戦が生じる可能性のある運動経路上の種々の部位

　負のフィードバック・ループに固有の不安定性から発生するフィードバック振動がある.大部分の運動は負のフィードバックにより減衰するが,フィードバック遅延の倍時間の振動活動は逆に増強される.そのため,フィードバック遅延が50msecであると,10Hzの振戦の発生には好都合となる.可能性のある3つのフィードバック・ループは,① 伸張反射受容器からの短潜時の脊髄反射弓,② これらの受容器からの長ループの皮質経由あるいは小脳経由の反射経路,③ 運動ニューロン・プールからレンショウ細胞のような脊髄介在ニューロンへの中枢性フィードバック.これらのフィードバック振動から生じた振戦と機械的共鳴でおこる振戦が同期して活動する運動単位の数に関連している.これらの振動は,筋全体の動きに応答する伸張反射受容器を介して働くからである.中枢性振動も運動ニューロン・プールを調整する.このような振動に由来する振戦は,運動単位の同期化によって特徴づけられる.他方,最小発射頻度のような運動単位に固有の性質に由来する振戦は,運動単位の同期化とは関係しない.

(McAuley et al. 2000)

て，10 Hzの振戦が生じる機構として，図6-6のモデルも提唱されている．筋収縮の程度が異なったり，運動単位の平均発射頻度が変化しても，振戦の頻度が10 Hz前後に留まっているのは，新たに活動参加する運動単位の発射頻度が8〜10 Hzであって，その電気的活動も大きいため，発射頻度の高い運動単位よりも優位になるからである．さらに，発射頻度の高い運動単位による力の動揺は，筋の物理的性質によって弱められ，融合（fusion）するためでもある．振戦の振幅は，温度や上位中枢からの影響を受ける（Bain 1993）．またβ受容体に作用する薬剤にも反応し，エピネフリンなどのβ受容体刺激薬によって増強する．一方，β遮断薬は振幅を減少させる．

McAuley et al.（2000）は，生理的振戦を6つに分け，それらの発生機序を以下のように推定している．

① 静止時振戦：筋活動はなく，振戦の振幅は小さい．その発生は，心収縮による大動脈への血液放出によって生じる身体の反跳である（心弾動図，ballistocardiogram）．この振動が末梢の機械的共振によって10 Hz前後の振戦を生む．

② 姿勢時振戦：四肢を伸展したときに出現する．四肢に加わる負荷の変化によって周波数が変化するため，機械的共振説と伸張反射ループ共振説とがある．四肢遠位では，近位の筋群から発生する震えの伝播が加わる．

③ 等尺性収縮時振戦：筋収縮と関連して10 Hz前後の振戦となる．これは複数運動単位の活動の合計であるが，それが10 Hzになる機序を図6-6に示す．筋電図上の干渉波形から得られる周波数スペクトルはかなりの範囲に及ぶが，ピークは8〜10 Hzにある（Freund et al. 1978）．

④ 高振幅振戦：外的要因によって，運動単位の同期化がおこる．ストレスはβ受容体を刺激する．疲労は運動単位の同期化を促す．

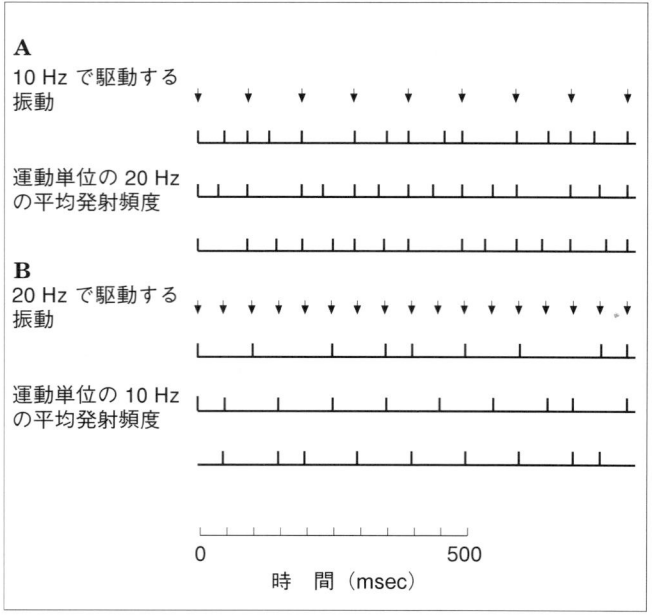

図6-6 運動単位の発射頻度と筋振戦との関係

個々の運動単位が異なった頻度で発射しても，どのようにして外的駆動の振動がある定まった頻度での筋電図活動を調整しているのかについての概略図である．

A：10 Hzで駆動する調整の影響によって，ここに示した3個の運動単位（ひとつの筋の多くの運動単位から得たもの）は，ほかのときよりも10 Hzリズムで発射する傾向にある．3個の運動単位は約20 Hzで発射しているが，全体に広がるような20 Hzリズムはない．10 Hzリズムをはずれたときの発射は非同期のため，四肢全体の振戦への効果は合計されるのではなく，かえって打ち消されてしまう．矢印で振戦がおこる．そのとき，3個の運動単位とも発射していることに注意．それ以外のときは，1〜2個しか発射していない．

B：20 Hzリズムに対して間欠的に約10 Hzの運動単位発射があるとき，逆のことがおこる．20 Hzリズムのタイミングに合致した発射だけが同期化する．間欠的な発射にばらつきがあり，運動単位間に10 Hzの同期化はおこらない．

（McAuley et al. 2000）

⑤コンプライアンス収縮時振戦：身体部位に機器をつけ，かつ等尺性収縮力の振戦を測定することによるダンピング効果を除去した条件での振戦の分析から，中枢性の運動単位の同期化が認められる．

⑥動作時振戦：運動中に中枢神経系によって緻密な制御が行われると，中枢性リズム活動を反映した振戦が現れる．ゆっくりした指の動作で 8～10 Hz の振幅の大きい振戦が生じる（Vallbo et al. 1993）．

b．パーキンソン病

パーキンソン病（Parkinson's disease）の患者では，静止時振戦で生じる母指の内転-外転と他指の屈曲-伸展の運動は，あたかも丸薬をまるめているかの様相（pill-rolling）を呈する．この振戦は暗算などの精神的負荷で増強し，随意運動を行っているときには減少あるいは消失し，あまり随意運動の障害とはならない．そのほかの振戦を含めて，四肢遠位に優位な 3～7 Hz の静止時振戦がパーキンソン病に特徴的である．しかし，パーキンソン病では姿勢時振戦が約60％の患者で観察され，静止時振戦がない患者は 10～20％である（Bain 1993）．振戦の程度には左右差もある．一部の患者では，動作時振戦も観察される．筋の他動的伸展のさいに検者が感じる歯車現象は，この種の振戦の一側面とされている（Lance et al. 1963a；Findley et al. 1981）．振戦は患者の60～70％が訴えている初期症状である．筋強剛（rigidity）や運動緩慢（bradykinesia）などが出現すれば，臨床診断は確定する．

患者の視床には，3～6 Hz のニューロンの自発放電が観察され，振戦との関連性が指摘されている（Jasper et al. 1966；Ohye et al. 1974）．基底核から視床への入力の異常と関係した運動前野と運動野への視床からの出力が運動プログラムへと伝達され，筋群への指令に含まれることで振戦が現れると推定されている（**図 6-7**）．

姿勢時振戦や動作時振戦があると，書字や箸の使用，ボタンの操作などの日常生活活動の障害が明らかになる．

c．本態性振戦

本態性振戦（essential tremor）は，ほかの神経症候を伴わないで，四肢や頸部に出現する 8～10 Hz の細かな振戦であり，生理的振戦に類似した臨床所見を示す．しかし，企図時振戦や小脳の機能障害との関連性も示唆されている（Deuschl et al. 2000）．この振戦には遺伝性のものと弧発性*のものとがある．臨床診断の基準として，以下の事項がある（Bain 1993）．

1 包括基準

①手や前腕に持続的な姿勢時振戦があり，運動時振戦を伴うこともある．上肢の振戦が左右非対称なこと，ほかの身体部位に振戦が出現することもある．

②振戦がある期間は長期である（5 年以上）．

2 除外基準

①歯車現象とフロマン徴候（Froment's sign；手首の固化徴候）を除いて，そのほかの神経徴候

---

*孤発性（sporadic）とは，疾患は遺伝性であるが，患者だけがその家系で発病している場合をいう．非遺伝性の疾患や発病は散発性（isolated）という．「散発性」を「孤発性」という用語で表すことがある．これは誤用である．

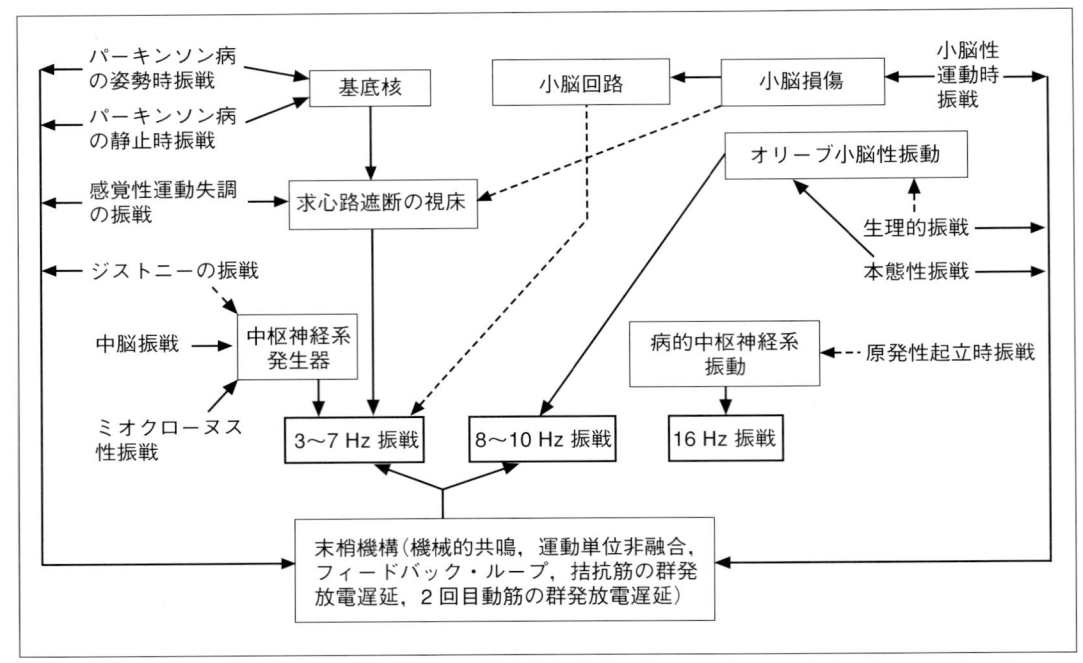

図 6-7 病的振戦に関係する中枢神経系病変

種々の中枢性振動とそのほかの中枢神経系病変が末梢機構と相互作用することによって，種々の病的振戦を作りだすと推定される模式図である．破線および四角で囲まれた部位は，あまり明らかではない機構である．末梢機構とは，たとえ本来の異常は中枢性であっても，振動性リズムが末梢において生じる諸過程をいう．たとえば，小脳における処理過程の異常による随意的バリスティック運動における拮抗筋群発放電の遅延は，末梢において身体部位の運動減衰を妨げて，その部位の機械的振動傾向を高めるかもしれない．ジストニーにみられる振戦も，筋緊張の亢進によって末梢で生じるかもしれない．筋緊張亢進が，その身体部位の共鳴特性を変えるからである．

(McAuley et al. 2000)

がある．
②増強した生理的振戦としての原因がある(例：甲状腺機能亢進)．
③薬物使用(薬物性)で誘発，またはある薬物の中断(薬物離脱性)で生じた振戦．
④振戦出現より前，およそ3か月以内に神経系への外傷歴がある．
⑤振戦の出現が心理的要因であることの臨床的証拠がある．
⑥突然に発症した振戦．

本態性振戦の病態生理については，運動制御機能にみられるわずかな変化(Britton et al. 1994)，定位脳手術の成績(Ohye et al. 1982)などから，その発現に小脳の関与が推定されている．中枢神経系における10 Hzの振動が運動系へ伝えられ，生理的振戦に似た過程で出現する．一方，末梢の反射回路の異常を指摘する説もある(Lee et al. 1981)．

d. ジストニーにみられる振戦

ジストニー患者の振戦(dystonic tremor)は，姿勢保持を含めて，動作時に生じ，以下の3群に分けられる(Bain et al. 1993)．

①上肢を伸展位に保持したときの姿勢時振戦があり，臨床的には生理的振戦あるいは本態性振戦との区別はできない．痙性斜頸(spasmodic torticollis)にしばしば合併する．

②数 sec は持続する筋攣縮(muscular spasm)に混じった不規則な痙攣するような動作時振戦がある．頸部や体幹，四肢の筋群におこり，能力低下の原因となる．
③課題に特異的な運動障害があり，高度の技能を要する動作中に，震えて痙攣するような筋収縮が生じる．典型例は書痙で観察される．

振戦とジストニーが合併する場合，それは原発性(特発性，遺伝性)か，続発性(症候性)かを鑑別することが大切である．

e. 小脳性振戦，そのほか

3～6 Hzの上肢あるいは下肢の姿勢時振戦や企図時振戦が小脳障害の患者で観察される小脳性振戦(cerebellar tremor)である．企図時振戦は，運動の微細な調整を求められる状況で現れ，不規則で多少は律動的な2～3 Hzの四肢の左右方向への揺れた動きとなり，進行中の運動も中断したかのようにみえる．また，指先などが標的に達してからも，1～2 secは震えが続いている．企図時振戦はかなりの運動障害をもたらす．通常，測定異常(dysmetria)や協調運動障害(incoordination)，反復拮抗運動不能(adiadochokinesis)などを伴っている．

生理学的には，小脳あるいは小脳出力系の障害によるものであり，末梢神経のニューロパチーに伴うことのある感覚性運動失調(sensory ataxia)と類似する．後者にみられる振戦をニューロパチー性振戦(neuropathic tremor)という．基底核あるいは小脳，脊髄から視床への入力が失われることで生じる視床の脱抑制は，3～6 Hzの振戦をおこす共通の機序であろう(図6-7)．中脳振戦は，多発性硬化症(multiple sclerosis)や脳幹部の血管障害による中脳病変が原因となって，小脳-赤核-視床の回路を障害することで生じる．この場合には静止時振戦もおこる．

f. 原発性起立時振戦

原発性起立時振戦(primary orthostatic tremor)は立位時に両下肢の姿勢保持の筋群に出現する高頻度(14～18 Hz)の振戦である．患者は，転倒することがなくても，バランスの不安定性を強く訴える．立位保持を指示しても，座位となったり，歩行したりする(Heilman 1984)．患者は狩猟ステッキ(上部が開いて腰掛けになり，狩猟や競馬見物などに用いるもの)のような自助具を持ち歩くことがある(Britton et al. 1995)．立位で閉眼すると，バランスの不安定性は客観的にも増大する．主観的な不安定感は，立位姿勢になってからの時間経過につれて増大する(Fung et al. 2001)．

振戦は中枢性のものと推定されている．主観的な不安定感は，下肢からの固有感覚入力が振戦によって混乱することから生じると仮定されている．振戦に対して，関節を固定して安定性を高めるように，動筋と拮抗筋の同時収縮がおこる．しかし，筋収縮は振戦のリズムで生じるため，固有感覚入力の混乱は増強してしまう(Fung et al. 2001)．

(2) 間　代

間代(clonus)は，臨床的にはよく知られた徴候であり，筋伸張反射の亢進した状態(痙縮，spasticity)の患者で観察される．筋を他動的に急速に伸張して，その位置に保持すると，5～7 Hzの不随意で律動的な筋の収縮と弛緩が反復しておこる．その頻度は一定し，変動は1 Hz以内である．同一患者の異なる筋に生じる間代の頻度は反射経路の長さに逆比例している(Iansek 1984)．間代には，刺激が加えられる四肢の部位の名称がつけられている．

1　**足間代**(ankle clonus)　痙性麻痺患者において，しばし観察されるのが足間代である．

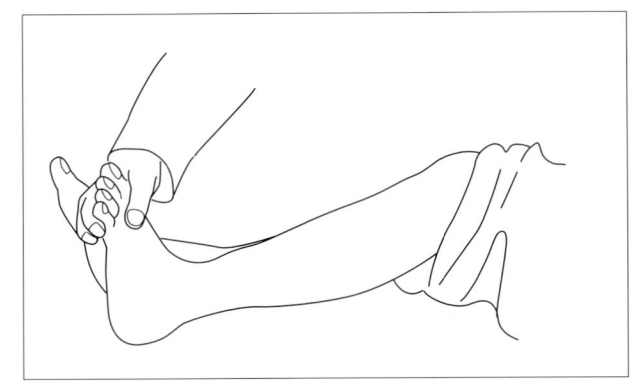

図 6-8 足間代の検査法
　足関節を急速に背屈し，その位置に保持することによって下腿三頭筋の伸張反射を誘発する．伸張反射が亢進していると，5〜7 Hz の頻度で下腿三頭筋の相動性収縮が反復する．

　検者は，背臥位をとっている患者の膝関節の下を軽く支え，足底部から押し上げるようにして足関節を急速に背屈し，そのままの位置に保持する（図6-8）．下腿三頭筋が伸張され，律動的収縮がおこり，足関節の屈伸運動が継続する．足関節の他動的な背屈を中止すると，反射運動も止まる．

2 **膝蓋間代**（patellar clonus）　患者は背臥位となり，下肢は伸展位とする．検者は，患者の膝蓋骨を上方から母指と示指，中指で挟むようにして保持し，急速に下方へ押し下げて，その位置に保持する．大腿四頭筋の伸張反射によって，律動的な収縮がおこる．

3 **手首間代**（wrist clonus）　検者は，片方の手で患者の前腕遠位部を保持して固定し，他方の手で患者の手指を保持する．患者の手関節を急速に背屈し，そのままの位置に保つ．手指屈筋群に律動的な収縮がおこる．

　筋伸張反射の亢進が高度の場合，姿勢保持時あるいは動作時にも間代がおこることもある．患者は「足が震える」と訴える．振戦とは異なるため，鑑別が必要である．

　間代の発生には，①筋には随意的に十分な弛緩が得られていること，②脊髄反射弓は機能していること，③ α-およびγ-運動ニューロンの興奮性亢進があること（上位中枢の作用），④筋紡錘の収縮-弛緩周期が同期化すること，が必要である（Desmedt 1978）．間代の発生機構については，脊髄にペースメーカがあるとする説（中枢性），あるいは運動神経-筋紡錘フィードバック・ループが高利得であるとする説（末梢性）があり，後者が有力視されている（Iansek 1984）．

(3) ミオクローヌス

　ミオクローヌス（myoclonus）は，急激な痙攣様の不随意運動であり，間欠的で非律動性，振幅も不規則であることが多いが，一部に律動性運動を反復するものもある．その分布様式は，左右が非対称性であり，また非同期である．上肢や下肢の限定した筋群に1回あるいは数回は反復して生じるものを単純性ミオクローヌス（myoclonus smplex），全身に広範にわたって稲光のように非律動性運動を生じるものを多発性ミオクローヌス（myoclonus multiplex）と呼んでいる．

　短い筋活動によって生じるものを陽性ミオクローヌス（positive myoclonus）といい，突然におこる短い筋活動の停止によるものを陰性ミオクローヌス（negative myoclonus）ということもある．固定姿勢保持困難（asterixis）は陰性ミオクローヌスの例とされるが，生理学的には別のものとして扱う．また，羽ばたき振戦（flapping tremor）あるいは陰性振戦（negative tremor）とも呼ばれたが，これも誤りである（Adams et al. 1985）．

図 6-9 固定姿勢保持困難
患者に両腕を前方に上げ，手関節や指を伸展して，水平位に保持するように指示する．少なくとも 30 sec は観察を続ける．突然，手関節が屈曲し，直ちにもとの位置に戻る．

ミオクロニー性短収縮(myoclonic twitching)は，慢性脳炎の急性期に現れるもので，律動性あるいは非律動性に筋あるいはその部分におこる収縮である．通常は，それによる身体運動は生じない．

ミオクローヌスは静止時にも視覚や聴覚への感覚刺激によっておこる．また，筋の他動的伸張や末梢神経の電気刺激などの体性感覚刺激でも誘発される．これらを反射性ミオクローヌスという．一定の姿勢保持でおこるミオクローヌスもある(姿勢時ミオクローヌス)．随意運動に伴って生じるものを動作時ミオクローヌス(action myoclonus)あるいは企図時ミオクローヌス(intention myoclonus)という．これは複数筋群の活動によるもので，随意運動とは反対方向へ向かう短い運動(反抗運動)を生じ，動作を歪め，能力低下の原因となる．ミオクローヌスてんかん(myoclonic epilepsy)＊やランス・アダムス症候群(Lance-Adams syndrome)で典型例が観察される．

律動性ミオクローヌスは四肢の近位筋優位に 1～2 Hz の低頻度のリズムで出現する．軟口蓋ミオクローヌス(palatal myoclonus)は軟口蓋や口蓋垂におこる律動性の不随意運動であるが，顔面や頸部，肩と上肢に持続する律動性運動を伴うことがある．ほかの不随意運動とは異なり，睡眠中にも出現する．

ミオクローヌスは代謝系あるいは中枢神経系の障害によって生じる．中毒や低酸素症，感染症などによる脳症を含めて，器質性脳障害が原因となることも多い．病変部位は多様であり，中枢神経系のいろいろな部位の障害によってミオクローヌスが発生する．

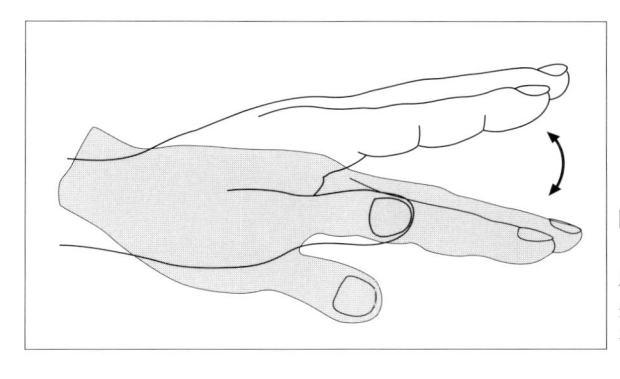

（4）固定姿勢保持困難

固定姿勢保持困難(asterixis)とは，固定した姿勢を保持できない現象をいう．患者に座位姿勢で前腕を回内位にして両上肢を前方に伸ばし，手関節と指を背屈位に 30 sec は保持するように指示する(Glantz et al. 1982)．手が突然に下方へ下がり，直ちに元の位置に戻る(図 6-9)．運動

＊てんかんとミオクローヌスが併存する状態であって，通常はウンベリヒト・ルンドボルク病(Unverricht-Lundborg disease)をさす．痙攣発作，ミオクローヌス，痴呆，小脳症状がある．
　ミオクローヌス性発作(myoclonic seizure)は全般てんかん発作の一型であり，四肢と体幹の筋群の急激で瞬間的な痙攣である．発作は 1～数回の痙攣で終わり，通常は意識喪失を伴わない．発作時，上肢は屈曲位となりやすい．小児期に発症し，知能障害や行動異常，神経症候などのびまん性の脳器質性徴候を示す．またミオクローヌスてんかんのような進行性脳疾患でも観察される．

は瞬間的である．このような手関節の掌屈が1 minに1回あるいは数回はおこる．ベッド上の患者では，手掌を下方にして前腕をベッドにつけ，手関節を背屈位に保持するように指示すればよい．下肢では，椅子座位で足底を床から離し，足首を背屈位にするように指示して，同様の観察を行う．重力に抗して姿勢を保持するための持続的筋収縮が突然に中断するため，重力や拮抗筋の粘弾性によって手や足が下方に動く．筋活動の停止は35～200 msecである（Adams et al. 1985）．

この筋活動の異常は全身におこり，どこの筋であろうと持続的収縮を行うことによって誘発される．手指筋群の場合，振戦やミオクローヌスとの鑑別には筋電図による検査を必要とする．この不随意運動が片側の上下肢だけに出現することもある．

健常者がうとうとと居眠りをしているとき，頭部や上肢に，この現象が現れる．

この不随意運動は，はじめに肝性脳症（hepatic encephalopathy）の患者で観察された．その後，高炭酸ガス血症（hypercapnia）や尿毒症（uremia），そのほかの代謝性脳症（metabolic encephalopathy）および中毒性脳症（toxic encephalopathy）でも見いだされている．腫瘍や出血，梗塞などによる脳の局在性病変では，対側の身体部位に生じる．抗てんかん薬やL-ドーパなどの薬物によって生じることもある．

(5) 舞踏運動，バリズム，アテトーゼ，ジストニー

舞踏運動，バリズム，アテトーゼ，ジストニーは，それぞれが独立した別個の現象として記述されているが，臨床場面で観察される不随意運動には，それらが混在しているもの，あるいは移行型とみなされるものがあり，相互に類似点があることに注意しておくべきである．これらに共通する解剖学的および生理学的基盤も推定されている（Adams et al. 1985）．実際に，舞踏運動やアテトーゼのある患者の多くに，ジストニーと呼ばれるような異常運動や異常姿勢が観察される．現象的に，舞踏運動とアテトーゼとの移行型であるような舞踏アテトーゼ運動とバリズムの間にも，不随意運動の振幅の差などを除いて，それほどの相違があるわけではない．

これらの不随意運動はいずれも異常運動につけられた名称であって，ハンチントン舞踏病や変形性筋ジストニーのような疾患名（不随意運動の名称がつけられている）もあるが，基本的には疾患単位として扱うものではない．

これらの不随意運動は，異常運動や異常姿勢およびそれをもたらす筋活動の特徴によって区別される．つぎに，その分布様式から，①局在性（focal），②体節性（segmental），③全身性（generalized），④片側性（hemi），に分ける．原因別には，①原発性（primary），②症候性/続発性（symptomatic/secondary），の分類がある．

錐体外路系の病変によって生じる運動障害は，睡眠時には消失し，不安や興奮で増強するというように，いろいろな共通する特徴を示している．観察される随意運動あるいは動作の異常は，比較的正常な随意運動に異常運動が加わったものとして理解できる．そのため，神経生理学的には，皮質脊髄路の統合機能には異状がなく，不随意運動の多くは基底核のもつ抑制機構の障害による解放現象であると推定されている（図6-10）．

a. 舞踏運動

舞踏運動（chorea）は，ギリシャ語のchoreia（合唱に合わせた踊り），chorosu（踊り）に由来する用語である．非律動的で不規則な運動であり，力強く捻るような，また痙攣するような動きを示

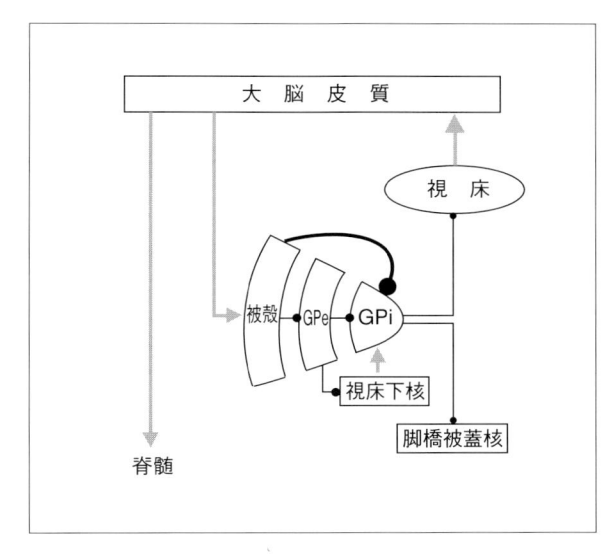

図 6-10 ジストニーにおける基底核の回路構成要素の模式図

被殻から淡蒼球への直接的経路の過度の活動は，淡蒼球内側部(GPi)および外側部(GPe)の出力を低下させ，視床から皮質への入力を増加させる(黒色は抑制性，灰色は興奮性である)．

(Berardelli et al. 1998)

す．動きはミオクローヌスよりも遅く，四肢近位部や体幹を中心に生じる．多くは進行性であって，全身性となる．身体の片側に限定している場合を片側舞踏運動(hemichorea)という．顔面をしかめたり，特異的呼吸音が聞かれるのも異常運動の症状とされている．

不随意運動としては，単純なものから複雑なものまでがあり，動きの複雑性という面では随意運動に似ているが，協調性のある動作とはならない．患者は，不随意運動を目立たなくするため，それを随意的な運動に取り込んでいる．そのため，随意運動に不随意運動が加わることで，誇張された奇妙な様相を示すこともある．通常，不随意運動は非連続的であるが，多発するようになると，個別の動きが融合してアテトーゼに類似した不随意運動となる．不随意運動が一時的に中断すると，その間は正常な随意運動が可能であり，麻痺はない．ただし，動作は素早く行われ，あまり持続しない．

四肢の筋緊張は低下している．膝蓋腱反射で叩打の後に下腿が振子のように動く現象が観察される(振子様反射，pendular reflex)．健常者では振子運動は1～2回に留まるが，患者では4～5回となる．これらの現象には小脳障害の可能性も指摘されている．しかし，運動失調や企図時振戦のような小脳症状はない．反射による振子運動に不随意運動が加わると，下腿の運動は途中で遅くなったり，引き止められたりする．

四肢の舞踏運動があると，歩行は特徴的な外見を示す．体幹は，不随意運動によって，間欠的に前屈してしまう．また，不随意運動が進行すれば，更衣や食事の自立も困難になる．

舞踏運動のある疾患では，ハンチントン病(Huntington disease，ハンチントン舞踏病，Huntington chorea)が有名である．常染色体優性遺伝の慢性進行性疾患であり，舞踏運動と痴呆を主症状としている．患者の示す不随意運動は舞踏アテトーゼ運動に近い．ハンチントン病を除いて，舞踏運動を示す疾患を舞踏病症候群(choreic syndrome)といい，感染症や脳血管障害，薬物や中毒などによる症候性のものと変性疾患によるものとがある．舞踏運動の典型例は，小児のリウマチ熱における中枢神経症状として現れるもの(シデナム病，Sydenham disease，シデナム舞踏病，Sydenham chorea)や妊娠舞踏病(chorea gravidarum)である．

b. バリズム

バリズム(ballism)は，ギリシャ語のballismos(踊り回る)に由来する用語である．患者は背臥位でベッド上にいるとき，上肢あるいは下肢をつけ根から急激に放り出して，また元の位置に戻すような，振幅の大きい，やや複雑な運動を反復する．頻度は1〜3Hzである．運動パターンは比較的一定して，常同的である．同じ運動パターンを反復する点から，舞踏運動とは区別される．後者では，個々の不随意運動の持続時間と振幅がかなり変動する．

臨床的には，片側バリズム(hemiballism)が多く，脳出血や脳梗塞による視床下核の病変によって，突然に発症する．回復すると，手指や手関節の不規則な屈伸運動が残り，不随意運動としては舞踏運動あるいはアテトーゼに類似したものとなる．そのため，片側バリズムと片側舞踏運動の用語は，互換性のある使用がなされている．

c. アテトーゼ

アテトーゼ(athetosis)は，ギリシャ語のathetos(位置あるいは場所のない)に由来し，「固定していない」あるいは「変化しうる」を意味する．指や舌，そのほかの身体部位を一定の姿勢(構え)に保持しておくことができないことを指す．姿勢の保持は，比較的ゆっくりとした，曲がりくねった，目的のない動きによって中断される．不随意運動は，身体部位を変えて移行し，繰り返して現れる．手指などの四肢遠位部や顔面，舌に観察されることも多いが，身体のどこにでも出現しうる．脳性麻痺では片側のこともある．

典型的には，上肢の伸展-回内：屈曲-回外の交互運動，手指の屈伸運動，母指を手掌に握り込むようにした「にぎりこぶし」，足の内がえしや外がえし，頸部と体幹の捻りなどの運動パターンが観察される(図6-11)．アテトーゼの不随意運動は，舞踏運動よりも遅いことが多いが，両者の区切りが明らかにあるわけではない．舞踏運動を別個で速い運動，アテトーゼを融合するゆっくりとした運動として対比しても，両者の区別ができずに，舞踏アテトーゼ運動(choreoathetosis)と呼ぶこともある．

不随意運動は精神緊張や感覚刺激，随意運動によって増強される．手だけの分離した動作を行おうとすると，上肢全体にわたって種々の程度の筋収縮が生じることも多い(企図時攣縮，

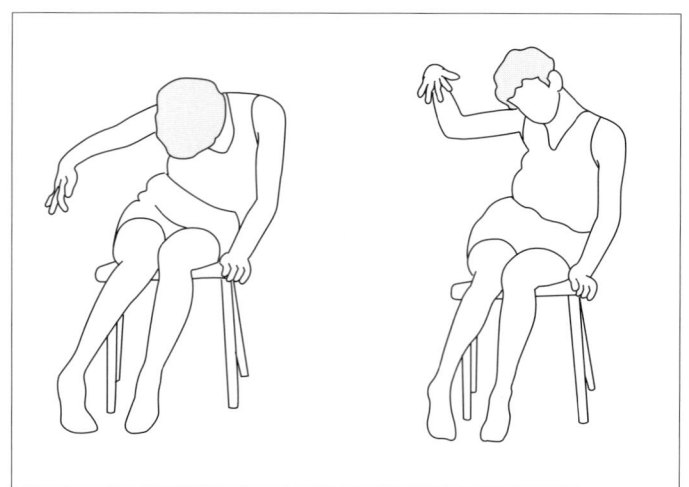

図6-11 アテトーゼ
脳性麻痺アテトーゼ型，19歳，男性である．右上肢の伸展-回内：屈曲-回外の姿勢に注意．成人に達し，ジストニーに近い不随意運動である．
(Cooper 1969，一部改変)

intention spasm, オーバーフロー, overflow). オーバーフローは, 不要な筋群の活動を抑制する役割を果たしている線条体の機能不全に帰せられている.

　脳性麻痺によるアテトーゼの患者(患児)では, 皮質脊髄路の病変による運動機能の障害もある. また錐体外路系の異常による強剛(rigidity)を認めることもある. 年長児になると, 異常運動あるいは異常姿勢はジストニーとされるようなパターンとなる. 舞踏運動よりもアテトーゼの運動が遅いのは, 強剛のためとする仮説もある. しかし, 全身性の舞踏アテトーゼでは, 筋緊張はむしろ低下している. 脳性麻痺やハンチントン病による両側アテトーゼ(double athetosis)の主要な様態は, 四肢の不随意運動に舞踏運動とアテトーゼが混在することである.

　脳性麻痺によるアテトーゼは, 周産期低酸素血症または核黄疸の後遺症であることが多い. 成人になって発症するアテトーゼには, 脳血管障害や肝性脳症, 抗精神病薬やL-ドーパによる慢性中毒などの症候性のものがある.

d. ジストニー

　ジストニー(dystonia)は, ギリシャ語のdys(変質や異常, 困難などを表す接頭語)とtonos(緊張)との合成語であり, 持続的な筋収縮によって, 冒された身体部位が捻れるかのような, 反復する異常運動あるいは異常姿勢を生じる症候群である.

　ジストニーという用語の概念には, 歴史的な混乱もあったが, 現在は以下のような使い方がなされている.
　①筋緊張異常に基づく固定的で異常な姿勢や肢位(dystonic posture)
　②持続的筋収縮による体幹や四肢近位部優位の不随意運動(dystonic movement)
　臨床的には, 異常運動の分布様式から,
　①局在性ジストニー(focal dystonia)：身体の一部分だけを単独に冒すもの
　②体節性ジストニー(segmental dystonia)：隣接する身体部位あるいは体節を冒すもの
　③片側ジストニー(hemidystonia)：身体の片側を冒すもの
　④全身性ジストニー(generalized dystonia)：全身の2つ以上の体節を冒すもの
に区分される.

　5～13歳で発症する特発性ジストニーでは, 初期は局在性であるが, 多くは10年以内に全身性へと移行する. 一方, 局在性ジストニーとされる書痙(writer's cramp)や奏楽手痙(musician's cramp)は, 局所に限定されていることが多い.

　ジストニーは, 実際にはアテトーゼ運動で観察される姿勢(構え)の極端な姿勢が持続しているものに近い. 手関節と手指の過伸展や過屈曲, 足の内がえし, 頸部の過伸展, 体幹の弓なりに曲がった捻れ, しかめた顔などが特徴的である(図6-12). 異常運動のパターンと速さは変化する. アテトーゼとの大きな相違は異常姿勢の持続時間であり, ジストニーでは半ば固定した姿勢とみなせる. また, 体幹や上肢帯, 下肢帯のように, 大筋群がジストニーでは冒される. そのため, 重度になれば, 身体は奇妙な運動を示し, かつ捻れて曲がった姿勢をとる. 努力して動作(随意運動)を行うとき, 話そうとするとき, 全身の筋群に攣縮の生じることもある.

　ジストニー症状のある患者には, 異常姿勢に打ち勝とうとして行う感覚トリック(sensory trick, gestes antagonistes)という奇妙な動作がある. この所見はジストニーを診断するのに有用である(Bogousslavsky et al. 1998).

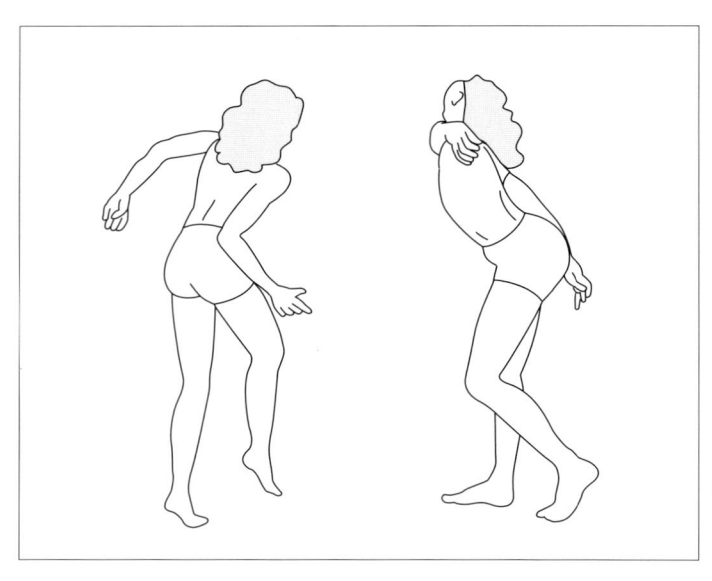

図 6-12 特発性捻転ジストニー
高度の体幹変形がある．
(Cooper 1969)

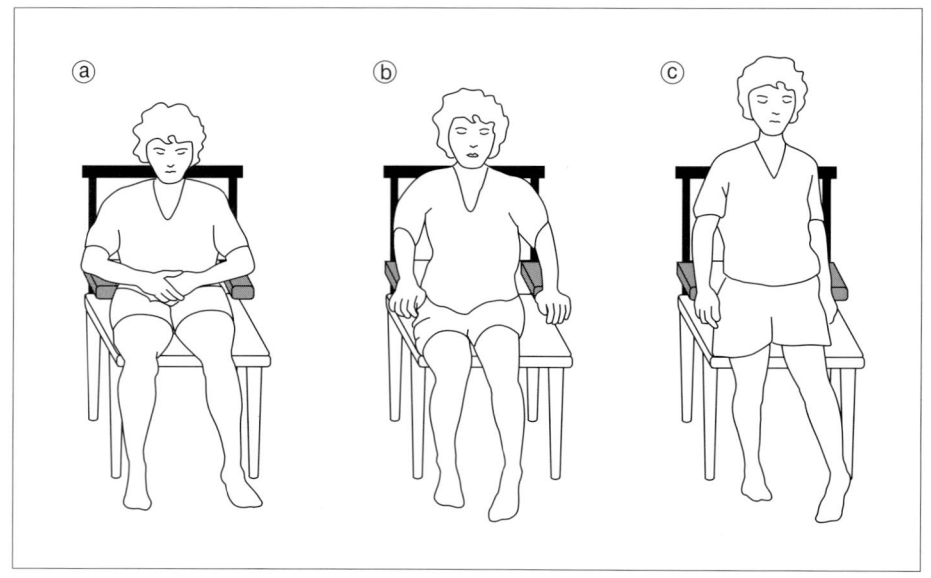

図 6-13 ジストニーの初期症状
ⓐ 椅子座位のとき，両下肢に異常姿勢はない．ⓑ 椅子から立ち上がるとき，左足に内反尖足が現れる．ⓒ 歩行時には左足の異常姿勢が著しくなっている．
(Cooper 1969，一部改変)

　軽度のジストニーでは，ある特定の動作を行っているときだけに異常運動や異常姿勢が現れる．たとえば，歩行時に観察される足の内反尖足は，ジストニーの初期症状のひとつである（**図6-13**）．中等度になると，冒された身体部位を用いる種々の動作によって，その部位に異常運動あるいは異常姿勢が現れるようになる．重度では，身体のいずれの部位を用いた動作であっても，異常運動や異常姿勢が生じる．また，静止時にも異常姿勢が観察されるようになる．このような随意運動との関連から区分した障害度の変化は，全身性ジストニーだけでなく，局在性ジスト

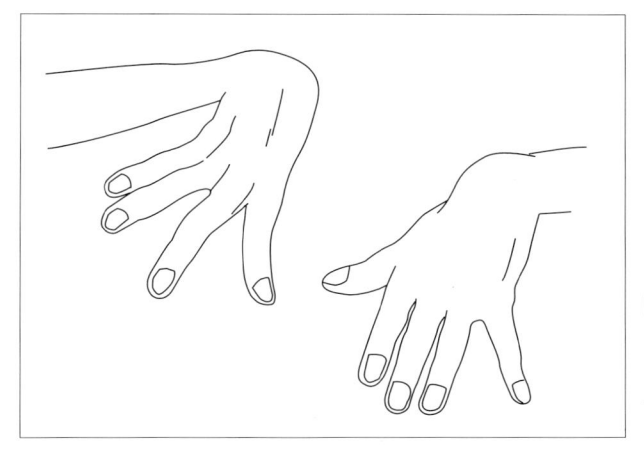

図 6-14 脳炎後遺症としての局在性ジストニー
右手関節と指に高度の異常姿勢がある．患者には振戦と筋強剛もある．
(Cooper 1969)

ニーにも適用される(図6-14).

　異常姿勢が著しい患者は，冒された身体部位の屈伸や回旋とともに，その部位の固さやつっぱり，疼痛，痙攣を訴える．

　ジストニーは，病因別に4群に分けられている(Berardelli et al. 1998)．

①原発性ジストニー(primary dystonia)：中枢神経系の構造的異常の徴候がない患者におこる．振戦を合併することもある．全身性の場合，特発性捻転ジストニー(idiopathic torsion dystonia, 変形性筋ジストニー, dystonia musculorum deformans)のことである．局在性のものには，書痙や痙性斜頸がある．

②ジストニー・プラス症候群(dystonia-plus syndrome)：ジストニーにほかの病的変化が合併したもの(例：ミオクローヌス性ジストニー, myoclonic dystonia)．

③続発性ジストニー(secondary dystonia)：明らかな外因性，構造上あるいは代謝性の原因があるもの(例：脳外傷，脳血管障害，代謝障害，薬物中毒)．

④遺伝変性ジストニー(heredodegenerative dystonia)：根底には脳の変性疾患がある．ジストニーを示す疾患では，原発性ジストニーが多い．脳性麻痺アテトーゼ型(athetoid type)の幼児でも，学齢期以降には臨床的にジストニーが主体となる例が多い．

　原発性ジストニーの解剖学的な病変部位は明らかになっていないが，磁気共鳴画像(magnetic resonance imaging：MRI)による検索では，レンズ核(被殻と淡蒼球)に変化がある(Schneider et al. 1994)．

　近年，ジストニーに関連する複数の遺伝子が報告されている．症候性ジストニーの病理学的な責任病巣は基底核および視床，とくにレンズ核にあることが多い(Bhatia et al. 1994)．局在性ジストニーの一部には，末梢神経や脊髄の病変が原因となる例もある．

　ジストニーは，随意運動を企てることによって不随意運動が生じることから，運動実行(movement execution)の障害として特徴づけられる(Hallett 2000)．静止時にも不随意運動が観察されるのは重度の患者であり，その場合にも動作を行おうとすることで増悪する．動筋と拮抗筋には過剰な筋活動があり，オーバーフローによって不要な筋活動がおこり，しかも筋活動の時間は長くなる．過剰な筋活動は，抑制の不足によると推定されている(Berardelli et al. 1998)．

抑制の障害は，運動皮質の活動の変化，脳幹や脊髄の反射回路の興奮性の変化などを通じて分析されている．これらの抑制を部分的に制御しているのが基底核である．基底核は適切な運動を促通し，不適切な運動を抑制する役割を果たしている．そのため，抑制の不足によってジストニーが生じる．原発性ジストニーでは，これらの障害は機能的であって，構造的でないと推定される．

さらに，ジストニーのある患者には，運動感覚などの異常もある(Grunewald et al. 1997)．現在では，運動準備(movement preparation)の障害も指摘されている．ジストニーでは，感覚情報の処理過程に欠陥があり，運動プログラムを完成することにかかわる機能障害を生じていると推定される(Hallett 2000)．

局在性ジストニーのうち，いくつかのものは運動障害，能力低下の要因となっている．

1 眼瞼攣縮(blepharospasm)

眼瞼攣縮は，頭部におこるジストニーのうちで多いものである．中高年に多く発症する．遺伝性や先行する疾患の有無については知られていない．痙性斜頸，そのほかのジストニーに合併することもある．眼輪筋におこる痙攣様の収縮で始まり，頻繁に瞬きを行い，通常は両側に生じる．はじめは，人や物を凝視しようとするときにおこる．明かりが刺激となるため，患者は色眼鏡を使用したりする．重度の場合，ほとんど閉眼の状態となったり，眼を硬く閉じたようになる．そのため，テレビを見ることもできず，視力に異常はなくても，機能的には盲に近い状態となる．ボツリヌス・トキシン(botulinum toxin)の局所注射によって，軽減する(Mauriello 1985)．

2 痙性斜頸(spastic torticollis)

痙性斜頸は原発性頸部ジストニー(idiopathic cervial dystonia)とも呼ばれ，成人に観察される局在性ジストニーのうち，もっとも多いものである．胸鎖乳突筋や僧帽筋，板状筋などの持続的不随意収縮によって生じる．頸部の異常姿勢は静止時にも観察される．左右いずれかの方向への回旋を主とする斜頸(torticollis)(図 6-15)が多い．そのほかに，頸側屈(laterocollis)，頸前屈(antecollis)や頸後屈(retrocollis)もあるが，斜頸を含めて純粋のパターンは少なく，複合したパターンとなることが多い(混合形，mixed form)．患者 300 名のデータでは，斜頸が 82 %，頸側屈が 42 %，頸後屈が 29 %，頸前屈が 25 %であり，全体の 66 %は混合形である(Jankovic et al. 1991)．異常姿勢に痙攣様あるいは振戦様の異常運動が加わることも多い．脊椎の代償性側弯や肩の挙上もしばしば観察される．Jankovic et al.(1991)のデータによれば，側弯 39 %，局所の痛

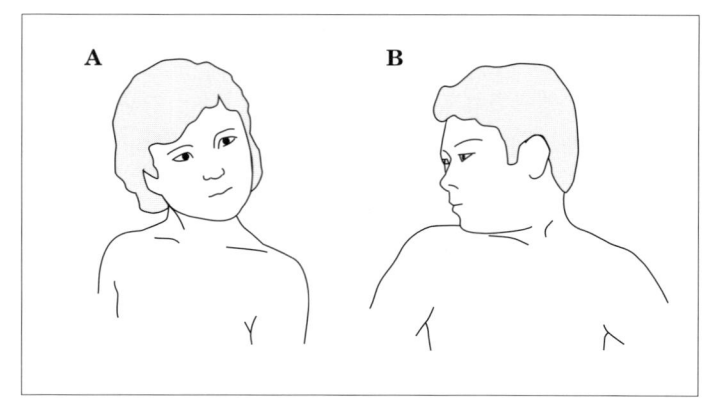

図 6-15 痙性斜頸
A：混合形．拘縮を伴った，このような異常姿勢が実際には多い．
B：回旋を主とする斜頸．異常運動によることが多い．

みが68％，神経根症が32％の患者に認められている．

40～60歳代に発症することが多い．初期には頸部の引かれる感じ，硬さや痛み，頭部の痙攣様の捻れがある．患者は感覚トリック(geste antagoniste)を利用して，異常姿勢を矯正する．高い背もたれのある椅子にかけ，後頭部を背もたれに押しつけて矯正することもある．3～5年で症状は進行し，ジストニーは頸部を超えて広がる．しかし，全身性ジストニーとはならない(Dauer et al. 1998)．患者は変形性頸椎症となり，神経根症(radiculopathy)や脊髄症(myelopathy)に冒されることもある(Waterston et al. 1989)．ジストニーが発症後，数年して軽快することもある(Jahanshahi et al. 1990)．しかし，再発がある．

患者には，客観的には実害がなくても，社交的場面で不安に感じる程度の障害から，自動車の運転が不能になる，職場や職業の転換を図らざるをえないという不利益まである(Rondot et al. 1991)．Comella et al.(1996)の調査では，仕事上の制約は39％の患者にあり，その要因として感覚トリックが無効になることが第一に掲げられている．能力低下に関連する要因は，頸部の水平回旋と，頸前屈，痛みである．痛みは，反復している頭部回旋の不随意運動，随意的回旋の困難度，それに痙攣があることと関連がある(Dauer et al. 1998)．

治療には，対症療法としてボツリヌス・トキシンによる化学的脱神経(chemodenervation)が行われるようになった．既存の薬物療法よりも副作用が少ない(Brans et al. 1996)．

3 書痙(writer's cramp)

書痙は，手や手指の不快感と痙攣であり，はじめは書字のさいに不随意な手首や指の屈曲，前腕の回内によって気づかれる．通常は片側におこるが，およそ1/3の患者で対側にも同じような症状が現れる．患者が文字を書こうとすると，手指の痙攣だけでなく，硬くなった感じや痛みも生じる．初期に書字の障害となるのは，主として手指の痙攣である．手指の痙攣が続いていると，次第に痛くなり，筋の硬さと痛みが前腕から肩にまで広がっていく．ときに痙攣は振戦様になり，さらさらと流れるような書字の動作は不可能となる．書字を中断すれば，痙攣は直ちに治まってしまう．これらの症状は，多くは書字という特定の動作に限って生じているが，そのほかの手先の技能を要する動作，たとえば衣服のボタンをかけるときなどにも生じることがある．それ以外のとき，たとえば力仕事を行うさいなどには，上肢に痙攣がおこることはない．

長期間にわたる学習によって獲得した技能を要する手の動作でも，似たような上肢の痙攣がある．タイピスト，ピアニストやヴァイオリニストにも書痙と同じような痙攣がある(課題特異的ジストニー，task-specific dystonia)．これらは，包括的に職業性ジストニー(occupational dystonia)と呼ばれている．これまでは自動的に行われていた巧妙な動作に，突如として，それを遂行するのに意識的な努力を払わなければならなくなる．細かく分離できていた手指の運動は，不要な筋群にも広がった活動によって障害されてしまう(企図時攣縮)．このような現象はアテトーゼに観察されることと共通している．

職業性ジストニーの発症時年齢は20～50歳が多い．解剖学的な病変は明らかではない．冒された上肢の動作時ジストニーを除いて，ほかに神経学的な異常所見はない．比較的若年の患者の一部には，後年になって痙性斜頸が発症することもある(Adams et al. 1985)．

多くの患者は書字の仕方を変更したり，非利き手で書字を試みたりするが，やはり痙攣が生じるようになる．職業性ジストニーによる動作障害は，程度の違いはあるが，かなり長期間にわた

って続く．冒された部位を安静にする，あるいは具体的課題を行うことをやめても，動作障害は残存する．薬物療法によって痙攣を完全に除くことはできない．近年，筋電図を利用して痙攣を生じている筋を確定し，ボツリヌス・トキシンを注射する治療法が一部で行われるようになっている．

職業性ジストニーは，反復して行われ，しかも高レベルの技能を要求される動作に関係する身体部位に生じ，その原因として酷使が仮定されている．課題特異性を説明する仮説のひとつは，軽度障害では中枢神経系の機能障害は代償され，ジストニーは代償機能が破綻するまでは現れないとする(Farmer et al. 1998)．他方，動物実験などからの推論もある．基底核はある動作を促進し，ほかの動作を抑制するという役割を通じて，獲得した運動技能の遂行に関係している．そうであれば，抑制機能の減少はオーバーフローや不随意な攣縮をもたらすはずである(Berardelli et al. 1998)．

4. 不随意運動の分析

振戦を除いて，不随意運動の多くは多関節運動による3次元空間の複雑な運動であり，定量的

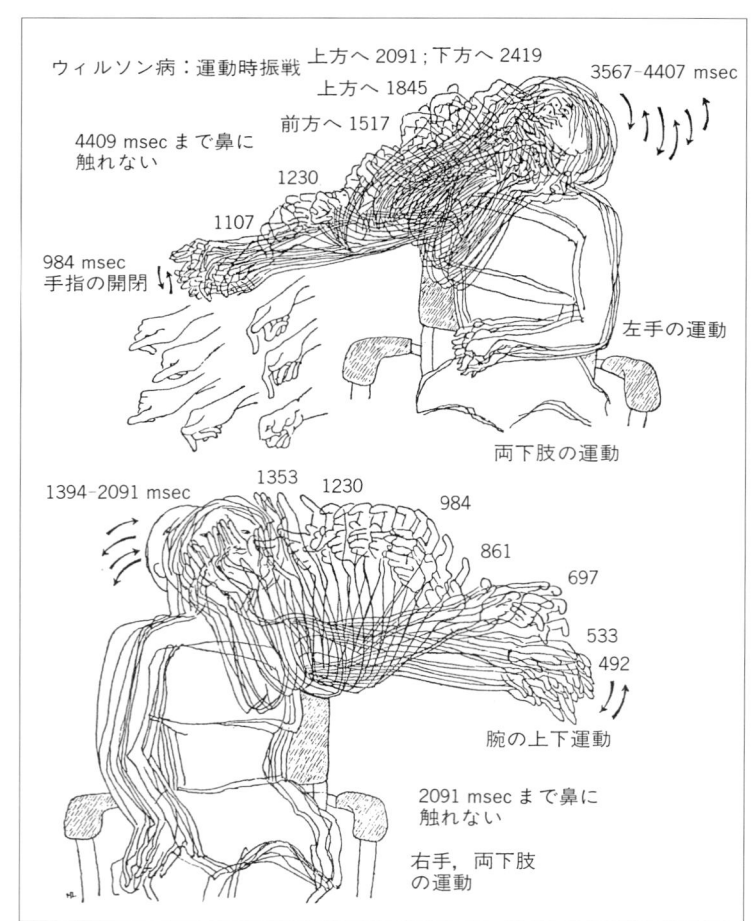

図 6-16 運動時振戦のシネマトグラフ
　ウィルソン病患者の重度な運動時振戦の超高速シネマトグラフからトレースした像である．上肢伸展位から指先で鼻先にふれる課題（指鼻試験）．数字はフィルムのフレーム・ナンバーを示す（1/msec 間隔）．
(Cooper 1969)

分析はあまり行われていない．かつてはシネマトグラフ（図 6-16）から身体運動の像を複写することも行われたが，実用化されなかった．臨床場面における不随意運動の観察はモトスコピーによるものが大部分であり，それに表面筋電図を併用する手法が用いられていた．これらの手法では，定量的なデータ処理が行われるわけではない．表面筋電図によるポリグラフは比較的簡単に利用できて，定性的分析に有用であることから，臨床診断の補助手段として，現在も使用されている．

近年，比較的容易に運動学的分析（kinematic analysis）に利用できる機器の開発およびコンピュータの導入によってデータ処理が容易になったことから，不随意運動の軌跡や加速度，筋電図を記録して，相互相関や自己相関，パワースペクトルを求めることが試みられるようになった．生体力学あるいは運動制御の視点から不随意運動を分析対象とすることが始まっている．ただし，振戦などの不随意運動の重症度については，活動制限（disability）の評価や治療効果の判定との関連性という観点では，臨床的評定尺度（clinical rating scale）のほうが加速度測定よりも信頼性と妥当性はある（Bain et al. 1993）．

不随意運動を分析するのに利用される手法は，
①健常者における随意運動制御との対比から，患者の随意運動が不随意運動によってどのように障害されているのかを検討すること
②不随意運動の諸特性を分析すること
という2つの観点から検討されている（Bain 1993）．

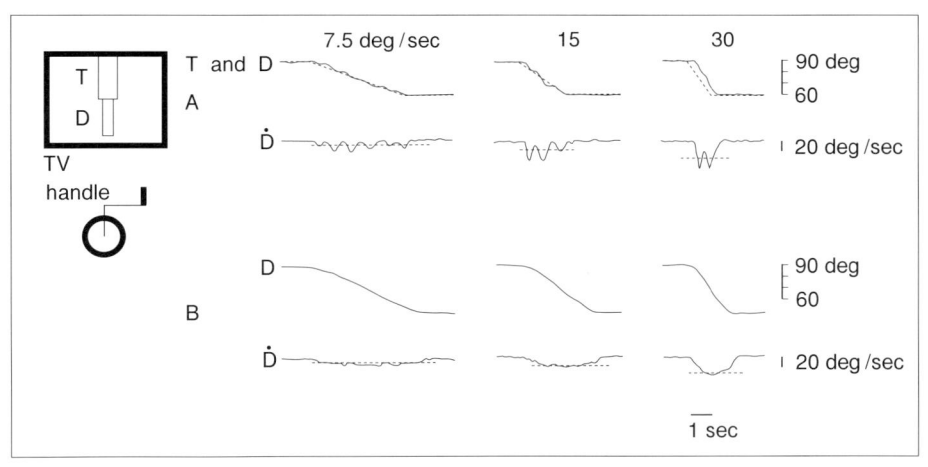

図 6-17 視標追跡課題

左は実験装置のうち，ディスプレイ（TV）とハンドル（handle）を示す．追跡すべき視標（T）はディスプレイの上方に提示され，ハンドルの位置（D）は下方に提示されている．Tは一定の速さで側方へ移動する．被験者は，DをTのスリット（幅）内に留まるようにハンドルを操作する．

脊髄小脳変性症患者のデータが掲げられている．視標の速さは 7.5, 15, 30 deg/sec である．視標が提示されている条件（A）では，ハンドル速度（Ḋ）は動揺している．点線は指標の軌跡と速度を示す．自発的運動（B）では，速度の動揺がない．

(長岡 1996，一部改変)

1) 単純な随意運動課題
(1) 不随意運動と動作時間

1関節のバリスティック運動(ballistic movement)によって遂行されるような単純な随意運動を利用して，運動実行の所要時間から運動の速さを求めることが行われている．課題としては，①ジョイスティックを操作して，オシロスコープ上の標的を追跡する課題(図6-17)，②出発点のスイッチから手を離して，一定の距離を隔てたところにある標的のスイッチを押す課題，などを用いることが多い．複数の異なる位置に標的を定め，結果は横軸を標的までの距離，縦軸を所要時間(あるいは最大速度)とした図表で記す．

本態性振戦の患者では，単純運動の速さは健常者と変わらない．一方，パーキンソン病患者では，単純運動でも動作は遅く，運動緩慢(bradykinesia)がある．不随意運動が直ちに動作の障害になるわけではない．しかし，不随意運動の振幅が大きく，頻度が高いと，運動軌跡が大きく動揺するため，所要時間は長くなる．

なお，不随意運動を伴う諸疾患の患者にみられる随意運動の障害については，「第7章　随意運動」で取り上げる．

(2) 指タッピング

前腕の回内-回外運動を反復する動作の異常は，反復拮抗運動不能(adiadochokinesis)と呼ばれ，小脳障害によるひとつの徴候とされている．Wertham(1929)は，連続する交互運動をできるだけ速く行うことの障害には，①健常者よりも遅い(slow tempo)，②リズムの規則性が失われる(without rhythm)，の2通りがあると指摘し，後者をリズム運動不能症(arrythmokinesis)と命名した．リズム運動の障害を簡単に検査する手法として，一定頻度の音信号(刺激)に同期するように行った指タッピング(応答)の分析がある．

被験者に1, 2, 2.5, 3, 4, 5 Hzの音信号(刺激)をこの順序で与え，それに対応した頻度で指タッピングを行うように指示する．最後に刺激なしの条件下で，できるだけ速い指タッピングを行う．各頻度の刺激で50〜70試行の指タッピング応答を得て，ヒストグラムや応答周波数の平均値と標準偏差，変動係数を求める(図6-18)．パーキンソン病では，刺激頻度がおよそ2.5 Hz以上になると，一部の患者は刺激と同期した応答が不能になり，代わりに5 Hz前後の規則性のある指タッピングを行うようになる(図6-19)．これを加速現象(hastening phenomenon：HP)と呼ぶ．患者は自分の指タッピングが音刺激と一致していないことは認知している．動作を中断すれば，指の5 Hzの振動は直ちに停止する．しかし，指タッピング応答を続けるかぎり，それはおよそ5 Hzとなってしまう．多数の患者データの分析では，約70％の患者でHPが観察されている．HPには，静止時振戦や筋強剛の有無との関連性はない．

Nagasaki et al.(1981)は，脳血管障害による片麻痺患者191名を対象としてHPの有無を検討している．HPは右片麻痺では56％，左片麻痺では49％の患者に認められている．通常，麻痺側の手にHPがあると，非麻痺側にもHPが出現する．CTによる画像診断が行われた86名の分析では，HPの出現は基底核病変の患者に多い．

HPはパーキンソン病や脳血管障害だけでなく，ハンチントン病(Huntington disease：HD)，線状体黒質変性症(striatonigral degeneration：SND)，オリーブ橋小脳萎縮症(olivopontocere-bellar atrophy：OPCA)，正常圧水頭症(normal pressure hydrocephalus：NPH)でも観察され

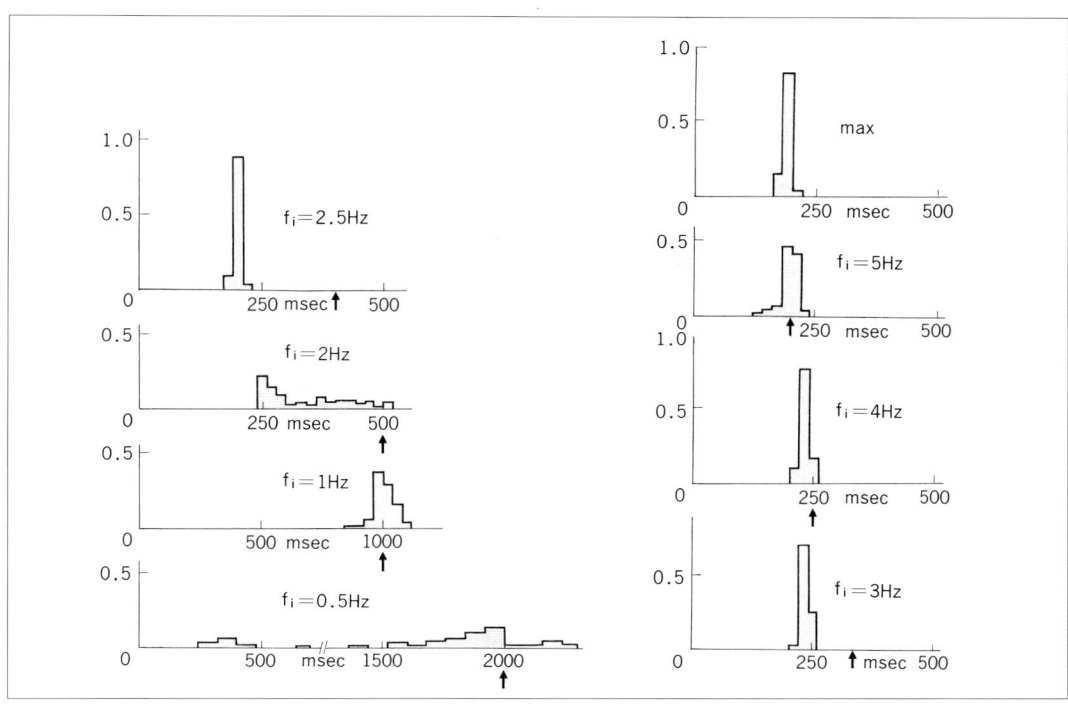

図 6-18 パーキンソン病患者の指タッピングの間隔ヒストグラムの１例

各ヒストグラムの f_i は刺激（音信号）の頻度を表す．max は自由に行った最大指タッピングである．矢印は音信号と同期した指タッピングの頻度である．音信号が２Hz を超えると同期した応答（指タッピング）は不能になり，その後は音信号の頻度に関係なく，４〜５Hz の指タッピング（応答）を行っている．５Hz では，刺激と応答が同期しているようにみえる．

(Nakamura et al. 1976a)

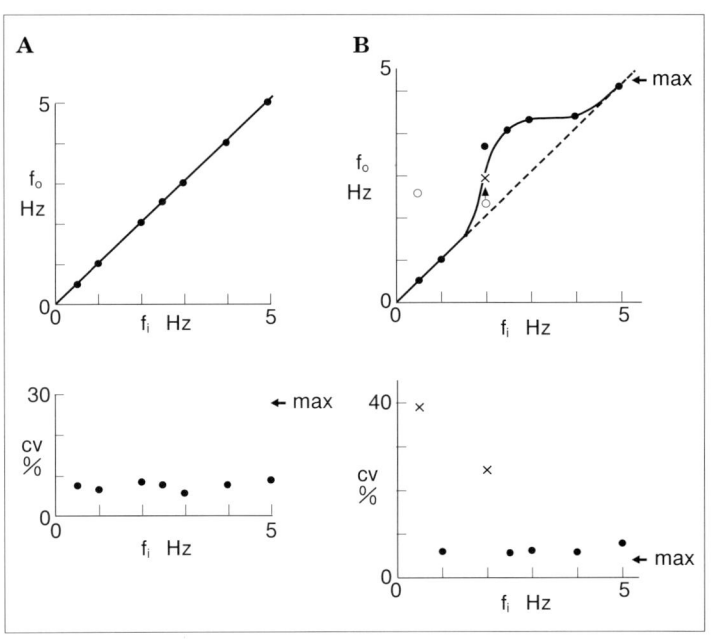

図 6-19 パーキンソン病患者の指タッピングにおける刺激-応答

上図は，音信号（刺激）の頻度（f_i）と指タッピング（応答）の頻度（f_o）との関係を表す．下図は，f_i に対する変動係数（CV）の関係を示す．

A：異常なし．最大指タッピングは 7.6 Hz である．

B：加速現象あり．図 6-18 と同一患者である．上図において，○は大部分の応答（●）のほかに，刺激よりも頻度の高い応答（加速応答）がわずかながら出現したものを示す．刺激頻度が 2.5 Hz になると，応答頻度は○から●へと移行する．×は応答の平均値である．下図では，×は平均頻度に対する変動係数である．

(Nakamura et al. 1976a)

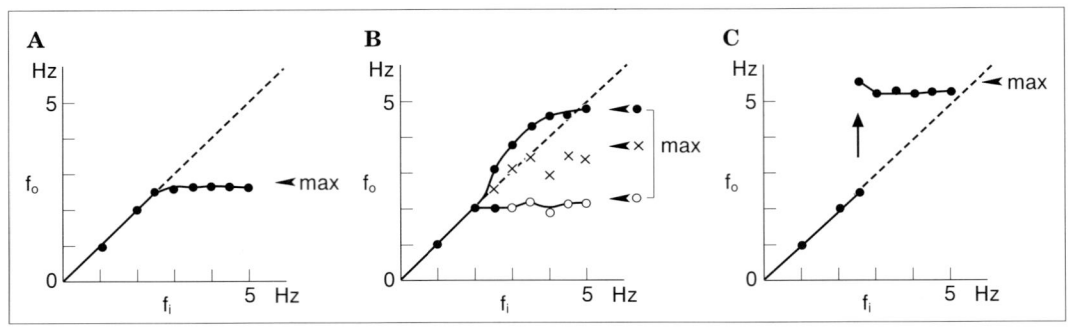

図 6-20 晩発性小脳皮質萎縮症，オリーブ橋小脳萎縮症およびパーキンソン病の指タッピング応答
A：晩発性小脳皮質萎縮症(LCCA)，B：オリーブ橋小脳萎縮症(OPCA)，およびC：パーキンソン病(PD)の典型例である．f_iは刺激，f_oは応答の頻度．その他は図 6-19 参照．
　LCCAでは，最大指タッピング(max)が 2.7 Hz と低く，3 Hz 以上のf_iではf_oは遅れている．hastening phenomenon(HP)はない．
　OPCAでは，max は 5 Hz よりも低い．f_iが 2.5 Hz 以上になると，f_oには遅いものと，速いものとが混在するようになる．

(Kosaka et al. 1982)

ている．しかし，視床や小脳に限局した病変の患者では，HPの出現はない．
　HPの有無を検討することによって，オリーブ橋小脳萎縮症をほかの脊髄小脳変性症と早期に鑑別することも可能である(**図6-20**)．
　HPによる運動障害およびその発生機構として，不随意な振動現象の励起が仮定されている．音刺激に合わせたパーキンソン病患者の足踏み動作では，およそ 2.5 Hz までは普通の足踏みが可能である(**図6-25**参照)．しかし，足踏みの頻度が 2.5 Hz を超えると，下腿筋群に 5 Hz の運動時振戦が出現する．足踏みの筋活動パターンは，振戦のパターンに取って代わられる．患者は足踏み動作を継続することができなくなり，すくんでしまう．歩行の場合にも，ゆっくりと歩くことはできるが，歩行率が上がると，すくみ現象(freezing phenomenon)がおこる．無理して歩こうとすれば，突進現象(pulsion)となって転倒する．床面にテープを等間隔に貼り，これをまたぐようにして歩けば，普通に歩行ができる．1 Hz 前後の音刺激に同期した反復運動ができることと同じような理由によって，すなわち外部刺激で運動を誘発すれば，動作が可能になる．しかし，動作を続けていると，いずれは反復運動の頻度が高まり，振動現象が励起されてしまう．すくみ現象と突進現象とが表裏の関係にあるのが，パーキンソン病患者の反復運動障害である．指タッピングによる HP の出現は，この特徴を定量的に捉えている．
　HPという現象は，健常者のリズム運動でも観察される制御の不安定性と関係している．若年健常者は，7 Hz くらいまで音刺激に同期した正確な指タッピングができる．ただしタッピングの時間間隔の標準偏差と変動係数は，およそ 2 Hz と 4 Hz で極大になる．これらはタッピングの制御が不安定になる周波数領域である．パーキンソン病患者の指タッピングで HP がおこりやすい頻度は，2 Hz と 4 Hz とを超えたところである．高齢者の指タッピングでも，刺激が 4 Hz のときに変動係数の極大が明らかに観察され，しばしば 4 Hz の刺激で HP も出現する(Nagasaki et al. 1989；橋詰・他 1994)．指タッピング以外でも，健常者の足タッピングや把握動作の繰り返しにおいて，4 Hz を超えると音刺激との同期が不可能になり，5 Hz 前後の反復

運動が現れる(Nagasaki et al. 1982)．パーキンソン病患者の構音器官の反復動作でもHPが確認されている(Konczak et al. 1997)．これらのデータから，一般にリズム運動の頻度が高くなると，リズムの制御が不安定になり，それに伴って当該筋に固有の機械的振動がHPとして不随意に励起され，運動の随意制御が不可能になる．神経生理学的機構としては，骨格筋のフィードバック系に対するガンマ運動系の機能亢進が推定されている(Nagasaki et al. 1982)．

音刺激に同期させた指タッピングにおけるリズム運動の制御は，単にタッピングの時間間隔を正確に維持するだけではない．タッピングの時間間隔と個々のタッピングの強度との間には特有の組合せがある．これによって，連続する4個までのタッピングは群化されていて，そのうちで時間間隔と強度とが音楽でいうリズムの構造を形成している．2Hzおよび4Hzを臨界周波数として，このリズム構造は変わる(Nagasaki 1987a, b)．パーキンソン病患者のHPでは，分散の小さい4〜5Hzの指タッピングが音刺激の頻度とは無関係に出現する(図6-18)．ここでは，リズム構造は消失し，指タッピングの時間間隔は不規則になる．このような特性からも，HPは一般にリズム運動の制御機構およびその不安定性に密接に関連した現象と推定される．

2）サイクログラフ

不随意運動の定性的な記録には，サイクログラフ(cyclograph，サイクルグラフ，cyclegraph)が利用できる．これはGilbreth夫妻によって開発された手法である(Karger et al. 1966；Barnes 1968)．被験者の指先や肘，頭部，そのほかの必要とする身体部位に豆電球をつけ，カメラのシャッターを開放にして，動作の1周期を撮影する(図6-3)．これによって動作時の身体部位の運動軌跡が2次元記録として描かれる．必要に応じて，2方向あるいは3方向からの撮影を行うこともできる．豆電球の代わりに発光ダイオード(light-emitting diode：LED)も利用で

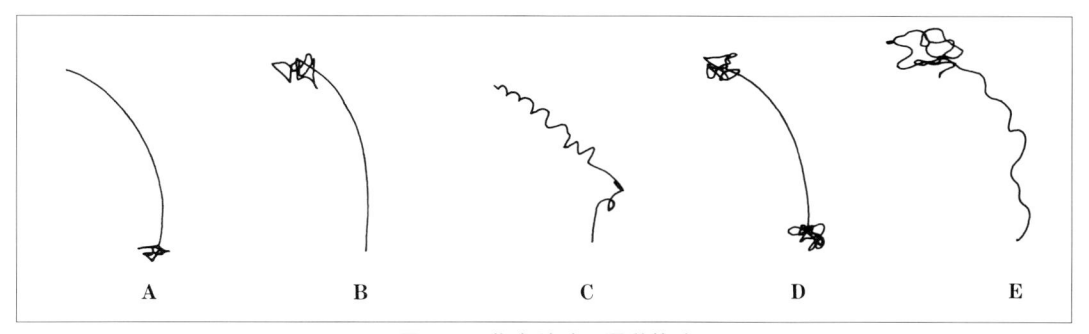

図 6-21 指鼻試験の運動軌跡

活動状態に基づく各種振戦のある患者でみられる指鼻検査の運動軌跡である．患者は椅子座位で両手を膝上においた静止姿勢をとっている．指示に従って開眼のまま，示指先端で鼻先にふれる．運動軌跡は下方(膝上に手がある)から上方(鼻先に示指がつく)へ向かう．
A：静止時振戦(膝上に手をおいたときに振戦がある)．
B：姿勢時振戦(示指先端を鼻先に留めておくときに振戦がある)．
C：運動時振戦(運動中に振戦がある)．
D：静止時および姿勢時振戦(手が膝上と鼻先に留まっているときに振戦がある)．
E：企図時振戦(運動の途中から振戦がおこり，示指先端を鼻先に正確に留めようとするあいだは振戦がある)．

（大江 1980，一部改変）

きる．LED を X-Y トラッカーで追跡し，コンピュータ処理を加える装置もあり，定量的数値を得ることができる．

いろいろな振戦について，椅子座位姿勢をとっている患者が膝上においた上肢の指先を鼻先へもっていくときの指先の運動軌跡を図 6-21 に示す．サイクログラフは患者の前方から撮影されている．いずれも運動は下から上へ向かって行われている．

A（静止時振戦）：膝上にある手に振戦があり，豆電球は動揺している．しかし，動作を開始すると振戦は止まり，運動軌跡は円滑になっている．

B（姿勢時振戦）：膝上にある手は静止している．鼻先へ向かう運動軌跡は円滑である．指先が鼻先に留まっている間，軌跡の動揺があり，振戦が認められる．

C（運動時振戦）：手が膝上にあるうちは振戦がない．運動を開始すると，運動軌跡は左右に動揺して，運動時振戦が現れている．鼻先につくと振戦は止まる．

D（静止時・姿勢時振戦）：手が膝上にあるとき，鼻先に留まっているとき，両者で振戦がある．運動時には振戦は止まり，円滑な運動軌跡が描かれている．静止時にまったく筋活動が停止しているのか否かが問題となる．膝上にあるときも，姿勢時振戦として，扱われるべきであろう．

E（企図時振戦）：指先は運動中にもやや動揺している．鼻先に近づくと動揺は大きくなり，鼻先に正確に止めようとする間は振戦がある．

このような記録は定性的であるが，アルコールの影響（本態性振戦が飲用アルコールの摂取で軽減する）あるいは薬剤の効果を判定するには有用である．そのほかの治療的介入の効果判定にも利用できる，しかし，振戦を対象とした主要な分析は，加速度計や表面筋電図を手段としている．

3）表面筋電図

不随意運動の客観的な記録法のひとつに，表面筋電図によるポリグラフがある．筋緊張異常や不随意運動の検索に表面筋電図を利用することの利点として，

① 表面電極による双極誘導の記録は筋全体の活動を反映している．この方法によって得られた活動電位の積分値は，一定の範囲内では，その筋収縮によって発生する張力に比例する
② 肉眼的観察では把握することが困難な広範囲にある多数の筋群を同時に記録できる
③ 複雑な不随意運動を個々の筋収縮として時間を追って記録するすることが可能であり，その結果を神経生理学の知見に基づいて検討できる
④ 客観的記録としてほかと比較し，検討できる

が掲げられている（柳沢 1980a）．

表 6-2 に不随意運動を観察するうえでの要点と表面筋電図の記録との対応を示す．とくに動筋と拮抗筋の同時記録の重要性が指摘されてきた（図 6-22）．しかし，大部分の病的振戦では，拮抗筋間の群発放電（burst）は交互収縮あるいは同時収縮であり，そのパターンは数 min で交互収縮から同時収縮へと変化することがある（Britton et al. 1992；Deuschl et al. 1987）．さらに，律動性収縮が動筋（抗重力筋）に限定していることもある（Koller et al. 1992；Young et al. 1980）．結局，これまでに拮抗筋間の群発放電に関する研究が多くなされてきたが，臨床的な有用性は証明されていないのが現状である（Bain 1993）．そのため，不随意運動を生じさせている筋群の異

4. 不随意運動の分析

表 6-2 表面筋電図による不随意運動の観察上の要点

観察の要点	筋電図記録
部位（近位〜遠位，同時に活動する筋の分布）	多数筋の同時記録，とくに拮抗筋
速さ，持続	筋放電の形状
大きさ	筋放電量
出現の頻度	一定時間の連続記録
定常性	類似パターンの有無
誘発条件	姿勢，運動負荷，精神的緊張
抑制条件	意思による抑制効果，薬物，睡眠のもとで記録
筋緊張異常	安静状態の記録，他動的筋伸張反応

(柳沢 1980 a)

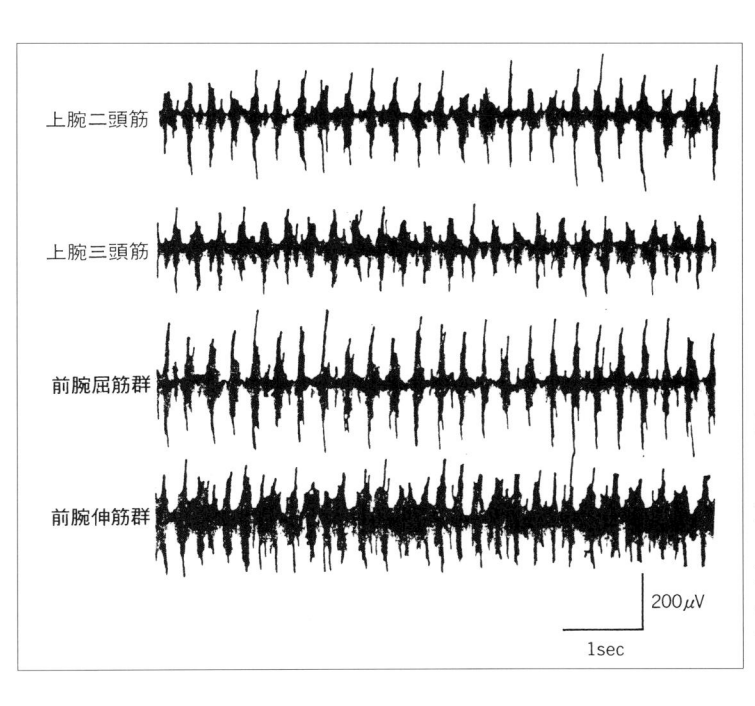

図 6-22 パーキンソン病患者の静止時振戦
　患者は背臥位で弛緩した状態における上肢筋群の記録である．規則的で律動性の群発放電があり，上腕二頭筋と上腕三頭筋，前腕屈筋群と前腕伸筋群の間には，相反性活動が認められる．

表 6-3 不随意運動の特徴

	不随意運動の筋収縮			随意筋収縮
	筋放電の持続	多数筋の同時収縮	類似パターンの繰り返し	
舞踏運動	短い（0.5 sec 以下）	なし	なし	中断
バリズム	短い	あり	あり	中断
アテトーゼ	長い（1 sec 以上）	あり	少ない	拮抗筋に収縮誘発
ジストニー	長い（数 sec 以上）	著しい	—	広範な筋に収縮誘発

(柳沢 1980 b，一部改変)

198   6 不随意運動

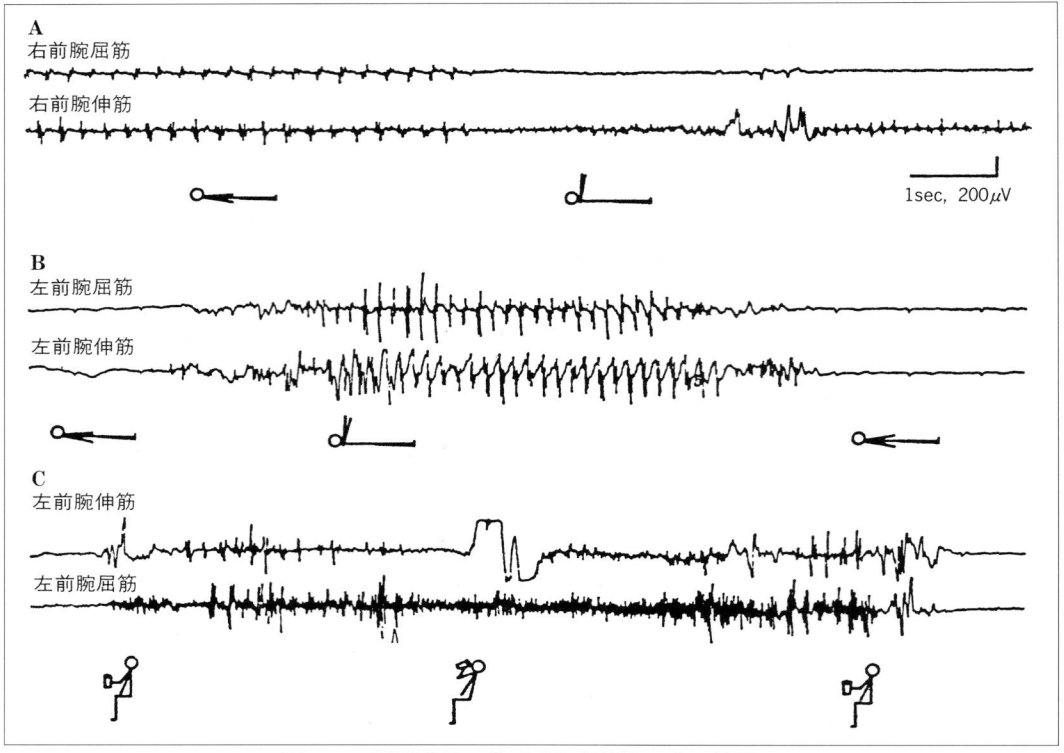

図 6-23 活動状態に基づく各種振戦の表面筋電図
A：パーキンソン病患者の静止時振戦(左側)．両肩関節を屈曲して上肢を前方へ伸展した姿勢になると振戦は停止する(中央－右側)．
B：本態性振戦の姿勢時振戦．両上肢を前方へ伸展した姿勢(中央)では，粗大な振戦が出現する．
C：脳性麻痺者の水飲み動作で出現する企図時振戦．コップが口に近づくとき，また机に近づくときに振戦が増大する．

(大江 1980，一部改変)

常な群発放電を対象として，①その律動性，出現頻度(あるいは周波数)，持続時間などの時間的特徴，②異常群発放電の振幅(大きさ)と分布，動筋・拮抗筋間の相反性などの空間的パターンを検討して，臨床診断の一助としているのが現状である(表6-3)．

1 振　戦

振戦は基本的には拮抗筋間の相反性活動によって生じる運動であり，筋電図記録にさいしては，拮抗筋の同時記録を行うのがよい(図6-22)．記録装置に余地があれば，ほかの身体部位の筋活動もポリグラフに加えておく．記録は，静止時，姿勢時，動作時に分けて行う(図6-23)．振戦に対応する筋群の群発放電の出現部位と頻度，振幅，持続時間，拮抗筋間の相反性について分析を加える．

臨床場面では，筋電図ポリグラフを記録しつつ，被験者に指示した事項や動作の開始と停止などを記録紙に記入しておく．そのため，現象のタイミングはそれほど正確にはならない．ペン書きオシロスコープのマーカを利用してタイミングを記録しておく．図6-23Aでは，患者が背臥位で基本肢位のとき，約5Hzの律動性筋活動が拮抗筋(屈筋と伸筋)間に交互(相反性)に生じて

いる．両上肢の肩関節を90°屈曲した姿勢になると，振戦は止まる．**図6-23B**では，患者が安静臥床時には振戦はなく，両肩関節を90°屈曲した姿勢になると律動性の筋活動が現れている．**図6-23C**では，患者が机上のコップを口へ運ぶ動作を始めると律動性のある筋活動が生じ，コップが口に近づくと筋活動電位は高くなっている．コップを机上に戻すときにも，コップが机に近づくと振戦の振幅が増大する．

通常，振戦の群発放電は，生理的振戦を除いて，個々の群発放電の間に沈黙期がある(Bain 1993)．また，生理的とされている振戦でみられる群発放電の電位(振幅)は比較的低い．病的振戦や増強した生理的振戦の筋活動の群発放電には振幅の大きいものがある．

表6-4 頻度の相違による振戦の分類

頻度(Hz)	振戦のタイプ
1～4	小脳性
1～5	パーキンソニズム
5～8	本態性
7～8	震え，恐怖
8～12	生理的
8～16	起立性
10～16	甲状腺中毒症

(Bogousslavsky et al. 1998)

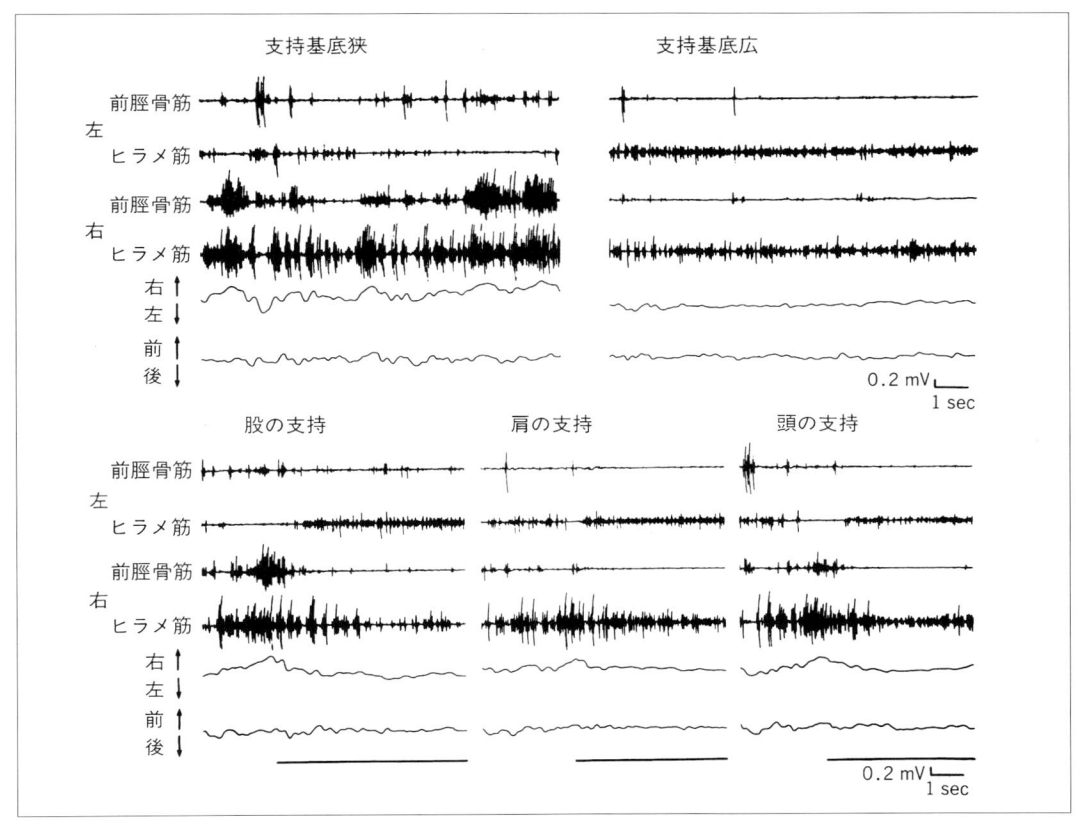

図6-24 小脳病変のある患者の下肢振戦（立位姿勢時）

両足を開いた広い支持基底では，下腿筋群の活動パターンは，わずかに群発放電による振戦があることを除けば，健常者に類似し，両足圧中心の動揺は少ない．両足内縁をつけた立位姿勢でも，身体を他動的に支えること(実践部分)によって，群発放電の振幅の動揺は減少する．

(中村 1977b)

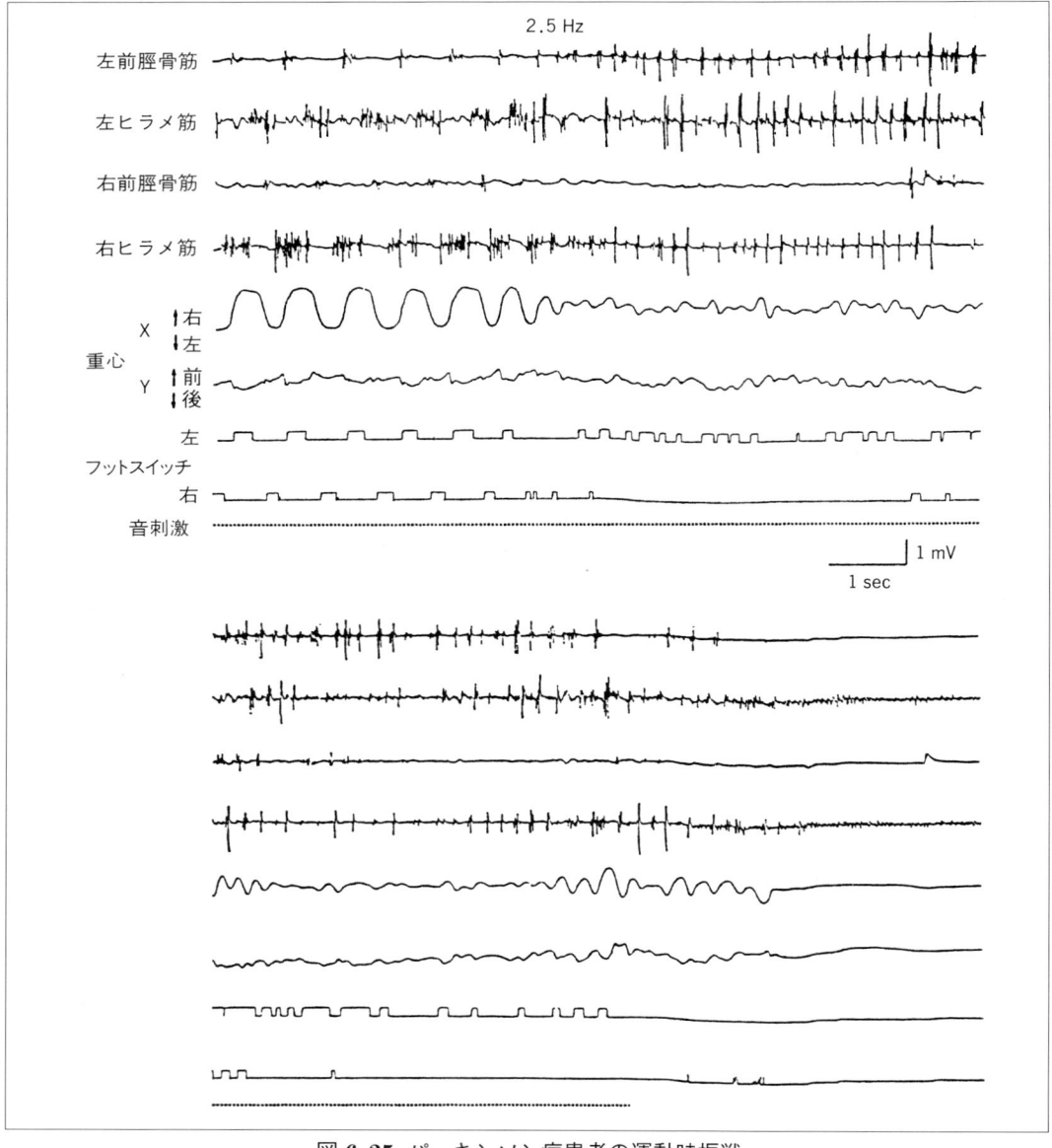

図 6-25 パーキンソン病患者の運動時振戦

　患者が 2.5 Hz の音刺激に合わせて足踏み動作を行っているさいの下腿筋群の活動と重心移動，足踏み周期の記録である．足踏み動作の初期には，立脚相にヒラメ筋，遊脚相に前脛骨筋が活動して，健常者と同じ筋電図パターンで動作も円滑に行われている．これは左右方向への重心移動，足底につけたフットスイッチの記録によって示されている．足踏み動作を開始してから 10 数歩後，突然に左右の下腿筋群におよそ 5 Hz の群発放電（運動時振戦）が出現し，フットスイッチ記録で明らかなように，足踏み動作は中断する．この不随意運動は動作を試みている間は続いている．音刺激（点線のマーク）が停止し，動作が終了すると筋電図から群発放電はなくなり，安定した立位姿勢に戻っている．

表面筋電図を利用することで，振戦の頻度をかなり正確に測定することができる．頻度の違いは診断に利用される（**表6-4**）．パーキンソン病の静止時振戦は四肢遠位筋に現れることが多く，頻度は4〜5 Hzであり，律動性のある群発放電が続く．これが姿勢時振戦になると，頻度はやや高くなり，運動時振戦では振幅の増大と不規則性が目立つようになる．一方，脳血管障害や頭部外傷後に現れる振戦は，四肢の近位筋や体幹筋に多く，3〜4 Hzの頻度で，振幅は大きい（大江 1980）．

　姿勢時振戦は，姿勢の状態に応じて変化する．**図6-24**は小脳病変のある患者が立位姿勢を保持するさい，その条件を変えたことで生じる下腿筋群の振戦である．両足の内側をつけた支持基底の狭い立位姿勢では，振幅が不規則な3〜4 Hzの群発放電があり，両足圧中心は左右に動揺している．両足を広げて支持基底を広くした立位姿勢では，抗重力筋（ヒラメ筋）に3 Hzの群発放電は残っているが，振幅の変動は少なく，両足圧中心の動揺もわずかである．両足をそろえていても，下肢帯（股）や上肢帯（肩），頭部を他動的に側方から支えると，群発放電の振幅は安定する．姿勢保持にとって，振戦は頻度よりも振幅の大小が障害と関連する要因となっている．

　動作時振戦は，振幅が大きくなれば，運動の空間時間的な正確さを低下させる．歩行障害との関連で特殊な振戦として，パーキンソン病患者の運動時振戦がある．律動性のある動作を反復していると，筋活動が4〜5 Hzの運動時振戦によって占められ，動作を継続することが不能になってしまう現象がある（**図6-25**）．これはhastening phenomenon（HP）と関連している（Nakamura et al. 1976a）．歩行中にHPが生じると，患者の歩幅は次第に狭くなり，足の運びは加速して小走りとなり，転倒することもある（加速歩行，festinating gait）．また，歩き始めようとするとき，足がすくんだようになって踏み出せない場合にも，同じような表面筋電図の所見が得られる（すくみ現象，freezing phenomenon）．前腕の回内-回外運動によって遂行される課題においても，筋電図記録から動作時振戦の誘発が認められる（Teravainen et al. 1980）．これらは脊髄-運動皮質間の内部フィードバック回路に由来する一種の発振現象と推定されている．

　2 舞踏運動，バリズム，アテトーゼ

　筋緊張低下と舞踏運動を示す舞踏病の典型例では，筋の群発放電は持続時間が0.5 sec以下で短く，複数の筋に不規則な活動として生じることが多い（**図6-26**）．拮抗筋の間には，ある程度の相反性が保たれている．ただし，パーキンソン病と類似した症候を示すハンチントン病の筋強剛型（rigid form）では，筋群の不随意収縮が持続する（**図6-27**）．四肢の近位筋には持続性の活動（緊張性収縮）があり，遠位筋には持続の短い相動性収縮がある典型例と強剛型との中間に位置する病態も観察されている．

　バリズムの個々の群発放電は舞踏運動の場合に類似している．しかし，群発放電に時間的な規則性がみられる点で，舞踏運動とは異なっている．静止時には，複数の筋群に同時収縮が生じているが，屈筋あるいは伸筋のどちらかの活動が優勢であることが多い．そのような不随意な筋活動が，姿勢時には相反性収縮に変わることがある．このような現象はバリズム以外にはみられない特徴とされている（**図6-28**）．

　アテトーゼでは，やや持続性があって，相反性のない動揺を示す筋活動が観察される（**図6-29**）．ジストニーでも，複数の筋群の同時収縮が特徴とされるが，筋収縮の動揺はアテトーゼよりも少なく，群発放電の持続は長い．アテトーゼは，随意運動や精神活動に伴って著しくなる不随意運

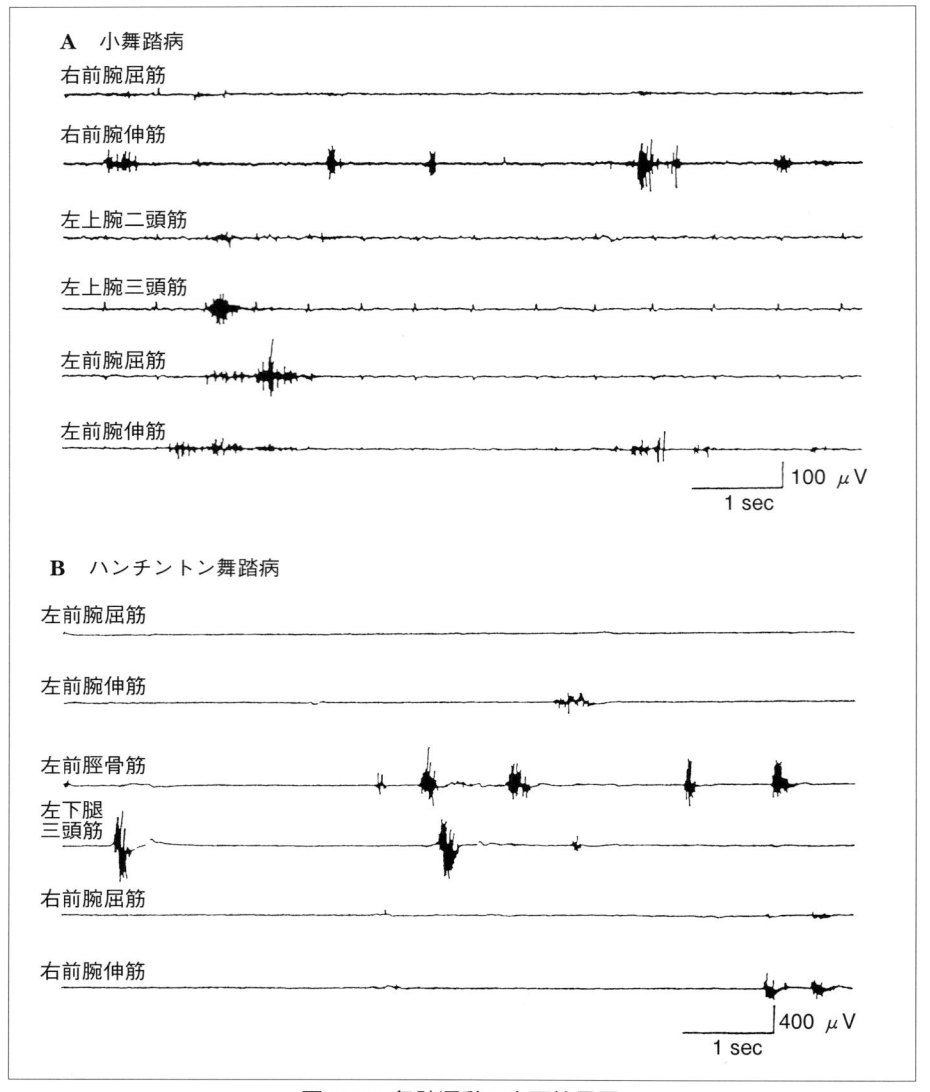

図 6-26 舞踏運動の表面筋電図
A：9歳，男児，背臥位，小舞踏病（シデナム病）．
B：37歳，男性，座位，ハンチントン舞踏病（ハンチントン病）．
　A，Bとも群発放電の持続は 0.5 sec 以下と短く，律動性もない．複数の筋に不規則な活動がある．拮抗筋間の活動には，ある程度の相反性がある．

（柳沢　1980b）

動である（図 6-30）．この現象はジストニーで観察され，両者を不連続の現象として扱うのは困難である．

　舞踏運動やバリズム，アテトーゼでは，それらの不随意運動によって，随意運動は著しく障害される．

3 ジストニー

　随意運動や姿勢保持に伴って，不適切な筋群の同時収縮およびオーバーフロー（overflow）がお

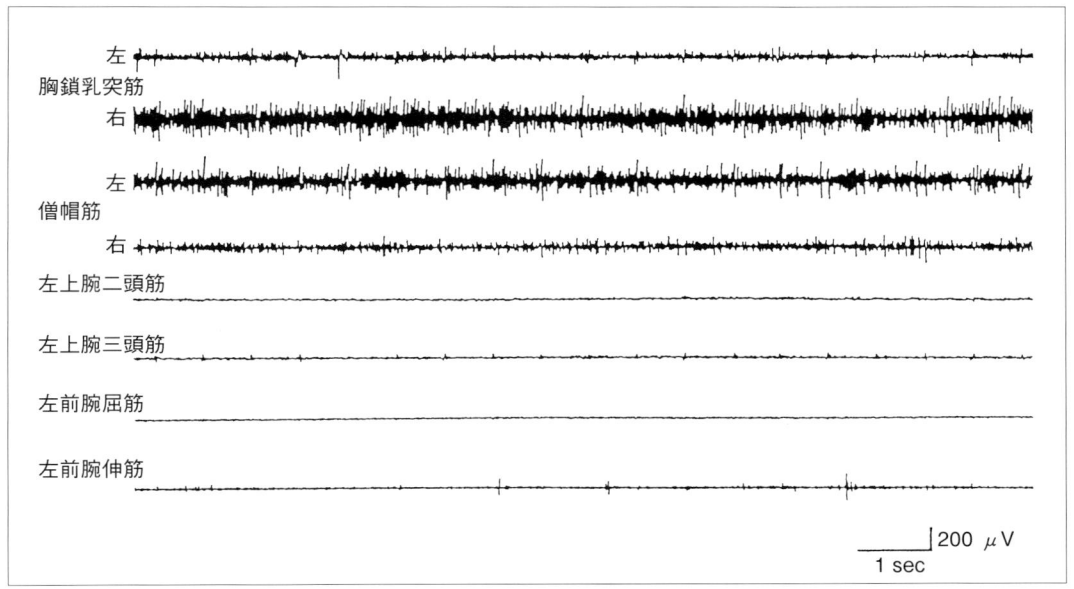

図 6-27 ハンチントン病強剛型の表面筋電図

20歳，男性，座位．胸鎖乳突筋と僧帽筋に持続性の活動があり，斜頸を生み出している．よくみると，低振幅の持続性活動の上に，やや高振幅の群発放電が不規則に加わっている．

(柳沢 1980 b)

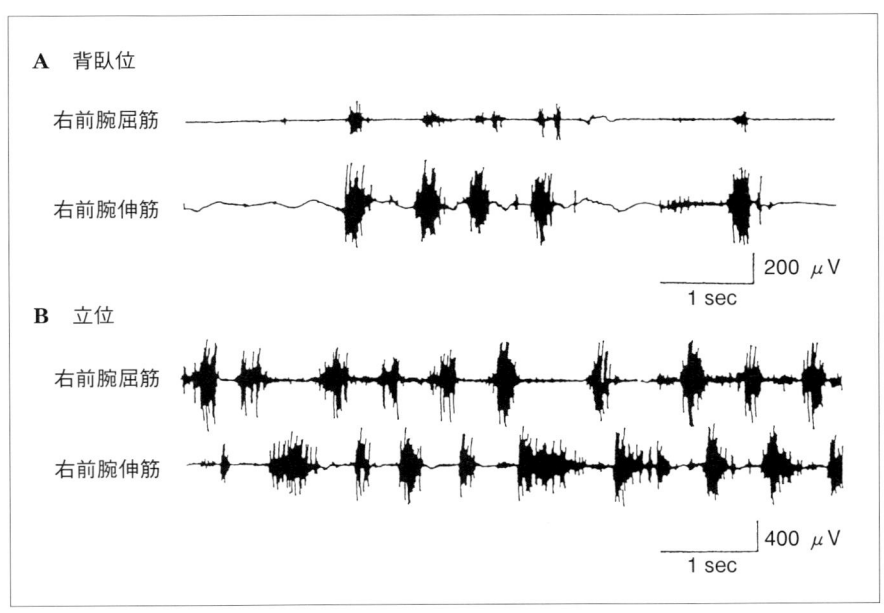

図 6-28 バリズム運動の表面筋電図

62歳，男性，脳血管障害．右前腕の屈筋と伸筋の同時記録である．背臥位では，不随意な筋活動は，屈筋と伸筋の同時収縮として現れ，かつ振幅は伸筋が優位となっている．立位では，屈筋と伸筋の活動は交互におこり，振幅も同程度へと変化している．パターンの変化が著しい．

(柳沢 1980 b)

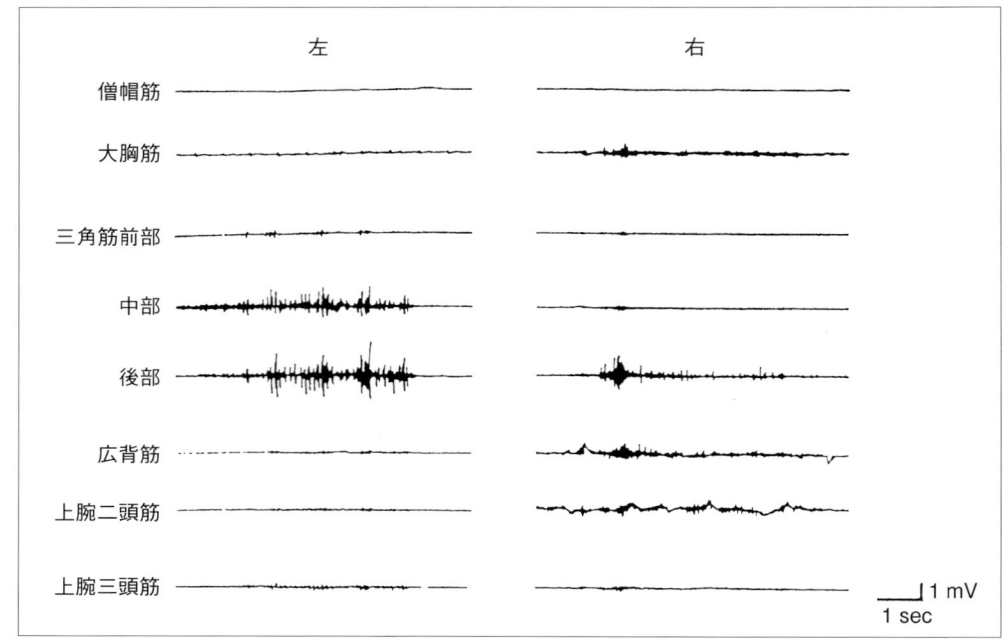

図 6-29 アテトーゼの表面筋電図
16歳，女性，正座位，脳性麻痺．患者は左上肢伸展位，右上肢屈曲位の姿勢をとり，左上肢には細かな不随意運動がある．筋電図ポリグラフでは，左三角筋の中部と後部に不規則な群発放電がある．

(中村 1973c)

こるのがジストニーの特徴とされている(図 6-31)．随意運動は動筋と拮抗筋の同時収縮を増悪させる．患者が安静臥床で弛緩した状態であっても不随意の筋活動が生じているのは，重度の患者だけである．

ジストニーでみられる異常姿勢は，数 sec 以上も持続する筋活動によって生じている．このような持続性のある筋攣縮に群発放電が加わることも多い．群発放電の持続時間と規則性によって，これらの筋活動は姿勢時振戦や動作時振戦あるいはミオクローヌスとなって現れる(Berardelli et al. 1998；Obeso et al. 1983；Yanagisawa et al. 1971)．

随意運動(両上肢の前方挙上)と姿勢保持によって，ジストニーによる筋攣縮にミオクローヌスが加わった筋電図を図 6-32 に掲げる．患者は 22 歳，8 歳のときに発症した女性であり，両腕と頸部，顔面にジストニーがある．上図はミオクローヌスによる右手の可動域を表している．上(左)図では，顎が左方へ向いた斜頸と両腕のジストニー姿勢となっている．上(中間)図では，右腕の回外運動を伴った手指の屈曲が急激におこっている．上(右)図では，右腕の回内運動を伴った手指の伸展および手関節の尺側偏位が生じている．筋電図では，ミオクローヌス運動の原因である不規則な群発放電が手指屈筋と上腕二頭筋にあり，斜頸の原因である胸鎖乳突筋の持続性活動がある．この種のミオクローヌスに関与する筋活動は静止時にも観察される．ミオクローヌスには，持続性収縮に加わるもの，静止した筋に生じるもの，動筋と拮抗筋の同時収縮となるもの，離れた身体部位で同時におこるものなどがある．その持続時間は短く，多くは 50〜250 msec であるが，500 msec に及ぶこともある．律動性ミオクローヌス(rhythmic myoclonus)では，およ

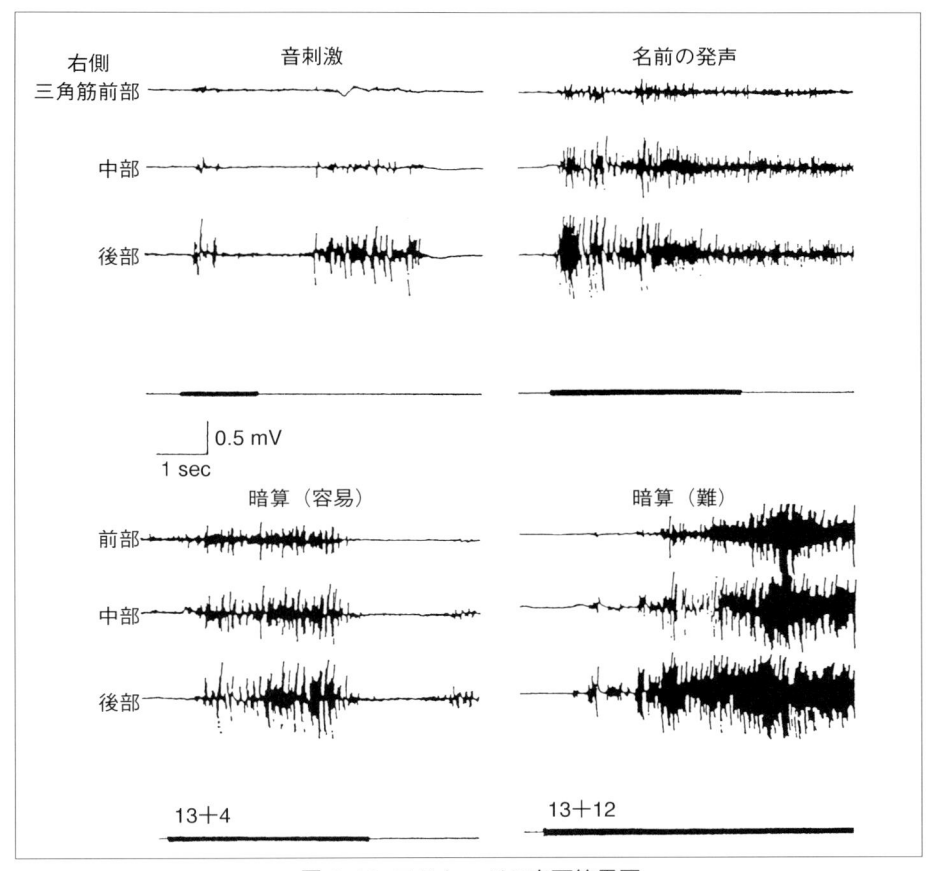

図 6-30 アテトーゼの表面筋電図

15歳，女性，脳性麻痺．患者は静かな室で閉眼，背臥位となっている．下方の太線は刺激あるいは指示を与えている期間を示す．音刺激（1,000 Hz の持続音）を与えると，一時的な群発放電（びっくり反応）があり，音刺激が停止した後に再び群発放電がある．発声（名前をいう）に伴って群発放電があり，その後に持続性のある筋活動がある．暗算のような精神活動でも，不随意な筋活動は誘発され，その程度は課題の難易度と関連性がある．

(中村 1973c)

そ100 msec の群発放電が 3～4 Hz の頻度で生じる（**図 6-33**）．

書痙は局在性ジストニーとして扱われ，「文字を書いている腕の手指の攣縮であり，しばしば攣縮が前腕や上腕，肩甲帯にまで広がり，……攣縮は書字のときだけにおこる（Bindman et al. 1977）」とされる．ただし，攣縮にはミオクローヌスや振戦のような相動性収縮から持続性収縮までが認められている（**図 6-34**）．Hughes et al.(1985)は，書痙と診断された患者 11 名，健常者 11 名を対象として，種々の課題遂行時の手指屈筋と手指伸筋，上腕二頭筋，上腕三頭筋の表面筋電図を記録し，比較している．健常者および患者がそれぞれ，"the cat sat on the mat"（猫がマットの上に座っていた）を標準的ペンを用いて小文字で書く，あるいは画架上の画板に示指にテープで固定したフェルトペンで書いたときの記録を**図 6-35**に示す．健常者では，フェルトペンに比べて，標準的ペンでは上腕二頭筋の活動はやや低く，上腕三頭筋はやや高い．患者では，

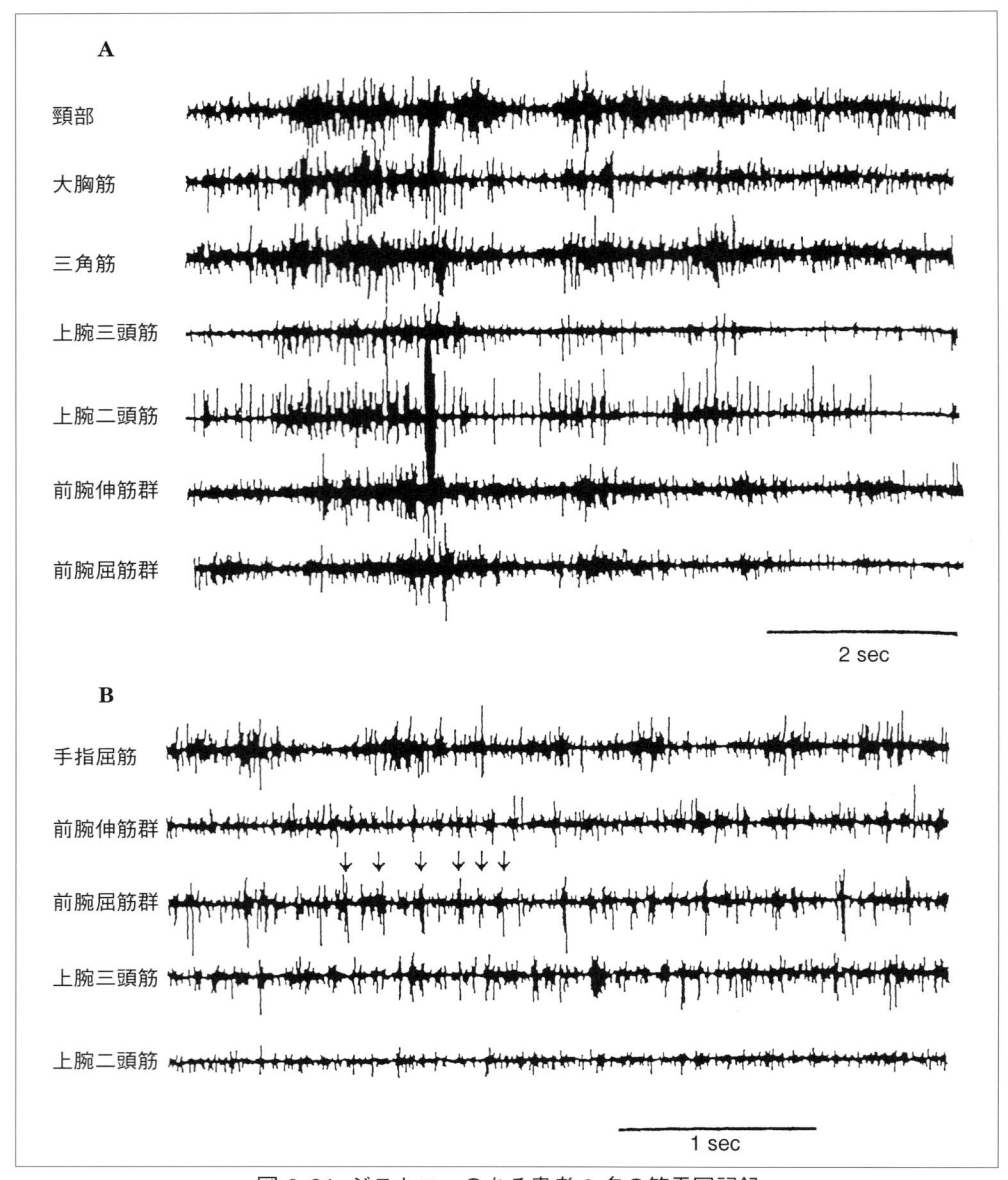

図 6-31 ジストニーのある患者 2 名の筋電図記録
A：腕と頸部の体節性ジストニーの患者でみられた持続性のある群発放電である．
B：書痙の患者でみられた筋電図の群発放電に重なって振戦（矢印）が出現している．

(Berardelli et al. 1998)

標準的ペンの場合に上腕二頭筋と上腕三頭筋の活動は明らかに高い．**表 6-5** は諸課題を遂行しているときの筋活動量である．諸課題を通して，健常者と比較して，患者の上腕三頭筋は活動が高い．課題別にみると，患者ではいずれの筋も普通の書字で活動量が健常者よりも高くなっている．また，指タッピングでも両者の相違が明らかである．書字でジストニーが誘発される要因として，

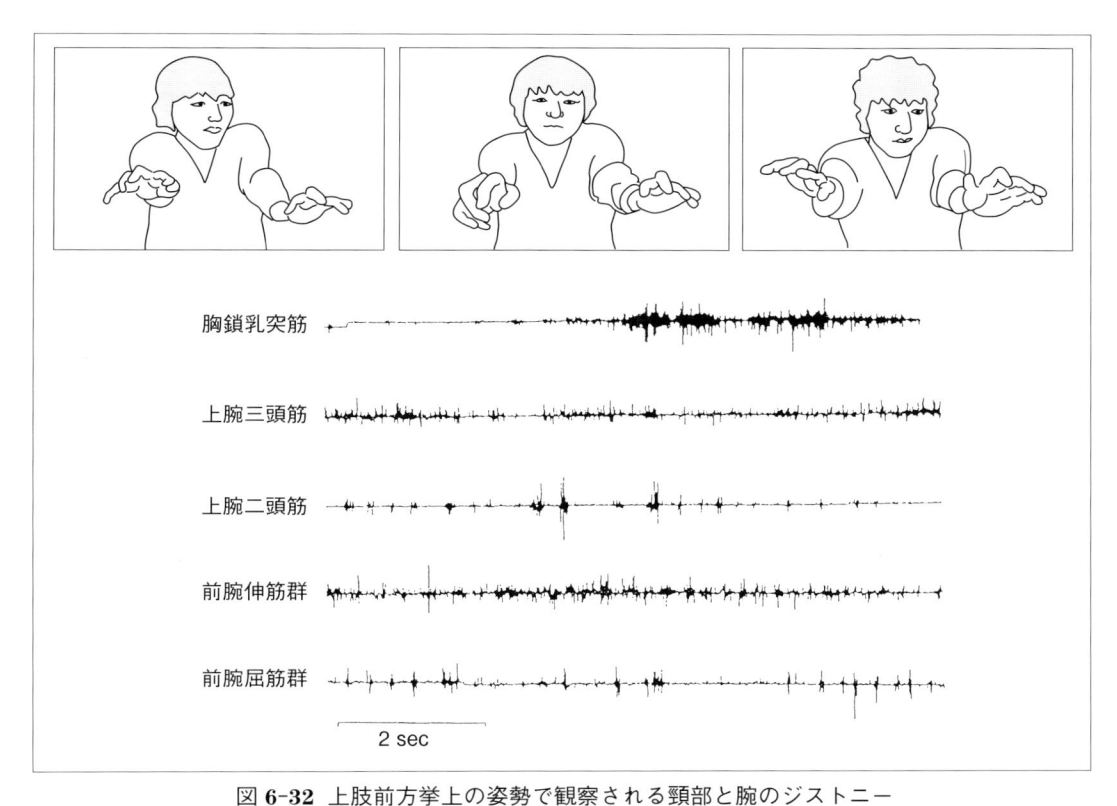

図 6-32 上肢前方挙上の姿勢で観察される頸部と腕のジストニー
上図はミオクローヌス性単収縮による右手の運動域を示している．下図は筋電図の記録である．
(Obeso et al. 1983，一部改変)

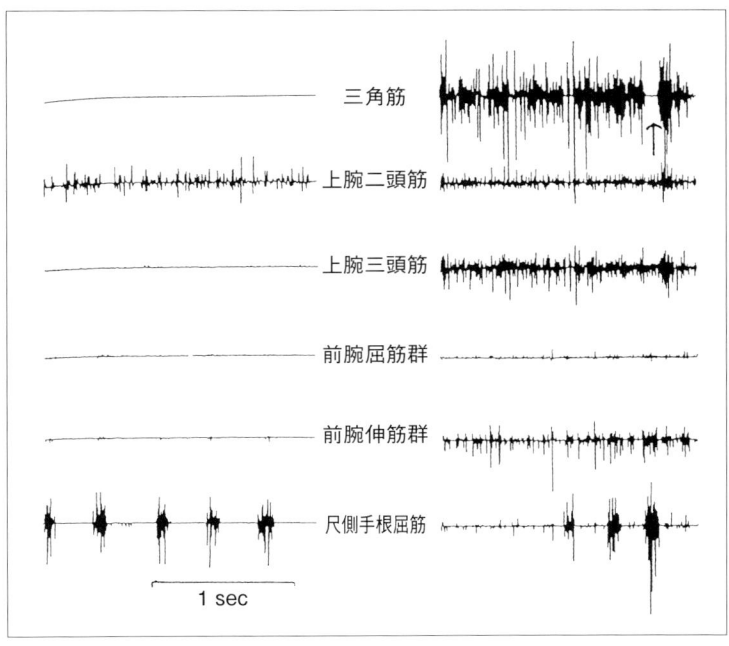

図 6-33 右上下肢にジストニーがある患者の律動性ミオクローヌス
　左図は静止時の記録，右図は両上肢を前方挙上した姿勢時の記録である．
　静止時にも右尺側手根屈筋からは律動性のあるミオクローヌス(群発放電)が出現している．上肢の前方挙上では，三角筋と上腕三頭筋，上腕二頭筋に持続性収縮が生じているが，尺側手根屈筋のミオクローヌスは続いている．
　右図の三角筋には，持続時間の短い沈黙期(矢印)が現れている．これは固定姿勢保持困難(asterixis)であり，この間に右上肢がピクッと動いている．
(Obeso et al. 1983)

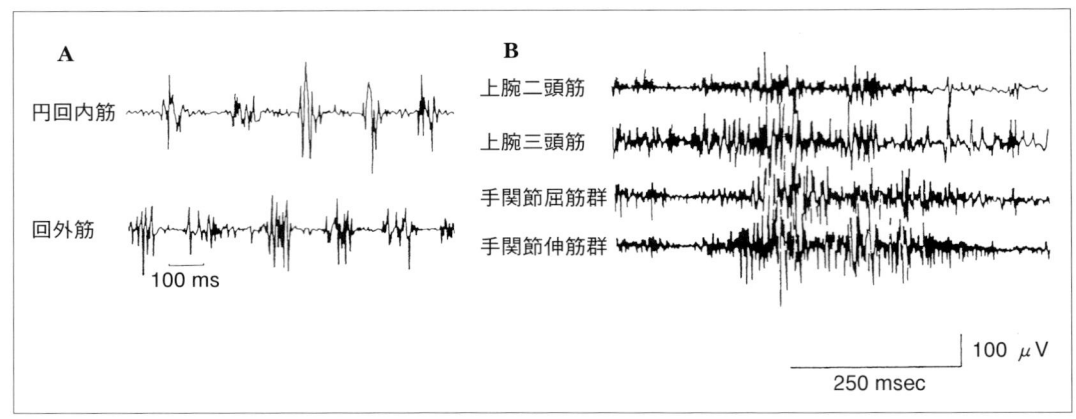

図 6-34 書痙患者の書字時の筋電図
A：字を書くと振戦がおこる患者である．円回内筋と回外筋の表面筋電図に頻度が 5 〜 6 Hz，持続が 100 msec の群発放電が交互に現れている．
B：ミオクロニー性単収縮のある患者である．上腕二頭筋，上腕三頭筋，手関節屈筋群，手関節伸筋群の表面筋電図に持続が 250 msec の群発放電が拮抗筋間に同期して出現している．背景には持続性の筋収縮がある．

(Ravits et al. 1985，一部改変)

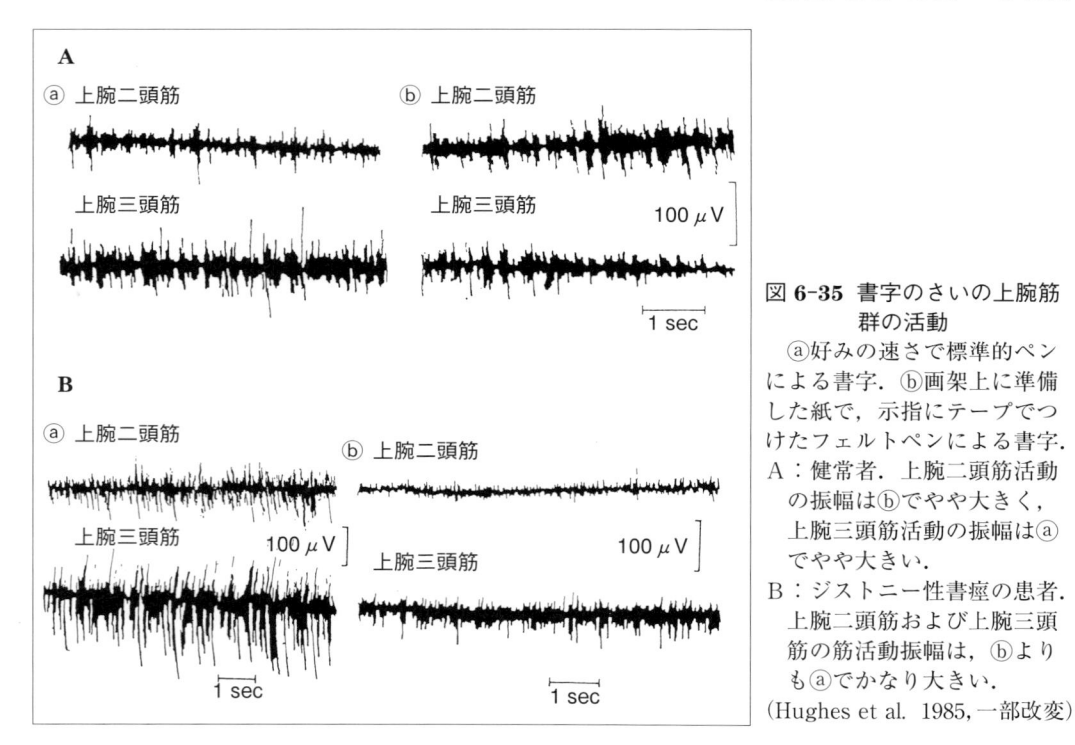

図 6-35 書字のさいの上腕筋群の活動
ⓐ好みの速さで標準的ペンによる書字．ⓑ画架上に準備した紙で，示指にテープでつけたフェルトペンによる書字．
A：健常者．上腕二頭筋活動の振幅はⓑでやや大きく，上腕三頭筋活動の振幅はⓐでやや大きい．
B：ジストニー性書痙の患者．上腕二頭筋および上腕三頭筋の筋活動振幅は，ⓑよりもⓐでかなり大きい．
(Hughes et al. 1985，一部改変)

Hughes et al.(1985)は，①ペンを指でしっかりと保持し，紙に一定の圧で当てなければならない，②同時収縮をしている筋群の活動を素早く，かつ細かく調整しなければならない，という理由を掲げている．Sheehy et al.(1982)は，書痙を単純性書痙(simple writers' cramp)とジストニー性

表6-5 各種課題遂行時の筋電活動の割合

最大等尺性収縮時の筋電活動振幅を100％とした相対値の平均

	手指屈筋群		手指伸筋群		上腕二頭筋		上腕三頭筋	
	対照群	患者群	対照群	患者群	対照群	患者群	対照群	患者群
画架上に準備した紙に，示指にテープでつけたフェルトペンによって書く	13.5±6.5	19.9±15.1 NS	21.7±6.3	26.1±11.5 NS	10.5± 5.4	19.2±17.1 NS	4.0± 3.7	25.6±16.9 p 0.01
紙にフェルトペンで書く	20.4±11.8	22.0± 6.0 NS	21.5± 4.4	27.9±18.3	9.1± 4.6	15.7± 9.5 p 0.05	9.6± 6.6	28.7±18.8 p 0.01
普通の持ち方でペンを使って書く	17.1±11.0	28.6±14.5 p 0.05	18.6± 4.5	34.0±18.2 p 0.02	6.6± 5.4	15.9±13.2 p 0.05	9.1± 6.5	39.5±26.1 p 0.01
ペンを硬く持って急いで書く	23.4±12.3	31.9±15.6 NS	26.0±11.4	33.6±19.5	12.7± 5.2	20.5±14.0 NS	19.1± 8.4	40.8±27.7 p 0.02
ボタンをはずす	23.7±10.7	22.8± 9.4 NS	28.4±11.3	30.0±17.9	14.3± 5.1	16.3± 7.1 NS	5.7± 4.6	22.7±23.0 p 0.02
手首を支えられた姿勢で指タッピング	26.0±10.7	39.3±25.1 NS	24.5± 8.3	38.4±19.7 p 0.05	2.4±101	13.5±17.7 p 0.05	7.7± 5.5	32.9±27.3 p 0.01
星形を描く（2本線で枠取りがされている）	13.0±15	18.0±20 NS	15.0±17	15.0±14 NS	11.8±12	13.0±13 NS	11.4±11	12.8±13 NS

(Hughes et al. 1985, 一部改変)

書痙(dystonic writers' cramp)とに分け，後者は局在性ジストニーのひとつとして扱っている．Cohen et al.(1988)は，局在性ジストニーとしての書痙の筋電図パターンの異常を全般性同時収縮の攣縮(generalized co-contracting spasms)と長期同時収縮の群発放電(long co-contracting bursts)の2群に分けている(**図6-36**)．健常者が"o"の文字を連続して書くと，拮抗筋である伸筋と屈筋の間に5～6 Hzの相反性の群発放電が観察される．全般性同時収縮では，書字を開始すると，直ちに攣縮がおこり，前腕と手は異常姿勢をとる．これはジストニー性書痙である．一方，字を書こうとすると指からペンが滑り落ちるという異常を示す単純性書痙の患者では，拮抗筋間の相反性がなく，100～300 msecの持続の長い同時収縮の群発放電となる．これらの結果から，書痙の患者すべてで同じ筋群が冒されるわけではないこと，同じ異常パターンを示すわけでもないことは明らかである．①拮抗筋の同時収縮，②群発放電の持続時間延長，③振戦，④分離した指の運動を試みるときの選択性の欠落，⑤意図的活動がおこらない，の5要素が運動制御の障害として提案されている．これらの特徴は，アテトーゼやジストニーとも共通している．

　抗精神病薬(antipsychotic drug)は精神遮断薬(neuroleptic drug)，強力精神安定薬(major tranquilizer)とも呼ばれ，長期服用の副作用として，振戦や舞踏アテトーゼ運動などを生じることがある(遅発性ジスキネジー，tardive dyskinesia)．Bathien et al.(1984)は，患者24名の分析に基づいて，遅発性ジスキネジーを3型に分け，下腿筋群の筋電図所見を提示している．**図6-37**では，振戦は頻度が平均4.52 Hz，持続が0.06 secである．遅発性ジスキネジーの1型は，1～3 Hzの間代であり，律動性の群発放電が前脛骨筋に出現している．2型の群発放電は，やや持続性があり，しばしば1 sec以上に及んでいる．頻度は低く，0.48 Hzであり，多くは1 Hz以下である．3型の群発放電は，時間的パターンが多様であり，群発放電の持続性，頻度，振幅もかなり変化する．

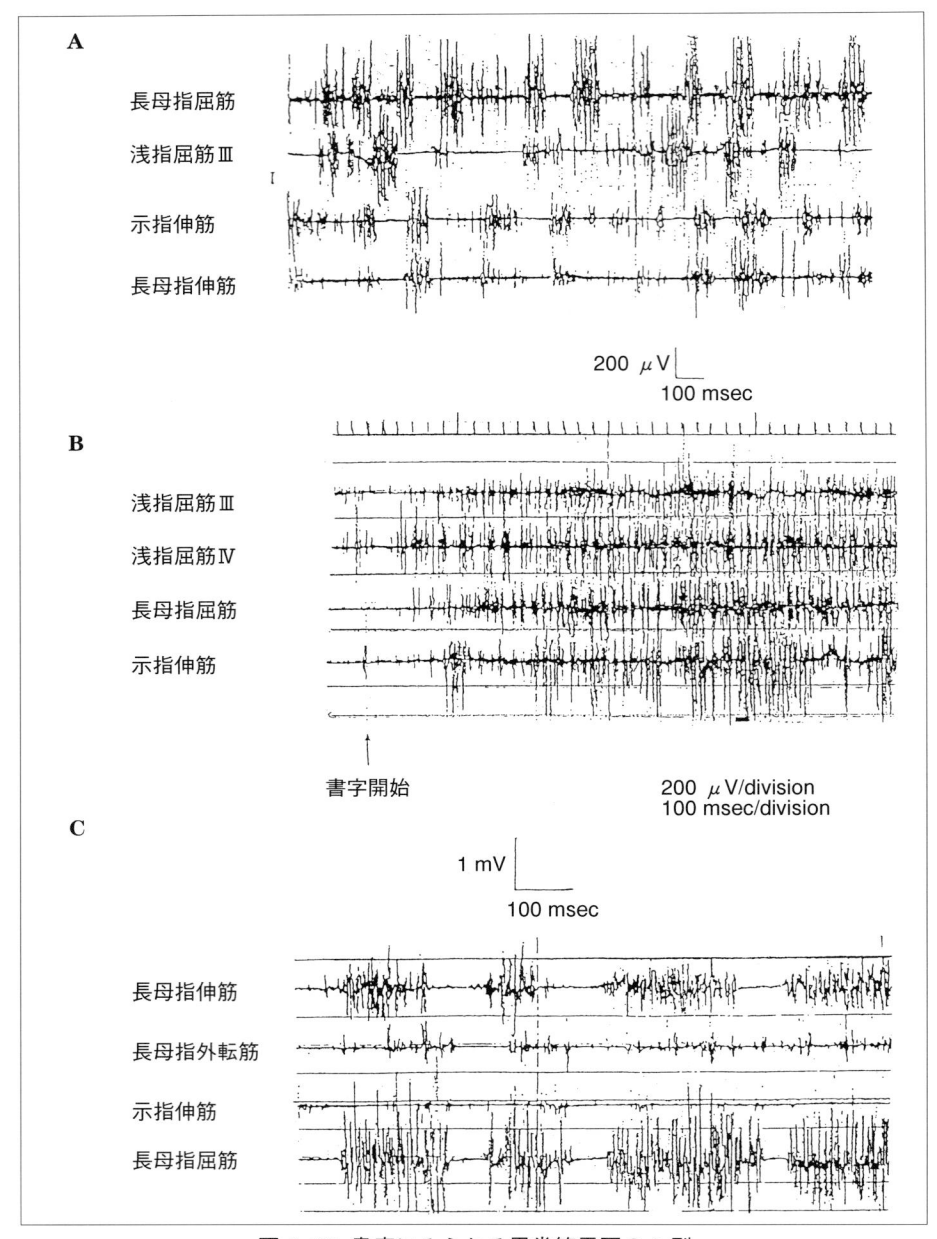

図 6-36 書痙にみられる異常筋電図の 2 型
A：健常者が"o"の文字を連続して書いたときの動作学筋電図．つり針電極を使用している．群発放電の持続は短く(100 msec 以下)，屈筋と伸筋に交互に現れている．
B：非局在性のジストニー性書痙患者の書字動作時の筋電図．患者が書字を始めるとすぐに 500〜1,000 msec に及ぶ全般性攣縮がおこっている．
C：局在性の単純性書痙患者の書時動作時の筋電図．拮抗筋(長母指屈筋：長母指伸筋)に 200〜300 msec の群発放電が同時に現れている．示指伸筋には活動がなく，異常は母指に限定している．

(Cohen et al. 1988，一部改変)

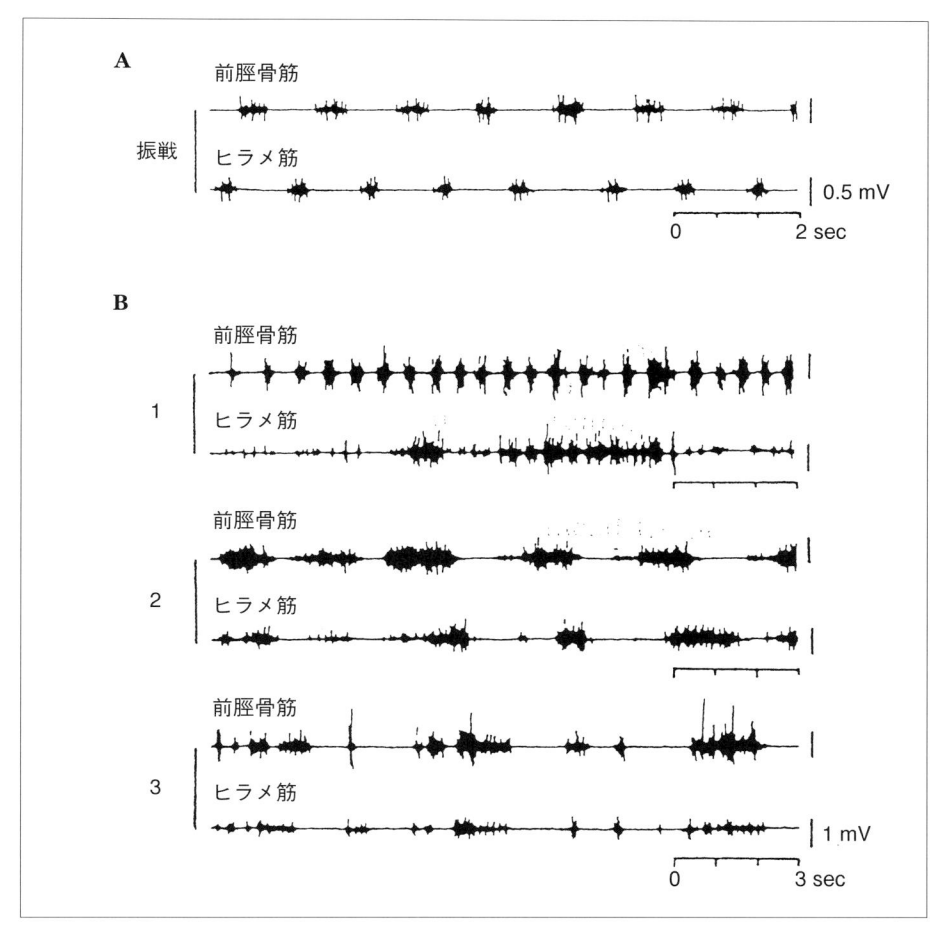

図 6-37 抗精神病薬で誘発された異常不随意運動の筋電図パターン
A：振戦
B：遅発性ジスキネジー．筋電図パターンは典型的な 3 型である．
　振戦では拮抗筋間の活動は交互に出現するが，遅発性ジスキネジーでは同時収縮となって，交互活動はない．

(Bathien et al. 1984)

　上肢のジストニー患者を対象として，拮抗筋（橈側手根伸筋：橈側手根屈筋）の筋電図の相互相関を検討した報告がある(Farmer et al. 1998)．健常者で両筋の同時収縮であっても，相互相関にはとくにピークがなく，両筋の運動単位の同期化はない．一方，ジストニーの患者では，中央値 37 msec のピークがあり，運動単位の同期化が認められる．しかし，書痙の患者にはピークがない．ジストニーでは拮抗筋の運動ニューロン・プールへの異常なシナプス前入力があって，これが同時収縮の原因と推定されている．痙性斜頸の患者でも，胸鎖乳突筋と頭板状筋との間に同じような現象が報告されている(Tijssen et al. 2000)．

4) 加速度計

　振戦の定量的分析に加速度測定(accelerometry)が利用されることがある．結果は，パワース

ペクトル(power spectra)で表示される．頻度(Hz)を横軸にとり，加速度パワー［$(m/sec^2)^2$］を縦軸にして描く．単に加速度のスペクトル［m/sec^2］を用いることもある．しかし，振戦の頻度は，まれな疾患である原発性起立性振戦(頻度：14～18 Hz)を除いて，原因疾患の鑑別には役立っていない(Bain 1993).

加速度測定は，いろいろな課題遂行のさい，振戦の頻度や振幅の変化を研究するのにも利用されている．また，治療効果の判定にも役立っている．

振戦の測定に当たっては，条件を一定にすることが大切であり，課題を操作的に定義しておく(Potvin et al. 1975a).

①静止時振戦(resting tremor)：被験者は椅子に座り，前腕を肘掛けの上におき，手首は伸展して肘掛けよりも前方へ出しておく．

②姿勢時振戦(sustention tremor)：被験者は椅子に座り，肘と手首，手指は伸展して，肩関節を90°外転位に保持する．

③静止性企図時振戦(static intention tremor)：被験者の前方に3/16～4インチ(約0.47～1.88 cm)の穴をあけた板があり，被験者は普通のペンの持ち方で鉄筆を持つ．肘を伸ばして穴に鉄筆の先端を挿入し，穴の縁に触れないようにして保持する．

表6-6 映画観察による企図時振戦の尺度

A　静止時，姿勢時，静止性企図時振戦

スコア	指示語	定　義
1.	非常に安定	運動はまったくみられない
2.	安定	ごくわずかの振幅の周期性運動(正常)
3.	ごく軽度振戦	小振幅，周期性運動：運動が持続性である必要はない(神経学的異常の疑い)
4.	軽度振戦	小振幅，ほとんど持続性，周期性運動，ときに中振幅の運動が混入
5.	中等度振戦	中振幅，周期性運動
6.	中等度-重度振戦	中振幅，周期性運動，ときに大振幅の運動が混入
7.	重度振戦	大振幅，周期性運動
8.	最重度振戦	大振幅，周期性運動，ときに極大振幅の運動が混入
9.	極重度振戦	腕の運動は非常に激しく，加速度計による定量測定は不能

B　動作性企図時振戦

スコア	指示語	定　義
1.	正常	運動は円滑，ねらいは正しい，振戦はない
2.	ごく軽度企図時振戦	指が標的に近づくときに，ためらいがある
3.	軽度企図時振戦	ときどきためらいがあり，標的から指がわずかに離れる
4.	軽度-中等度企図時振戦	ときどきためらいがあり，標的から指がわずかに離れる，指が標的に近づくと振戦がおこる
5.	中等度企図時振戦	4に類似，振戦の振幅が大きくなる
6.	中等度-重度企図時振戦	ときどき指は標的にまったく当たらない，とくに手を伸ばすとき
7.	重度企図時振戦	運動中は振戦がある，指はしばしば標的に当たらない
8.	最重度企図時振戦	7に類似，振戦の振幅は大で，通常，指は標的に当たらない
9.	極重度企図時振戦	運動は不能

(Potvin et al. 1975 a)

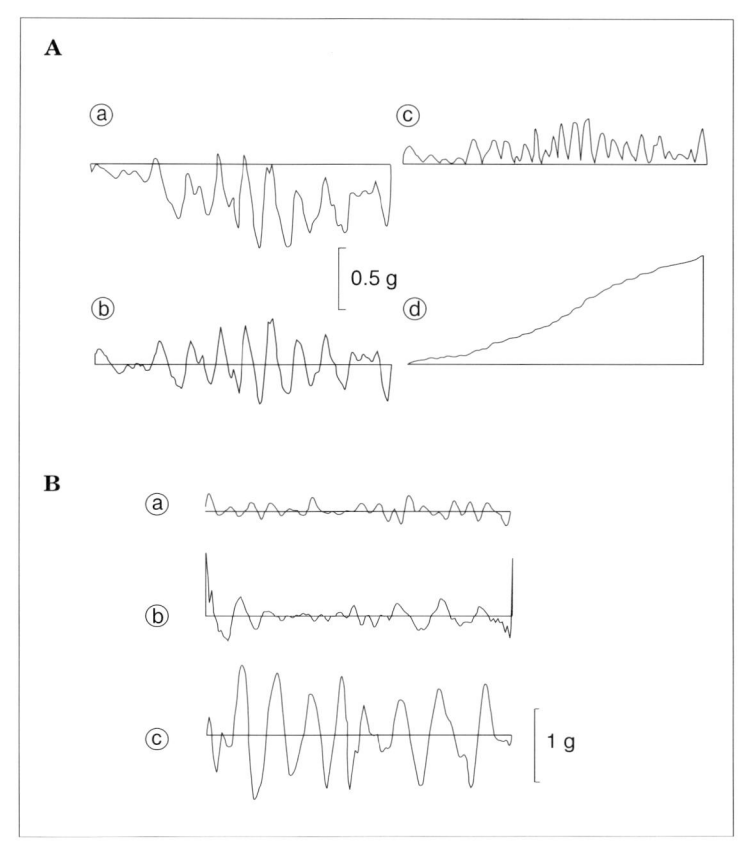

図 6-38 加速度計の記録
いずれも動作終了前 2 sec 間の記録である．
A：データ処理の過程．
ⓐ；原記録，ⓑ；2 Hz 以下の頻度の成分を除去した波形，ⓒ；ⓑを整流したもの，ⓓ；ⓒを積分したもの
B：代表的な患者例．
ⓐ；軽度振戦，ⓑ；中等度振戦，ⓒ；重度振戦．
(Morgan et al. 1972, 1975a, 一部改変)

　これらの課題では，それぞれ 10 sec は姿勢を保持し，映画に記録する．映画記録を**表 6-6** に従ってスコア化する．その結果は，振戦の加速度測定 (G sec/sec) との対応がよい．これによって，課題遂行における行動観察を基準として，加速度測定の基準関連妥当性が検証されている．
　企図時振戦は活動制限の要因であり，また参加制約とも関係している (Hewer et al. 1972)．加速度測定は，容易に利用できて再現性のある方法として，企図時振戦の定量化に利用される (Morgan et al. 1972)．その妥当性検証には，患者 10 名 (両腕からのデータを含めて，統計処理に用いた数は 14 例) を被験者として，臨床的な評定尺度 (four-point rating scale) を用い，加速度測定データとの相関を利用している．評定尺度は 4 段階で，①軽度振戦，②中等度振戦，③重度振戦，④最重度振戦であり，③と④は患者の社会的活動の制約にもなる程度とされている．加速度計は示指の根元で手背に固定し，水平方向の加速度を測定する．被験者は回内位の腕を肩の高さ (外転 90°) におき，そこから水平に移動して前方の標的ボタンまで，できるだけ一定の速さで移動させる課題を行う．分析には所要時間が約 4 sec の試行を用いている．データ処理には，後半の 2 sec のデータを利用する．この時期に，企図時振戦が最大になるからである．得られたデータは動作の加速と減速を含んでいるため，2 Hz 以下の遅い振動を除いた波形とする (**図 6-38**)．さらに整流の後，積分値を求める．評定尺度スコアと加速度積分値 (任意単位) との相関は有意である ($r=0.92$)．この検査法によって振戦のある患者の手首に重りを負荷する前後の変化を測定

して，治療効果の判定あるいは適応を定めることも試みられている(Morgan et al. 1975b)．

5. 不随意運動と障害

1) 障害問題の多様性

不随意運動を伴う中枢神経疾患では，筋緊張異常や異常姿勢，また随意運動の障害も観察されることがある．そのため，いろいろな動作の障害が不随意運動によるものか，あるいはほかの神経系の機能障害によるものかを弁別することが必要である．

前者には企図時振戦や痙性斜頸に代表されるようなジストニーによる異常姿勢があり，後者にはパーキンソン病の静止時振戦がある．パーキンソン病患者の動作障害は，運動の速さが遅くなる運動緩慢(bradykinesia)や姿勢反射障害によることが多い．ただし，パーキンソン病には，一部に動作時振戦とみなせる不随意運動であるhastening phenomenonによる動作障害もある(Nakamura et al. 1976a)．パーキンソン病患者の日常生活活動に関連する障害(disability)の分類には，わが国でヤールの重症度分類と呼ばれている尺度がある(表6-7)．これには不随意運動の影響は考慮されていない．

ジストニーを運動実行(movement execution)の変調(disorder)とする説も有力になっている．すなわち，ジストニーには，感覚機能の変調があり，不完全な感覚処理過程が運動プログラムの展開を損うため，運動準備(movement preparation)の変調が生じる(Hallett 2000)．痙性斜頸の患者は，感覚トリックを用いる場合を除いて，異常姿勢を意図的に修正することができない．これを筋緊張異常あるいは異常姿勢が随意運動を妨害すると説明するか，随意運動そのものが冒されていると考えるのかの問題となる．神経学的には，不随意運動を陽性徴候(解放現象)として扱い，意図的運動が不能であるのを陰性徴候とするなら，これらの現象は陰性徴候としての随意運動障害と理解すべきである．

Shoulson(1981)はハンチントン病の経過および舞踏運動やうつ状態を評価するため，患者22名

表6-7 パーキンソニズムの重症度分類*

ステージ 1	症候は片側性，機能障害はない，あるいは軽微である．
ステージ 2	症候は両側性あるいは身体中央(体幹)，バランスの機能障害はない．
ステージ 3	立ち直り反射の障害(回れ右のときに不安定，閉眼閉脚の立位で押されたときのバランスは不安定)が現れる．活動にやや制限はあるが，職業によっては仕事は可能である．日常生活は自立し，活動制限は軽度ないし中等度である．
ステージ 4	活動制限は重度である．介助なしに立っていることや歩くことはできるが，日常生活の自立は困難である．
ステージ 5	介助なしでは，ベッド上や車いすの生活になる．

「ヤールの分類」とも呼ばれる．
*「厚生省特定疾患：異常運動疾患調査研究班」の生活機能障害度では，
　ステージ1・2(Ⅰ度)：日常生活，通院にほとんど介助を要さない．
　ステージ3・4(Ⅱ度)：日常生活，通院に介助を要する．
　ステージ5・6(Ⅲ度)：日常生活に全面的な介助を要し，歩行，起立不能．

(Hoehn et al. 1967，一部改変)

表6-8 ハンチントン病のケア評価からみた機能レベル

	就業(仕事)	財政処理	家事遂行	日常生活活動	必要なケア
ステージ1	正常	正常	正常	正常	家庭
ステージ2	やや低下	一部介助	正常	正常	家庭
ステージ3	かなり低下	かなり介助	低下	軽度障害	家庭
ステージ4	不能	不能	不能	中等度障害	家庭/軽症介護施設
ステージ5	不能	不能	不能	重度障害	重症介護施設

(Shoulson et al. 1979)

の機能評価(表6-8)を13〜40か月にわたって行い，神経弛緩薬や抗うつ薬によってうつ状態は改善し，舞踏運動の一部の患者で改善したが，機能レベルは低下したと報告している．ハンチントン病の動作障害の原因は，不随意運動による運動機能の障害ではなく，知的機能の障害によると推定されている(Mayeux et al. 1986)．陽性徴候が薬物療法によって改善することがあっても，陰性徴候の悪化は進行している．

　本態性振戦の患者に対するβ遮断薬による治療では，手に振戦があって書字障害を訴える患者では，能力低下からの回復は著しい．しかし，頸部や頭部の振戦では，投薬によって振戦の振幅が多少は減少しても，人前に出ることをためらい，参加制約は軽減されない．振戦の加速度測定などによる客観的改善度と患者の主観的満足との間には相違があり，両者が同時に認められたときに治療は成功とする意見がある(Young 1985)．結局，本態性振戦における活動制限からの解放は，振戦が手にある場合に著しい．頸部や頭部，声では，あまり効果がない．振戦で重度に機能が障害されている患者は，以前には不可能であった機能を新たに遂行できることを感謝する．振戦が外見上，不快感を与えるとする患者は治療に積極的ではない．頸部や頭部，声を冒された人々である(Winkler et al. 1974)．

　患者の経過を追うこと，治療成績を評価することなどのために，①専門医による臨床観察，②異常運動や異常姿勢と動作の評定，③日常生活活動についての患者の主観的評定，これら三者についての情報を検討する必要があろう．Burke et al.(1985)は，原発性捻転ジストニーを対象にした定量的評定尺度(Fahn-Marsden scale：表6-9)を紹介し，スコアの経時的変化が定量的であるため，医師間の情報伝達に役立っていることを指摘している．

2) 不随意運動による障害の諸相
(1) 振戦の重症度評価法について

　最近，振戦を中心として，薬物の効果を評価するために，客観的測定として加速度測定(accelerometry)，主観的方法として臨床評定法(clinical rating system)や患者の自己評価(self-assessment)が広く用いられるようになっている．

　Bain et al.(1993)は，臨床評定尺度が本態性振戦やジストニーに伴う四肢の姿勢時振戦のある患者の重症度を評価するのに有用であるかを検討している．この尺度によるスコアと上肢の加速度測定，書字や渦巻描画によって判定した優位手の機能評価，患者への質問紙による日常生活活動の自己評定の関係を分析する．

　対象者は本態性振戦の患者12名，ジストニーの患者8名である．日常生活活動の自己評定に

表6-9 原発性捻転ジストニーの評定尺度

運動尺度(Movement Scale)と障害尺度(Disability Scale)の2部門で構成されている．前者は医師による評定，後者は患者の自己評定である．

ジストニー運動尺度					障害尺度	
部位	誘発要因		重症度要因 配点	得点	機能	スコア
眼	0-4	×	0-4　0.5	0-8	発語	0-4
口	0-4	×	0-4　0.5	0-8	字を書く	0-4
発語/嚥下	0-4	×	0-4　1.0	0-16	食物を口へ運ぶ	0-4
頸	0-4	×	0-4　0.5	0-8	食べる	0-4
右上肢	0-4	×	0-4　1.0	0-16	衛生・清潔	0-4
左上肢	0-4	×	0-4　1.0	0-16	更衣	0-4
体幹	0-4	×	0-4　1.0	0-16	歩行	0-6
右下肢	0-4	×	0-4　1.0	0-16	合計(最大：30)	
左下肢	0-4	×	0-4　1.0	0-16		
			合計(最大：120)			

Ⅰ．誘発要因
　A．一般的
　　0-静止時あるいは動作時にジストニーはない
　　1-特定の動作時にジストニーがある
　　2-多くの動作時にジストニーがある
　　3-身体の離れた部位の動作時あるいは時として静止時に
　　　ジストニーがある
　　4-静止時にジストニーがある
　B．発語と嚥下(略)
Ⅱ．重症度要因
　眼(略)
　口(略)
　発語と嚥下(略)
　頸(略)
　上肢
　　0-ジストニーなし．
　　1-わずか．臨床的には無意味．
　　2-軽度．明らかなジストニー，障害なし．
　　3-中等度．握ることはできて，多少の手指操作もできる．
　　4-重度．握れない．
　体幹(略)
　下肢(略)

［障害尺度］
　A．発語(略)
　B．書字(振戦あるいはジストニー)
　　0-正常
　　1-わずかに困難，読み取れる
　　2-ほとんど読めない
　　3-まったく読めない
　　4-ペンを保持できない
　C．食物を口へ運ぶ(略)
　D．食べる/飲み込む(略)
　E．衛生・清潔(略)
　F．更衣(略)
　G．歩行
　　0-正常
　　1-わずかの異常，ほとんど気づかれない
　　2-中等度の異常，素人にも明らか
　　3-かなり異常
　　4-歩行に介助を要する
　　5-車いす使用

(Burke et al. 1985，改変)

は表6-10の質問紙を利用する．振戦については，4名の医師が図6-39の臨床評定尺度によって判定する．この尺度では，頭部と声，四肢の振戦に対して，静止時と姿勢時，運動時，企図時に分けて，0〜10のスコアを与えている．頭部の振戦は，静止時には患者が寝椅子に背臥位で枕をした姿勢，姿勢時は患者が椅子座位で頭部支えのない状態で前方を見つめた姿勢で判定する．下肢の姿勢時振戦は，椅子座位で膝を伸展した姿勢，静止時は足底を床につけた姿勢で判定する．

表6-10 日常生活活動の質問紙

各項目について，その活動を遂行するのが容易あるいは困難の該当する数字を丸で囲んで下さい．

					各項目の困難を報告した患者のパーセント
1．ナイフとフォークで食物を切ること	1	2	3	4	50
2．スープを飲むのにスプーンを使うこと	1	2	3	4	65
3．紅茶のカップをもっていること	1	2	3	4	80
4．瓶やカートンからミルクを注ぐこと	1	2	3	4	45
5．皿を洗って乾かすこと	1	2	3	4	20
6．歯をみがくこと	1	2	3	4	20
7．鼻をかむのにハンカチを使うこと	1	2	3	4	0
8．浴室を使うこと	1	2	3	4	40
9．便所を使うこと	1	2	3	4	10
10．顔と手を洗うこと	1	2	3	4	10
11．靴紐を結ぶこと	1	2	3	4	15
12．ボタンをかけること	1	2	3	4	35
13．ファスナーを締めること	1	2	3	4	20
14．手紙を書くこと	1	2	3	4	70
15．手紙を封筒に入れること	1	2	3	4	45
16．新聞を手に持って読むこと	1	2	3	4	60
17．ダイアルを回して電話をかけること	1	2	3	4	40
18．電話で相手にわかってもらえること	1	2	3	4	5
19．テレビをみること	1	2	3	4	5
20．商店でつり銭（小銭）をつまみ上げること	1	2	3	4	40
21．プラグをソケットに差し込むこと	1	2	3	4	15
22．玄関ドアの鍵を開けること	1	2	3	4	30
23．階段の昇降を行うこと	1	2	3	4	40
24．安楽椅子から立ち上がること	1	2	3	4	35
25．いっぱいの買物袋を運ぶこと	1	2	3	4	45

選択肢：1　その活動は，困難なくできる．
　　　　2　その活動は，わずかな努力でできる．
　　　　3　その活動は，かなりの努力でできる．
　　　　4　その活動は，自分はできない．
各項目のスコアを合計して％で表示する．0％は障害なし．％が高くなるほど障害が重度である．

(Bain et al. 1993)

上肢の振戦では，静止時は患者が椅子座位で手を大腿部においた楽な姿勢，姿勢時は前腕を回内位，手指を外転して水平に伸ばした姿勢で判定する（加速度測定にも利用する姿勢）．運動時は指－鼻試験で判定し，企図時は患者の示指が鼻先あるいは打腱器の柄（上肢を伸ばしたときの標的）に近づいたさいに判定する．声は，自分の名前や住所，生年月日をいう，「あー」と歌うさいに判定する．書字と渦巻描画は評定者が順序をつける（最良〜最悪：0〜10）．

　表6-11に諸変数の相関を示す．右上肢の姿勢時振戦の臨床評定スコアには，日常生活活動の困難度，加速度測定，書字や渦巻描画の評定と有意の相関がある．一方，加速度の振幅あるいは振戦の頻度は，日常生活活動などとの相関はない．このような結果から，Bain et al.(1993)は，

臨床評定尺度は，装置は不要であって実用的，かつ包括的であると主張する．実際，加速度測定は，臨床研究を除いて，あまり日常臨床に用いられている分析法ではない．臨床評定尺度が加速度測定よりも日常生活活動の困難度を反映するのは，患者の腕が一過性に大きく動いた場合，臨床評定はその種の不随意運動を評定に取り上げているが，加速度測定では低頻度の動きは平均スペクトルの優位なピークに影響しないためであろう．ミオクローヌス様の不随意運動は，手に持ったコップの水をこぼす，あるいは書字が乱れるなど，日常生活上では問題となる．結論として，臨床評定尺度は，振戦によって生じる活動制限に対する妥当性のある指標であり，治療の評価にも信頼性のある手段となる．振戦による上肢の活動制限の評定には，渦巻描画や書字に等級をつける手法も有用であろう．手法の標準化と分析方法の検討が残された問題である．

多発性硬化症の多数の患者調査では，小脳系の機能障害がおよそ1/3の患者に生じている（Alusi et al. 2001）．患者100名を対象に行われた調査では，27名が振戦による活動制限を訴えている．また10名は日常生活活動の困難度が重度（スコア>50%）である．13名は困惑を感じている．この調査では，振戦と関連する活動制限は上肢振戦の重症度と相関が高く，罹病期間とは関連性がない．上肢の振戦のうち，①最も重度は近位部，肩に生じた振戦であり，日常生活の活動制限との関連性が高い．つづいて②遠位部の姿勢時/運動時振戦，③単独の企図時振戦，④遠位部の姿勢時振戦（これは活動制限には至らない），である．多発性硬化症の振戦は上肢の動作時振戦が典型的であり，小脳系の病変との関連性が示唆される．

（2）本態性振戦による活動制限の特徴

以前には，本態性振戦は，あまり動作の障害にはならないとみなされていた．しかし，本態性振戦は生命を脅かすものではないが，動作の障害をもたらし，失職などに至ることもある．

Koller et al.(1986)は，本態性振戦の患者18名を対

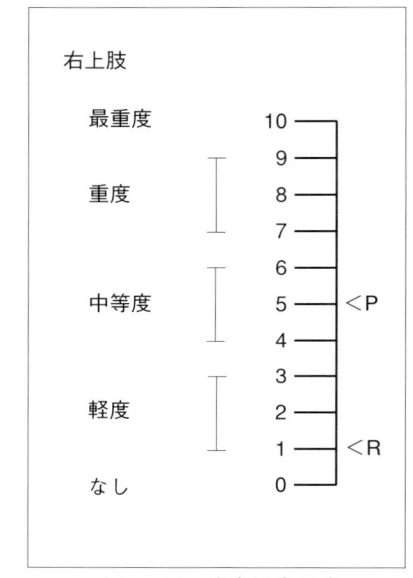

図 6-39 臨床評定尺度
右上肢の姿勢時振戦（P）が5点，静止時振戦（R）が1点の患者を例示しておく．これと同じ評定尺度がほかの四肢，声および頭部にも用いられる．

(Bain et al. 1993)

表 6-11 振戦のある患者の諸変数の相関

	日常生活活動	渦巻描画（障害）	書字（障害）	右上肢姿勢時振戦スコア
渦巻描画（障害）	0.659*			
書　字（障害）	0.686*	0.917*		
右上肢姿勢時振戦スコア	0.628*	0.804*	0.762*	
右上肢姿勢時振戦加速度	0.039	0.406	0.343	0.655*
右上肢姿勢時振戦頻度	0.248	0.196	0.159	0.006

*$p<0.01$

(Bain et al. 1993，一部改変)

表6-12 各課題を遂行するのに困難を感じる患者数

課題	未治療	プロプラノロール	プリミドン	プロプラノロールおよびプリミドン
字を書くこと	18	6	4	4
液体を飲むこと	17	6	5	3
細かな手指操作	15	9	8	8
食べること	10	3	3	3
困惑	8	6	7	6
更衣すること	2	0	0	0
話すこと	1	1	1	1

(Koller et al. 1986)

象として,振戦と障害との関連を分析している.調査には,以下のデータが用いられている.

①日常生活における機能面では,「字を書くこと」などの7項目について遂行が困難か否かを尋ねる(表6-12).

②コップの水を飲むことの異常(0＝正常：1＝軽度,困難だが,こぼさない：2＝中等度,こぼすが,飲める：3＝重度,片手では飲めない).

③困惑の程度(1＝正常：2＝軽度,心理的には困難だが,社会的活動は不変：3＝重度,社会的活動はない).

④加速度測定：患者は両上肢と指を水平に伸ばした姿勢を保持し,姿勢時振戦を2 min にわたって測定する.運動時振戦には,伸ばした上肢の示指で鼻先に触れる,また上肢を伸ばすという課題を行う.20 sec のデータから加速度のスペクトルを求める.加速度の大きさは,振幅と手の移動域に比例する.測定開始から2,3,4回目の20 sec のデータを用いて振幅と頻度の平均値を得る.

⑤書字の課題は,患者に自分の名前を3回書くこと,文章をコピーすることである.患者全員の資料を順序(最良～最悪)に配列する.

⑥患者が描いたアルキメデスの渦巻(Archimedes spiral)を,定位と正確さについて順序をつける.

⑦示指でカウンターをタップし,30 sec 間の数を求める.5回行って平均値を得る.

⑧手指の技能はパーデュー・ペグボード(Purdue Pegboard)を用い,30 sec で処理したピン数を得る.ピン,カラー,ウオッシャのアセンブリ(1 min)の数も検査する.

表6-12に日常生活での活動項目ごとに困難と感じている患者数が掲げてある.「字を書くこと」は全員が困難と報告し,「液体を飲むこと」「細かな手指操作」「食べること」も過半数の患者が困難としている.困惑を訴えている患者は半数以下であるが,頭部に振戦のある患者は全員が困惑を訴えている.「更衣すること」「話すこと」の不満は,あまりない.文字を書くことは日常的な出来事であるが,患者の大部分は書字を要する活動を,とくに公的場面では,中止している.「液体を飲むこと」は冒されていない手を使う,あるいは両手で行っている.振戦が重度であれば,ストローを使用している.

患者は,心理的「困惑」と「食べること」の困難から,レストランなどの人前での食事を避け

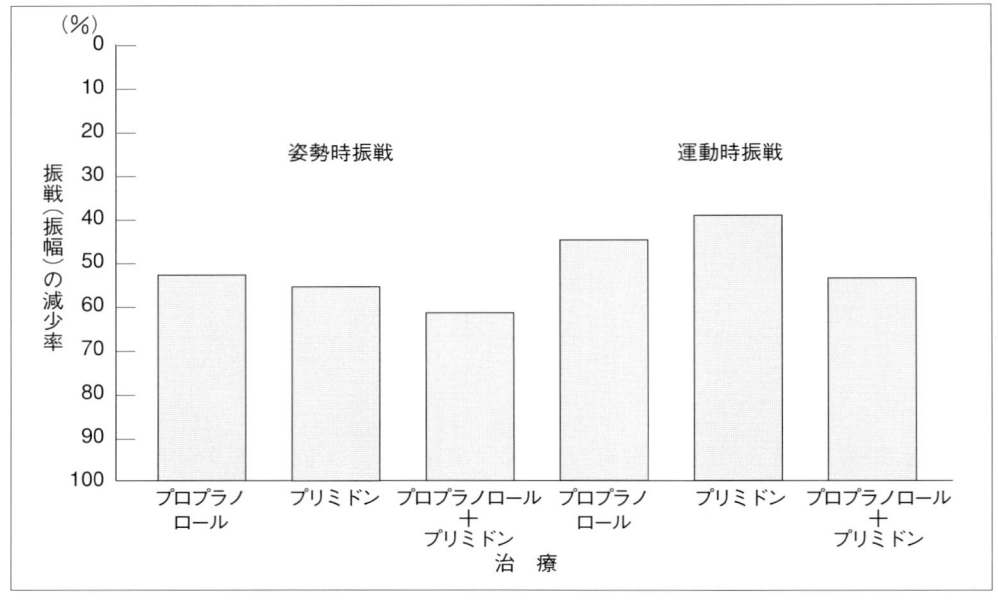

図 6-40 姿勢時振戦および運動時振戦に対する薬剤の効果
(Koller et al. 1986)

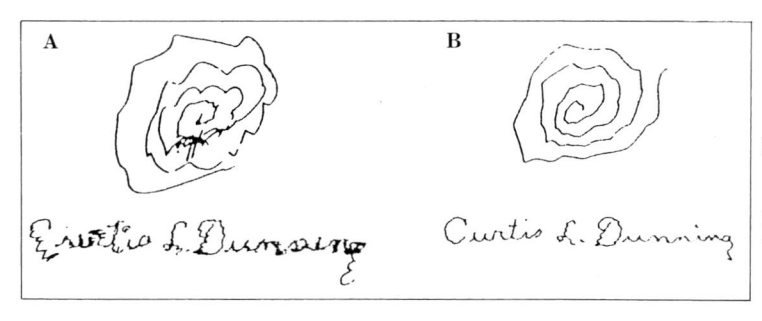

図 6-41 書字およびアルキメデス渦巻描画の 2 例
A：治療前
B：プロプラノロールとプリミドンによる治療後
(Koller et al. 1986)

るようになる．参加制約に関しては，1名が機械操作が不能となり失職し，ほかの1名が声の震えで教職を離れている．フィンランドからの報告では，振戦のため，15％の患者が退職を強いられたという．

図 6-40 は，薬剤投与による姿勢時振戦および運動時振戦の振幅の減少した割合を示している．書字をはじめとして，液体を飲むこと，食べること，更衣することは，薬物治療によって改善している（図 6-41）．しかし，指タッピングやペグボードの成績には変化がなく，手指の細かな操作の改善が得られたのは半数以下である．これらは，振戦以外に技能を低下させている要因の存在を示唆している（Wood et al. 1984）．

（3）ジストニーと参加制約

ジストニーによる斜頸の患者において，仕事面の制約（work limitation）や全体的な障害（overall disability）に対して，どのような要因が関係しているかをComella et al.(1996)が検討している．化学的脱神経（chemodenervation）を受けていない痙性斜頸の患者100名を対象とした調

表6-13 パーキンソン病患者22例のペグボード，ビーズ，糸まき検査の所要時間(sec)

		振戦 −	振戦 +	筋強剛 −	筋強剛 +	hastening phenomenon −	hastening phenomenon +
ペグボード	No.	8	14	6	16	9	13
	平均	23.4	28.7	25.2	27.4	19.9	31.5
	標準偏差	10.1	11.2	6.9	12.3	2.5	12.2
ビーズ	No.	8	14	6	16	9	13
	平均	88.6	107.2	108.9	97.2	78.4	115.7
	標準偏差	27.2	46.0	54.5	34.4	15.6	44.4
糸まき	No.	8	13	5	16	9	12
	平均	10.9	14.6	11.1	13.9	9.9	15.7
	標準偏差	4.1	6.5	2.5	6.6	3.0	6.5

振戦，筋強剛，hastening phenomenon の有無により患者は2群に分けてある．
hastening phenomenon の有無による2群間だけに所要時間に差がある．

(Nakamura et al. 1976 a)

査であり，そのうち91％は最近まで仕事についていた．調査時に仕事面での制約や不能の状態にある患者は39％である．仕事の制約に関連する統計的に有意の要因は，感覚トリックの欠落 ($R^2=0.24$, $p<0.03$) であり，斜頸が意図的に矯正することが不能になると，仕事面での制約は大きくなる．全体的な障害と関連する要因は，頭部の水平回旋 ($R^2=0.42$, $p<0.01$)，頸前傾 ($R^2=0.48$, $p<0.01$)，痛み ($R^2=0.53$, $p<0.01$) である．痙性斜頸では，異常姿勢が感覚トリックによって矯正できれば，仕事の能力は改善する可能性がある．また，異常姿勢と痛みの存在は，障害の予測因子となろう．実際に，斜頸が自動車の運転に支障を生じているとする報告も多い．

(4) hastening phenomenonと機能的制限

Nakamura et al.(1976a)は，パーキンソン病の患者22名を静止時振戦，筋強剛および hastening phenomenon(HP)の有無によって各2群に分け，手指の動作の障害との関連性を検討している．課題は運動年齢検査(Johnson et al. 1951)か選んだ種類である．

- ペグボード検査：皿からピンセットでペグを取り出し，ボードに立てる．ペグは5本用意されている．利き手で行い，所要時間を計測する．
- ビーズ検査：50個のビーズが皿に入れてある．1個ずつつまみ上げ，ガラス瓶に入れる．利き手で行い，所要時間を計測する．
- 糸まき検査：糸巻に2mの糸を両手を使って巻きつける．所要時間を計測する．

運動年齢検査には「ハンドル回し」という課題もあり，回内・回外運動を反復する動作である．この課題は，試行中に「すくみ現象(freezing phenomenon)」によって，遂行が不能になった患者も多いため，データからは除いてある．

結果を**表6-13**に掲げる．各徴候の有無が課題遂行に影響しているのは，HPだけである．HPは運動時振戦であり，パーキンソン病の運動時振戦は，反復運動を要する動作の遂行を著しく妨げていることになる．

3）不随意運動のある患者の医学的リハビリテーション

　近年，不随意運動に対する薬物療法，ボツリヌス毒素による化学的脱神経あるいは外科的処置には，めざましい進歩がある．しかし，動作時の振戦やミオクローヌスは日常生活活動に著しい制限をもたらしているのも事実である．このような活動制限に対して，理学療法や作業療法ではどのような対応がなされているのだろうか．

　主な手法に，装具療法として，重り負荷や弾性緊縛帯の使用による振戦の軽減を図ることがあげられる（Hewer et al. 1972；Morgan et al. 1975b）．また，痙性斜頸に対して垂直懸垂によって感覚トリックを利用した姿勢矯正を行うことがある（中村　2000）．特殊な例に，低酸素性脳症による動作時ミオクローヌスに対して，日常生活活動の自立を目的とした訓練において，外部刺激への脱感作に部分法による学習を応用するものがある（DeLisa et al. 1979）．

（1）振戦に対する重り負荷

　上肢の動作時振戦，とくに企図時振戦は日常生活を著しく困難にする．振戦が軽度あるいは中等度であれば，特殊なスプーンやフェルトペンの使用によって，食事や書字の自立を維持することができる．しかし，振戦が頭部や上肢帯にもあると，多くの動作はかなり困難になる．

　Holmes（1939）は，小脳障害の患者が手に重い棒をもって，前腕の回内・回外運動を反復すると，棒をもたないときと比較して，交互運動の頻度が増加し，リズムの規則性は改善され，可動域の拡大があり，動作が健常者の動作に近づくことを報告している．Holmesは動いている上肢のモーメントが増加したことが拮抗筋間の緊張を高め，連続する筋収縮が容易になると仮定した．その後，Chase et al.（1965）は，小脳疾患の患者に重りを使用することで手指屈筋群の活動が増加すると，企図時振戦が減少することを見いだした．Cailliet（1966）も多発性硬化症の患者に，四肢に重りを負荷することによって，運動時の四肢動揺を軽減させ，動作の改善を図っている．

　重り負荷による振戦あるいは動作の変化について具体例を掲げておく．脊髄小脳変性症の患者で，手首に重りを負荷した前後の円描画を図6-42に示す．半径7.5 cm，5 cmの同心円によって作られる2.5 cm幅の輪からはみ出すことのないようにして，できるだけ速く，正確な円を描く課題である．重り負荷によって描かれた円の細かな動揺は減少している．図6-43は，ギブソンの渦巻迷路検査（Gibson Spiral Maze test）であり，Hewer et al.（1972）が描画の障害を記録し，定性的ではあるが，患者の変化を知るのに有用としているものである．図6-44では，脊髄小脳

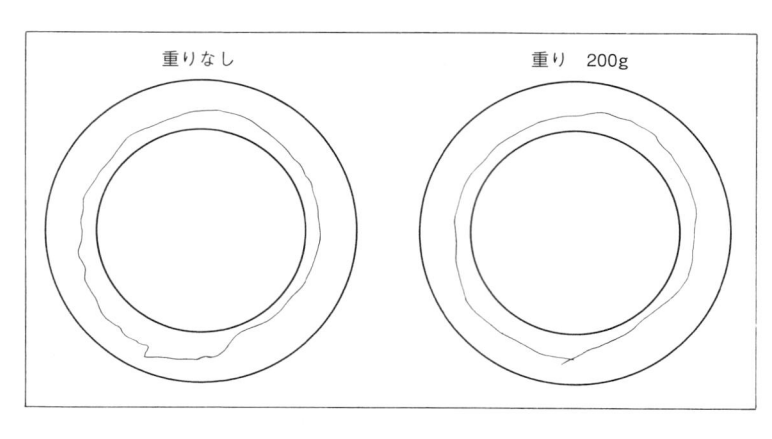

図6-42　脊髄小脳変性症の患者で手首に重りを負荷したときの描画の変化

リスト・バンドで手首に200 gの重りを負荷すると，描画の細かな動揺は減少し，滑らかな円が描けるようになっている．

（中村　1977 b）

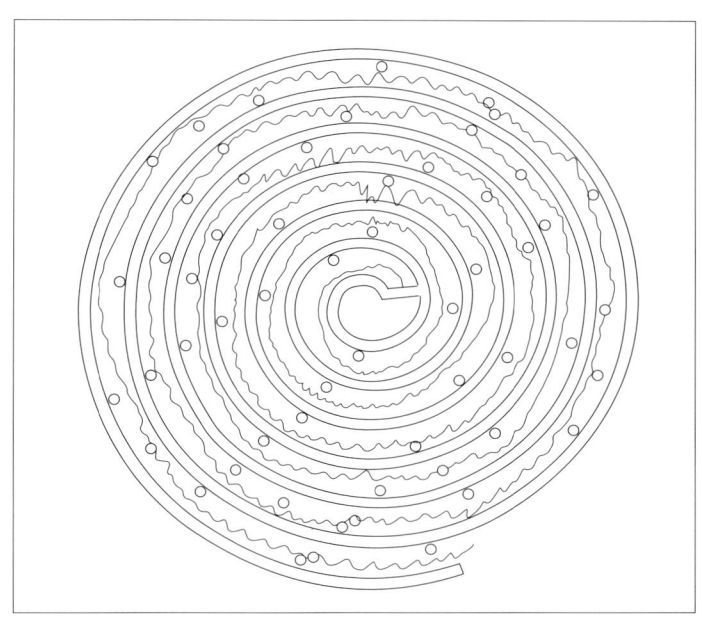

図 6-43 本態性振戦の患者が描いたギブソン渦巻迷路
(Hewer et al. 1972)

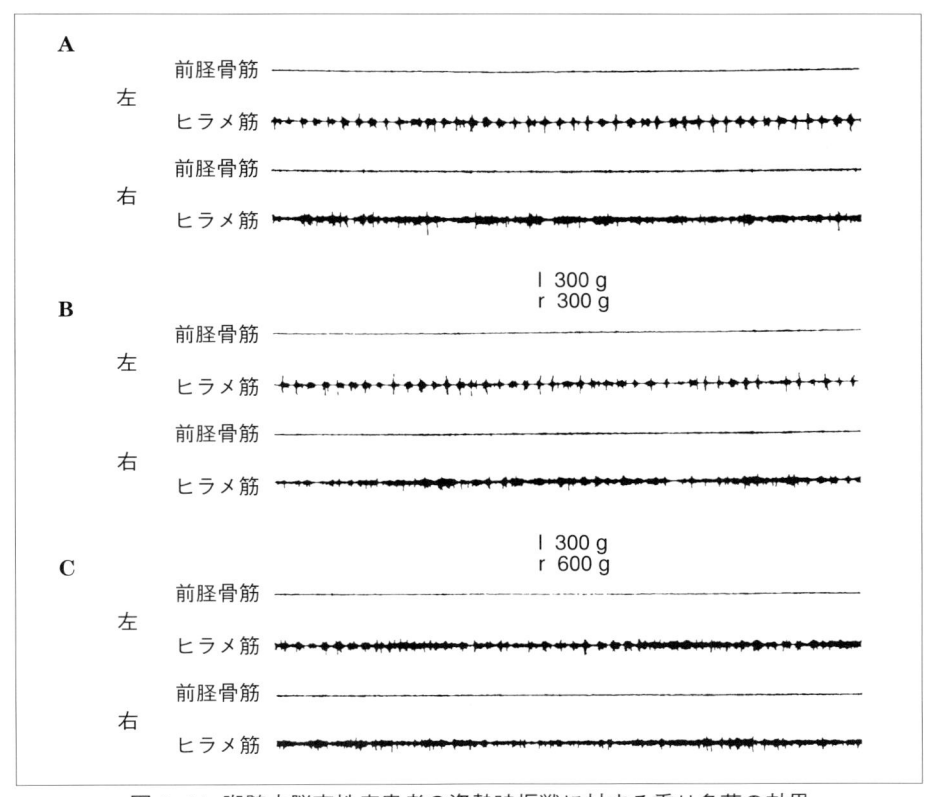

図 6-44 脊髄小脳変性症患者の姿勢時振戦に対する重り負荷の効果
　左足首に300g，右足首に600gの重り負荷を行うと，ヒラメ筋の活動がかなり持続性となる．

(中村・他 1979)

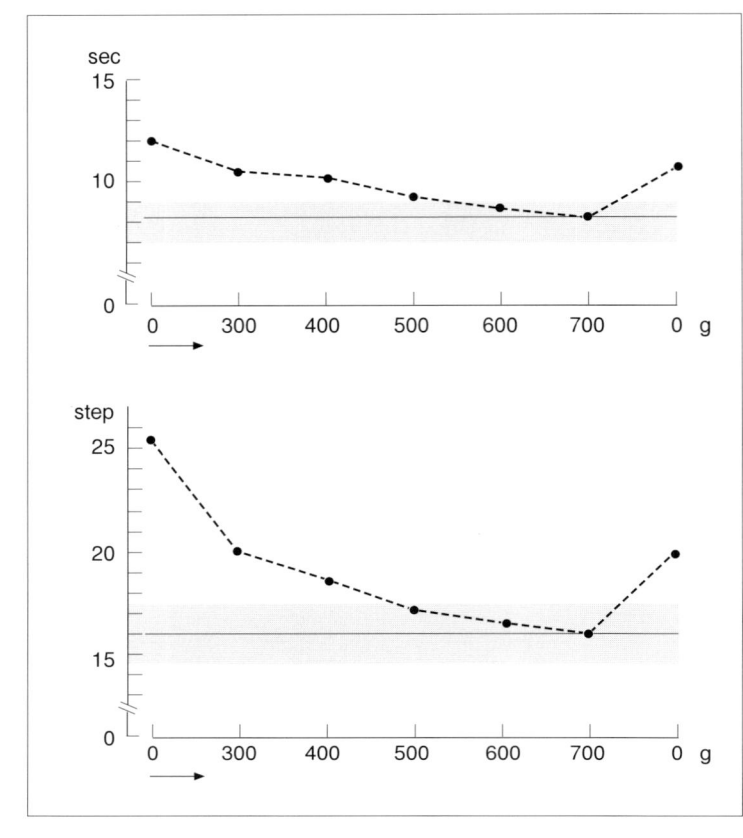

図 6-45 小脳半球部分切除患者の歩行に対する重り負荷の効果

重りは患側（小脳半球部分切除を受けた側）の足首に負荷した．

上図は距離10 mを歩行するのに要した時間，下図は歩数である．スクリーン内は同年齢の健常者の1標準偏差，実線は平均値である．

（中村　1977 b）

変性症の患者が立位姿勢を保持しているとき，足首に重りを負荷することにより下腿筋の振戦が減少することが明らかである．さらに，小脳半球腫瘍の部分切断を受けた患者の患側足首に300〜700 gの重りをつけたときの歩行時間と歩数を図 6-45に示す．この患者では500〜700 gの重りが必要となる．

Hewer et al.(1972)は，いろいろな中枢神経系疾患による振戦に対する重り負荷を多方面から検討している．患者は50名（平均年齢45.5歳）であり，手首にリスト・バンド（wrist band）で240〜720 gの重りをつけ，その効果について，①社会生活面での問題についての質問紙による調査，②振戦の臨床評定（1〜4：軽度〜最重度），③指-鼻試験，指タッピング，書字，渦巻描画，迷路描画などの臨床的テスト，④シネマトグラフと加速度測定，を用いて分析している．④のシネマトグラフは18名に行っている．上肢を挙上して，水平面で左右に60 cm，反復して動かす．示指先端にランプをつけて10 sec間の運動を撮影する（図 6-46）．データ処理は面積計による計測である．加速度測定は33名である（図 6-47）．

重り負荷によって，社会生活面で改善が得られたのは18名（36％）である．一方，重り負荷による変化の検出については，振戦の臨床評定よりも加速度測定のほうが感度はよく，わずかの変化を見いだせる．客観的な臨床的テストでは，29名（58％）に重り負荷の有効性が認められているが，このうち11名は社会生活面では有効と判定されていない．表 6-14に重り負荷が有用であ

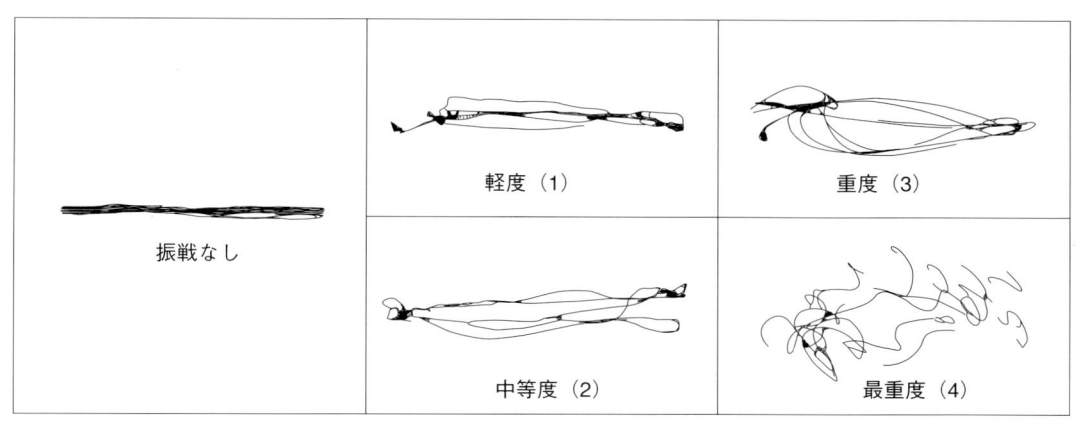

図 6-46 運動時振戦のシネマトグラフ
重症度の違いが明らかである.

(Hewer et al. 1972)

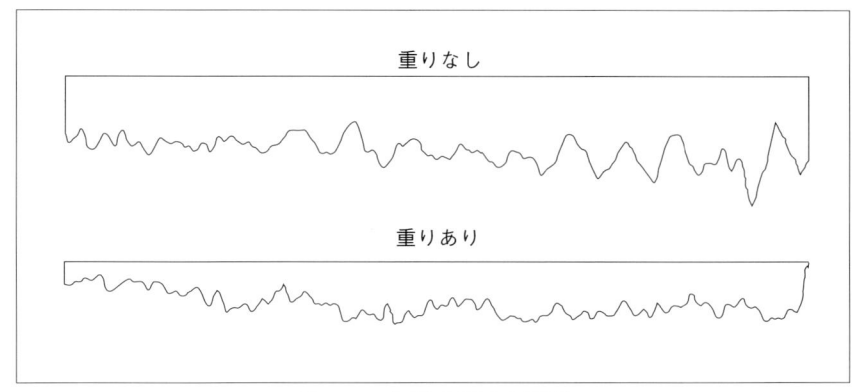

図 6-47 加速度測定の記録
4 secの記録である.重りなし,重り負荷における加速度である.運動時振戦の加速度が重り負荷によって低下している.

(Hewer et al. 1972)

った疾患を掲げておく.その多くは小脳系障害である.

(2) 急性脳無酸素症による動作時ミオクローヌスへの訓練法

Lance et al.(1963b)は,低酸素性脳症(hypoxic encephalopathy)による動作時あるいは企図時のミオクローヌスがある患者4名について報告し,これらは脳幹網様体に抑制性シナプスの欠落によるとした.小脳症状も併発するが,知的能力は保持されている.カルバマゼピンやクロナゼパム,バルプロ酸ナトリウム,ジアゼパムなど,複数の薬物も使用されてはいるが,ミオクローヌスを完全に抑制することはできていない.随意運動や筋伸張によってミオクローヌスが誘発され,患者の日常生活活動は著しく制限される.音や光のような感覚刺激あるいは暗算などの精神活動でもミオクローヌスはおこるが,睡眠時には消失している.

DeLisa et al.(1979)は,誤飲から心肺停止に至り,蘇生後に低酸素性脳症となった患者のリハビリテーションを報告している.患者が機能的に自立し得たのは,理学療法と作業療法における機能的再訓練に,学習の反復的部分法と脱感作の手法を応用した5つの原理を用いたからである.

その要約を紹介する．

①複雑な動作（食事すること，字を書くこと）を分析し，それを構成している要素的な単位動作およびそれらを時間的な順序に区分する．次に，その順序に従った訓練プログラムを提示する．患者は，単位動作を反復することによって，それが自動的動作となるようにして，単位動作を結合していく．訓練は外部刺激が除けるように，できるだけ静かな部屋で行う．また動作を構成している運動は，粗大運動から微細運動へと時間経過につれて進める．はじめのうち，患者は椅子座位の姿勢をとり，作業療法士は患者の上肢を膝上から耳へと他動運動で速く滑らかに動かし，同時に「さあ，手で耳に触れましょう．それから膝上に戻りましょう」と語りかける．その後，患者は，あまり考えずに，その動作を自動運動で行う．手が膝上に戻ったら，一瞬停止し，次の指示で動作を再開する．5日後には，手にスプーンを持って，同じ訓練を行う．

②訓練プログラムの進行は，順序に定められて行っている現在の段階が自動的になったときに許す．

③ゆっくりとしたペースで行うこと．訓練中にミオクローヌスが生じたら，すべての動作を中止して，自分でペースを定めるように教示する．ミオクローヌスは，患者が意識的に押さえようとすれば，かえって増悪する．数分間，安静にしてから，訓練を再開するのがよい．手首への重り負荷は無効であり，かえってミオクローヌスを悪化させた．

④外部刺激への脱感作（desensitization）を進める．たとえば，食べる動作の訓練では，はじめは静かな部屋で行っていたのが，そこに外乱になるような条件を加えていく．さらに，空いている時刻にレストランで食事を行い，後には混雑している時刻にも利用する．

⑤特定のアプローチの意義を確認するために進歩の数量化を行い，それが患者と療法士にとって行動の強化要因となるようにする．たとえば，コップで水が飲めた数，ナイフで切る動作の数などである．

ここに掲げられた諸原理は，複数の学習理論で別個に扱っている事項から構成されている．しかし，中心に据えられているのは，ミオクローヌスの誘発を避けることであり，そのために動作の自動化，感覚刺激への脱感作，学習時の精神緊張回避が強調されるのである．訓練期間中，患者はクロナゼパム投与を受けていた．自然回復の影響もあろうが，新たな動作を行うさいの依存性を考慮すると，薬剤と自然回復だけでは，再獲得した自立性の説明はできないだろう．

表6-14 重り負荷により社会生活面でも有効と判定された患者一覧

診断名	合計	有効例
本態性振戦	14	4
多発性硬化症	10	2
フリードライヒ運動失調症	8	5
小脳変性症（原因不明）	5	3
脳血管障害（脳幹領域）	4	4
パーキンソン病	5	0
外傷性脳損傷	1	0
肝硬変	1	0
先天性ジスキネジー	1	0
小脳腫瘍	1	0

(Hewer et al. 1972，一部改変)

7 随意運動

1. 随意運動とは

1）行為，動作と身体運動

　知ること(knowing)と行うこと(doing)とは，密接に関係している．我々はよく知っていないことを行い，行うことのできない行為や動作に関する知識をもっている．動作の知識と動作の実行との理論的な隔たりは大きい(Newell 1978)．

　運動(movement)とは，筋収縮によっておこる身体各部分の空間的位置の時間的変化であり，運動学(kinematics)と運動力学(kinetics)によって記述される．身体運動は，個人の努力とは関係なく，身体に外部から加わる力の不均衡によっておこることもある．行為(conduct, action, praxis)は身体運動によって達成された結果(end)あるいは運動の目標(goal)によって定められる．空間と時間は，通常は行為や動作に関連する基準とはならない．ドアを開ける，あるいは階段を上るというような行為や動作は，それらが方向づけられている目標によって同定される．そこには行為者の意図(intention)や場面の知覚内容が含まれている(Newell 1978)．随意運動を研究の対象とするときには，この意図を明示しておかなければならない．また被験者が従っている課題（例：歩行，ペグボード）の詳細を掲げることも必要である．ひとつの運動課題を実行するのに，選択可能な範囲で複数の運動が生じる(Bernstein 1967)．また，いろいろな運動が特定の動作として同一視される(Mischel 1969)．

　しかし，運動と動作の区別が普遍的であるわけではない．体操や高飛び込みのような競技では，一連の運動パターンが要求される．競技者が実行しようとする動作は，理想型(ideal type)とされる運動パターンに従っている．このような場合，動作と運動とを区別することは，運動学を基準としてはできない．動作や行為を運動と区別するのは，運動の背後にある意向(thought)である(Knox 1968)．

　観察者と行為者との間で随意運動の意図，その内容について一致していることが分析の前提となる．このような前提が成り立つとして，問題となるのはどのような過程によって行為の意図が具体的な運動へと変換されているのかである(Marteniuk et al. 1980)．意図は，その証拠となりうる複数の行動面の特徴を備えている(Brunner 1973)．動作や行為の帰結について予期し，動作や行為を完了するために適切な手段を選択し，いろいろな手段を実行しているときにも，動作や行為の持続的方向性が示される．この過程にかかわるモデルを検証するため，運動学や運動力学の手法による分析が利用されている．

　随意運動は，いくつもの運動が可能であるような状況において，目標との対応で適切と判断さ

れて選択された運動である．

2）随意運動の定義

　随意運動(voluntary movement)とは，人間の意志(will, volition)の働きによっておこる運動である．随意運動には，少なくともその運動を遂行するか中止するかを決める自由(意志の自由)がなければならない．その対極には自動運動(automatic movement)が位置している．しかし，随意運動と自動運動とが明確に区別できるわけではない．それほど厳密にとらえることはしないで，Phillips et al.(1977)は，H. Jackson(Taylor 1958)に従って，「より自動的であるパフォーマンス」と「より自動的でないパフォーマンス」と分けることを提案している．また，「その実行に意志の努力を要するもの，あるいは意志の努力によって終らせたり増強させたりするもの，それ

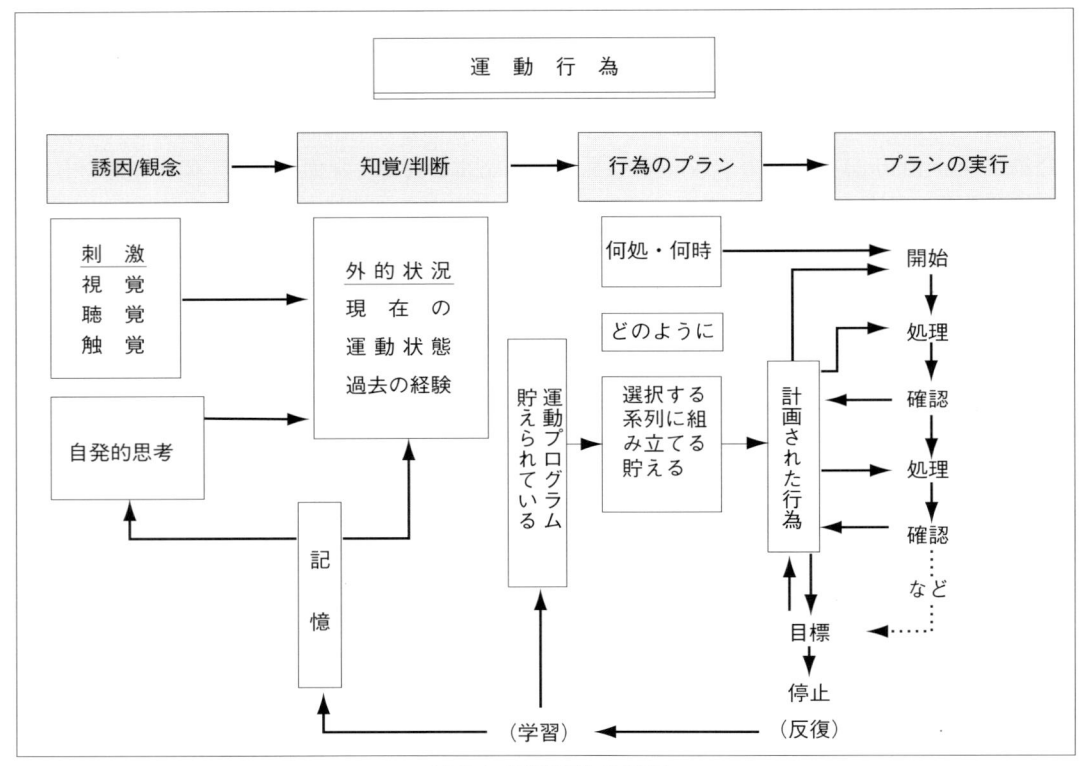

図 7-1 運動行為の概要

　左から右へ向かって，運動行為を準備，実行するのに必要な過程が示してある．運動の誘因あるいは観念が知覚判断から始まる一連の出来事をおこす．知覚判断に基づいて運動行為のプランが立てられ，プランの実行に移される．下図は，これらステージの構成要素である．運動プランは，何処で，何時，どのように行為するかの決定を含んでいる．どのように行為するかのプランは，個々の運動プログラムの系列(シーケンス，sequence)によって組み立てられる．運動プランは，運動プログラムの系列を処理すること，および適切な目標が達成されていることを適宜に確認することによって実行される．最終目標が達成されると，系列は停止する．運動プランを反復して実行することが学習すること，および詳細な運動プランの系列を記憶することに連なる．

(Marsden 1982，一部改変)

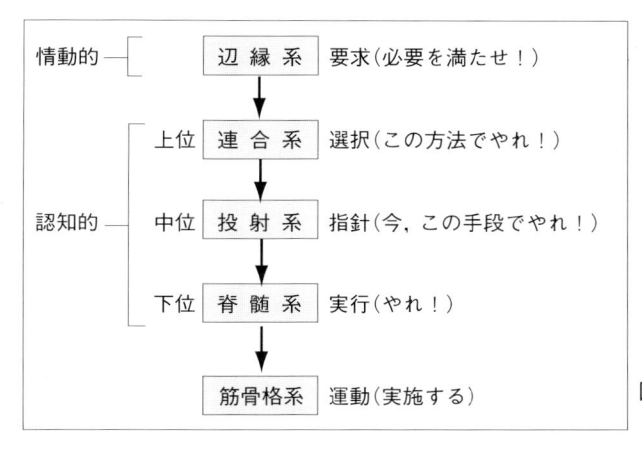

図 7-2 随意運動と神経系の役割
(Brooks 1986, 一部改変)

らを随意(voluntary)と呼ぶ．ただし，後者に属する一部のものは考えずにおこることがある」とする立場がある(Marsden 1982)．

　伝統的に，心理学では随意運動と意識との関係を次のように説明している(**図 7-1**)．随意運動においては，運動行動(motor behavior)に先立って，その運動の誘因(trigger)となる刺激あるいは観念(idea)がある．人間は，ある種の刺激あるいは刺激の一側面に対して，選択的に注意を向けている．特定の刺激の意味や重要性を決定している内的機構が想定され，注意(attention)と呼ばれている．つづいて，人間は現在の外界の知覚と自己の身体状況に関する情報，過去の経験を利用した判断に基づいて，行うべき運動の目標についての表象(image)を描く．表象とは，現在の瞬間に知覚していない事象について，心に思い描いた像である．表象があって，はじめて人間は運動行動をおこしたり，思考を進めたりすることができる．時間的には，これから行う運動行動に先行して，動作あるいは行為の結果についての表象があり，それが随意運動にとって直接的な誘因の役割を果たしている(James 1890[*])．すなわち，表象された動作や行為の結果が実際の動作あるいは行為に先立つことで，運動行動を可能にしている．表象と運動行動とが結びつくのは，運動感覚と運動機構との連合形成によるのであり，随意運動は学習の結果であると仮定されている．乳幼児の運動発達，反射運動から随意運動への変化，運動技能の獲得，自動運動から無意識の自動運動への移行なども，この仮説で説明がなされている．

　随意運動と注意の関連では，行為や動作の遂行に当たって何を選択すべきか，対象の特殊な属性は何か，運動出力あるいは応答はどのようなカテゴリーに属するのかを問題とする．また，情報処理の視点からは注意と覚醒を取り上げる．

　随意運動の制御には神経系全体が関与する(**図 7-2**)．大脳辺縁系から身体にとって必要なことが出され(要求，demand)，個体を取り囲んでいる環境内の意味のある情報と過去の経験や学習から，何を行うかを定め(選択，select)，その運動の手引きが決定され(指針，guide)，中枢神経系から指令が出され(実行，execute)，筋骨格系による身体の動き(運動，move)になる．

---

[*] William James は，「運動に時間的に先行した行為の結果についての表象が随意運動への刺激となる」と仮定し，… the only ends which follow immediately upon our willing seem to be movements of our own body … と記述している．

3） 随意運動分析の枠組み

随意運動を神経科学の領域で検討するとき，
　①運動指令（motor command）の発生にかかわる機構
　②運動指令の発生から運動発現（movement initiation）にいたる過程
　③実行中の運動の制御（control）にかかわる機構
を取り上げて扱う（水野 1988）．

中枢神経系の活動は，運動行動を①思いつき（conceive），②開始し（initiate），③実行する（execute），に分けて検討されている（Marsden 1982）．

運動行動の目標が定まると，それを実現するための運動プラン（motor plan）が選択される．運動のプランニング（motor planning）は，複数の感覚情報を利用して得られた知覚と認知から，具体的な運動行動への移行過程に位置づけられている．運動のプランニングは，行為や動作にかかわる概念であり，複数の運動プログラム（motor program）を選択して順序の定まった系列（シーケンス，sequence）へ組み立てることである．運動プランには，「何時，何処で，どのように」の決定も含まれている．個々の運動プログラムが実行に移されると，達成すべき目標に適した感覚情報を利用して状況の確認が行われる．運動プランを反復して実行することによって，学習が行われ，運動プランの詳細な順序も記憶（貯蔵，storage）されるようになる．

運動行動がどのように構成されているかを知るために，表象と運動行動との一致度を調べる方法が利用される（Bousset et al. 1974）．表象の存在を前提として，随意運動の過程を，①運動準備（movement preparation），②運動実行（movement execution）の 2 段階に分ける．前者は運動プログラムによって，後者は運動のフィードバック制御によって代表されている．

2. 随意運動を理解するための諸概念

1） 注意と覚醒

人間は意識的に受入れる刺激の選択を制御しているように思われる．また，選択した刺激に従って，行動を制御している．

突然，大きな音がすれば，人間は驚き，音の方向に注意して身構える．これは行動覚醒（behavioral arousal）であり，変化は全身に及ぶ．それまで行っていた活動は抑制され，新奇な刺激に触発された探索が始まる（探索反射，what-is-it reflex，定位反射，orienting reflex）．行動覚醒は動作や行為の準備状態である．このような注意（attention）では，その強度（intensity）は刺激によって引き起こされた覚醒（arousal）のレベルと関係している．覚醒レベルの変化は，電気皮膚反応（galvanic skin response）や瞳孔拡大，脳波の変化などを通して測定することができる．

意図的な注意は，人間が自分で選択した課題に関連した刺激に向き合うことである．認知心理学では，刺激が注意と覚醒を呼びおこすからではないとして，これを選択的注意（selective attention）と呼んでいる．選択的注意では覚醒のレベルをあまり問題としない．「気をつける（attend）」とは，自分を何らかの課題あるいは活動に差し向けていることである．「選択する（select）」とは，自分が関係する別の活動があることを示唆する．人間は，同時に複数のことに

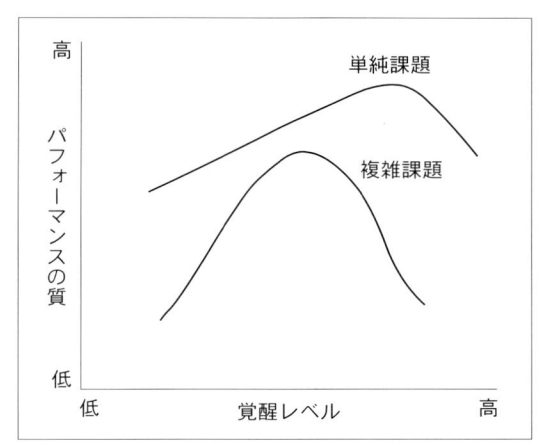

図 7-3 ヤークス・ドッドソンの法則
(Kahnemann 1973)

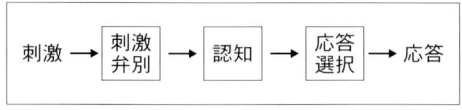

図 7-4 情報処理の構造モデル

かかわり合うことができず，どれかを選択することが必要となる．

精神的努力は覚醒レベルに反映される．身体運動や知的活動を含めて，いろいろなパフォーマンス(performance)には最適の覚醒レベルがある(逆U字曲線，Yerkes-Dodson law)．どのような課題であっても，覚醒レベルを横軸，パフォーマンスの質を縦軸としたとき，両者の関係は逆U字曲線で表される．ただし，覚醒レベルの上昇につれて，パフォーマンスも改善する範囲は課題の複雑さに依存している(図7-3)．騒音による作業の変化を分析した結果では，容易な課題のパフォーマンスは向上するが，課題が複雑になるとパフォーマンスは低下してしまう(Boggs et al. 1968；Houston 1968).

(1) ボトルネック・モデル

随意運動を運動制御にかかわる情報処理の視点から捉えるモデルがある．感覚受容器によって感知された身体内外の刺激は，入力情報として求心神経を経て中枢神経に伝達されて分析され，さらに統合される．そこで決定された応答は，遠心神経を経由して効果器による出力情報となる．人間をこのような情報の通信路(communication channel)とみなし，チャネルの能力(容量)を単位時間に伝達される情報量で考える．また，Donders(1868)以来，刺激への応答には情報の変換過程に複数のステージ(stage)があると仮定し，各ステージにおける情報処理に要する時間を計測する方法がモデルの検証に利用されている(図7-4)．このモデルに従えば，各ステージの容量が大きければ，人間は多くの活動を同時に遂行することができるだろう．自動車の運転を習い始めたとき，人間は雑談を同時にすることはできない．運転に習熟すれば，友人との会話を楽しみながらドライブすることもできる．人間は課題に対する技能レベルによって，同時に処理できる情報量は変化してしまうように思える．運動学習によって技能が向上し，動作の遂行が自動化する．そうなると，意識的に処理できる容量に余裕が生じてくる．注意の配分は柔軟性に富み，時々刻々の意図を反映している．ただし，その機構は自動的に働き，随意的制御を受けているわけではない(Neisser 1967).

被験者に2つの刺激を同時に与えると，ひとつだけが知覚され，他方は無視されてしまう．両

者とも知覚されても，応答は同時ではなく，一時にひとつずつ順番に行われる．これを説明するのがボトルネック(隘路，bottleneck)のモデルである．中枢神経系に限界のあるステージを仮定し，そこでは平行処理ができないとする．人間は考える，記憶する，知覚する，あるいは決定するなどの過程において，一時にはひとつしかできないステージがあると推定されている．

図7-4の構造モデルにおいて，刺激には刺激1と刺激2が同時に与えられている．フィルター理論(filter theory)では，刺激1がはじめに知覚として処理され，認知過程に至るとする．その間，刺激2は単なる表象として刺激弁別のステージに保持されている．人間ははじめのメッセージの認知後に刺激2の表象に注意を向ける．このモデルでは，刺激弁別のステージにボトルネックがあり，「注意」が知覚を制御していることになる(Broadbend 1957)．

ボトルネックは応答選択の前にありとするモデルもある．同時に与えられた刺激は，平行して干渉もなしに処理される．認知のステージに至り，応答を選択するときになると，一時にひとつ以上の応答はできなくなる．結局，まずは状況に最適の応答を選択する(Deutsch et al. 1963)．心理学における実験結果では，入力に対する選択的注意は知覚的分析に影響を与えているというデータがある．他方，人間は注意を分割し(divided attention)，2つのメッセージに向けることができるというデータもある．いずれにせよ，ボトルネックの存在は否定できないが，それが構造上のどのような位置を占めるかは確定していない．人間の認知的操作はボトルネック説よりも，柔軟性に富んでいるようである(Kahnemann 1973)．

(2) 容量モデル

容量モデル(capacity model)では，構造的ボトルネックの存在を仮定する代わりに，知的作業を遂行する人間の容量には一般的限界があると仮定する．限定された容量は，かなり自由に複数の活動に対して分配される．ここでは，「注意を払う(pay attention)」と「努力する(exert effort)」，「容量を投入する(invest capacity)」は同じことを意味している．

知的活動が成立するためには，その活動(機能)に対応する構造へ2種類の入力が必要となる．ひとつは構造に特異的な情報入力であり，もうひとつは容量を保証する非特異的入力である．ただし，同時に複数の活動を行う能力の限界を説明するため，容量モデルは，ある時点で配備できる全容量は限定されていることを前提にしている．

Kahnemann(1973)は，知的活動に対する容量の配分を模式図で提示している(図7-5)．「可能な活動群」が中心に位置する．これらが情報入力を受け取り，構造モデルに従った処理を行う．処理が可能になるためには，個々の構造が活性化されなければならない．随意運動の制御を含めて，注意を要する活動が容量モデルの対象になる．注意や努力は覚醒のレベルを高め，有効容量を増加させる．異なる活動は，限定された容量にそれぞれが需要を出す．容易な活動はわずかの容量でよく，それほどの努力を要しない．困難な活動には，かなりの努力が必要となる．ある活動の需要に応じるだけの容量がない，あるいは配分方針が利用可能な容量をほかの活動に回してしまえば，活動は失敗する．もちろん，情報の入力が不十分であって，活動が成り立たなくなることもある．

容量モデルが扱わなければならない中心的課題は，
①ある活動が必要としている容量は何によって定まるのか
②時々刻々に変化する，利用可能な容量を全体として制御している要因は何か

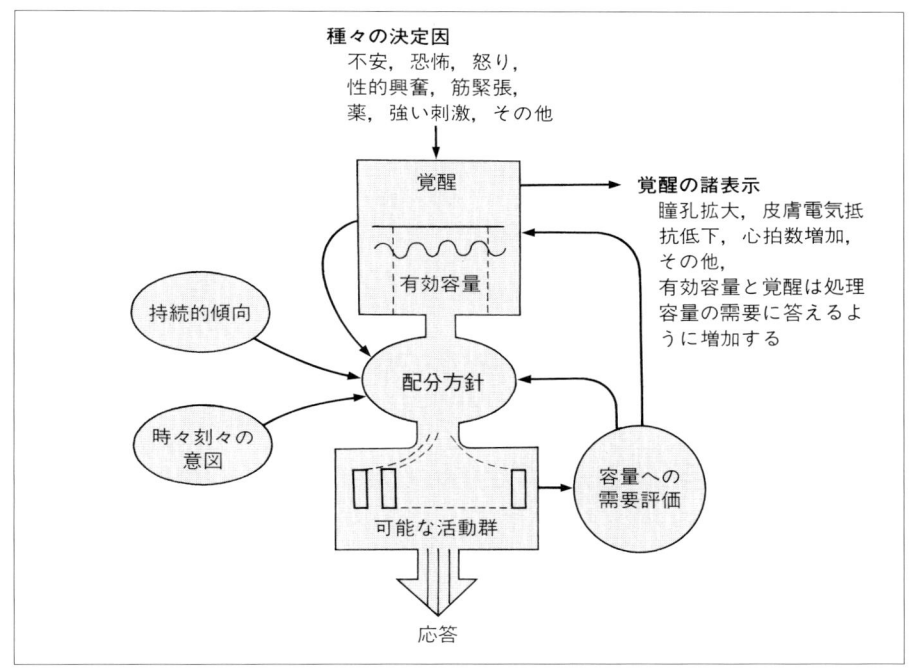

図 7-5 注意の容量モデル
(Kahnemann 1973, 一部改変)

③容量の配分方針にかかわる規則は何か

である．容量は覚醒系と密接な関係にある．単純反応時間は脳波上に速波が現れている覚醒時には短縮する．また，呼吸周期との対応もあり，吸気時の反応時間は呼気時よりもわずかながら短い．容量と覚醒レベルは時々刻々と変化している．容量は進行中の活動の需要に応じて増減する．容量モデルで重要な位置を占めているのは，容量の配分方針と需要評価である．

配分方針は，
①不随意的な注意規則（例：すべての新しい刺激，動くものなどに注意する）を反映している傾向性（disposition）
②刻一刻の意図（例：右イヤホーンの声を聴く）
③需要の評価（2つの同時活動には容量が不足するとき，ひとつの完了を優先する規則がありそう）
④覚醒の効果（覚醒のレベルが高いと，配分方針の系統的変化があるようだ）

の4要因によって制御されている．

需要評価は，配分方針が選んだ諸活動の求めに応じるように，容量を提供する調整システムである．

2) 運動系の機能的構造

随意運動の制御にかかわる構造的対応として，H. Jackson 以来の階層構造（hierarchy）の概念に従って，大脳皮質が重視されてきた．大脳皮質は系統発生的に新しく，階層構造の最高部にあ

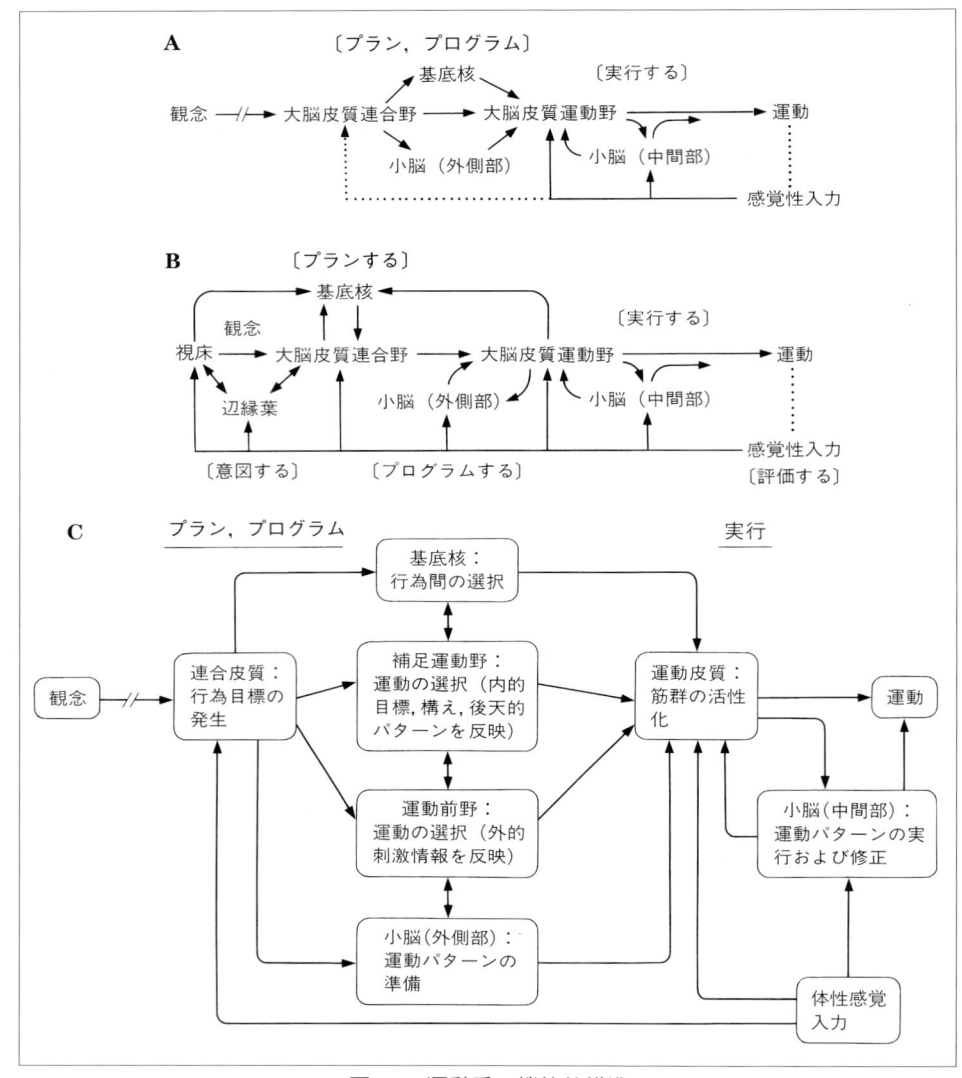

図 7-6 運動系の機能的構造
A：1974年，当時の知識に基づいて構築されたアレン・塚原のモデル(Allen et al. 1974).
B：1987年，およそ10年間の知見を取り込んで描かれたモデル(大島 1987).
C：これらの構造が行為にどのように寄与するかに関する機能的仮説(Gazzaniga et al. 2002).
矢印は神経情報の流れの方向.

り，複雑な運動の適応性のある制御は大脳皮質が行い，単純な運動の自動制御は中枢神経系の下位レベルが遂行すると推定されていた．

随意運動に伴って生じる運動関連脳電位の記録から，筋活動に先立って大脳皮質連合野や皮質運動野のニューロンが活動することも観察されている(柴崎 1980)．小脳半球や大脳基底核，視床腹外側核などにも，随意運動の開始に先行するニューロン活動がある(水野 1988)．これらの知見から，運動制御に関与する中枢構造として，大脳皮質，大脳基底核，小脳，それに脊髄が果たしている役割が問題となった．運動の開始と制御との視点(**図7-6**)からは，中枢神経系を姿勢

制御の諸反射のように，上位と下位の区分を明確に行うわけにはいかない．

　Allen et al.(1974)は，運動の開始と制御についてのモデルを提唱した．**図7-6A**の破線は，当時はまだ知られていないが，重要とされる経路であり，実線は明らかにされていた神経科学のデータから，大脳と小脳の関連を仮説として掲げたものである．ここでは，基底核と小脳(外側部)は，皮質連合野とともに，随意運動をプログラムにすることに関係している．

　運動にかかわる運動指令(motor command)が運動ニューロンへ下行するとき，小脳(中間部)は錐体路の側枝から橋核や下オリーブ核で中継された運動指令のエフェレンス写(efference copy)を受け，また体性感覚によって運動肢の位置や速度の情報も得て，両者を比較した結果を視床を経由して皮質運動野へ送ることで，意図された運動を修正している．小脳(外側部と中間部)が修正の機能を果たせない場合，進行中の運動をフィードバックを利用して修正することは皮質運動野によって行われる(Brooks 1979)．小脳(外側部)は末梢からの固有感覚入力を直接は受けていない．代わりに，運動野を含めて広く皮質連合野からの入力を錐体路の側枝によって受け，歯状核や視床腹外核を経て皮質運動野へと送っている．この皮質・小脳間の閉ループ(closed loop)は随意運動の開始に関与している．大脳基底核も固有感覚入力を直接は受けていない．基底核の入力部に相当するのは線状体(尾状核と被殻)であり，大脳皮質および視床髄板内核(とくに中心傍核と束傍核)，黒質緻密部，中脳の縫線核から入力を受けている．一方，淡蒼球内節と黒質網状部が運動制御に関係する基底核の出力部となる．ここから視床と脳幹へ送られた出力は，大脳皮質および脊髄運動ニューロンへと伝わる．このような位置づけから，基底核は閉ループによって進行中の運動を修正するのではなく，大脳皮質とともに運動のプランニングと運動プログラムの実行に関与すると考えられている．

　アレン・塚原のモデルは，その後の知見によっていくつかの修正を受けている(**図7-6B，C**)．観念(idea)が中枢神経系に位置づけられ，解剖学的構造との対比が行われるようになった(大島1987)．これは辺縁葉−大脳皮質連合野−大脳基底核−視床で構成される辺縁系ループとして描かれている．また，アレン・塚原モデルでは，運動のプラン・プログラム機能として，基底核と小脳(外側部)が同じレベルに並列に配置されていたが，改めて基底核はやや上位に置かれ，運動のプランニングという役割が重視されている．

3) 随意運動の分析

　身体運動は，関節を軸として，重力やそのほかの外力，筋張力との関係で定まる．そのため，随意運動を分析するに当たっては，はじめに骨格系と筋系との解剖学的構築から，身体運動の形態学的な制約条件を規定する．さらに関節可動域，筋張力の程度，発生するトルクなどの生体力学的な諸条件を検討する．運動の協調性や合目的性を理解するには，環境からの情報を取り込む感覚系，その情報を統合して，最終的には適切な運動指令として出力する中枢神経系の機能を取り上げる．

　随意運動にさいして意識されているのは動作や行為のプラン(plans for action)であって，身体の動き方や運動の諸パラメータではない(Newell 1978)．随意運動が開始されるのは，意識的な動作や行為のプランが運動のプラン(plans for movement)へと無意識に変換され，それが運動の開始(initiation of movement)と実行(execution of movement)によって実現する．中枢神経系

との関連では，上位中枢が空間的表象に従った部位的で抽象的な運動指令を出し，下位中枢で具体的な筋活動パラメータへと変換されると仮定している．しかし，ここでの中枢概念は解剖学的構造と対応しているわけではない．

随意運動を研究対象とする場合，運動のプランが具体的な身体運動となる過程を問題として，多くは運動プラン(motor plan)の設定から運動の開始まで，および運動の実行段階に分けて扱っている．課題の設定や被験者への教示方法の工夫によって，動作や行為のプランと運動のプランを一致させることが可能である．

同じ課題の遂行にさいして，人間はいろいろな様式で運動を行うことができる．運動は多様な筋収縮の要素で構成され，各要素の系列(シーケンス，sequence)から成り立っている(Marsden 1982)．

（1）動筋，拮抗筋，共同筋

運動学あるいは動作学では，四肢や体幹の合目的の運動，協調運動が取り上げられる．多くの身体運動は，いろいろな筋収縮から構成されている．そのため，筋の短縮(求心性収縮)だけでなく，遠心性収縮，静止性収縮あるいは弛緩の区分は，運動分析を進めるうえで重要である(中村・他 2003)．

1　**動筋**　解剖学的には，ある筋の求心性収縮によって関節運動がおこるとき，その筋を動筋(mover, agonist)という．運動学では，求心性収縮だけでなく，静止性収縮や遠心性収縮でも動筋として扱うことがある．ひとつの筋が複数の運動の動筋になることもある．上腕二頭筋は，肘関節の屈曲運動および前腕の回外運動(肘関節屈曲位において)の動筋である．ひとつの関節運動において，動筋は主動筋(primary mover)と補助動筋(assistant mover, secondary mover)に分けられる．ある関節の運動に参加する複数筋のうち，どれが主動筋になるのかについては，意見が一致していない．前腕回外には回外筋や長母指外転筋，長母指伸筋も働くが，強力であるのは上腕二頭筋である．しかし，上腕二頭筋は肘関節屈曲の主動筋として扱われ，前腕回外の機能は軽視されがちである．

2〜多関節筋(two-joint and multi-joint muscle)は遠位関節の主動筋となることが多く，筋の求心性収縮によって関節を中心として負荷(モーメント)の軽い側(多くは遠位側)が動く．しかし，足が床に固定されているとき(立位で爪先立ち)，あるいは手で鉄棒を握っているとき(懸垂)には，重い側(主に近位側)が動く．これを逆作用(reversed action)と呼んでいる．

随意運動における分析対象としての動筋は，要素的運動によって開始肢位から終了肢位へと身体部分を運ぶ働きをしている．

2　**拮抗筋**　動筋と逆の働きをする筋を拮抗筋(antagonist)という．解剖学的には，伸筋は屈筋の拮抗筋となる．上腕三頭筋は，肘関節屈曲に関しては上腕二頭筋に対して拮抗筋となる．しかし，前腕回外に関しては上腕二頭筋の共同筋となり，同時収縮を行って，上腕二頭筋による肘関節屈曲を中和している(**図7-7**)．動筋に対して拮抗筋となるか，あるいは共同筋となるかは，その筋の解剖学的部位によるのではなく，行われる身体運動との関係で決定される．

ある関節の屈曲運動に関しては，伸筋は屈筋の拮抗筋である．実際の機能では，動筋による運動の速さ，強さの変化に応じて，それを調節するような遠心性収縮をすることが多い．また，滑らかな運動を実行するには，動筋の活動だけでなく，拮抗筋の活動も調整されなければならない．

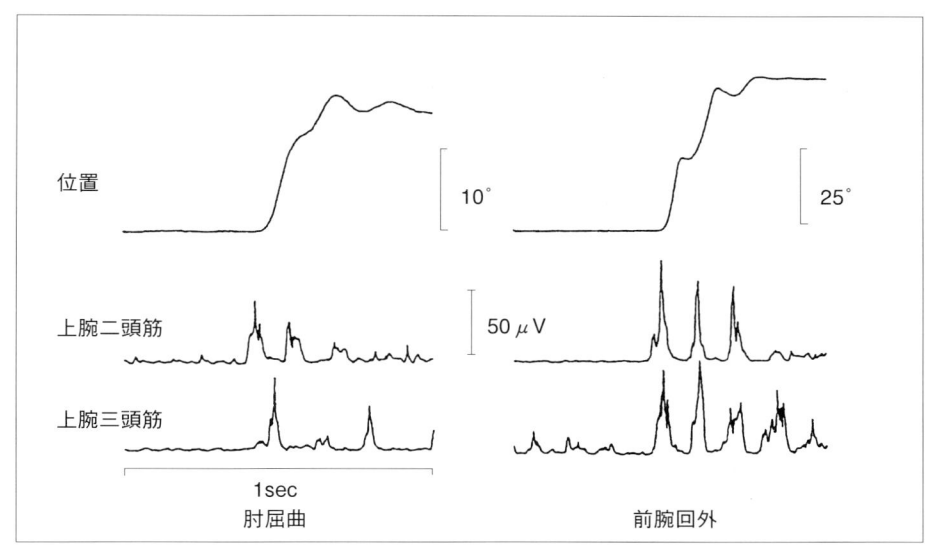

図 7-7 上腕二頭筋に対する上腕三頭筋の拮抗筋および共同筋としての作用
パーキンソン病患者から得られた記録である.
左(拮抗筋):肘関節屈曲では,上腕二頭筋(B)の収縮により急速運動が開始され,上腕三頭筋(T)は上腕二頭筋の沈黙期に相反性収縮を行っている.B-T-Bの3相性の筋活動は急速運動の特徴である.
右(共同筋):前腕回外では,上腕二頭筋と上腕三頭筋の同時収縮がおこっている.上腕三頭筋は上腕二頭筋の肘屈曲作用を中和している.

(Marsden 1982)

　立位時の下肢筋群のように,姿勢の保持に関して,解剖学的な動筋と拮抗筋はしばしば同時に静止性収縮を行っている.これを同時収縮(co-contraction)という.ひとつの関節運動にかかわる動筋と拮抗筋は,多くの随意運動では共同筋として働き,それらの活動は補完的であるとみなされる.

3　**共同筋**　共同筋(synergist)の概念はかなり多様である.広い意味では,ひとつの運動に参加するすべての筋である.とくに中和筋(neutralizer)としての働きが重要である.2つの筋が1関節に対して同じ働きをするとき,ほかの働きが拮抗して不要な運動がおきないように中和する.左右の外腹斜筋は,脊椎の屈曲運動のとき,このような働き方をしている.屈筋として動筋となり,体幹の回旋運動に関しては左右外腹斜筋が拮抗して中和する.

　手指や前腕が動作を行っているとき,肩関節は安定した位置に保持されている.これは近位関節の固定筋(fixator)の働きである.多関節筋が求心性収縮を行うときは,中間関節の不要な運動を防止するため,ほかの筋が静止性収縮を行っている(true synergist).たとえば,手指を握って拳を作ろうとすると,手関節伸筋群の活動によって手関節は背屈位に保持され,手指屈筋群は効率よく働ける.

　立位姿勢において,片側上肢を外転すると,それに伴って対側腹部の筋(腹斜筋)が活動し,体幹の側屈がおこる.これによって体幹バランスは維持される.両側上肢の外転では,左右の釣合がとれて,側腹部の筋活動は生じない(**図7-8**).随意運動に伴う姿勢制御も,このような共同筋活動を通じて行われている.

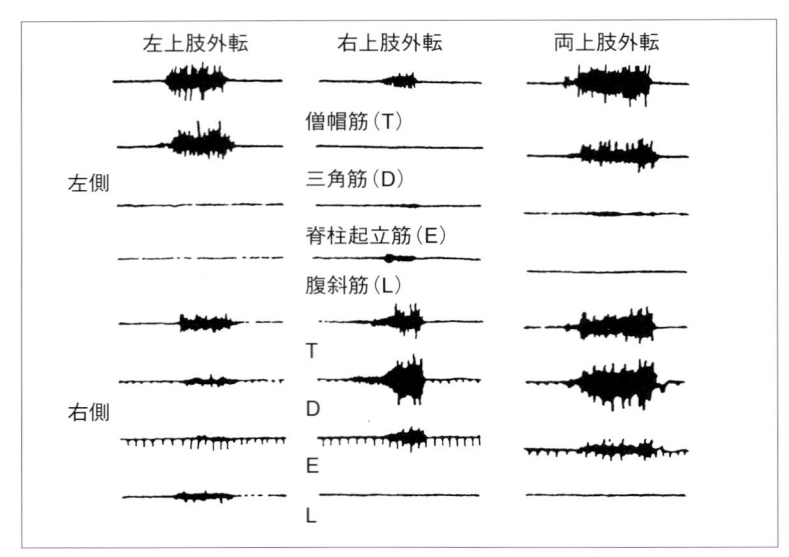

図 7-8 上肢外転時の共同筋活動

被験者は健常者（20歳，男性），右利きである．左右の僧帽筋，三角筋，脊柱起立筋，腹斜筋の表面筋電図の記録である．

課題は上肢 90°外転位で外部抵抗に対して等尺性収縮を行うことである．左上肢外転時には，右腹斜筋が同時に活動し，右上肢外転時には左腹斜筋が活動している．両側外転時には，腹斜筋の活動はない．片側上肢外転にさいして対側に体幹が側屈するのは，このような腹斜筋の活動に起因する．両側外転時には左右のバランスがとれて，腹斜筋の活動を要しない．

左上肢外転時に抵抗が加わると，対側三角筋も活動する．これは一種の擬似運動（imitative motion）である．

（中村 1973c）

（2）開ループ制御と閉ループ制御

腰髄損傷によって下肢の感覚は失われたが運動は可能である患者も，健常者と同様に，下肢を特定の位置へと動かすことができる（Lashley 1917）．ニューロパチー（neuropathy）によって肘より遠位の求心路遮断（deafferentation）の状態となった患者でも，練習後には，眼を閉じたままで，母指を3種の位置へと動かすことができる（Rothwell et al. 1982）．これらの事実から，運動は中枢からの指令（central command）によって制御され，正確な運動を行うのに，運動肢の状況に関する末梢からの情報は必要としないと推定された（中枢説，centralist）．それに対して，運動は進行状況に関する情報のフィードバックを利用して制御されているとする説がある（末梢説，peripheralist）．前者では，運動に参加する筋群，その活動量や活動のタイミングは運動の開始前にすべて準備されて，これが運動指令（motor command）として使用される．後者では，運動が目標から外れていないかを検出して，運動軌道を修正するわけである．

人間は環境にある手掛かりを検討し，動作や行為の計画を立て，計画と合致するような運動を実行する．状況が許せば，動作や行為の実行中に一部を変更することすらできる．

人間が開ループ制御と閉ループ制御のどちらを利用するのかは，運動時間（movement time）にも依存する．短い時間で終了する急速運動では，およその見当で運動を開始して，途中で調整

する機会は制約されている．はじめの運動指令(motor command)は正確であることが第1要件となる．一方，時間制限の少ない課題では，運動を調整する機会があり，およその見当で開始した運動であっても，それを正すことは可能である．

人間は，ある課題に対する技能が向上するにつれて，運動は中枢性に制御される比重が大きくなる(Pew 1966)．

a. 急速運動

19世紀末，P. Richer は急速な運動を非常にエネルギッシュで持続の短い運動として記述した(Marsden 1982)．このような急速運動(fast movement)は，発射された弾丸との類比でバリスティック運動(ballistic movement)と呼ばれている．人間が外部刺激に対する応答運動を開始するまでの潜時(反応時間，reaction time：RT)は120～200 msec である．運動時間(movement time；身体運動の開始から終了までの時間)がおよそ200 msec 以内であれば，その時間内に気づかれた誤りの修正は不可能である．急速運動と呼ばれるものは，末梢からのフィードバックが運動を方向づけるのに利用できないほど短時間に終わってしまう．そのため，筋活動の要素は，前もってプログラムされていなければならない．

運動プログラム(motor program)の最初の定義は，運動開始前に構成される筋への指令のセットであり，それによる運動は末梢フィードバックに影響されないというものである(Keele 1968)．その後，コンピュータとの類推から，運動プログラムは運動の開始，実行および停止を含むと仮定された．運動プログラムが準備され，そこに運動開始の指令があれば，プログラムは遂行され，意図した運動がおこるようなシーケンス(系列)とタイミングで筋群に指令が伝わる．

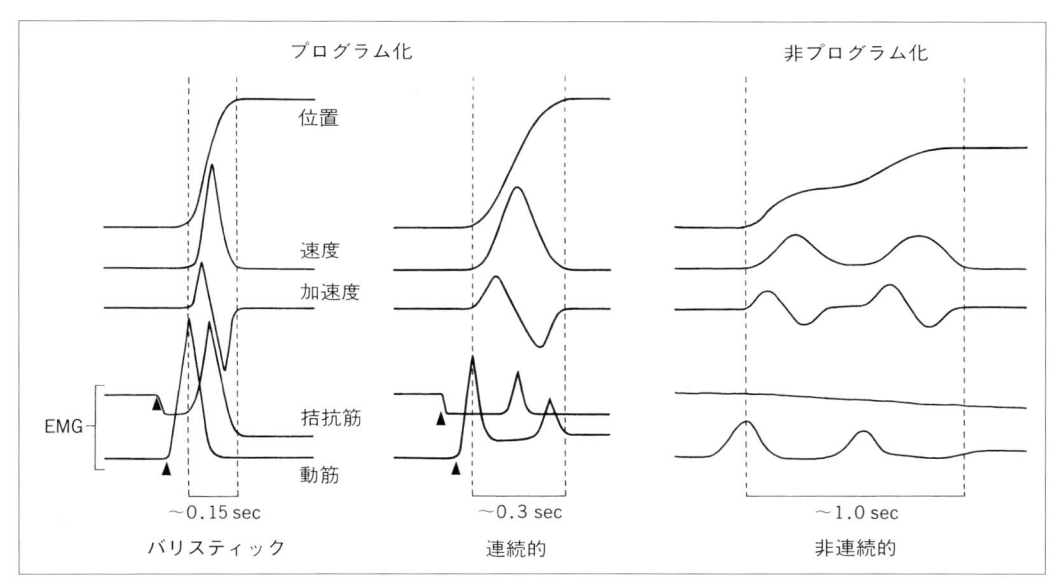

図 7-9 1関節運動（角運動域は20～30°）の運動プログラムと諸変数の関係
巧みなバリスティック運動(ballistic)と中等度の速度の連続的運動(continuous)は大部分がプログラム化されている．一方，緩徐な非連続的運動(discontinuous)はその過程のプログラム化はわずかである．非連続的運動では位置(角度)や速度の変化に動揺があり，筋活動も定型的な3相性パターンではない．

(Brooks 1986)

神経科学では，「過去の経験に基づき，姿勢調節と運動を生じさせる中枢神経系内部の通信」という定義が提案されている(Brooks 1979)．

このような制御を，工学技術用語に従って，開ループ形式(open-loop mode)ということもある．1関節だけが動く単純運動(simple movement)は，動筋の固定した短い持続時間の群発放電をもって開始される．つづいて動筋の沈黙期には拮抗筋の群発放電があり，ふたたび動筋の発射となる3相性パターンが筋電図で記録される(図7-9)．運動の範囲と速度は，一定限度までは，動筋の群発放電の活動量によって決定される．拮抗筋の活動は運動の停止に役立っている．

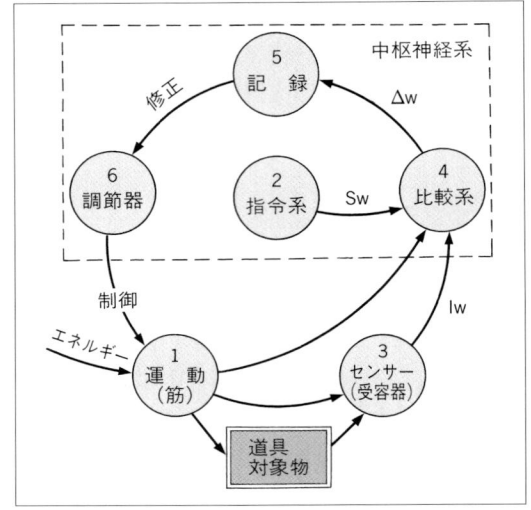

図7-10 目標に向かう運動の制御過程の最も単純なモデル
(Bernstein 1967，一部改変)

b. 緩徐運動

緩徐な運動(slow movement)はランプ運動(ramp movement)とも呼ばれ，課題遂行にさいして，運動中に諸感覚情報を利用した修正が行えるような運動である(図7-10)．工学技術用語では，閉ループ形式(closed-loop mode)という．

肢運動の状況は，固有感覚や視覚，表在感覚などの入力によって中枢神経系へ伝えられる．これらの情報は現実におこっている状況(現実値，Istwert：Iw)を反映している．中枢神経系には運動のプランに基づくあるべき状況(目標値，Sollwert：Sw)がある．IwとSwとが比較され，差分(Δw)が修正され，つづく運動制御に利用される．このさい，感覚情報は誤差を一層少なくするように働く，負のフィードバック(negative feedback)として作用している．このような過程の処理には，ある程度の時間が必要になる．そのため，空間的な正確さを高めようとするほど感覚情報は重要になる．運動制御は頻繁な修正を伴うようになり，運動時間(movement time)は延長する．

しかし，バリスティック運動とランプ運動の区別が明確にあるわけではない．一部の比較的速い運動は，視覚や聴覚のフィードバックを利用せず，しかも体性感覚フィードバックなしでも，正確に行われる(Brooks 1979)．また，ランプ運動でも，はじめは振幅の小さいバリスティック運動の群発放電によって開始されるようにみえる(Marsden 1982)．標的に向かう動作では，運動は2相で構成され，はじめに動筋の群発放電があり，それに連続的な調整の筋活動過程がつづくことになる．後者によって運動の正確さが達成される．運動の速さと正確さとは逆関係(trade off)にある．

c. 緩徐運動から急速運動へ

人間は，新しい運動課題を遂行しようとするとき，視覚によるフィードバック情報をできるだけ利用する．はじめ，運動軌跡は不規則であり，速度も遅い．同一課題の遂行を繰り返すうちに，運動軌跡は滑らかになり，速度も速くなる．「緩慢な手探り(slow gloping)」から「素早い飛躍

(fast jump)」への移行であり，このような運動様式にかかわる2通りの戦略を実行している神経機構は異なっている(Marsden 1982).

オシロスコープ上を一定速度で動く視標を，手関節あるいは肘関節の運動によって追跡する課題では，被験者は初期には視標に対して，時間的には反応時間に相当するだけの遅れで追跡を行い，また頻繁に調整運動(corrective movement)を加えている．これは外部刺激を誘因とする反応動作であり，運動制御は閉ループ形式である．この種の課題に習熟してくると，視標の動き(位置)を予測した自己ペースの動作となり，運動制御は開ループ形式になる．

このように変化の過程において，運動制御は視覚情報を利用して修正を行う様式から，固有感覚フィードバックと運動指令のエフェレンス写による修正をへた中枢リエフェレンス(central re-efference)の様式へ，さらに反復した経験(学習)に基づく中枢プログラムによる制御様式へと移行していく(Brooks 1979).

運動技能(motor skills)の獲得は，ランプ運動からバリスティック運動への移行であり，運動制御が閉ループから開ループになることであり，運動プログラムが完成していくことである．その結果,「示指で鼻にふれる」ような単純で十分に学習した課題では，動作に必要なことは自動的に流れ出すかのようになり，動作を行っていることは潜在意識的になる(Eccles 1972). ただし，日常生活場面では，環境あるいは行うべき課題が統制されているわけではないため，運動プログラムが末梢からのフィードバック制御からまったく分離されているというようなことはない．むしろ，間欠的フィードバック制御を用いているのが一般的であろう．

中枢神経における運動出力と感覚入力との間のフィードバックには，階層(直列)構造と並列構造とがある(図7-11)．階層構造の下位における制御は全般的であり，上位では調整的になる．各レベルとも進行中の運動プログラムとほかのレベルの状態に関する情報を受けている．その結果，階層構造は全体としてひとつの機能を果たすことになり，統合された滑らかなパフォーマンスを可能にしている．

d. 運動プランと運動プログラム

人間は，動作や行為の知識(knowledge)と計画(plan)を必要とする．運動のための知識や計画ではない．人間は一連の運動パターンを産出することを通して，動作や行為を実行に移している．しかし，動作や行為には，通常は特殊な運動パターンは必要とされないが，実行された運動パターンはある範囲の規則性のある特徴を有している．

運動プラン(motor plan)と運動プログラム(motor program)とは異なる概念である．運動プログラムは運動プランの構成要素として位置づけられる．運動プランは，運動学習における運動反応スキーマ(motor response schema)や一般化(汎用)運動プログラム(ge-

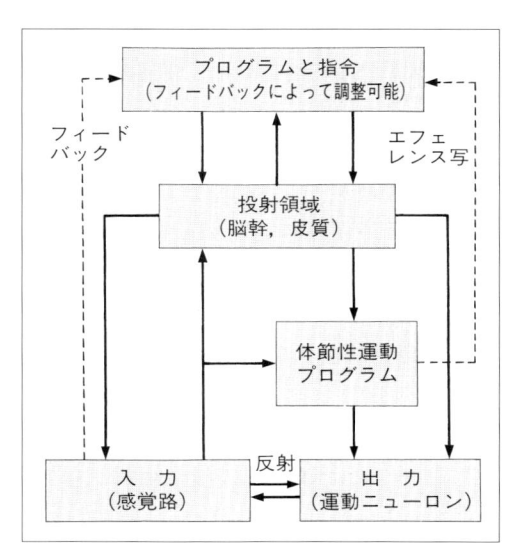

図 7-11 運動制御系の階層モデル
(Shepherd 1988)

neralized motor program：GMP），運動等価性（motor equivalence）などとも関連した概念である（Schmidt 1975；Kelso 1982；中村・他 2003）．運動プランは行為や動作の概念であり，それを実行するためには複数の単純な運動プログラムの順序立った実施が必要とされている．

　動作や行為の計画に符号化されているパラメータは，人間がそれらの動作や行為に熟達するにつれて変化する可能性も示唆されている．視標追跡課題では，被験者は熟達するにつれて，標的マークと追跡マークを一致させるのに，誤差信号に関する高次の導関数を用いるようになる．初期は変位，それから速度，加速度へと進む．しかし，課題をストレス下で遂行するような状態になると，加速度から速度，変位へと退行する．これは Fuchs（1962）の進歩-退行仮説（progression-regression hypothesis）と一致する現象である．

　人間は習熟した課題を反復した場合，その成績はおよそ一定している（行為の恒常性，consistency of action）．しかし，反復した各動作の運動軌跡は毎回変動している．それにもかかわらず行為，パフォーマンスは一定である（運動等価性）．個々の運動軌跡を重視すれば，運動の唯一性（運動の無比性，uniqueness of movement）ということになる．運動の示す柔軟性（flexibility）と多様性（variability）によって，行為あるいはパフォーマンスの恒常性が保たれている．

　人間は，［α］という文字をいろいろな仕方で書くことができる．左右どちらの手を使っても，砂上を歩いて足跡で描いても，口にペンをくわえて書いてもよい．筆記用具を変えても，書いた人の特徴は文字に現れる（Bernstein 1967）．文字を描くのに用いられた四肢，諸筋群は同じではない．これらが個別の運動プログラムによって実行されているとするのは非現実的である．運動の無比性に対応して，個別の運動プログラムがあるとすれば，その数は膨大になり，脳の容量も不足するかもしれない．［α］の字体を定めているのは運動プログラムではなく，運動プランである．

　どのように行為あるいは動作を行うかということと実際の運動指令が定まることとの間に位置するのが運動プランである．運動プランは具体的な身体運動を実行するのに必要な諸活動を一括した指示書にたとえられる．それに従って集められるのが運動プログラムであり，脳においては運動制御系によって同時的，併存的に結合される．サブルーチンをも含む運動プログラムによって，動筋や拮抗筋，共同筋，姿勢筋などの活動が明記され，指示書に従った複雑なシーケンス（順序と配列，タイミング）が開始される．はじめの運動プログラムが終了したという信号により，次の運動プログラムを起動する．このような作業を反復してシーケンスが終わる．こうしてみると，運動プランは心に刻み込まれたものであり，それを実行に移すための筋群とは特定の関係にあるわけではなくなる．運動プランは実践によって学習されるものであり，正確な運動プランは一流のスポーツマンや楽器の演奏家などが保持している（Marsden 1982）．

e．運動プログラムの実例

　運動プログラムの存在は，はじめは動物で観察された．飛蝗（ばった）の羽の求心性神経を切断して羽の動きのフィードバック情報を除去した後，頸部神経節を刺激すると，飛ぶときに似た羽の運動が生じる（Wilson 1961）．これは昆虫の神経系に組み込まれている運動プログラムの例として掲げられている．

　人間の平地歩行や階段昇降は同じ動作の反復によって行われている．これは無意識に制御されている型にはまった運動であり，運動プログラムによって実行されている．石につまずいたり，

階段の高さが急に変わったりすると，無意識に制御されていた自動的な過程は中断され，運動の制御は意識のレベルに戻される．歩行中の猫の後肢の伸筋は立脚相になる5〜10 msec前に活動を開始する．これは体重負荷による筋伸張反射ではない．人間が階段を1段下りるときの腓腹筋の活動も足底着地より131 msec前に生じる(Melvill-Jones et al. 1971a)．階段を下りるときの下腿三頭筋の活動は，階段の高さがあらかじめわかっていれば，足底着地前からおこっている．しかし，アキレス腱に振動刺激を加えて固有感覚を乱したり，階段の高さが不明であるときは，足底着地前から筋活動がおこることはなく，緩慢な手探り状況に近い運動になる．着地時の下腿三頭筋活動(遠心性収縮)は着地の衝撃を和らげる(Freeman et al. 1976)．歩行運動は上位中枢からの運動指令と体節性入力との相互作用によって制御されている．歩行は視覚情報によって意識的に開始されるとしても，その後は立脚相のタイミングは予期され，上位中枢でプログラムされた運動パターンに従った筋活動によって行われる．

(3) 協調運動障害と行為障害

随意運動障害のうち，運動麻痺や不随意運動，筋緊張異常などによらないものに，運動失調(ataxia)と肢失行(limb-apraxia)がある．

a. 運動失調

いろいろの動作の遂行にさいして，健常者は肢を構成する複数の肢節の合目的で調和のとれた運動，あるいは身体のほかの部分との合目的で調和のとれた運動を行う．これらの運動は，正確で無駄がなく，効率よく実行され，協調運動(coordinated movement)と呼ばれている．協調運動は，それに関与する筋群が適切に選択され，定まった系列で，最適の活動量とタイミングで収縮することによって成立している．このような筋活動の協調性(coordination)が失われれば，効率の低下した下手で遅い不器用な動作となる．

運動麻痺，筋緊張異常あるいは不随意運動などがあれば，運動の滑らかさや速さは失われ，協調性のある運動は不可能になる．不全麻痺による運動障害も，協調運動障害(incoordination of movement)と呼ばれることがある．しかし，臨床神経学では，協調運動障害は，狭義には運動失調を意味する言葉として用いられ，運動麻痺などによるものは協調運動障害のカテゴリーから除外している．

運動失調には，協調運動障害と平衡障害が含まれている．前者は，かつてHolmes(1939)がその特徴として記載したように，運動の割合(rate)，範囲(range)および力(force)の異常である．後者は起立時のバランス不安定性，異常歩行である．

1 病態生理学

小脳は，筋緊張の調節あるいは制御，協調性のある運動の実行に関与している．とくに高い巧緻性が求められる動作の実行，また姿勢保持や歩行の調節にも重要な役割を果たしている．

小脳の機能については，動物における破壊実験に基づいて，

① 前庭小脳：前庭神経からの入力を受けている．破壊によって身体の平衡障害，頭位性眼振がおこる．四肢の運動は影響されない
② 脊髄小脳：四肢からの固有感覚入力を受けている．破壊によって姿勢反射や筋緊張に異常がおこる
③ 橋小脳：大脳皮質からの入力を橋核を経由して受けている．破壊によって筋緊張は低下し，

随意運動は拙劣となり，企図時振戦が現れる
が臨床徴候と対応するものとして掲げられている(Adams et al. 1985).

臨床医学では，運動失調は前庭性(vestibular)，感覚性(sensory)，小脳性(cerebellar)に分けられている．

四肢の協調運動障害との関連で問題とされるのは，感覚性運動失調(sensory ataxia)と小脳性運動失調(cerebellar ataxia)である．感覚性運動失調は，固有感覚情報を利用して運動制御を行う過程の障害が主なものである．小脳性運動失調では，運動のフィードバック情報を利用した制御の障害に加えて，運動プログラムにかかわる障害も推定されている．前庭性運動失調は平衡障害，起立姿勢で扱われる．

人間の小脳病変による症候は，①筋緊張低下，②随意運動における協調運動障害(運動失調)，③軽度の筋力低下，易疲労性，連合運動の異常，④平衡と歩行の障害，である．小脳半球の広範な病変，とくに前葉の病変では，筋緊張低下，異常姿勢と運動失調，四肢の筋力低下が生じる．病変が小脳皮質に限局している場合，機能障害は少なく，時間経過につれて改善する．一方，歯状核や上小脳脚に病変があると，機能障害は持続性で重度となる．

固有感覚の求心路遮断があり，しかも運動機能は冒されていない場合，歩行や四肢の動作に運動失調がおこる．固有感覚入力の脱落が主な要因である．多発ニューロパチー(polyneuropathy)では，頻度の高い動作時振戦が現れることもある．

2 臨床徴候

固有感覚障害(深部感覚障害)や前庭迷路系障害による協調運動障害は，視覚情報によってかなり代償される．そのため，閉眼によって運動失調の徴候は増悪する．小脳障害の場合は，閉眼による影響はあまりない．片側の前庭迷路系障害では，閉眼して文字の縦書きを行うと，文字のくずれよりも文字列が斜めになるというような片寄りが目立つ．

筋緊張低下(hypotonia)は，Holmes(1939)によって小脳障害の基本的徴候とされ，関節(姿勢)を固定することの障害，運動失調や振戦の要因であるとされた．

検査法として，反跳現象(rebound phenomenon，スチュアート・ホルムズ現象，Stewart-Holmes sign)が知られている．これは他動的抵抗が突然なくなったときに運動を抑制できない現象である．患者は背臥位あるいは座位，肩関節を70〜80°屈曲・内旋，肘関節を90°屈曲した姿勢となる．検査者は患者の前腕をもち，患者に肘を強く曲げるように指示する．検者が支えている手をはなすと，患者は手や前腕で自分の胸を激しく打ってしまう．これは上腕三頭筋の収縮が遅れるためであり，反跳現象というよりも阻止反射(check reflex)の障害というべきである(Adams et al. 1985)．同じ操作を健常者で行うと，肘はわずかに屈曲して，直ちに伸展方向へと運動は逆転する(これが反跳である)．この種の反跳運動が小脳障害の患者では減退し，痙縮のある患者では亢進している．

患者が座位となって両上肢を前方へ床面と水平になるように伸ばした姿勢でいるとき，手首を下方へ向かって強く叩くと，患側は非患側よりも大きく振れる．肩関節固定性が不良のためである．

随意運動における障害は，協働収縮異常(dyssynergia)と測定異常(dysmetria)，反復拮抗運動不能(dysdiadochokinesis)で代表される．これらの病的所見は，患者が行う課題遂行の運動や動作の観察によって得られる．ひとつの課題を反復して行っていると，異常所見が目立たなくなる

こともある．患者が課題に慣れているときは，指鼻試験の代わりに指耳試験を利用するようにする．
　協働収縮(synergy，協働運動)は，複数筋の合目的な収縮あるいはそれによる運動の概念的名称である(syn＝ともに，ergon＝仕事)．協働運動と共同運動，協同運動は同義語として用いられている．

　①指鼻試験(図6-3参照)：患者は片側上肢を頭上に挙げ，検者の指示に従って，示指先を自分の鼻先へもっていく．健常者では，指先の運動軌跡は直線となる．協働収縮異常があると，運動軌跡は三角形の二辺のようになる．2関節の同時運動で構成される動作における筋群の収縮と弛緩の持続時間やタイミングの異常が運動学的な異常の要因である．
　②踵膝試験(図6-4参照)：患者は背臥位となり，検者の指示に従って片側の踵を対側の膝頭につける．下肢の運動は，あまり急がずにゆっくりと，運動面ができるだけ床面に垂直(身体の矢状面)となるように指示しておく．健常者では，踵が床面を擦るようにして直線に近い運動軌跡を描く．患者では，踵の運動軌跡は三角形の二辺に類似する．

　測定異常は，運動の到達点が標的からはずれることである(dys＝異常，metron＝測定)．測定過大(hypermetria)と測定過小(hypometria)に分けられる．たとえば，指鼻試験において，患者は示指先で鼻先ではなく，鼻をはずれて右頬あるいは左頬にふれる(測定異常)．踵膝検査において，患者は踵が膝頭よりもかなり上方へ行き過ぎることが多い(測定過大)．健常者では，到達点に近づくと運動は減速し，正確で滑らかに停止する．患者では，運動の速さと力の程度が健常者のようにはチェックされず，運動が早期に止まったり，大きく動揺したりする．病態生理学的には，固有感覚や視覚を用いた運動制御の障害として扱われる．企図時振戦による運動障害も測定異常の要因となる．

　反復拮抗運動不能は，拮抗筋間の交互活動による運動の障害である(diadochos＝交替で働くこと，kinesis＝運動)．多くは屈曲伸展や回内回外の運動課題を利用して検査する．患者では，運動の正常リズムが力と速さの不規則性によって乱されている．指タッピング検査(finger tapping test)では，できるだけ速く行った指タッピングの頻度とリズムの不規則性を取り上げる．患者では，タッピングの頻度が低下し，リズムは不規則になる．構音試験(articulation test)では，

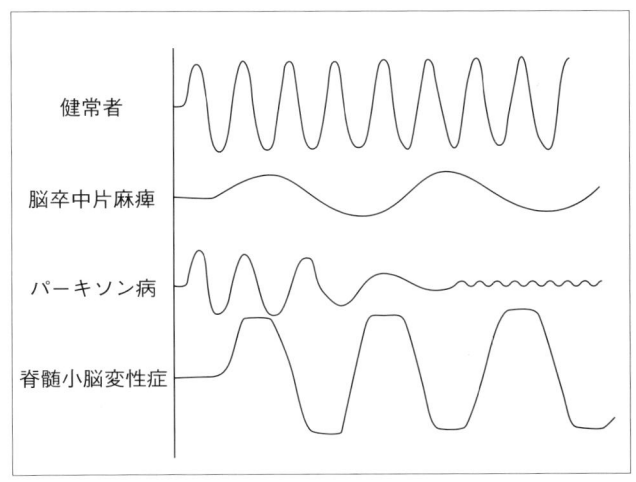

図7-12　種々の中枢神経疾患患者の回内回外反復運動の模式図
　被験者群の実測値を比較した結果では，脊髄小脳変性症(運動失調症)は周期がもっとも延長し，振幅は大きく，速度のばらつき(変動)が大きい．片麻痺は速度の低下が著しく，パーキンソン病は振幅が小さく，周期と振幅のばらつきが大きい．パーキンソン病では，経時的に振幅が減少し，周期は延長する．その後，8～10 Hzの速い振戦の出現とともに運動は停止してしまう．
（神田 1980）

ほかの構音機能の検査もかねて「パ，タ，カ，…」の発声を繰り返す．

　③回内回外反復運動試験：患者は座位姿勢となり，両上肢を前方へ水平に伸ばし，肘関節をおよそ90°屈曲して前腕を上方に向けて立て，手指は伸展した姿勢で，肩と肘を動かさないようにして，できるだけ速く，大きく前腕の回内回外運動を行う(**図7-12**)．運動の範囲(大きさ)と速さの不規則性に注意する．肩と肘の固定性が悪いこともある．

b．肢失行

　運動プランや運動プログラムが問題になる行為あるいは動作の障害は，失行(apraxia, dyspraxia)と呼ばれている．行為あるいは動作の表象から，運動プランや運動プログラムへと変換され，実行される過程の障害である．失行は運動麻痺，運動失調，不随意運動などの運動障害がなく，また実行すべき行為については知識を十分に有しながら，その行為を正確に実行できない状態である．障害されているのは，随意運動であり，学習された行為あるいは動作，目的のある行為，技能を要する動作，身振り(ゼスチュア，gesture)などである．

　失行の定義には除外的な事項が多く掲げられ，失行のさいに障害されているものを正確に規定することは困難とされている(鳥居 2000)．また，歴史的変遷を追うことなくして，失行の記載および分類に用いられている術語を理解することはできないという指摘もある(De Ajuriaguerra et al. 1969)．失行の用語は，1871年にSteinthalが物品使用の困難な状況を観察した記載に始まり，1890年にはMeynertが物品認知の障害と運動記憶の欠落とを区別する考え方を示していた．20世紀初頭，この障害の複雑さを明らかにして，臨床的現象として承認させたのは，Liepmannによる一連の仕事である(Rogers 1996)．

　失行の発生機序については，離断仮説(disconnection hypothesis)と表象仮説(representation hypothesis)の2つがある(鳥居 2000)．前者では，行為あるいは動作に必要な情報の経路のいずれかの部分で離断があり，失行となる．離断部位の相違によって，異なる型の失行が生じる．後者では，運動連合野が行う運動のプログラミングを容易にするために，左頭頂葉に運動エングラム(運動公式あるいは運動の空間時間的表象)が貯蔵されていると想定する．この運動エングラムの障害を失行と関連づける．

　失行の回復や治療法についての報告は少ない(Heilman et al. 1985)．その理由のひとつに，重度の観念失行を除いて，いろいろな型の失行は検査場面だけで明らかになる障害だからである(Rogers 1996)．Basso et al.(1987)の報告では，脳卒中による観念運動失行は，大部分の患者が良好な回復をみせている．

　1　**Liepmannのモデル**

　Liepmann et al.(1907)は，左半球には言語だけでなく，目的をもった巧緻運動を制御する運動エングラム(運動公式，Bewegungsformel)も組み込まれていると仮定した．これは運動の時間的および空間的形態を含んでいる．失行とは，このような高次運動行動(higher order motor behavior)の障害とされる．患者は，要素的運動の障害(筋力低下，無動，異常姿勢あるいは異常筋緊張)や感覚の異常，理解や記憶の障害などはないにもかかわらず，合目的の巧緻運動を遂行できない．患者は間違った神経支配パターンを選択してしまい，企図した運動行動は不適切な行動，ばらばらで空間的にもずれた運動，あるいは運動の保続に取って代わられる．感覚機能の障害によって失行となるのではなく，行為にかかわる運動部分，運動表現の制御が障害されている

からである．

　Liepmann(1905, 1908, 1920)の行為概念では，複雑な運動が正しく実行されるのは，運動企図(Bewegunsentwurf)があるからで，これによって運動行為を構成する個々の運動が空間的および時間的に配列され，制御される．運動行動を構成する個々の運動の空間時間的配列の決定および制御は，①一般的計画の喚起あるいは運動の観念化，②一連の適切な神経支配パターンへ翻訳することによる実行，の2段階から成り立つ．行為や動作の観念あるいは計画には，脳全体が関与する．ただし，左頭頂葉は運動エングラムを保存しているという特別な役割を果たしている．神経支配パターンの運動記憶は，左感覚運動領域(一次感覚運動野と運動前野に対応)に保持されている．結局，左頭頂葉が高次運動行動をプログラムして，命令する．それが感覚運動領域を経て運動行動を制御する．この情報は左一次運動野へと伝達される．左肢の運動では，左感覚運動領域から脳梁を通って右一次運動野へと伝達される．これら領域の病変，あるいは領域間が遮断されることで失行がおこる．

　Liepmannは失行を3型に分けた．観念失行(ideatrische Apraxie, ideational apraxia)では，運動エングラムの混乱あるいは運動エングラムを賦活化できないため，運動の観念を形成できない状態にある．観念運動失行(ideokinetische Apraxie, ideomotor apraxia)では，運動エングラムは正常であるが，運動を実行するための神経支配パターンを導くことができなくなる．肢節運動失行(Gliedkinetische Apraxie, limb-kinetic apraxia)では，神経支配パターンの混乱によって，巧緻運動に必要な筋群の選択ができなくなっている(**図7-13**)．

　2　Liepmann以降の展開

　Liepmannの仕事につづいて，失行の神経心理学的モデルが展開された(**表7-1**)．Geschwind(1965, 1975)は，LiepmannのモデルおよびWernicke(1874)の言語処理のモデルに従って，言語野あるいはそのほかの感覚野の入力から運動連合領域が離断されることを原因とする．Heilman

表7-1 失行の諸定義

- Liepmann, H.(1905, 1908, 1920)
  高次運動行動(行為)：運動形式(運動記憶：学習された運動の記憶)と適切な神経支配の図式へ運動記憶を交換することとの間の連続する相互作用；要素的運動(筋力低下，無動，異常姿勢や異常筋緊張)あるいは感覚の欠損，理解あるいは記憶の障害はなくても，相互作用の崩壊が合目的の巧緻運動の遂行を不能にする．
- Geschwind, N.(1965, 1975)
  相互作用を行っている皮質領域の離断が学習された運動の実行に障害をもたらす．その障害が筋力低下，感覚喪失，無理解あるいは指示の無視では説明できないものをいう．
- Heilman, K. M.(1979)
  筋力低下，無動，求心路遮断，異常姿勢，異常運動(振戦や舞踏運動など)，知的衰退，理解力低下あるいは非協力によるものではない，巧緻運動の障害である．
- De Renzi, E.(1985)
  正しい運動に対応する神経支配を選択することができない．
- Poeck, K.(1985)
  高次運動過程の崩壊であり，錯行的誤り(不適切運動，ひとつの運動中の不適切要素)を生じる．
- Freund, H. J.(1992)
  高次運動障害であり，運動行動のすべての側面に影響を与える．

(Pramastaller et al. 1996, 改変)

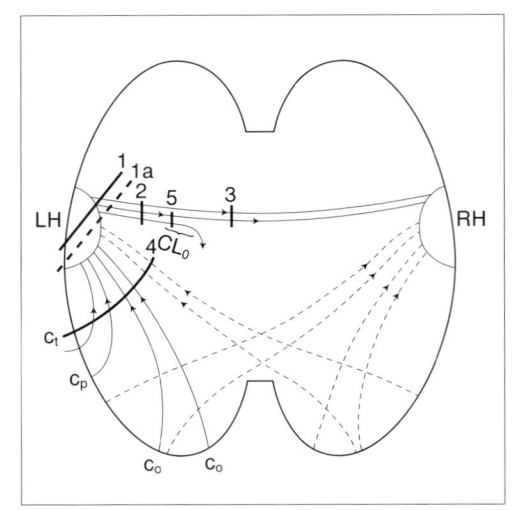

図 7-13 Liepmann(1920)による水平図式

LH：左感覚運動領（右手を支配），RH：右感覚運動領（左手を支配）．左感覚運動領（LH）から右感覚運動領（RH）への結合は脳梁を経由する．

C_o：後頭連合野，C_p：頭頂連合野，C_t：側頭連合野，CL_o：内包．右手の運動では，情報は各皮質連合野（C_o, C_p, C_t）から左感覚運動領（LH）へ至る実線を経由して伝えられる．左手の運動では，情報伝達の主要な経路は左感覚運動領（LH）から脳梁を経由して右感覚運動領に至る実線で示されている．副次的経路（点線）は主としてC_oから発している．なお，錯行（dyspraxia）とは，障害の程度が軽いこと，この障害が肢節運動失行あるいは観念運動失行としては扱えないものをいう．

病変部位（数字：1～5）と臨床徴候との関係は，
1：右手の麻痺；左手の錯行
1a：（軽度の損傷）右手の肢節運動失行；左手の錯行
2：右手の麻痺；左手の錯行
3：左手の錯行
4：右手の観念運動失行；左手の錯行
　左半球後部の損傷あるいは左半球の広範な損傷では，観念失行がおこる．
5：（内包損傷）右手の麻痺；左手の錯行はない．
（シニョール・他 1984, 一部改変）

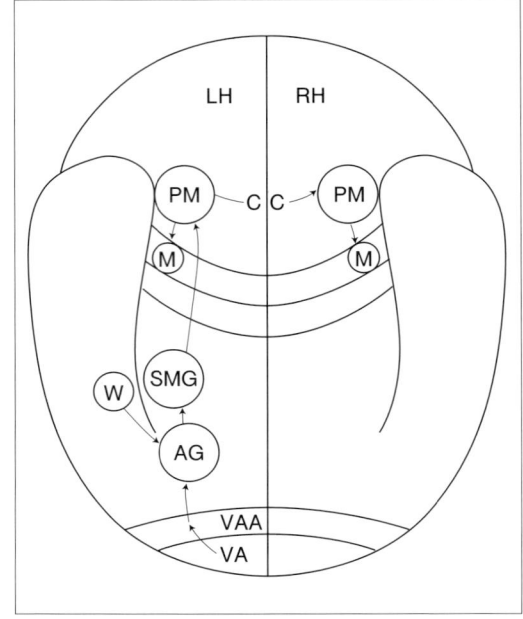

図 7-14 Heilman et al. (1985)のモデル

Geschwind(1965)による離断仮説を補うものとして提案されたモデルである．頭頂葉病変の患者が模倣あるいは物品使用ができないわけを説明するためのモデルである．視覚運動性運動エングラムは優位半球の頭頂葉に貯蔵されている．このエングラムは，運動連合皮質が必要な運動プログラムを組むことを支援する．運動プログラムが巧緻動作を実行するのに必要な特定筋の運動ニューロン・プールの神経支配を定める．

脳を上からみた模式図を示す．

W：ウェルニッケ野，VA：一次視覚野，VAA：視覚連合野，AG：角回，SMG：縁上回，PM：運動前野（運動連合野），M：運動皮質，CC：脳梁，LH：左半球，RH：右半球

矢印は領野間の主要な結合を示す．
（Heilman et al. 1985, 一部改変）

(1979)によれば，優位半球の頭頂葉に貯えられている視覚運動感覚性運動エングラムは，ゼスチュア（身振り，手まね）を産出するために運動野をプログラムするだけでなく，ゼスチュアの理解や弁別にも重要な役割がある．その後，Rothi et al.(1991)は，視覚運動感覚性運動エングラム（visuokinaesthetic motor engram）が左下頭頂葉に保存され，補足運動野で神経支配パターンへと変換されるとする仮説を提出した（**図 7-14**）．DeRenzi(1985)は，失行を運動の神経支配レパートリー（目録）から慎重に選択することの障害と考え，失行のモデルには大脳深部核やそれら

を結ぶ線維も含むべきとする．また，Poeck(1985)は，失行を高次運動過程の崩壊として，①運動を構成する諸要素を選択する機能の障害，②運動の系列化の障害，を取り上げている．さらに，Freund(1992)は，運動制御にとって単一および多種の感覚連合領域の突出した役割を掲げている(Pramstaller et al. 1996)．

Leiguarda et al.(2000)は「肢失行は後天性脳疾患によって生じた高次運動障害であって，学習された巧緻運動が冒され，適切な臨床場面を除いては，同じ運動の遂行能力が残っていることもある．言語理解の障害あるいは痴呆による場合，あるいは患者の異常運動行動を完全に説明できるような運動-感覚障害がある場合，ゼスチュアの障害は失行とはしない」と記述している．行為の誤り(praxic error)は，臨床的および運動学的に定義されるようになった．また，筋力低下や筋強剛，振戦，ジストニー，運動失調のような運動障害に失行が併存することも明らかとなっている．

Roy et al.(1985)は，動作(活動，action)の組織化にかかわる2システム(概念システムと産出システム)のモデルを提示した．概念システムは，肢行為に関連する以下の3種の知識を含んでいる．①動作と機能との関連からみた物品と道具の知識，②道具や物品とは関係なしで，動作に関する知識，ただし知識には道具や物品の使用が組み込まれていてもよい，③シーケンスにおける個々の動作の組織化に関連する知識，である．産出システムは，知識の感覚運動要素を組み込み，また動作を組織化して実行するための知覚運動過程も包含している．このモデルに従えば，行為の概念システムの機能不全は観念失行となり，行為の産出システムの機能不全は観念運動失行となる(Leiguarda et al. 2000)．

3 肢失行の評価

肢失行の評価は，①失行の存在を確認する，②患者が行う誤りに従って，行為あるいは動作に

表7-2 肢行為(動作)のアセスメント

1 行為(動作)産出システムの評価	
自動詞的運動	非表象的(例：鼻にさわる，両手指をもじもじさせる)
	表象的(例：バイバイの手を振る，ヒッチハイク)
他動詞的運動	(例：ハンマーを使う，ねじ回しを使う)：言語，視覚，触覚による指示の下で
有意味と無意味の運動，姿勢および運動系列の模倣	
2 行為(動作)概念システムの評価	
多ステップ課題	(例：郵便に出す手紙を準備する)
道具*選択課題	課題を完成するのに適した道具を選ぶこと：一部打ち込まれた釘に対してハンマー
代わるべき道具の選択課題	釘を打つ課題を完成するのに適した道具(例：ハンマー)が利用できないとき，ペンチのような代わりの道具を選ぶ
ゼスチュア認知課題	ゼスチュアを理解する能力をアセス：言語性(検者が行ったゼスチュアの名称をいう)および非言語性(検者が行ったゼスチュアとその身振りに対応する道具あるいは物品[#]を描いたカードとを合わせる)

* 道具：動作を実行するのに用いる(例：ハンマー，ねじ回し)．
[#] 物品：動作の対象(例：釘，ねじ釘)．

(Leiguarda et al. 2000)

みられる異常の性質を正しく分類する，③患者の異常な運動行動(これは運動や動作の分析によって定義できる)の中枢神経機構を探究する，という順序で進めることが重要である(**表7-2**).

患者は，他動詞的運動のいくつかは遂行できるが，すべてができるわけではない．患者の示す誤りを分析し，正しい解釈を行うためには，複雑さの程度が異なる課題を用いることが大切である．たとえば，

① 動作は本質的に反復を要するものであるか否か(例：ハンマーで打つこと；瓶のキャップをはずすこと)
② 動作は運動の系列で構成されているか(例：机上のコップへ手を伸ばし，コップをもって口へ運び，水を飲む)
③ 動作は主として，ⓐ近位の運動制御を反映しているか(例：食卓上のステーキをナイフで切る)，ⓑ近位と遠位の運動制御を反映しているか(例：手を伸ばしながらコップをつかむ)，ⓒ遠位の運動制御を反映しているか(例：はさみで紙を切る)
④ 運動は身体の周辺の空間で行われるか(例：ステーキを切る)，身体に向かった空間で行われるか(例：歯をみがく)，あるいは両空間における動作の統合か(例：コップの水を飲む)

というように，課題は反復性，系列，運動する身体部位，空間の組合せから成り立っている．パフォーマンスの分析は時間的，空間的および内容的にみて，正確さと誤りのパターンを基準に行われる(**表7-3**).

観念失行では，基本(単位)動作で構成される系列(動作)の遂行が困難である．概念失行

表7-3 行為(動作)の誤り

Ⅰ．時間的(Temporal)
　系列化[シーケンシング](Sequencing)……身振りで複数の部位にふれる
　タイミング(Timing)……身振りの典型的なタイミング・速さからの逸脱
　出現(Occurrence)……身振りで単位動作は1回，あるいは反復して出現
Ⅱ．空間的(Spatial)
　振幅(Amplitude)……標的をねらう身振りで特徴的な振幅の増大・減少・不規則性
　内的配置(Internal configuration)……身振りにおける手・指の特定な位置関係に生じる異常
　物品としての身体部分(Body-part-as-object)……身振りにおける想像上の道具として手・指・腕を使用
　外的配置の定位(External configuration orientation)……物品の定位，空間における位置づけ困難
　運動(Movement)……道具で物品を操作するとき，動作に特徴的な運動が必要となるが，それが異常
Ⅲ．内容(Content)
　保続性(Perseverative)……前に実行した身振りのすべて，または一部を含んだ応答
　関係性(Related)……身振りで目標とされる内容に関連した別の身振りを正しく実行
　無関係性(Non-related)……身振りは正確であるが，目標の内容とは関係ない身振り
　H……道具使用を指示されても，実物あるいは想像上の道具なしの動作を実行
Ⅳ．その他
　具体化(Concretization)……他動詞的な身振りを，正常なら使用しない現実の物品に対して実行
　応答なし(No response)
　認知不能の応答(Unrecognizable response)……応答には目標の時間的・空間的様相なし

(Leiguarda et al. 2000, 改変)

表7-4 失行と鑑別を要する状態

失語
注意障害
記憶障害
空間認知障害
　（失認, 無視など）
感覚運動障害
病的反射
　（把握反射など）
整形外科的障害（運動器疾患）
全般的知的機能障害
　（痴呆など）

（Miller 1988, 一部改変）

表7-5 失行検査のリスト

- 肢ゼスチュア
  1. バイバイの手を振る
  2. ヒッチハイク
  3. 挨拶（会釈）する
  4. 「こちらへこい」と招く
  5. とまれ
  6. 行け

- 肢操作
  1. キーでドアを開ける
  2. コインを爪先ではじく
  3. ケチャップ瓶の蓋を開ける
  4. ドライバー（ねじ回し）を使う
  5. ハンマーを使う
  6. はさみを使う

- 口部顔面ゼスチュア
  1. 舌を突き出す
  2. 投げキッス

- 口部顔面操作
  1. マッチを吹き消す
  2. ストローで吸う

- 一連の動作
  1. パイプを清掃し, 煙草をつめ, 火をつける
  2. 便箋を折り, 封筒に入れ, 封印して, 切手を貼る

注：健常者にとって, このリストにある動作の実行は困難ではない．

（Heilman et al. 1985）

(conceptual apraxia)では, 内容面の誤りがある．運動は巧みに行われても, 動作の目標を間違えたり, 道具使用が適切でなかったりする．観念運動失行では, 運動の時間的および空間的誤りがあり, 他動詞的ゼスチュアを実行するときに明らかになりやすい．肢節運動失行では, 運動が遅く断片的となり, 乱れる．手指操作を要する課題で著しい．

4　臨床診断

臨床診断のため, 患者はいろいろな動作を実行する．脳卒中片麻痺の場合, 非麻痺側で行うが, 麻痺側でも同じ操作を試みるとよい．患者が指示された課題を遂行できないのは, 失行以外の障害によることも多い（**表7-4**）．失語によって理解が困難となっている場合には, 判定には注意が必要である．

失行の検査には, とくに標準化された検査法はなく, 診断の過程は検者の経験と直感によっている（Poeck 1986）．患者に指示する検査は, 大きく4通りに分けられる（**表7-5**）．

①身振り, 手振り(pantomime, gesture)：……を行って下さい．

②身振り, 手振りの真似(imitation of pantomine, gesture)： 私の行う……をみて, 貴方もそれを行って下さい．

③実際の物品使用(use of an actual object)：ここに……があります．どのように使うのか行って下さい．

④物品を使用する検者の真似(imitation of examiner using the objects)：動作は上肢（とくに手指）や顔面（口や舌など）で行う, 身振りや物品の操作である．用いる動作には, 「ろうそくの火を吹き消す」ような単一動作から, 「パイプに煙草を詰めて, 火をつけて吸う」という系列化した一連の動作までがある．

失行には, 構成失行(constructional apraxia)や着衣失行(dressing apraxia), 口舌顔面失行

表 7-6 主な失行の特徴

失行の型	指示による動作	模倣	物の使用	病変部位
脳梁失行				
運動エングラムと言語中枢は左半球にある	左手劣 右手正常	同左	改善する/左手異常 右手正常	脳梁
運動エングラムは両半球にある	両手劣	両手正常	同左	脳梁
運動エングラムは右半球,言語は左半球が優位(あるいはその逆)	両手劣	左手正常 右手劣	同左	脳梁
観念運動失行				
皮質型	両手劣	同左	改善する/両手劣	優位半球頭頂葉(縁上回)
皮質下型	両手劣	同左	改善する/両手異常	皮質下白質
肢節運動失行				
左半球損傷	右手劣/不全麻痺 左手(脳梁型参照)	同左	同左	左運動前野
右半球損傷	左手劣 右手正常	同左	同左	右運動前野
観念失行				
DeRenziによる	患者には理解障害あり	正常	劣	左後中心回
Heilmanによる	劣	正常	正常	優位半球頭頂葉(角回,皮質下)
Pickによる			目的達成の一連の動作が困難	痴呆

(Heilman et al. 1979, 一部改変)

(buccal-lingual-facial apraxia)などもあるが,ここでは肢運動に関する失行を取り上げる(**表7-6**).体幹失行は,ほとんど問題とされていない.

[5] **肢失行の型と検査法**

(i) 観念失行(ideational apraxia)

患者は,個々の基本動作は実行できても,それを系列化した連続動作として実行することができず(例:パイプで煙草を吸う),あたかも基本的計画を欠いている状態のようにみえる.意図した目的が達成できるように,正しい順序で物品を使用する動作のシーケンスにかかわる機能が障害されている.Roy et al.(1985)のモデルに従えば,概念システム(conceptual system)の機能障害であり,他動詞的運動の遂行にさいして,主として内容の誤りがおこる(例:患者は歯ブラシを剃刀であるかのように用いる).患者は道具とその道具を用いる動作の対象物とを関連づけられない.また,ある活動を完了するように求められ,適切な道具がないとき(例:ハンマーで釘を打ち込む課題で,ハンマーがない),そこにある代理用具でもっとも適するものを選べない(例:スパナーを選ぶべきであるが,ねじ回しをとる).課題を用いた検査では,脱落(omission;患者は歯ブラシに歯磨き粉をつけ忘れる),誤使用(misuse;鍵をハンマーとして用いる),誤位置(mislocation;ペンの上下を逆にもつ)が頻度の高い誤りである(De Renzi et al.

1988).

　観念失行の患者は，道具や物品を不適切に扱うため，日常生活活動でも障害がある．複雑な順序に従って複数の基本動作を行わなければならないような活動(例：インスタントコーヒーをいれる，手紙を書いて封筒に入れて封印をする)も，手順を間違えて失敗する．

　観念失行だけが純粋におこることは少なく，失語などの合併もある．患者は，個々の物品を正しく認知して，名前をいうこともできる．しかし，写真で示された動作の正しい順序を見分けることはできない(Poeck 1983)．また，全般的知的機能の低下に伴うことも多く，観念失行を独立した疾患単位とすべきか否かの論争もある(Rogers 1996)．

　左半球の特定部位が責任病巣とされているわけではないが，多くの患者で頭頂葉と前頭葉，あるいはそのどちらかに病変が認められている(Heilman et al. 1997)．

　観念失行という用語は，この障害が食事や入浴のような動作に必要とされる基本的な動作を結びつけていく観念(idea)が局在している脳部位の病変によって生じるという仮定から作られた．現在，19世紀末から20世紀初頭にかけて生まれたモデルは使用されていないが，臨床ではモデルを別にして，この分類(類型)だけを用いている．

　(ⅱ) 観念運動失行(ideomotor apraxia)

　臨床的には多い失行であり，「舌を出す」ような自然に行っていた動作が，検査場面で指示されるとできない．日常は複雑な動作を行っていても，言語指示に従って，あるいは検者を模倣して，身振りや手振り(ゼスチュア)を行うことができない．患者は，行うべきことを知っているが，どのように行うのかを知らない(De Renzi 1989)．

　観念運動失行は，ゼスチュア運動のタイミングと系列，空間的組織化をプログラムすることの障害を反映していると推定される(Rothi et al. 1991)．患者は，課題の遂行にさいして，主として時間的誤り(速度が不規則，順序が異常)，空間的誤り(振幅が異常，物品や運動の空間的定位が異常，腕や手指の配置異常，身体部分を物品として使う)を示す．たとえば，髪をとかす動作(身振り)で，櫛の代わりに自分の右示指を用いたりする．また，保続(perseveration)がおこり，同じ要素的運動を反復することもある．これらの誤りは，産出システム(production system)の機能障害に起因する．運動は不正確に産出されるが，動作の目標は観察から理解できる．時として，パフォーマンスのずれが大きく，検者には運動が何であるかを理解できない．指示に従った身振り(pantomime)では，他動詞的運動が自動詞的運動よりも障害されやすい．道具や物品があると，身振りだけで行う場合よりもパフォーマンスは良好になるが，運動が正常になるわけではない．また，言語指示と比べて，模倣でのパフォーマンスはよい．敬礼や「バイバイ」と手を振るような自動詞的動作は，指示あるいは模倣でも障害されやすい．かつてH. Jacksonが指摘した「唇についたパン屑を舌で取り除くことは容易にできるのに，検者の指示に従って舌を動かすことのできない患者」に由来する「随意運動と自動運動との解離(voluntary-automatic dissociation)」が観念運動失行では観察される．患者はあまり障害の不平を言わず，自然な状況下では運動の実行もよく保たれている．障害は臨床の検査場面で現れる．ただし，日常生活において障害がないわけではない(Leiguarda et al. 2000)．

　観念運動失行は，多くは左頭頂連合野(とくに頭頂葉下部)の病変と関連している．一部に運動前野と補足運動野の病変，同じ半球内の白質線維束(各領域を結んでいる)の障害も関係する．

観念失行と観念運動失行との鑑別が困難であることもある．両者が合併していることもある．また，重度の観念運動失行では，動作の誤りが運動プランの問題であるのか，運動プログラムの問題かを決定するのが困難なこともある(Rogers 1996)．

(iii)脳梁失行(callosal apraxia)

脳梁の病変によって，麻痺のない患者でも，非優位肢に片側性失行が生じる．これは観念運動失行の一種とみなされる．患者の示す失行の特徴は，検査のタイプや各種の運動技能の左右差によって，変動する．一部の患者は，言語性指示に対して，左上肢では正しいゼスチュアを実行することができないが，模倣や物品の使用は正常である(Geschwind et al. 1962；Gazzaniga et al. 1967)．言語性指示や模倣で，左手を使えない患者もいる(Watson et al. 1983；Leiguarda et al. 1989)．言語性指示ではゼスチュアができないが，模倣ではできる患者も報告されている．脳梁病変による肢失行は，言語性指示に対するゼスチュアのような，言語・運動課題を用いることで明らかになる(Graff-Radford et al. 1987)．

(iv)肢節運動失行(limb-kinetic apraxia)

病変がある大脳半球の対側肢の運動障害であり，患者は精密な微細運動を速く行うことができず，不器用(clumsy)になる．Kleist(1907)は，神経支配性失行(innervatorische Apraxie)と命名して，個々の神経支配を結合あるいは分離する能力の障害から生じる手指巧緻性の喪失を強調した．患者は，はさみを操作することができない，紐を結ぶことがまったくできない．障害は神経支配の複雑さに比例して，手機能の神経支配が複雑になるほど，異常は著しくなる．障害は手指操作が主であり，筋力や感覚は冒されない．動作にさいして，誤った運動や余剰の運動が加わる．手指によるゼスチュアは障害される．障害の程度は，日常生活場面であっても，臨床における検査場面でも同じである．なお，随意運動と自動運動との解離はない(Kleist 1931)．

肢節運動失行は，皮質脊髄路あるいは基底核よりも上位に位置する運動系の障害であり，おそらく運動前野を中心とした前頭葉病変によって生じる．それに頭頂葉あるいは基底核の病変も関与しているらしい(Leiguarda et al. 2000)．

3. 反応時間

1) 反応時間研究の推移

反応時間(reaction time：RT)は，「与えられた刺激(stimulus)によって意識的に決定される応答(response)の最小の時間遅れ」と定義される(ショショル 1971)．反応時間への関心は，1820年に天文学者Besselにより，環境における変化と応答時間との間に法則性を見いだそうとすることから始まった．遊星の子午線通過を観察する2人の観察者の間に時間差(均差，personal equation，例：[Walbeck-Bessel = 1.04 sec])のあることが問題であった(Welford 1980)．

19世紀中頃になると，反応時間は精神現象を身体的測定に結びつける有力な手段と考えられるようになった．たとえば，Helmholtz(1850)は，四肢の近位と遠位の刺激に対する反応時間の測定から神経伝導速度を求めている．

Donders(1868)は，単純反応時間(A)に対して2種類の異なった刺激のそれぞれに合致した応答を選ぶ選択反応時間(B)，3種類以上の異なった刺激から1種類を選んで応答する選択反応時

間(C)を設定した．B条件では，応答を選択するのに，どの刺激が提示されたかを弁別することが必要である．C条件では，刺激の弁別を要するが，応答の選択は不要である．その結果，[C-A：弁別時間]，[B-C：応答選択時間]が得られる．この差分法(subtraction method)は，20〜30年間にわたって利用されたが，個別の過程が同時処理される，あるいは複雑な過程は単純要素に分解できないなどと批判され，モデルとしての価値を失った．

19世紀後半から20世紀初頭にかけて，心理学領域における反応時間の関心事は，意識内容であった．1920年以降，行動主義の出現とともに，意識内容の研究から時間研究へと推移した(Welford 1980)．20世紀後半になると，運動発現の機構を分析する手段として，改めて反応時間が利用されるようになっている．運動指令(motor command)は運動開始前にある程度は構造化されているはずである．応答を決定し，その運動プログラムを選択して準備するには，時間が必要ということが前提である．必要とされる時間は，プログラミングの程度によって変動する．

2）人間の運動発現と反応時間

できるだけ速く刺激に対して適切な応答を行うためには，運動発現に先立って，いろいろなことを決定しておかなければならない．応答運動を行う身体部位，運動の方向，関節運動のトルク，運動パターンのシーケンスなどである．これらを情報処理の過程でおこることとみなし，刺激から応答までを刺激情報の一連の変換過程と仮定して，各過程に要する時間を計測する(図7-15)．このようなモデルでは，情報変換の各段階における時間の総和が反応時間となる(Theios 1975)．被験者が行うべき課題の部分を操作して，各段階における反応時間の変動分を検討する手法がとられている．たとえば，単純反応時間課題(simple reaction time task)において，音刺激(聴覚)と光刺激(視覚)の反応時間を比べることで，同定過程(s-n：t_s)の相違を分析する．音刺激に対

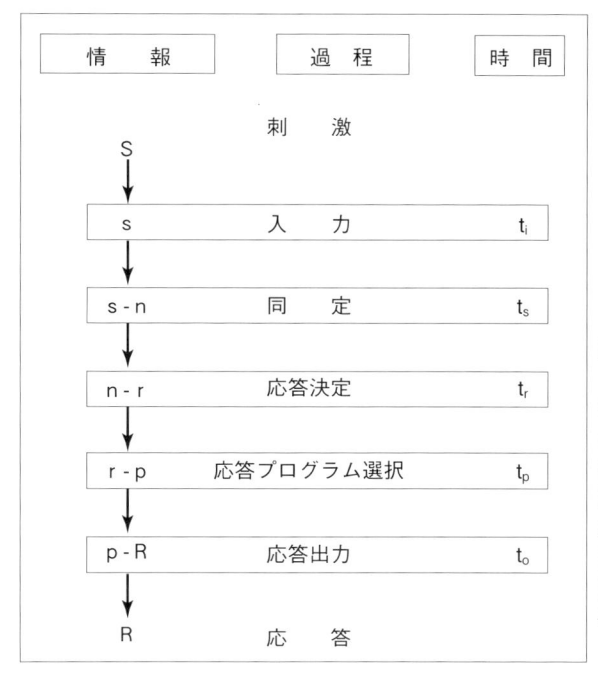

図7-15 反応時間と情報処理の過程
　物理的刺激(S)はt_iの時間を要して入力過程において感覚コード(s)に変換される．その後，同定過程では同定コード(n)，応答決定過程で応答コード(r)，応答プログラム選択過程では応答プログラムコード(p)，応答出力過程では応答(R)となる．各過程において，情報処理にt_i，t_s，t_r，t_p，t_oの時間を必要とする．各過程に影響する変数の操作によって反応時間が変わる．

(Theois 1975)

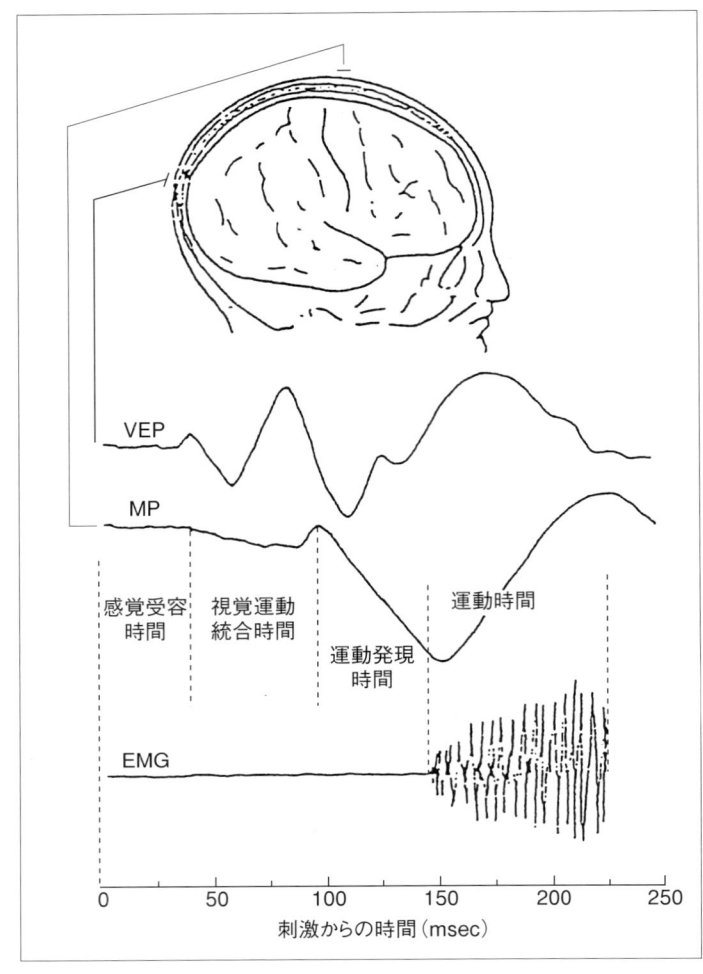

図 7-16 視覚単純反応時間にかかわる中枢過程の記録

視覚情報によって後頭葉(一次視覚野)に電位変化がおこる．その後，入力情報は皮質連合野を中心とした中枢過程で処理され，一次運動野から運動指令として脊髄へ送られる．この過程の電位変化は中心前野の運動関連電位として記録できる．
VEP：視覚誘発電位，MP：運動関連脳電位
(Wood 1977, 一部改変)

する応答課題を肘屈曲運動あるい前腕回外運動として，上腕二頭筋の筋電図反応時間(electromyographic reaction time：EMG-RT)を比べ，応答出力過程(p-R：t_o)の特性を検討する．選択反応時間課題(choice reaction time task)を利用すれば，課題の設定によって応答決定過程(n-r：t_r)や応答プログラム選択過程(r-p：t_p)を測定することが可能となる．

神経生理学的分析では，運動発現に先行する脳波や脊髄反射弓の興奮性，筋活動の変動が分析手段となる(島村・他 1980；佐々木・他 1988)．単純視覚反応時間の生理学モデルを図 7-16 に示す．光刺激への応答として電鍵キーを操作する課題である．光刺激によって後頭葉に視覚誘発電位(VEP)が出現する．その後，中心前野に運動関連電位(MP)が現れ，つづいて手指伸筋の筋電活動がおこる．ここでは刺激提示から筋活動開始までの潜時が反応時間として扱われ，およそ 140 msec となっている．

同一課題における反応時間の個体内変動の大部分は，運動出力時間(motor-outflow time)に帰せられ，関連する要因として準備状態(preparatory set)の変動があげられる．単純反応時間は，運動の内容が決定していれば，その変動は賦活系(activation system)による準備状態に依存する．

刺激入力側からみれば，注意が準備状態に対応する．人間では，行動の準備が注意や認知から運動発現まで，長くて複雑な過程を含んでいる．これらの活動状況を調整しているのが賦活系による覚醒レベル(arousal level)の設定である．

3）反応時間測定にかかわる注意事項

反応時間研究の歴史は長く，測定にかかわる全般的事項も多側面から検討されてきた．運動プログラムや運動準備状態に関連する諸問題を概観する．

(1) 感覚刺激の要因

初期研究の段階から，刺激強度が増加すると，反応時間は短縮する傾向にあることが明らかにされている．Piéron(1920)は，

$$RT = a/i^n + k$$

i：刺激強度，a：短縮可能な時間，k：短縮不可能な時間，n：感覚の種類や条件によって異なる指数

を掲げている．kは反応時間の生理的限界であり，単純反応時間に適用される．この場合，処理される情報は応答信号(response signal)が生じたということだけになる．しかし，kは課題の条件によって変動する．有効な刺激レベルは絶対的ではなく，背景となる実験条件と刺激との差に依存する．たとえば，音刺激を用いる場合，実験室内の騒音はどの程度か，光刺激では明るさはどうかである．刺激の持続時間，味覚刺激や光刺激では空間的な拡がりなども反応時間変動の要因となる．これらは感覚受容器の相対的感度の問題である．

反応時間の定量的モデルの多くは，①発生した感覚神経インパルスは刺激強度に関連している，②中枢における決定の速さはインパルスの頻度によって変動する，を前提としている(Luce et al. 1972)．

感覚刺激が信号として認知されるため，脳において神経雑音(neural noise)と区別されるのに十分な神経インパルスが感覚受容器から送られなければならない．送られる神経インパルス(信号：S)が弱ければ，神経雑音(ノイズ：N)から弁別されるには加重される必要があり，処理時間が延長する．刺激が強ければ，神経インパルスの頻度は高くなり，S/Nは増加し，反応時間は短縮する．

反応時間は刺激される感覚器の種類によっても変動する．これは主として感覚受容器の特性に

表7-7 感覚刺激の種類別の単純反応時間

報告者	刺激	反応時間(msec)	コメント
Woodworth et al.(1954)	光	180	
Woodworth et al.(1954)	音	140	
Robinson(1934)	タッチ(触覚)	155	
Kiesow(1903)	塩(舌先)	308	1例
Kiesow(1903)	砂糖(舌先)	446	1例
Baxter et al.(1983)	身体回転	520	
Baxter et al.(1983)	身体回転の方向変換	720	
Wright(1951)	強力な放射熱	330	近似値

(Welford 1980，一部改変)

よるものである．頭部の位置変化を検出する前庭系は，音に対応する聴覚系と比べて反応がかなり遅い（表7-7）．しかし，図7-15における情報の同定過程（s-n）や応答決定過程（n-r）が感覚器の種別によって異なるのかどうかは明らかになっていない．

単純反応時間課題では，刺激内容の同定は不要であり，刺激パターンの複雑性は問題とならない．提示される刺激の複雑性は，選択反応時間では，重要な検討項目となる．

予告信号（warning signal）は，感覚刺激からみれば，被験者に定位反応（orientation reaction）をおこす．その働きは，①警報を与える刺激を処理し，分析することへの努力，②これまで行っていた活動の抑制，③これからおこる重要な情報源への定位，④一過性の覚醒レベル上昇，である（Kahnemann 1973）．

（2） 応答運動の要因

反応時間研究の典型例では，電鍵キーを押すあるいは放す操作で応答運動開始のタイミングを測定してきた．伸ばした手指に生理的振戦（8～12 Hz）があることは，以前から知られている．キーを押す課題では，動作は振戦の動きと一致して生じる傾向があり，応答運動の75％は手指の振戦による屈曲運動と一致したという報告もある（Travis 1929）．振戦周期の上下頂点で応答信号が与えられると，反応時間は短くなり，変動も少ない（Tiffin et al. 1940）．

応答信号（刺激）の前に予告信号があると，反応時間はおよそ20～30 msec 短縮することは以前から知られていた（Beck 1932）．しかし，初期の研究では，時間測定よりも被験者の意識内容を取り上げたため，短縮は期待（expectancy）によると解釈された（Welford 1980）．その後，予告信号から応答信号までの期間を準備期（prepratory interval, foreperiod）として，その長短と反応時間の関係が検討されるようになった．

単純反応時間課題を遂行するとき，準備期を1～8 sec とすると，最適値が得られる（Teichner 1957；Karlin 1959；Drazin 1961）．準備期が一定であると，反応時間は最も短縮する（Klemmer 1956）．その場合，準備期が0.3～0.5 sec で反応時間は最小値となるという（Kahnemann 1973；Welford 1980）．準備期をランダムにすると，準備期は平均値よりも長いほうが反応時間は短くなる．これらも覚醒レベルの上昇に伴う現象のひとつであり，心理学的には「期待」，生理学的には「準備」として扱われる．

準備期に軽度の筋活動がみられる場合，反応時間は促通される（Freeman et al. 1940）．これは予告信号（warning signal，準備信号，preparatory signal）による覚醒応答の一部と推定され，中枢機構の全般的な活性化が主たる要因である．このような微小筋電図の変動を全波整流して加算平均した表面筋電図を図7-17に示す．準備期は5 sec である．予告信号があると，一過性に数 μV の筋電活動がある．これは直ちに減少して2～3 sec ほどそのレベルを維持し，その後は次第に増加する．刺激信号の前後にかけて一時的に減少してから応答運動の筋電活動が生じている．大島・他（1980）は，準備期の筋電活動は中枢における調整を反映していること，準備期の微弱な筋活動を構成するのは大部分が持続性神経筋単位であって，筋紡錘からの求心性インパルスの影響を強く受けていることから，準備期の筋活動は中枢性および末梢性の入力に由来する調整であると推定している．このような筋レベルの変化も考慮すれば，覚醒レベルの変化によって，反応時間に関与する中枢性および末梢性の過程が同時に促通されているとみなされる．

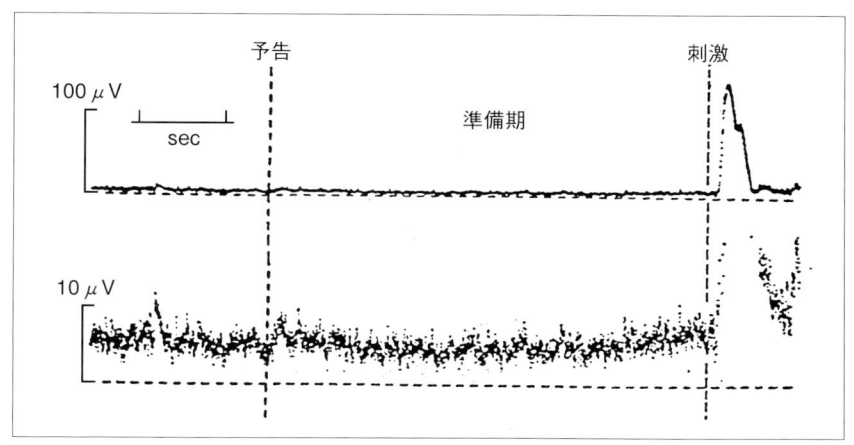

図 7-17 準備期における微小筋電活動

小指外転運動による単純反応時間課題である．被験者には予告信号としてスポット光が与えられ，5 sec 後の音刺激に応答する．手小指外転筋の表面筋電図を20回加算平均している．上段は低増幅，下段は高増幅である．

(大島・他 1980)

表 7-8 上腕二頭筋の EMG-RT と呼吸相の関係

呼吸相	運動方向		
	肘屈曲	前腕回外	差
呼気相	126.1 (17.9)	125.7 (21.1)	0.4 (4.9)
吸気相	126.3 (19.3)	117.4 (16.3)	8.9 (6.5)
差	-0.2 (7.6)	8.3 (9.4)	-8.5 (9.1)

単位：msec

被験者は男性9名(年齢：21〜23歳)である．応答すべき運動を告げ，数 sec から 30 sec 後に呼気相あるいは吸気相の終末1/3の時期に合わせて，応答信号(短音)を提示した．

(衣笠・他 1991)

(3) 反応時間課題の諸相

反応時間にかかわる情報処理の構造モデルを前提にして，運動プログラムの構成要素と情報の変換過程との関連を検討するために，いろいろな反応時間課題を利用した研究が行われている．代表的な手法の特性を掲げておく．

a. 単純反応時間(simple reaction time)

応答信号と応答運動との対応は，あらかじめ定まっている．たとえば，応答信号を純音(1,000 Hz，持続 50 msec)，応答運動は電鍵キーを押すことにする．予告信号の有無，準備期の長さなどは覚醒のレベル，注意の集中などに関係する．生体に固有のリズム現象とも関連性があり，聴覚や視覚への応答信号が呼吸周期の呼気や吸気の開始時に与えられた場合，反応時間は延長する (Gaskill 1928)．Buchbaum et al.(1965)は，呼気相の反応時間が速い傾向にあると報告しているが，覚醒レベルは吸気相で高まり，呼気相で低くなること(Wang et al. 1964)に矛盾している．衣笠・他(1991)は，肘屈曲と前腕回外における上腕二頭筋の筋電図反応時間と呼吸相との関連を分析している(**表7-8**)．肘屈曲の反応時間には呼吸相による変化はないが，前腕回外の反応時間

は吸気相に速くなっている．呼吸相あるいは覚醒レベルによる反応時間の変化は，応答運動の方向あるいはパターンによって異なることになる．そのほかに，脳波のアルファ波が速いほうが反応時間は短縮している(Surwillo 1961)．

筋電図反応時間を利用すれば，姿勢の変化(基本肢位に対するPNF促通肢位など)の影響も検討できる．他動運動が運動開始に与える影響も分析されている．

単純反応時間課題は，基本的な手法であり，そこで得られた反応時間を基準値として，諸条件の影響を検討することが多い．ただし，何を基準値とするのかは問題があろう．そのため，ある運動課題において，複数の選択肢(身体部位，運動方向，範囲など)を定め，そのうちひとつのパラメータを変化(例：左右手，距離の長短)させて，反応時間を比較する手法を用いる．

b. 選択反応時間(choice reaction time)

複数の応答信号にそれぞれ対応した複数の応答運動があり，提示されたひとつの刺激に合致する応答を行う．たとえば，左右に一定の距離をおいて並べられたダイオードがあり，それぞれが左右の手に対応するとして，いずれかのダイオードがランダムに発光する．応答肢を変えて，左ダイオードには右手，右ダイオードには左手とすると反応時間はかなり延長する．前者では情報処理が片側の大脳半球で行われるが，後者では刺激入力を受ける半球と運動応答を出力する半球とが異なり，両半球間の情報伝達に時間を要すると説明することもある．

弁別課題(discrimination task)では，高音および低音を応答信号とし，一方に応答して，他方には応答しない手法(go-or-not go choice reaction time)を用い，主として応答信号の同定過程を分析する．

c. プローブ反応時間(probe reaction time)

ある連続する活動(動作あるいは行為)を遂行しているとき，単純反応時間課題をそこに加える．基準値と比較して延長した反応時間は，連続活動の遂行に注意を奪われているためと説明する．反応時間の延長がわずかであれば，連続活動の遂行は自動化していることになる．たとえば，歩行中に音刺激に対して発声による応答を行う課題がある．また，長距離トラックの運転中，ダッシュボードに備えた発光ダイオードの光に対して，スイッチを押す課題がある．これは運転者の疲労の程度を判定するのに利用される．疲労すれば，反応時間は延長し，ダイオード発光を見落とすことも多くなる．

d. 干渉効果(interference effect)

ひとつの刺激に対して，片手と片足で応答する，あるいは両手で応答するというような2種類の応答運動課題を同時に行い，それぞれの反応時間の基準値に対する延長を応答プログラム選択過程や応答出力過程における干渉作用として解釈する．

e. 予告情報技法(プレキュー技法，precuing technique)

運動課題の実行にさいしては，運動を行う身体部位(左右)，運動方向(前後)，運動範囲(長短)や力(強弱)などをあらかじめ決定しておく必要がある．とくに身体部位の次元が不確かであると，運動方向や範囲の次元が不確かである場合よりも，反応時間は延長する(Glencross 1973)．応答信号よりも前に，課題遂行に必要なある情報を含む予告信号(プレキュー，precue)を与える方法は，時間的不確かさだけでなく，応答にかかわる諸次元の不確かさをも減少させる．この手法はプレキュー技法と呼ばれ，運動のプログラミング過程を分析することに利用されている．

f. 運動パラメータ(movement parameter)

運動出力にかかわる諸パラメータの測定結果と反応時間との関連性を検討する手法も広く利用されている．動作課題のゴールにかかわるパラメータを操作して反応時間への影響を検討することもある．とくに反応時間-運動時間パラダイム(reaction time-movement time paradigm)は随意運動における情報処理の研究に長い歴史を有している(Woodworth 1938)．

4) 運動準備状態と運動開始

迅速な動作や行為が効果的に行われるように，上位中枢における意図や外部環境の情報は下位レベルに伝えられている．心理学では，準備(preparation)，注意(attention)あるいは期待(expectation)などと呼ばれている状態である．神経生理学では，この過程を調整(tuning)と呼び，脊髄運動ニューロンの興奮性の変化を対象として分析が進められている．準備された状況下では，運動指令があれば，意図した運動がおこる(Kots 1977；Requin et al. 1977)．単純反応時間は，このようなモデルを分析する手法として利用されている．なお反応時間の指標には，応答信号から動筋の筋電図活動開始までの潜時(筋電図反応時間，electromyographic reaction time：EMG-RT)を用いることが多い．

(1) 運動準備状態から運動開始へ

随意運動の準備期(反応時間課題では予告信号から応答信号までの時間)および応答運動開始前の脊髄興奮性の変化は，H波やT波などの脊髄反射を利用して分析されている．研究の手法は，足関節の底屈や背屈の運動を反応時間課題として，準備期あるいは応答運動開始前における反射応答の振幅の変化を，安静時と比較して検討することが多い．

準備期を1secとした場合，予告信号が与えられるとH波の振幅は一過性に大きくなり，100～300 msec後に最大となる．これは予告信号に対する相動性の反応であり，全身におこる現象である．その後，H波振幅は，応答信号が与えられるまで減少し，安静時振幅よりも低下する．この現象は応答肢だけでなく，対側肢にもおこる．予告信号によって誘発された運動準備状態では，脊髄全般に単シナプス性反射弓の抑制があり，その程度は応答肢で大きい(Requin et al. 1977)．微小筋電図変動が示すように，準備期には大部分が遅筋運動単位の微弱な活動による筋電図所見が得られている．運動準備状態では，末梢入力が直接に運動ニューロンへ伝わることが抑制され，上位中枢からの指令が優位になる．

単純反応時間課題において，予告信号が中枢過程に影響する場として，大脳皮質と網様体がある．上位中枢では運動プログラムが決定されて脊髄(下位中枢)へと移され，網様体は覚醒レベルを調整する．このような状態で，応答信号があれば，皮質からの指令によって脊髄は直ちに運動をおこすことができる．網様体を通して姿勢調整機構も準備されているはずである．この場合，脊髄運動ニューロンへの末梢入力は意図した運動の正確さを低下させる可能性がある．そのため，抑制されているというのが目的論的解釈である．

被験者に予告後2～4secの光刺激への応答運動として右手を握るように指示し，右ヒラメ筋のH波振幅を分析した報告(笠井 1980)では，H波振幅は応答信号の提示前も安静時よりやや高い．応答信号提示後，右手応答運動の開始前およそ120 msecから低下が始まり，80 msec前後に最低値となる(図7-18)．その後，応答運動と一致してH波振幅は高くなり，応答終了直後に

262　7　随意運動

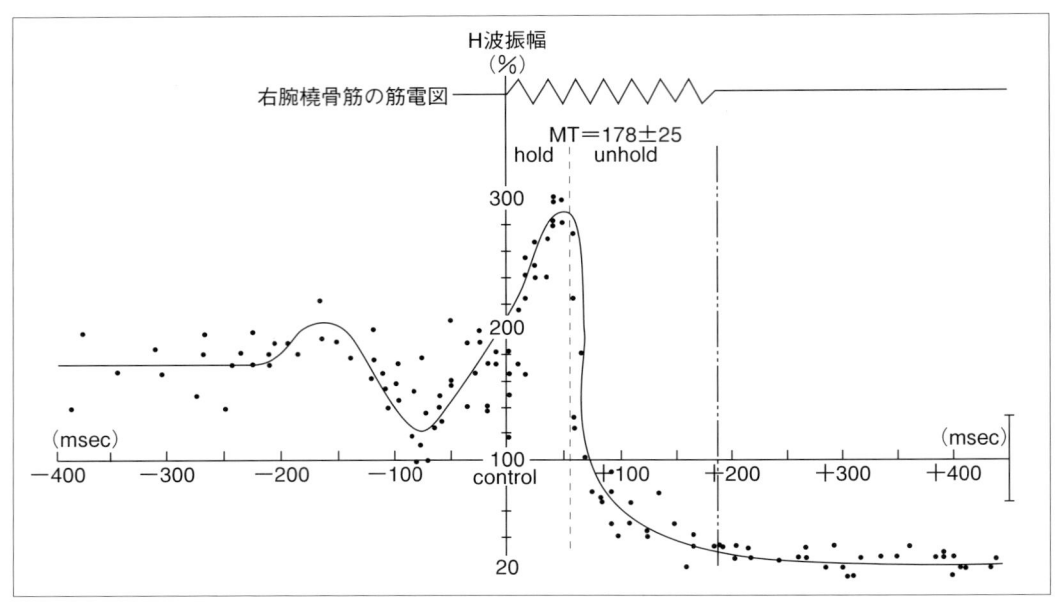

図 7-18　準備期におけるH波振幅の変化

　予告後2～4 secで与えられる光刺激への応答として右手を握る課題(握力)である．H波は右ヒラメ筋から導出されている．横軸は，応答動作にかかわる腕橈骨筋の筋電活動の開始時を0 msecとして，それ以前(0～−400 msec)，それ以後(0～400 msec)を示す．縦軸は，対照(安静時)H波の平均振幅を100 %(右端は変動幅)としたときの比である．MTは，握力が最大値となった時点である．

(笠井 1980)

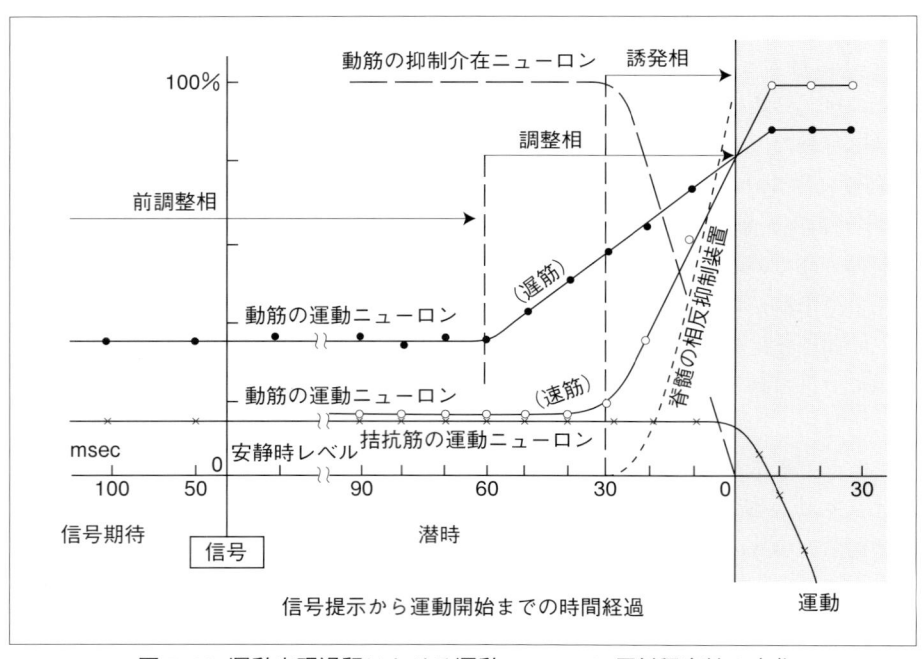

図 7-19　運動出現過程における運動ニューロン反射興奮性の変化

(Kots 1977)

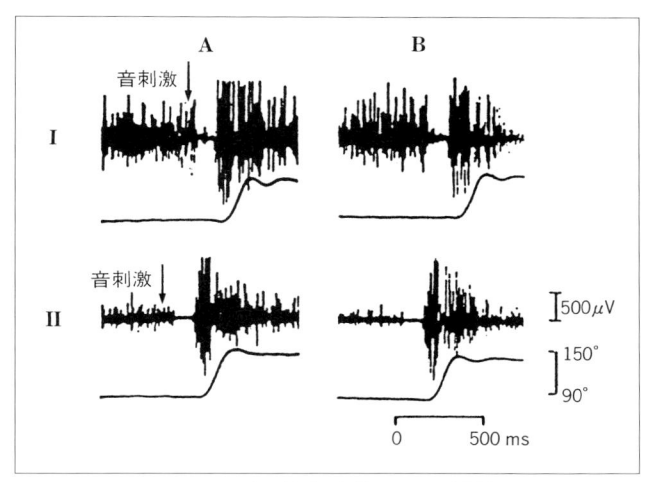

図 7-20 肘関節急速伸展時の沈黙期
肘関節を急速に水平方向へ 60° 伸展したときの上腕三頭筋活動.
A：反応時間課題(音刺激に対する応答)を行う.
B：自発運動課題(自己ペースで開始)を行う.
Ⅰ：上腕二頭筋と上腕三頭筋の最大同時収縮(肘関節を固定)の状態から運動開始.
Ⅱ：最大同時収縮の 20% の筋活動レベルの状態から運動開始.
いずれの試行でも上腕三頭筋の活動は中断する(沈黙期). その後, 応答運動あるいは自発運動の筋活動がおこっている.
(Conrad et al. 1983)

は著しく低下している. 応答運動を足関節底屈にした場合にも, H波振幅は, 応答運動開始前 50〜100 msec に著しく低下する.

Kots(1977)は, 予告信号のない条件で足関節底屈運動の反応時間課題を用い, 応答信号から応答運動までの間のH波の分析によって運動ニューロンの興奮性を検討している(**図 7-19**). 応答信号以前に反射は高まっている(前調整相, pretuning phase). 応答運動開始の 55〜60 msec 前から遅筋運動ニューロンの興奮性は高まる(調整相, tuning phase). さらに 30 msec 前には速筋運動ニューロンの興奮性が急速に高まり(誘発相, triggering phase), 応答運動がおこる. 動筋の活動開始にほぼ同期して, 拮抗筋への相反性抑制もおこっている(Kots 1969；田中 1988). このような運動発現に当たっては, 動筋は調整と誘発という2種の影響を上位中枢から受けている. 前者は錐体外路系, 後者は錐体路系によって行われると推定されている.

(2) 沈 黙 期

反応時間課題において, 応答運動の開始前に動筋にわずかの筋緊張(pretension)があると, 応答運動としての筋活動に先行して筋活動が一時的に停止する現象が筋電図で得られる(**図 7-20**). これは沈黙期(silent period)と呼ばれている. Hoffmann(1934)の相動性筋活動における沈黙期に関する研究以来, 多くの報告がある(矢部 1980). たとえば, 立位姿勢において両脚支持から急速に片脚支持になるとき, 支持脚のヒラメ筋に沈黙期が観察される. 立位で肘関節 90° 屈曲位を保持しているとき, 下方へ向かって急速に肘伸展を行うと, 上腕二頭筋に沈黙期が現れる. しかし, 緩徐な運動による肘伸展では, 上腕二頭筋の筋電図活動は徐々に低下するだけで, 沈黙期は

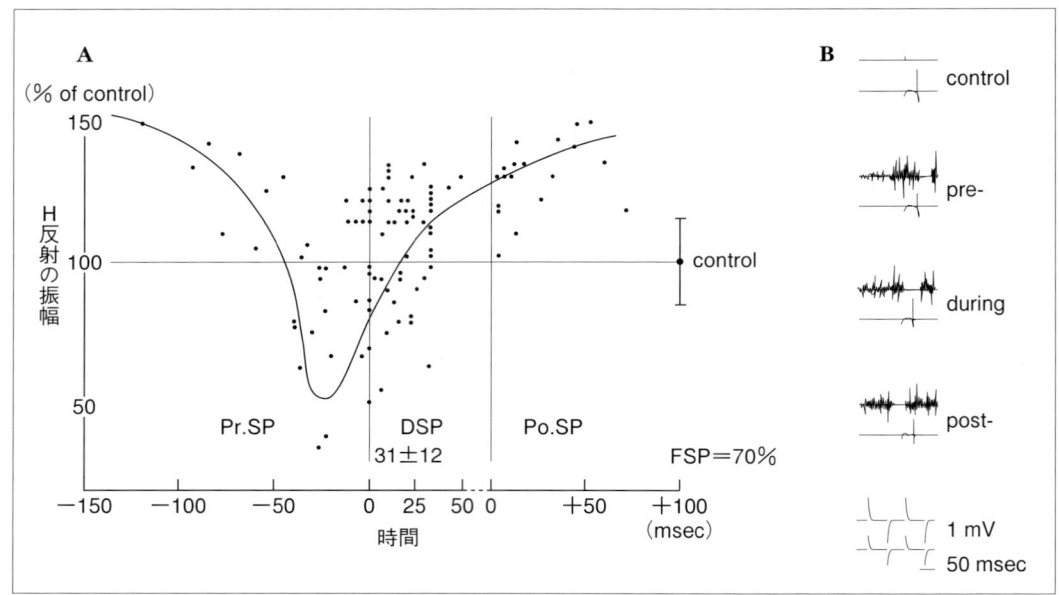

図 7-21 沈黙期が現れたときのH波振幅の変化
A：沈黙期前後のH波振幅の変化を示す．横軸に関して，Pr.SPは沈黙期出現前（0〜−150 msec），DSPは沈黙期出現時（0〜50 msec），Po.SPは沈黙期終了後（0〜+100 msec）である．縦軸は，安静時H波の平均振幅を100％（右端は変動幅）としたときの比である．沈黙期の持続時間は31±12 msec（平均±標準偏差）であり，その出現率は70％である．
B：沈黙期とH波の記録例である．controlは安静時，pre-は沈黙期出現前，duringは沈黙期出現時，post-は沈黙期終了時である．

（笠井 1980）

出現しない（Nakamura et al. 1984b）．

　準備期に沈黙期が観察されやすい条件は，動筋が最大筋力の30％以下の筋力で持続性収縮を行っているときである（三田・他 1978）．しかし，動筋の収縮を意図的にゆっくりと持続性収縮で行えば，沈黙期は観察されない．なお，沈黙期は，動筋だけでなく，拮抗筋あるいは対側肢の筋群にも出現する．

　沈黙期は，中枢性抑制によっておこると推定されている（Agarwal et al. 1972；矢部・他 1975）．笠井（1980）は，左足関節を軽く底屈した状態から応答信号に対して左足関節を底屈する課題において，右ヒラメ筋のH波の変動を分析している（図7-21）．沈黙期が始まる30〜40 msec前（随意的な持続性足関節底屈が行われている）に，H波の著しい低下が観察される．応答運動の開始時との対応でみると，70〜80 msec前になる．応答運動の開始前70〜80 msecにみられるH波振幅の抑制は，沈黙期の有無とは関連性が明らかでない．沈黙期にはH波の抑制があるとする報告（Iwase et al. 1981）もあり，中枢プログラムによって運動ニューロンに加わる抑制とする説が有力視されているが，沈黙期の出現に関する生理的機構は解明されていない．

　反応時間課題を習熟した被験者では，応答信号から沈黙期までの潜時の変動は小さくなり，筋電図反応時間の長短に関して沈黙期の変動が占める割合が大きくなる．また沈黙期の長さと筋電図反応時間の長さとの間には正の相関がある（図7-22）．さらに，各試行における沈黙期と応答

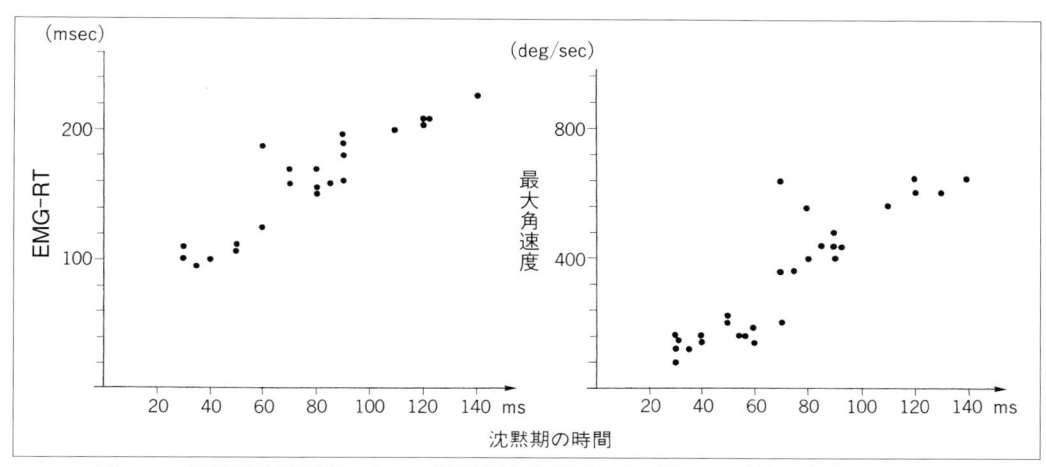

図 7-22 肘関節伸展運動における沈黙期と筋電図反応時間および最大角速度との関係
上腕三頭筋の筋電図から得た1被験者のデータである.

(Conrad et al. 1983)

運動の加速度との間にも正の相関がある(Conrad et al. 1983). ただし, 応答信号が提示されたときに動筋の活動がない場合でも, 急速運動の最大加速度が高くなるにつれて筋電図反応時間は延長する(Nagasaki et al. 1983b). そのため, 反応時間課題の遂行にどれだけの筋張力の発生を必要とするかによって, 筋電図反応時間が変化することになる. 一方, 反応時間課題として肘関節伸展運動を利用したYabe(1976)の報告では, 最大加速度は沈黙期が出現した場合に高い値を示している.

矢部(1980)は, 反応時間にあまり相違のない健常者, 脳性麻痺者および脳卒中片麻痺者の肘関節伸展課題における沈黙期について比較し, 脳性麻痺者の左右上肢, 脳卒中片麻痺者の麻痺側上肢には沈黙期が出現しないと報告している. 脳卒中片麻痺者の非麻痺側上肢には沈黙期が観察され, 沈黙期が現れたときの最大加速度は麻痺側よりもはるかに高くなっている. ただし, 健常者と比べれば, 低値である. 持続性筋収縮の状態から相動性筋収縮へと運動を切り換えるときにおこる沈黙期の有無と最大加速度によって, 随意運動の巧拙の程度を知る手がかりが得られる可能性が残されている.

(3) 長潜時反射の変化

反応時間の準備期に応答肢に外力を加えて長潜時反射(long latency reflex)の変動を分析することも行われている(Bonnet et al. 1982; Hayes et al. 1978).

視覚反応時間課題として, 手関節の屈曲あるいは伸展を行うことにして, 準備期に屈筋群の他動的伸展を行う. 筋電図上の応答(群発放電)は, 潜時の短い順にM_1, M_2, M_3に分けられ, M_1は単シナプス伸張反射(monosynaptic stretch reflex), M_2は運動野や錐体路を経由する多シナプス反射あるいは皮質経由反射(transcortical reflex), M_3は運動感覚が信号となった反応時間(kinesthetically triggered voluntary response)と推定されている. M_3には小脳や視床, 運動野, 錐体路の関与が示唆されている.

準備期におけるM_1とM_2の振幅変化の時間経過は異なっている. 準備期を1 secとした場合, M_1は予告信号後600 msecまで大きくなり, その後は低下する. M_2は時間経過につれて大きく

なる．運動準備は少なくとも2種類の過程，すなわち① M_2 増大で示される全般的活性化や運動プログラム実行のための運動系の準備，② M_1 減少で示される固有感覚入力の運動ニューロンへの伝達の抑制，から成り立っている．

M_3 については，応答信号が提示されない場合にも，準備期に振幅が増大することから，運動準備によって変化する反射とする解釈もある．

運動制御に多くの経路が関与することを説明するための多ループモデルによれば，運動準備状態における各ループの利得は個別に変化すると説明されている．

5) premotor time と motor time

反応時間（RT）の測定には，応答運動として電鍵キーやボタン・スイッチを押すあるいは離す動作が利用されている．このような課題の実行にさいして，動筋の活動電位を同時に記録すると，RT は応答信号（response signal）から筋活動電位の開始までの潜時（premotor time：PMT）と筋活動電位の開始から実際の運動開始までの潜時（motor time：MT）に分けられ，

$$RT = PMT + MT$$

となる（図7-23）．

PMT および MT という名称は，主として心理学領域で用いられている．一部に premotor RT および motor RT ということもある．神経生理学では，それぞれに対応する形で，筋電図反応時間（electromyographic reaction time：EMG-RT）および筋電図加重時間（electromyographic summation time）と呼んでいる．前者を筋電図潜時（EMG latency），後者を電気機械的遅延（electromechanical delay：EMD）ということもある．EMD は，身体部位に加わる外部負荷量を操作的に設定して，筋張力が運動をおこすのに必要な最低レベルをもって定義することが多い．重力による負荷を除去した条件を設定した場合，筋張力遅延時間（tension lag time：TLT）ということもある．

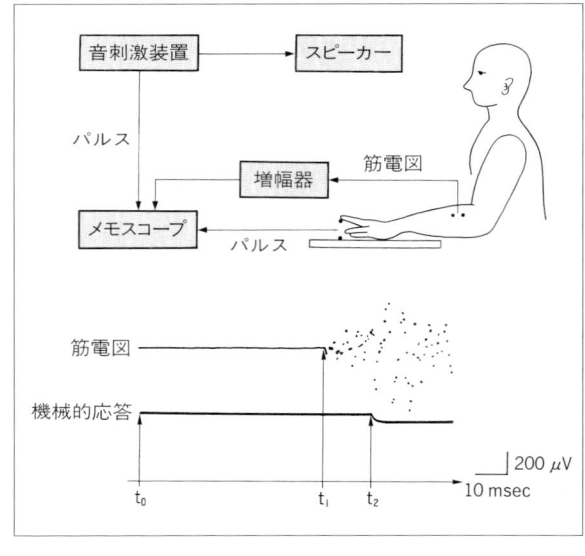

図7-23 RT，PMT および MT
中指先端に金属ノブをつけ，金属板に触れている．金属ノブと金属板がスイッチを形成している．手指伸筋群の表面筋電図を記録する．被験者は音刺激（応答信号）に対して，できるだけ速く中指を伸展する．応答信号（t_0）から筋電活動の開始（t_1）までの潜時がPMT，t_1 から中指先端が金属板から離れたとき（t_2）までの潜時が MT である．
(Nakamura et al. 1977b)

手指伸展のRTは，準備期の長さの違いによって変化するが，それは主にPMTの変化によるものであり，MTには変化がおこらない(Weiss 1965；Botwinick et al. 1966)．

　心理学の領域に，セット(set)と呼ばれる概念がある．曖昧な概念であるが，通常は特定の刺激状況に対して特定の仕方で応答するための一過性の定位(orientation)，期待(expectation)，準備状態(state of readiness)などを指す用語である．たとえば，知覚セット(perceptual set)は特定の仕方で環境を知覚しようとする準備状態であり，運動セット(motor set)は特定の筋応答を実行する準備状態である．教示セット(instructional set)は実験者からの教示による知覚，認知あるいは運動への定位である．一過性に特定の神経回路の感度が高まっている状態を神経セット(neural set)と呼ぶこともあるが，これは主に理論的仮説として利用する概念である．

　このような被験者のセット(Weiss 1965；Botwinick et al. 1966)や熱意(動機づけ，motivation)という心理状態(Weiss 1965)によって影響されるのはPMTであるため，PMTは主に中枢過程，MTは末梢過程を反映すると仮定された．高齢者のRT遅延はPMTの延長によるものであり，MTには若年者とあまり相違がない．一方，筋疲労はMTの延長をもたらすが，PMTにはあまり影響しない．

　運動心理学では，知覚や非運動性決定(nonmotoric decision)の過程が一定であれば，RTの相違は異なる応答運動(response movement)に対応する運動性決定(motoric decision)の変動を反映すると仮定している．応答運動の開始前に応答肢(左右)，運動方向(前後)，それに運動域(遠近)などを定めておく必要がある．そこで複数の刺激(高低音など)と応答特性とを対応させておき，それぞれの刺激を応答信号として，あるいは応答信号の直前に提示してRTを測定する(プレキュー)．条件間のRT差から運動に必要な諸変数のプランやプログラムに要する時間を求める．このような方法によって，

①運動方向のプログラミングは運動肢や運動域のプログラミングよりも時間を要する．運動肢と運動域には差がない．ただし運動開始後に変更を要する場合，再プログラミングには運動肢の選択時間が長い

②変数のプログラミングには順序があり，はじめに運動方向が定められる

③運動方向の再プログラミングでは，プログラムの内容をすべて組み直す

④プログラミング，再プログラミングの過程は，2種以上の変数を同時平行して行う

が明らかにされてきた．運動方向の変更に時間を要する理由として，動筋と拮抗筋，共同筋の組み直しが必要であり，これが単に力(運動域に対応)を決定することよりも複雑な生理的過程であるためである(Larish et al. 1985)．

　動作に必要な運動の決定の多くは，それに要する筋群の選定から始まる．動筋と拮抗筋の関係が定まると，つづいて運動肢と力が決定されるらしい．このような運動プログラムには階層構造が仮定され，上位から下位へ，[方向-肢-力]の順になる．下位の変数を再プログラミングするときには，上位のプログラムは影響を受けない．しかし，上位のプログラムが変更されれば，それの直接下位に位置するプログラムは影響される．このようなモデルが有力視されているが，今後の研究によって，一部は変更される可能性もある．なお，中枢神経障害との対応は，あまり検討されていない．

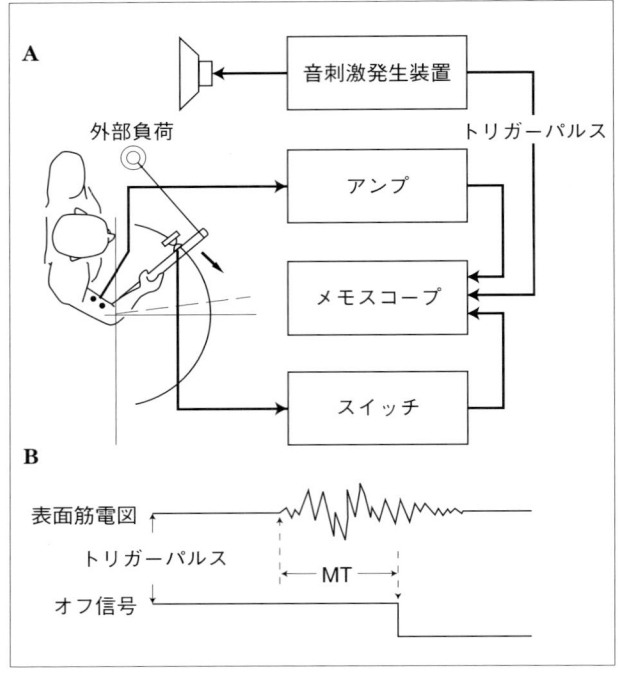

図 7-24 水平面における急速肘関節伸展時MTの測定法
A：実験装置.
B：MTの計測法.
(Nagasaki et al. 1983a)

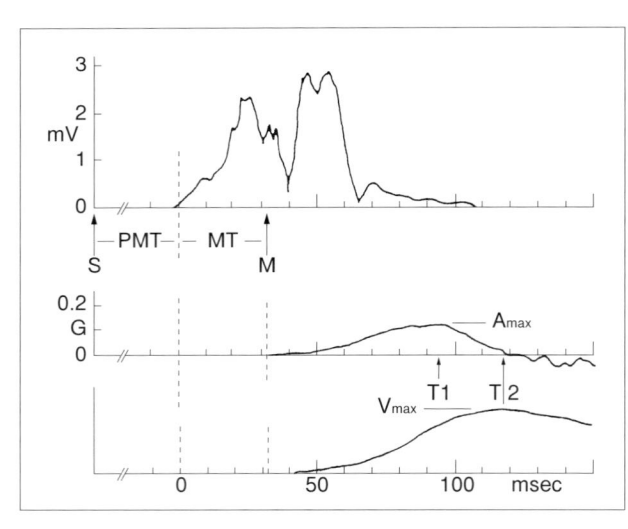

図 7-25 急速肘関節伸展時の運動出力
上段：上腕三頭筋の整流した表面筋電図，S：応答信号，M：運動開始.
中段：接線方向の加速度，T1に最大値（A_{max}）となる.
下段：速度（加速度から計算したもの：任意単位），T2に最大値（V_{max}）となる.
(Nagasaki et al. 1983b)

（1）筋張力の関数としてのPMTとMT

　RTは運動を組織化するのに要する時間を反映していると仮定して，運動の構成要素とRTとの関係が分析されている．Marteniuk et al.(1980)は，中枢神経系が運動制御に用いている内的変数は力とそのタイミング，すなわち運動力学的変数(kinetics)であり，運動時間（速度）や距離，すなわち運動学的変数(kinematics)は単なる結果であると主張している．発生する力が増大すれば，それはRTの延長に反映されるはずである(Schmidt et al. 1970；Lagassé et al. 1973；

表 7-9 力の 3 条件下における急速肘関節伸展運動の RT, PMT, MT, 最大加速度(A_{max})とそのタイミング(T1)および最大速度(V_{max})のタイミング(T2)

条件*	$A_{max}(\times 10^{-2} G)$	RT(msec)	PMT(msec)	MT(msec)	T1(msec)	T2(msec)
A	11.9 (1.0)	170.2 (16.3)	128.5 (15.3)	41.7 (5.9)	50.1 (9.3)	93.0 (16.3)
B	3.4 (0.9)	154.6 (16.2)	114.5 (40.1)	40.1 (5.4)	49.8 (7.6)	94.2 (19.3)
C	8.8 (1.7)	159.3 (17.2)	122.3 (15.7)	36.9 (5.9)	57.2 (8.5)	92.7 (14.7)

n=5 ( ):標準偏差.
* 条件A:強い力で行う,条件B:わずかの力で行う,条件C:力について指示なし.

(Nagasaki et al. 1983b)

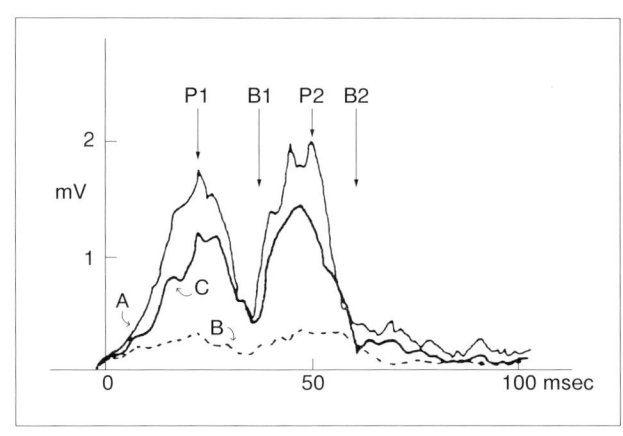

図 7-26 力の 3 条件下における応答運動の平均加算した上腕三頭筋の表面筋電図

P1, B1, P2, B2は,2つの頂点がある固定的なパターンである.A, B, Cは応答運動に関する力の指示条件.

(Nagasaki et al. 1983b)

Ward 1978).

　Nagasaki et al.(1983b)は,被験者に上腕三頭筋が発生する力を変えるように指示して,力(加速度)とRT, PMTおよびMTとの関係を分析している.**図 7-24**に実験装置を示す.被験者に予告信号の2sec後に提示される応答信号に対して,前腕が水平面で回転する加速度計のついたバーに固定(回転軸が肘関節と一致)された上肢の肘関節を「できるだけ速く伸展する」ように指示する(条件C:力についての指示はない).その後,「わずかの力で行う(条件B)」あるいは「強い力で行う(条件A)」ように指示を追加する.**図 7-25**は条件Cの1試行の記録,**表 7-9**は被験者5名の結果である.最大加速度(A_{max})がA>C>Bの順になり,被験者は指示に従った応答を行っている.RTはA>C>Bとなり,A_{max}が大きいほどRTは長くなっている.PMTはA>C>Bの順序になり,条件AとBとの間には有意差がある.MTはA≧B>Cの順であり,条件AとCの差は有意である.発生する力に関する条件がPMTとMTに及ぼす影響は,相違していることになる.加速度および速度が最大値となる時間(T1およびT2)には,条件による相違がない.

　図 7-26に3条件における上腕三頭筋の筋電活動を示す.急速運動の特徴である二峰性活動パターンのタイミングには,3条件間に差がない.一方,筋電活動の振幅はA>C>Bの順になっている.積分筋電図(iEMG)の分析では,筋電活動が開始してから15 msecまではiEMGとA_{max}との連関はないが,15 msec以降は両者間に有意な相関が認められている.運動は筋電活動が開始してから約40 msec後に始まる.加速度の変動に決定的な影響を与える筋電活動の変

動は，およそ 25 msec 前に生じていることになる．筋電活動が開始してから 15 msec までの筋電活動は，その後の加速度とは無関係に，慣性に打ち勝って運動を始めるのに必要な筋張力の発生に関与するらしい．単純反応時間課題で発生する力の制御だけを条件とした場合，運動出力系に現れる変化は力だけであり，タイミングは不変である．

条件 A と B は運動出力の制御を意識的に行う必要があり，条件 C と比べて，運動を組織化するのに注意容量を要し，PMT は延長すると推定された(Glencross 1980)．実際には，PMT は発生した力と連関を示し，力が強くなるほど，PMT は延長している．運動発現のタイミングは，発生する力に直接的に関連していることになる．

MT は，条件 C と比べて，条件 A と B では延長している．MT は準備期(Weiss 1965；Botwinick et al. 1966)，運動発現前の筋緊張状態(Ward 1978)などの影響を受ける．Schmidt et al.(1970)は，手を握る課題において運動発現前の筋緊張が高くなるほど，MT が延長すると報告し，筋組織に生じた力学的性質の変化によって筋張力の発生率が低下するためと推定している．そのほかにも MT が変動する場は，筋に局在するという報告(Maria 1970)もあるが，中枢性要因も考慮すべきである(Nakamura et al. 1977；Nagasaki et al. 1983a, b)．

MT には性差や身体部位(筋)による相違も報告されている(Morris et al. 1980；Bell et al. 1986)．ただし，健常者であれば，著しい違いがあるわけではない．スポーツ選手のように身体運動を日常的に行っている者は，そうでない者よりも MT は短縮している．

MT の主要な部分は，筋細胞膜の電気的変化(脱分極)から始まって，アクチンとミオシンの連結橋形成(滑走運動)に至る興奮収縮連関(excitation-contraction coupling)に費やされる時間である．それに加えて，筋の直列弾性要素のたるみ(slack of series elastic component)と収縮成分(contractile component)の関与が推定されている(Cavanagh et al. 1979；Norman et al. 1979；Partridge et al. 1981；Sajiki et al. 1985)．

(2) motor time(MT)の中枢制御

MT は，反応時間の構成要素のうち，末梢性処理過程とされているが，運動プログラムとの関連からみると，運動発現の初期における筋活動およびそのタイミングと姿勢や外部負荷などとの関係を検討する必要がある．MT を取り上げるときの課題の多くは，応答運動に手指伸展のように，あまり外部負荷のない条件での運動を用いている．机上においた手指の伸展では，MT は 30〜40 msec である．そのほかの身体部位の MT を**表 7-10** に掲げておく．

表 7-10 種々の運動や動作によって測定された MT(msec)

	男 (11名, 21.1±1.8歳) 平均	標準偏差	女 (11名, 21.0±1.7歳) 平均	標準偏差
手指屈筋(握力計)	46.6	6.5	52.4	6.8
膝関節伸展	51.7	7.2	49.7	6.9
手関節屈曲	49.7	7.1	52.9	7.4
肘関節伸展	52.4	6.4	50.5	5.9
足関節屈曲	59.9	8.1	68.7	7.7

(Morris et al. 1980)

表 7-11 単純反応時間課題（急速肘関節伸展運動）において，予告信号の有無による応答の変動

予告信号	（−）	（＋）
RT	225.8(23.4)	208.6(16.2)
PMT	116.1(23.1)	98.5(16.0)
MT	59.5(7.6)	59.7(7.0)
T5°	50.2(4.1)	50.3(3.8)

n＝7，( )：標準偏差，単位：msec.
（中村・他 1975a）

a. 予告信号，外部負荷量と MT

予告の有無によって，PMT と MT がどのように変化するかの分析がある（中村・他 1975a）．被験者を椅子座位として，上肢を肩関節90°外転位，肘関節90°屈曲位，前腕回内位で金属棒（バー）に前腕を固定する．バーは肘関節を軸として，水平方向へ回転する．この装置は，①バーの動き出したとき，②運動開始から5°回転したとき，にパルスを発生する．被験者は予告信号「なし」「あり」の2条件で応答信号（音刺激）に対して，できるだけ速く応答運動を行う．表7-11 に2条件における RT，PMT，MT，5°回転（T5°）を示す．2条件間の比較では，予告「あり」で RT と PMT は有意に短縮しているが，MT と T5°には有意差がない．単純反応時間課題では，予告信号の有無は，筋電活動開始以降の過程には影響していない．

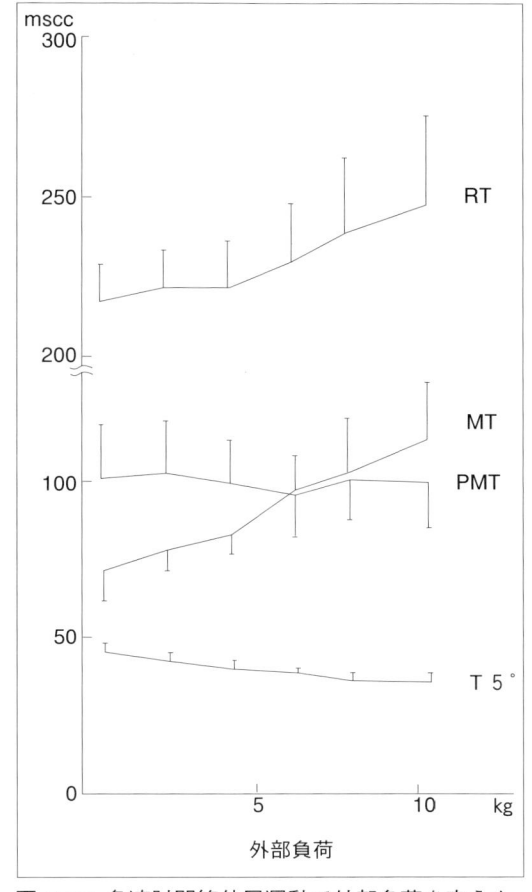

図7-27 急速肘関節伸展運動で外部負荷を変えたときのRT，PMT，MTおよびT5°
（中村・他 1975a）

運動開始時に加わる負荷量とMTとの関係は，バーを電磁石で吸着し，電流を制御して加わる負荷量（範囲：0.4～8.1 kg）を設定した装置で検討されている．図7-27 に結果を示す．RT は抵抗の増加につれて延長するが，PMT には変化がなく，MT の延長だけが生じている．一方，T5°は抵抗増加につれて短縮している．MT は，筋張力が外部負荷量よりも大きくなるまでの潜時であり，ある範囲内の外部負荷量との間に直線相関が成り立っている．運動開始時の外部負荷量の増加により，MT が延長すれば，その後の運動速度は高まる．

図7-28 は，椅子座位の姿勢で被験者が急速な膝関節伸展を行うとき，下腿に外部から負荷する重量を変化させてMTを測定する装置である．肢位を一定にしておくと，MT と外部負荷量との間にも直線相関がある（図7-29）．椅子座位において，膝関節角度を完全伸展位から90°屈曲位まで変えて，膝関節伸展のMTを測定すると，膝関節30～90°屈曲位の間では，関節角度とMTとの関係は，$Mg \cos\theta$ で表される（図7-30）．ここで，Mg は下腿の重量，θ は膝関節角

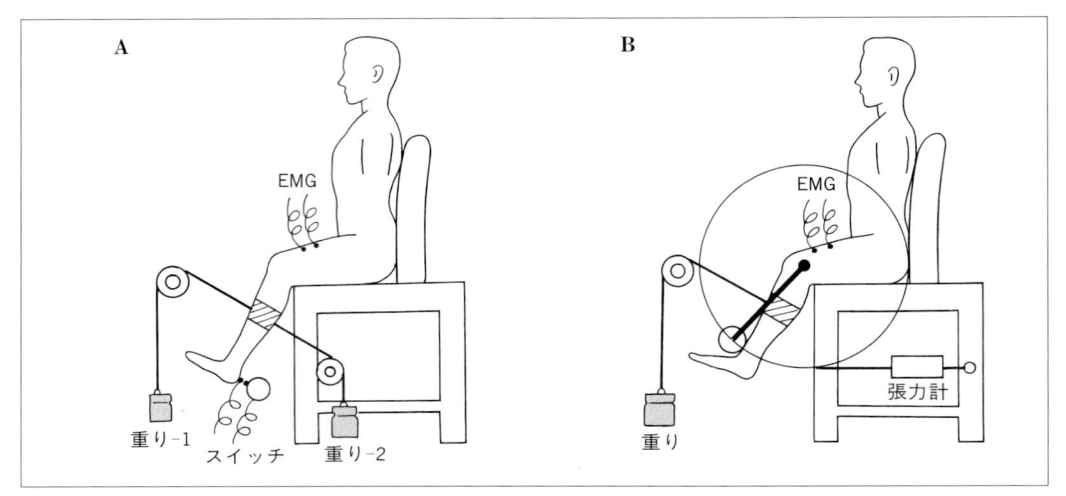

図7-28 外部負荷量を変えて膝関節伸展時の大腿直筋MTを測定する装置(模式図)
A:重り-1と重り-2を適宜に組み合せることで下腿に加わる重力を操作できる.
B:被験者の矢状面で回転するロッドの先端にバーが固定されている.ロッドの軸は膝関節の軸と一致するように調節できる.回転ロッドには直径 57.5 cm の金属輪がつけられている.金属輪の回転トルクがケーブルを介して張力計で測定される.膝関節 60°屈曲位で下腿遠位がバーにふれている.重り(3kg)がロープを介して下腿に結ばれ,下腿を前上方へ吊り上げている.

(Nakamura et al. 1984c)

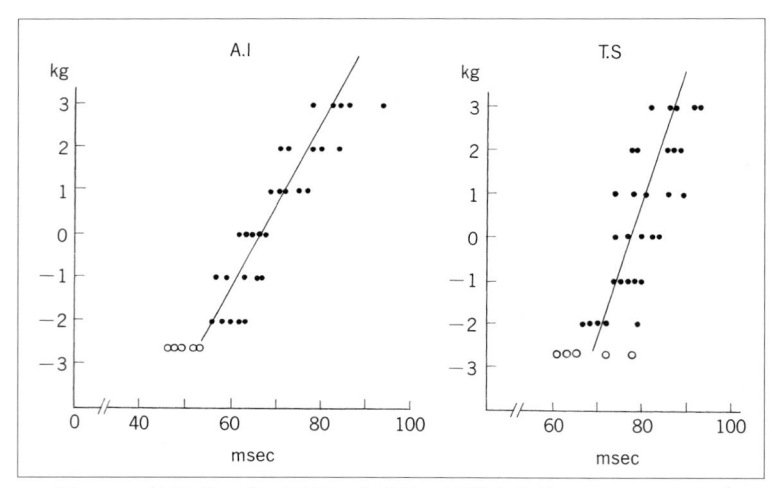

図7-29 健常者2名で下腿に負荷する重量を変化させたときのMT
横軸:MT,縦軸:負荷量,(−)は図7-28の重り-1>重り-2,(+)は重り-1<重り-2の条件である.白丸はTLT.

(Nakamura et al. 1984c)

度である.MTは,単に大腿四頭筋への負荷量に対応して変化している.これらの結果は,筋張力発生率がかなり広範囲の関節可動域にわたって,少なくとも運動開始時までは一定であることを示唆している.なお,膝関節 80°屈曲位で測定したMTと等尺性最大筋力(MVC)との間には相関がない(**図7-31**).肘関節屈曲運動(Lagassé 1979)あるいは膝関節伸展運動(Lankhorst et

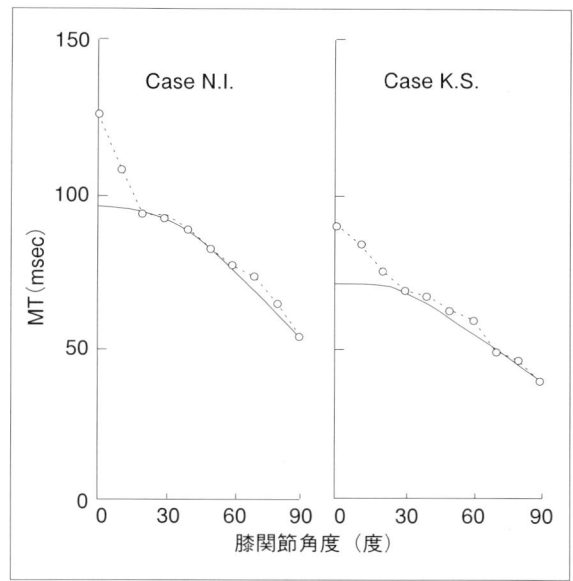

図 7-30 椅子座位姿勢における膝関節角度と膝関節伸展 MT との関係

膝関節90°におけるMTを起点とした余弦曲線(cosine curve)によって両者の関係は近似できる.

(Irie et al. 1983)

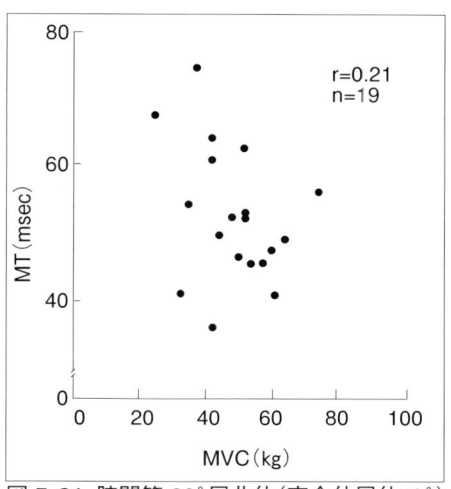

図 7-31 膝関節 80°屈曲位(完全伸展位:0°)における等尺性最大随意収縮(**MVC**)と**MT**の関係

(Irie et al. 1983)

al. 1982)でも,MVC は急速運動を評価するのに不適切とする意見が多い.

b. 肢位,外部負荷量と MT および筋電活動パターン

急速運動は,動筋-拮抗筋-動筋という3相性の筋電活動パターンによって特徴づけられる(Hallett et al. 1975b, 1980).とくに運動開始は,はじめの筋電活動によって行われ,多くは筋電活動が続いているうちに運動が開始されている.はじめの群発放電は,中枢においてプログラムされたものと解釈されている.そうであれば,MT も運動プログラムに依存するものであって,中枢性処理過程の影響を受けているはずである.

Nagasaki et al. (1983a)は,水平面における肘関節の急速な伸展運動の MT について,①運動開始時の肘関節角度,②運動への外部負荷量,③上腕三頭筋の筋電活動パターン,との関連を分析している.

外部負荷量を 0.5〜2.5 kg,運動開始時の肘関節角度を 30〜120°(完全伸展位:0°)とした範囲では,MT は肘関節角度にはあまり依存せず,外部負荷量の増加につれて延長する(**図 7-32**).肘関節の伸展は主として上腕三頭筋によって行われ,関節角度によって力学的効率は変化する(Kapandji 1974).解剖学的には,肘関節完全伸展位で筋張力の伝達は最大となり,20〜30°屈曲位からは次第に低下し,完全屈曲位で最小になる.しかし,屈曲位では,上腕三頭筋腱は,てこのようにして肘頭を引き,また筋も伸張されていることによって収縮力は増し,上腕三頭筋の効率低下を代償している.そのため,上腕三頭筋の等尺性最大収縮トルクは,肘関節角度によって変化し,肘関節屈曲位で大きくなり,110°屈曲位で最大となる(Brunnstrom 1979).急速運動では,同じような角度依存性がない.

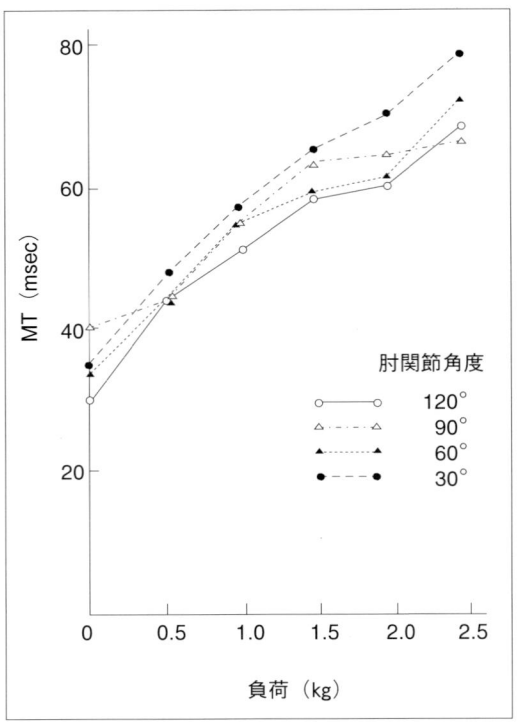

図 7-32 肘関節角度を変えた場合の外部負荷量とMTの関係

(Nagasaki et al. 1983a)

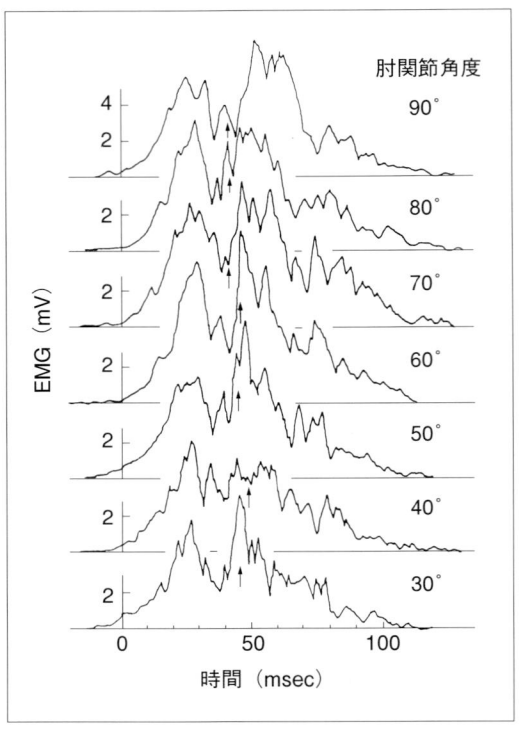

図 7-33 急速肘関節伸展時の上腕三頭筋の加算平均した表面筋電図

外部負荷なしの条件で肘関節角度を変えた場合の筋電図パターンである．矢印は運動開始のタイミングを示す．

(Nagasaki et al. 1983a)

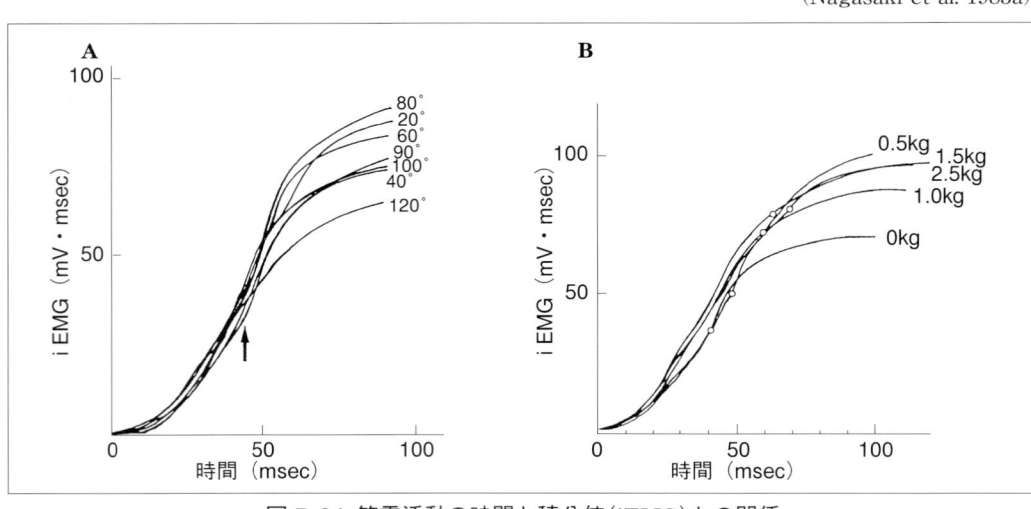

図 7-34 筋電活動の時間と積分値(iEMG)との関係
A：0.5 kg 負荷で肘関節角度を変えたとき．
B：肘関節 90°屈曲位で負荷量を変えたとき．
　Aの矢印は運動開始のタイミングを示す．

(Nagasaki et al. 1983a)

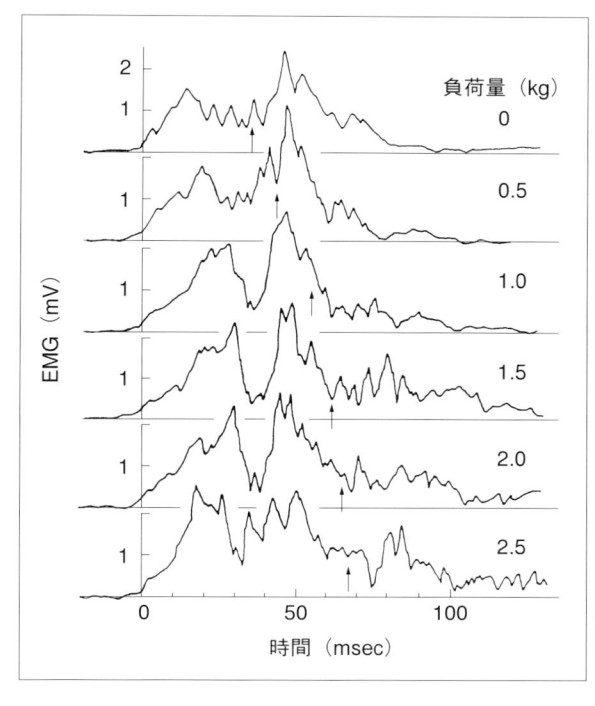

図 7-35 急速肘関節伸展時の上腕三頭筋の加算平均した表面筋電図

肘関節角度 90°として，負荷量を変えている．被験者は図7-32と同じである．矢印は運動開始のタイミングを示す．

(Nagasaki et al. 1983a)

　急速な肘関節伸展時の加算平均した筋電活動は，運動開始時の肘関節角度 30〜120° の範囲において，外部負荷がない場合には，活動開始から 70 msec までは固定的なパターンを示している（図 7-33）．筋電活動には，活動開始から 25 msec と 45 msec の 2 つの頂点，35 msec の谷がある．筋電図積分値も，およそ 50 msec までは肘関節角度の相違による変化はない（図 7-34）．MT が運動開始時の肘関節角度とは無関係であることは，初期の筋電活動が固定的パターンであることからも推定できる．外的負荷量を 2.5 kg まで増加しても，筋電活動の固定的パターンは保たれ（図 7-35），筋電図積分値はおよそ 70 msec までは外部負荷量による変動はない．ただし，筋張力が外部負荷量よりも大きくなるまでの潜時，すなわち MT は延長する．

　実際の運動開始のタイミングは，外部負荷と筋張力の発生率によって変化する．一方，筋張力は，あらかじめ中枢過程においてプログラムされ，筋電図によって示される筋活動パターンや群発放電によって決定されることから，MT は運動中枢の制御を受けていることになる（Nagasaki et al. 1983a, b）．

(3) 中枢神経障害と単純反応時間

　19世紀末，複雑な知的活動を支配する法則は要素的機能から構成されていることを前提として，感覚や弁別の正確な測定法の開発が試みられた．有機体の適応能にかかわる速さを反映するとして，多くの測定法のうちから単純反応時間（RT）が取り上げられた（Nettelbeck 1980）．しかし，これらの試みは成功しなかった．20世紀前半には，統合失調症や知的障害を中心として，脳の生物学的効率の指標として RT をとらえる研究が再開した（Huston et al. 1937；Scott 1940）．一般的な知能検査と比べて，RT 測定が社会文化的影響を受けないという理由もあった．その後，RT と知能検査成績との間には負の相関があるという説が受入れられた（Baumeister et al. 1969）．

しかし，知能検査の成績が平均値あるいはそれ以上の者では，相関がなくなる．20世紀後半に入ると，例外はあるが，RTは脳損傷による機能障害の指標とされるようになった(Talland 1965)．RTの延長は，脳損傷の重症度を反映すると仮定された(King 1965；Bruhn et al. 1971)．

脳病変の部位との関連では，片側半球の局所病変によって全身性にRTの延長がおこる(Dee et al. 1973)，両側性にRT延長はおこるが，病変と対側のRT延長が大きい(Benton et al. 1959)，右半球損傷患者のRTは対側に応答刺激を与えたときに著しく遅れる(Belmont et al. 1972)という報告が現れるようになった．一方，加齢によって感覚は鈍くなり，RTも延長する．RTは，30歳ころから次第に延長し，60歳では20歳代の20％増にも達する(Gottsdanker 1982；

表 7-12 脳卒中不全片麻痺患者のRT，PMT，MT

A 被験者

	対照群	左不全片麻痺群	右不全片麻痺群
人数	10	12	10
平均年齢（歳）	65.1	66.4	57.8
発症後期間平均（月）	—	14.5	22.1
平均握力(kg)左手	—	8.9	16.4
右手	—	17.5	14.0

B　RT，PMT，MTの平均と標準偏差（msec）

		対照群	左不全片麻痺群	右不全片麻痺群
左手	RT	160.7(20.8)	219.0(60.7)	182.2(29.0)
	PMT	118.2(18.5)	153.3(45.7)	139.5(27.3)
	MT	42.5(5.5)	65.6(20.4)	42.6(8.0)
右手	RT	168.1(20.8)	202.9(44.1)	204.8(39.3)
	PMT	124.5(19.1)	154.8(39.7)	143.4(30.9)
	MT	43.6(4.1)	48.3(9.0)	61.0(20.8)

(Nakamura et al. 1977b，一部改変)

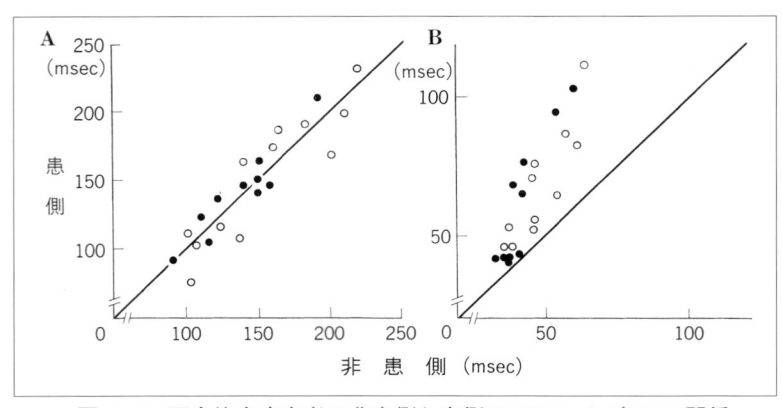

図 7-36 不全片麻痺患者の非患側と患側のPMTおよびMTの関係
A：PMT．
B：MT．
　○：左不全片麻痺，●：右不全片麻痺．

(Nakamura et al. 1977b)

Wilkinson et al. 1989). そうであっても，RT は直接的な精神運動機能の検査法であり，とくに注意障害を鋭敏に反映して，脳障害や痴呆の鑑別にも利用されている(Lezak 1995)．

a. 脳卒中片麻痺

RT は，左右いずれの半球病変であっても延長するが，右(非優位)半球病変の場合に延長は著しい(Benton et al. 1959；Benson et al. 1970；Dee et al. 1971；Howes et al. 1975)．これらの RT 延長が中枢における情報処理過程でおこっているのか，運動発現の過程かを検討するには，PMT と MT を分けて分析する必要がある．

脳卒中による不全片麻痺患者を被験者とした分析がある(Nakamura et al. 1977b)．予告信号の 2〜4 sec 後に提示される応答信号(音刺激)に対して，被験者は金属板上においた中指をできるだけ速く伸展する課題である(**図 7-23**)．結果を**表 7-12** に示す．健常者群と比べて，左不全麻痺患者群では両側の RT と PMT は有意に延長しているが，右不全麻痺患者群では RT の延長に有意差はない．MT はいずれの患者群でも有意に延長している．**図 7-36** は不全片麻痺患者群のPMT，MT の分布である．麻痺側と非麻痺側の PMT に相関はあるが，有意差はない．MT は麻痺側で延長し，MT 延長が大であるほど非麻痺側の MT も延長している．PMT の延長は，両側で同程度に生じていること，聴覚刺激も両側に与えられていることなどから，感覚系あるいは運動出力系の機能障害によるものではない．感覚刺激を有効な応答運動へと変換する過程における遅れが原因であり，変換過程にかかわる機能は右半球が優位であると推定される．非麻痺側のMT延長は，非交差性錐体路の機能障害に帰せられている．

b. パーキンソン病

Howes et al.(1975)は，脳画像診断をもとにして，右半球でも基底核とその近傍に病変があるとき，反応時間の延長が著しいと報告している．基底核における機能障害との関連では，パーキンソン病(Parkinson disease)が問題になる．Hicks et al.(1970)によれば，RT では一致した結論が得られていない．King(1959)，Barbeau et al. (1966) および Wiesendanger et al.(1969)は，健常者と同程度あるいは軽度の延長を，Draper et al. (1964)，Heilman et al. (1976) および Yokochi et al.(1985)は明らかな延長を報告している．Talland(1963)によれば，パーキンソン病患者の全体をみれば，RT は健常者と同程度の範囲に留まるが，重症になればRTは延長する．

表 7-13 パーキンソン病患者の PMT (msec)

	対照群	I 群 (左＜右)	II 群 (左＞右)	III 群 (左＝右)
人数	20	13	14	15
年齢(歳)	58.1(7.4)	63.1(8.3)	59.4(6.9)	60.5(7.0)
性(男/女)	12/8	6/7	6/8	5/10
重症度(I/II〜III)		8/5	9/5	7/8
罹病期間(年)		5.6(3.6)	5.6(3.7)	7.9(6.1)
左反応時間	98.6(11.3)	110.9(14.5)	145.4(32.9)	153.3(38.8)
右反応時間	98.5(8.0)	119.6(23.0)	135.7(30.8)	151.2(33.1)
平均	98.5(9.4)	115.2(18.3)	140.6(31.3)	152.2(34.9)

I 群(左＜右)：主に身体右側に徴候がある，II 群(左＞右)：主に身体左側に徴候がある，III 群(左＝右)：身体両側の徴候は同程度．( )：標準偏差．

(Yokochi et al. 1985)

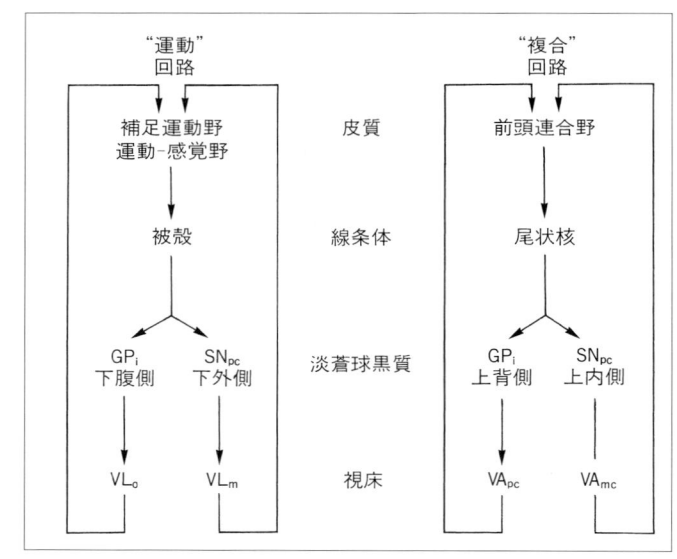

図 7-37 線条体の 2 部分
尾状核と被殻はともに淡蒼球，黒質，視床と連絡するが，個別の回路を形成する．前者は前頭連合野と結合して複合回路に，後者は運動感覚野と結合して運動回路になる．GP：淡蒼球，SN：黒質，VL：視床外側腹側核，VA：視床前腹側核．
（Brooks 1986，一部改変）

　パーキンソン病患者における臨床徴候の左右差と RT 延長の関連を Yokochi et al.(1985)が検討している．患者は，Hoehn et al.(1967)による重症度分類（表6−7参照）でステージⅠ〜Ⅲであり，左右上肢の神経学的徴候によって 3 群に分けられている．患者は予告信号 2 sec 後の応答信号（音刺激）に対してできるだけ速く手関節を伸展する．手指伸筋群の表面筋電図によって PMT を求めている（**表 7-13**）．対照群（健常者）と比べて，患者群の PMT は有意に延長している．身体右側に神経徴候の著しい患者（Ⅰ群）と比べて，左側に著しい患者（Ⅱ群）あるいは両側に著しい患者（Ⅲ群）の PMT は有意に延長している．またⅠ群とⅡ群では，臨床徴候が重度側の PMT は，軽度側よりも延長する．これらの結果から，基底核の機能障害による PMT 延長には，2 つの独立した機能系の障害が仮定される．ひとつは機能系として基底核を含む右半球病変であり，身体両側の PMT 延長をもたらす．もうひとつは片側半球の病変による身体対側だけの PMT 延長である．

　DeLong et al.(1981)は，運動に関する基底核の機能を複合機能(complex function)と運動機能(motor function)とに分けている（**図 7-37**）．複合機能には尾状核が関与する．尾状核は前頭連合野を含めて前頭葉からの入力を受け，その機能障害は運動行動の変換障害や応答の遅れをもたらす．これを随意運動の発現からみれば，その障害は全身性である．人間の RT 課題では，複合回路(complex loop)は右半球(基底核)優位であると推定される．運動機能には被殻や淡蒼球が関与する．被殻は運動前野と運動感覚野からの入力を受け，身体部位との機能的対応と体部位局在が証明されている(Crutcher et al. 1981；Ohye et al. 1972)．この運動回路(motor loop)の機能障害が対側性の PMT 延長に関係する．

　予告信号は注意と覚醒のレベルを上昇させると同時に，応答運動に対して特異的準備状態を高めて RT を短縮させる(Posner et al. 1971)．パーキンソン病患者の RT に対する予告信号の効果は健常者との差がなく，患者でも外部からの刺激によって賦活される覚醒機構には機能障害はない(Heilman et al. 1976)．

表 7-14 パーキンソン病患者の反応時間(msec)

	人数	年齢(歳)	反応時間（予告−）左	反応時間（予告−）右	反応時間（予告＋）左	反応時間（予告＋）右
対照群	12	58.8	180.8	179.6	134.4	139.7
		(7.8)	(24.8)	(25.6)	(22.6)	(22.2)
L群	12	56.1	250.1	223.4	165.7	154.1
		(8.9)	(61.8)	(48.4)	(29.9)	(29.1)
R群	12	56.8	207.9	229.5	160.3	168.6
		(7.0)	(26.3)	(27.8)	(29.9)	(32.8)
S群	12	60.3	251.3	247.7	173.3	177.7
		(9.0)	(34.0)	(46.0)	(29.9)	(33.6)

（　）：標準偏差．

(横地・他 1988，一部改変)

　横地・他(1988)は，パーキンソン病患者のRTに対する予告信号の影響を検討している．応答運動は中指伸展であり，予告信号なし(−)と応答信号の約3 sec前に予告信号あり(＋)の2条件におけるRTの比較である．患者は，左右前腕の陽性徴候（筋強剛と振戦）の程度によって左側障害(L群)，右側障害(R群)，両側障害(S群)に分けられている(**表7-14**)．結果を要約すると，①パーキンソン病患者では，予告信号によるRT短縮は，陽性徴候が身体の左側にある場合には両側におこり，②陽性徴候が右側にある場合には右側のRT短縮が健常者よりも大きくなることから，③パーキンソン病によるRT延長に関係する複合回路と運動回路は，いずれも予告信号によって賦活される度合いが健常者よりも高いと推定される．予告信号が覚醒レベルを上昇させ，同時に応答運動の特異的な準備状態を高めるためである(Posner et al. 1971)．

　中枢覚醒レベルは感覚刺激（外部起動系，exoevoked）あるいは意志や記憶，欲望，努力など（内部起動系，autoevoked）によって賦活される(Hernández-Peón 1969)．パーキンソン病患者の予告(−)におけるRTの著しい延長は，中枢覚醒を内的に賦活することの機能障害と推定される(横地・他 1988)．しかし，外部起動系の機能障害はない．この結論は，皮膚電気抵抗の測定などによる自律神経機能の分析結果からも支持される(Horvath et al. 1974；Ploski et al. 1971)．

　右半球が覚醒あるいは注意に関して優位であるという複数の報告がある．パーキンソン病患者において，他動的に上肢を上腕三頭筋促通肢位(facilitating position)に保持するとRT短縮がおこる．定位脳手術で右視床VL核破壊を行うと，左右いずれの上肢を操作してもRT短縮はおこらない．左VL核破壊では，右上肢への操作は無効になるが，左上肢の操作ではRT短縮がある(Nakamura et al. 1979)．身体両側の固有感覚刺激によって右半球は賦活されるわけである．右半球は体性感覚の感度と弁別では，身体両側に関与するという報告もある(Zatorre et al. 1990)．右半球は身体のどちら側から刺激入力によっても等しく賦活されるが，左半球は対側だけである．これが注意に関する右半球優位の機構と推定されている(Heilman et al. 1980；Meador et al. 1988)．

（4）高齢者，中枢神経障害患者と相動性筋収縮

　日常生活や社会生活における迅速な動作が困難になるのは，高齢者あるいは身体障害者，とくに肢体不自由者の特徴であろう．痙性不全麻痺患者では，緩徐な動作と比べて，急速な動作のパフォーマンス低下は著しい(Angel 1975；Hallett 1979；Knutsson et al. 1980)．急速運動の速

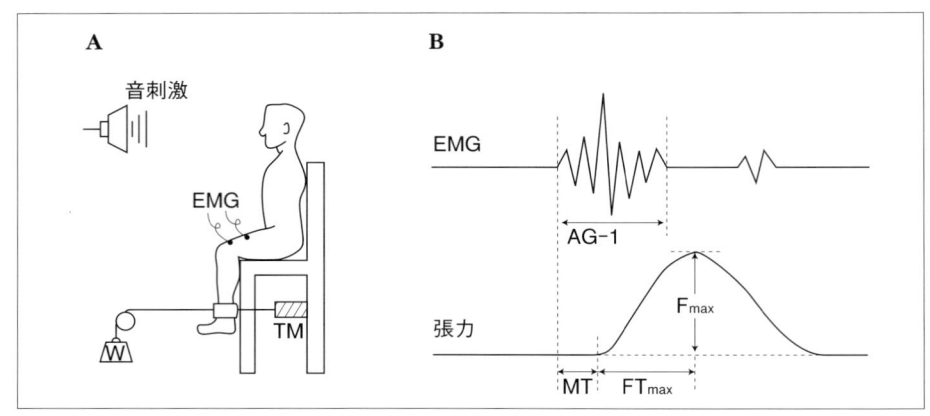

図 7-38 等尺性膝関節伸展による張力の測定
A：測定装置.
B：記録の模式図.
　W：重り，TM：張力計，AG-1：動筋の相動性活動の持続時間，MT：筋電活動開始から張力発生までの潜時，F_{max}：最高張力，FT_{max}：張力発生から最高張力までの潜時.
(Ito et al. 1990, 一部改変)

表 7-15 膝関節伸展の単純反応時間における諸変数

力（レベル）	F_{max}(kg·m)	%F_{max}	MT(msec)	FT_{max}(msec)	AG-1(msec)
•高齢者(n：12)					
1（大）	5.5(2.0)	100(−)	28.5(8.4)	130.4(10.5)	149.9(25.4)
2（中）	3.1(1.7)	56.6(16.1)	31.0(9.8)	125.6(14.4)	133.6(32.3)
3（小）	2.4(1.3)	41.7(10.4)	30.3(8.3)	121.9(14.5)	117.9(21.3)
•若年者(n：12)					
1（大）	9.2(3.1)	100(−)	22.5(5.3)	119.8(7.5)	128.9(20.5)
2（中）	5.9(2.2)	62.9(14.4)	24.6(4.9)	118.8(10.8)	121.5(21.0)
3（小）	3.5(1.5)	38.5(14.0)	24.9(4.9)	116.1(11.3)	105.8(18.4)

(　)：標準偏差.

(Ito et al. 1990, 一部改変)

さが低下することは，小脳障害やパーキンソン病の患者にも観察されている(Holmes 1939；Hallett et al. 1980；Berardelli et al. 1986)．速い肢運動を要する課題のパフォーマンス低下は，一部には中枢神経障害によって生じる非特異的現象と推定されている(Freund et al. 1985)．

a. 高齢者

　高齢者の動作は，若年者と比べて緩慢である．これらは筋線維，とくにⅡ型線維のサイズや数の減少(Larsson 1982)とも関連づけられよう．たとえば，電気刺激による上腕二頭筋や下腿三頭筋の張力発生の時間経過は，高齢者では若年者よりも長い(Davies et al. 1983；McDonagh et al. 1984)．Ito et al.(1990)は，高齢者12名(平均年齢：71.7歳)および若年者12名(27.8歳)を被験者として，RT課題を用いて等尺性急速膝伸展トルクの発生過程を分析している(図7-38)．被験者には，試行前に「できるだけ強い力で(レベル1)」「中位の力で(レベル2)」「わずかな力で(レベル3)」の指示を与えている．表7-15に結果を示す．高齢者群，若年者群とも，レベル2と3の最大張力(F_{max})はレベル1の60%，40%であり，指示に対応した運動出力で課題を実行している．MTは，発生する筋張力が大きくなるほど短縮している．若年者群のMTは高齢

者群よりも短い．収縮時間（FT$_{max}$）は高齢者のほうが長い傾向にある．動筋の相動性筋電活動の時間（AG-1）は，両群間に差がないが，筋張力が大きくなるほど延長している．

　Freund et al.(1978)によれば，異なるレベルの運動出力による急速運動では，最高筋張力に達する時間と動筋のはじめの相動性活動の持続時間は不変であった．その後，最高筋張力の大きさと張力発生から最高張力までの時間，動筋の活動などの関係には異論がある．肘関節の全可動域にわたる屈曲運動（Newell et al. 1984）や等尺性肘関節屈曲の筋張力が大きい場合（Gordon et al. 1987），最高筋張力のタイミングは遅れる．最高筋張力に達するタイミング（FT$_{max}$）およびAG-1の持続時間は，運動出力としての筋力あるいは運動域が大きい場合，延長することになる．

　MTは若年者群よりも高齢者群で長い．Bell et al.（1986）は，膝関節伸筋のMTが女性よりも男性では短く，その理由として筋張力発生率の相違を掲げている．これらには，筋張力発生の初期過程における運動単位の空間時間的活動参加（spatial-temporal recruitment）が関係すると仮定される．Nelson et al.(1984)は，高齢者では運動単位の発射頻度が低下すると報告している．さらに，高齢者では，加齢による遅筋線維の増加の関与も示唆される（Larsson et al. 1979）．速筋線維は遅筋線維よりも収縮時間が短いため，遅筋線維の割合が増加すれば，MTはわずかながら延長する可能性がある．またFT$_{max}$の延長も生じるだろう．

b. 中枢神経障害

　急速等尺性収縮における最高筋張力（F$_{max}$）およびそれの筋収縮開始からの潜時（FT$_{max}$）を用いて，筋張力発生率（rate of tension development：RTD）を，

$$RTD = F_{max}/FT_{max}$$

によって定義しておく．種々の中枢神経疾患の患者では，RTDは低下している．

　脳卒中による痙性片麻痺患者のMT，RTD，F$_{max}$およびFT$_{max}$を**表7-16**に示す．健常者と比べて，麻痺側のFT$_{max}$は著しく延長している．RTDとF$_{max}$は低下している．他方，非麻痺側は，健常者との間に有意差がない．健常者と患者ともに，F$_{max}$とRTDの間には相関があり，F$_{max}$が大きい者ほどRTDも大きい．麻痺側MTの延長には，①興奮収縮連関の過程を含めて痙縮筋の構造機能特性の変化，②筋活動初期の運動単位の空間時間的活動参加の減少などが想定される．実際，筋小胞体からのカルシウム・イオンの放出を抑制することによって痙縮を軽減するダントロレンナトリウムを投与すると，MTは延長する（Nakamura et al. 1986a）．

　中枢神経障害の患者にみられるFT$_{max}$の延長には，AG-1持続時間の延長が関係している（**図7-39**）．歩行可能な脊髄小脳変性症患者を対象とした分析では，膝関節の急速伸展時のF$_{max}$は

表7-16 脳卒中片麻痺患者の膝関節伸展時の諸変数

	健常者（n：8）	非麻痺側（n：8）	麻痺側（n：8）
MT(msec)	33.7(7.4)	37.9(7.4)	48.0(11.3)
RTD(kg/msec)	0.18(0.05)	0.13(0.05)	0.06(0.03)
F$_{max}$(kg)	19.1(4.4)	15.9(6.6)	8.4(4.0)
FT$_{max}$(msec)	110.3(11.8)	120.2(18.2)	162.3(64.2)

（　）：標準偏差，RTD＝F$_{max}$/FT$_{max}$．張力計は膝関節裂隙から35 cm下方にケーブルで結ぶ．

（Tsuji et al. 1987，一部改変）

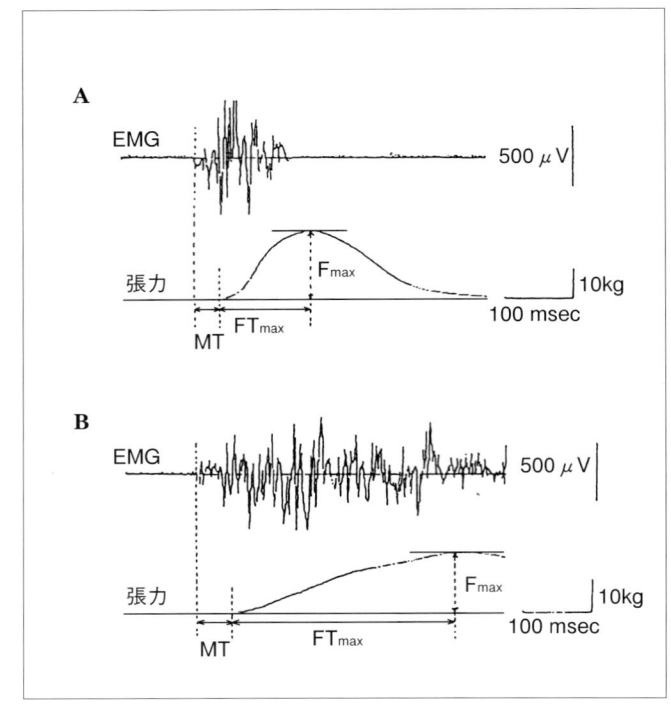

図7-39 膝関節急速伸展時の表面筋電図と張力曲線
反応時間課題：できるだけ速く強く応答運動を行う．
A：健常者．
B：脊髄小脳変性症患者．
(Fujita et al. 1989)

健常者と有意差を示さないが，FT_{max} は著しく延長している(**表7-17**)．脊髄損傷患者や脳卒中患者でも，同様の結果が得られている (Sajiki et al. 1987；Nakamura et al. 1986a)．脳卒中片麻痺患者においては，FT_{max} 延長と RTD 低下との相関は有意である(**図7-40**)．Hallett(1979)は，筋萎縮性側索硬化症患者の急速肘関節屈曲による視標追跡運動の筋電図から，AG-1の持続延長は運動出力低下への代償と結論づけている．脳卒中片麻痺患者の FT_{max} と RTD との関係は，この結論を支持している．

表7-17 脊髄小脳変性症患者の膝関節伸展時の諸変数

	健常者	患者
人数	10	7
年齢（歳）	52.2（7.4）	58.6（5.3）
MT(msec)	30.3（4.3）	31.3（2.5）
FT_{max}(msec)	132.0（25.2）	256.0（49.6）
F_{max}(kg)	18.1（6.2）	20.1（8.7）
RTD(kg/msec)	0.14（0.06）	0.08（0.03）

（　）：標準偏差．
張力計は膝関節裂隙から 35 cm 下方でケーブルを介して結ばれている．
(Fujita et al. 1989)

種々の中枢神経疾患の患者群で FT_{max} と RTD との関係を分析した報告がある(藤田・他 1991)．RT 課題は膝関節伸展であり，「ボールを蹴るような気持ちで」応答運動を行う．膝関節伸展の力は大，中，小の3レベルで指示する．**表7-18**に測定した諸変数の平均値を掲げる．**図7-41**に健常者，各種中枢神経障害患者1例の全試行における F_{max} と RTD および FT_{max} との関係を示す．各被験者とも，F_{max} の増加は RTD 増加と FT_{max} 延長を伴っている．健常者では，F_{max} 増加につれて RTD も高くなり，FT_{max} はそれほど延長していない．しかし，中枢神経障害患者では，RTD の上昇は低く，FT_{max} が明らかに延長する．**図7-42**に全被験者の最大筋張

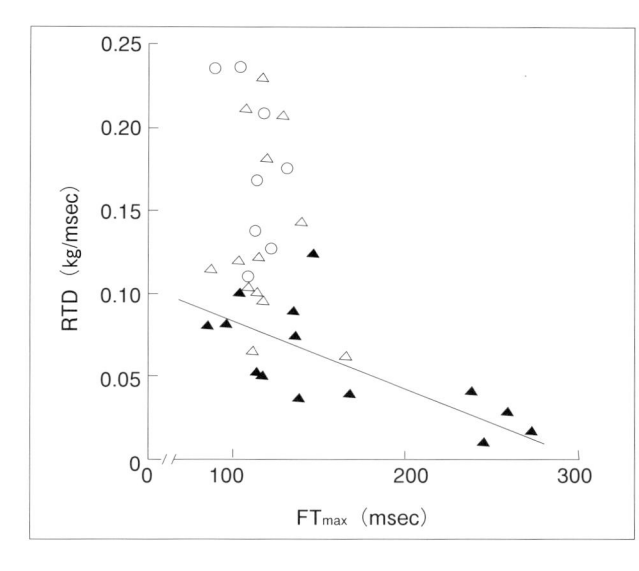

図 7-40 急速膝関節伸展時のFT_{max}とRTDとの関係
○：健常者，△：脳卒中片麻痺患者（非麻痺側），▲：脳卒中片麻痺患者（麻痺側）. 回帰直線は脳卒中片麻痺患者（麻痺側）である．$RTD = -0.0037\ FT_{max} + 0.12$ ($r = 0.96$, $p < 0.01$)

(Tsuji et al. 1987)

表 7-18 種々の中枢神経障害患者の等尺性急速膝伸展の諸変数

	健常者(n=8)	脳血管障害(n=8)	脊髄小脳変性症(n=8)	パーキンソン病(n=7)
F_{max} (kg)	21.3 (5.5)	10.3 (4.0)	20.9 (9.0)	15.4 (4.8)
RTD (kg/msec)	0.158 (0.059)	0.012 (0.031)	0.026 (0.031)	0.016 (0.032)
FT_{max} (msec)	161.9 (23.4)	324.5 (134.3)	416.8 (102.9)	352.0 (84.5)

（　）：標準偏差.
張力計は膝関節裂隙から 35 cm 下方でケーブルを介して結ばれている．

(Fujita et al. 1989)

力発生時のFT_{max}とRTDとの関係を示す．健常者群はRTDの低下に伴ってFT_{max}は延長しているが，その分布は比較的狭い範囲に限局している．中枢神経障害患者群のRTDは健常者の下限よりも低い値に分布し，RTDが低値になるほどFT_{max}は顕著に延長している．ハンチントン病の患者でも等尺性急速筋収縮でRTD低下とFT_{max}延長が報告されている(Hefter et al. 1987)．等尺性急速筋収縮におけるFT_{max}延長とRTD低下は，いろいろな中枢神経疾患に共通する特徴であることが示唆される．

前脛骨筋，第1背側骨間筋あるいは咬筋の速筋の等尺性急速筋収縮では，筋張力発生から120〜130 msecで最高張力に達し，そのさいに運動単位は2〜数発の高頻度発射を行っている．最大急速収縮では，すべての運動単位が筋収縮開始時に活動参加する(Desmedt et al. 1977a)．したがって，最大等尺性急速筋収縮時の筋張力発生率(RTD)には，活動する運動単位の発射頻度が関連するはずである．他方，痙性麻痺患者やパーキンソン病患者では，持続性筋収縮時における運動単位の発射頻度の低下が報告されている(Dietz et al. 1974；Rosenfalck et al. 1980)．中枢神経障害の患者に共通して認められるRTDの著しい低下には，等尺性急速筋収縮における運動単位の発射頻度の低下が，さらに運動単位の活動参加の減少も関与していることを示唆する．

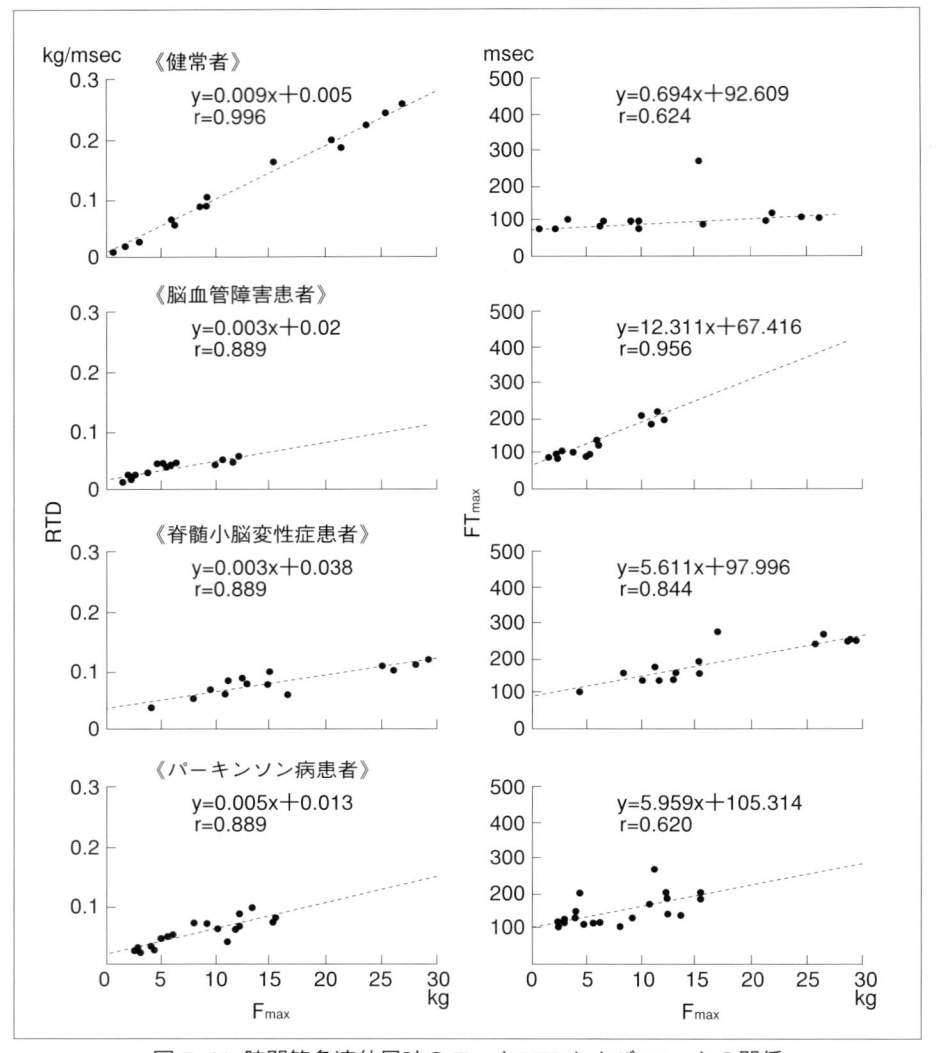

図 7-41 膝関節急速伸展時の F_{max} と RTD および FT_{max} との関係

各被験者とも，F_{max} と RTD，F_{max} と FT_{max} の間には有意な相関（$p<0.05$）が認められる．各中枢神経疾患患者は健常者と比べ，RTD の可変域は小さく，FT_{max} の可変域は大きい．

（藤田・他 1991）

6）肢位と覚醒レベル

（1）促通肢位と反応時間

　いろいろな動作やスポーツで観察される身体運動には，体幹や四肢の近位関節（肩関節および股関節）の回旋と対角線方向への動きを伴うものが多い．このような身体運動の特徴は，理学療法のひとつである固有感覚神経筋促通法（proprioceptive neuromuscular facilitation：PNF）の手技に応用されている（Kabat 1950；Kabat 1952；Knott et al. 1968）．サッカー・ボールを蹴るときの下肢の集合運動パターン（mass movement pattern）や野球のオーバーハンド投球に典型

3. 反応時間　285

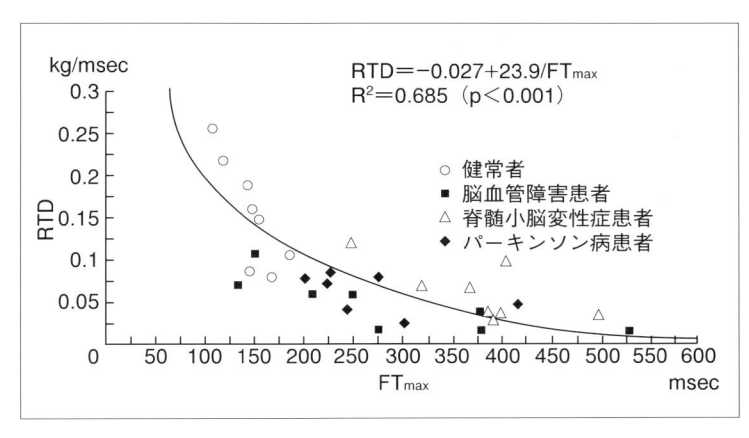

図 7-42　膝関節急速伸展時の最大筋張力発生時のFT_{max}とRTDの関係
（藤田・他 1991）

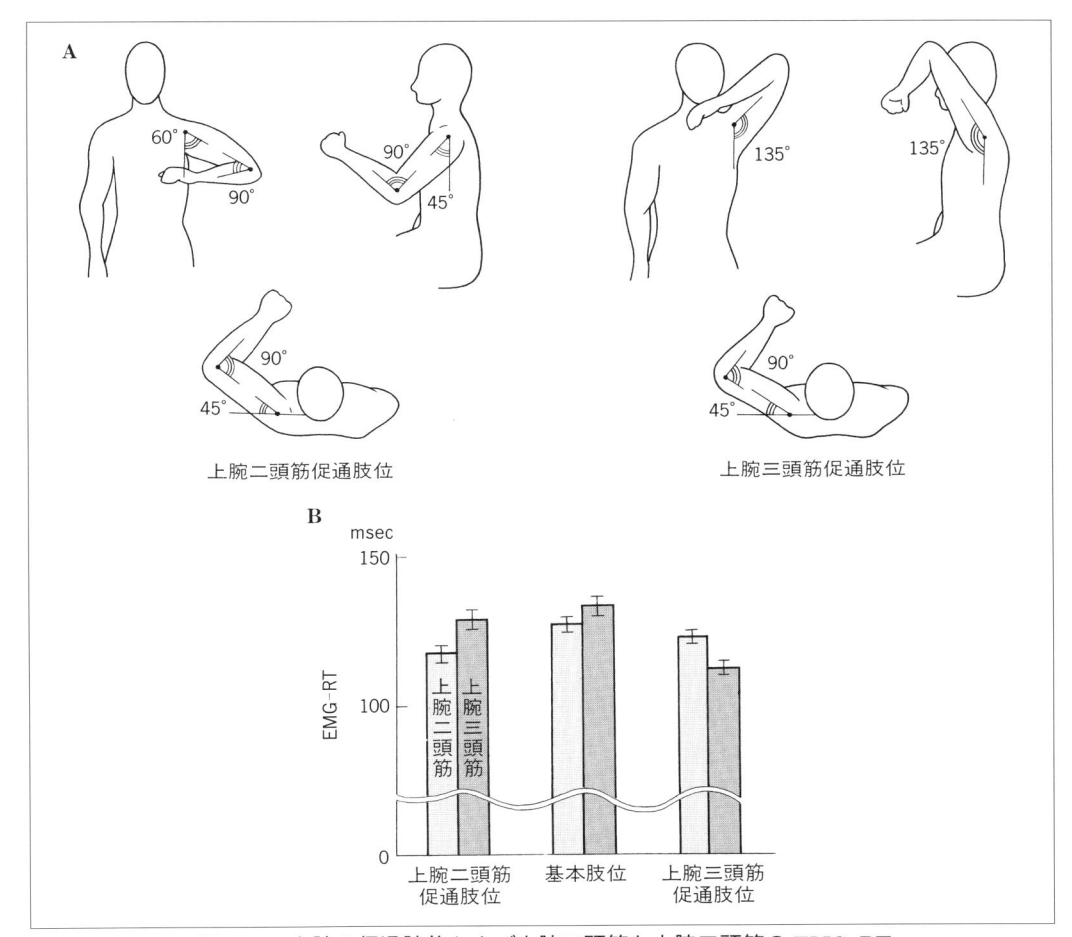

$RTD = -0.027 + 23.9/FT_{max}$
$R^2 = 0.685$（$p < 0.001$）

○ 健常者
■ 脳血管障害患者
△ 脊髄小脳変性症患者
◆ パーキンソン病患者

図 7-43　上肢の促通肢位および上腕二頭筋と上腕三頭筋の EMG-RT

A：上腕二頭筋と上腕三頭筋の促通肢位．
B：健常者7名のEMG-RT（バー：標準偏差）．
　基本肢位と比べて，促通肢位では上腕二頭筋，上腕三頭筋のEMG-Rは有意に短縮する．

（中村・他 1973；谷口・他 1980）

例が見いだされる．この種の運動パターンが筋力増強や筋運動協調性の向上に有効であると主張されている．PNFは伝統的運動療法(kinesitherapy)と同様にして，運動の開始肢位，運動軌跡，終了肢位を定めている．四肢の促通肢位(facilitating position)は，それぞれの促通肢位に対応する運動パターンの開始を容易にすると推定されている．運動の開始を容易にするのであれば，反応時間は短縮するはずである．

a．上肢の促通肢位

図7-43に健常成人7名を被験者として，右上肢は肩関節基本肢位，肘関節90°屈曲位に保持し，左上肢は以下の3肢位に他動的に保持して，上腕二頭筋および上腕三頭筋の筋電図反応時間(EMG-RT)を測定した結果を示す(中村・他 1973；谷口・他 1980)．

①基本肢位(neutral or conventional position)：肩基本肢位，肘90°屈曲位
②上腕二頭筋促通肢位(facilitating position for the biceps)：肩60°外転，45°水平内転，45°屈曲位，30°内旋位，肘90°屈曲位
③上腕三頭筋促通肢位(facilitating position for the triceps)：肩135°外転，45°水平内転，45°屈曲位，30°内旋位，肘90°屈曲位

被験者は，「はい」という予告信号の3〜4sec後に提示される応答信号(単音：1,000 Hz，100 msec)に対して，できるだけ速く肘関節の屈曲あるいは伸展を行う．

上腕二頭筋のEMG-RTは，基本肢位と比べて，両促通肢位で短縮している．両促通肢位の比較では，二頭筋促通肢位のほうが速い．上腕三頭筋のEMG-RTも，両促通肢位で短縮し，その程度は上腕三頭筋促通肢位で著しい．要約すれば，促通肢位は，①全般的に上肢のEMG-RTを短縮させる，②特定の運動パターンと対応した肢位はその運動にかかわる動筋EMG-RTの短縮あるいは拮抗筋EMG-RTの延長(相反抑制)をもたらす，となる．

両側上肢を促通肢位にすれば，片側上肢のEMG-RTはさらに短縮するか，片側上肢の促通肢位は体節性反射によって対側上肢のEMG-RTに影響するかは問題である．Taniguchi et al. (1980)は，健常者を被験者として，この問題を解明している．両側基本肢位(NN)に対する左促通肢位(FN)，両側促通肢位(FF)，右促通肢位(NF)による左上腕三頭筋EMG-RTの変化を**表7-19**，**図7-44**に示す．いずれもEMG-RTが遅い者ほど基本肢位と促通肢位のEMG-RT差が大きい．2肢位のEMG-RT差の平均値には，3群間に有意差があり，1群＞2群＞3群の順序になる．3群の回帰直線の勾配には有意差がない．これは促通肢位のEMG-RTに対する全般的な効果(覚醒)である．一方，対側肢の促通肢位は，2肢位間のEMG-RT差で示されているように，わずかながらEMG-RTを遅延させる効果(相反抑制)がある．

表7-19 基本肢位と上腕三頭筋促通肢位におけるEMG-RT（msec）

	被験者数	肢位	EMG-RT	肢位	EMG-RT
1群	34	NN	117.0 (15.2)	FN	106.5 (12.6)
2群	34	NN	114.5 (13.3)	FF	108.4 (11.4)
3群	34	NN	115.7 (14.1)	NF	114.2 (11.5)

NN：左右基本肢位，FN：左促通肢位・右基本肢位，
FF：左右促通肢位，NF：左基本肢位・右促通肢位．

(Taniguchi et al. 1980)

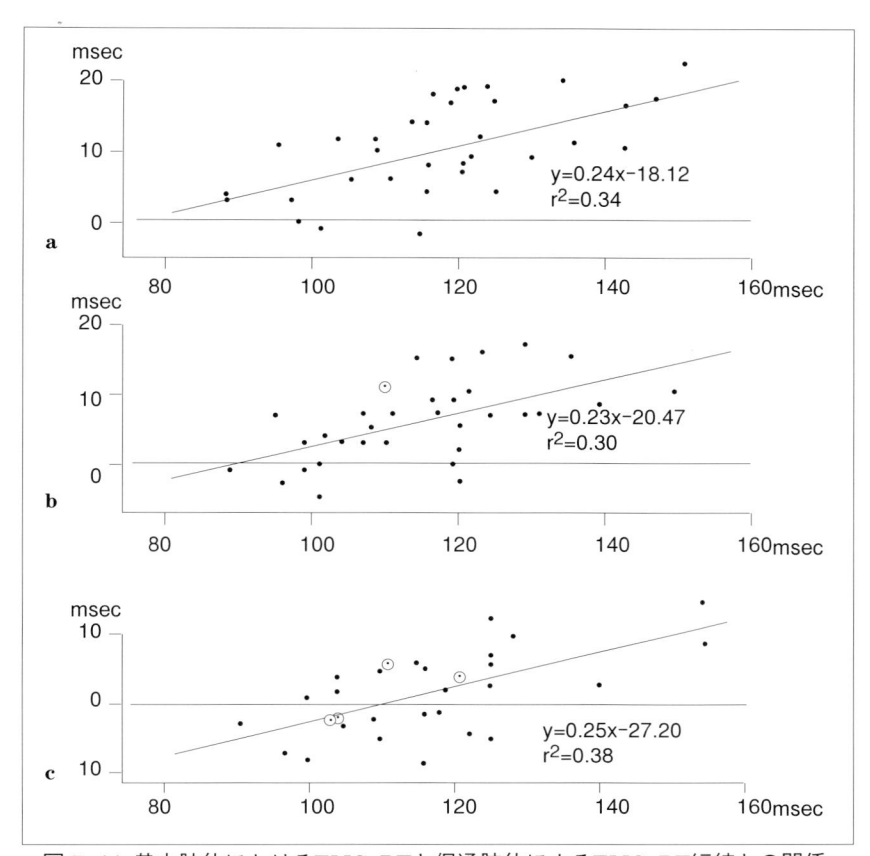

図 7-44 基本肢位における**EMG-RT**と促通肢位による**EMG-RT**短縮との関係
横軸：基本肢位における左上腕三頭筋のEMG-RT.
縦軸：a. 基本肢位と左側促通肢位における左上腕三頭筋EMG-RTの差.
　　　b. 基本肢位と両側促通肢位における左上腕三頭筋EMG-RTの差.
　　　c. 基本肢位と右側促通肢位における左上腕三頭筋EMG-RTの差.
回帰直線の勾配はa, b, c間に有意差はない．EMG-RT差には有意差があり，a≧b＞cとなる．
(Taniguchi et al. 1980)

b. 下肢の促通肢位

健常成人8名を被験者として，椅子座位の姿勢で以下の肢位を他動的に保持して，大腿直筋（膝伸展）と外側ハムストリング（膝屈曲）のEMG-RTを測定した結果を**図 7-45**に示す（中村・他 1974）．

①基本肢位（neutral position）：股90°屈曲位，0°回旋・内外転位，膝90°屈曲位
②促通肢位（facilitating position）：股90°屈曲位，30°外旋あるいは30°内旋位，膝90°屈曲位

大腿直筋のEMG-RTは，基本肢位と比べて，促通肢位では短縮し，内旋における短縮が著しい．一方，外側ハムストリングのEMG-RTは，基本肢位と促通肢位との間に差はない．

EMG-RTの変化からみる限り，EMG-RTに対する促通肢位の効果は，①全般的な短縮をもたらす，②拮抗筋間の相反性が認められる促通と抑制を反映する，の2点に集約される．

EMG-RTの肢位依存性に関与する感覚受容器が問題になる．Maria（1970）は，筋の他動的伸

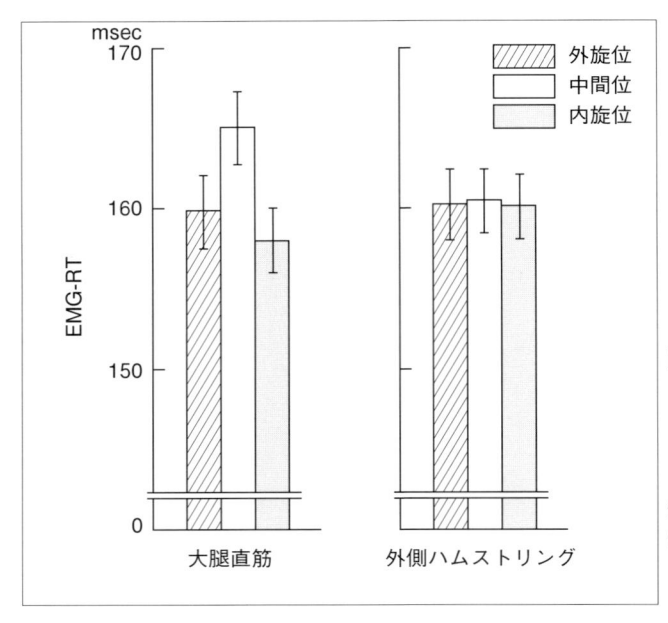

図 7-45 基本肢位と促通肢位における大腿直筋と外側ハムストリングのEMG-RT
バーは標準偏差である．
大腿直筋は股関節の内旋あるいは外旋によってEMG-RTは短縮する．外側ハムストリングでは有意差のある変化がおこらない．
(中村・他 1974)

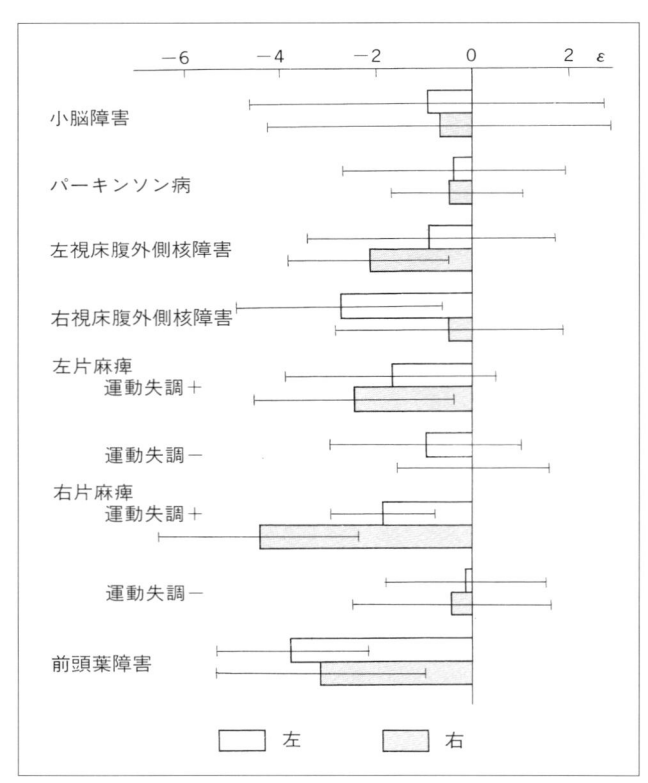

図 7-46 基本肢位(N)と促通肢位(F)のEMG-RTの差(D：△(N-F))の基準値からの偏位
健常者のDの回帰式から各患者の期待値を求め，実測値との誤差を健常者の平均誤差で除した値の平均である±1ε以内に健常者の約70％，±2ε以内に約95％が含まれる．視床腹外側核障害は，パーキンソン病患者に対する定位脳手術後である．
小脳障害患者では標準偏差(ばらつき)が大きく，異常値の患者が多いことを示す．パーキンソン病患者では正常応答が生じるが，片側の視床腹外側核破壊後は対側の応答が異常になっている．脳卒中患者でも測定異常のような運動失調徴候を示す患者では，応答は異常となる．前頭葉病変のある患者も異常値を示す．
(Nakamura 1976/77, 一部改変)

表 7-20 基本肢位(N)と促通肢位(F)における大腿直筋の EMG-RT

	患者(股関節全置換後)	健常者
被験者数	9	9
年齢範囲(歳)	40～71	42～62
	EMG-RT(msec)	
基本肢位(N)	140.4(27.5)	119.2(11.4)
促通肢位(F)	131.3(27.3)	110.5(11.7)
差(N-F)	9.1(10.1)*	8.7(9.4)*

*: $p<0.05$.

(Irie et al. 1980, 一部改変)

表 7-21 PNF 肢位(肩関節)

基本肢位	
PNF 肢位(同側と対側)	伸展・外転・内旋位(30° 伸展・20° 外転・30° 内旋位)
	屈曲・内転・外旋位(100° 屈曲・120° 水平屈曲位・30° 外旋位)
	伸展・内転・内旋位(30° 屈曲・130° 水平屈曲位・30° 内旋位)
	屈曲・外転・外旋位(170° 屈曲・170° 外転・30° 外旋位)

( )は運動学的肢位,他関節はすべて基本肢位.

(柳澤・他 1989)

表 7-22 基本肢位と PNF 肢位における発声反応時間(msec)

	EXT-ABD	FL-ADD	EXT-ADD	FL-ABD
基本肢位	166.8(22.0)	157.9(14.7)	164.2(18.2)	161.1(26.2)
PNF肢位	161.4(19.7)*	157.9(15.0)	161.9(9.3)	160.7(22.8)

n=10, *: $p<0.05$.
EXT-ABD:肩伸展・外転・内旋位, FL-ADD:肩屈曲・内転・外旋位,
EXT-ADD:肩伸展・内転・内旋位, FL-ABD:肩屈曲・外転・外旋位.

(柳澤・他 1991, 一部改変)

張によって反応時間が短縮することを報告し,その機序として覚醒レベルの変化を推定している. また Smith et al.(1964)は,筋伸張による神経筋接合部の伝達の促通によって反応時間が短縮すると仮定している. Nakamura(1976/77)は,EMG-RT の肢位依存性が小脳,視床あるいは前頭葉の病変によって消失することから,固有感覚入力による覚醒レベル上昇の機能障害をもたらす中枢神経系の病変部位を指摘している(図 7-46). 筋の他動的伸展には関節運動が伴うため,関節受容器あるいは筋紡錘,腱紡錘のいずれが主役であるかは不明である.

Irie et al.(1980)は,片側の股関節全置換術を受けた患者および健常者を被験者として,股関節 90°屈曲位の椅子座位で股関節 0°回旋(N 肢位)と 30°内旋(F 肢位)の 2 肢位における膝伸展運動(大腿直筋)の EMG-RT を測定している(表 7-20). 患者群および健常者群とも,N 肢位と比べて F 肢位の EMG-RT は有意に短縮している. 股関節全置換によって関節の感覚受容器が失われても,EMG-RT の肢位依存性は残っている. 肢位の変化による覚醒レベルの変動に関与しているのは,筋紡錘からの入力と推定される.

c. 促通肢位と発声の反応時間

促通肢位が覚醒レベルの上昇をもたらすのであれば,操作を加えられた四肢から離れた応答部位の RT にも,行動覚醒としての効果が現れるはずである. 行動覚醒の効果を検討するため,促通肢位における発声による RT が分析されている(Nakamura 1983). 被験者は健常成人10名である. 椅子座位の姿勢で基本(基準)肢位(N),左上腕三頭筋促通肢位(FA)および左股内旋30°(FL)において,予告信号後 2 sec で提示される応答信号(単音)に対して,できるだけ速く「パッ」と発声する. 10名の発声による RT の平均値(標準偏差)は,N:165.0(24.9)msec, FA:

153.1(25.4)msec, FL：152.2(24.8)msec であり，基本肢位と比べて促通肢位における発声のRT は短縮している．

柳澤・他(1989)は，4種類のPNF肢位(表7-21)におけるヒラメ筋H波の変化を分析し，基本肢位と比べてH波増大がおこるのは，肩伸展・外転・内旋位だけと報告している．健常者10名を被験者として，PNF肢位の発声RTに対する影響を表7-22に示す．促通肢位によるRTの短縮とH波増大とは，覚醒レベルの上昇で説明できる．ただし，PNF肢位のすべてが覚醒レベルを上昇させるわけではない．

d. 促通肢位と脳波覚醒

行動覚醒と脳波の振幅や周波数との関係は，広範に検討されている(Andreassi 1980)．Rheinberger et al.(1937)は，いろいろな感覚刺激と関連して脳波に変化が生じることから，覚醒レベルが脳波の変化に反映すると仮定した．Surwillo(1969)は，RT課題における準備期の脳波の振幅と周波数を測定し，高振幅および高周波数の脳波のときにRTは速いが，覚醒応答の指標には周波数のほうがよいと報告している．Creutzfeldt et al.(1976)によれば，脳波アルファ帯の増加と反応時間の短縮とは平行しておこる．さらに，聴覚性選択反応時間は，アルファ帯のときに非アルファ帯のときより短くなる(Gath et al. 1983)．これらの研究から，促通肢位では脳波の振幅と周波数に変化が生じることを予想させる．

健常成人12名を被験者として，頭頂葉から記録した脳波を用いて基本肢位と左下肢促通肢位における脳波周波数を比較した結果を表7-23に示す．基本肢位と比較して，促通肢位ではアルファ波の平均周波数が高くなっている(Chida et al. 1983)．Hosokawa et al.(1985)も，健常成人8名を被験者として2次元脳電図検査法(EEG topography)によって脳波パワースペクトルを検討し，基本肢位と比べて，片側下肢(左右いずれでも)の促通肢位で両側頭頂・後頭葉にアルファ帯の増加を認めている．

(2) 促通肢位と急速運動の筋力

基本肢位と比べて，促通肢位が覚醒レベルの上昇をもたらすことでRTの短縮がおこるのであれば，そのときに発生する筋力も増強しているはずである．運動競技などでは課題の実行に先立って，競技者自身が叫び声をあげたり，周囲で大きな音がしたりすることで覚醒レベルが上昇すると，一過性に筋力は増強する(Ikai et al. 1961)．

Fujita et al.(1986)は，健常成人10名を被験者として，基本肢位および左上腕三頭筋促通肢位における膝伸展時のPMTと膝伸展トルク(F_{max})を比較している．被験者は椅子座位となり，

表7-23 促通肢位による脳波周波数(Hz)の変化

		Delta	Theta	Alpha	Beta
O1	N	1.72 (0.69)	5.91 (0.36)	10.11 (0.41)	17.67 (1.47)
	FL	1.81 (0.63)	5.86 (0.30)	10.27 (0.43)	18.35 (0.97)
O2	N	1.83 (0.77)	5.97 (0.28)	10.12 (0.49)	17.40 (0.93)
	FL	1.92 (0.60)	5.89 (0.38)	10.25 (0.47)	17.82 (0.93)

( )：標準偏差．
O1，O2は10-20国際標準法による電極の位置であり，左右の後頭葉に該当する．
N：下肢基準肢位，FL：下肢促通肢位．

(Chida et al. 1983)

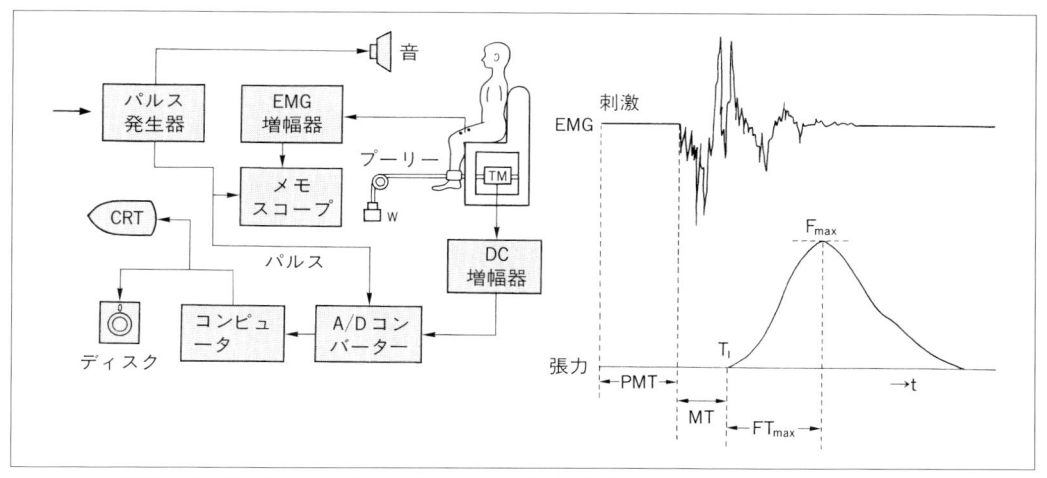

図 7-47 反応時間測定法を利用した急速膝伸展時の発生張力の計測法とその記録
EMG：大腿直筋の表面筋電図，TM：張力計，W：重り，
PMT：音刺激から筋活動開始までの潜時，MT：筋活動開始から張力検出(20g：T1)までの潜時，
F_{max}：最大張力，FT_{max}：T1からF_{max}までの潜時．

(Fujita et al. 1986)

表 7-24 左上肢を基本肢位(N)と上腕三頭筋促通肢位(F)にしたときの急速膝伸展の反応時間と張力

肢位	PMT(msec)	MT(msec)	FT_{max}(msec)	F_{max}(kg·m)
左側				
N	126.9	32.5	112.2	5.81
	(14.2)	(5.7)	(9.8)	(1.59)
F	120.6	31.6	112.4	6.78
	(16.2)	(6.7)	(10.2)	(2.17)
D(N-F)	6.3*	0.9	-0.2	-0.97*
	(6.6)	(3.4)	(2.4)	(0.89)
右側				
N	123.6	30.5	109.1	6.45
	(14.8)	(4.1)	(11.3)	(1.34)
F	119.4	31.6	111.4	7.27
	(17.9)	(4.8)	(9.6)	(1.57)
D(N-F)	4.2*	-1.1	-2.3	-0.82**
	(5.2)	(1.9)	(4.4)	(0.49)

* $p<0.05$，** $p<0.01$　図7-47参照．
D(N-F)：NとFの差，( )：標準偏差．

(Fujita et al. 1986)

下腿遠位はロープを介して張力計に固定されている．課題は，予告信号から2sec後の応答信号に対して，膝関節をできるだけ速く，かつ強く伸展することである．大腿四頭筋は等尺性収縮を行うことになる．左側と右側は，それぞれ別個の試行である．**図7-47**は計測法および1試行における大腿直筋の筋電図と張力計の記録である．**表7-24**に測定した変数の平均を示す．基本肢位と比べて，左上腕三頭筋促通肢位では，左および右の大腿直筋のPMTは有意に短縮し，F_{max}

は有意に増大している．左右の PMT と F_{max} の変化分には，有意差はない．MT および FT_{max} には，2肢位間に左右とも有意な差がない．片側上肢の促通肢位によって両側下肢に同等の変化が生じたことになる．

Delwaide et al. (1977) は，膝蓋腱反射が同側肩関節の他動的屈曲によって促通され，対側肩関節の他動的屈曲では抑制されると報告し，姿勢変化の腱反射への影響は脊髄節間を結ぶニューロンによって伝達されると推定している．上肢促通肢位による下肢への影響は両側性であり，脊髄節間反射のような相反抑制は明らかでない．

7）足踏み，歩行中のプローブ反応時間

プローブ反応時間によって，特定の運動あるいは動作に要する注意を測定する試みがなされてきた (Ells 1973；Kerr 1975；Glencross et al. 1979；McLeod 1980)．ある動作の遂行中に RT 課題を挿入し，対照とした RT との比較によって，RT の延長は動作の注意需要を反映すると仮定する．Glencross (1980) によれば，この手法は運動制御の解析に有用な手段となりうる．たと

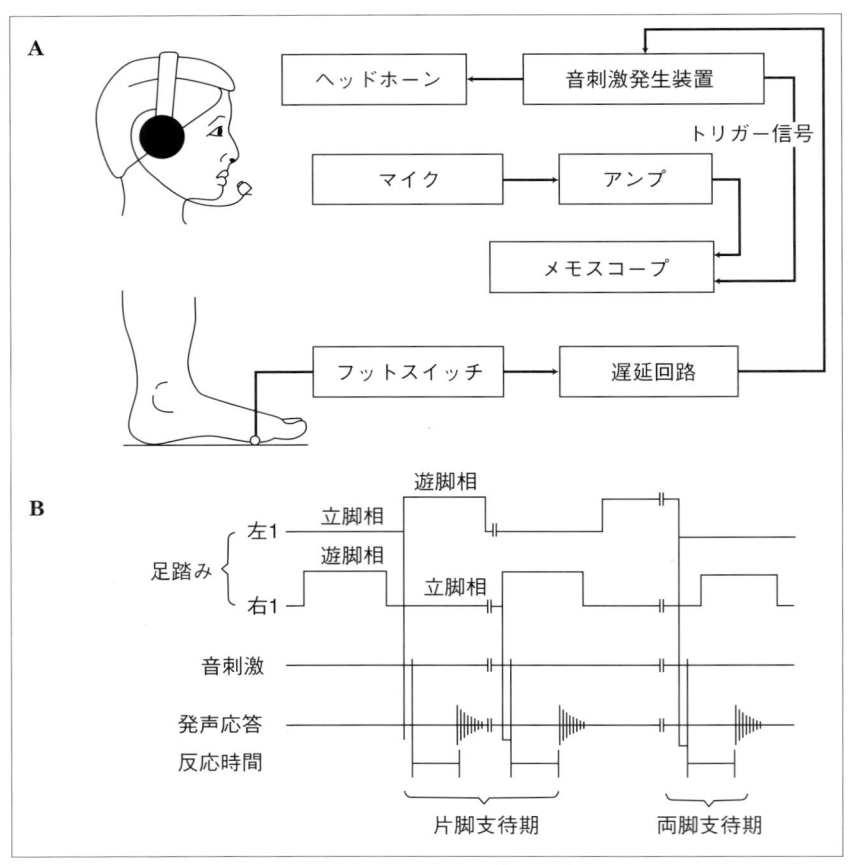

図 **7-48** 足踏み動作，歩行動作中のプローブ反応時間の測定法
A：実験装置．
B：歩行周期と応答信号提示のタイミング．

(Nakamura et al. 1984a)

表 7-25 健常者と義足歩行者の足踏み動作中のプローブ RT(msec)

	人数	立位	足踏み動作			
			全体	両脚支持	左片脚支持	右片脚支持
健常者	9	208.5 (30.0)	237.4 (29.2)	243.3 (28.5)	234.5 (28.3)	234.5 (31.1)
					健脚支持	義足支持
下腿切断	5	241.8 (33.4)	271.0 (32.6)	271.5 (35.8)	267.8 (30.6)	273.6 (33.2)
大腿切断	5	247.0 (67.8)	273.3 (73.4)	284.6 (75.5)	268.8 (76.1)	266.4 (70.5)
股離断	1	259.1	292.9	310.9	290.8	276.9

( ):標準偏差.

(Nakamura et al. 1984a)

えば,①技能獲得の諸段階における運動制御レベルの分析,②ある運動課題における被験者の技能レベルの比較,③運動あるいは動作課題,そのものの比較,などである.

(1) 足踏み動作

プローブ RT が日常生活の諸動作においても利用できるか否かにつき,足踏み動作中に課した発声による RT を用いて検討する.

被験者の課題は足踏み動作中に提示される応答信号(音刺激)に対して,できるだけ速く「パッ」と発声することである.フット・スイッチによって遊脚期と立脚相(片脚支持期)とを区別し,片脚支持期になってから 50 msec 後,両脚支持期になってから 10 msec 後にランダムに応答信号を提示する.音刺激はヘッドホーンを通じて伝えられ,試行間隔は 5～15 sec である.被験者の口元にヘッドホーンについたマイクが位置している(図 7-48).表 7-25 に結果を示す.立位姿勢と比べて,足踏み動作中の RT は延長している.両脚支持期に応答信号が与えられたときの RT は,片脚支持期と比べて,有意に延長している.左右の片脚支持期には差はない.

課題が容易であって,そのときの運動が自動化しているほど,プローブ RT への影響はないはずである.足踏み動作は,歩行動作と類似した運動であり,ほとんど自動化した運動とみなせるが,立位と比べれば,注意需要が大きいことになる.同時定着時期に応答信号が提示された場合にプローブ RT がさらに延長するのは,このタイミングが左右の片側下肢の足踏み動作の相切り替えと一致するためと推定される(Nakamura et al. 1982a, 1984a).

数年にわたって義足歩行を行っている下肢切断者を被験者とした結果を表 7-25 に示す.下腿切断者では,片脚支持期と両脚支持期の RT には差がないが,義足側の片脚支持期の RT は延長する傾向にある.大腿切断者では,両脚支持期の RT が延長する.

(2) 歩　　行

足踏み動作は歩行と比べると,一か所に留まって動作を継続すること,それほど日常的な動作ではないという面がある.一方,歩行運動は自動化した運動の代表的なものである(Bernstein 1967).また,立位姿勢を対照として利用しているが,歩行による相動性筋活動は固有感覚入力を増加させ,覚醒レベルを上昇させるはずである.さらに注意の集中も関連するだろう.これらの問題点をプローブ反応時間はどのように解決できるだろうか.

表 7-26 歩行中のプローブ反応時間 (msec)

	立位	歩行動作				
		全体	右片脚支持期	左片脚支持期	両脚支持期-1	両脚支持期-2
平均	217.6	223.4	223.5	222.4	223.1	224.6
標準偏差	40.0	26.2	25.1	25.1	29.3	25.9

n = 20.
両脚支持期-1：左片脚支持期のところへ右片脚支持が加わって，両脚支持となる．
両脚支持期-2：右片脚支持期のところへ左片脚支持が加わって，両脚支持となる．

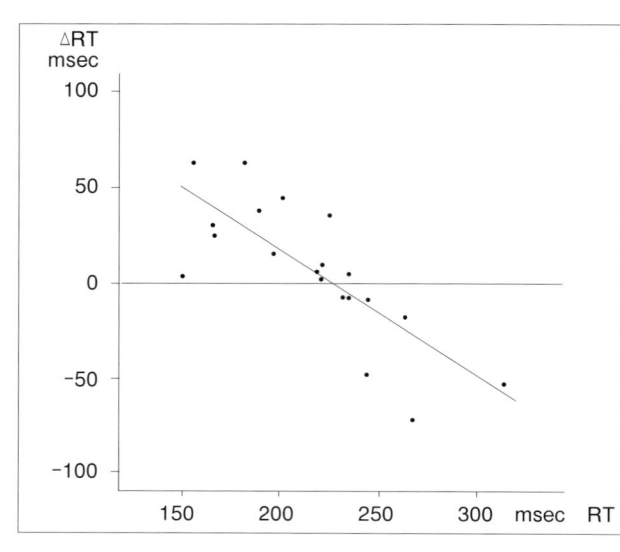

(Sajiki et al. 1989)

図 7-49 立位時RTと△RTとの関係
　立位時RT：X，△RT=(歩行時RT－立位時RT)：Yとする．
Y=－0.69X+155.9（$F_{1,18}$=27.55，p＜0.01，R^2=0.61）

(Sajiki et al. 1989)

　健常者20名を被験者として，立位姿勢時と歩行時の発声によるRTを分析する．被験者は，立位姿勢で予告信号のおよそ2sec後に提示される応答信号（音刺激）に対して，できるだけ速く発声する．その後，約7mの歩行路を自由速度で歩く．歩き始めから約2sec後に応答信号が提示される．**表7-26**に結果を示す．RTに歩行周期の相による差はない．また，立位と歩行との間でもRTの差は有意でない．そこで，被験者ごとに，（歩行時RT－立位時RT）=△RTを求める．△RTを従属変数，立位時RTと年齢，身長，歩行率を独立変数として重回帰分析を行うと，△RTの予測変数は立位時RTだけとなる（**図7-49**）．立位時RTが速い被験者では△RT＞0，遅い被験者では△RT＜0となっている．要約すると，①RTは歩行周期の相に依存しない，②立位時RTと歩行時RTの差（△RT）は各人のRT（立位時）に依存する，ことになる．被験者群の平均値を比較すれば，立位時と歩行時のRTには有意差がない，すなわち注意需要はほとんどないまでに，歩行は自動化した運動となる．しかし，△RTが個人のRTに依存して大きく変動することは，どのようにして説明されるか．ひとつの仮定として，課題遂行にあたって，RTが速い被験者の覚醒レベルは十分に高く（速反応者），遅い被験者の覚醒レベルは低い（遅反応者）とする．速反応者は立位時にRT課題に注意容量を完全に差し向けている．歩行によって注意容量の一部が利用され，RT課題のパフォーマンスが低下する．身体運動によって，さらに覚醒レベ

ルが上昇することも過覚醒の状態となって，パフォーマンスを低下させる．一方，遅反応者は，運動による覚醒レベルの上昇が注意容量を増加させ，歩行に要する注意需要を差し引いても，RT 課題に適した覚醒レベルになる(Sajiki et al. 1989)．

　プローブ反応時間は，姿勢や肢位，運動量などの相違する動作，作業の比較には，慎重な適用が必要である．

8）同時動作と反応時間の左右差

　人間がいろいろな活動を行っているとき，同時に複数の身体部位によって異なった動作が実行されていることも多い．これを同時動作(simultaneous motion)と呼んでいる．狭義には，同時動作とは「ある身体部位によって単独に完了する動作が実行されているとき，同じ時間帯のうちに他の身体部位が単独に完了する動作を実行する(Karger et al. 1966)」ことをいう．同時動作は日常生活場面あるいは作業場面に多く観察される．

　同時動作において，効率よく身体を動かすための原則は，①両手は運動を同時に開始し，同時に終了すべきである，②両手は休息時以外には同時に休むべきではない，③両腕の動きは向き合いあるいは対称的に，同時になされるべきである，とされている(Barnes 1968)．作業を科学的に分析し，人間の作業効率を高めることを目的とした生産工学(industrial engineering)では，よく知られている原則である．

　心理学や生理学では，人間が2つの異なる身体部位を同時に動かすとき，その運動の種類によって運動協調性や巧緻性がどのように変わるか，関与する神経機構は何かが取り上げられた(Annett et al. 1973；Cohen 1970；Wyke 1969)．ひとつの作業課題の遂行に，どのような単位動作や運動パターンの組合せが用いられているのか，それらの所要時間はどうか，単位動作や運動パターンの切り換えはどのように行われているか，休止があるか，これらも随意運動を分析するときの課題とされる．その手法のひとつが RT 研究である(Pascaud et al. 1966)．

　同時動作における時間的問題は，1891年にKülpeが取り上げたが，詳細な研究は20世紀中頃からである(Fessard et al. 1948；Paillard 1946/47, 1948)．両手の同時動作において，運動開始時の条件(自発的，応答的など)によって左右の同期性にどのような誤差を生じるかの問題であり，人間工学的に人間特性を理解するためでもあった(Bartlett et al. 1965)．1960年以降，利き手や優位半球の関係，半球間の競合という問題とも関連して同時動作の RT や運動時間(movement time)が取り上げられるようになった．

(1) 同期誤差

　1970年頃まで，利き手と非利き手の RT には，有意差はないとされていた(Dimond 1970)．両手の同時動作における同期誤差(synchronization error)は，右利きと左利きとの間にも相違がないと報告されていた(Bartlett et al. 1965)．しかし，肘関節屈曲と前腕回外の運動における上腕二頭筋の EMG-RT は，予告信号がある場合，肘関節屈曲は非利き手が速く，前腕回外は利き手が速いこと，また右利きと左利きとは鏡像関係にあることが明らかとなった(Nakamura et al. 1974a)．

　Nakamura et al.(1975)は，左利き7名および右利き7名を被験者として，肘関節45°屈曲の肢位で両肘関節を屈曲するとき，両側上腕二頭筋の筋電活動開始のタイミングを検討している．

表 7-27 両腕同時動作の同期誤差（msec）

被験者		予告信号(+)	予告信号(−)	自発的
左利き	1	5.0(3.2)	−1.5(3.5)	3.7(6.4)
	2	6.8(4.2)	−0.3(3.4)	1.0(4.1)
	3	3.4(4.4)	−3.5(5.1)	−1.9(7.0)
	4	3.7(4.5)	4.4(4.8)	5.6(7.7)
	5	9.7(5.0)	−3.4(5.4)	0.6(9.3)
	6	4.5(3.2)	1.1(4.2)	0.3(5.3)
	7	3.3(3.1)	−0.6(2.9)	0.1(4.1)
（平均）		5.2(2.2)	−0.6(2.6)	1.3(2.3)
右利き	1	−6.9(2.4)	0.2(3.0)	−1.1(5.6)
	2	−4.5(3.8)	0.4(4.6)	−3.9(4.7)
	3	−4.3(3.0)	−1.2(3.1)	−1.7(7.3)
	4	−6.7(2.2)	−2.5(4.4)	−5.9(6.2)
	5	−5.8(3.7)	−1.6(2.2)	−3.0(6.1)
	6	−5.2(2.1)	−1.2(1.8)	−3.2(4.2)
	7	−4.3(2.7)	−1.4(3.4)	−1.0(8.4)
（平均）		−5.4(1.0)	−1.0(0.9)	−2.8(1.6)

( )：標準偏差．

(Nakamura et al. 1975, 一部改変)

課題条件は，①予告信号の 3～4 sec 後に提示される応答信号（音刺激）に対する反応動作，②予告信号なしで，応答信号に対する反応動作，③自発的動作，である．**表 7-27** に結果を示す．左利き群は，①③条件では右上腕二頭筋の活動開始が速く，右利き群は逆の関係にある．②条件では，左利き群は左右差がないが，右利き群は左側が速い．左右いずれの上腕二頭筋の活動開始が速いのかは，課題条件に依存することになる．予告信号のある RT 課題あるいは自発的動作では，十分な準備状態が形成され，それに伴って左右差が出現する．これは中枢処理過程へ何らかのバイアス（bias）が加わり，運動出力系に左右の非対称が生じたことを想定させる．脳波との関連では，予告信号なしの応答信号がアルファ波出現時に与えられると，EMG-RT は遅く，左右差はあまりない．速波出現時には EMG-RT は速く，左右差も現れる．被験者は行うべき課題は知っていても，タイミングが不確定であるような準備状態では，左右差が現れにくい．タイミングに関しては，自発的動作では内的に起動することになるが，予告信号のある RT 課題では外的に起動される動作となる．これらの相違が左右差の大小を決定している．

自発的動作では，左右差の変動値がやや大きい．また，変動値は左利きのほうが大きい．Paillard(1948) も，手指伸展の動作で自発的より反応的のほうが変動が少ないことを見いだしている．一方，Bartlett et al.(1965) はシリンダーを持ち上げる課題で同期誤差を分析し，変動値は自発的と反応的との間に相違がないと報告している．このような多様性も，同期誤差の課題依存性を表している．

（2）準備期の影響

左利きと右利きの被験者，それぞれ 5 名で両側上肢の対応する筋による同時運動を用いた EMG-RT とその左右差を，①肘関節屈曲（上腕二頭筋），②肘関節伸展（上腕三頭筋），③手指屈曲（手指屈筋群），④手指伸展（手指伸筋群），⑤小指外転（小指外転筋）で測定した報告がある

表 7-28 個別動作と同時動作における上肢の反応時間と左右差(msec)

	個別動作			同時動作		
	左	右	左右差	左	右	左右差
小指外転	105.3(9.9)	100.7(10.0)	4.6(2.4)	108.9(10.2)	108.0(9.9)	0.9(0.7)
肘関節屈曲	95.5(5.1)	100.8(5.8)	-5.3(3.3)	106.0(7.6)	106.5(7.8)	-0.5(0.4)
肩甲骨挙上	109.3(18.2)	109.0(18.4)	0.3(1.0)	113.5(19.2)	113.4(19.4)	0.1(0.6)

n = 10, ( ):標準偏差.
肩甲骨挙上を除いて,いずれの左右差も統計的に有意($p<0.05$)である.

(Yamada et al. 1983)

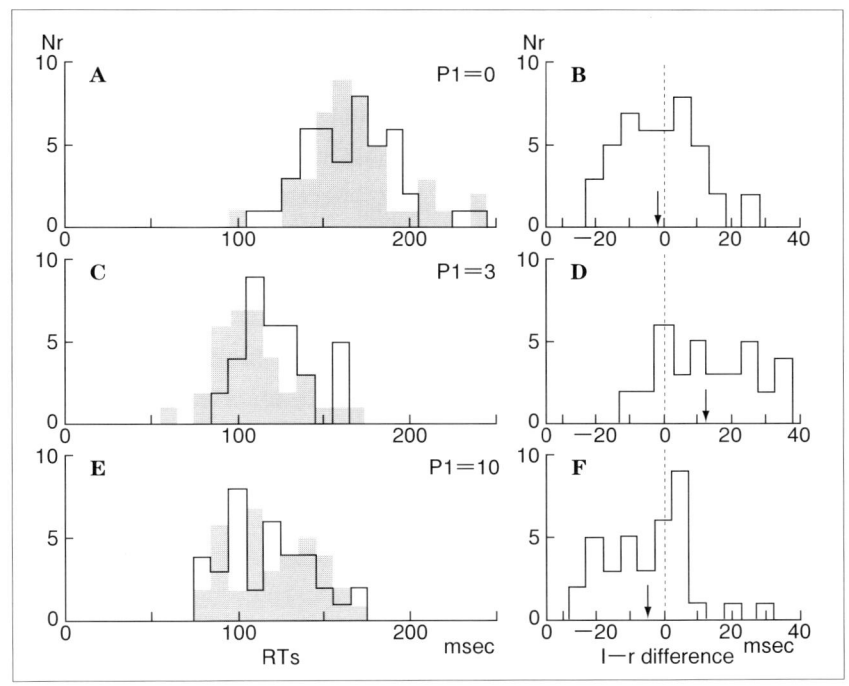

図 7-50 3種の準備期における反応時間(A, C, E)とその左右差(B, D, F)
被験者1名のヒストグラムである.小指外転筋の表面筋電図によるRTである.A,C,Eでは,実線は左側,アミは右側である.B,D,Fの矢印は,それぞれ左右差の平均値を示す.

(Hongo et al. 1981)

(Hongo et al. 1976).どちらの被験者群も,利き手の④⑤の EMG-RT は非利き手よりも有意に速く,③は非利き手が速くなる傾向をみせる.左右差は③④⑤などの遠位部の筋群で大きく,上腕の筋群(①②)では小さい.また,左右差は準備期が2〜4 sec のときに大きくなる.

Yamada et al.(1983)は,左右上肢が個別動作で応答運動を行う場合と同時動作で行う場合とを比較している(表7-28).遠位筋では個別に行った応答の EMG-RT は左右差があるが,近位筋の僧帽筋では左右差はない.また同時動作では,すべての筋群で左右差は減少する.これらの現象も運動準備状態を反映したものである.

RT(EMG-RT)の左右差は,準備期(PI)が2〜4 sec のときに出現しやすい現象である.被験

表 7-29 反応時間とその左右差の準備期依存性

準備期(sec)	反応時間（msec） 左	右	左右差
0	161(27.7)	158(27.6)	2.7(2.79)
3	121(15.3)	109(12.9)	12.2(5.09)
10	120(12.3)	120(10.9)	0.2(3.54)

n = 9，（ ）：標準偏差．

(Hongo et al. 1981)

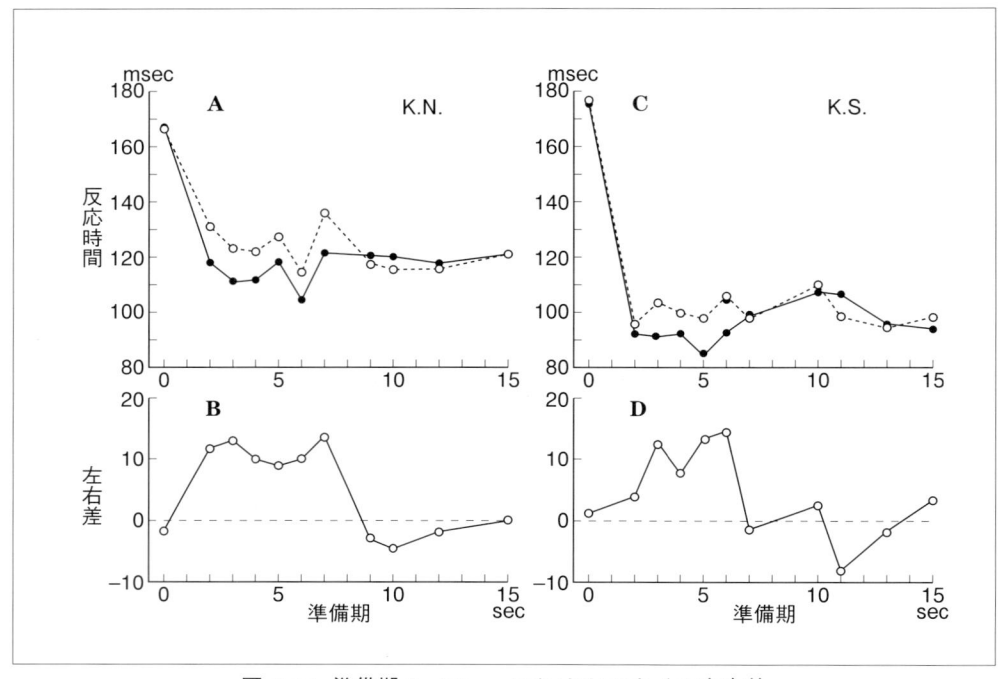

図 7-51 準備期 0〜15 sec における RT とその左右差
被験者2名のデータである．AとCは各PIにおける反応時間の平均値，BとDは左右差である．
A, C：黒丸は右側，白丸は左側．

(Hongo et al. 1981)

者にPIの長さをあらかじめ知らせ，予告信号に続く応答信号のタイミングを予測できる条件では，RTの変動は少なくなるはずである．こうすることでRTおよびその左右差のPI依存性を検討することができる(Hongo et al. 1981)．PI(sec) = 0，3，10としたときの両側小指外転のEMG-RTと左右差のヒストグラムを図7-50に示す．PI = 0と比べて，PI = 3では，EMG-RTの短縮と左右差の出現という2つの変化がある．PI = 10では，RTの短縮はあるが，左右差は消失あるいはわずかに逆転している．被験者9名の平均値を表7-29に示す．結局，RTとその左右差はPIに依存して変化するが，その様式は異なっている．被験者2名でPI = 0〜15としたときのRTと左右差を図7-51に掲げる．PI = 0に比べて，PI = 2〜15でRTは有意に短縮している．左右差はPI = 2〜7で大きく，PI = 7〜9で急激に減少し，PI = 9〜15で消失している．準備期においてRTに変化をもたらす過程と左右差を制御している過程の時間経過は，明らかに

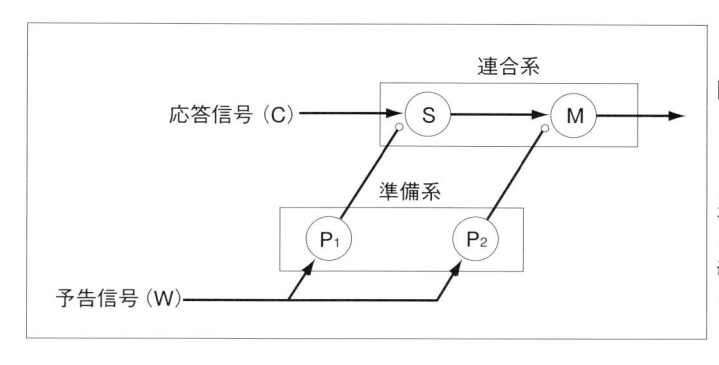

図 7-52 予告信号がある反応時間課題における中枢過程のモデル

矢印は興奮性終末，白丸は促通性終末である．興奮性終末はインパルスを中継する．促通性終末はインパルスの中継を速める．

(Hongo et al. 1981)

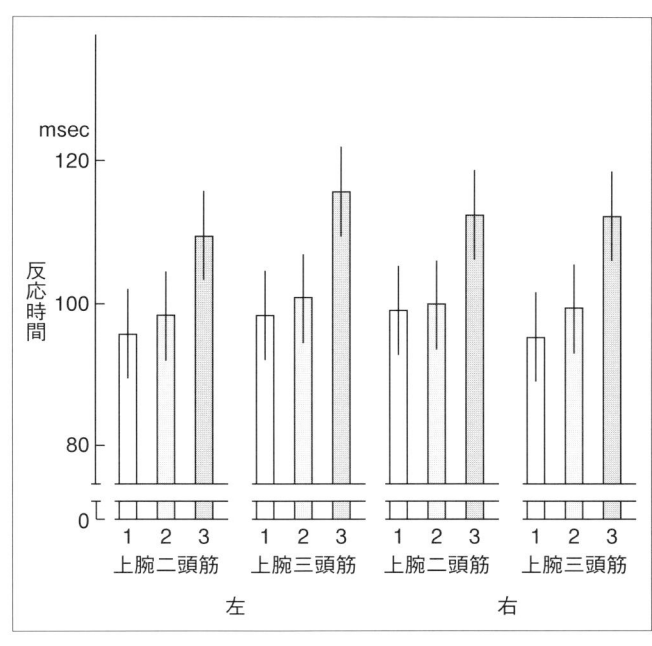

図 7-53 肘関節屈曲と伸展の反応時間

反応時間は上腕二頭筋および上腕三頭筋の表面筋電図によるEMG-RTである．右利き健常者9名の平均値を示す．
1：片側単独動作，2：両側同一動作，3：対側相反動作．
(Taniguchi et al. 1977，一部改変)

異なっている．予告信号は，中枢神経系において2つの異なる促通過程を通じて，RTの短縮と左右差の出現とをもたらしている．

Hongo et al.(1981)は，**図 7-52** の回路モデルを提唱している．予告信号(W)は，中枢の準備系(P_1 と P_2)へ送られる．準備系は連合系(SとM)を促通する．ここで，Sは応答信号(C)を受ける機能，Mは運動出力にかかわる機能を果たすとする．この2系が左右に独立して存在し，両者間の干渉はないとする．P_1 からSへの促通は左右で等しく，その効果は少なくとも15 sec 以上は持続する．P_2 からMへの促通は左右いずれかに優位であり，その持続は7 sec 以下である．ただし，中枢神経系の解剖学的構造とモデルとの対応はなされていない．

（3）運動方向の影響

前後方向に一定の距離をおいて並べられた2つの標的を交互にタッピングする単純な反復動作では，利き手の動作が通常は速い．両手が対称的に同時に行うと，動作の速さは非利き手単独の場合よりも遅くなる．さらに，左右非対称，相反性に動作を行えば，遅れは著しくなる（Annett

表 7-30 手関節屈曲と伸展の反応時間(msec)

筋		逆方向(同名筋)		同一方向(拮抗筋)	
		課題①	課題②	課題③	課題④
屈筋群	左	99.3(7.4)			113.4(8.0)
	右	100.5(7.4)		110.2(5.8)	
伸筋群	左		90.8(5.3)	98.1(3.5)	
	右		88.4(6.0)		98.6(6.2)

n=10, ( ):標準偏差.

(Nakamura et al. 1977b)

et al. 1973；Wyke 1969). ハンドルを回す課題でも，左右のハンドル軸が両者とも水平あるいは垂直の場合と比べて，一方が水平で他方が垂直の場合には，RT は延長する(Pascaud et al. 1966). 同時動作においては，課題遂行の時間は両腕の運動方向にかなり影響される. このような課題は，両側大脳半球の相互作用を解明する手法として利用されている. 運動のプログラミングからみた場合，どのような結果が得られるだろうか.

両腕を対称的な位置にした鏡像関係のもとに，同じ方向への肘関節運動を行えば，動筋は同名筋になる. 左右が逆方向の運動を行えば，拮抗筋が動筋になる. 肘関節 80°屈曲位として，①片側単独動作(片側肘関節の屈曲あるいは伸展)，②両側同一動作(両側肘関節の屈曲あるいは伸展)，③対側相反動作(片側肘関節屈曲，対側肘関節伸展)の上腕二頭筋と上腕三頭筋の RT(EMG-RT)を測定する. 結果を図 7-53 に示す. 片側単独動作と両側同一動作の RT には有意差はない. しかし，対側相反動作におけるRTは著しく遅れている(Taniguchi et al. 1977). 両側同一動作でRT の遅れがないのは，同時動作が同名筋によるためか，あるいは同一方向への運動であるためかは不明である.

肘関節 90°屈曲位，前腕中間位(手掌が向き合う)として，動作課題を空間的方向によって指示することにして，①内側(両手関節屈曲)，②外側(両手関節伸展)，③左側(左手関節伸展，右手関節屈曲)，④右側(左手関節屈曲，右手関節伸展)，における手関節屈筋群と伸筋群のRTを検討する. 結果を表 7-30 に示す. 手関節伸筋群の RT は屈筋群の RT よりも速い. しかし，両筋群ともに RT の左右差はない. 課題①②と比べて，課題③④の RT は遅延している. ①②は同名筋による空間的には逆方向の運動であり，③④は拮抗筋による空間的には同一方向の運動である. 身体的同一動作の RT は，空間的同一動作の RT よりも速いことになる. また，①②では，RT に左右差はないが，③④では左右差が現れる. 運動プログラムの視点では，①②は左右に共通する1群の筋を選択することになるが，③④は左右で異なる2群の筋を選択しなければならない. 運動出力の中枢過程では，ひとつの筋あるいは運動パターンに対応して運動指令を出し，左右が同じであれば指令はひとつとなり競合はない. 左右が異なる場合には，運動指令が2つ同時に発せられ，何らかの競合がおこり，RT の遅延がおこる. この種の競合は，脳梁を介して左右半球で生じると推定されるが，それが運動野と運動前野だけであるのか，それ以前の連合野でもおこっているのかは不明である. 同時動作では，空間的認知の意味での同一性あるいは同方向性よりも，運動に関与する筋の同一性が運動発現の難易という点で重要となる.

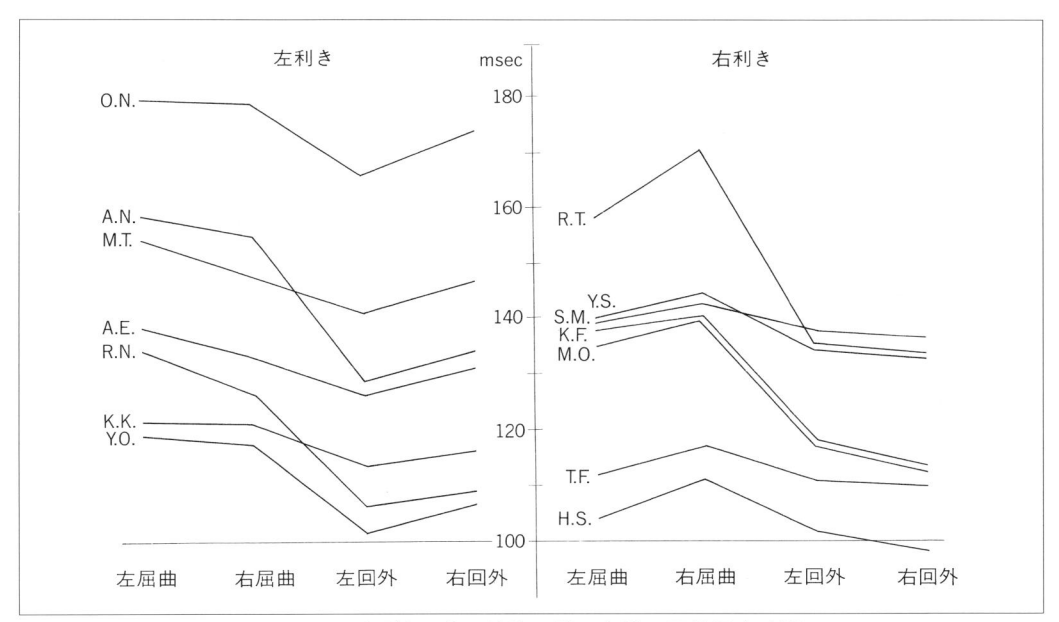

図 7-54 肘関節屈曲と前腕回外の上腕二頭筋反応時間
表面筋電図による反応時間である．左利きと右利きとは鏡像関係にある．

(Nakamura et al. 1974a)

9) 運動方向と運動パターン

運動方向の決定は，身体運動からみれば，特定の運動パターンを選択することであり，機能解剖学的には動筋や共同筋の組合せを定めることである．一方，ひとつの筋は複数の運動方向あるいは運動パターンの動筋となる．

(1) 肘関節屈曲運動と前腕回外運動

肘関節45°屈曲位，前腕中間位の肢位において，予告信号があるRTとして肘関節屈曲 (flexion：F) および前腕回外 (supination：S) の上腕二頭筋のEMG-RTを調べると，速いほうから［利き手回外-非利き手回外-非利き手屈曲-利き手屈曲］の順となる（図7-54）．左利きと右利きとは鏡像関係にある．上腕二頭筋が前腕回外や肘関節屈曲を等尺性収縮で行うとき，屈曲運動では閾値が低く早期に発射する運動単位は回外運動では閾値が高いというように，2つの運動パターンには異なる運動単位が関与することも報告され (Haar Romeny et al. 1982)，EMG-RTの相違にも運動単位の違いが反映すると推定されている (Mojica et al. 1988a, b)．EMG-RTが運動方向に依存することは，筋によってEMG-RTが定まっているのではない証拠となろう．また，運動パターンに対応して特定の運動単位が選択されること，上位中枢から運動ニューロン・プールへの入力が各運動パターンで異なっていることでもある．

Wakabayashi et al. (1981) は，感覚入力の処理過程の影響の有無を検討している．被験者は，①単純RT課題と②選択RT課題（低音と高音の2種の刺激が提示され，高音にだけ応答する）を行う．肘関節屈曲EMG-RT (F-RT) と前腕回外EMG-RT (S-RT) のEMG-RT差 (DFS) との関係を図7-55に示す．回帰直線の勾配は両運動パターンの間に差がない．応答信号の弁別過程は，

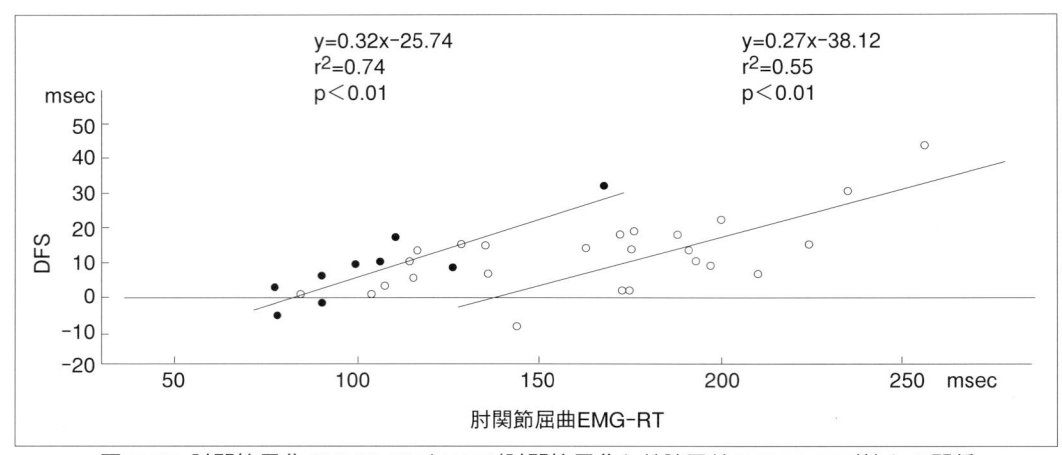

図 7-55 肘関節屈曲のEMG-RTとDFS（肘関節屈曲と前腕回外のEMG-RT差）との関係
被験者は17名，反応時間は上腕二頭筋の表面筋電図によるものである．黒丸は単純反応時間，白丸は選択反応時間である．

(Wakabayashi et al. 1981)

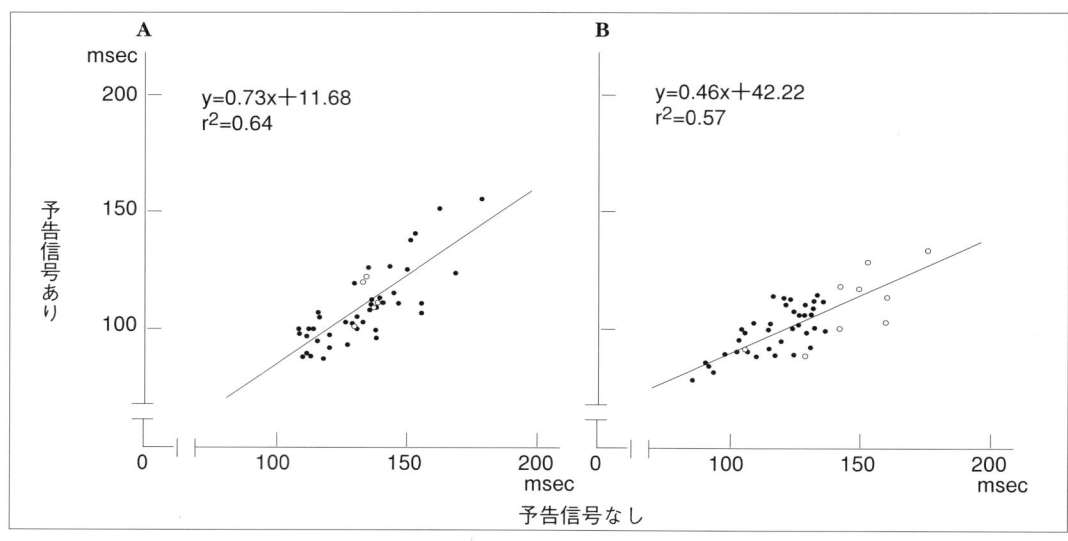

図 7-56 予告信号（あり）（なし）の反応時間の関係
A：肘関節屈曲，B：前腕回外．被験者は46名である．

(Kasai et al. 1982)

EMG-RTの運動パターン依存性には影響していない．

F-RTとDFSとの間に直線相関があることは，EMG-RTの遅いものほどDFSは大きく，EMG-RTが速ければDFSは消失することを示唆する．予告信号によって両運動パターンのEMG-RTが短縮する程度の相違についてKasai et al.(1982)が報告している．図7-56に予告信号の有無条件とEMG-RTとの関係を示す．回帰直線の勾配が示すように，予告信号による上腕二頭筋EMG-RTの短縮度は，前腕回外のほうが肘関節屈曲よりも高い．注意と覚醒レベル向上の影響は，前腕回外で大きく，回外運動に関与する運動単位への調整(tuning)効果がよい．

表7-31 4種類の上肢肢位における左上腕二頭筋のEMG-RT(msec)

	45°屈曲・回内位	45°屈曲・回外位	110°屈曲・回内位	110°屈曲・回外位
屈曲	83.2(9.0)	77.3(6.0)	85.2(9.3)	82.7(8.7)
回外	83.7(7.2)	85.9(7.1)	78.7(8.5)	83.6(6.4)

n=16, ( )：標準偏差．

(Taniguchi et al. 1984)

上腕二頭筋のF-RTとS-RTの相違が運動出力過程で生じているとすれば，共同筋の組合せや肢位の影響も考慮する必要がある．Taniguchi et al.(1984)は，肘関節45°屈曲位と110°屈曲位，前腕45°回外位と90°回内位を組み合わせた4肢位でおこるF-RTとS-RTの変化を検討している．表7-31に結果を示す．F-RTは肘関節伸展位のほうが屈曲位よりも速く，前腕回外位のほうが回内位よりも速い．一方，S-RTは肘屈曲位のほうが伸展位より速く，前腕回内位のほうが回外位よりも速い．肘関節屈曲あるいは前腕回外に関与する共同筋の数は，運動開始の肢位によって変わる(Basmajiam et al. 1985)．肘関節屈曲の共同筋の数は，前腕回内位と比べて，回外位のほうが少なくなる．前腕回外の共同筋の数は，肘関節屈曲位では伸展位よりも少なくなる．応答運動に参加する共同筋の数が少ないと，EMG-RTは短縮することになる．運動開始の肢位を定めることは，①運動に参加する共同筋の数，②主動筋の筋長，というEMG-RTを決定する2つの独立変数を操作することである．この原理は，肘関節屈曲と前腕回外だけでなく，そのほかの身体運動にも適用できるだろう．

表7-32 プレキューと無プレキュー条件における肘関節屈曲と前腕回外のEMG-RT(msec)

条件	運動パターン	
	屈曲	回外
プレキュー	100.3(26.9)	94.9(25.7)
無プレキュー	208.8(48.2)	231.8(49.7)

n=10, ( )：標準偏差．

(Hosokawa et al. 1987)

(2) 予告情報(プレキュー)の影響

反応時間パラダイムにおける予告情報(プレキュー)技法は，運動の選択や実行に関与する過程を操作し，分析するのに適した手法である(Rosenbaum 1980；Zelaznik et al. 1986)．応答信号よりも前に，プレキューとして応答運動に関係する情報を含んだ予告信号が提示されると，時間的不確かさの減少だけなく，応答運動の次元(左右，前後，遠近など)の不確かさも減少する．プレキューによる情報の有無は上腕二頭筋のEMG-RTにどのような影響を与えるだろうか(Hosokawa et al. 1987)．

実験条件はプレキューの有無である．プレキュー条件では，予告信号として高音と低音が与えられ，それぞれが右肘関節屈曲あるいは右前腕回外に対応している．2sec後に応答信号(中音)が提示される．無プレキュー条件では，予告信号は中音であり，応答信号が高音か低音かになっている選択RT条件である．被験者10名の結果を表7-32に示す．プレキュー条件では前腕回外のEMG-RTは肘関節屈曲よりも速くなるが，無プレキュー条件では逆に遅くなっている．2条件間のEMG-RT差は，回外が136.8±38.6 msec(平均±標準偏差)，屈曲が109.5±34.3 msecであり，プレキューのEMG-RT短縮への効果は回外で大きい．

回外EMG-RTが屈曲EMG-RTよりも速くなるのは，運動パターンがあらかじめ選択されている場合である．そのような条件では，予告信号は中枢過程において，①覚醒(注意)の効果，②

課題実行に必要な情報をあらかじめ伝達しておくという2つ過程を介して作用する(Sudevan et al. 1987). プレキュー条件と無プレキュー条件におけるEMG-RT差は,運動プログラムを構成するのに要する時間を含むと推定できる. そうであれば, 前腕回外運動はそのプログラムを選択(select)あるいはロード(load)するのに, 肘関節屈曲運動よりも時間を要することになる. しかし, 運動プログラムが準備された条件では, その実行(execution)は速い(Hosokawa et al. 1987).

Kinugasa et al.(1988)は, プレキュー技法の準備期(PI)を変えて, EMG-RTの変化を分析している. 選択RT条件では, 被験者は高音あるいは低音の予告信号(プレキュー)によって応答運動を弁別し, 種々のPI(0, 200, 400, 600, 800 msec)で提示される応答信号(光刺激)に対して右腕で応答運動を行う. 単純RT条件では, あらかじめ応答運動が指定されている以外は, 同じ操作である. 選択(プレキュー)EMG-RTと単純EMG-RTとの差を図7-57に示す. PI=0〜200 msecでは, 選択EMG-RTは単純EMG-RTよりもかなり遅い. PI=400 msec以上になると, 両者のEMG-RTには差がなくなっている. 図7-58にPIと屈曲・回外のEMG-RT差との関係を掲げる. 単純EMG-RTでは, いずれのPIでも回外が速い. 選択EMG-RTでは, PI=0〜400 msecにおいては回外が屈曲よりも遅く, PI=600〜800 msecにおいては回外が速くなる. 要約すると, ①PI=0 msecでは, 選択EMG-RTは単純EMG-RTよりもおよそ100 msec遅い, ②単純EMG-RTの全平均と選択EMG-RTの全平均との差は, PI=400 msecで消失する, ③選択EMG-RTにおける回外と屈曲のEMG-RT差は, PI=700 msecで単純EMG-RTの場合と同じになる. 運動パターンの準備には順序があり, 第1(初期)段階では応答運動の選択が

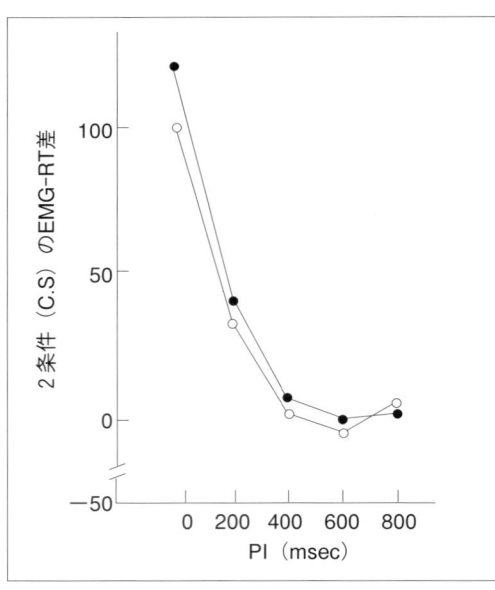

図7-57 種々の準備期における選択反応時間(C)と単純反応時間(S)の差
○:肘関節屈曲, ●:前腕回外, PI:準備期 反応時間は上腕二頭筋の表面筋電図による.
(Kinugasa et al. 1988)

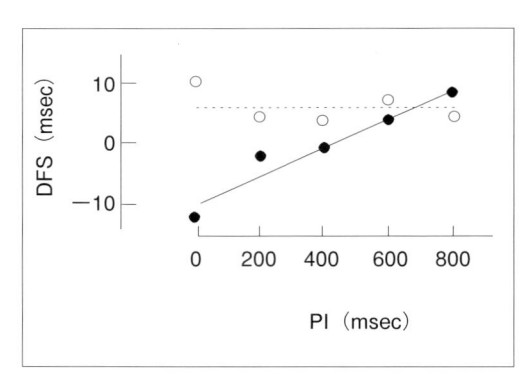

図7-58 種々の準備期における選択反応時間および単純反応時間の肘関節屈曲と前腕回外との反応時間差
○:単純反応時間, ●:選択反応時間, DFS:肘関節屈曲と前腕回外の反応時間差.
単純反応時間課題では, DFSはPIに関係なく, 一定値である. 選択反応時間課題では, PI=700 msec前後になると, DFSは単純反応時間課題と同じになる(本文参照).
(Kinugasa et al. 1988)

なされ，第2(中期)段階では応答の迅速化(RTの短縮)と変動の減少が行われ，第3(最終)段階になって応答運動の明確な分化(運動パターンに依存したRT)がおこる．

この種の3段階は運動技能研究において提唱されている「協応―制御―技能」の3レベルを類推させる(Kelso 1982；中村・他 2003)．四肢の関節運動を取り上げると，ボールを蹴るときには，股-膝-足関節は一定の運動パターンをみせる．そのような動きを生み出すためには下肢の筋群から一群の筋を選び出す．この選択は協応(coordination)の一側面である．次に各筋の発生する力，そのタイミングなどが定められる(制御，control)．その上で最適のパラメータを設定するのが技能(skill)である．協応が不適切であれば，下肢は動いてもボールは蹴れない．制御が不十分であれば，ボールを蹴っても目標には当たらない．技能があって，はじめて優秀な成績を収めることができる．

(3) 課題条件と初期筋電活動

EMG-RT は応答運動のプログラミング過程を分析するのに有用な手段であり，EMG-RT は応答運動の発生に要する時間を測定していると想定されている．他方，筋電活動は運動を実行する筋が発生する張力を反映し，筋電活動が高いほど張力は大きいと想定する(Hermens et al. 1984)．しかし，張力が増加するほど，EMG-RT は延長する(Nagasaki et al. 1983b；Conrad et al. 1983)．

a. 予告信号

RT 課題における肘関節屈曲と前腕回外との初期筋電活動には，①どのような相違があるだろ

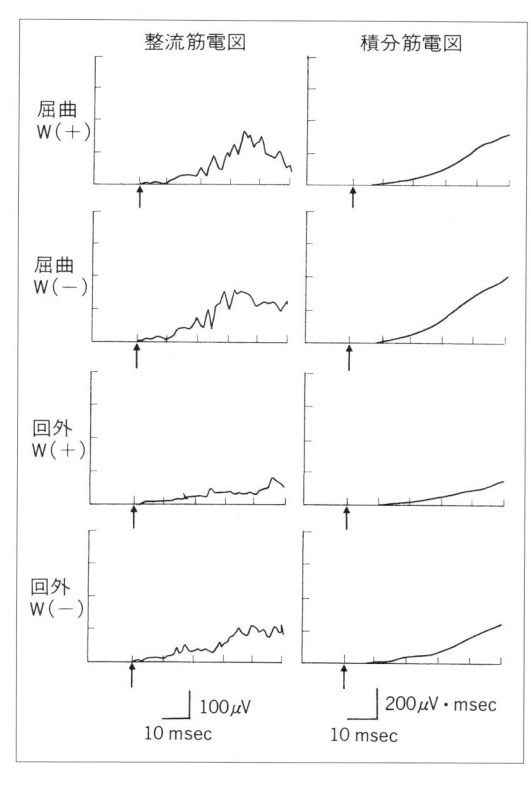

図 7-59 肘関節屈曲と前腕回外の反応動作の初期筋電活動

1被験者の10試行から得た上腕二頭筋の整流平均筋電図と積分筋電図．矢印は筋電活動開始のタイミング．W(+)：予告信号あり，W(−)：予告信号なし．横軸は筋電活動開始から 50 msec までの記録．縦軸は筋電活動量(任意単位)．

(Mojica et al. 1988a)

表 7-33 肘関節屈曲と前腕回外の反応動作の初期筋電活動積分値(任意単位)
——予告信号の影響——

課題条件	応答運動								
	肘関節屈曲					前腕回外				
(msec)	1-10	11-20	21-30	31-40	41-50	1-10	11-20	21-30	31-40	41-50
W(+)	3.3	11.6	13.5	19.5	18.7	1.9	4.6	8.9	12.1	13.3
	(2.0)	(5.9)	(4.1)	(6.1)	(4.7)	(0.7)	(1.5)	(2.2)	(4.6)	(4.8)
W(−)	3.9	12.1	14.6	20.5	20.4	2.2	6.5	10.8	13.7	16.6
	(2.2)	(5.9)	(4.4)	(7.1)	(6.2)	(0.6)	(1.9)	(2.9)	(3.0)	(3.7)

n = 5, ( ):標準偏差. 筋電活動開始後, 10 msec ごとの iEMG である.

(Mojica et al. 1988a)

うか, ②予告信号はどのような影響を与えているのだろうか, について検討が加えられている(Mojica et al. 1988a). 課題は, 予告信号あり(W+)および予告信号なし(W−)である. 図 7-59 に表面筋電図の1例を示す. W−と比べて, W+の整流筋電活動は屈曲と回外のいずれも低い. 積分筋電図(iEMG)の立ち上がり傾斜は, W−のほうが急である. なお, 予告の有無にかかわらず, iEMG は屈曲のほうが回外よりも高い. 表 7-33 に, 筋電活動開始から 50 msec までの 10 msec ごとの iEMG を掲げる. W−と比べて, 筋電活動開始からおよそ 30 msec までは W+の iEMG は低く, 予告が筋活動を抑制しているようにみえる. 屈曲および回外の iEMG 差は, 予告の有無には関係なしに, 筋電活動開始から 10〜50 msec の間に発生している. これらの結果は, 上腕二頭筋の応答運動における筋電活動が運動パターンに対して特異的であり, 予告信号が EMG-RT 短縮と筋電活動の低下をもたらすことを示している. 屈曲運動と比べて, 回外運動の筋電活動が低いことの可能性として, ①動員される運動単位の数が少ない, ②運動単位の発射頻度が低い, ③運動ニューロン・プールからもっぱら小さい運動単位が動員されている, などが上げられている(Basmanjian et al. 1985). 予告信号による初期の筋電活動が低下するのは, 運動準備状態において, 脊髄運動ニューロンへの末梢入力が抑制されているためであろう. 被験者があらかじめ運動課題を知り, 運動準備がなされている場合, 予告信号は被験者に知覚セット(感覚セット)の傾向をもたらし, 注意配分を情報処理過程の効率化へと向けているらしい.

b. 選択反応時間

運動方向あるいは運動パターン, 予告信号の有無, 単純 RT あるいは選択 RT などの課題条件は, 運動応答に関連する変数である. 運動準備状態が決定できないような選択 RT 課題は, 初期筋電活動にどのような変化をもたらすのだろう. この問題を単純 RT と選択 RT を用いて検討する(Mojica et al. 1988b). 予告信号なしの条件である. 単純 RT は, 被験者には, 各試行の 10〜20 sec 前に肘関節屈曲あるいは前腕回外の指示が与えられている. 選択 RT では, 高音と低音が各運動パターンに対応している. 表 7-34 は右上腕二頭筋の EMG-RT である. 単純 RT では回外 EMG-RT が速く, 選択 RT では屈曲 EMG-RT が速い. 表 7-35 に 10 msec ごとの iEMG を示す. 単純 RT における屈曲運動の iEMG は回外運動よりも大きく, 選択 RT では逆になる. 2 課題間の比較では, 屈曲運動の iEMG には有意差があるが, 回外運動ではない. 1〜50 msec までの iEMG は, 両課題において, 運動パターン間に有意差はない. 2つの運動パターンを比較

表 7-34 上腕二頭筋の単純反応時間と選択反応時間(msec)

課題条件	応答運動		
	肘関節屈曲	前腕回外	差
単純反応時間	137.8(37.3)	125.6(35.0)	12.2(7.0)
選択反応時間	247.8(78.3)	276.1(89.3)	28.3(28.6)
差	110.1(51.4)	150.5(62.1)	

n = 8，（ ）：標準偏差．

(Mojica et al. 1988b)

表 7-35 肘関節屈曲と前腕回外の反応動作の初期筋電活動積分値(任意単位)
――単純反応時間と選択反応時間の相違――

課題条件	運動時間(msec)				
	1-10	11-20	21-30	31-40	41-50
肘関節屈曲					
単純反応時間	2.9	9.8	15.2	21.0	22.2
	(2.2)	(9.3)	(12.8)	(19.8)	(14.8)
選択反応時間	1.8	5.0	7.7	9.5	14.0
	(0.7)	(3.6)	(4.9)	(5.2)	(12.3)
前腕回外					
単純反応時間	2.3	6.3	11.4	14.5	17.8
	(1.5)	(4.2)	(7.2)	(9.1)	(10.5)
選択反応時間	1.7	5.0	10.5	12.8	16.7
	(0.7)	(3.2)	(7.6)	(7.9)	(10.5)

n = 8，（ ）：標準偏差．

(Mojica et al. 1988b)

して要約すると，①単純RTでは，回外EMG-RTが速く，筋電活動は低い，②選択RTでは，屈曲EMG-RTが速く，筋電活動の低下が著しい，ということにある．この結果は，注意容量モデルで説明される．単純RTでは，運動セットが準備できて，応答運動に対応したEMG-RT分化が生じる．同じことが筋電活動にもおこる．肘関節屈曲運動には，空間的優位性が与えられ，時間的優位性が与えられている前腕回外よりも，発生する力は強くなる．選択RTでは，運動セットの準備はできず，運動開始前に応答信号の弁別同定，適切な応答運動の選択を行わなければならない(Sternberg 1969)．その結果，運動パターンによる空間的あるいは時間的特化が失われる．

(4) 中枢神経障害と運動パターンに依存した反応時間差

単純RT課題の条件で行われる上腕二頭筋のEMG-RTは，肘関節屈曲と前腕回外では異なっている．この時間差(DFS)は，運動プログラミング過程の障害あるいは中枢覚醒や注意の障害によって，消失すると予測される．

DFSは，10歳以下の小児では観察されない(古井・他 1986)．20歳代と70～80歳代の健常者を被験者とした分析では，高齢者のRTは遅く，DFSも消失して，若年者の予告信号がない場合のRTに類似している．加齢にともなって中枢覚醒機能の低下あるいは運動出力系の活性化の低下が推定されている．

中枢神経疾患の患者を対象とした結果を図7-60に示す．脊髄小脳変性症による小脳障害の患

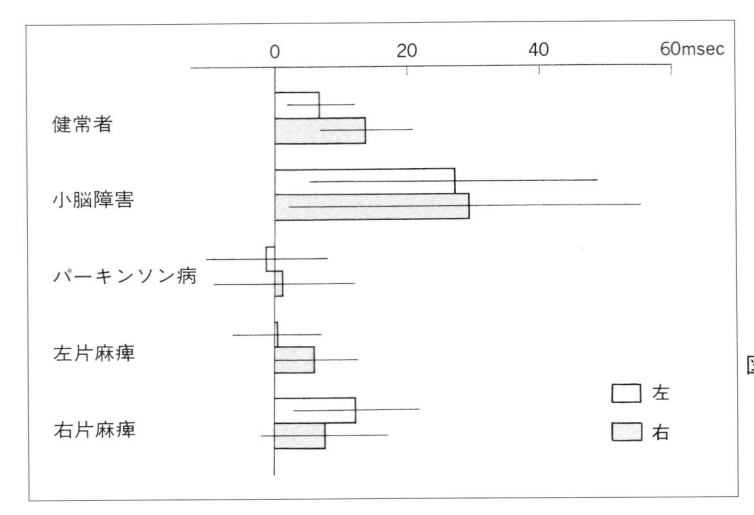

図 7-60 中枢神経疾患患者の上腕二頭筋の肘関節屈曲と前腕回外との反応時間差（**DFS**）
(中村 1979)

者では，EMG-RT は遅延しているが，DFS は明らかに認められている．一方，パーキンソン病患者では，EMG-RT にはそれほどの遅れはないが，DFS は消失している．脳卒中後の片麻痺患者では，右半球病変の場合に DFS が消失する傾向が強い．**図 7-61** は，複数の脳血管障害患者のコンピュータ断層撮影（CT）画像から得られた病変部位を重ねて記したものである．両側の DFS 消失の責任病巣は，右頭頂葉と左右いずれかの前頭葉（とくに運動前野），それに左基底核である．この結果は，右半球と基底核が主に覚醒と運動プログラミングに関与することを示唆している．左前頭葉は運動行動を統括し，右頭頂葉で運動の空間イメージが処理されて前頭葉に伝達され，これが基底核を経て運動野にわたる過程で運動プログラムが形成される（中村 1979）．

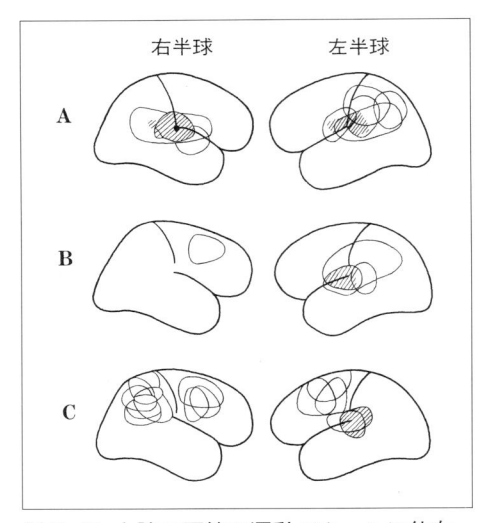

図 7-61 上腕二頭筋の運動パターンに依存した反応時間の差消失の責任病巣
斜線部は皮質下病巣である．
A：両側に異常なし．
B：対側に異常あり．
C：両側に異常あり．
(中村 1979)

応答動作の初期筋電活動については，パーキンソン病患者を対象とした報告がある（Nakamura et al. 1989）．予告信号ありとなしの条件で肘関節屈曲あるいは前腕回外を行う課題を用いている．被験者は年齢を患者群と一致させた健常者 7 名および患者 7 名である．**表 7-36** に EMG-RT を示す．予告信号による EMG-RT の短縮は，健常者群では 37.1 msec，患者群では 79.4 msec となり，患者群における予告信号の効果が大きい．健常者で観察されている運動パターンによる EMG-RT の変化は，患者群では消失している．**表 7-37** は筋電活動開始から 50 msec までの iEMG である．健常者群では，2 条件とも前腕回外の iEMG は肘関節屈曲に iEMG

表 7-36 健常者とパーキンソン病患者の上腕二頭筋 EMG-RT (msec)

予告信号	あり		なし	
	健常者	患者	健常者	患者
肘関節屈曲	128.2	124.6	159.0	204.2
	(31.8)	(27.9)	(24.5)	(47.8)
前腕回外	119.9	124.0	163.2	203.2
	(21.3)	(26.6)	(32.8)	(44.6)

( ):標準偏差.
(Nakamura et al. 1989)

表 7-37 健常者とパーキンソン病患者の上腕二頭筋 iEMG (任意単位)

予告信号	あり		なし	
	健常者	患者	健常者	患者
肘関節屈曲	45.6	30.2	49.5	25.3
	(27.1)	(15.1)	(26.3)	(13.8)
前腕回外	21.3	26.3	26.4	28.4
	(13.0)	(19.3)	(21.3)	(25.9)

( ):標準偏差.
筋電活動開始から 50 msec までの iEMG である.
(Nakamura et al. 1989)

よりも低値である．一方，患者群では，運動パターンに依存した iEMG の違いはない．**図 7-52** の回路モデルを利用すると，予告信号による P_1 から S への促通は認知/感覚過程を活性化してすべての EMG-RT を短縮させる．P_2 から M への促通は応答運動の分化を増強する．予告信号なしの条件では，準備系からの促通作用は弱く，EMG-RT の遅延，DFS の消失あるいは逆転がおこる．パーキンソン病患者では，P_1 から S への促通は正常であり，予告信号は覚醒レベルを上昇させて EMG-RT の短縮を生じる．しかし，M の機能および多分 P_2 の機能も，障害された状態にある．それが運動パターンに依存した EMG-RT と iEMG の相違を消失させている．

10) 理学療法手技の検討

理学療法による運動麻痺の回復では，その手技は伝統的な運動療法 (kinesitherapy) に従って，運動の開始肢位と終了肢位，運動軌跡を重視した他動運動，介助運動，自動運動などが行われる．理学療法の諸手技が随意運動の発現に有効であるのなら，そのような手技を利用した場合は，そうでない場合と比べて，運動発現は容易になり，反応時間は短縮することを予想させる．反応時間分析を用いて代表的な手技について検討した結果を掲げる．

(1) 促通肢位と運動感覚性皮質促通

固有感覚神経筋促通法 (proprioceptive neuromuscular facilitation：PNF) は，小脳性運動失調症 (cerebellar ataxia) の患者に適用されている (中村・他 1979)．PNF は Kabat (1952) によって麻痺筋の治療法としてまとめられ，その時代の神経生理学を基礎理論に用い，運動にさいして固有感覚器に刺激を加えることを通じて神経筋単位の最大興奮を引き出すことを原理としている．治療手技を要約すると，最大抵抗による集合運動パターンを利用すること，急速な運動方向の転換を行うことである．抵抗運動や運動開始直前の筋伸張は，運動ニューロンの興奮性を高める．しかし，運動準備期における沈黙期など，随意運動発現時には脊髄反射弓の抑制がおこると推定されている．健常者を被験者とした分析でも，促通肢位による EMG-RT 短縮の効果は，脊髄反射弓を介するのではなく，中枢覚醒の結果である．

脊髄小脳変性症 (spinocerebellar degeneration) の患者では，EMG-RT の肢位依存性は消失しているが，PNF による理学療法直後には一過性に EMG-RT の肢位依存性が回復し，その時期には書字，立位バランス安定性や最大歩行速度などの運動課題の遂行能力も向上している (中村・他 1979；Nakamura et al. 1980)．さらに，脳波アルファ帯の平均周波数の速波化もおこっ

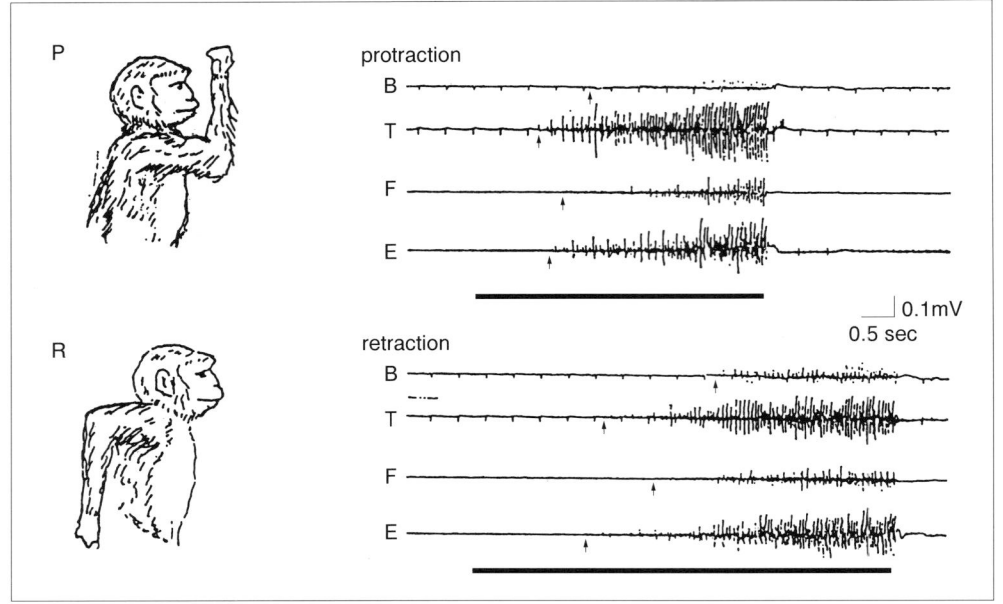

図 7-62 サルの上肢肢位と運動野刺激による筋放電潜時との関係

サルを塩酸ケタミンとネンブタールで麻酔して定位脳固定装置に保持し,片側皮質運動野を露出する.双極タングステン針電極を上肢運動野におき,パルス幅 1 msec,刺激強度 50 μA～2 mA,頻度 60 Hz の連続刺激を加える.上肢の肢位は他動的に保持する.

B:上腕二頭筋,T:上腕三頭筋,F:手指屈筋,E:手指伸筋,P:上肢の前方挙上位(protraction),R:上肢の後方挙上位(retraction).

黒色バーは刺激の時間を,矢印は筋放電の開始時点を示す.P 肢位における筋放電潜時は,R 肢位よりも短い.

(小坂・他 1983)

ている(Nakamura et al. 1986b).小脳の機能障害に対する代償機能が PNF によって一過性に得られることになる.

Gellhorn(1949, 1953)は,サルの皮質運動野に連続電気刺激を与え,引きおこされる筋活動が肩関節を前方へ挙上すると増加することを報告している.肩関節肢位の固有感覚情報が皮質へ上行し,皮質の興奮性に変化が生じたためと推定される.

小脳核を破壊した慢性サルを用いて,片側上肢を肩 90°前方挙上(protraction)と 90°後方挙上(retraction)の2肢位として,対側皮質運動野の刺激によって誘発される上肢筋放電潜時を測定すると,正常サルでは前方挙上位のほうが後方挙上位よりも潜時は短い(図7-62).しかし,小脳核破壊後のサルでは差

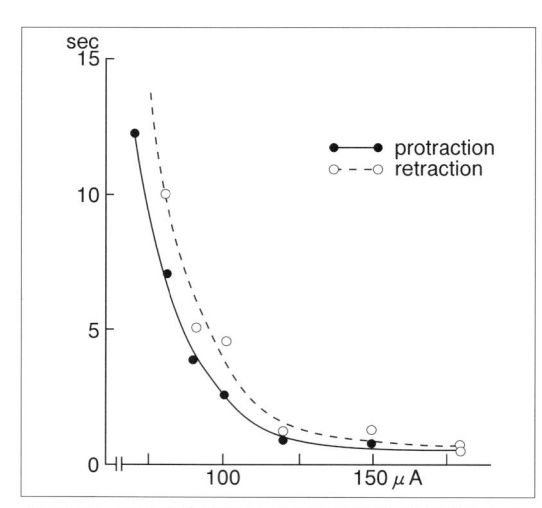

図 7-63 サルの皮質運動野の電気刺激で誘発される上腕二頭筋の筋放電潜時と刺激強度の関係

刺激電流が強くなると潜時は短縮し,P 肢位と R 肢位との潜時差も減少する(図7-62参照).

(小坂・他 1983)

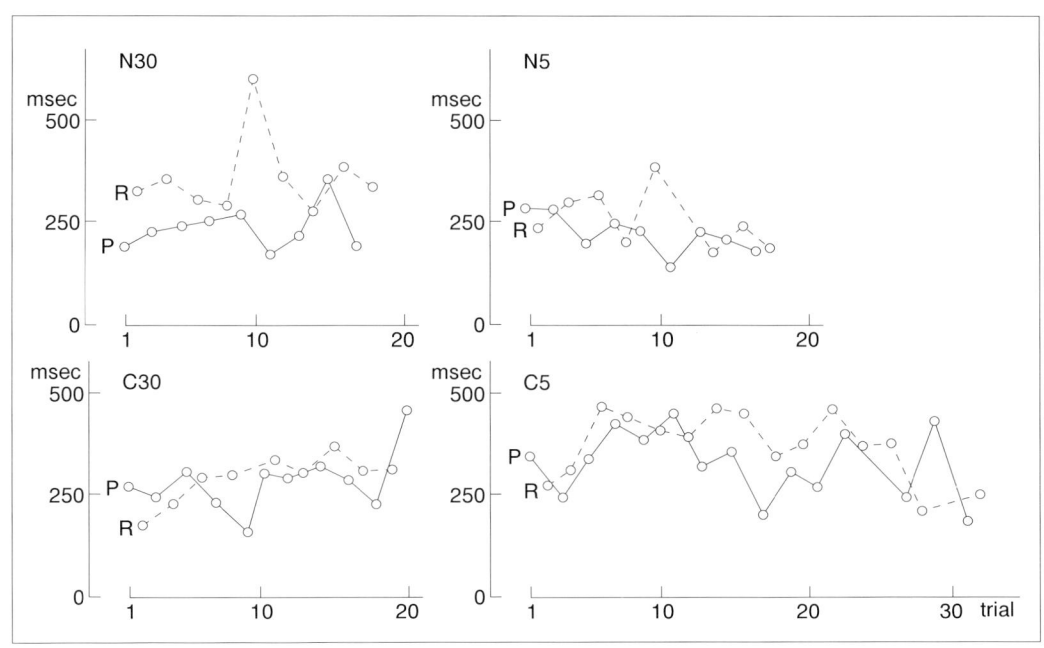

図 7-64 試行ごとに肢位を変えて測定したときの筋放電潜時
横軸は試行順序，縦軸は筋放電潜時である．P：上肢の前方挙上位，R：上肢の後方挙上位
N30：正常サルで試行間隔を 30 sec として皮質運動野を刺激した．P位における筋放電潜時はR位よりも短い．
N 5：正常サルで試行間隔を 5 sec とした場合，次第にP位とR位の筋放電潜時に差がなくなる．
C30：小脳核破壊後のサルで試行間隔を 30 sec とした場合，P位とR位の筋放電潜時にあまり差がない．
C 5：小脳核破壊後のサルで試行間隔を 5 sec にすると，次第にP位とR位の筋放電潜時に差が現れる．
(小坂・他 1983)

がなくなる(中村 1978)．小坂・他(1983)は，サルを用いた急性実験を行っている．前方挙上と比べて，後方挙上の筋放電の潜時は長い．刺激が弱く，潜時が延長すると潜時の差は大きくなる(図 7-63)．これらの現象的な特徴は，促通肢位とEMG-RTとの関係とも一致する．小脳皮質の部分的破壊を行っても，肢位依存性には影響しないが，小脳核の破壊による肢位依存性は消失する．

PNFによる末梢からの固有感覚入力に代替するものとして，皮質に反復して刺激を加えて興奮性の変化をおこし，肢位依存性の変動を検討する(図 7-64)．正常サルでは，刺激間隔が短くなると，肢位依存性は減少する傾向がある．このような現象は，健常者にPNF操作を加えた直後のEMG-RTでも観察される．一方，小脳核破壊後のサルでは，間隔を短くして反復刺激すると，肢位依存性が現れてくる．この現象は，生理学的には加重によって説明される．運動感覚入力は，視床を経由して皮質感覚運動野へ投射する系のほかに，小脳を経由する系もある．後者が障害された場合，反復刺激が大脳皮質を強力に賦活し，障害された小脳機能を大脳皮質に代償させる．ただし，その効果は一過性である．

(2) 他動運動と運動発現
運動療法は，神経筋活動および関節運動の視点から，①他動運動，②自動介助運動，③自動運

動，④抵抗運動，に分けられている．他動運動や自動介助運動は関節包，靱帯あるいは筋組織の短縮を防ぎ，筋の随意収縮を促通するものとして，中枢性麻痺に対しても発症の初期から，経験的には広く適用されている(Jones 1967；Rusk 1977)．患者の体験としては，運動麻痺の発症初期には最大の努力によっても随意的に運動を行うことはできないが，理学療法士による適切な他動運動がなされると最小の努力で運動を行うことができ，主観的にはあたかも他動運動がもたらした感覚情報によって，神経支配の力(force of innervation)が適正な経路へと導かれるのを助けられるように実感されるという報告もある(Brodal 1973)．

a．PMT

運動麻痺の回復に対する他動運動の効果は，経験的あるいは主観的に記述されてきたが，その現象面あるいは神経生理学的検討はあまりなされていない．他動運動が運動発現を容易にするのであれば，それはRT研究の手法で分析できるはずである．

ある関節を外部駆動により他動的に動かし，被験者は他動運動中に与えられる音刺激に対して，できるだけ速く応答運動を行う．図7-65Aでは，他動的な肘関節の屈伸運動が行われ，被験者の応答運動は肘関節屈曲である．課題は，①静止時(STAT)，②他動的伸展時(PEXT)，③他動

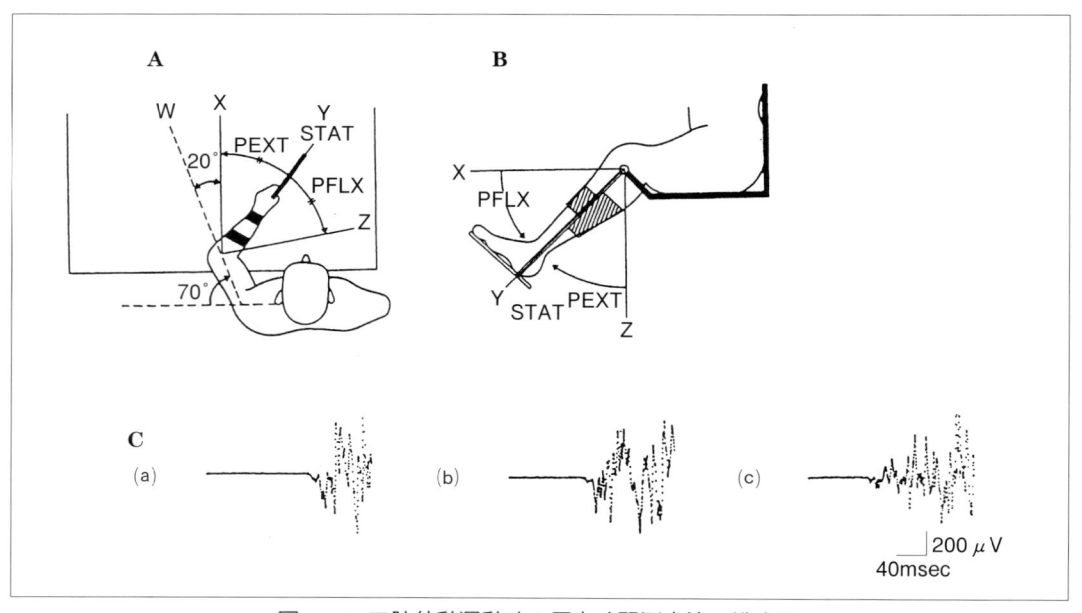

図7-65　四肢他動運動時の反応時間測定法の模式図
A：応答運動は肘関節屈曲(あるいは伸展)である．被験者は前腕回転装置の前に座り，肘関節と回転軸が一致するバーに前腕を固定する．他動運動域は屈曲20°(X)～屈曲100°(Z)である．他動運動は20°/secの角速度でXあるいはZから開始して，屈曲60°(Y)で応答信号(音刺激)が提示される．
B：応答運動は膝関節伸展である．被験者は椅子座位となり，膝関節と回転軸が一致する下腿サポートに下腿を固定する．他動運動域は屈曲0°(X)～屈曲90°(Z)である．他動運動は20°/secの角速度でXあるいはZから開始して，屈曲45°(Y)で応答信号(音刺激)が提示される．STAT：静止時，PEXT：他動的伸展時，PFLX：他動的屈曲時．
C：上腕二頭筋のPMT(EMG-RT)，(a)他動的伸展時，(b)静止時，(c)他動的屈曲時．

(Nakamura et al. 1982b；Sajiki et al. 1983，一部改変)

的屈曲時(PFLX)の4条件下で，バーがY点にあるときに応答信号(音刺激)が提示される．健常者10名の上腕二頭筋 EMG-RT の平均値(標準偏差)は，PEXT：116.3(23.1)msec，STAT：93.1(11.8)msec，PFLX：77.0(15.0)msec である．**図7-65B** に他動的な膝関節の屈伸装置を示す．健常者8名の大腿直筋 EMG-RT の平均値は PEXT：105.9(24.0)msec，STAT：127.6(25.0)msec，PFLX：143.5(31.9)msec である．いずれも静止時と比べて，他動運動と応答運動が同じ方向の場合に EMG-RT は短縮し，反対方向の場合には延長している(Nakamura et al. 1982b；Sajiki et al. 1983)．他動運動と応答運動が同じ方向では動筋の筋長は短くなり，反対方向で伸張されるのであり，脊髄反射を介した筋伸張反射の作用では説明されない．

予告信号の2sec 後に同じ肘関節角度で応答信号が発生するように条件を設定して，他動運動の速度を変えて EMG-RT を測定すると，他動運動が速くなると EMG-RT は短縮度が大きくなる．位置感覚よりも運動感覚が EMG-RT に影響している証拠である．

肘関節の他動的屈伸運動中に応答運動として手関節を屈曲する課題を，前腕を回内位あるいは回外位にして行う．前腕回外位であれば，他動的肘関節屈曲運動は課題である手関節屈曲と同じ運動方向になる．前腕回内位であれば，他動的肘関節伸展運動が手関節屈曲と同じ運動方向になる．そのような場合にだけ，手関節屈曲の EMG-RT は STAT よりも短縮する(Kitahara et al. 1982)．

他動運動と応答運動の方向が一致した場合に EMG-RT が短縮するためには，応答信号よりも前に運動プログラミングが終了している必要があろうか．臨床場面では，理学療法士は他動運動を開始する前に運動方向を患者に伝えている．他動運動は，運動プログラミング過程に影響するのか，あるいは運動発現の過程に直接的に作用するのか．高音と低音に対する反応として，肘関節伸展あるいは屈曲を行う選択 RT を利用して分析する．被験者が STAT，PEXT，PFLX の条件で肘関節の屈曲あるいは伸展を応答運動として行った結果を**表7-38** に示す．上腕二頭筋の EMG-RT は PFLX 条件で，上腕三頭筋の EMG-RT は PEXT 条件で短縮している．この結果は，①他動運動の EMG-RT への促通効果は運動準備状態にあることを前提にしていない，②理学療法士の行う他動運動は，患者が行う運動と同じ方向のときだけ運動発現を容易にする，ことを示している(Fujita et al. 1988)．被験者の運動セットに依存しないという運動行動上の特性は反射に類似し，他動運動による固有感覚情報が運動出力系に伝達されるのは中位レベル，感覚運動野より下位であると推定される(Brooks 1986)．

脊髄損傷による不全対麻痺患者8名を被験者として行った他動的膝関節屈伸運動中における膝伸展の EMG-RT は，PFLX：145.3(19.4)msec，STAT：131.9(15.4)msec，PEXT：117.2

表7-38 肘関節他動運動中の上腕二頭筋および上腕三頭筋の選択反応時間(msec)

条件	静止時	他動的屈曲時	他動的伸展時
上腕二頭筋	237.9(50.0)	208.6(38.4)	237.3(39.5)
上腕三頭筋	236.8(48.5)	232.9(36.5)	208.0(46.3)

n＝8，( )：標準偏差．　反応時間は EMG-RT である．

(Fujita et al. 1988)

表 7-39 脊髄小脳変性症患者およびパーキンソン病患者の肘関節他動運動中の上腕二頭筋の反応時間(msec)

条件	静止時	他動的屈曲時	他動的伸展時
脊髄小脳変性症(n:10)	197.0(49.2)	218.1(64.6)	251.7(50.8)
パーキンソン病(n:5)	144.5(58.7)	132.1(52.5)	153.9(51.9)

( ):標準偏差.
反応時間は EMG-RT である.

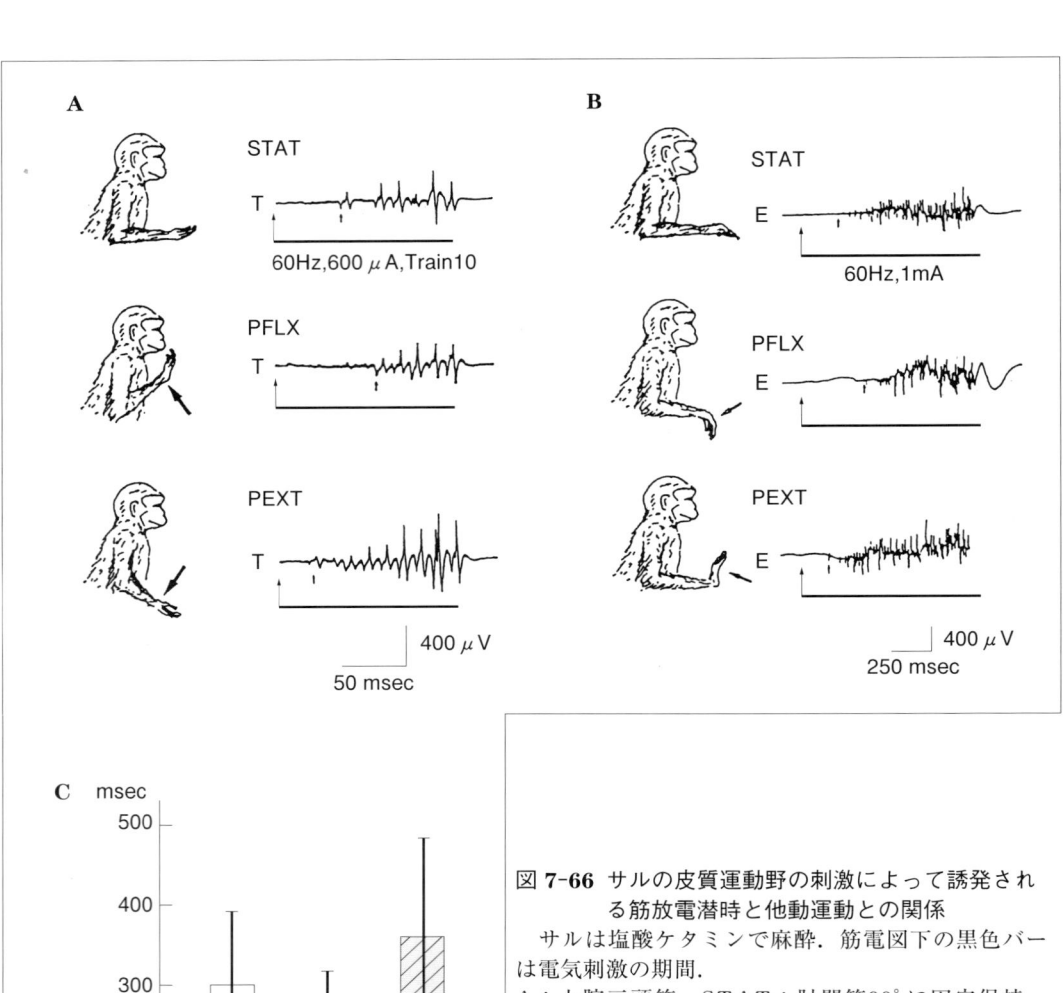

図 7-66 サルの皮質運動野の刺激によって誘発される筋放電潜時と他動運動との関係

サルは塩酸ケタミンで麻酔.筋電図下の黒色バーは電気刺激の期間.
A:上腕三頭筋.STAT:肘関節90°に固定保持,PFLX:肘関節を完全伸展位から完全屈曲位までゆっくりした他動運動,PEXT:肘関節完全屈曲位から完全伸展位までゆっくりと他動運動.
B:手指伸筋.STAT:手関節0°の固定保持,PFLX:手関節の他動的屈曲,PEXT:手関節の他動的伸展.
C:3条件における手指伸筋の筋放電潜時.バーは標準偏差.

(小坂・他 1983)

(20.0) msec である (Sajiki et al. 1983). 要約すると, ①他動運動の方向の EMG-RT への影響は, 表在感覚障害や腱反射異常の有無とは関連性がない, ②深部感覚障害があると効果は消失する (佐直・他 1989). これらのデータは, 他動運動による運動発現への効果は, 固有感覚情報を介して行われることを示唆している.

脊髄小脳変性症およびパーキンソン病の患者を被験者とした肘関節他動運動中の肘関節屈曲の EMG-RT を表 7-39 に示す. パーキンソン病患者における 3 条件の EMG-RT の関係は, 定性的には健常者と同じである. 他方, 脊髄小脳変性症患者では, STAT と PFLX との間に EMG-RT の有意差が消失している. 他動運動は, 運動のプログラミング過程よりも運動発現あるいは実行の過程を調整することによって, EMG-RT を変化させていると推定され, その生理的機構には小脳の関与が重要である.

サルの皮質運動野を連続電気刺激することで誘発される対側上肢筋の筋放電開始の潜時も, 筋を短縮させる方向への他動運動中に刺激が加えられると短縮する (図 7-66). この現象にも人間における EMG-RT との間に運動行動面では類似性がある. 神経生理学的には, サルにおいて上肢に他動運動を加えると, 運動野ニューロンの発射頻度が増加する. そのようなニューロンの多くは, 他動運動と同じ方向の随意運動でも発射が増加する (Lemon et al. 1976a, b; Fetz et al. 1980). 皮質運動野刺激で誘発される筋放電潜時が他動運動によって変動することは, 他動運動による運動感覚入力が運動野ニューロンへ投射し, その興奮性を変化させるための現象と推定される. 理学療法における他動運動, 自動介助運動でも同じ機構が関与している可能性がある. 他動運動による正しい運動パターンは, 正常な運動感覚入力を皮質運動野へ投射し, 対応した運動パターンを形成する運動野ニューロンの興奮性を変化させる. その結果, 患者の行う随意運動は容易に開始することができる. 他動運動や自動介助運動は, 脊髄レベルではなく, 皮質感覚運動野の経由する神経機構への治療操作であろう.

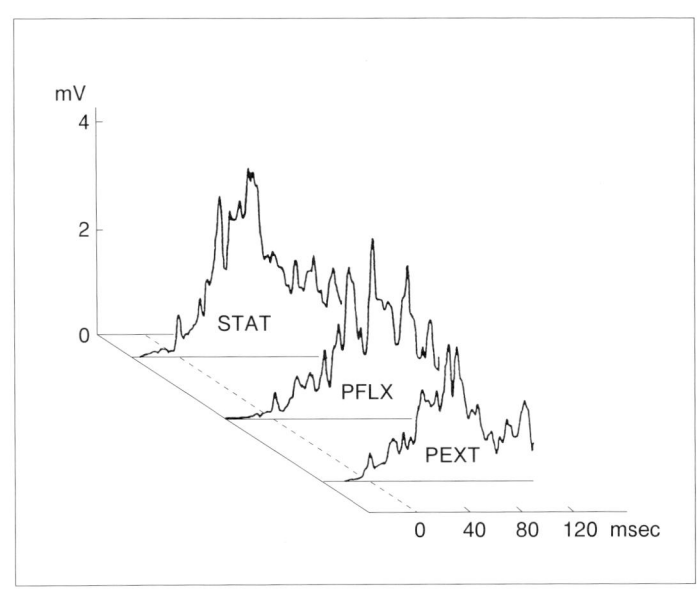

図 7-67 他動運動中の応答運動開始時の初期筋電活動
　肘関節他動運動中に反応時間課題として肘関節屈曲を行う. 上腕二頭筋の表面筋電図であり, 整流筋電図を 10 回平均加算した記録である. 筋電図は 100μV になったタイミングを開始時として加算した.
　STAT：静止時, PFLX：他動的屈曲運動時, PEXT：他動的伸展運動時.

(Sato et al. 1983)

b. MT

他動運動は，応答運動開始初期の筋電活動にどのような影響を与えているだろうか．図7-67に肘関節の他動的屈伸運動における肘関節屈曲による応答運動の整流筋電図を示す．3条件における筋電活動の時間的特徴は，①STATでは筋電活動は，開始後40〜60 msecで最大値となる，②STATと比べて，PFLXおよびPEXTの筋電活動は，活動開始後60〜70 msecは低下している，③PFLXの筋電活動は，PEXTの筋電活動よりもやや低い，④筋電活動開始後70 msec以降は，3条件間に特徴的な現象はみられない．他動運動は，急速運動の初期筋電活動を抑制するように働いている．他動運動や自動介助運動は，運動指令あるいは運動プログラムを調整しているようである．

Sajiki et al.(1985)は，他動運動中の膝関節伸展運動を用いて，MTの変化を分析している．応答信号(音刺激)は，膝関節45°屈曲のときに提示されている．RTとして下腿の運動が開始するときの膝関節角度は，計算ではPFLX：49°30′，PEXT：41°になっている．表7-40には，この補正を加えた推定MTも掲げてある．3条件のMTを比べると，STATのMTは，PFLXおよびPEXTのMTよりも有意に短い．PFLXのMTは，PEXTのMTよりも短い傾向にあるが，統計的には有意でない(p<0.2)．他動運動は急速運動開始時の筋電活動を抑制して，筋張力を低下させている．PFLXとPEXTとのわずかなMT差は，他動運動による筋長変化の相違を反映しているようにみえる(Partridge et al. 1981)．

(3) 同時動作の利用

左右四肢の同時動作は，片麻痺患者の麻痺筋の機能回復のための自動介助運動(active-assistive exercise)に利用されている(中村 1977a；Harris 1978)．通常は左右の肢位を同じにして，まず非麻痺側の同名筋による運動を指示し，続いて麻痺側による同じ運動を自動介助運動で行っている．同名筋と非同名筋(たとえば拮抗筋)，運動開始のタイミング(同時か，継時的か)

表7-40 膝関節他動運動中の大腿直筋のPMTとMT(msec)

条件	静止時	他動的屈曲時	他動的伸展時
PMT	195.5(22.1)	222.6(20.5)	195.9(14.5)
MT	73.1(14.1)	73.5(12.6)	90.3(12.7)
推定MT		80.0(14.0)	84.7(11.7)

n=10, ( )：標準偏差．

(Sajiki et al. 1985)

表7-41 手指伸展同時動作のPMTとMT(msec)

	課題1 ①	課題1 ②	課題1 ③	課題2 ①	課題2 ②	課題2 ③
PMT	96.1(9.3)	101.5(11.3)	108.3(13.8)	100.8(9.1)	109.1(11.8)	108.0(13.5)
MT	42.5(6.7)	42.5(6.3)	45.7(8.4)	43.0(7.6)	39.7(7.7)	44.1(9.4)

n=12, ( )：標準偏差．
課題1：両側同時動作で行い，課題2：予告信号で対側肢は持続的筋収縮を行い，2 sec後の応答信号で応答肢が運動を行う．
①：単独動作，②対側同名筋の同時動作，③対側拮抗筋の同時動作．

(Nakamura et al. 1983)

については検討がされていない．

　健常者を対象として同時動作の PMT と MT を分析した報告がある(Nakamura et al. 1983)．応答運動は，予告信号の 2 sec 後に提示される応答信号に対して，できるだけ速く片側の手指を伸展することである．課題 1 では，①応答肢だけの運動，②左右肢の同じ運動(両側手指伸展)，あるいは③左右肢の拮抗運動(対側手指屈曲)，を同時に行う．課題 2 では，予告信号によって対側肢は運動を開始し，その後に応答信号を提示する．結果を**表 7-41** に示す．課題 1 ③では，①と比べて，MT が延長する．他方，課題 2 ②では，①と比べて，MT は短縮する．PMT は②③，いずれの同時動作であっても，①よりも遅れる．対側肢が先行して鏡像運動(mirror movement)を行うとき，MT の促通がおこる．片側動作に対側同名筋の同時収縮が伴うことは，健常者によく観察される現象である．その潜時は 50 msec(Kristeva et al. 1979)から 500 msec 以上(Hopf et al. 1974)という数値が報告されている．Soto et al.(1974)によれば，同時収縮は健常者が随意的持続収縮を開始してから 1.64 sec 後に最大値になる．自動介助運動では，対側肢の運動を介助運動開始のおよそ 2 sec 前に指示するのがよい．

4．上肢の動作

　日常生活における諸活動を維持していくためには，上肢機能が重要である．人間工学の領域では，主として手動制御(manual control)として扱われ，トラッキング(tracking)によって動作における制御特性，技能レベルの評価が行われている．

　上肢機能は，いろいろな課題のパフォーマンス測定を通じて評価されることが多い．その前提となっているのは，上肢機能が解剖学的構造，関節可動域，筋力，感覚，運動協調性に依存することである(Jebsen et al. 1969)．これらの構成要素に異常があれば，上肢機能は低下するはずである．

　日常作業の大部分は両手で行われ，すべての手作業は少数の手動作群の反復によって行われている(Barnes 1968)．手を伸ばして物品を取り上げ，決められた場所に置くというような動作は最も頻繁に現れる．物品を取り上げたときは，その後に使用するための過程が続く．動作分析では，これらを基本的手動作(fundamental hand motion, basic hand or finger motion)と呼ばれる基本的単位に分解して記述している(Barnes 1968；Karger et al. 1966；中村・他 2003)．

　日常生活との関連で随意運動の基礎にある過程を理解するためには，手を伸ばす(reach)や位置決め(position)などを取り上げ，そのような課題遂行の正確さの測定によって運動のプログラミングあるいは視覚情報によるフィードバック制御の過程を分析している．

1）手動制御とトラッキング
(1) 随意運動制御の単純モデル

　実験心理学領域における随意的運動制御の単純モデルを**図 7-68** に示す(Poulton 1981)．脳は隘路(ボトルネック)のある回路であって，入力から出力への情報の流れを通じて運動制御を行っているというモデルである．入出力の過程は同時に多数の情報を処理することもできるが，そのほかの脳内の過程は単一回路であって，一時にひとつのことしか処理できない．このモデルには

入出力の処理過程は含まれていない．

「ワーキングメモリー」には，人が現在，行っていること，見ていること，感じていること，考えていることの表象が保持されている．ただし，注意をほかへ向ければ，それらの表象はすぐに消失する．ワーキングメモリーの内容を保持するには，入力選択器とコンピュータを経由して内的リハーサルが行われる必要がある．この操作を通じて，情報は長期記憶へと移される．これらの過程は，その人には必ずしも意識されない．身体運動の意識的なメンタル・リハーサル（mental rehearsal）では，わずかながらの筋活動もあり，そこから生じる感覚入力も利用されている．

「入力選択器」は，一時にひとつのメッセージを選択し，コンピュータに送ることしかできない．コンピュータが送られてきたメッセージを処理しているうちは，別のメッセージはワーキングメモリーで待機している．最小の待機時間は，はじめに送られたメッセージへの反応時間分である．この時期を心理的不応期（psychological refractory period）という．

「コンピュータ」は，対応すべき課題が複雑になるほど，処理に時間を要する．人が外界の変化に対する応答運動を行うには，事態の発生から少なくとも反応時間の分だけは遅れる．同時に複数の対応を迫られれば，反応時間は著しく延長する．また応答運動が複雑になることによっても，反応時間の延長がおこる．

「長期記憶」は，人が知っていることや学習したことを含んでいる．いろいろな運動プログラムの登録もされている．学習された運動も，運動プログラムとして長期記憶に保存されているはずである．書字や食事を行うためには，入力選択器がコンピュータによって詳細に指定された運動プログラムを長期記憶から取り出す．コンピュータは，その運動プログラムを外的条件に適合するように調整して，出力選択器に送る．また内部リハーサルを介してワーキングメモリにも送

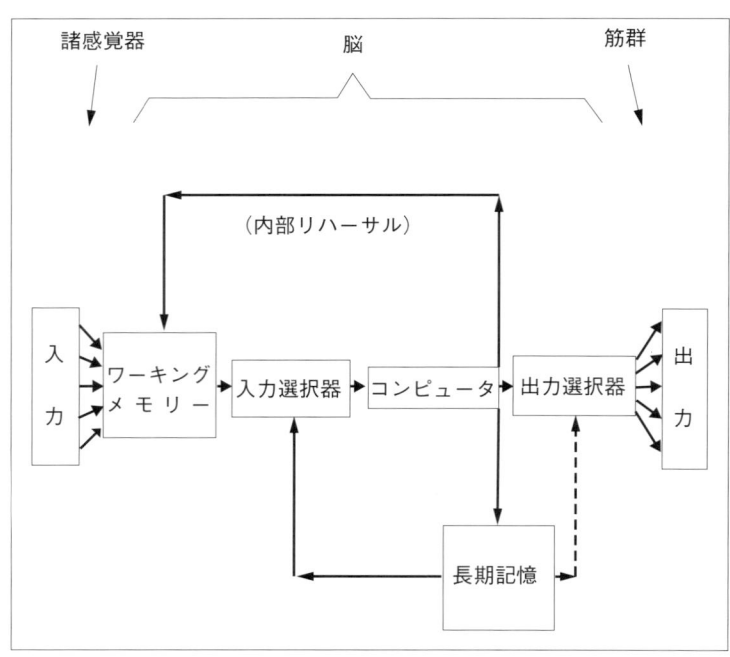

図 7-68 脳における主な隘路（ボトルネック）が示されている随意運動の単純モデル
Broadbent（1958）およびWelford（1952）のモデルを応用している．入力および出力選択器から出ている矢印が複数あるのは，同時に異なる入出力を処理できることを表している．そのほかは単一の回路になっている．

(Poulton 1981)

られる.

運動技能が高度になれば，コンピュータの処理時間は減少する．外的状況にも適合するように特化した運動プログラムが長期記憶に構築されるようになる．図7-68の破線が示すように，入力選択器とコンピュータは特化した運動プログラムを選び，出力選択器に送ればよい．入力選択器とコンピュータは，運動プログラムを変更するとき，あるいは運動の遂行状況をチェックするときに必要となる．

(2) 急速運動と緩徐運動

標的に向った指先の運動が正確に標的に達したか否かは，標的と指先の位置関係によって判定される．標的と指先との距離が誤差(error)である．動作分析における空間誤差(space error)や時間誤差(time error)には，多くの測定値の平均値から求められる恒常誤差(constant error, 算術平均)および各回の測定ごとに生じるばらつきである変動誤差(variable error, 標準偏差)がある．このような誤差が運動の正確さを記述するのに用いられる．

手動制御における重要なことは，①誤差を修正するのに必要な時間以前に運動が終了してしまう動作，②誤差を運動中に修正することが可能であるだけの時間を要する動作，を区別することである．前者は運動プログラムだけで実行される急速運動(バリスティック運動)であり，ゴルフスイングはその例である．後者は視覚フィードバックを利用して運動の修正を行うものが多く，縫い針に糸を通すことを想像すればよい．この種の動作では，運動プログラムによって運動は開始されるが，手が標的に近づくにつれて，運動軌道の修正も行わずに，標的に達することはない．

(3) 上肢運動を修正するための反応時間——最小運動時間

人は自己の運動が意図した通りではないと知れば，動作を継続しながら運動を修正する．運動の修正に成功するためには，以下の3過程を処理する時間が必要である(Poulton 1981).

①その運動は修正される必要のあることを知るための時間．これは運動が始まってからのことである．

②その運動を修正する決定を行う時間．視覚反応時間には，およそ0.2 secを要する．運動が過大であるのか，過小であるのかを判別するのであれば，選択反応時間となり，およそ0.3 secが必要となる．

③動作(運動)が終了する前に有効な修正を行えるだけの時間．

視覚反応時間を約0.3 secとすれば，運動の開始から終了までに，0.3 sec以上の時間を費やす動作でないと修正はできないことになる．Keele et al.(1968)は，出発点から15 cm離れた小さな標的まで尖筆を動かす課題を被験者に課し，一部の試行では運動開始の直後に明かりを消して，視覚フィードバックを不能とした実験を行った．その結果，①運動時間がおよそ190 msecの運動では，視覚フィードバックの有無は誤差に影響しない，②およそ260 msecの運動は，視覚フィードバックがあると，正確さが高まる，③視覚に基づく修正には，約0.25 secが必要，ということであった．同様の実験によって，Beggs et al.(1970)は視覚フィードバックの処理時間を290 msecと見積もっている．また，Poulton(1981)は，正しい修正が行える運動時間は0.36 secになると計算している．

(4) トラッキングにおける修正の反応時間

オシロスコープ上に視標(トラック)と被験者が操作する制御器の出力が表示されている(図

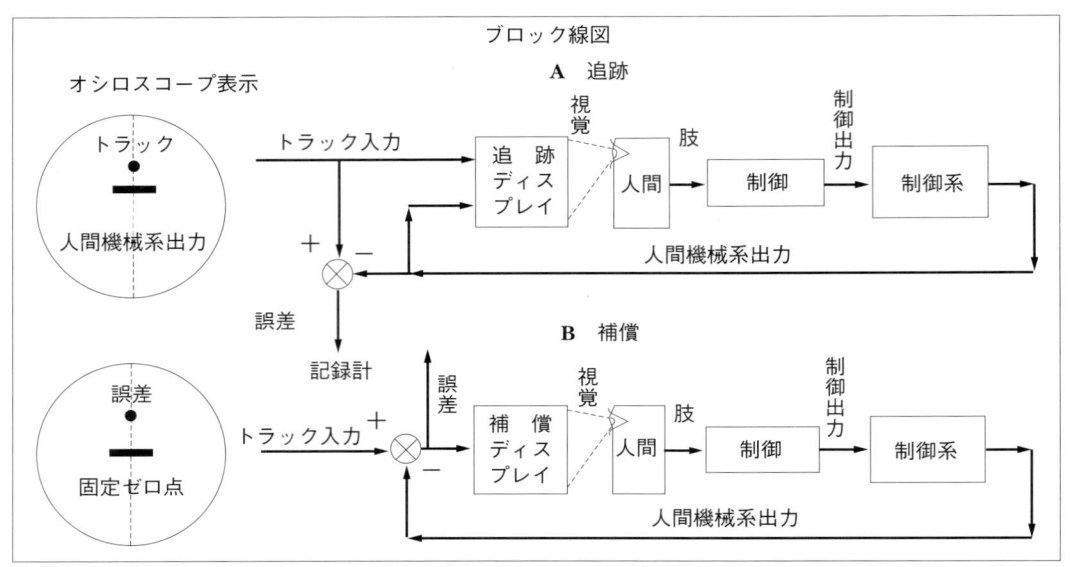

図 7-69 トラッキング課題の表示とブロック線図
A. 追跡トラッキング．トラック（入力信号）と被験者の制御あるいは制御系の出力信号とがオシロスコープ上に表示される．被験者は制御器を操作して，2つの信号が重なるようする．
B. 補償トラッキング．オシロスコープには，入力信号と出力信号の誤差だけが表示される．補償トラッキングは追跡トラッキングよりも難しい課題である．
ブロック線図は，被験者と実験装置の結ばれ方を示す．

(Poulton 1981)

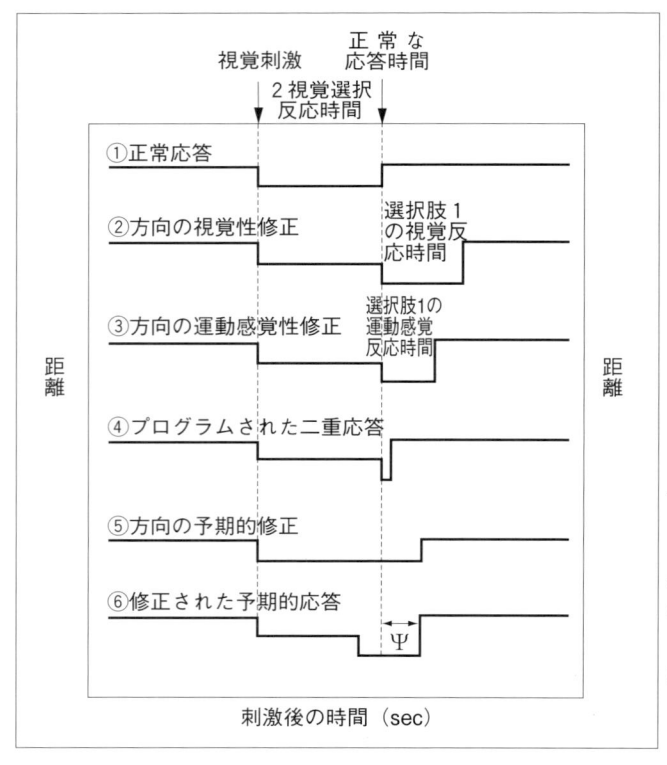

図 7-70 トラッキング・ステップにおける理論上の反応時間
　刺激を横軸の時刻 0 における下方へのステップで表示している．正しい応答は同じサイズの上方へのステップである．間違えた方向への応答後，②は選択肢 1 の視覚反応時間である．③は選択肢 1 の運動感覚反応時間である．⑥は心理的不応期（Ψ）を示す．期待していたのではない刺激が現れた後，予期的応答の修正を行っている．

(Poulton 1981)

7-69）．視標が上方あるいは下方へステップ状に移動したら，できるだけ速く制御器を動かして出力のラインを視標と一致させる課題がある．図7-70は，そのときの反応時間に関する理論モデルである（Poulton 1981）．刺激信号は時刻0で下方へ1段移動する．

①は正常の応答であるが，被験者は視覚性選択反応時間課題を行ったことになり，反応時間は0.3 secである．

②では，実験者が予告なしに制御器の動きを逆にした場合である．はじめ，被験者は誤った方向へ制御器を操作する．その後，視覚性反応時間の遅れ（0.2 sec）で修正する．

③被験者はディスプレー上ではなく，自分の腕が間違った方向へ動いたと感じることもある．その場合，運動感覚性反応時間の遅れ（0.13 sec）で修正する．

④被験者は間違えた応答運動を抑制できないこともある．正しい応答運動の直前に一部が挿入される．このような二重の応答運動がひとつの運動としてプログラムされることもある．

⑤視標と応答運動との方向が不適合であれば，被験者は応答開始前に自分が混乱していることを知る．次には，間違った方向への応答を避けようとする．結局，反応時間は長くなる．

⑥被験者はあらかじめ刺激が提示されるタイミングを知っている状況で，応答方向に2つの選択肢がある場合である．被験者は方向について間違えた予期（anticipation）をして，刺激前に応答運動を開始する．二度目の応答の遅れは通常の反応時間よりも長い（心理的不応期）．タイミングを知り，方向も予期するため，反応時間はあまりにも短い．

（5）複雑な技能を要するトラッキング

トラッキング（追跡運動）における予測（prediction）の存在は，一定速度で直線的に動く視標を提示することによって明らかになる．被験者は，応答マーカの運動に比例する位置制御器を用いて，応答マーカで標的マーカを追跡するように指示される．標的マーカが動き出すと，応答マーカは反応時間分だけ遅れて動き始めるが，直ちに標的マーカに追いつく．点（標的マーカ）と線（応答マーカ）とは，わずかながら前後しつつ，一致して動く．被験者は間欠的に位置と速度を調整する．被験者は意識する，しないにかかわらず，標的マーカと応答マーカとが一致しているとき，標的マーカは一定速度で直線的に移動を続けると予測している．突然，標的マーカを停止させると，応答マーカは反応時間分だけ移動を続けてしまう．

このようなトラッキングの過程では，新しい標的マーカの運動，応答マーカの対応した運動，特化された運動プログラムが内部リハーサルを介してワーキングメモリーに保持されている．

運動プログラムによって運動が進行しているとき，標的マーカと応答マーカとのパラメータに誤差のあることが入力される．たとえば，正弦波のトラッキングの場合，タイミングあるいは相，振幅の相違などが問題になる．その誤差は修正を要する程度であるかを決定し，不要であれば別のパラメータをチェックする．修正を要すると判断すれば，運動プログラムを部分的に修正するが，それでも不適合であるなら，長期記憶からより適合する運動プログラムを選択することになる．

同じ課題を反復実践することによって，長期記憶は変化し，その後のパフォーマンスは改善する．長期記憶に保持されている運動プログラムは，標的マーカの動きに適合するようになり，どのパラメータの修正頻度が多いのかの知識も学習され，優先度の高いパラメータを利用することになる．このような学習により，長期記憶を参照して適切な戦略を利用できるようになる．

技能レベルの高い運動は，あらかじめプログラムされている．どのような運動であっても，成

人は幼児期から長年にわたって培った複数の利用可能な運動プログラムを保持している．具体的な動作にさいして，最も適合すると考えた運動プログラムを選択しているはずである．ある運動課題に対する技能が向上すれば，運動プログラムは正確になり，選択の余地も広がるだろう．

　他方，開始から終了までに十分な時間がある運動では，運動中に誤差を修正する機会もある．それには種々の感覚情報が利用されるが，多くは視覚情報と運動感覚情報である．実践を通じて運動プログラムが正確になれば，誤差修正の必要性は減少する．最初に選択した運動プログラムとそのシーケンスは修正をうけることなく，長時間にわたり使用される．次の誤差修正までは，最適の運動軌道からあまり外れずにいる，運動プログラムが正しく走っていることを時々チェックすればよい．実践を積むほど，運動プログラムに頼る開ループ制御となり，誤差修正を要する閉ループ制御を利用しなくなる．

2）上肢の単一動作

　上肢の単一動作として，基本的手動作のうちでも使用頻度の高い「から手（transport empty，リーチ，reach）」や「位置決め（position）」を取り上げて，動作特性から制御機構までの検討が進められている（Keele 1981）．主題となるのは，正確さを求められる上肢動作で運動プログラムと感覚フィードバックによる制御との関係はどのようになっているかということである．

（1）フィッツの法則

　上肢の運動の距離が長くなる，あるいは運動の正確さが要求されると，運動時間（movement time：MT）は長くなる．Fitts（1954）は，上肢の運動時間（MT）と移動距離（distance moved，amplitude of movement：A），標的幅（width of target：W）の関係を，

　　　$MT = a + b \log_2 2A/W$　　　a, bは経験的に決まる定数

で表した．定数 b は，複雑さの関数としての運動効率（movement efficiency）の指標である．b が小さければ，MT に対する複雑さの影響は少ないことになる．尖筆で出発点から数インチ離れた標的に触れる場合，定数の平均値は a = −70 msec，b = +74 msec である（Fitts et al. 1964）．その結果，移動距離が 3 インチ，標的幅が 1 インチとすれば，運動時間はおよそ 150 msec となる．

　この式には 2 つの特徴が上げられる．

① 距離と正確さが代償的な関係にある．小さな文字を紙に書くには，大きな文字を黒板に書くのと同じ時間でよいことを示している．

② 運動時間は A/W の対数と直線関係にある．A/W 値が倍になるたびに，運動時間は一定量だけ増加する．

　フィッツの式は，腕の直線運動や手首の回旋運動，顕微鏡下の手首と指による運動，遠隔操作，水中運動などの多くの状況に適合するため，「フィッツの法則（Fitts' law）」と呼ばれている（Keele 1981）．

（2）標的指向運動と運動時間

　運動の距離や正確さの増加につれて，運動時間が延長することの理由として，実行すべき運動距離の視知覚を実際の運動に翻訳することの正確さに限界がある点も指摘されている．この限界を超えた正確さが求められる場合，標的に近づいたら視覚フィードバックに基づいて運動の修正

表 7-42 移動距離および標的幅の相違による反応時間および
運動時間の変化(msec)

標的幅	短い運動(2 mm)		長い運動(336 mm)	
	反応時間	運動時間	反応時間	運動時間
小(2〜4 mm)	374	290	327	760
中(8〜16mm)	327	150	329	560
大(32〜64mm)	304	140	323	390

Klapp(1975)のグラフからの推定値.

(Keele 1981)

が行われる．そのような修正には時間が必要である．

a. 視覚フィードバック

Keele(1968)によれば，標的に向かう運動は，同じ持続時間，相対的な正確さを示す一連の要素的運動によって構成されている．この要素的運動は，視覚性誤差への応答インパルスであり，誤差の減少に役立っている(複数修正モデル，multiple-correction model)．しかし，視覚フィードバックの処理時間を考慮すると，運動時間が 500 msec であっても，修正は 2〜3 回しか可能ではない(Keele 1981)．

実際の運動軌跡を分析すると，標的へ向かう運動の修正は 1 回であることが多い．その上，正確さが要求されると，運動は標的に近づいたときだけでなく，全体に遅くなる．移動距離が 10 cm，運動時間が 350 msec の課題を取り上げてみると，手が距離の1/3を移動したとき，運動時間は 250 msec が残っている．1 回の修正が可能であろう．運動時間が 500msec であれば，250 msec の時間が残る位置は標的に近くなっている．修正が標的に近づいてから行われるのであれば，誤差は小さくなる．結局，標的が狭くなれば，運動全体を遅くして，1 回の修正を標的に近い場所で行えるようにする(単一修正モデル，single-correction model)．

b. 運動プログラムによる調節

距離と正確さに応じて運動時間を調整し，視覚フィードバックを利用するだけでなく，運動プログラムを調節することによって正確さを制御することもできる(**表7-42**)．Klapp(1975)によれば，視覚フィードバックの有無は距離 336 mm のところにある幅 2 mm の標的を叩くのには影響するが，距離 2 mm で幅 2 mm の標的ではあまり影響しない．移動距離の長い運動(long movement)は，視覚によるフィードバック制御を受けているように思える．しかし，距離の短い運動(short movement)でも，標的幅は運動時間にかなり影響している．また，運動時間の延長は反応時間の延長を伴い，標的幅に応じて運動プログラムの調節が行われている可能性を示唆する．距離の長い運動では，標的幅は運動時間には影響するが，反応時間には影響しない．長い運動では，正確さは視覚フィードバックによって制御されるのであって，運動開始時の運動プログラムは標的の幅に対する調節を行う必要はないようである．

c. impulse-timing model と mass-spring model

距離が一定である場合，上肢の運動を速く行うためには，運動の開始と停止に大きな力を要することになる．このような運動制御では，運動の加速時と減速時に筋群へのインパルスがタイミングを定めて送られる(impulse-timing model)．運動プログラムはインパルスとタイミングを調整する．急速運動(バリスティック運動，ballistic movement)では，発生する力に対して一定比

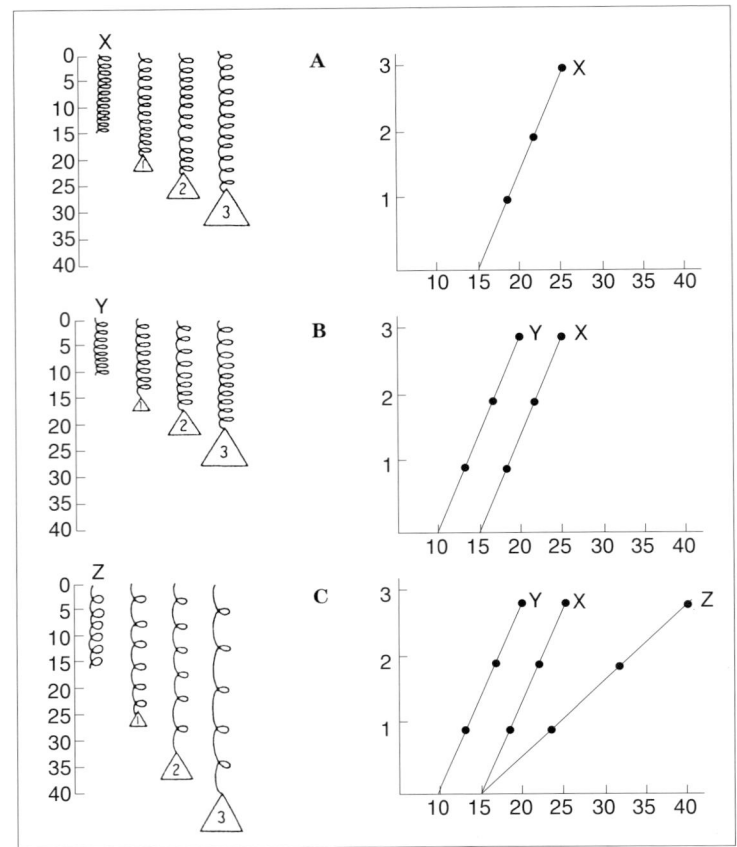

図 7-71 mass-spring model
AはバネXに種々の負荷を加えたときの筋長の変化を示す．グラフの横軸は負荷量，縦軸は筋長である．BではバネYの負荷なしのときの長さがXとは異なる．CではバネZの固さがバネX，Yとは異なる．同じ外部負荷量に対して負荷なしのときの筋長と筋硬度が変わることで，種々の筋長になりうる．

(Davis 1986)

率で誤差が生じるとすれば，強い力を出すほど，生じる誤差の絶対値は大きくなる．このような運動制御方式では，運動時間が短いとき，視覚フィードバックは利用できないため，正確さが低下する要因となる．しかし，加速と減速の間隔が短くなれば，両者のタイミングは改善される(Schmidt et al. 1978, 1979)．このモデルでは，運動プログラムは標的の位置に関してではなく，そこまでの距離と方向とで定められている．距離のプログラム(distance program)は，加速と減速の力およびタイミングで決定される．

他方，1関節運動を取り上げてみると，位置のプログラム(location program)という戦略もある(Bizzi et al. 1976)．これは mass-spring model と呼ばれている．筋力と外力の間で均衡がとれていれば，

$$F = -K(l - l_0)$$

F：外力，$-K$：筋硬度，l：現在の筋長，l_0：負荷なしの筋長

が成り立つ．運動による位置の変化，運動の速さや加速度などの特性は，外力と筋硬度(muscle stiffness)，負荷のないときの筋長によって決定する(**図 7-71**)．1関節の運動に関与する拮抗筋間でも，このモデルが成立している(**図 7-72**)．運動プログラムが各筋の筋硬度を制御変数とすることで，望ましい関節角度が得られる．この場合，運動の終点は出発点を知らなくても，また

異なる出発点からでも，運動中の負荷変化があっても，達成できる（図7-73）．

標的へ向かう動作を滑らかに，ゆっくりと行うと，動筋の持続性収縮によって運動は実行される．肘関節屈曲による遅いトラッキングを水平面で行うと，上腕二頭筋の持続性収縮があり，上腕三頭筋の活動はない．動筋の筋硬度は増し，伸張された拮抗筋の筋硬度と釣り合った位置で止まる．

d. ハイブリッド・モデル

視標追跡課題における急速運動は，推進期（propulsive phase）-制動期（braking phase）-固定期（fixation phase）に分けられる．推進期と制動期には動筋と拮抗筋との間に3相性の筋電活動が観察される（Hallett et al. 1975a）．固定期は緩徐運動における終点と同じく，拮抗筋間の筋硬度バランスによって保持される．視標追跡課題における急速運動は，impulse-timing modelで示されるようなバリスティック運動の後にmass-spring modelによる肢位保持が加わることで完成する．これは一種のハイブリッド・モデル（hybrid model）として記述されるものであろう（Keele 1981）．

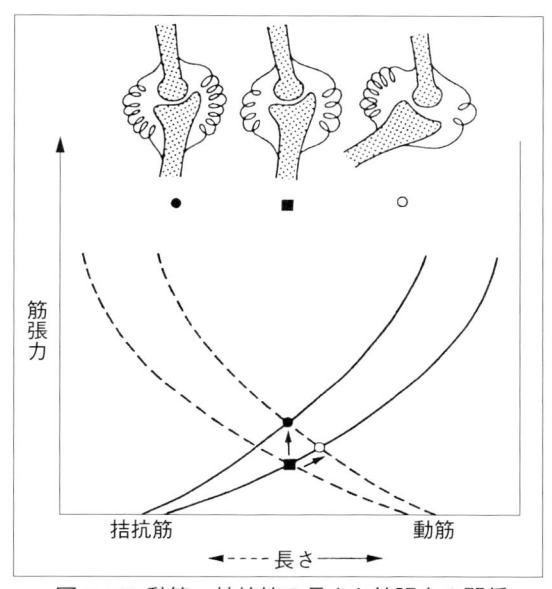

図7-72 動筋，拮抗筋の長さと筋張力の関係
■と●では関節角度は同じでも，各筋の発生している張力は異なる．■の状態で拮抗筋の張力が低くなれば筋長は変わり，関節角度は○になる．
（Brooks 1986）

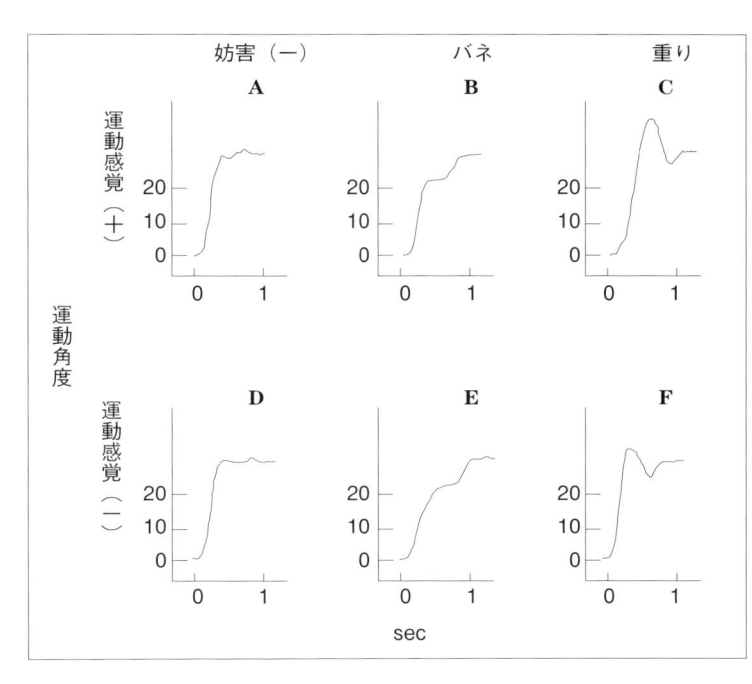

図7-73 mass-spring modelの実例
慢性迷路破壊を加えたサルを暗室で椅子に固定し，40°左右方向どちらかについた明かりのほうへ頭部を回転する課題を学習させる．AとDは妨害なし，BとEはバネで短時間，運動を遅らせる，CとFは頭部に重りを負荷している．D，EとFでは頚部の運動感覚が除去されている．拮抗筋群間の筋硬度の調整によって生じる運動であり，正しい位置で停止するのに運動感覚入力を要しない．
（Bizzi et al. 1976）

（3）バリスティック運動

人間は，四肢の運動を，速い速度から遅い速度まで，連続的に変えることができる．そのうち，最も速い運動を，しばしばバリスティック運動(ballistic movement)と呼んでいる．バリスティック運動は，ほかの遅い運動と質的相違があるわけではない(Hallett et al. 1980)．しかし，この用語は研究者によって使い方が異なっている．19世紀末，この用語が導入されたときには，運動終了前に動筋は活動を停止しているであろうほど速い運動を意味していた．このような運動は，持続時間が短いため，開始したら変更できないと考えられた(Desmedt et al. 1978)．その後，持続時間の長い運動であっても，開ループ制御によって行われ，運動変更の可能性がないものもバリスティック運動として扱う報告も現れている(Flowers 1975, 1976)．そのため，Hallett et al. (1980)は，本来の短い持続時間の運動であって，筋電図で特徴のあるパターンを示すものをバリスティック運動とする立場をとっている．

運動プログラム仮説の出現以降，運動の筋活動を記述する変数(筋長，収縮速度，筋張力，筋硬度など)のうち，どれが中枢神経系の制御変数となっているのか，複数の変数間にはどのような不変の関係が保存されているのかが問題とされた．それと並行して，臨床データから，いろいろな中枢神経疾患の患者が示す運動異常を特徴づけている変数を求める作業も進められている．

中枢神経疾患による随意運動障害の分析には，運動肢の運動学的変数と筋電活動の記録から運動プログラムを検討する手法が多用されている．あらかじめ提示された標的(target)に向かって自発的に行うバリスティック運動(急速運動)が対象である(**図 7-74**)．水平面内での急速な肘関節屈曲運動のような1自由度の運動は，速度や加速のプロフィールは定型的であり，それぞれの最大値と運動時間とを用いて正規化すると，運動速度や運動域にはよらず，プロフィールは同じになる(**図 7-75**)．そのさい，動筋と拮抗筋との活動は特徴的な3相性パターンとなる．このよ

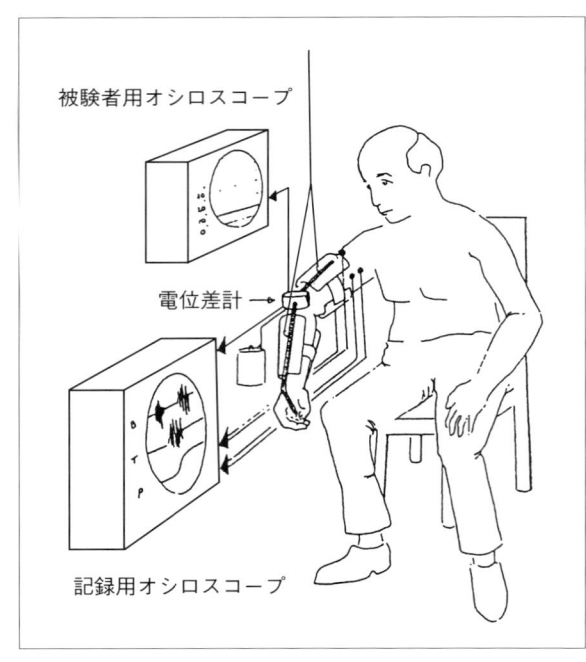

図 7-74 肘関節屈曲によるトラッキング実験の概略図

被験者はオシロスコープ前の椅子に座っている．上腕と前腕は肘関節部が可動のプラスティック装具で固定され，肘関節部には電位差計が取りつけられている．手で装具についた金属バーを握っている(前腕回外位にすることで上腕二頭筋が主動筋となる)．装具を天井からつるして，肩関節外転 90°の位置にする．オシロスコープには電位差計の出力が横線で表示されている．オシロスコープ上，最下方の横罫線は肘関節屈曲 60°と一致している．横罫線は1ステップごとに，肘関節屈曲 10°に対応している．被験者は，できるだけ速く，正確に最下方の横罫線(出発点)から指示された横罫線まで電位差計の出力による横線を移動させるように，肘関節屈曲運動を行う．

(Hallett et al. 1980)

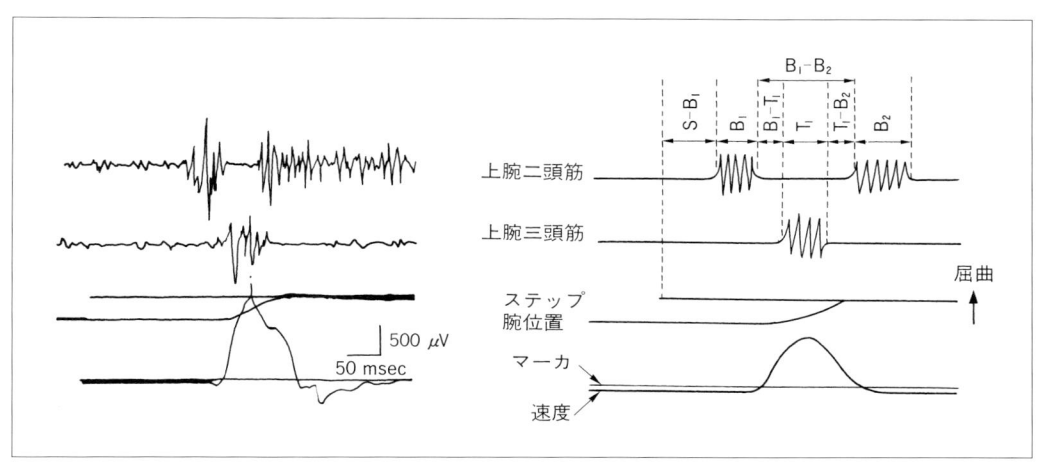

図 7-75 肘関節屈曲 10°のバリスティック運動を実行したときのデータとその模式図
上腕二頭筋と上腕三頭筋の活動を組み合わせると，3相性であることが理解できる．
(Hallett et al. 1975a)

うな分析は Wacholder et al.(1923)によって試みられていたが，1970年代になって，広く行われるようになった．

a. 健常者のバリスティック運動

被験者は肩 90°外転位，肘 90°屈曲位，前腕回外位の肢位でテーブル上に上肢をおき，手首には肘関節の屈伸運動に連動するレバーをつける．被験者の眼前にはディスプレーがあり，標的となる線(刺激線)とレバー操作によって動く線(応答線)とが表示されている．課題は2本の線を一致させることである(トラッキング，tracking movement，追跡運動)．応答線から刺激線までの距離は，肘関節10°屈曲に相当する．課題遂行時の典型的な筋電活動パターンは，まず動筋(Ag1)としての上腕二頭筋(B_1)が活動し，沈黙期が現れ，つづいて拮抗筋(An1)である上腕三頭筋(T_1)，沈黙期，上腕二頭筋(B_2，Ag2)の3相性になる(**図 7-75**)．このような筋電活動パターンは上肢の全感覚喪失(pansensoripathy)の患者あるいは求心性情報を遮断した状態であっても観察される．そのため，筋電活動パターンは中枢においてプログラムされたものと推定された(Hallett et al. 1975a；Sanes et al. 1984)．当初，それぞれの筋活動開始のタイミングは一定であり，運動域の大きさの変化は運動の加速に関係する動筋の群発放電(Ag1)の振幅変化によってもたらされると主張されていた．その後，同じようなデータが手指運動についても報告された(Freund et al. 1978)．そうであれば，運動プログラムは著しく単純化され，力のインパルスあるいは Ag1 の活動量を特化することにより，前腕あるいは指先を所期の位置まで動かすことができることになる．これを説明するモデルが，バリスティック運動の運動学的定型と筋電図的定型を統合して生まれた impulse-timing model である(Schmidt et al. 1979；Wallace 1981)．一時は，このようにして確立した定型からのずれとして病的運動を特徴づけることが可能と考えられた(Hallett 1983)．

その後の研究によって，運動開始前あるいは運動中に突然，外部から負荷を加えることによって末梢入力を変化させると，3相性パターンは変更されることが明らかになった(Hallett et al. 1979；Day et al. 1983)．また，運動域が広くなったり，負荷重量が大きくなると，3相性パ

ターンが変更されることも示された(**図7-76**).その結果,運動域と慣性モーメントの変化によって,バリスティック運動によるトラッキングの筋電パターンと運動時間とは変化するということが定説となっている(Berardelli et al. 1984;Brown et al. 1984;Benecke et al. 1985).

　正確さよりも速さが重要であるという指示に従って,肘関節を10°,20°あるいは30°屈曲して刺激線に応答線を一致させるトラッキングにおけるAg1の持続時間,肘関節運動の加速時間などを**表7-43**に掲げる(Hallett et al. 1991).Ag1は運動域が大きくなるにつれて延長している.それと平行して加速時間も延長する.健常者のバリスティック運動では,加速時間と減速時間にはあまり相違がなく,運動は対称性を示している.ただし,同じ実験で行われている緩徐運動によるトラッキングでは,加速時間よりも減速時間が長くなっている.Van der Kamp et al. (1989)が肘関節屈曲トラッキングで検討した加速時間と減速時間を**表7-44**に示す.課題は15°あるいは30°の肘関節屈曲をできるだけ速く行うこと,および最大速度のおよそ1/2の速度で行うことである(**図7-77**).運動速度が遅くなると,運動域が15°であっても,減速時間は加速時間よりも長くなっている.運動域が30°であれば,バリスティック運動であっても減速時間は加速時間よりも有意に長い.結論として,健常者では,運動が緩徐であったり,運動域が30°を超えると,加速時間は長くなり,Ag1の持続時間も延長することになる(Hallett et al. 1991).

　急速筋収縮にさいして,発生する筋張力を意図的に増加させると,Ag1振幅の増大につれて加速度も高くなる(Freund et al. 1978).その結果,手指のような遠位部の随意運動では,運動

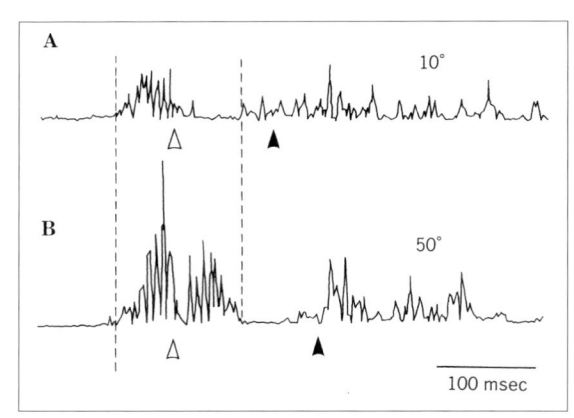

図7-76 運動域(角運動域)が異なる2種のトラッキングにおける動筋(Ag1)の活動

　肘関節の角運動域は10°(A)および50°(B)である.角運動域が拡大すると,Ag1の持続時間と振幅は大きくなる.Bでは,Ag1が2峰性になっている.縦破線の間は50°屈曲時のAg1の持続時間である.
　白矢印:運動開始のタイミング,黒矢印:最大速度のタイミング.

(Brown et al. 1984,一部改変)

表7-43 肘関節屈曲によるトラッキングにおける諸変数

課題(運動域)	10°	20°	30°
Ag1 持続時間(msec)	81.2(13.1)	92.3(17.3)	99.3(16.0)
加速時間(msec)	69.4(10.3)	81.8(14.5)	91.8(15.5)
加速時間/減速時間	0.94	0.99	0.96
[緩徐運動について]			
加速時間/減速時間	0.88	0.83	0.83

( ):標準偏差.
被験者数は16名であるが,変数によって異なっている.

(Hallett et al. 1991,改変)

表 7-44 肘関節屈曲によるトラッキングの加速時間と減速時間(msec)

課題(運動域)	15°		30°	
	加速時間	減速時間	加速時間	減速時間
バリスティック運動	75(7)	87(7)	86(6)	103(7)*
緩徐運動	100(9)	134(8)*	135(15)	195(5)*

( ):標準偏差.
*$p<0.05$:加速時間と減速時間の差.

(Van der Kamp et al. 1989, 一部改変)

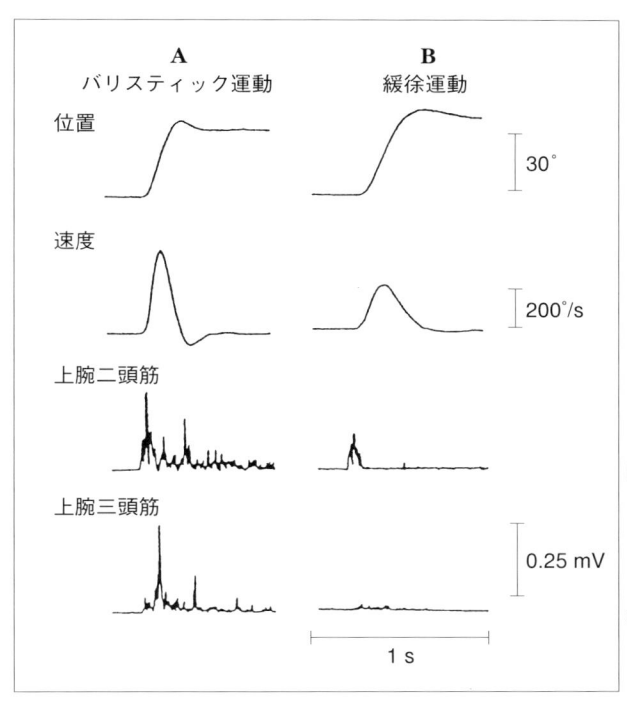

図 7-77 肘関節屈曲によるトラッキングの記録
肘関節30°屈曲をできるだけ速く行ったとき(A),最大速度のおよそ1/2の速さで行ったとき(B)の記録である.緩徐運動(B)では,減速相が延長している.
(Van der Kamp et al. 1989, 一部改変)

時間を一定に保ったまま,運動域を拡大できる.しかし,このような現象は上肢近位部の随意運動では成立しない.肘関節の運動では,運動域あるいは慣性モーメントが大きくなると,運動速度は速くなるが,運動時間も延長する(図 7-78).これは一定時間内(Ag1の持続時間)に大きな力を発生するのに要する運動単位の活動参加が不十分であるためと推定されている(神経的拘束,neural constraint).そのため,Ag1持続時間の延長による代償がおこる.Ag1持続時間の延長は,第2の群発放電を伴っておこる(図 7-76).中枢神経系は運動域の大きな運動を実行するのに,① Ag1に第2のインパルスを加える,②第1あるいは第2のインパルス,その両者の活動量を増加させる,という2種類の手段をもち,これらを同時に利用することもある(Brown et al. 1984).

拮抗筋活動(An1)は運動を減速し,停止させる機能を果たすと推定されている.運動域が大きくなると,An1の活動は抑制され,運動を減速する効果は減少している.また,運動域が大きくなれば,関節や腱も機械的な制動機能に加わってくる.運動域が関節運動域の中間であって小

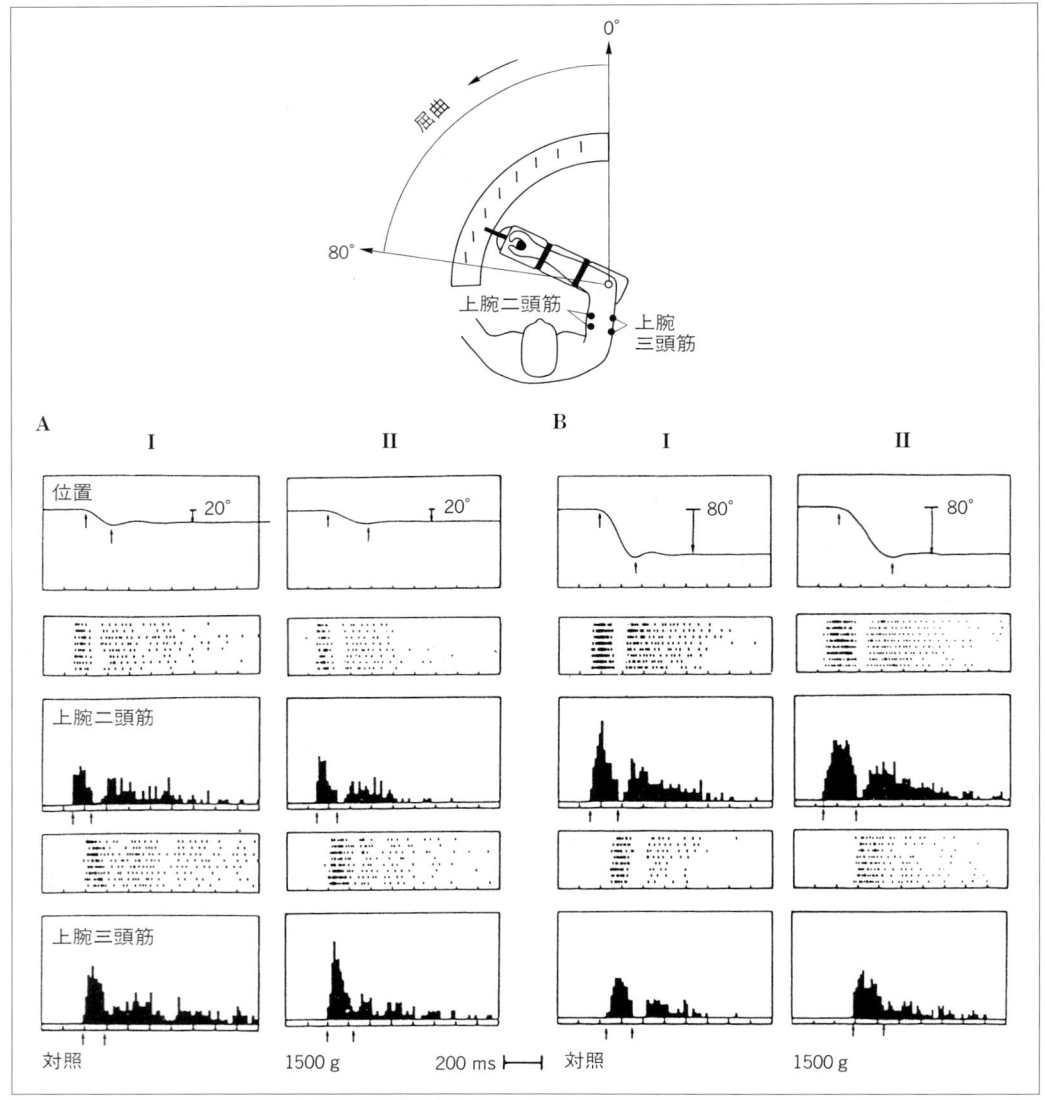

図 7-78 肘関節屈曲によるトラッキングの装置と記録

記録は上から肘関節の位置，上腕二頭筋および上腕三頭筋の筋電活動記録とヒストグラム．角運動域は 20°（A）と 80°（B），対照条件（Ⅰ）と重り負荷条件（Ⅱ）である．矢印は運動および筋電活動の開始と終了のタイミングを示している．

角運動域 20°（A）では筋電活動パターンに条件による差はないが，Ⅱ条件の運動時間はⅠ条件よりも長い．角運動域 80°（B）ではⅡ条件によってAg1（上腕二頭筋），An1（上腕三頭筋）ともに持続時間は延長し，Ag1とAn1との重複する時間は減少している．また運動時間も延長している．

(Benecke et al. 1985，一部改変)

さいとき，この種の制動機構は働かないため，あまりに速度が速くなると運動肢は標的を行き過ぎてしまう（生体力学的性状，biomechanical aspects）．そのため，動筋は最大収縮を行うことができない．この現象は，An1によって運動が停止する場合と他動的に運動が停止させられる場合とのAg1およびAn1を比較することによって明らかになる（**図 7-79**）．トラッキング課題を

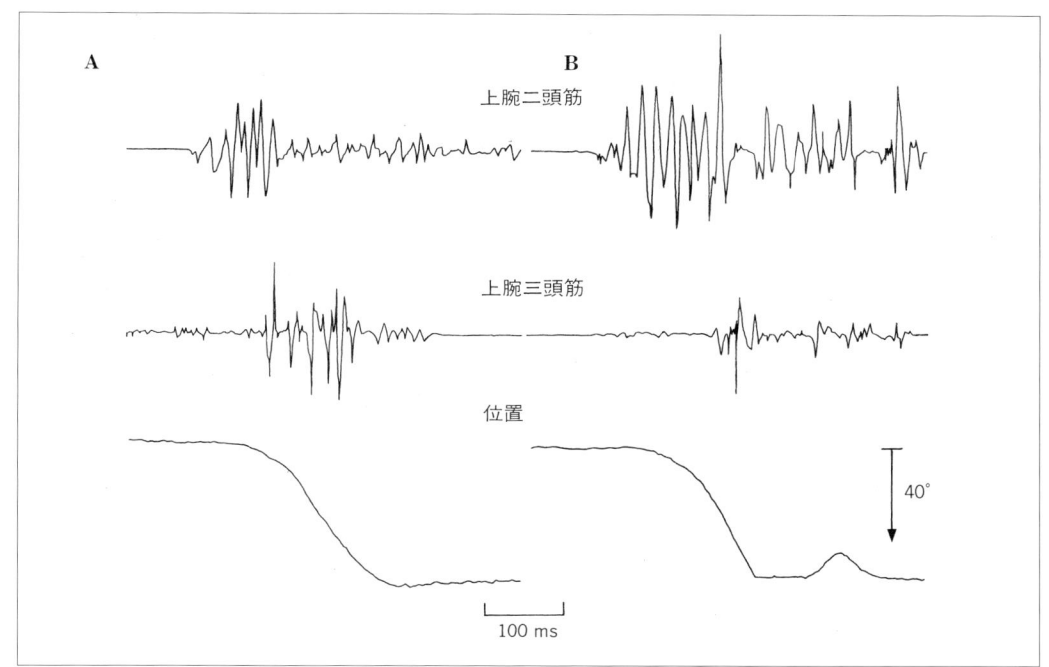

図 7-79 バリスティック運動における動筋(Ag1)の出力への制約
A：被験者は自分で運動を停止させなければならない．
B：運動はストッパーによって強制的に停止させられる．Aと比べてBではAg1の振幅は高く，An1の振幅は低い．その結果，運動時間は短縮している．

(Benecke et al. 1985)

遂行するときのバリスティック運動にみられる筋電活動パターンの大きさとタイミングは，その運動に関係する筋群の神経的拘束条件と運動を行う身体部位の生体力学的性状に適合するように，調整されている(Benecke et al. 1985)．

b．中枢神経障害患者のバリスティック運動

脳卒中をはじめとする錐体路系障害あるいはパーキンソン病のような錐体外路系障害，または小脳系障害のいずれにおいても，末梢の神経筋障害と同じように随意運動の速さは低下している．

臨床では，患者にトラッキング課題を指示し，主として筋電活動パターンを分析することが試みられてきた(Hallett et al. 1981)．課題を設定するに当たっては，運動の開始と終了の位置や姿勢を正確に定めておくことが大切である．運動に伴う関節角度の変化，運動の正確さなどを同時に記録することが望ましいが，省略されることも多い．筋電図は，少なくとも動筋と拮抗筋からは導出しておく．対象となった運動は，肩関節外転あるいは水平内転，肘関節屈曲や母指屈曲などが多い．

これまでに報告されている主な中枢神経障害の筋電活動パターンの異常を**表7-45**に掲げておく．

① 痙性不全麻痺

Hallett et al.(1979)は上位運動ニューロンの障害あるいは錐体路病変を代表するものとして筋萎縮性側索硬化症を取り上げ，肘関節屈曲のバリスティック運動を分析している．錐体路病変は

臨床的に痙縮(筋緊張亢進,腱反射亢進)で代表され,アルファ運動ニューロン損傷は筋力低下および筋萎縮によって判断される.右側の上腕二頭筋と上腕三頭筋の検査によって,患者を①正常,②痙縮,③筋萎縮,④混在(痙縮と筋萎縮),の4群に分ける(**図7-80**).その結果,①臨床的に正常と判定された上肢では,健常者と同じ筋電パターンが観察される,②痙縮があるとAg1とAn1は延長することが多く,両者が同時に収縮することもある,③痙縮がなく,中等度以上の筋萎縮だけがある患者では,基本的なバリスティック運動のパターンは残存するが,Ag1とAn1

表7-45 中枢神経障害患者のバリスティック運動における筋電活動パターンの異常

疾患/障害	筋電活動パターン
上位運動ニューロン	Ag1,あるいはAg1とAn1が延長する(筋電図:干渉波型の減少)
下位運動ニューロン	Ag1,あるいはAg1とAn1が延長する(筋電図:脱神経支配所見)
小脳性運動失調	Ag1,あるいはAg1とAn1が延長する.Ag1とAn1の同時収縮もある.
パーキンソン病	3相性パターンの反復となる多数の群発放電がある.
ハンチントン病	Ag1,あるいはAg1とAn1が延長する.Ag1とAn1の同時収縮がある.
アテトーゼ	Ag1の延長,過度の拮抗筋活動:運動停止や方向違いがおこる.
ジストニー	Ag1の延長,Ag1とAn1の同時収縮,他の筋群へのオーバーフロー.

(Hallett 1983;Van der Kamp et al. 1989,改変)

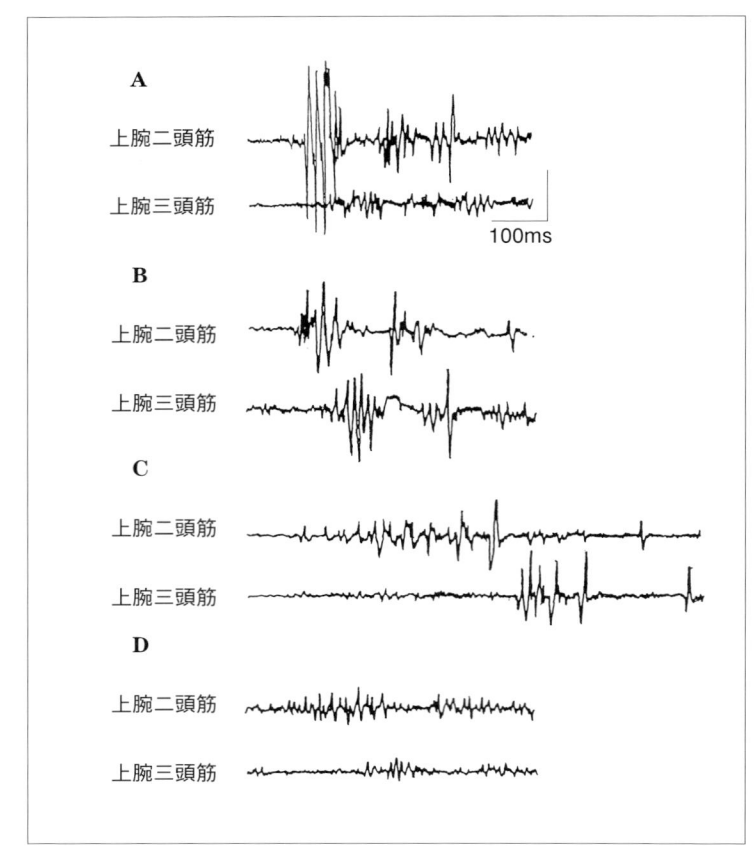

図7-80 筋萎縮性側索硬化症患者のバリスティック運動の筋電活動パターン
A:臨床的に正常と判定された上肢の筋電活動パターンは正常範囲に留まっている.
B:痙縮のある上肢では,Ag1の延長がおこっている.
C:筋萎縮がある上肢では,Ag1の著しい延長がおこっている.
D.痙縮と筋萎縮が混在する上肢でも,Ag1の延長がある.
筋電図振幅校正電圧1.0mV.
(Hallett 1979,改変)

は筋力低下に応じて著しく延長している．④痙縮と筋萎縮が混在すると，やはり Ag1 と An1 の延長がある．脳卒中による純粋運動性不全片麻痺の患者でも，Ag1 と An1 の延長が観察されている．Angel(1975) も外傷性脳損傷による痙性麻痺患者の急速な肩関節外転運動で Ag1 の延長を認めている．上位運動ニューロン疾患あるいは錐体路病変では，運動単位の最大発射頻度が低下する．Ag1 の延長は，これに対する代償の結果と推定される．また，下位運動ニューロン疾患では，機能的な運動単位数が減少し，最大筋力が低下する．このような機能障害に対してもバリスティック運動の構成要素の活動時間を延長させて代償している．

痙性不全麻痺患者が行った足関節の背屈運動では，An1(ヒラメ筋)の筋電活動の振幅が大きくなり，背屈運動の速度を低下させる(**図7-81**)．ヒラメ筋の活動はタイミングや筋電活動の振幅，運動開始から約 50 msec 後におこること，背屈運動の速度に依存することなどから，伸張反射であると推定されている(Corcos et al. 1986)．痙性不全麻痺では，動筋の運動単位の空間時間的活動参加の減少および拮抗筋の伸張反射の亢進がバリスティック運動の速度低下の要因となっている．

2 小脳性運動失調

小脳障害の患者では，バリスティック運動の筋電活動に 3 相性パターンはあるが，Ag1 あるいは Ag1 と An1 の延長がおこっている(Hallett et al. 1975b)．測定異常や反復拮抗運動不能，反跳現象が上肢に認められる小脳障害患者の肘関節屈曲課題では，健常者と比べて，Ag1 の持続時間は著しく延長している(**表7-46**)．また運動時間も著しく遅くなっている．患者では減速時間よりも加速時間が長い．患者の [加速時間/減速時間] は健常者と有意な差はないが，健常

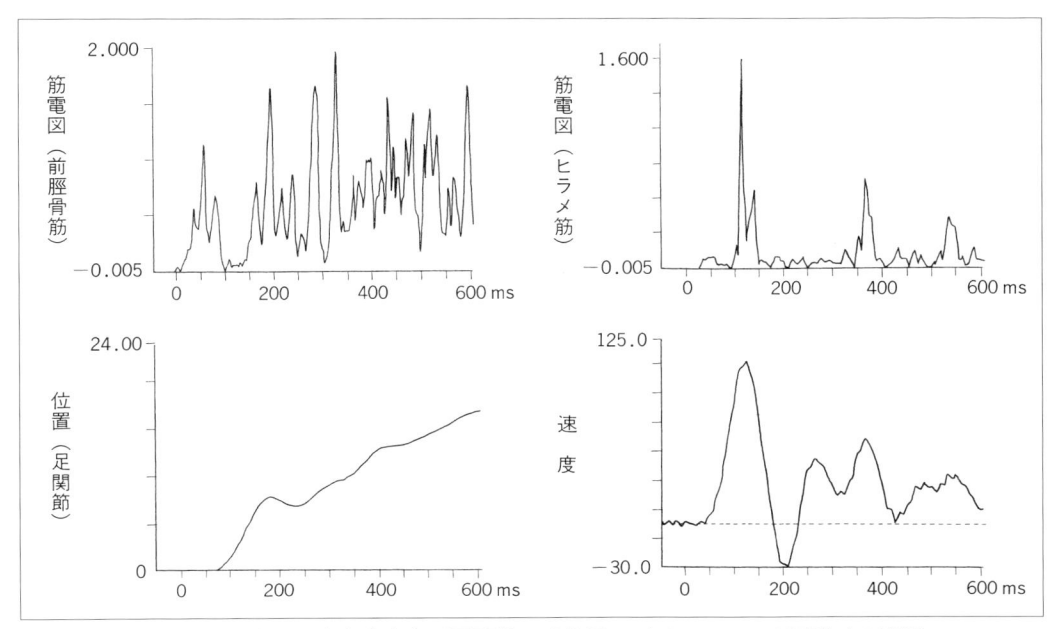

図7-81 痙性不全麻痺患者が足関節 18°背屈のバリスティック運動時の記録
拮抗筋(ヒラメ筋)の筋電活動振幅は異常に大きく，それに対応して一過性に足関節底屈の運動も生じている．これは伸張反射であると推定されている．

(Corcos et al. 1986)

表 7-46 小脳障害患者の肘関節屈曲によるトラッキングにおける諸変数

課題(運動域)	10°	20°	30°
Ag1持続時間(msec)	168.5(91.0)	181.1(82.7)	205.9(101.4)
加速時間(msec)	174.6(109.8)	170.0(79.4)	209.7(101.6)
加速時間/減速時間	1.17	1.09	1.08

( )：標準偏差.
被験者数は13名であるが，変数によって異なっている.
健常者のデータは表7-43を参照.

(Hallett et al. 1991，改変)

者が緩徐運動で行った場合と比べると差がある．Ag1の持続時間が延長するほど，加速時間は長くなっている．キネマティックの面では，運動はゆっくりと立ち上がり，急速に減速するパターンをとる．この現象は，正常の運動プログラムの不適切な選択あるいは使用ではない(Flament et al. 1986). むしろ，長い加速時間を産出すること自体が小脳障害の基本的な特徴であろう(Hallett et al. 1991). 小脳を抑制機関(inhibitory machine)として理解するならば，適切にAg1を停止することができないことである．

3 パーキンソン病

パーキンソン病患者にみられるバリスティック運動の障害と関連して，反応時間の延長，反応時間の運動パターン依存性の消失，間違った運動を停止するまでの時間延長(Angel et al. 1970)が指摘されてきた．バリスティック運動における機能障害も運動緩慢(bradykinesia)として扱われ，筋電活動パターンについてはHallett et al.(1977, 1980)が詳細な分析を行っている．肘関節10°屈曲のバリスティック運動課題による分析では，3相性パターンのAg1やAn1, Ag2の持続時間や相反性は健常者と同じであり，筋活動のタイミングは正常に保たれていることになる．しかし，しばしば運動は3相性パターンの時間内には完了せず，上腕二頭筋と上腕三頭筋の交互収縮が付加される(Hallett et al. 1977). 一方，ステップ・トラッキング(step-tracking)による分析では，短い距離のバリスティック運動は正常範囲の速さで行われ，長い距離の場合は健常者よりも遅くなることも明らかにされた(Flowers 1975, 1976).

Hallett et al. (1980)は，角運動域を10°，20°および40°としてパーキンソン病患者19名，健常者11名を対象にして，筋電活動パターン，運動時間を比較している(**図7-82**). 健常者では，Ag1とAn1の持続時間には変化がなく，角運動域の拡大につれて群発放電の振幅が増加して，運動時間は同じ程度である．他方，患者では3相性パターンの循環が3回以上にも及び，運動緩慢が顕著であるほど，循環の回数が多くなっている．角運動域が変化しても，群発放電には変化がない．そのため，長い距離の移動には，さらなる群発放電を要することになる．パーキンソン病における機能障害は，特定の筋群にあたかも十分なエネルギーを与え(energize)，活性化することができないかのようである．具体的な運動は，それに必要な筋群が活性化され，それらが活動する時間的順序やタイミングを設定することで特徴づけられる．パーキンソン病の場合，タイミング設定の運動プログラムに異常はないが，筋群を活性化することに障害がある．このような現象に対しては，L-ドーパはあまり効果が期待されない(Berardelli et al. 1986). 結局，あらかじめプログラムされた運動では，小脳がタイミングの設定，基底核がプログラムの活性化に関与

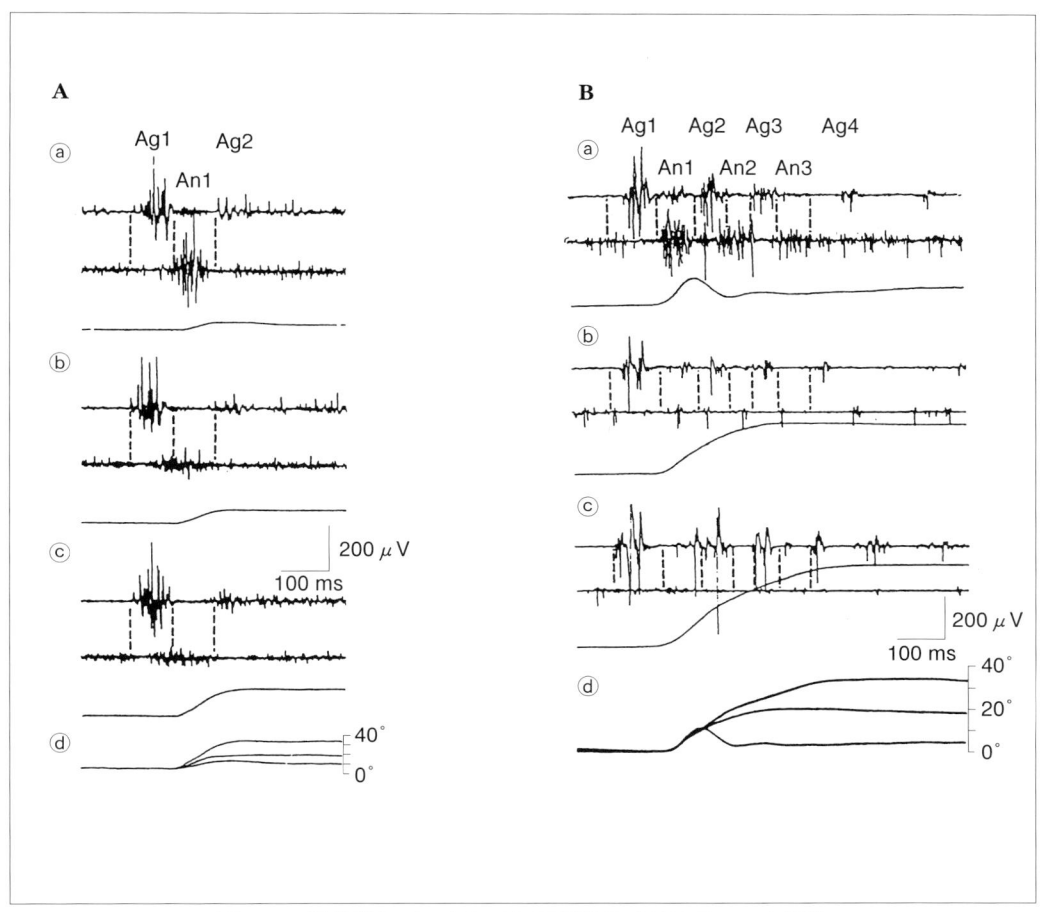

図 7-82 健常者とパーキンソン病患者のバリスティック運動
A：健常者，83歳，女性．
B：パーキンソン病患者，68歳，男性．
　角運動域は，ⓐ：10°，ⓑ：20°，ⓒ：30°である．ⓐ，ⓑ，ⓒでは，上から下への順に上腕二頭筋，上腕三頭筋の筋電図，肘関節の位置である．ⓓでは，ⓐ，ⓑ，ⓒにおける位置が重ね書きされている．いずれも運動開始時を合わせてある．縦の破線は，それぞれ対応するタイミングを示している．
　パーキンソン病患者では，群発放電の周期が続くことに注意．第3，第4の動筋の群発放電はAg3, Ag4と記されている．拮抗筋（An）も同様である．ⓐでは，患者は10°移動した位置に留まらず，出発点に戻っている．

(Hallett et al. 1980)

するらしい（Hallett et al. 1980）．

4　ハンチントン病

　ハンチントン病は，多くは中年以降に発症し，徐々に進行する舞踏運動，知能低下と精神障害を伴う遺伝性疾患である．病理学的には，線条体（とくに尾条核）の萎縮に始まり，大脳皮質の萎縮から大脳白質の萎縮へと進行する疾患である．

　Thompson et al.(1988)は，患者17名を軽度・中等度の舞踏運動，重度の舞踏運動，無動・強剛の3群に分けて，手関節15°屈曲および60°屈曲のバリスティック運動における手関節屈筋群

と伸筋群の筋電活動とキネマティックを分析している．Ag1 と An1 の 2 相性パターンが観察されたのは，軽度の舞踏運動群だけである．重度の舞踏運動あるいは無動の患者では，試行ごとに Ag1 が変化するという，変動の大きな筋電活動パターンが得られている（図 7-83）．強剛群および重度の舞踏運動群では，Ag1 が健常者よりも延長する．また，患者によって Ag1 の持続時間は著しく異なっている．まとめると，手関節屈曲の最大速度は健常者よりも遅く，無動・強剛群で著しいが，舞踏運動群にも認められ，運動緩慢はハンチントン病の本質的な運動障害とされる．パーキンソン病とハンチントン病では，運動緩慢は共通するが，筋電活動パターンは異なっている．両者に共通する運動プログラミングの欠損は，運動前野と補足運動野から運動皮質への異常運動指令（abnormal motor instruction）にあると推定されている（Thompson et al. 1988）．

5 アテトーゼ

アテトーゼ運動は，しばしば脳性麻痺患者に観察される異常運動であるが，患者にとって不自由なことは，随意運動の障害である．Hallett et al.(1983)は，脳性麻痺の成人14名を被験者として，肘関節 60° 屈曲の肢位から 40° 急速に屈曲する課題を用いて上腕二頭筋と上腕三頭筋の活動

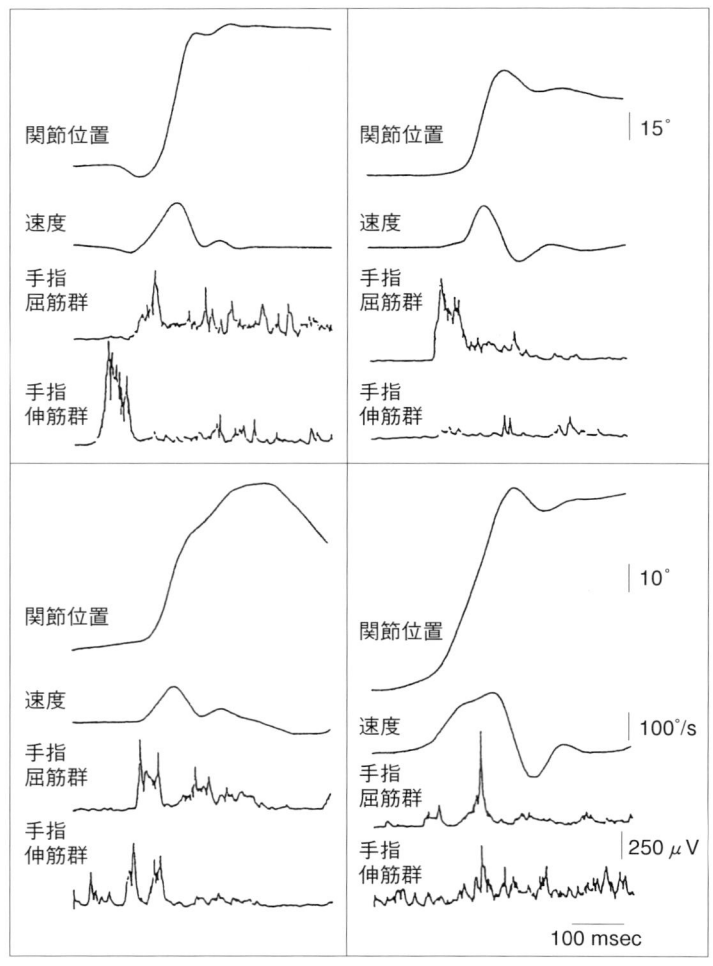

図 7-83 ハンチントン病（重度舞踏運動群）患者のバリスティック運動

46歳，女性，発症から14年経過．手関節 30° 背屈位から 60° 掌屈する課題の 4 試行を示す．4 試行にみられる運動軌跡の変動は大きく，動筋と拮抗筋の同時収縮が持続する．左上図では，手関節掌屈の開始前に舞踏運動によって手関節の位置がずれている．右下図では，運動の開始点を明らかにできない．

(Thompson et al. 1988)

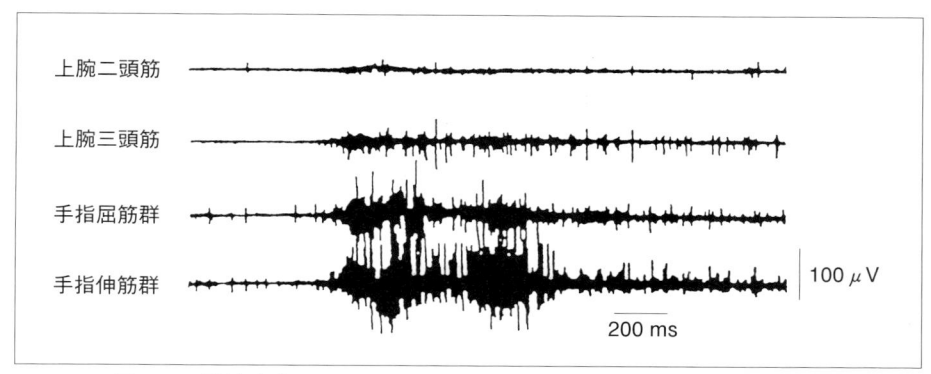

図 7-84 脳性麻痺アテトーゼ型患者の右肘関節屈曲時の左上肢筋電図
54歳，女性，筋緊張亢進と安静時ジストニーがある．安静時アテトーゼはわずかであり，腱反射亢進はない．右上肢の運動は左上肢の大きな群発放電と同時におこっている．

(Hallett et al. 1983)

を分析している．アテトーゼに特徴的なことは，随意運動に伴ってオーバーフロー(overflow)として，全身に望ましくない筋活動が生じてしまうことである(図7-84)．拮抗筋にも同時収縮がおこる．健常者との比較で，患者の筋電活動パターンは以下の群に分けられている．

①正常の範囲にあるが，運動開始の言語指示によって，肘関節が屈曲ではなく，伸展することがある．
② Ag1 と An1 の相反性はあるが，Ag1 の持続時間が延長している．
③筋電活動が約 2 Hz の律動的な群発放電となる．運動は遅く，バリスティック運動ではない．運動終了には 1～2 sec を要する．拮抗筋の律動的活動で運動は引き戻される．
④動筋と拮抗筋の持続的な同時収縮がおこる．動筋あるいは拮抗筋が先に活動を開始することが多い．
⑤安静時にも筋活動が観察される群であり，患者は努力している様子であるが，指示された運動を行うのは困難である．肘関節の屈曲は上腕二頭筋の活動を高めるのではなく，上腕三頭筋の活動を低下させることで行う．
⑥拮抗筋の持続的な同時収縮があり，課題を実行できない．腕は制御を受けていないような運動を行う．

アテトーゼの患者は，余剰な筋群に過度の活性化を行っている．ここでは，パーキンソン病患者とは反対の問題が生じている．不適切な共同筋群へのオーバーフローはアテトーゼの不随意運動として解釈されている．オーバーフローが拮抗筋にまでおこり，運動を緩慢にしてしまう．基底核障害がタイミングの異常をもたらしている．アテトーゼ運動は，皮質から発生した運動のオーバーフロー，基底核の寄与を欠いて解体している運動からおこるオーバーフローである (Hallett et al. 1983)．

6 ジストニー

ジストニー患者の異常姿勢は，随意運動に伴って著しくなる．しかし，進行したジストニー患者でも，道具操作などの運動技能はしばしば残されている．Van der Kamp et al. (1989)は，ジストニー患者のバリスティック運動を，肘関節60°屈曲位から15°あるいは30°屈曲する課題で

分析している．健常者群と比較して，患者群の特徴として，①最大速度が遅い，②運動域 15°の場合，患者が行った運動域はかなり変動するが，運動域 30°では変動は少ない，③ Ag1 は延長している，健常者がゆっくりと行った運動と比べても Ag1 は延長している，④しばしば拮抗筋の同時収縮がある，が掲げられている．健常者と同じであるのは，加速時間と減速時間が対称性を示すことであり，患者の筋電活動パターンには相違があっても，速度輪郭は正常に留まっている．

運動ニューロン，小脳あるいは基底核のいずれの機能障害であっても，バリスティック運動の速度は遅くなる．結局，健常者の運動速度が最大であり，病的状態では，これを超えることはない．

ジストニー，アテトーゼおよび舞踏運動における単純運動制御の機能障害は類似しているが，パーキンソン病は異なっている．基底核の障害には，運動緩慢 (bradykinesia) と運動過多 (hyperkinesia) が同時に存在する可能性がある (Thompson et al. 1988)．それには，少なくとも 2 つの回路が関与し，ひとつは運動開始に関係して，その機能障害は運動緩慢となり，他方は不要で余剰な運動を抑制して，その機能障害は運動過多をもたらす．そのうちひとつ，あるいは両者が種々の病的状態で冒されている (Van der Kamp et al. 1989)．

(4) ランプ型視標追跡運動と運動失調

バリスティック運動による視標追跡運動 (visually guided tracking movement) では，運動は起点から標的まで一気に動いて終了するステップ型 (step mode) である．その運動は開ループ制御であり，あらかじめ選択した運動プログラムに従った運動指令により実行される．他方，ゆっくりと移動する視標を追跡するランプ型 (ramp mode) では，視覚や運動肢の固有感覚からの情報が，滑らかで正確な運動の実行には利用されている．連続した正確なトラッキングには，開ループ制御による大まかな見積もりおよび閉ループ制御による細かな修正という 2 つの機構が必要である．後者には，運動肢に関する視覚および固有感覚フィードバック情報が関与している．

ランプ型トラッキングに利用される装置の模式図を図 7-85C に示す．これは Nagaoka et al. (1981) および Beppu et al. (1984) が用いたものである．ディスプレー画面は上下に二分割され，上段には視標ストリップ (target strip：T)，下段には追跡ストリップ (control cursor：D) が呈示されている．被験者は，ディスプレーから約 130 cm 離れて椅子座位となり，肩関節 90°外転，肘関節 90°屈曲，前腕回外の肢位をとる．予告信号から数 sec 後，視標ストリップは画面の中央から左方あるいは右方へ等速で移動を開始する．被験者は，水平面における肘関節の屈伸運動によってハンドルを操作する．ハンドルの動きに同期して，追跡ストリップが左右に移動する．被験者は，追跡ストリップを移動している視標ストリップの幅内に保持しておくように指示されている．視標ストリップの移動距離は肘関節を 30°屈曲することに一致し，角速度は 5～30°/sec になっている．

a. 感覚性運動失調

運動肢からの情報の役割について，Nagaoka et al. (1981) は健常者 6 名および脳血管障害 3 名，脊髄癆 (tabes dorsalis) 2 名を対象にして，ランプ型トラッキングの軌道を分析している．患側上肢の深部感覚，位置感覚，振動覚は著しく障害されている．脊髄癆の患者では，表在感覚の障害はあまりない．トラッキングの速度は 5～15°/sec である．被験者は正確に行うように注意さ

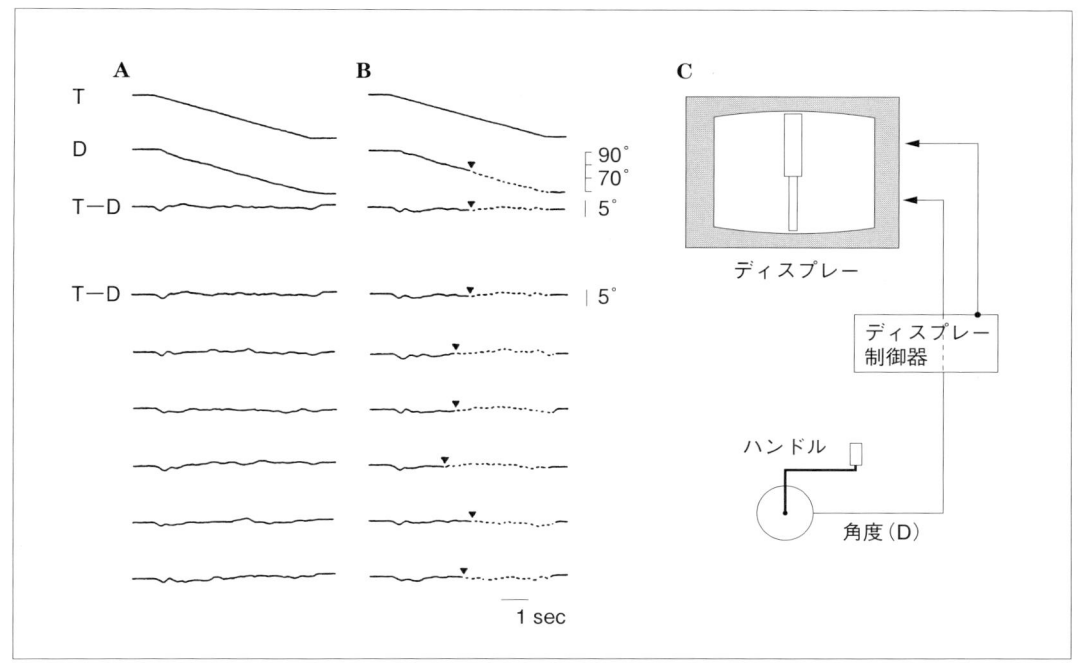

図 7-85 健常者における視標追跡運動に対する視覚手掛かりの影響
視標ストリップ（T），追跡ストリップ（D）および両者の差（T－D）を示す．
A：対照であり，Tは試行が終了するまで表示されている．
B：試行の途中でディスプレー上からDが▼点で消去される．破線は，Dが消去された後のハンドル操作に該当する．
C：ランプ型トラッキング装置．
Tは視標ストリップ，Dは追跡ストリップ，T－DはTとDの誤差である．A，Bにおける上図は1試行であり，下図は同じセッションの6試行である．

(Nagaoka et al. 1981)

れている．健常者は，数回の試行で正しいトラッキングが可能になる（**図7-85A**）．トラッキングは3相に区分される．

①追いつき相（initial, catch-up phase：I-phase）：視標ストリップの始動に対して反応時間分の遅れの後，素早く肘関節を屈曲して先行する視標ストリップに追跡ストリップが追いつく過程

②追随相（middle, pursuit phase：M-phase）：追跡ストリップは視標ストリップに追いついて，視標ストリップの速度にほぼ一致した速度を保って，正確に追随する過程

③停止相（terminal, arrest phase：T-phase）：視標ストリップの停止に応じて減速し，停止する過程

追いつき相は，先行する視標ストリップに追跡ストリップが追いつくためのステップ型トラッキングであり，視標ストリップの速度が高くなるほど初期の誤差（T－D）も大きくなる．しかし，バリスティック運動の速度も高くなり，遅れを取り戻す．追随相では，視標ストリップと追跡ストリップは一致して，（T－D）≒0となる．停止相は，しばしば視標ストリップが停止する前に始まり，予期的過程であることを示唆している．これらのパターンは，視標の移動速度が高くな

っても，基本的には維持されている．ただし，移動速度が30°/secになると，追随相はわずかになり，追いつき相に停止相が続くようになってしまう(Beppu et al. 1984)．運動失調のある患者群においても，追いつき相における初期の誤差(T-D)とバリスティック運動の速度の間には相関があり，運動プログラミングの中枢過程には異常はないと推定される．しかし，追随相では追跡ストリプの速度は動揺して安定せず，健常者のように滑らかな運動パターンとはなっていない(図7-86A)．

トラッキング過程における動筋(上腕二頭筋)と拮抗筋(上腕三頭筋)の活動を図7-87に示す．遅いトラッキングでは，上腕二頭筋の短い群発放電によって運動が開始され，沈黙期に続いて持続性放電へと移行する．運動が停止してから，筋活動は次第に減少するが，肢位を保持する間は持続性活動が残っている．速い運動になると，沈黙期に短い上腕三頭筋の群発放電が生じるようになる．それ以外に，拮抗筋の筋活動はない(Beppu et al. 1984)．

次に，トラッキング運動が始まったら，突然にディスプレー上から追跡ストリプを消して，視標ストリプだけにする課題を行う．追跡ストリプは視標ストリプが終点に達すると再び現れる．操作については，被験者に前もって知らせておく．この条件では，被験者は視覚情報ではなく，運動感覚情報を用いて運動を続けることになる．各試行が終了したとき，その結果はディスプレー上のTとDの位置で理解できる．トラッキング中の誤差(T-D)はほとんどなく，視覚情報がなくても，トラッキングの運動パターンと正確さは保たれている(図7-85B)．

図7-86は左視床出血によって，右上肢に重度感覚障害はあるが，麻痺はほとんどない患者の

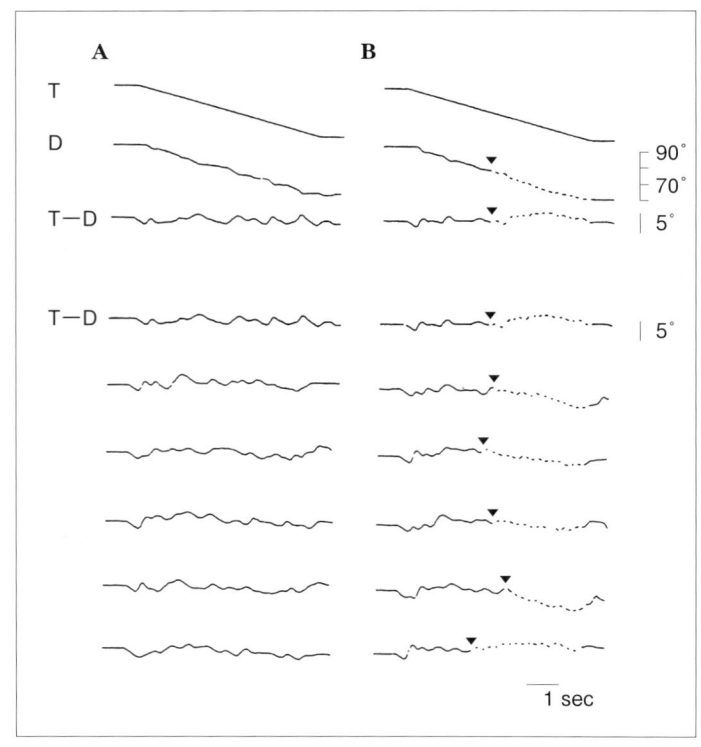

図7-86 上肢感覚障害(視床出血)患者における視標追跡運動に対する視覚手掛かりの影響
図7-85および本文参照．
(Nagaoka et al. 1981)

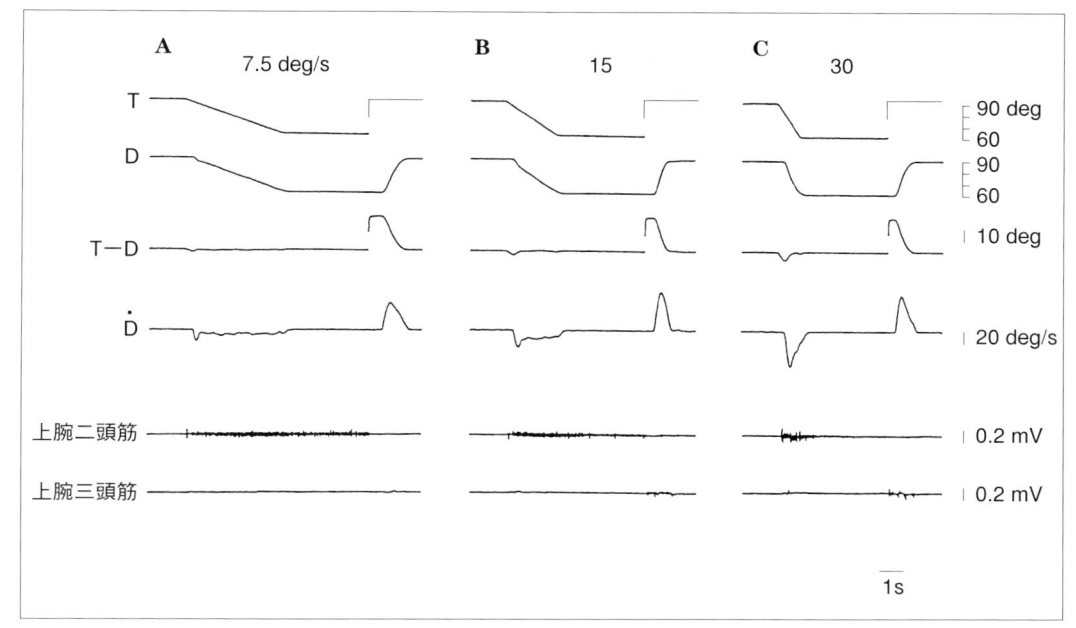

図 7-87 健常者の肘関節屈曲による視標追跡運動の表面筋電図
筋電活動は上腕二頭筋の短い群発放電に始まり，直ちに沈黙期となり，その後は上腕二頭筋の持続性収縮となる．角速度が速くなると上腕三頭筋の相動性収縮が観察されるようになる．
T：視標軌道，D：ハンドル軌道，T−D：誤差，$\dot{D}$：ハンドル角速度，である．

(Beppu et al. 1984)

トラッキングである．視覚情報を利用できる条件(**図 7-86A**)であっても，トラッキングは滑らかではなく，誤差(T−D)は大きい．視覚情報が欠けると，誤差(T−D)はますます大きくなり，その方向は一定しない(**図 7-86B**)．しかし，誤差のパターンは，視覚情報があるときの高頻度の動揺は消失し，滑らかになっている．**図 7-86A**の高頻度の動揺は，トラッキング運動中の誤差(T−D)に関する視覚情報による修正反応と解釈される．患者の非患側では，このような現象は観察されていない．脊髄後根が障害されている脊髄癆の患者でも，視床出血の患者と同じような結果が得られている．

健常者が視覚的手掛かりなしでもランプ型トラッキングを滑らかに，正確に行えるのは，視覚運動課題の修正に運動感覚情報が関与している証拠となる．被験者が学習した結果，トラッキングがすべて運動プログラムで行われている可能性も否定はできない．しかし，感覚障害の患者の結果でも，視覚的手掛かりだけでは，滑らかで正確なトラッキングはできないと推定できる．ランプ型トラッキングでは，滑らかで正確な運動を行うためには運動肢からの求心性情報が不可欠である(Nagaoka et al. 1981)．

b. 小脳性運動失調

小脳性運動失調の患者15名，健常者14名を被験者とした分析の結果を Beppu et al.(1984)が報告している．視標の運動は，肘関節の角運動速度で表すと，5.5°，15° あるいは30°/sec である．健常者との比較で患者群のデータを要約すると(**図 7-88**)，

①反応時間(RT)，とくにPMTが延長している

②初期，追いつき相における視標の速度に応じたバリスティック運動に適切であるように最高速度を選択するのが困難である
③滑らかな連続した運動の崩壊，すなわち中期，追随相において運動は衝動性パターン（saccadic pattern）になる
④終期，停止相における減速の開始に遅れがある
⑤最終の標的位置に達するための修正的調整が困難である
⑥動筋の筋電活動に不規則性がある，あるいは拮抗筋の同時収縮がある

となる．

　追随相では，視覚と固有感覚のフィードバック情報による誤差修正が行われ，滑らかな運動パターンとなるはずである．しかし，患者のトラッキングは衝動性パターンを示している．運動感覚障害の患者でも，運動の滑らかさは失われているが，運動の停止はなく，動揺の頻度は小脳性運動失調の患者よりも高い．小脳性運動失調の異常は，単に固有感覚フィードバック情報の伝達障害によるのではない．また，患者が標的を追跡するのではなく，自己ペースで同じような運動を行うときは衝撃性パターンが消失している（図7-89）．したがって，トラッキングにおける衝撃性パターンは，緩徐運動にかかわる運動系の障害によるのではない．むしろ，運動出力と比較するための求心性情報を計算することの障害，計算した結果を運動プログラムの正確な修正に利用することの障害であろう．患者は初期の追いつき相のプログラムと追随相のプログラムとを結

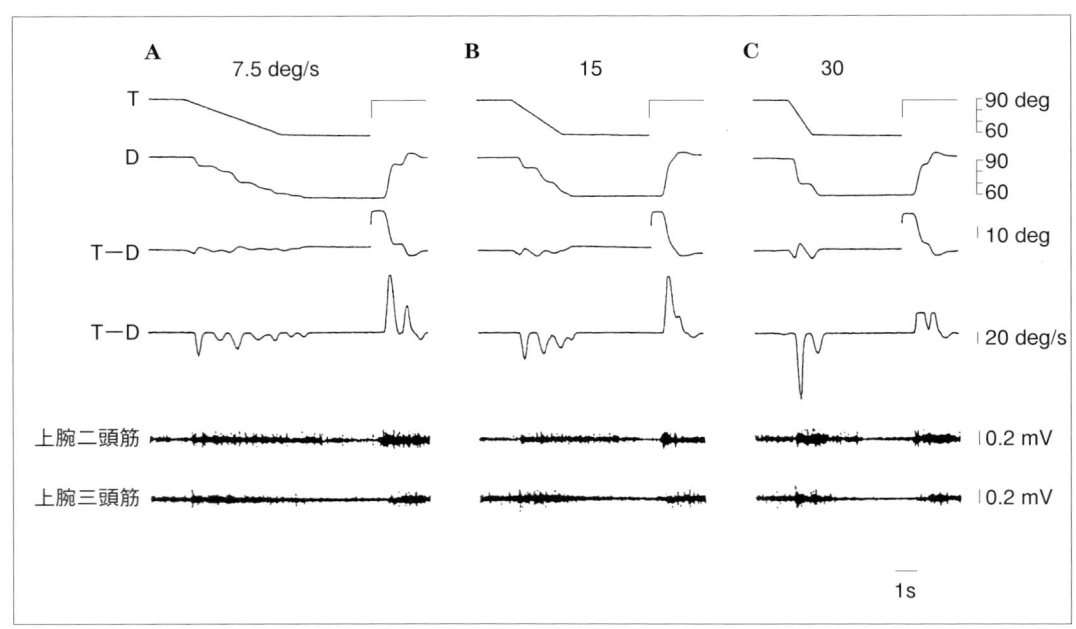

図7-88　小脳性運動失調患者の肘関節屈曲による視標追跡運動の表面筋電図
　筋電活動パターンでは，バリスティック運動の3相性パターンはなく，動筋の持続性放電によって運動が行われている．また同時収縮が多くの患者で観察される．これらは運動プログラミング過程の障害，あるいは測定異常や筋緊張低下に対する代償反応の結果であるかもしれない．

(Beppu et al. 1984)

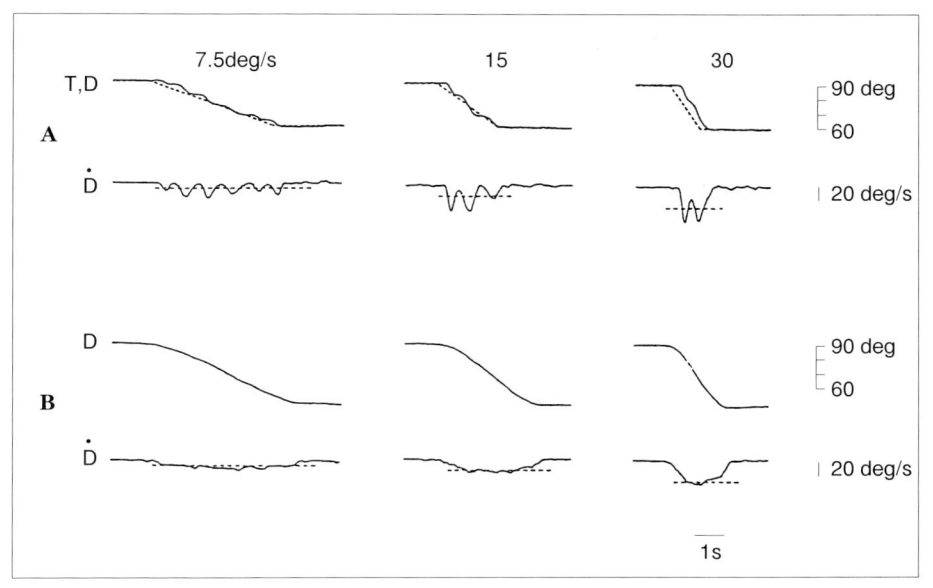

図 7-89 小脳性運動失調患者の肘関節屈曲による視標追跡運動と自分のペースで同様の動作を行ったときの相違
A：ランプ型トラッキング．
B：自己ペースの運動．
$\dot{D}$の水平の破線は，それぞれの与えられた角運動速度を表す．
（本文参照）

(Beppu et al. 1984)

ぶことができず，運動を停止して，追いつき相を反復するために衝動性パターンとなる．これは誤差（T－D）に対する随意的な修正応答の反復であり，動作時振戦とは区別されるべきである．この仮説を支持する事項として，

①小脳性運動失調の患者は，自己のペースで腕を動かすとき，滑らかに運動する
②大部分の患者には，感覚障害がない
③動揺の頻度は低く，1～3 Hzである．1回の試行のなかでも，また試行間でも現れる
④動揺は前後方向の運動ではなく，むしろ前進と停止とを繰り返す階段型トラッキング（staircase tracking）のパターンである

が掲げられている（Beppu et al. 1987）．

トラッキング開始後，視標ストリップあるいは追跡ストリップを消去すると，患者のトラッキング軌道は滑らかになり，健常者のパターンに近づいてくる（図 7-90）．

Day et al.(1998)は，小脳性運動失調の患者を被験者として，前面に掲げられた複数の標的へ向かって，音刺激に反応して，できるだけ速く手を伸ばし（reaching），標的に触れるという課題を，①部屋は明るい，②標的と指先だけに明りがついている，③手が動き始めたらすべての明りが消える，という3条件で行い，結果を以下のように要約している．運動失調のリーチ運動にみられるひとつの特徴は，視覚と固有感覚の情報から，空間における特定の位置へ手指を運ぶ筋活動の適切なパターンを，正確に計算することの障害である．これが指先の運動の変動値を大きく

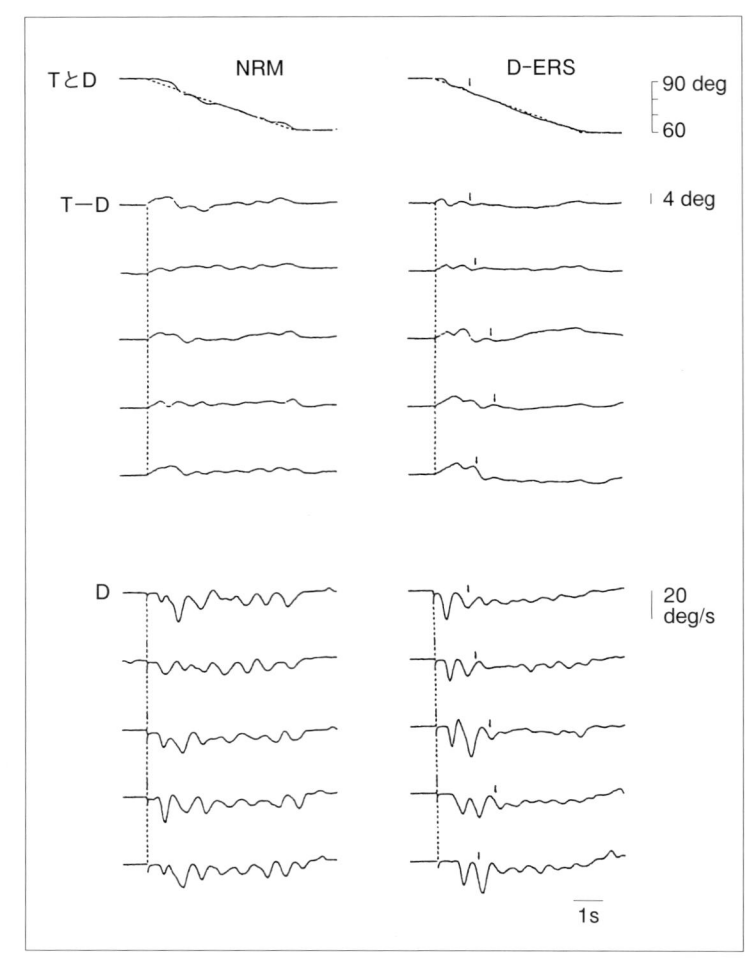

図 7-90 小脳性運動失調患者の肘関節屈曲によるランプ型トラッキング
　NRM：試行が終了するまで追跡ストリップがディスプレーに表示されている.
　D-ERS：試行の途中, 矢印以降は追跡ストリップがディスプレー上から消去されている. D-ERS条件になると, ハンドル角速度の動揺は減少している.
(Beppu et al. 1987)

し, また恒常誤差が生じる原因である. 小脳が視覚による運動の誘導に重要な役割を果たしているという Stein(1986)が提案した仮説を支持するデータである. ただし, このような誤差修正に関与する機構の障害によって, 運動失調のすべてが説明されるわけではない. 運動速度が遅いこと, 運動分解(decomposition of movement)などは, 運動障害に対する代償戦略となっている可能性も示唆されている(Bastian et al. 1996).

(5) 脳卒中患者のリーチ

　リーチ(reach)は, 目標点まで手や指を動かすことが主な目的であるときに, 利用される基本的な上肢の動作(基本動作, 単位動作)である(Karger et al. 1966). リーチは, 日常生活場面で頻繁に行われている動作のひとつである. MTM(Methods-time measurement)では, リーチを5クラスに分けている.
　ケースA：固定された場所にある物品, 他方の手の中にある物品あるいは他方の手の下にある物品へのリーチ
　ケースB：1回ごとにわずかに位置が変化する単一物品へのリーチ

ケースC：ごたまぜの物品群のうちひとつを探し，選んで行うリーチ
ケースD：微小な物品あるいは正確な握りを要する場所へのリーチ
ケースE：身体バランスのため，次の動作のため，あるいは転倒を避けるため，不定の場所へ手を差しのべるリーチ

運動障害の基礎にある機能障害を分析する目的には，多くの報告でケースAが利用されている．運動制御にかかわる大脳半球の機能分化については，いろいろな運動課題の遂行に当たって左半球の役割が強調されている(Geschwind 1965；Haaland et al. 1987, 1989；Kimura 1977)．一方では，脳卒中による片麻痺患者の麻痺側上肢による課題遂行の能力低下は，主として痙縮や運動麻痺(筋力低下)，感覚障害との関連で検討されている．近年，運動制御の障害という視点から，運動の計画やプログラミングにかかわるモデルを前提として，左右半球の機能について新たな分析が試みられている．

a. 開ループ制御，運動プログラムと左半球損傷

運動制御に関して，左右の大脳半球の果たす役割の相違について，多くの報告がある．Liepman(1913)は，左半球損傷の患者には同側(左側)上肢の肢失行があるが，右半球損傷の患者にはないとして，左半球は右半球よりも巧緻性のある運動制御に重要であると報告している．その後の半球損傷の研究では，左右半球とも同側上肢の運動制御に同程度に関与する報告も現れている．半球損傷の同側上肢への影響に関する文献上の不一致は，病変の大きさや部位の相違，研究に利用した課題の複雑さの程度などが関係すると推定されている(Haaland et al. 1987)．

健常者20名，脳血管障害による左半球損傷患者10名，右半球損傷患者9名を被験者として，交互タッピング課題(Fitts 1954)を分析した報告がある(Haaland et al. 1987)．長さが15.2 cm，幅が1 cmと4 cmの2種類の標的を準備する．標的中心間の距離を32.5 cmとして，運動肢の左右に同じ幅の標的を配置する．被験者は尖筆をもって，5 sec間にできるだけ多く2つの標的を交互にタップする．標的幅1 cmではID＝6.02，4 cmではID＝4.03となる*．

結果を**表7-47**に示す．左半球損傷群は，とくに幅の広い標的(おそらく開ループ制御で実行されている)の場合，対照群と比べて成績(正確なタッピング数)が低下する．右半球損傷群には異常がない．標的幅4 cmの場合，運動は開ループで行われた可能性がある．他方，標的幅1 cmでは閉ループ制御であろう．被験者は課題条件によって，運動制御の方式を変えているのだろう(Keele 1981)．そうであれば，左半球損傷患者における標的幅の広い課題の成績が低下することは，開ループ制御に障害があることになる．Paillard(1982)は，感覚フィードバックに依存しない運動のプログラミングには，左半球が重要であると提案している．要約すれば，左半球損傷患者では，開ループ制御で行われる運動が障害されやすいことになる．

開ループ制御と閉ループ制御は，リーチ課題における手指先端の運動を，①起点から標的の近くまで一気に移動するための初期構成要素(initial component)，②標的近くで軌道の変更を行うための修正構成要素(corrective component)，に分けることによって，大まかに区別することができる(Carlton 1981)．

---

*Fitts(1954)によれば，ID(index of difficulty)＝$\log_2(2A/W)$で表される．Aは移動距離，Wは標的幅である．ID＜4.58であれば，運動は視覚フィードバックを要しない．ID＞4.58であれば，運動は視覚フィードバックを必要とする(Wallace et al. 1983)．

表 7-47 健常者および半球損傷患者の交互タッピングの成績

	的中		失敗	
標的幅	1 cm	4 cm	1 cm	4 cm
健常者(右手)	22.86	37.91	2.78	0.64
	(0.83)	(2.63)	(0.63)	(0.31)
右半球損傷患者	19.49	29.76	2.84	1.07
	(1.14)	(2.52)	(1.24)	(0.49)
健常者(左手)	21.82	33.91	3.44	1.08
	(0.78)	(1.64)	(0.81)	(0.72)
左半球損傷患者	16.50	23.50	2.38	0.42
	(1.10)	(1.58)	(0.89)	(0.34)

( )：標準誤差，15 sec 間の交互タッピング数．

(Haaland et al. 1987，一部改変)

　健常者 31 名，脳血管障害による右半球損傷患者 14 名，左半球損傷患者 15 名を被験者として，ディスプレー上の標的を利用したリーチ課題の反応時間，運動時間，誤差を分析した報告がある(Haaland et al. 1989)．被験者は損傷半球と同側肢で垂直ロッドについた尖筆を操作して，ディスプレーの標的円にマーカを合わせる．右手で行う場合，標的円は右側へ移動する．左手では，左側へ移動する．尖筆の移動距離は 25，64 および 100 mm であり，尖筆で合わせる標的円の直径は 5 mm である(それぞれ ID = 3.32, 4.68, 5.32 である)．被験者が尖筆を起点に合わせると，音信号が提示され，1～2 sec 後に標的円は左または右へ移動する．被験者はできるだけ速く正確に標的円をねらう．結果を表 7-48 に示す．健常者と比べて，左半球損傷群はいずれの移動距離でも反応時間が遅いが，右半球損傷群では有意の遅れはない．反応時間の延長は運動のプログラミングに時間を要することを反映すると仮定すれば，この結果は，左半球が正確なリーチに必要な運動のプログラミングに重要であることを示唆している．初期構成要素の運動時間も，左半球損傷群は延長している．さらに初期運動の到達点と標的円との関係における恒常誤差と変動誤差も大きい．左半球は，右単独リーチ運動の初期過程の実行に関与していることになる．修正構成要素の運動時間も左半球損傷群では延長している．これは初期運動の恒常誤差が大きいため，修正過程の移動距離が長くなるからであろう．

b. 不全麻痺上肢によるリーチのキネマティック

　ある動作をどのような運動で遂行しているのか，被験者の運動戦略(movement strategy)を同定するのに運動学的変数を分析する手法(kinematic analysis)が用いられる．運動プログラムを用いた開ループ制御では，滑らかな連続運動(continuous movement)が観察される．感覚フィードバックを利用する閉ループ制御では，運動は小さな連続運動がつながれたかのようなステップ状の不連続運動(discontinuous movement)となる(図 7-91)．不連続運動を構成している要素的な連続運動は，運動要素(movement element)あるいは運動単位(movement unit)と呼ばれている(Arbib 1985；Fetter et al. 1987)．

　健常者のリーチは多くの研究者によって分析され，標的が大きければ，起点から標的までの距離の大部分が連続運動で行われている点で結果は一致している(Georgopoulos 1990)．これは開ループ制御，運動プログラムを利用した運動であり，その戦略は乳幼児期から徐々に発達したも

表 7-48 健常者と半球損傷患者のリーチの反応時間と運動時間

	健常群(左手)	左半球損傷群(左手)	健常群(右手)	右半球損傷群(右手)
反応時間：平均(msec)	404(64)	510(89)*	428(75)	472(80)
反応時間：標準偏差(msec)	80(20)	104(26)*	94(28)	100(23)
初期構成要素				
運動時間：平均(msec)	563(83)	620(76)	547(95)	550(103)
運動時間：標準偏差(msec)	92(27)	150(34)*	94(38)	121(70)
恒常誤差(mm)	5.1(2.2)	9.6(5.4)*	4.3(2.6)	10.3(10.6)
変動誤差(mm)	5.3(1.6)	9.0(3.4)*	4.9(2.2)	8.2(5.9)
平均速度：平均(mm/sec)	98.5(19)	80.4(14)*	104.9(30)	103.6(32)
修正構成要素				
運動時間：平均(msec)	488(120)	695(142)*	520(144)	718(349)
運動時間：標準偏差(msec)	278(99)	366(81)	293(109)	343(121)
恒常誤差(mm)	0.04(0.05)	0.13(0.25)	0.03(0.03)	0.81(1.85)
変動誤差(mm)	0.19(0.18)	0.49(0.80)	0.13(0.09)	1.58(2.92)

*$p<0.01$

(Haaland et al. 1989)

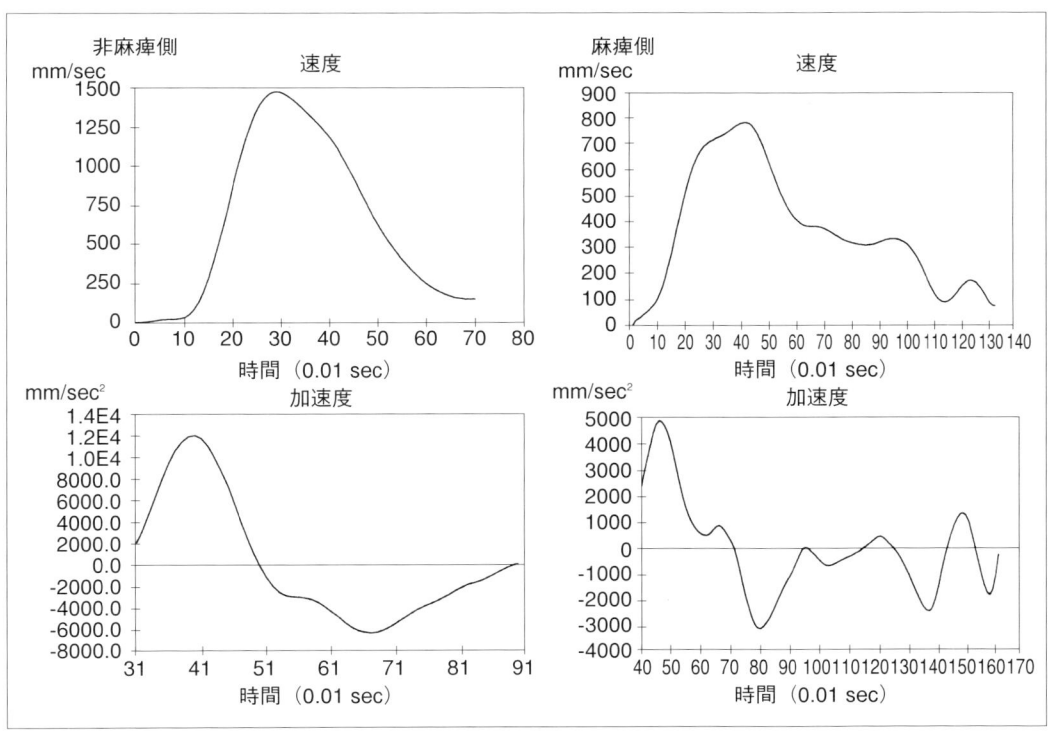

図 7-91 左不全片麻痺患者のリーチにおける速度と加速度のプロフィール
マーカは中指 MP 関節部についている．左図(非麻痺側)の速度プロフィールは滑らかで，釣鐘型である．加速度も基線(0)を横切るのは1回である．右図(麻痺側)の速度プロフィールは不連続となり，最高速度のタイミングは左側によった非対称性のパターンとなっている．加速度プロフィールの基線(0)を繰り返し横切っている．

(Trombly 1992)

のである．手先の運動速度の時間的変化は，頂点がひとつの釣鐘型プロフィールを示し，加速相と減速相は対称性に近い．最高速度は，多くは運動開始から運動時間の 33～50％におこる (Bullock et al. 1988)．さらに，同じリーチを反復して行った場合，最高速度の振幅や運動時間は一定値になる．また単純なリーチでは，運動時間における最高速度のタイミングは不変である．

Trombly et al.(1992)は，脳血管障害による不全片麻痺患者 5 名を被験者として，被験者の前方 49.5 cm の場所に直径 7.5 cm の標的を正面と左右に立てて，麻痺側と非麻痺側のリーチを分析している．非麻痺側のリーチは，正常の連続運動であり，最高速度の振幅とそのタイミング (33～50％)は個人内では一致している．麻痺側のリーチは非連続運動となり，運動時間も延長している．最高速度はリーチの早期におこり，速度のプロフィールで頂点は左に寄ってしまう．三角筋，上腕二頭筋，大胸筋，上腕三頭筋の表面筋電図では，最大随意収縮時（MVC）の活動電位は低く，運動時の％MVC は高い．運動の最高速度も低下し，不全麻痺による筋力低下が不連続運動の要因とされる．患者は，発症前の正しい運動プログラムを用いて不全麻痺肢の運動を開始する．しかし，プログラムが予期している時間では，運動軌道は予定の位置に達しない．非麻痺肢では，同じ運動プログラムによって，正常のリーチが行われることから，運動プログラムに障害がないはずである．不全麻痺肢では，予期した標的に達しないため，患者は潜在意識の状態で運動を修正する．その結果，不連続運動が生じると推定される．Lough et al.(1984)は，左不全片麻痺患者の水平面における前方へのリーチについて，回復過程を追った分析を行っている．初期には最高速度の低下および運動時間の延長が著しいが，回復につれて改善する．発症後しばらくは不連続運動によるリーチが行われているが，次第に標的に直接向かうリーチとなってくる．これらの報告は，中枢性麻痺がバリスティック運動の速度低下をもたらし，リーチ課題の遂行が不能になることを示唆している．さらに，発症後の新たな感覚運動関係 (sensorimotor relationship)が学習されていないためでもある (Trombly 1992)．

c．リーチと代償運動

脳卒中患者が麻痺側上肢の肩と肘の運動によって行うリーチは，運動速度が低下していること，同じ運動を反復した場合の運動軌道は変動が大きいこと，滑らかさを失った不連続運動であること，肩関節と肘関節との運動の時間空間的協調性が失われていることによって特徴づけられる．

健常者および脳卒中による不全片麻痺患者が平面上で行ったリーチの運動学的分析を Levin (1996)が報告している．被験者はテーブルに向かって椅子座位となり，肩 45°外転，肘 45°屈曲，前腕回内位の肢位で胸部から約 15 cm 離れた出発点に手をおき，出発点から手を滑らせて 400 mm 前方の標的に自己ペースでふれ，再び出発点へ戻る課題を行う．中指先端の運動軌跡，肩関節と肘関節との運動協調性および角速度を図 7-92 に示す．健常者と患者の非麻痺側では，運動肢の先端は滑らかな運動軌跡を描いている．肩と肘との空間時間的関係は直線で示され，協調性はよい．肩と肘の運動速度は，出発点と標的との往復で釣鐘型プロフィールとなり，最高速度のタイミングも一致している．例示されている患者は，かなりの痙縮がある不全麻痺である．肩と肘の運動協調性は失われ，リーチは主に肘関節運動と体幹の代償運動によって行われている．標的へ向かう運動軌道は，不連続運動であり，左右への動揺が激しい．角速度の変化も滑らかではなく，釣鐘型プロフィールは崩壊している．リーチのための運動の多くは，肘関節で行われている．Levin(1996)は，左側無視や失行がない片麻痺患者 10 名(左右を各 5 名)を被験者として，

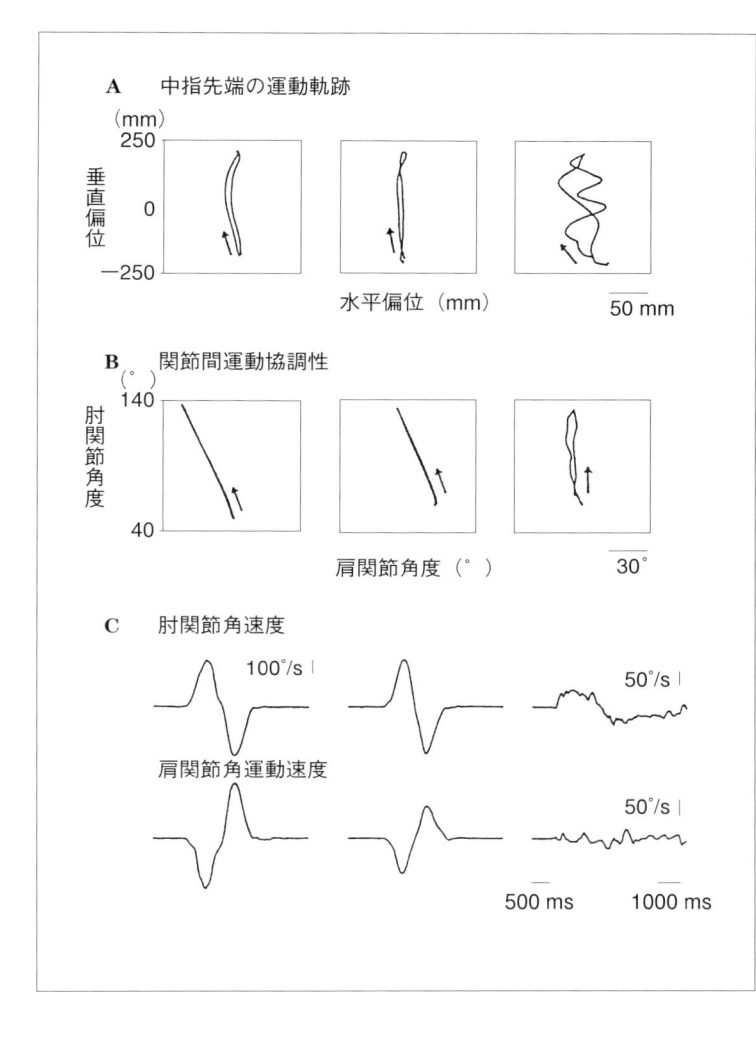

図 7-92 正面の標的へ向かうリーチにおける手先の運動軌跡および肩と肘の運動

運動は出発点から標的へ，標的から出発点へと連続して往復している．
A：中指先端の運動軌跡．
B：肩と肘の関節運動協調性．
C：肘関節と肩関節の速度プロフィール．
左は健常者，中央は不全片麻痺患者の非麻痺側，右は麻痺側である．矢印は運動の方向を示している．
(Levin 1996)

矢状面（近位と遠位），同側と対側へのリーチを分析し，関節間の運動協調性の崩壊がリーチ不能の原因であるとしている．関節間の運動協調性障害は，病的共同運動の有無とは関連性が認められない現象である．

リーチ（reach, ポインティング，pointing）の運動制御には，二層構造の組織化が仮定されている．ひとつのレベルは運動の軌道を計画する機能，別のレベルは運動が完成するように関節間の運動協調性の詳細を明記する機能である．前者は，身体外の空間枠組みを参照して，軌道のパラメータを決定する制御変数を用いて運動を計画する機能（Feldman et al. 1995）であり，その障害は無視（neglect）あるいは肢失行（limb apraxia）のある患者などでおこる．後者は，前者の制御変数を関節間の空間時間的相互作用を支配している機能的変数へと変換する機能である．その障害は純枠に運動系の問題である（Levin 1996）．これらの機能に対応する中枢神経系の構造は明らかではないが，皮質および皮質下構造に広く分散していると推定されている．

通常の仕方ではリーチが不能である患者は，どのような代償運動によってリーチを行っている

かを Cirstea et al.(2000)が分析している．被験者は右不全片麻痺患である．上肢機能の障害度は，Fugl-Meyer et al.(1975)の尺度で評価して，重度障害2名，中等度障害3名，軽度障害4名に分けられている．健常者9名および患者9名が，右腕で身体の対側におかれた標的へ向かってリーチ（ポインティング）する（図7-93）．運動学的分析のマーカーは示指先端と胸骨柄について

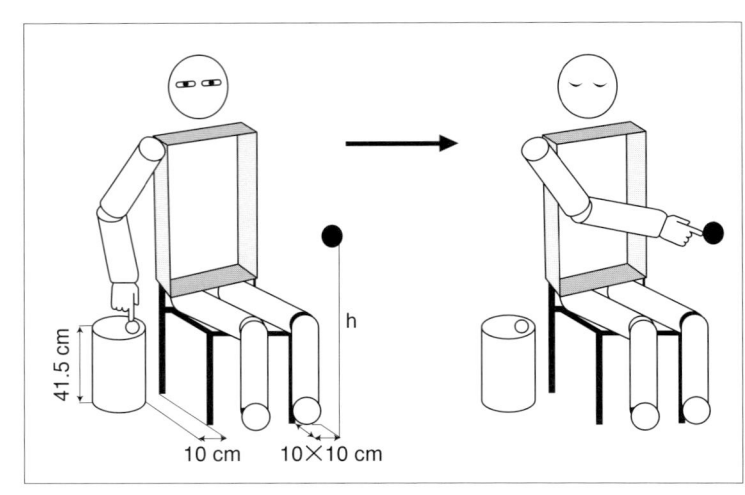

図7-93 3次元空間におけるリーチ実験装置の模式図
　円柱上の白丸は出発点であり，空中の黒丸は標的である．高さ（h）はおよそ80 cmであるが，被験者の身長によって多少の変更を行う．被験者は反復練習後，視覚なしの条件で試行を繰り返す．
(Cirstea et al. 2000)

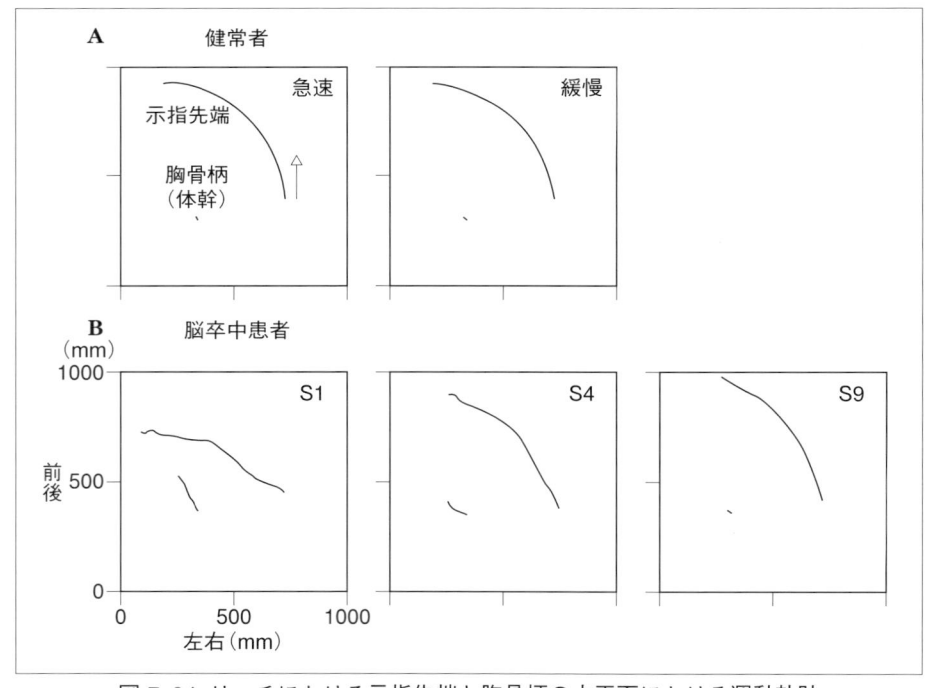

図7-94 リーチにおける示指先端と胸骨柄の水平面における運動軌跡
　A：健常者が急速な運動と緩慢な運動で行った記録
　B：脳卒中患者であり，S1は重度障害，S4は中等度障害，S9は軽度障害である．
(Cirstea et al. 2000)

いる．健常者は，まず肘関節を屈曲し，つづいて肩関節を屈曲することで腕を上げ，肩関節の水平内転によって腕を身体の対側へ動かし，最後に肘関節を伸展して標的に達する．この間，体幹の動きはわずか（平均：37.5 mm）である．他方，患者は上肢の機能障害程度に応じて異なる運動パターンを用いている．大部分の患者は，はじめに肘関節を屈曲し，次に肩関節の屈曲を行うが，その後は体幹を標的の方向へ動かして手先を標的に近づけている．体幹の移動距離は，平均110.2 mmである．図7-94に健常者と患者の示指先端と胸骨柄の運動軌跡を示す．患者（S1）は重度障害であり，示指先端の運動軌跡は不連続運動となり，体幹の移動も大きい．患者（S4）は中等度障害であって，S1と比べて不連続運動は少なくなっている．軽度障害の患者（S9）では，運動軌跡は比較的滑らかであって，体幹の動きもない．体幹の移動距離は，健常者群平均：12.7 mm，重度-中等度障害群平均：139.5 mm，軽度障害群平均：51.7 mmである．患者群における体幹の移動距離の増加は，肘関節伸展および肩関節屈曲の低下と有意の相関がある．また，これらの変数は上肢機能の障害度および痙縮の程度とも相関が認められている．患者が代償的な体幹運動なしにリーチができるか否かは，臨床的重症度と関連している．

3）体性感覚消失と運動障害

　日常生活で人々が行う動作の多くは，両手の協調性のある運動によって実行されている．このような上肢の運動を制御するための運動指令を形成するのに，とくに視覚と固有感覚による情報が利用されている．両者の情報が利用できる条件下において，上肢の運動はもっとも正確に遂行されている（Rossetti et al. 1982, 1994）．どちらかが欠ければ，一部のバリスティック運動を除いて，運動パターンや正確さは著しい変動をみせるようになる．

　四肢の体性感覚消失は，その部位に運動障害をもたらす．しかし，運動障害の特徴から，臨床診断にとって有用な所見あるいは徴候を決定することはできていない．臨床運動学の関心は，上肢の動作における体性感覚の果たす役割，運動制御の神経生理学的機構の分析，ほかの感覚系による機能代償の可能性，リハビリテーション手法の開発にある．

　四肢の位置および運動に伴う感覚入力が目的運動の開始と実行に重要な役割を果たしているとする仮説は，片側上肢の後根切断によって求心路遮断（deafferentation）の状態にされたサルがその上肢を日常に用いることもなく，強制的に使用する状況においては，目的運動，とくに把握のように上肢遠位部が関与する運動が遂行できないというMott et al.（1895）の報告以来，広く受け入れられていた．同じような報告は，Lassek（1953）やTwitchell（1954）も行っている．

　一方，Lashley（1917）は，脊髄損傷によって下肢が求心路遮断の状態となった患者が，視覚制御なしの条件において，膝関節屈伸運動の速度や運動域をかなり正確に制御できることを報告した．ただし，検者が運動を途中で妨害して止めると，患者はそのことに気づかず，視覚情報がない場合には代償性調整を行えなかった．その結果から，いろいろな運動パターンの筋収縮の開始やタイミングの決定は，感覚性制御からは独立であることになった．その後，目的運動の開始と実行は，求心路遮断を受けたサルでも観察され，運動はもっぱら中枢プログラムによると主張されるようになった（Jeannerod et al. 1984）．そのさいに必要とされる条件は，求心路遮断後にサルがその上肢をどのようにして使用するかを学習することである（Bossom 1974；Taub et al. 1975）．両側上肢の求心路遮断をうけたサルは，自発的に両手を使うようになり，リーチや把握

も可能になる．しかし，運動はややぎこちなく，複雑で微細な連続運動の制御には体性感覚情報が不可欠と推定されている (Rothwelll et al. 1982)．

(1) 空間定位の運動

　脳卒中によって身体片側の触覚と固有感覚が障害された4名を対象として，検者が示指から小指までの4指の末節と基節の掌側に軽くふれて，その部位を患者が母指でふれて示すという課題の成績について，Volpe et al.(1979)が報告している．検査は①患側，②非患側，③検者は患側にふれて，患者は非患側の手で応答して示す，④検者は非患側にふれて，患者は患側の手で応答して示す，の4課題で行う．当然ながら，患側の正答率は非常に悪い．他方，④の場合は，②に近い正答率が得られている．機能的に求心路遮断を受けた患者が自分の手によって正確な応答を行うのに，非患側手に加えられた刺激は必要十分な情報であることが理解される．空間の目標に向かって運動するためには，運動肢からの固有感覚フィードバックを必要としないことになる．同様の結果は，動物実験でも報告されている (Pilot et al. 1979)．求心路遮断を受けたサルは，標的をねらう単純運動を，視覚を除いた条件下でも，比較的正確に実行する．これらのデータや1関節運動を対象とした研究から，運動の開始あるいは運動肢の最終肢位を計算するのに，視覚や固有感覚の情報はまったく必要でないと結論づけられている (Jackson et al. 2000)．Volpe et al.(1979)の実験でも，手あるいは母指の肢位を変えても，同じ結果が得られている．ただし，患者は手の肢位については正答できない．患者の病変部位は内側毛帯，皮質下（視床から頭頂葉への投射路），左あるいは右の頭頂葉であり，末梢神経から皮質感覚野に至るまでの経路において，固有感覚情報の求心路が遮断されていれば，このような現象が観察されることになろう．

　この結論に反するような臨床報告をJeannerod et al.(1984)が行っている．左頭頂葉梗塞によって右前腕中央部から遠位の体性感覚完全消失の患者に，母指で4指に順次ふれる課題を試み，視覚が利用できる条件では正確にふれることができるが，視覚が利用できないと不能になると報告している．動作はぎこちなく，空間的定位は失われている．患者は，自分が行っていると思うことを言葉によって表現するが，指はでたらめに動き，運動域は減少している．視覚による患側手の肢位に関する情報が得られないと，患肢に対する適正な運動プログラムが設定できないためであろう．

(2) 運動技能の障害

　Rothwell et al.(1982)は，重度の感覚性ニューロパチー(sensory neuropathy)によって四肢の感覚消失となり，運動神経にはあまり障害がない患者の手動作について報告している．検査時の所見では，前方挙上した上肢の指には偽性アテトーゼ(pseudoathetosis)があり，この不随意運動は閉眼で増強している．手内在筋には軽度の筋萎縮があり，指鼻テスト時にわずかな振戦を認め，測定過大(hypermetria)がある．肘関節より遠位部の深部感覚は消失している．患者は，食事や更衣のような技能を要することに手を使用することの困難を感じ，コップを手に持ったり，ナイフやフォークを使うのに，ジストニーのような拮抗筋間の過度の同時収縮による奇妙な肢位をとる．コップは両手で持ち，ペンは健常者のようには保持できず，書字は不能である．コインのような小さい物品をつまみ上げることもできない．また，眼を閉じると，手掌におかれた物品の重さはわからない．母指で他指を順次ふれること，指でタッピングすること，指先で空中に円や四角を描くことはできるが，視覚フィードバックなしの条件で30 sec以上にわたって続ける

と，動作は不正確になってしまう．

　Jeannerod et al.(1984)が報告した頭頂葉梗塞の患者も，視覚フィードバックがあれば，指タッピングを一定の頻度で継続するが，感覚フィードバックが遮断されると急速に不正確になるが，タッピングの音を聞くことができれば，一定のリズムを維持できている．複雑な連続動作では，求心路遮断のある上肢の運動は著しく障害される．テーブル上においた紙を手でまるめるのに非患肢(左手)は 7 sec，患肢(右手)では 20 sec を要している(図 7-95)．患肢の運動開始は遅れ，動作も奇妙な手つきで行われている．これは複数の動作単位を要する連続動作が障害されている証拠である．皮膚や固有感覚器からの感覚入力が正常であることは，このような運動の制御には不可欠である．手指間の運動協調性を必要とする複雑な運動，とくに手指による物品の把握や操作においては，視覚フィードバックなしでは，適切な運動指令(神経支配のパターンの設定)を選択することが困難になる．

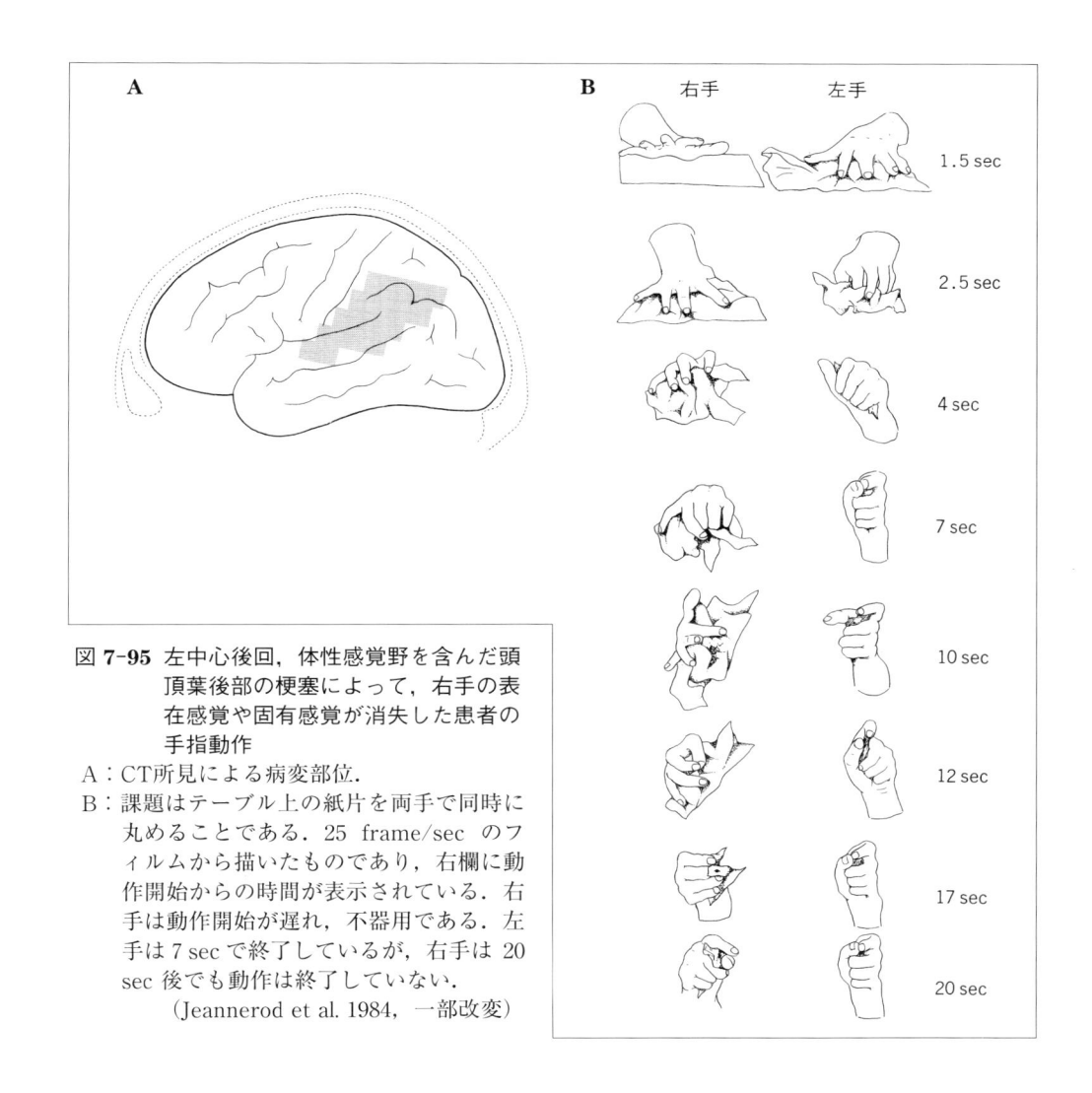

図 7-95 左中心後回，体性感覚野を含んだ頭頂葉後部の梗塞によって，右手の表在感覚や固有感覚が消失した患者の手指動作
　A：CT所見による病変部位．
　B：課題はテーブル上の紙片を両手で同時に丸めることである．25 frame/sec のフィルムから描いたものであり，右欄に動作開始からの時間が表示されている．右手は動作開始が遅れ，不器用である．左手は 7 sec で終了しているが，右手は 20 sec 後でも動作は終了していない．
　　　　　(Jeannerod et al. 1984，一部改変)

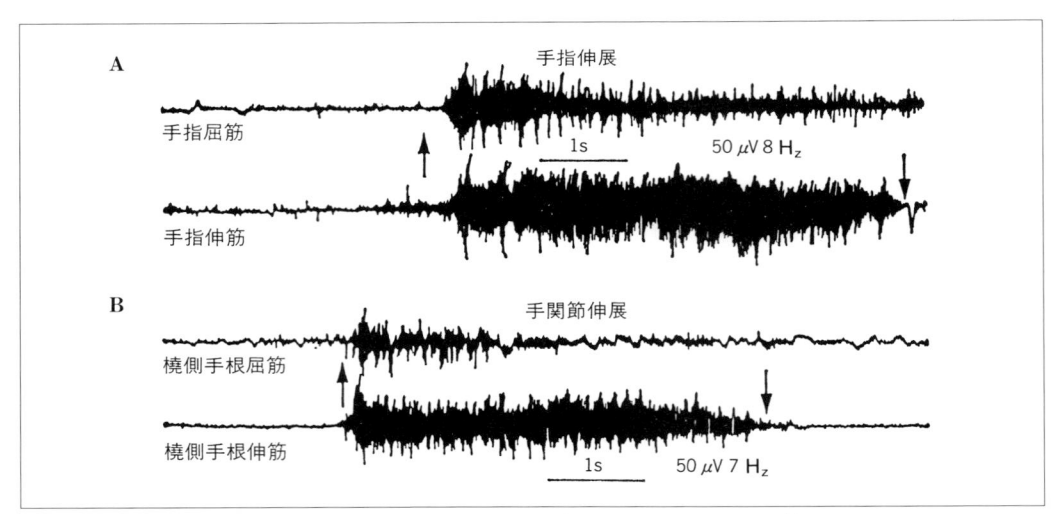

図 7-96 中心後回領域に生じた腫瘍の患者における前腕筋電図
A：手術前．
B：手術後．
　記録は手指伸展時の筋電活動である．矢印は動作の開始と停止の指示を与えたタイミングである．腫瘍摘出後には動筋（手指伸筋）と拮抗筋（手指屈筋）の同時収縮は減少している．

(Luria 1973，一部改変)

　求心路遮断による運動障害は，求心性不全麻痺(afferent paresis)と呼ばれている(Foerster 1936)．体性感覚入力は，大脳皮質レベルの興奮性を維持する働きがある．求心路遮断によって，皮質の興奮性は低下する．Luria(1973)は，大脳半球の中心後回に病変がある場合，筋群の潜在能力は残存していても，対側の運動感覚を失い，肢に対する特異的な制御が減退しているため，患者は随意的に自分の手を動かすことができないと仮定している．病態生理学的には，運動インパルス(motor impulse)が目的とする筋群に正確に分化して到達することができず，拮抗筋間の同時収縮を生じるという特徴を示す(図7-96)．

(3) 速い運動と遅い運動，等尺性収縮
　もっとも速い肢運動であるバリスティック運動に対する求心路遮断の影響を Rothwell et al. (1982)が検討している．被験者は，母指の指節間関節をできるだけ速く屈曲する(図7-97)．動筋(長母指屈筋)と拮抗筋(長母指伸筋)の筋電図には，患者にも健常者と同じような3相性パターンが観察されている．この運動は，フィードバックを利用せずに，運動プログラムで実行されている(Hallett et al. 1975a)．
　母指運動域の正確さについては，3種類の異なる運動域を用い，視標トラッキングを分析している(図7-98)．患者は，わずかの練習後，視覚情報の有無に関係なく，速い運動における正確さは，健常者とほとんど変わらない．運動域にかかわらず，運動時間も一定して，運動域が大きければ最高速度も高くなっている．角速度が15〜30°/secの遅い運動では，視覚フィードバックなしでも到達する最終肢位には変化はない．しかし，運動軌道と最終肢位の変動は明らかに大きくなっている．健常者も，遅い運動では視覚フィードバックがあると，変動は少なくなる．結局，遅い運動の場合，運動制御は視覚情報への依存度が高まることになる．

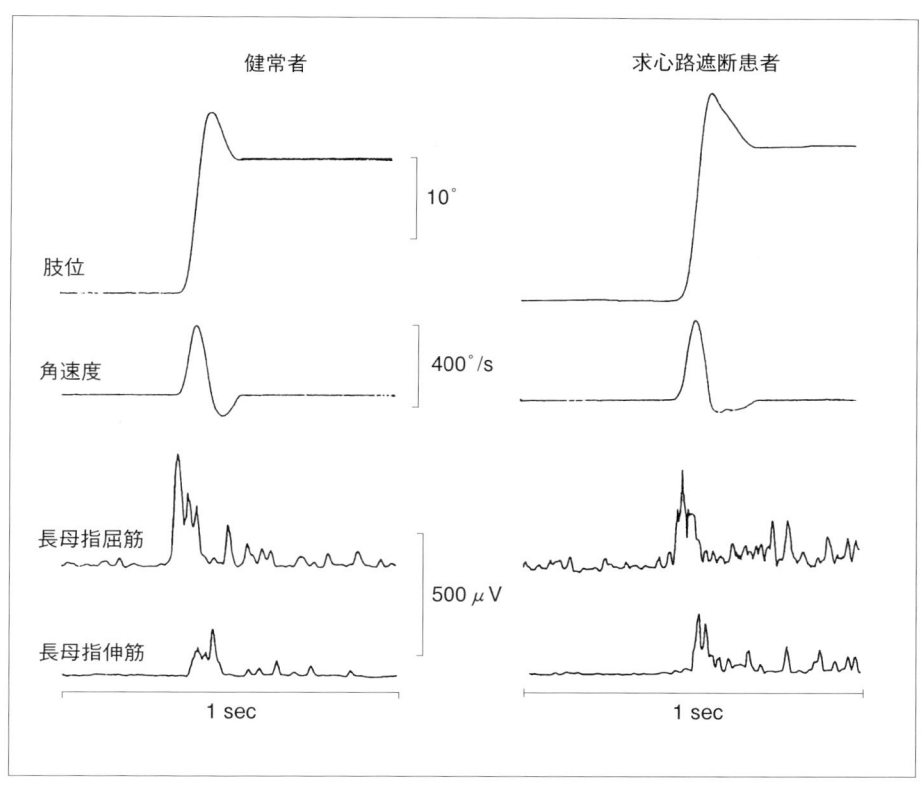

図 7-97 健常者と感覚性ニューロパチー患者の母指屈曲のバリスティック運動
　上から，母指の指節間関節の肢位，角速度，長母指屈筋および長母指伸筋の整流筋電図である．記録は 16 試行の平均加算．動筋（長母指屈筋）と拮抗筋（長母指伸筋）は 3 相性活動を示している．

(Rothwell et al. 1982)

　患者は等尺性収縮によって一定の筋張力を 1 sec 程度維持することもできる．しかし，健常者は張力レベルを 5.5 sec 以上にわたって維持することができるが，患者は視覚フィードバックを除去されると，筋張力の動揺は大きくなり，維持が困難となる．そのため，長い時間，コップなどを持っていることができない(Rothwell et al. 1982)．手でひずみ計を押して一定の圧力を保持する能力については，Jeannerod et al.(1984)も検討している．視標トラッキングを利用して標的にひずみ計の出力を一致させる課題である（図 7-99）．非患側（左手）では，速やかに両者が一致する．途中で閉眼しても 15〜20 sec は変化がない．その後，発生する力は次第に低下するが，開眼により直ちに再調整がなされている．患側（右手）は標的に達するのに 10 sec 以上を要し，ステップ・トラッキングとなっている．さらに適正な力を維持することができず，力は動揺している．標的に達したところで閉眼すると，力は急速に低下し，開眼によって再びゆっくりと増加する．正弦波型の標的では，非患側はおよそ 0.5 sec の遅れ時間で実行されているが，患側では一致させることができていない．

　図 7-100 は，筋張力が発生している途中で外部抵抗によって運動を一時（200 msec 間）中断させたときの記録である．健常者では，突然の運動停止に対して，筋群は複雑な活動パターンを示

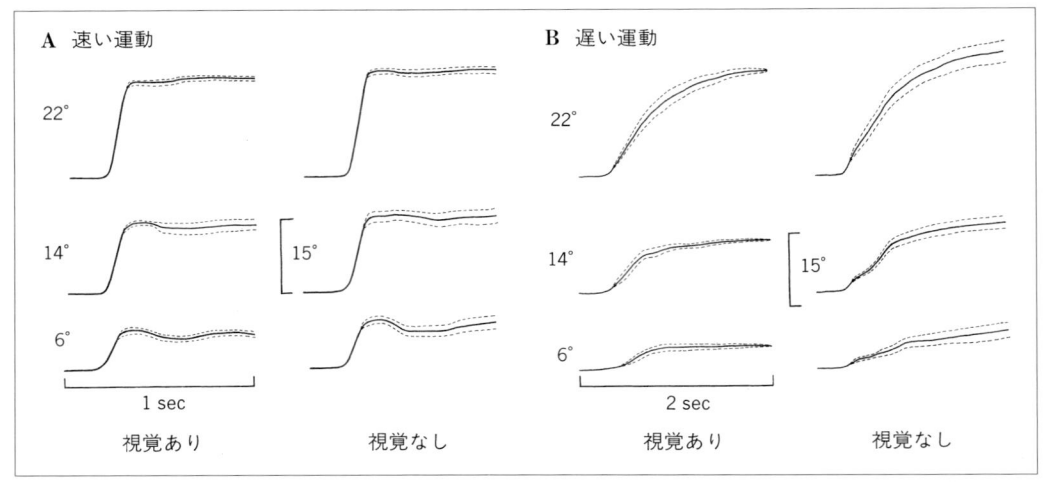

図 7-98 感覚性ニューロパチーによって上肢感覚が消失した患者が母指指節間関節で行う屈曲運動の正確さ
　3種類の異なる運動域で行っている．記録は16試行の平均値と標準偏差である．
A：速い運動は，視覚の有無にあまり影響されていない．
B：遅い運動は，到達点は視覚の有無にあまり影響されていないが，運動軌道の再現性は視覚が除去されると低下し，変動(標準偏差)が大きくなっている．

（Rothwell et al. 1982，一部改変）

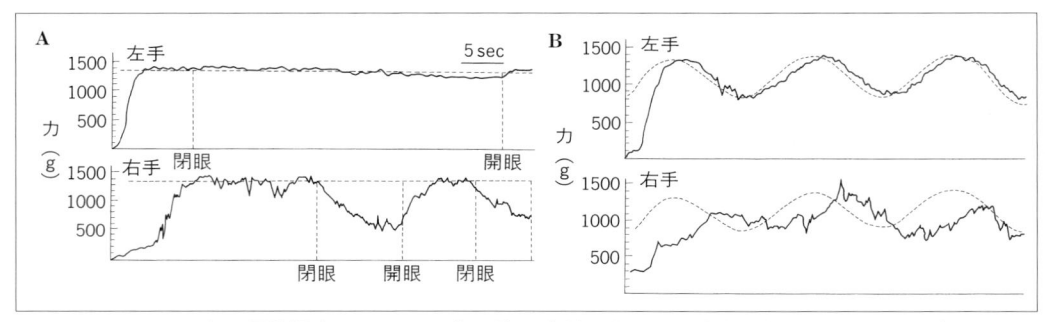

図 7-99 左頭頂葉梗塞によって，右上肢の感覚消失がある患者の視標トラッキング
　実線は患者の力，破線は目標値である．患者は手先に持ったひずみ計に圧を加える．
A：目標値は1300gである．非患側(左手)は直ちに目標値に達するが，患側(右手)はかなり遅れて目標値に達し，その後も力は動揺している．閉眼すると，左手はしばらくは目標値を維持して，その後に低下を始めるが，開眼で再調整されている．右手は閉眼で直ちに力が低下する．開眼後の再調整も緩慢である．
B：正弦波型のトラッキングであり，右手は標的に合わせることができない．

（Jeannerod et al. 1984）

し，停止が解けた後，はじめに意図した位置まで母指がくる．患者では，そのような筋群の応答はなく，母指は停止させられた肢位に留まっている．このことから，末梢の感覚フィードバックは，運動に対する一時的な外乱への代償機能を誘発するのに必要と推定されている．

（4）運動障害の特徴
　感覚の消失した四肢の運動障害は，感覚(知覚)麻痺があるというだけでなく，一定の運動出力

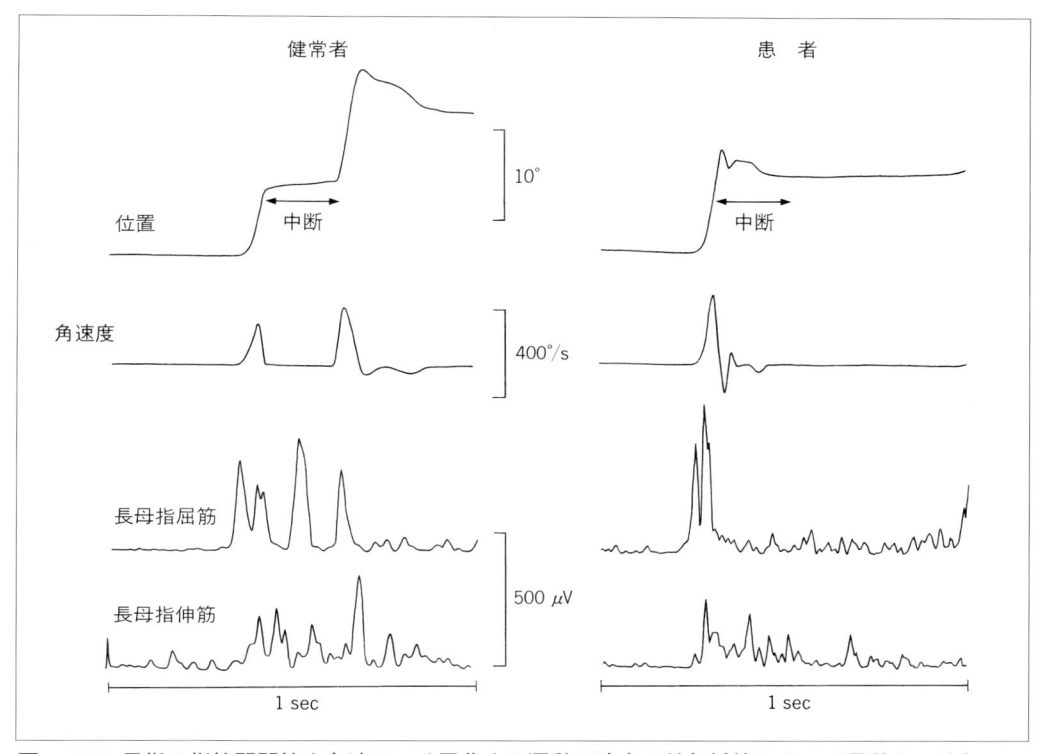

図 7-100 母指の指節間関節を急速に **20°** 屈曲する運動の途中で外部抵抗によって運動を一時（**200 msec** 間）中断させたときの記録

　記録は、上から母指指節間関節の肢位、角速度、整流筋電図（長母指屈筋、長母指伸筋）である。健常者の記録16試行、患者は4試行の平均加算である。
　健常者は、運動が中断されると、筋群は複雑な活動パターンを示し、抵抗が除かれると、はじめに意図した肢位まで動く。患者には、健常者のような筋活動パターンはなく、母指は運動を中断された肢位に留まっている。

(Rothwell et al. 1982)

（筋張力）を維持できない、一連の運動プログラムを連続して実行できない、視覚フィードバックは体性感覚フィードバックを完全には代償できない、リーチ動作では視覚フィードバックを欠くと正確さが低下する、両腕同時のリーチでは運動軌道が乱れる（**図 7-101**）、などの特徴を示している。非常に短時間に終了する運動課題は、大部分が運動プログラムだけで実行されるため、体性感覚障害による影響をそれほどは受けない。体性感覚障害がある場合、運動プログラムが正確に実行されるか否かは、運動の持続時間に依存する。規則的な間隔で運動出力をチェックするためのフィードバックなしでは、検出されなかった誤差が進行中の運動に混入して、ついには最初の順序が認められなくなるほど、運動は複雑になってしまう。一連の運動プログラムの実行によって運動計画を実施できるためには、プログラムの切替にさいして、中枢神経系は末梢感覚入力を利用すると解釈される（Rothwell et al. 1982）。

　求心路遮断による運動制御への影響は、動作が開始されたら、それを続行（follow-up）することができないことである。運動皮質は、末梢効果器の状態に関する情報なしでも、運動パターンを開始することはできるが、系列（sequence）に従って順次に運動パターンを産出するためには、

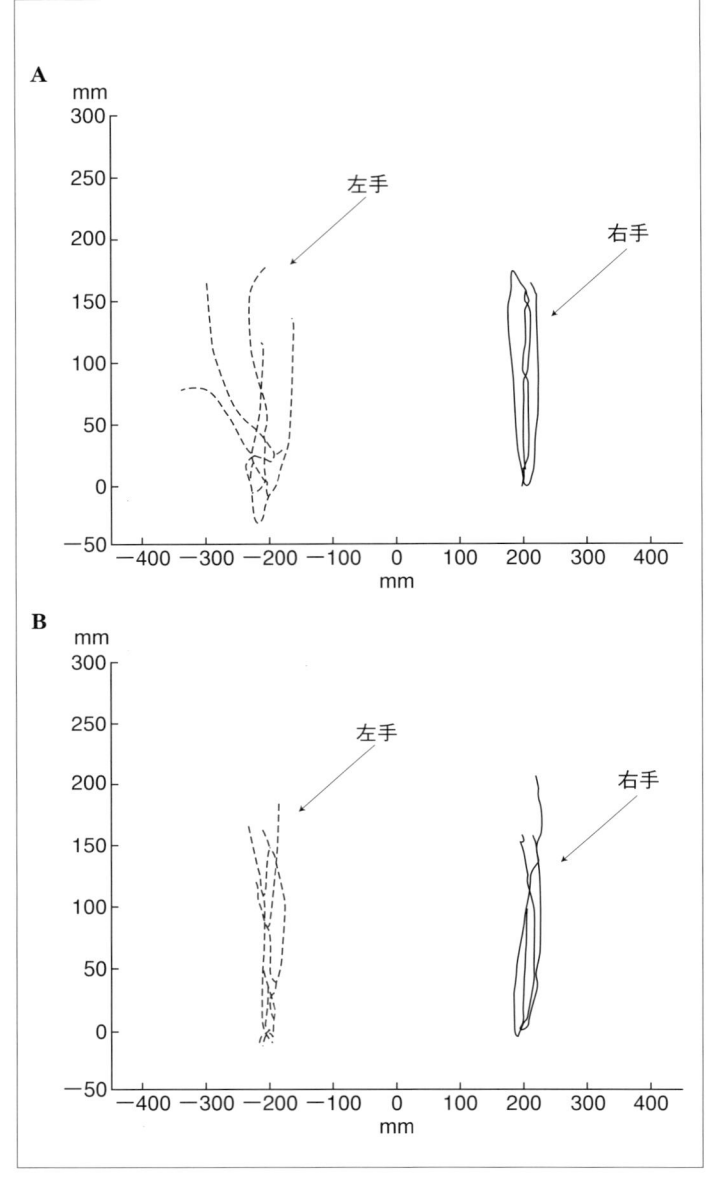

図 7-101 右頭頂葉前部の梗塞によって左上腕の感覚消失となった患者のリーチ

患者は椅子座位でテーブルにつき，両手をおよそ400 mm 離してテーブル上におく．前方200 mm，左右に高さ 50 mm，直径 22.5 mm の木釘がおかれている．課題は，木釘へ手を伸ばして，掴むことである．手関節部につけたマーカーの平面上の運動軌跡である．
A：両手で同時に行ったリーチである．右手の運動軌跡は直線に近いが，左手の運動軌跡は乱れている．
B：片手で行ったリーチである．左手の運動軌跡は，両手同時動作時のようには乱れていない．

両手同時動作の速度プロフィール（図示していない）を分析すると，初期の加速相では，左右が一致しているが，減速相になって標的に近づくと不一致になる．そのため，左手の運動時間は長くなる．なお健常者では全過程で左右が一致する．このことから，運動単位の協調性は運動開始以前に計画されているが，リーチの終了に近づいて把握に移行するときには閉ループ制御となる．固有感覚が閉ループの運動制御に重要である．

(Jackson et al. 2000，一部改変)

効果器からの感覚入力が必要とされる．随意運動中に得られた皮膚や固有感覚からの情報は，複数の関節運動にさいして，筋収縮の順序とタイミングの設定に不可欠である．脊髄や小脳における体性感覚入力，その他の皮質下構造への入力が持続するだけでは，正しい運動制御を継続するための十分な情報とはならない．そのため，運動皮質へ至るまでの求心路遮断は，運動制御の機能障害にとって決定的な要因であろう (Jeannerod et al. 1984)．

視覚を欠いた条件では，手指動作は持続できない．リーチすることはできても，物品の形に合わせた手指の構えを取ることができず，把握 (prehension) には失敗する．積極的なタッチを必要

とする作業，物品を触知すること，紙片をもみくちゃにすることなどにとって，視覚は多少の役に立つだけであり，体性感覚情報の代理にはならない(Jeannerod et al. 1984).

4) 共同筋活動

　大脳皮質運動野の電気刺激や反射によって誘発される四肢の運動は，いずれも定型的な運動パターンを示す．また，スポーツや運動競技におけるフォームにも特定の運動パターンが観察される．野球の投手がオーバーハンドで投げるときの上肢，あるいは障害物競走で走者がハードルを飛び越えるときの下肢の運動パターンは，固有感覚神経筋促通法(proprioceptive neuromuscular facilitation：PNF)の手技(Knott et al. 1968)として用いられているトータル・パターン(total pattern)と同じような，らせん対角線方向の運動パターン(spiral and diagonal patterns)であり，これらはいずれも共同運動パターンである．このような運動にさいして活動する筋群を共同筋(synergist)と呼び，そのような筋群の働きを共同作用(synergism)という．

　いろいろな共同運動パターンにおける筋群の組合せは，脊髄レベルで定まっていると推定される(Gellhorn 1953)．随意運動では，反射運動で観察される運動パターン以外の複雑な運動パターンもあって，筋群の組合せは多様である．これらは，反射運動で観察される運動パターンが新たに組み替えられたものであり，経験を通じて学習された運動パターンであろう．運動の正確さ，速さ，細分化は訓練の結果である．

　人間は手を強く握ろうとすれば，手関節を背屈位に固定して保持する．動筋である手指屈筋群だけでなく，拮抗筋である手指伸筋群も共同筋として活動に参加する．物品を指先でつまみ上げるときにも，多くの筋群が一緒に働いている．物品がやや重く，力を要すれば，手関節運動に関与する筋群も活動に参加するだろう．一層の力を必要とする状況になれば，上肢全体に及んで筋群が活動に召集される．この間，全身の筋群は姿勢を保持するための共同筋として活動している．上肢の動作であっても，作業課題の相違によって，いろいろな共同筋の組合せが利用されることになる．

(1) 肢位と共同筋

　Gellhorn(1947)は，上肢動作時における前腕と上腕の筋群について，共同筋としての組合せが肢位に依存することを報告している．課題は，手関節の屈曲(掌屈)あるいは伸展(背屈)を等尺性収縮の条件で行うことである．わずかの力の筋収縮では，前腕の動筋だけが活動する．力を強くすると，上腕の筋群も活動に参加する．

　このような共同筋活動の組合せは，サルを用いた実験では皮質運動野あるいは末梢神経の電気刺激によって誘発できることから，脊髄レベルで組織化されていると考えられる(Gellhorn 1953)．

a. 健常者

　図7-102は，健常者が背臥位，肩関節基本肢位，肘関節90°屈曲，前腕回外あるいは回内の肢位で，中等度の力で手関節の屈曲と伸展を等尺性収縮で行ったときの前腕と上腕の筋活動の組合せ(筋活動パターン)である(中村 1973c；中村・他 1975b)．前腕回外位では，手関節屈曲時に手指屈筋群と上腕二頭筋が活動し，伸展時には手指伸筋群と上腕三頭筋が活動している．前腕回内位では，屈曲時に手指屈筋群と上腕三頭筋，伸展時に手指伸筋群と上腕二頭筋が活動している．

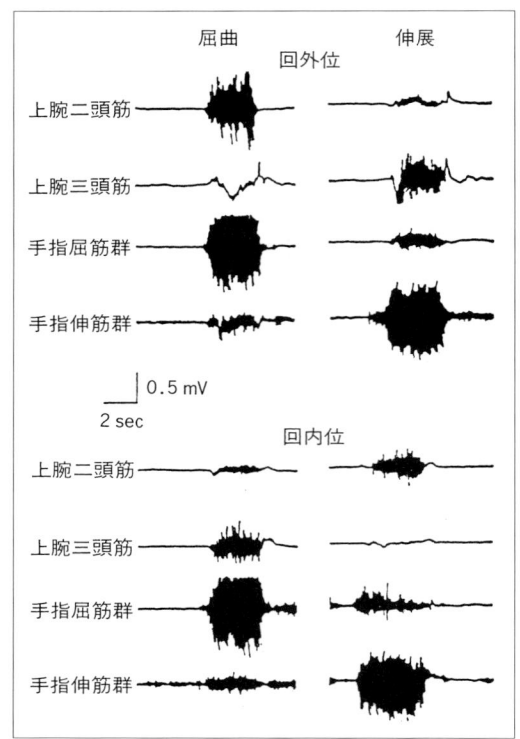

図 7-102 前腕肢位と共同筋の組合せ
被験者は健常者，36歳，女性である．肘関節90°屈曲，前腕は回外位あるいは回内位に検者によって保持されている．検者は手掌部を保持して，抵抗を加えている．被験者の課題は，手関節の屈曲および伸展を等尺性収縮で行うことである．筋電図の記録には表面電極を用いている．

(中村 1973c)

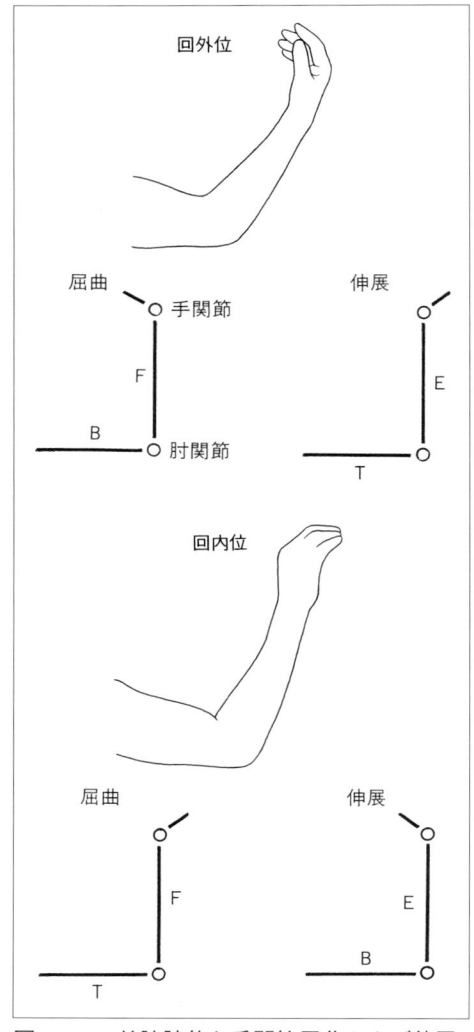

図 7-103 前腕肢位と手関節屈曲および伸展の共同筋（模式図）
B：上腕二頭筋，T：上腕三頭筋，F：手指（前腕）屈筋群，E：手指（前腕）伸筋群．

模式図を図7-103に掲げておく．手関節屈曲あるいは伸展における上肢の共同筋は，前腕の肢位に応じて変化している．機械論的あるいは目的論的に解釈すれば，手指と前腕は肘関節を介して，上腕に対してはひとつの単位であり，上腕で活動する筋群は前腕の働きを強化する役割を果たしている．このような仕組みは，身体の効率的，経済的な機能のひとつであろう．

　筋活動の組合せは，被験者の最大筋力に対する力の割合(%MVC)，努力量によって変化する．最大努力で行えば，前腕と上腕のすべての筋群が活動に召集される．しかし，それぞれの筋の活動量には，基本的な共同筋活動パターンが残っている（図7-104）．上腕筋群の同時収縮によって，最大努力時にも肢位は一定に保たれている．このような筋活動の拡散は，一定のパターンに従って，被験者の努力量に応じて対側肢や下肢にも及ぶことがある(Waterland et al. 1964)．

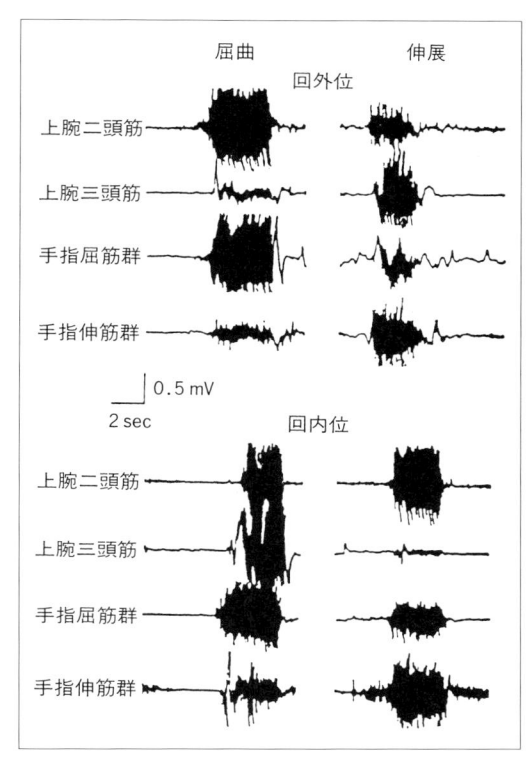

図 7-104 前腕肢位と共同筋の組合せ(最大努力の場合)

被験者は健常者，46歳，男性である．被験者は最大努力で運動課題を実行している．いずれの試行でも上腕二頭筋と上腕三頭筋の活動がある．肘関節角度の保持に役立っている．

(中村 1973c)

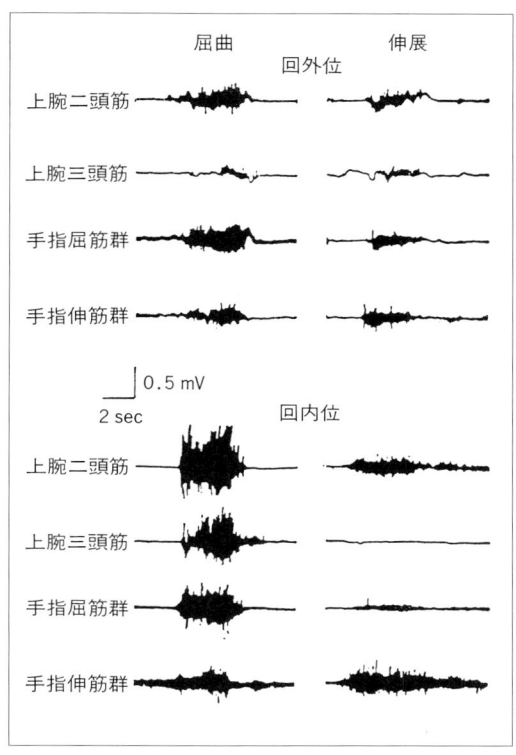

図 7-105 前腕肢位と共同筋の組合せ(脳性麻痺，痙直型)

被験児は11歳，男子である．被験児は最大努力で行っているわけではないが，常に上腕二頭筋が活動している．

(中村 1973c)

b. 脳性麻痺

図 7-105 は脳性麻痺による痙直型両麻痺(spastic diplegia)の患児の筋活動パターンである．前腕の肢位や手関節の運動方向に関係なしに，中等度以下の努力量であっても，上腕二頭筋が活動している．このような筋活動パターンは，健常者の最大努力時に類似しているが，上腕二頭筋活動のタイミングは異なっている．健常者では回内位における手関節屈曲で，手指屈筋群の筋活動が上腕二頭筋の筋活動よりも先行するが，脳性麻痺児では両者のタイミングが一致している，あるいは上腕二頭筋の筋活動が手指屈筋群よりも先行している．痙直型には相反神経支配の障害があり，拮抗筋への抑制が不十分であるため，運動時に拮抗筋の同時収縮が生じやすくなっている．さらに，拮抗筋に高度の痙縮があれば，過剰の相反抑制が動筋や共同筋に加わり，運動を不能にする．回外位における手関節伸展では，健常者にみられる上腕三頭筋の活動は，脳性麻痺児ではむしろ抑制され，上腕二頭筋の筋活動が優位になっている．この現象は上腕二頭筋の痙縮が強く，さらに回外位における手関節伸展の共同筋(上腕三頭筋)からの相反抑制も不十分なためである．痙直型脳性麻痺児を被験者としたH波による脊髄反射の分析で，痙縮筋のガンマ運動ニューロン

の興奮性の亢進，および拮抗筋への強い Ia 抑制の存在が報告されている(Mizuno et al. 1971)．

アテトーゼ型(athetoid type)の脳性麻痺児(者)には，健常者と同じような筋活動パターンが観察される(図7-106)．しかし，最大努力時でも，拮抗筋の同時収縮がおこらない．アテトーゼ型や運動失調型(ataxic type)では，過剰の相反抑制があり，動筋の筋活動の開始と同時に拮抗筋の筋活動への抑制があり，筋弛緩がおこる．また，動筋の筋活動が終了するとき，拮抗筋に筋活動がおこることも多い．その結果，運動の動揺や過剰が生じる．同時収縮の欠落によって，一定の姿勢や肢位の保持，関節の固定は障害されている．脊髄反射の分析によって，アテトーゼ型では，下腿筋に健常者では観察されないような，拮抗筋からの Ia 抑制が認められる(柳沢 1976)．

痙直性アテトーゼ型(spastic-athetoid type)は，筋活動に動揺はあるが，基本的な筋活動パターンは痙直型(spastic type)に類似している(図7-107)．

図7-108に1歳2か月で罹患した脳炎による脳性麻痺児の筋活動パターンを示す．いずれの運動においても，上腕二頭筋の筋活動はなく，代わりに上腕三頭筋の筋活動が生じている．基本的な共同運動パターンは消失し，肢位や指示された運動に関係なく，手指屈筋と上腕三頭筋が活動する．日常生活では，この2つの筋群の筋活動量の組合せと重力方向との組合せを利用して動作

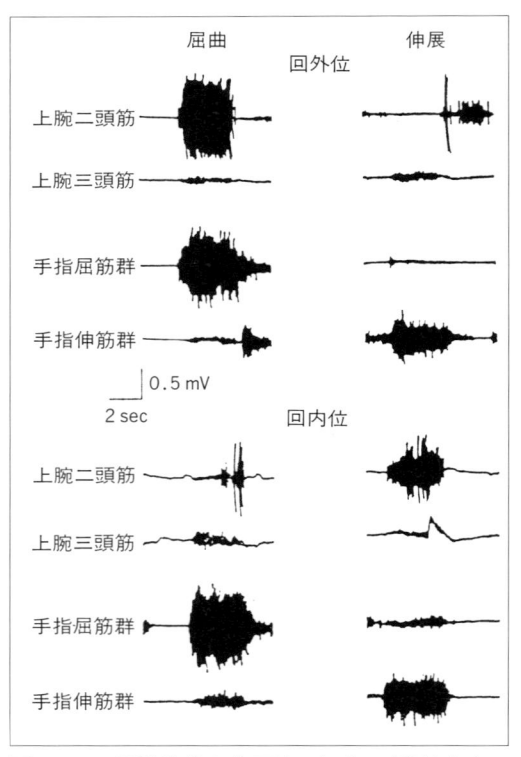

図7-106 前腕肢位と共同筋の組合せ(脳性麻痺，アテトーゼ型)

被験者は28歳，男性である．共同筋の活動パターンは健常者に類似しているが，拮抗筋の同時収縮は抑制される傾向にある．運動停止後に反動的な拮抗筋活動が生じている．

(中村 1973c)

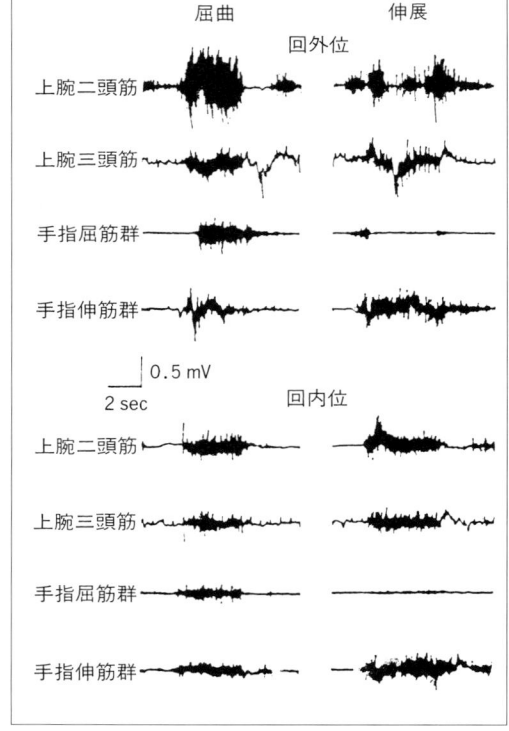

図7-107 前腕肢位と共同筋の組合せ(脳性麻痺，痙直性アテトーゼ型)

被験児は14歳，女子である．共同筋の活動パターンは痙直型に類似している．筋活動の動揺が著しい．

(中村 1973c)

を行うことになる．図7-109は先天性多発性関節拘縮症(arthrogryposis multiplex congenita：AMC)の患児の筋活動パターンである．前腕回外位における手関節伸展で共同筋である上腕三頭筋の筋活動はなく，回内位における屈曲では上腕三頭筋の筋活動がある．この2児は，共同筋の組合せの空間的障害であり，脳レベルよりも脊髄レベル(spinal key board)における障害を疑わせる(中村 1973c)．

このような共同筋の筋活動パターンの異常は，①痙性麻痺におこる緊張性姿勢反射(とくに連合反応)が随意運動に加わっている，②適切な共同筋の組合せが障害されている，の2方向から解釈がなされている．神経発達的アプローチで代表されるような理学療法は，前者の立場にある(Bobath 1966；Bobath 1971)．最近の神経生理学や運動心理学は，後者の視点からモデルの構築を試みている(Arbib 1995)．

(2) 姿勢保持機構と意図的運動

上肢の意図的運動に伴った姿勢の変化は，意識下でおこっている．姿勢の変化は，予測される身体重心の移動，重力を含めて外部から加わる力の影響に対して，合目的の運動によって行われる．中枢神経系には，独自の姿勢保持機構があって，意図的運動機構とは別であると仮定されて

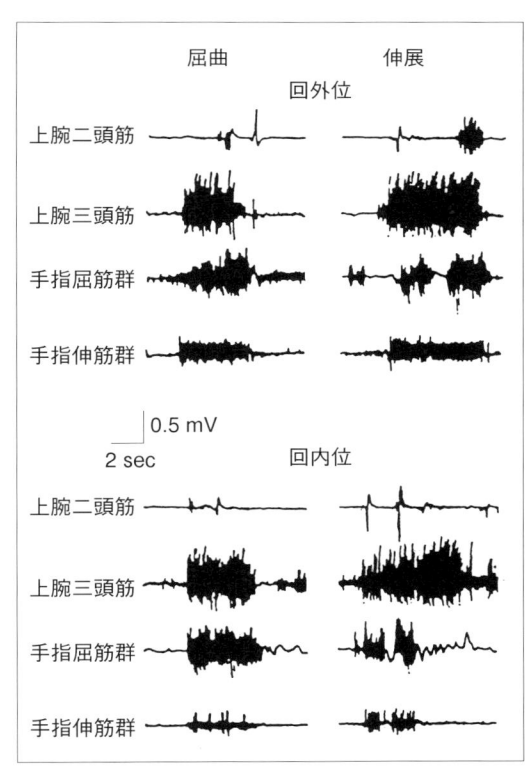

図 7-108 前腕肢位と共同筋の組合せ(脳炎後遺症)
　被験児は13歳，男子である．随意運動中には，上腕二頭筋の活動がなく，常に上腕三頭筋が活動している．運動課題と対応した神経支配パターンが消失している．
(中村 1973c)

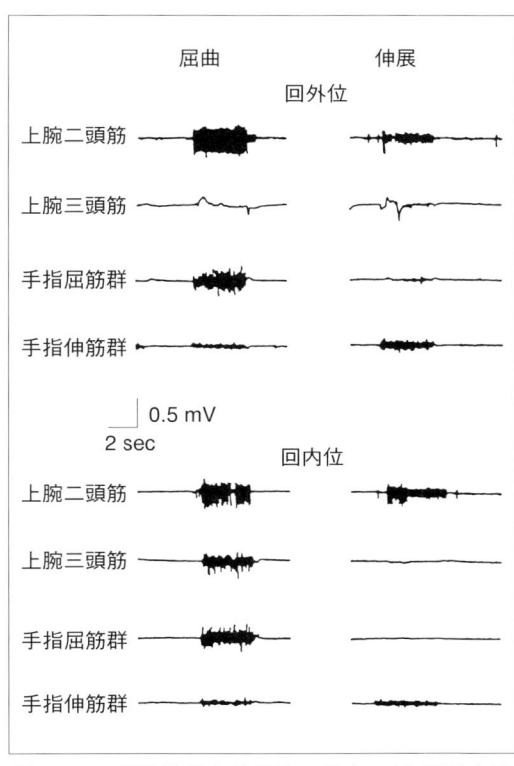

図 7-109 前腕肢位と共同筋の組合せ(先天性多発性関節拘縮症)
　被験児は8歳，男子である．筋活動電位の振幅は低下している．共同筋としての上腕三頭筋の活動が欠如する．
(中村 1973c)

いる．

　このような姿勢制御(postural control)の特徴は，①自動的である，②物理的力(腕の重みなど)に対する反応である，③平衡の必要に応じておこる，④自分では自覚していない，⑤立位では絶えず動揺して常に調節されている，ことである．

　意図的運動の特徴は，①意思による，②精神的刺激への反応である，③平衡には関係なく，それ自体が目的である，④自分がそれを十分に自覚している，⑤連続的ではない，ことである(Martin 1967)．

　意図的運動が効率よく目的を達成するためには，運動開始時に目的運動にとって最適の姿勢となっていることが望ましい．運動開始の姿勢(postural set)が定まることを動的支持(dynamic support)の状態にあるという．運動中に身体バランスを保持するには，意図的運動に対する代償的運動が必要である．標的に向かう身体部位の運動を目的運動性(teleokinetic；teleos＝aim，目的)あるいは特殊運動性(idiokinetic；idio＝peculiar，特殊)という．それを支えている身体部分の運動を支持運動性(ereismatic；ereisma＝support,支持)あるいは全体運動性(holokinetic；holo＝whole,全体)と呼んでいる．図7-110は図解である．①が矢印方向へ跳躍する(目的運動性機構)．②は①を支え，跳躍に対する準備(carrier；運搬人)を行い，③は跳躍時の反動を代償(support；支援)している(支持運動性機構)．A～Cでは支持運動性機構が働いて，標的に向かった正しい跳躍がおこる．D～Fでは支持運動性機構が働かず，跳躍の反動によって②は後方へ倒れ，①も標的へ達しない．A～Cの②③は①の体重を感じ取り，跳躍のタイミングもあらかじめ知り，連続した姿勢変化を行う．それには反射機構も必要となるが，それだけでは予期しなかった運動への応答が遅れてしまう．正確な意図的運動には，準備的(preparatory)あるいは予期的(anticipatory)の姿勢制御が不可欠であろう．

a. 上肢の前方挙上

　Belen' kii et al.(1967)は，立位姿勢の健常者が音刺激に対して上肢を前方挙上して水平位にする課題の遂行にさいして，三角筋前部と体幹や下肢の筋群の筋電活動について報告している．筋電活動が最も速く記録されたのは，大腿二頭筋と腰仙部の背筋であり，課題の主動筋である三角筋前部の筋電活動よりも70～80 msec前に活動を開始している．これらの筋群の音刺激からの潜時は，それぞれの筋が動筋となったときの反応時間よりも短い．三角筋の筋活動よりも速いタイミングで活動することは，主動筋の収縮あるいは上肢の運動から生じた求心性入力への反射ではない．結論として，体幹筋などの筋活動は，上肢運動のために中枢で一緒にプログラムされた運動指令に基づくと解釈されている．

　Horak et al.(1984)は，準備的姿勢筋活動(preparatory postural muscle activity)の名称を用いて，上肢の前方挙上における脊柱起立筋や大腿二頭筋の筋電活動のタイミングを分析し，運動速度や重量負荷，あらかじめ運動肢を知っているか否かの影響を検討している．課題は，

　①急速な自己ペース(右肩関節をおよそ90°屈曲する)

　②緩慢な自己ペース(ゆっくりと右肩関節を90°屈曲する)

　③選択反応時間(前方の左右に電球が配置され，点灯した側の上肢で応答する)

　④重り負荷で自己ペース(右手関節部に0.9 kgの砂袋をつけて，急速な自己ペース)

である．表面筋電図は，右三角筋前部，左右の大腿二頭筋，左右の脊柱起立筋(腸骨稜のレベル)

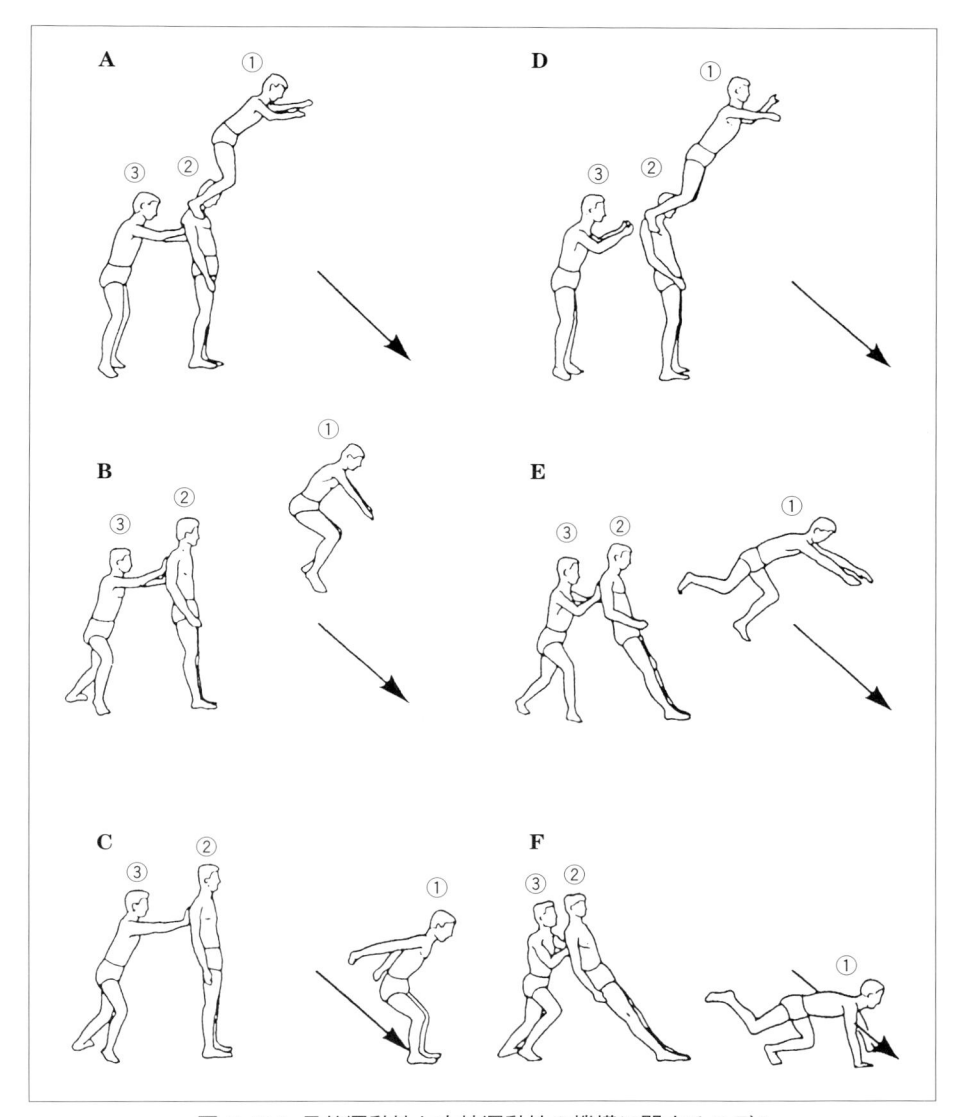

図 7-110 目的運動性と支持運動性の機構に関するモデル
(Jung et al. 1960)

から記録している（図 7-111）．急速な自己ペースで右上肢を前方挙上すると，はじめに右大腿二頭筋，つづいて左右いずれかの脊柱起立筋が動筋である三角筋よりも先に筋活動を開始する（図 7-112）．右大腿二頭筋は，上肢の運動開始のおよそ 205 msec 前に筋活動を始めている．三角筋の筋活動開始よりも約 90 msec 前である．手関節部に重り負荷を行った急速な自己ペースでも類似の結果であるが，筋活動の開始と上肢運動の開始との時間差はいずれの筋においても 25 msec 延長している．選択反応時間の条件であっても，筋活動の順序には変化がない．ただし，筋活動開始のタイミングには同期する傾向が認められ，時間差は減少している．なお，右大腿二頭筋の筋活動開始のタイミングは，三角筋の筋活動あるいは上肢運動の開始と関連している．緩慢な自己ペースでは，運動速度は急速運動の 50% 以下になっている．各筋の活動のタイミング

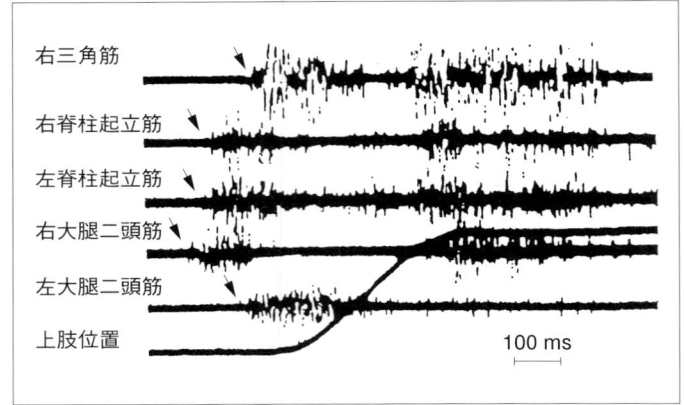

図 7-111 健常者が急速に自己のペースで上肢を前方挙上したときの筋電図

矢印は当該筋の筋電活動開始を示す．上肢位置は，肩関節部に装着した電気角度計の記録である．
（Horak et al. 1984）

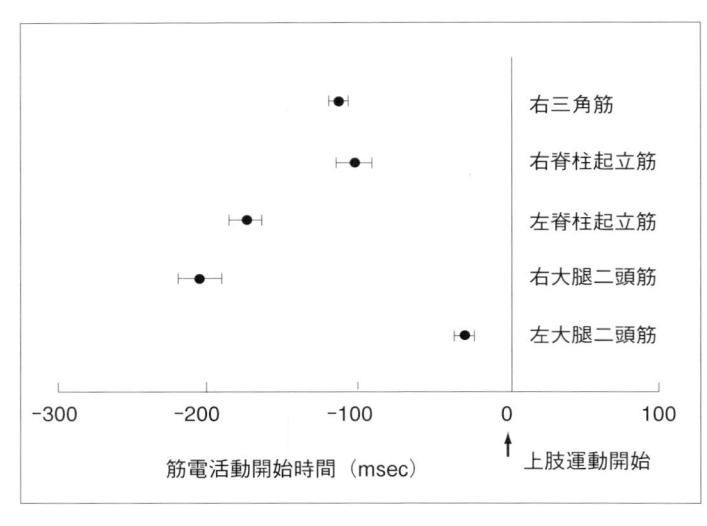

図 7-112 上肢前方挙上開始と動筋，姿勢筋群活動開始との潜時

被験者20名が急速に自己ペースで上肢の前方挙上を行ったときの上肢運動開始と各筋の活動開始との時間差（平均値と標準誤差）を示す．マイナス値は上肢運動開始よりも前の事象である．
（Horak et al. 1984）

および系列は急速運動とは異なり，最初に筋活動が観察されるのは，頻度の高い順に，①右大腿二頭筋（11/30），②左右いずれかの脊柱起立筋（10/30），③右三角筋（9/30）である．要約すれば，準備的姿勢筋活動が開始するタイミングは，運動速度と関連し，重り負荷，選択反応時間という条件からの影響はない．また，姿勢筋の活動はあらかじめ中枢でプログラミングされたものであって，反射作用によるものではないと結論づけられている．

　左右どちらの上肢の運動であっても，筋活動は［同側大腿二頭筋-脊柱起立筋-三角筋-対側大腿二頭筋］の順におこる．高音と低音を刺激に用いた選択反応時間の条件でも結果は同じである（小宮山・他 1989）．両側上肢を同時に前方挙上すると，姿勢筋活動も左右対称になるが，筋活動の開始は三角筋よりも速い．身体各部につけた加速度計による記録でも，姿勢調節の運動が先行することが明らかにされている．このような加速度計と床反力計の記録から運動力学的解析を行うと，姿勢調節の筋活動は意図的運動（上肢の挙上）によってもたらされる姿勢の平衡状態の乱れに対抗するように，慣性力をあらかじめ備えるのに役立っている（Bouisset et al. 1988）．

　これらの報告から，意図的運動に伴う姿勢調節の共同筋活動は，あらかじめプログラム

(preprogrammed)された運動パターンとされ，この現象を予期的姿勢調節(anticipatory postural adjustment)と呼んでいる．

姿勢調節がどのような形で行われるのかは，身体と支持基底との関係によって変化する．両足で立っているときには下肢におこり，両手をテーブルについて支持しているときには上肢におこる．このような姿勢調節にかかわる機能局在は，外力による身体動揺に対抗するための筋活動開始の潜時からみて，延髄-脊髄レベルが想定されている(Gahery et al. 1981)．運動の実行中には，末梢入力によるフィードバックおよび上位中枢からのフィードフォワードによる調節機構が働いているはずである(図7-113)．

Horak et al.(1984)は，左片麻痺患者13名を被験者として，急速な自己ペースによる右上肢の前方挙上を分析し，健常者と比較している(図7-114)．患者群の運動速度はかなり遅い．急速な自己ペースおよび重り負荷の自己ペースとも，姿勢筋活動が始まるタイミングの順序は健常者群と類似している．ただし，左側(麻痺側)では，姿勢筋群と三角筋との筋活動開始の潜時は健常者群よりも遅れている．とくに左大腿二頭筋の筋活動開始が遅い(Pal' tsev et al. 1967)．右上肢の前方挙上による対角線方向への体重移動に対して，支持脚となる左下肢の股関節伸筋として左大腿二頭筋が働くのであれば，その筋活動のタイミングは上肢前方挙上の開始時よりも終了時に関連するはずである．実際に，片麻痺患者群の大腿二頭筋の筋活動は急速な自己ペース運動の終了より443 msec 前，健常者群は426 msec 前であり，両者は一致している．患者群の運動速度は遅いが，健常者群が緩慢に行った場合とは，パターンが異なっている．健常者が緩慢に右上肢の前方挙上を行うと，右三角筋と比べて，右大腿二頭筋や左右脊柱起立筋の筋活動は遅れて開始する．一部の被験者では，姿勢筋群の活動が筋電図では記録できないほどである．患者群は，運動は緩慢であるが，筋

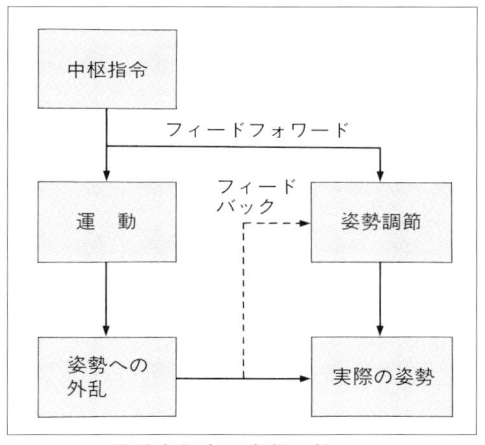

図7-113 運動実行中の姿勢調節にかかわるフィードフォワードおよびフィードバックの機構

(Gahery et al. 1981)

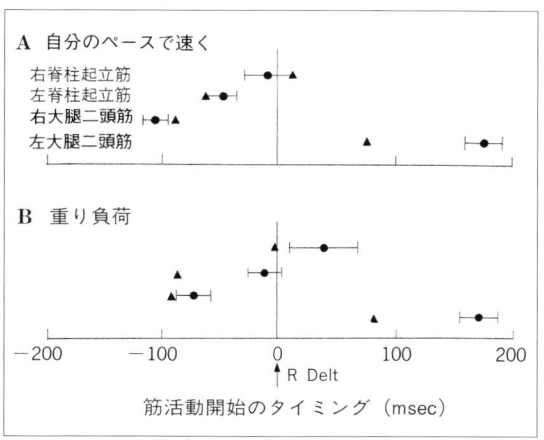

図7-114 左片麻痺患者(●)と健常者(▲)の右上肢前方挙上における姿勢筋活動開始のタイミング

右三角筋前部の筋電活動開始の時点を0とする．マイナス値は，三角筋よりも速く筋活動が始まることを示す．健常者は平均値だけ，片麻痺患者は平均値と標準誤差である．
A：自己ペースで急速に行う．健常者は29名，患者は13名である．
B：手関節部に0.9 kgの重りを負荷．健常者は27名，患者は8名である．

(Horak et al. 1984)

活動パターンは健常者が急速な自己ペースで行ったパターンと類似する．患者群は，非麻痺側の準備的姿勢筋の活動を利用しているのであり，立位バランスの不安定性に対して代償するため，運動速度が遅くなっていると推定される．患者が非麻痺側上肢で急速運動ができないのは，姿勢の安定性にとって重要な対側（麻痺側）の姿勢筋群の予期的活動のタイミングが遅れるためだろう．また，両側姿勢筋群に対する筋活動シーケンスを決定する運動指令は，脊髄レベルには達している．しかし，一部のタイミング決定の遅れが上位レベル，下位レベルのいずれで生じているかは不明である(Horak et al. 1984)．この種の予期的姿勢調節の機構は，パーキンソン病患者でも障害されている(Bazalgette et al. 1986)．

b．姿勢保持への外乱に対する予期的姿勢反射

上肢で一定張力を維持するようなトラッキング課題を実行中，突然に加わる力が変化すると，予期的姿勢応答(anticipatory postural response)がおこる(Marsden et al. 1978)．被験者は膝立ち位(kneeling)となり，片手をテーブル上に置き，他方の手関節に加えられた一定負荷に対して，肘関節を屈曲して一定のトルクで対抗するトラッキング課題を継続している．負荷を急に増加あるいは減少させると，代償性筋活動が対側上肢の上腕二頭筋と上腕三頭筋におよそ55 msecの潜時で現れる．この潜時の間には，体幹を支えている対側上肢の肩には動きがなく，反射応答は，これらの筋群の伸張あるいは弛緩が刺激となって生じたわけではない．トラッキングを行っている上肢の動きによる求心性入力（皮膚を除く）が遠位部の適切な姿勢筋群に筋活動をおこす大脳機構を活性化することで，中枢性に誘発される．課題を実行している上肢の伸張は，一連の急速におこる複雑な自動的代償過程を誘発する．単シナプス反射や長潜時反射による直接的な動筋の収縮，遠位部姿勢筋群の筋活動などである．

立位姿勢で両足をそろえた被験者がモーターと結ばれたワイヤーを片手で引いてトラッキングを行う課題がある(Traub et al. 1980)．被験者は，ディスプレー中央にワイヤーを引いたときの出力(3.5 N)を合わせている．突然，負荷が9 N(伸張)，1.75 N(解放)へと変化する．そのときの同側下腿三頭筋の活動を分析する（図7-115）．ワイヤーの負荷が変化してから，80 msecで下腿三頭筋の活動に変化がおこり，およそ150 msec後に下肢の動きが始まっている．下腿三頭筋の応答は，上肢に加わった外乱による身体動揺を代償する方向に働く筋活動であり，①上肢が前方へ引かれると，筋活動は増加し，身体の前方移動を防止する，②上肢が解き放されると，それに対応して筋活動は低下する．

図7-116にやや重度障害のパーキンソン病患者の記録を示す．上肢の位置は，健常者と同じような変化を示しているが，下腿三頭筋には応答がない．転倒したことのないような軽度障害の患者では，下腿三頭筋の応答はあるが，筋活動量は低下している．小脳性運動失調や遺伝性痙性対麻痺の患者にも健常者と類似した下腿三頭筋の応答が観察されている．

いろいろな神経疾患を検討した結果，Traub et al.(1980)の結論は，①重度の基底核障害や小脳障害は予期的姿勢応答を妨げる，②軽度の場合，姿勢の不安定性はあるが，応答には変化がない，③錐体路に限定した病変は，すべての患者においてではないが，この応答を消失させる，④これらの応答は姿勢の微妙な調整には利用されているだろうが，バランス保持に必要というわけではない，に集約される．

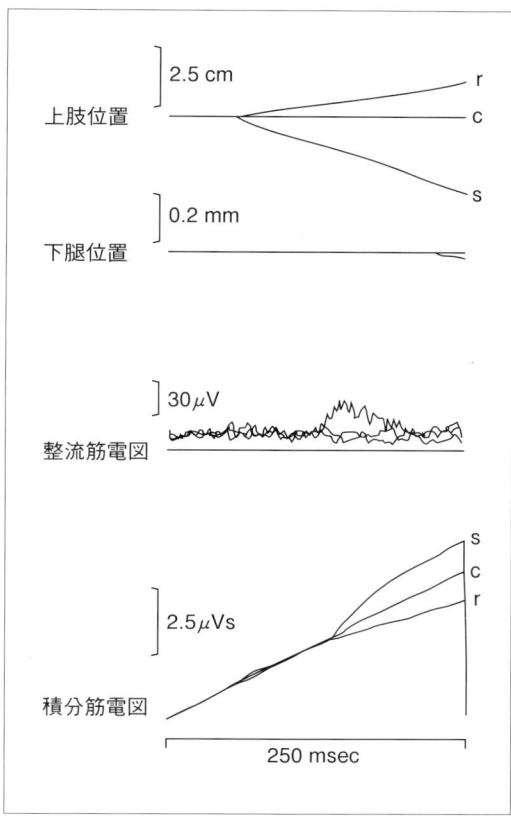

図 7-115 右手で一定張力を維持するトラッキング中の外乱(負荷の変化)に対する下腿三頭筋の筋電図応答

記録は上から上肢位置(前後)，下腿位置(前後)，整流筋電図，積分筋電図である．外乱は，記録を開始してから 50 msec 後に加わる．記録は32試行の平均である．c：対照，s：伸張，r：解放．

(Traub et al. 1980)

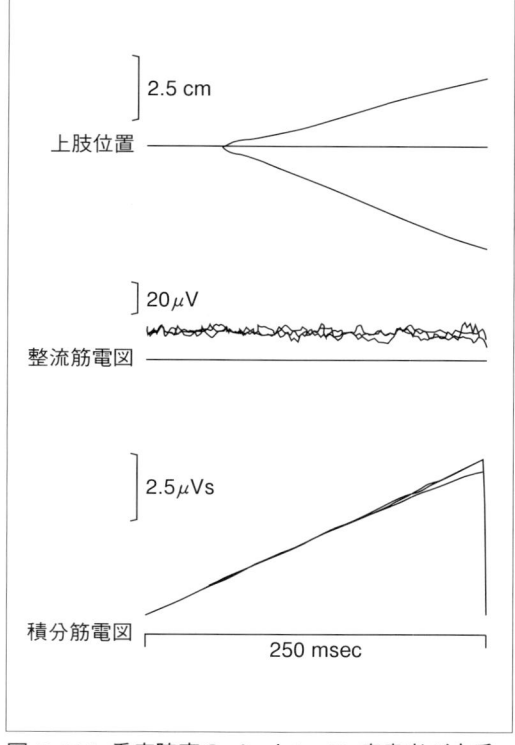

図 7-116 重度障害のパーキンソン病患者が右手で一定張力を維持するトラッキング中の外乱(負荷の変化)に対する下腿三頭筋の筋電図応答

記録は上から上肢位置(前後)，整流筋電図，積分筋電図である (図7-115，本文参照)．

(Traub et al. 1980)

c. 上肢の外転(側方挙上)

片側上肢の外転運動(側方挙上)にさいして，対側腹斜筋の収縮がおこる．Angel et al.(1967) は，腹斜筋の活動を一種の共同運動として扱っている．この共同運動は，健常者だけでなく，脳卒中片麻痺や小脳性運動失調の患者にも観察されている．脳性麻痺児では，しばしば上肢外転運動が不能であるばかりでなく，運動時には不随意運動の増強や体幹の捻れ，姿勢の崩れが生じる．中村(1973c)は，上肢外転時の共同運動について，脳性麻痺の病型による異常を検討している．

被験者は，立位あるいは座位となり，肩関節外転 90°の肢位で，外部抵抗に対して片側あるいは両側の上肢が等尺性収縮を行う．**図 7-117** は健常者にみられるパターンを模式化したものである．左上肢外転には，両側僧帽筋，左三角筋，右腹斜筋の筋活動が伴い，右上肢外転には，両側僧帽筋，右三角筋，左腹斜筋が伴う．両上肢外転では，両側の僧帽筋と三角筋が活動し，腹斜筋は活動していない．片側上肢外転に伴う対側腹斜筋の活動は重心移動を防止する働きがあり，こ

のような共同筋活動も予期的姿勢調節の一種であろう．

図7-118は，右利き成人であり，左上肢外転時に外部から抵抗を加えると，右三角筋にも筋活動が生じる．これは一種の擬似運動(imitative motion)であり，最大努力に近い筋収縮でおこり，病的現象ではない．左上肢外転における右腹斜筋の筋活動は，右上肢外転における左腹斜筋よりも強い．さらに脊柱起立筋は，右側が常に活動するが，左側の筋活動は弱く，左上肢外転時にほとんど活動していない．右利きの健常者では，右側の筋群が容易に活動し，かつ強力な収縮を行っている．

図7-119は，左不全片麻痺児の記録である．左側の筋活動は，全般的に活動電位が低振幅である．左上肢外転における左三角筋の筋力は弱い．そのさいの右腹斜筋の筋活動はかなりの電位である．右三角筋には擬似運動をおこすような筋活動も生じている．患児は，最大努力で運動を試みているが，左上肢は十分な外転運動ができない．しかし，体幹には最大努力時の共同運動がおこり，体幹は右側に傾いてしまう．右上肢外転では，筋電図でみた運動パターンは健常者に類似しているが，左腹斜筋の活動がやや弱い．しかし，運動の後半に左腹斜筋の活動が高まるにつれて，それまでは認められた右腹斜筋の持続性活動は抑制されている．両上肢外転では，左三角筋の活動が弱い．一方，左腹斜筋の活動があり，右

図7-117 上肢外転運動時の共同筋活動(模式図)
被験者は肩関節外転90°で外部抵抗に対して三角筋の等尺性収縮を行っている．片側上肢外転では対側腹斜筋が活動する．両側上肢外転では腹斜筋の活動はない．

(中村 1973c)

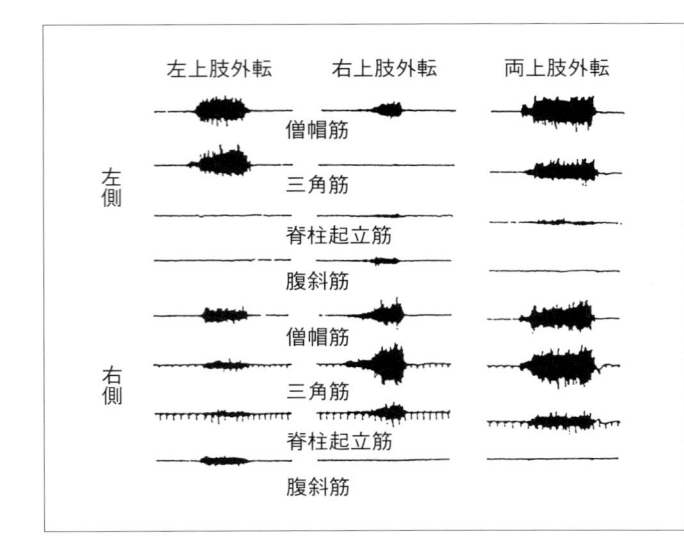

図7-118 上肢外転時の共同筋活動(健常者)
被験者は20歳，男性，右利きである．左上肢外転時に右三角筋にも筋電活動がある．背部筋群は，常に右側が優位であり，また全体に右優位といえる．

(中村 1973c)

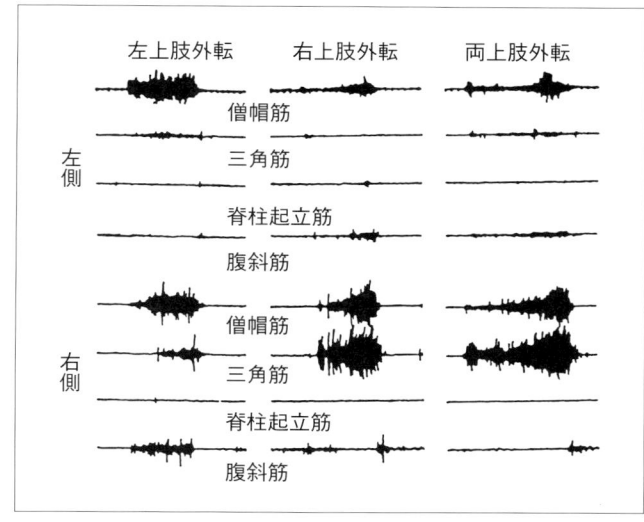

図 7-119 上肢外転時の共同筋活動（脳性麻痺,左痙性不全片麻痺）
被験児は5歳,男子である.
(中村 1973c)

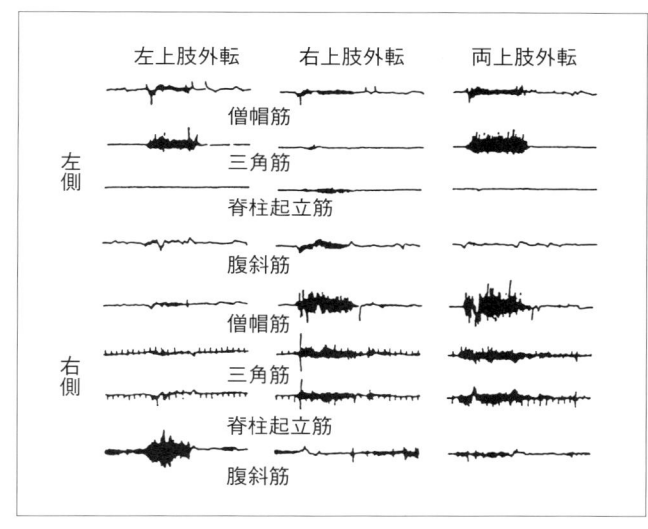

図 7-120 上肢外転時の共同筋活動（脳性麻痺,アテトーゼ型）
被験者は18歳,男性,左利きである.
(中村 1973c)

腹斜筋はむしろ抑制されている．腹斜筋の活動からみると，右上肢外転の共同運動パターンが優位になっている．

図 7-120は，左利きのジストニー様のアテトーゼ型脳性麻痺者の記録である．左上肢外転時の左三角筋は随意性も良好で安定した筋活動レベルを維持しているが，右腹斜筋の活動は異常に強く，かつ動揺して姿勢を崩す要因となっている．右上肢外転は随意性が不良であり，運動停止の指示後も右三角筋に持続性活動が残っている．共同筋としての左腹斜筋は，運動停止の指示で活動が終了している．両上肢外転では，右腹斜筋の活動があり，運動パターンは左優位になっている．

脳性麻痺における共同運動障害の要因は，①運動麻痺によるもの，②不随意運動によるものに二分され，動作が遂行できないという共通点はあるものの，病態生理からみた特徴は異なっている．

5）肢失行と左半球損傷

　行為(praxis)の理論的モデルには2つの主な構成部分，すなわち概念システム(conceptual system)と産出システム(production system)がある．前者は，道具の使用や機械的機能についての知識を，後者は運動プログラムに包含されている情報およびその情報を巧みな運動遂行へと変換することを含んでいる(Roy et al. 1985)．行為産出システムの機能障害は観念運動失行に該当し，学習された巧緻運動(learned skilled movement)の空間的および時間的錯誤をもたらす．他方，行為概念システムの機能障害は観念失行に該当し，行為あるいは動作の内容錯誤(content error)をもたらす．観念失行の用語は，一連の基本動作の系列を要する課題における行為の破綻を記述するのにも用いられている(Poeck 1983)．そのため，内容錯誤を示す失行は，概念失行と命名されている(Ochipa et al. 1989；Heilman et al. 1997)．

（1）概念失行

　内容的錯誤が行為概念システムの欠陥によるのであれば，基本動作の系列以外にも錯誤がありうる．Ochipa et al.(1989)は，行為の概念的異常は3領域でおこると仮定している．

①道具あるいは物品と結びついた活動の型についての知識(道具・物品活動の知識，tool-object action knowledge)の喪失：道具使用の内容的錯誤

　　検査法：ドライバーのような機械的活動に用いる日常的な道具とねじ釘のような対応する物品を10通り準備する．検査は3部分で構成され，（ⅰ）道具だけが与えられ，その使用を実演する，（ⅱ）物品だけが与えられ，その使用を実演する，（ⅲ）道具と物品が与えられ，その使用を実演する．判定は，ⓐ道具を使用しない，運動なし(内容なし)，ⓑ道具に対して運動が不適切，ほかの道具ならば適切である(関係あり，あるいは関係なしの内容錯誤)，の2種類を内容錯誤とする．産出錯誤(運動内容は正しいが，拙劣である)，および保続(新たな刺激に前と同じ応答)の2種類は内容錯誤から除外する．

②道具をその道具の作用を受ける物品と結びつける知識(道具・物品結合の知識，tool-object associative knowledge)の喪失：特定課題に対する道具の選択が不適切

　　検査法：自然な背景(文脈)における適正な道具使用には，道具と物品の結合関係の知識を要することが前提である．10通りの道具と物品がある．釘が板に半分打ち込まれている場合，5種の道具からハンマーを選択するのが正解である．これを道具選択課題(tool selection task)という．

③問題の機械的性質や道具が与える機械的利点を理解する能力(機械的知識あるいは知能，mechanical knowledge or intelligence)の障害：機械的問題の解決やそのための道具を創り出すことの無能力

　　検査法：機械的知識について2面から検討する．（ⅰ）道具と物品の結合知識が問題解決に使用できない課題を提示し，必要な活動を決定できる能力を検査する．適正な道具がないとき，その道具の重要な属性を代替する道具を選択できるか否かをみる．板に半分打ち込まれた釘があり，ハンマーがないとき，プライヤーを選択すればよいが，針の選択は不適切である．代替道具選択課題(alternative tool selection task)という．（ⅱ）問題解決に望ましい機械的利点を与える道具を創り出す能力を検査する．課題のゴールに関して，実行に必要な機械的活動や道具を理解しているか否かをみる．機械的パズル解きでは，そのさいに針金を細

工して道具を創り出せるか否か.

　これらの3領域は,後にHeilman et al.(1997)によって,連合性(associative,結合性)と機械的(mechanical)の2領域に組み直されている.概念的知識の2形式は,道具・活動結合および道具・物品結合になっている.

　アルツハイマー病(Alzheimer's disease)の患者では,中枢概念システム(central conceptual system)の機能障害が疑われる.そのため,概念失行の可能性がある.Ochipa et al.(1992)は,上記の課題を用い,アルツハイマー病の患者32名,同年齢の健常者32名を被験者として分析を行っている.患者は,諸検査結果から,観念運動失行と意味論的言語障害の有無によって4群に分けられている.検査結果を図7-121に示す.4群は,概念失行検査のいずれかで健常者との間にスコアの有意差があり,行為概念システムに機能障害があることを示唆している.観念運動失行と意味論的言語障害がない患者群でも,3種の課題で健常者よりもスコアは劣り,概念失行が生じていることになる.ただし,観念運動失行がない患者群は,ある患者群よりも全般的に高スコアである.意味論的言語障害のない群も,ある群よりも高スコアになっている.これらの結果から,概念失行は観念運動失行および意味論的言語障害とは区別されることになる.

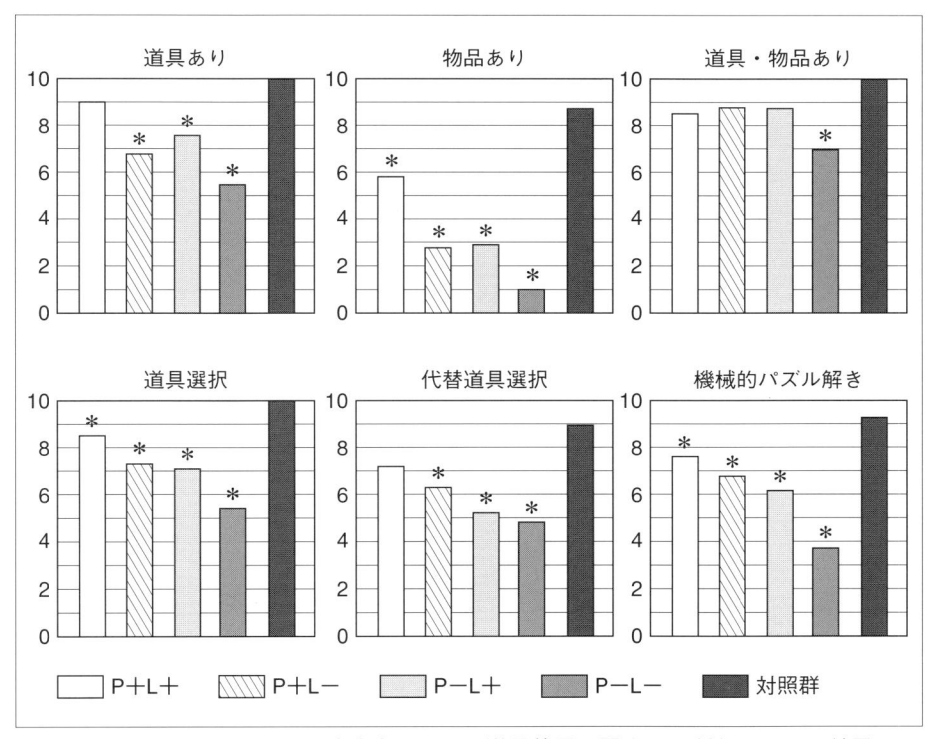

図7-121 アルツハイマー病患者における道具使用に関する5種類のテスト結果
　患者はFAST(Rothi et al. 1984)による観念運動失行の有無,意味論的言語検査(Lesser 1974)による言語機能障害の有無の判定に従って,4群に分けられている.
　P+L+:行為と言語に機能障害なし,P+L-:言語機能障害あり,P-L+:観念運動失行あり,P-L-:観念運動失行と言語機能障害あり.*:健常者群との間に有意差がある.
(Ochipa et al. 1992)

アルツハイマー病の患者における概念失行と観念運動失行との解離は，行為知識にかかわるシステムと巧緻運動の産出に介在するシステムとは，少なくとも部分的に独立であることを示している．右利きの健常者では，産出システムの障害とされる観念運動失行は，左半球損傷と密接に関係している．アルツハイマー病では，両側半球に機能障害があるため，概念失行と左右半球障害との関連性は不明である．Heilman et al.(1997)は，右利きの脳卒中患者29名を被験者として，この問題を検討している．被験者は，観念運動失行がある左半球損傷11名，観念運動失行がない左半球損傷10名，右半球損傷8名，それに健常者10名である．観念運動失行の判定は，フロリダ失行スクリーニング検査(Florida Apraxia Screening Test：FAST)で行っている(Rothi et al. 1997)．観念運動失行がある左半球損傷群は，いずれの検査でも，ほかの群よりもスコアが有意に低く，観念失行が左半球の局在病変によって生じることを示唆している．観念運動失行がない患者では，概念失行は認められていない．両者の出現が密接に関連していることから，右利きの健常者では，巧緻運動の産出と機械的・道具知識(活動意味論)とにかかわる運動表象は，左半球に貯えられていると推定される．

(2) 観念運動失行

大脳左半球は，言語機能だけでなく，高次の運動プログラミングにとっても優位半球となっている．運動プログラムの性質を理解する方法のひとつに，左半球損傷患者が示す随意運動パターンの異常を3次元運動解析によって分析するものがある(Poizner et al. 1990)．Heilman et al. (1979)によれば，巧緻性のある運動の空間時間的表象が優位半球の頭頂葉に貯えられ，これが運動連合野における運動のプログラミングを支えている．巧みな運動を行うためには，特定の身体部位が，特定の空間的位置に，特定の順序で，特定の時間に，配置されなければならない．身体部位が占める空間的位置は，活動の性質だけでなく，身体部位と相互に関係する対象物が身体外部にある場合には，対象物の位置や大きさにも依存するはずである．このような空間時間的な運動表象は，関連する身体部位の適正な位置を運動系が選定するように指示する．左頭頂葉損傷は，空間時間的表象を破壊し，肢失行の原因となる．そのさい，運動制御の異常を分析するには，運動の空間時間的軌道について正確な情報が必要であろう．

a. 道具使用のゼスチュア

Poizner et al.(1990)は，失行がある右片麻痺患者2名を被験者として，左上肢の手と手首，肘，肩に発光ダイオードをつけて，4種類のゼスチュア(自動車の窓を開ける [WIND]，黒板を消す [ERASE]，七面鳥を切り分ける [CARVE]，ドアの鍵を開ける [KEY])の運動学的分析を行っている．患者が示した運動制御の異常は，①空間定位，②遠位関節の制御，③運動の開始とタイミング，④空間と時間の関係，に分けられている．

図7-122に健常者と軽度失行がある患者のゼスチュア [WIND] を示す．健常者では，手の運動は中心点の周りを滑らかな円を描いて反復している．患者では，手は円を描きながら下方へ移動し，円の中心点が1回ごとに直線的に下へ向かって動いている．空間的に運動軌道は不正確であり，一部の関節を動かし，他の関節を固定しておくことができず，空間定位は不良である．またゼスチュア [CARVE] では，健常者の手は前後の往復運動を行っているが，患者は上下方向の往復運動を行う(Poizner et al. 1998)．

ゼスチュア [KEY] では，健常者は肘関節よりも遠位の運動で鍵を回しているが，患者は肩

関節の運動を含めて上肢全体を用いている(**図 7-123**)．肩関節が運動軸となり，手よりも肘の運動域が大きくなっている．患者は遠位部の活動に近位部の筋群を使用している．肩と肘の運動協調性障害であり，それが遠位関節の運動制御を不良にしている．

多くの失行患者には，運動が完全に始まる前に，ためらうような上肢の動きがある．運動開始後も，はじめのうちは運動速度の増加が遅い．上肢の反復運動では，運動方向の変換点にも類似の異常がある(**図 7-124**)．ゼスチュア［ERASE］において，健常者は黒板を拭く横方向の運動変換が滑らかであるが，患者は変換点でためらい，つづく運動の開始も困難である．

運動軌道(movement trajectory)は空間軌跡(spatial path)とそれに沿った時間シーケンス(time sequence)で記述され，両者の間には密接な関連性がある．手の運動速度は運動軌道の空間的側面(曲率など)と関連し，軌跡が直線であれば速く，曲線になれば遅くなる(Viviani et al. 1982)．このような操作は，複雑な運動軌道を計画する制御過程が行っている．患者のゼスチュア［CARVE］の分析では，この関係が乱れている．

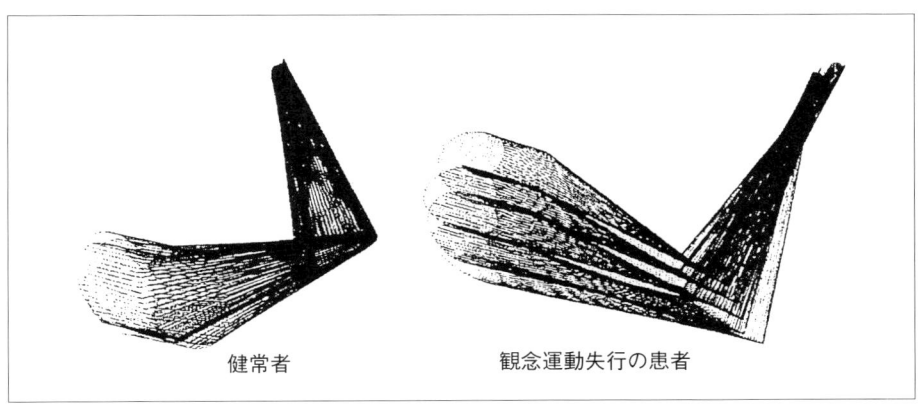

図 7-122 ゼスチュア［**WIND**］：「自動車の窓を開ける」ときの上肢運動のスティック・ダイアグラム
　患者では，手が描いている円形の運動軌道は下方へ移動していく．
(Poizner et al. 1990)

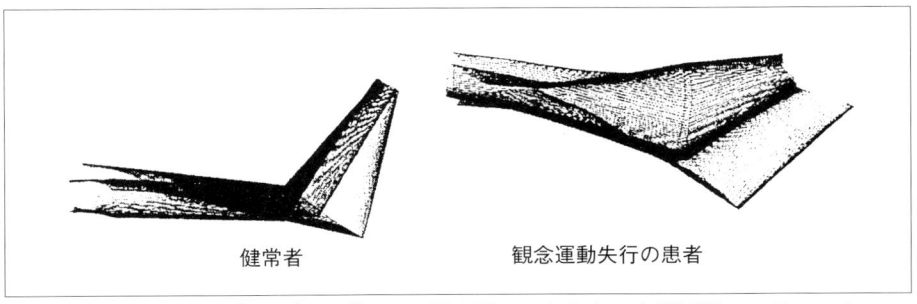

図 7-123 ゼスチュア［**KEY**］：「ドアの鍵を開ける」ときの上肢運動のスティック・ダイアグラム
　患者では，健常者と比べて，肘関節の位置が大きく移動していることに注意．
(Poizner et al. 1990)

376　7　随意運動

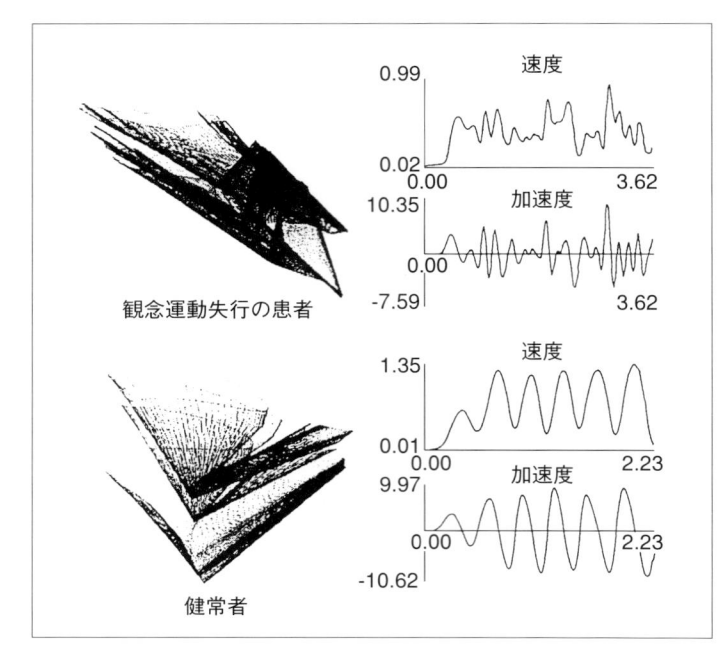

図7-124 ゼスチュア[ERASE]：「黒板を消す」ときの上肢運動のスティック・ダイアグラムおよび手の接線方向の速度と加速度
患者の手の運動には，低振幅の速度の動揺が反復して生じている．運動方向の変換点におけるためらいである．

(Poizner et al. 1990)

　Poizner et al.(1995)は，さらにFASTによって観念運動失行と診断された左半球頭頂葉損傷の患者3名で詳細な分析を行っている．その結果から，肢失行の患者には，運動の空間的計画に障害があるだけでなく，その計画を関節運動の詳細へと翻訳することの障害があり，それらの障害は道具や物品がある場合にも現れると主張する．現在のところ，頭頂葉連合皮質に貯えられている学習した運動に関する視覚運動感覚性運動表象の破壊，あるいは頭頂葉と運動前野や運動野との離断によって，肢失行が生じると仮定するHeilmanのモデルを支持するデータが多い．
　視覚運動感覚性表象の内容について，Poizner et al.(1995)は以下の推論を行っている．運動の空間的計画の側面は，この表象に含まれている．たとえば，手首の運動域，運動が行われる面と運動軌跡のようなパラメータである．被験者は，運動計画を上肢の各関節が行う角運動の詳細および筋活動の適正なパターンへと翻訳する必要がある．
　肢失行患者にみられる運動協調性の異常は，求心路遮断の患者とは異なっている(Sainburg et al. 1993)．後者も関節間の運動協調性は失われているが，上肢の反復する前後運動の転換時という運動の特定相で機能障害が著しい．上腕と前腕の動的相互作用が明らかになる相である．失行患者の障害は，運動の特定相に限定しているわけではなく，運動全体の組織化に関係している(Poizner et al. 1995)．
　その後，Poizner et al.(1998)は，観念運動失行がある左半球損傷患者4名，失行はないが，左半球損傷患者群と病変部位を対応させた右半球損傷患者6名，健常者7名を被験者として，ゼスチュア[CARVE]の運動軌道を比較している(図7-125)．健常者の手の運動軌道は，矢状面において，重なり合うように反復している．運動方向の変換は，前方から後方へと鋭く行われている．右半球損傷患者でも類似のパターンが記録されている．しかし，肢失行患者の運動軌道はばらついて前額面に位置し，健常者とは異なるパターンである．1回の往復に費やされる運動時間

や運動距離も，肢失行患者群は，ほかの2群よりも長くなっている．また，運動の速度と曲率との関係の乱れも肢失行患者群に認められるが，右半球損傷群では健常者群と類似したパターンである．

　ゼスチュア［CARVE］における上肢の前後運動は，肩の屈曲・伸展と肘の伸展・屈曲とによって行われる．また上腕の左右方向への動揺もある（**図7-126**）．健常者の手の運動は滑らかであり，多くは直線的である．上肢の前方挙上（肩屈曲）および左右動揺と肘伸展とは同期している．右半球損傷群も健常者と類似したパターンを呈するが，肘関節の運動域は小さくなっている．肢失行（左半球損傷）患者群では，肩と肘の運動は同期性を失い，歪んでいる．また上腕の左右への動揺は大きくなっている．

　左半球損傷による肢失行患者は，ゼスチュア［CARVE］の運動学的分析では，①手首の運動

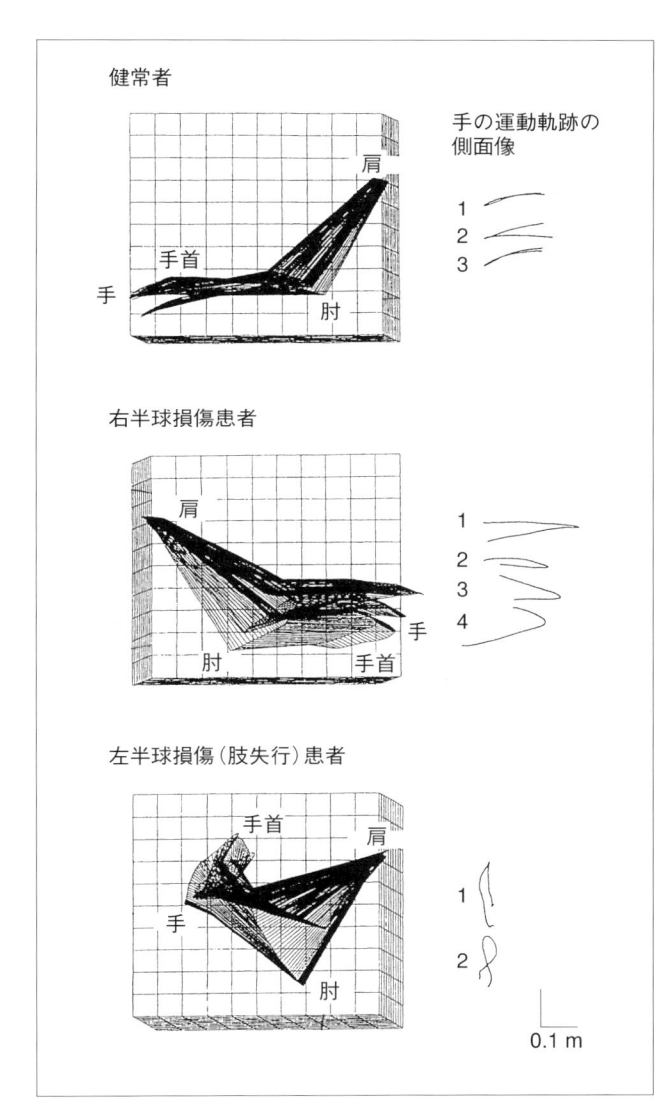

図7-125 ゼスチュア［**CARVE**］：「七面鳥を切り分ける」のスティック・ダイアグラム（左）と側方から記録した手首の運動軌跡（右）

　スティック・ダイアグラムは20 msec間隔の記録である．校正グリッドの間隔は0.05 mである．

　手首の運動軌跡は，健常者（左手）の前後運動を3回記録してある．運動は直線に近い曲線を描いている．運動軌跡は身体から離れる方向へ進み，方向を変えて身体側へ戻る．右半球損傷患者（右手）の4回の運動軌跡も健常者に類似した直線に近いものである．他方，失行がある左半球損傷患者（左手）の2回の記録では，手首の運動軌跡は直線ではなくなり，また矢状面を往復する運動でもなく，上下運動となっている．

(Poizner et al. 1998)

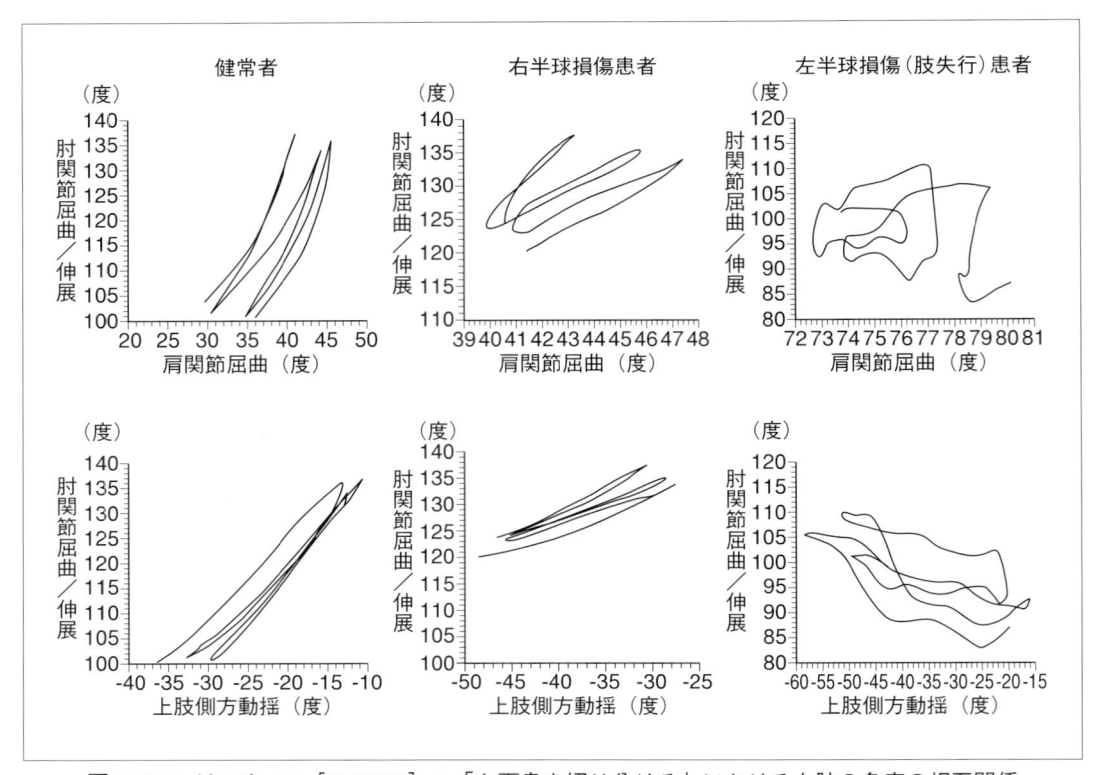

図7-126 ゼスチュア[CARVE]:「七面鳥を切り分ける」における上肢の角度の相互関係
健常者および右半球損傷患者では,運動パターンは関節運動間の滑らかな協調運動を反映している.しかし,左半球損傷患者では,関節間の角度変化の関係は乱れている.

(Poizner et al. 1998, 一部改変)

軌道を空間的に適正な面に定位することができない,②手首の運動軌道を正しい空間時間的関係に結びつけられない,③各関節の運動域の配分および相互のタイミングが不適切である,ことになる.このような所見は,右半球損傷患者では観察されていない.右半球損傷患者群で観察される異常は,左半側空間無視がある一部の患者に,手関節の運動軌跡が前額面に認められることである.

b. 無意味ゼスチュアの模倣

ゼスチュア(身振り)の模倣に欠陥があることは,観念運動失行の徴候として伝統的に認められている(DeRenzi 1990;Heilman et al. 1985;Goldenberg 1996).観念運動失行は左半球損傷の徴候とみなされるが,右半球損傷患者でもゼスチュアの模倣に欠陥があることも報告されている(Kimura et al. 1974;DeRenzi et al. 1980).

左右の半球損傷にはどのような相違があるのかについて,左半球損傷患者(失語あり)80名,右半球損傷患者(視空間機能障害なし)40名,健常者60名を被験者として,Goldenberg(1996)は手肢位および手指の形を模倣する課題を用いて検討している(**図7-127**).手肢位の模倣は頭部に対する相対的な手肢位をまねることであり,このときに手指の形には変化がない.手指の形の模倣では,手指の種々の形を再現する.身体と手全体の位置との関係は,スコアに入れない.結合

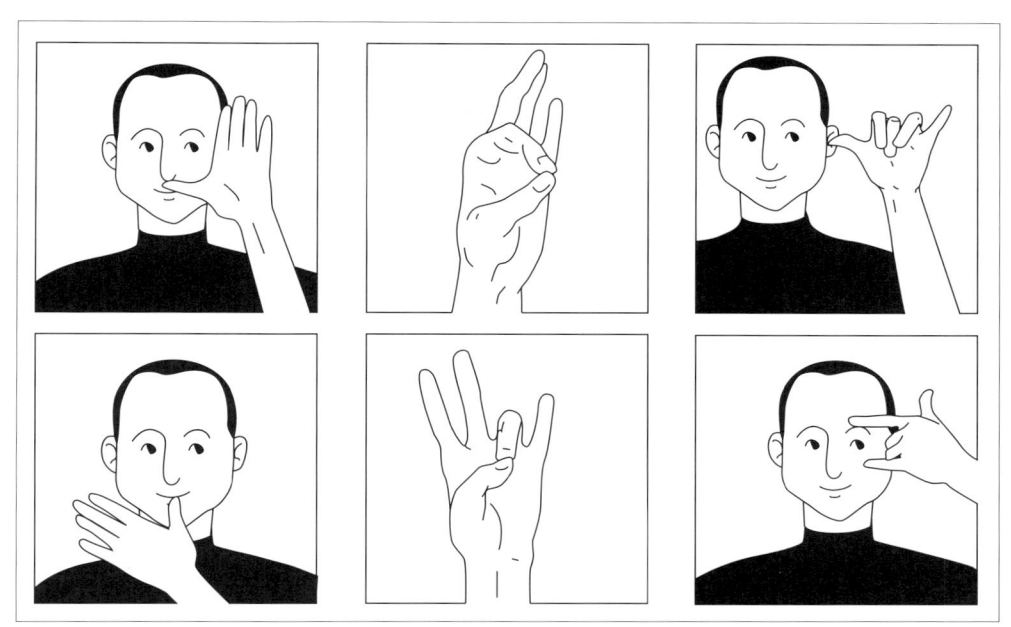

図 7-127 無意味ゼスチュアの模倣に用いる手肢位（左）と手指の形（中央），結合ゼスチュア（右）
　手指の形の模倣と手肢位の模倣との間の解離は，とくに結合ゼスチュアで顕著となる．たとえば，上段（右）に掲げたゼスチュアでは，左半球損傷患者が示す錯誤は，中間の指3本は正しく曲げていても，母指の代わりに小指で耳にふれることである．他方，右半球損傷患者が示す典型的な錯誤は，薬指と小指だけを曲げて，母指で正しく耳にふれている．下段（右）に掲げたゼスチュアでは，左半球損傷患者の錯誤は手指の形は正しいが，眼の前ではなく，頬の前に構えてしまう．右半球損傷患者は示指と中指を伸展して眼野前に構える．左半球損傷患者の錯誤では，手肢位と手指の形の両者が関係することも多い．

(Goldenberg 1996)

　ゼスチュアでは，手肢位と手指の形を同時に模倣する．1回目の試行で正しければスコア：2，2回目で正しければスコア：1とする．健常者と比べると，手肢位は右半球損傷群の18％，左半球損傷群の56％が低スコアである．手指の形は右半球損傷群の33％，左半球損傷群の40％が低スコアである．結合ゼスチュアは右半球損傷群の33％，左半球損傷群の63％が低スコアを示している．要約すると，①手指の形の模倣は，右半球損傷と左半球損傷の両者とも，障害されている患者の割合は同程度であり，②手肢位の模倣では，障害されているのはもっぱら左半球損傷群であり，③健常者群および右半球損傷群は手指の形よりも手肢位で誤りが少なく，左半球損傷群は逆である．左右の半球損傷群の相違は，異なった機構によると推定されている．左半球損傷群における手肢位を模倣することの困難は，身体についての知識が視知覚から運動実行への移行の間に介在する身体に関する知識の問題と関連するであろう（De Ajuriaguerra et al. 1969；Goldenberg 1995）．他方，右半球損傷群における手指の形の模倣でおこる障害は，視知覚によるゼスチュアの視覚空間的分析の問題に帰せられよう（Goldenberg 1996）．
　無意味ゼスチュアの模倣における運動軌道の分析をHermsdörfer et al.(1996)が行っている．日常的な有意味ゼスチュアの模倣は，その形態や意味についての既存の知識によって媒介されているため，これらの知識の崩壊によって影響を受けるが，新たな無意味ゼスチュアの模倣は知覚

から運動実行へと直接の経路で伝えられるだろう(Rothi et al. 1991)．無意味ゼスチュアの模倣における錯誤は，運動実行の障害を直接的に反映するはずである．

被験者は失語のある左半球損傷群20名，右半球損傷群8名，健常者群20名である．被験者は椅子座位となり，テーブル上に手掌を下にして前腕をおく．検者が前に座り，被験者は検者のゼスチュアを鏡像のようにして模倣する．運動の終点は手と頭部との位置関係で設定されている(図7-128)．最終的な位置が異なっていた場合を，空間的錯行(spatial parapraxia)とする．3次元運動解析では，手尺側と尺骨茎状突起にマーカがつけられている．空間的錯行は左半球損傷群にしばしば観察される．たとえば，手の尺側を前面にして指先を顎の下につける課題において，患者は手指の掌側を口唇につけている．軽度の空間的錯行では，顎の下ではなく，指先が口唇に触れている．空間的錯行の数は，脳病変の範囲が拡大するほど，多くなる．

図7-128に掲げられている健常者の運動軌道は滑らかである．2つのマーカの位置はゼスチュア1，4，5，6では垂直となり，2と3では水平となる．運動速度は，頂点がひとつである釣鐘型になる．速度が最小となって運ぶ相(transport phase)が終わるときには，手は最終点の近くに位置する．その後に短かい調節相(adjustment phase)がある．運ぶ相の最高速度は課題によって異なるが，タイミングは運動開始から相の平均41.1％であり，減速期が加速期よりもやや長い．図7-129に左半球損傷患者の運動軌道を示す．運動軌道は滑らかではなく，運動方向

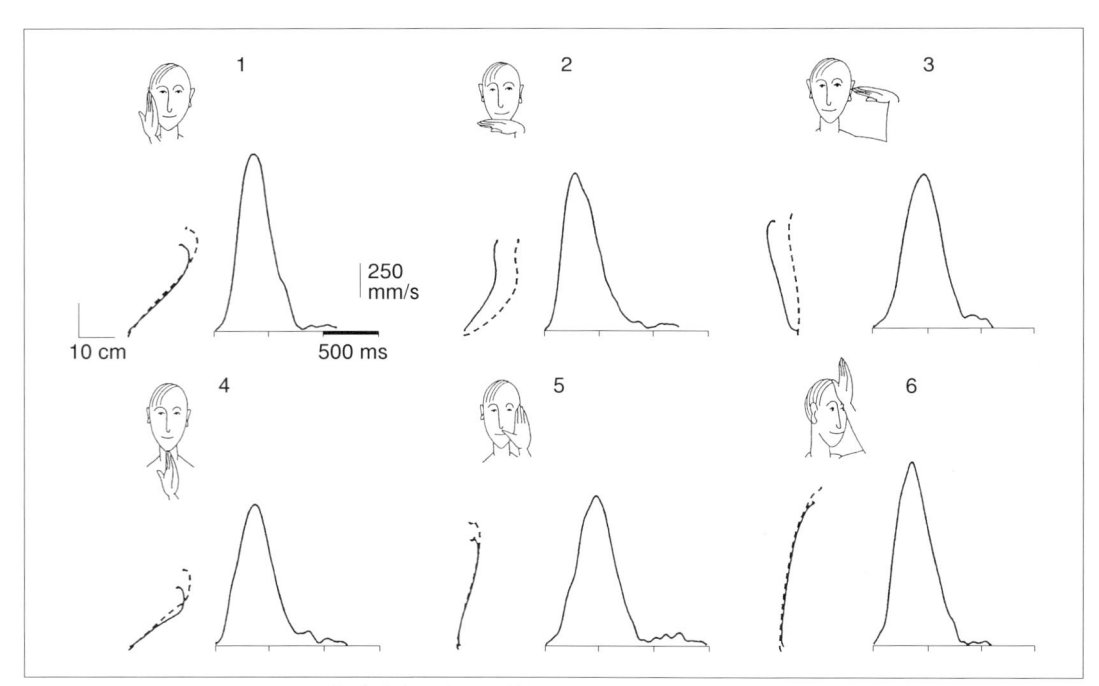

図7-128 健常者(56歳，男性)が行った無意味ゼスチュアの模倣
被験者は左手で模倣を行っている．2つのマーカの運動軌道(実線：手首，破線：小指MP関節)は前額面の記録である(被験者の後面からみた像となる)．速度プロフィールは手首マーカの接線方向の速度である．

(Hermsdörfer et al. 1996)

が変わりやすい．運動速度にも複数の頂点が現れ，全体の運動時間は延長する．調節相が延長することも多い．

健常者群は，①無意味なゼスチュアの模倣を運動プログラムによって実行できる，②運ぶ相の速度の頂点はひとつであり，調節運動あるいは修正運動はわずかである，③対称性釣鐘型の速度プロフィールは巧緻性のあるプログラムされた運動の特徴である（Morasso1981；Atkeson et al. 1985；Kaminski et al. 1989），④最高速度は運動範囲と密接に関連している（Freund et al. 1978），という特徴を示す．右半球損傷群も，運ぶ相における速度に複数頂点があることは少なく，調節相は短い．一方，左半球損傷群では，速度プロフィールに複数の頂点があること，調節相が長いことなどから，運動プログラミングの障害があると結論づけられる．

肢失行患者の随意運動における運動学的異常（kinematic abnormality）は，有意味ゼスチュアの模倣に限定したことではなく，無意味ゼスチュアでも認められる．しかし，運動学的異常と空間的錯行との関連は明らかではない．後者には標的の表象に関する基本的な障害が関与している可能性もある（Hermsdörfer et al. 1996）．このような運動学的分析では，肢失行がある患者とない患者とを区別できないが，肢失行における空間時間的障害は標的位置の知的表象に限界があるためと推定されている（Haaland et al. 1999）．

c. トラッキング課題

観念運動失行の患者がゼスチュアを模倣するとき，標的の位置よりも自分の手の位置や定位に関して機能障害が多い．検者の指示を正しいゼスチュアへと翻訳するための視覚運動感覚性表象のうち，自己の身体的側面に関して異常が著しいことを示唆する．そうであれば，手あるいは標的の位置に関する情報の消失は，患者のパフォーマンスにかなりの影響を与えるであろう．肢失行の患者も運動単位のシーケンスを計画することができるという理由から，運動の計画には障害

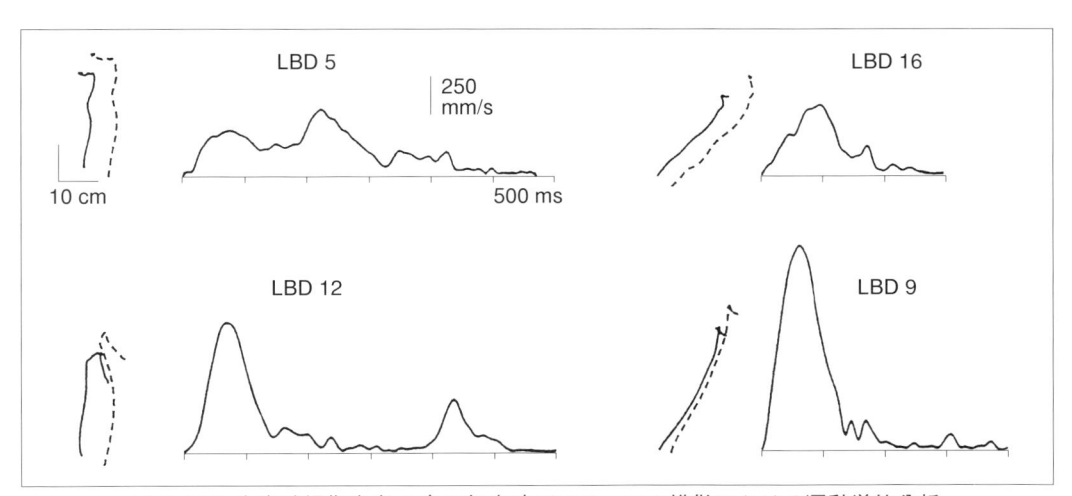

図7-129 左半球損傷患者4名の無意味ゼスチュアの模倣における運動学的分析
モデルとなったゼスチュアは図7-128の1である．運動軌道と速度プロフィールの表示も図7-128と同じである．健常者と比べて，上段は運ぶ相における速度プロフィールが乱れ，下段では調節相が乱れて，かなり延長している．

(Hermsdörfer et al. 1996)

がないと推定されている(Harrington et al. 1991, 1992). しかし，運動プログラムとその実行過程には異常がある．

　Haaland et al.(1999)は，肢失行のある左半球梗塞の患者10名，肢失行のない患者16名，健常者24名を被験者として，視標追跡運動を用いた検討を行っている．ディスプレーには標的と被験者が手で操作するハンドル位置(点)が表示されている．はじめに，左手でハンドルを操作して点を標的に合わせる．一致すると音刺激(50 msec)が提示され，0.5〜1.5 sec後に標的(直径5 mm)は40 mm(3°)，100 mm(7°)，200 mm(14°)あるいは300 mm(20°)離れた場所に移る．被験者はできるだけ速く正確に点を標的に合わせる．視覚フィードバック条件における試行では，標的と点は常に表示されている(①)．そのほかの条件では，運動開始とともにいずれかの表示が試行中は消去され，フィードバック情報はなくなる．表示は，②標的だけ，③点だけ，④なし，の条件である．

　反応時間は，いずれの群でも運動距離が大きくなるほど短縮する．初期の運ぶ相に移動距離の平均89%まで移動している．図7-130に初期運ぶ相の移動距離に対するフィードバック条件の影響が示されている．健常者と肢失行がない患者群では，①③条件(手位置の情報が利用できる条件)の移動距離は大きく，②④(手位置の情報が利用できない)では移動距離は短い．肢失行がある患者群では，移動距離の変動があまりに大きく，フィードバック情報の相違による影響には有意差がなくなっている(図7-131)．なお，調節相は肢失行がある患者群で長い．

　単純なリーチ運動を計画して開始する時間は，反応時間および初期運ぶ相における移動距離の結果では，肢失行がある患者でも異常はない．被験者は，運動距離の情報を活動の計画へと展開することができている．しかし，肢失行がある患者群では，運動の実行に視覚フィードバックへの依存度が高い．重要な点は，肢失行の運動学的異常は運動の空間的側面に現れるのであり，時間的側面ではないことである．とくに，空間的正確さの歪みは，視覚フィードバックが除かれた場合に現れる．肢失行の患者にとって，手および標的の位置情報は運動制御に欠かせないことになる．視覚フィードバック除去の影響は，固有感覚障害でも出現する．しかし，肢失行の患者は

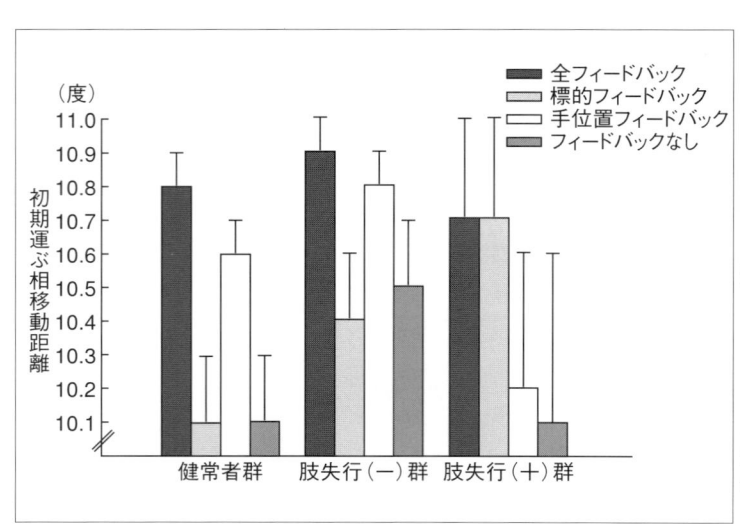

図7-130 視標追跡運動における初期運ぶ相の平均移動距離と標準誤差
　健常者群，肢失行(−)群および肢失行(＋)群における視覚フィードバック条件の平均移動距離への影響である．
(Haaland et al. 1999)

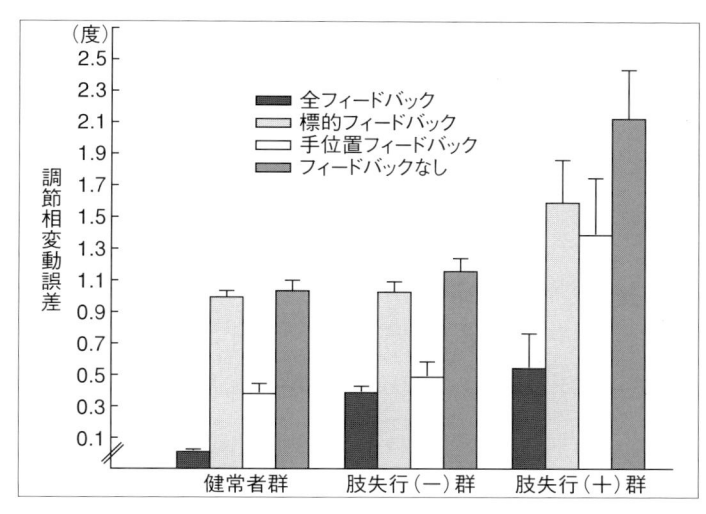

図 7-131 視標追跡運動の調節相における平均変動誤差とその標準誤差 (Haaland et al. 1999)

病変のある半球と同側の上肢で運動を行っているのであり，片麻痺患者では非麻痺側上肢に固有感覚障害があることは報告されていない(Haaland et al. 1989). 視覚フィードバックへの依存も，Heilman のモデルに従って，左頭頂葉損傷による視覚運動感覚性エングラムの障害，あるいは左前頭葉損傷による運動のためのエングラム想起の障害によって説明されることになる.

5. 上肢機能の評価

上肢の動作障害や運動障害の測定および評価の目的は，大きく2つに分けられる.

①医学モデルに基づき，器官系の機能障害の程度を判定し，疾病(病理学的変化に還元される)の過程を把握することである．ここでは，［病因-病理-発現］および［疾病/変調：機能障害-能力低下］の図式に従って矛盾なく推論し，診断を確定することに重点がおかれている．何が異常であるのか，それはどの程度であるのか，原因は何かを判断するためである．患者の機能的状態(functional status)の把握においても，これらの問題に答えるための推論に必要な項目が選択される．諸項目が体系化されて，臨床症候学の一部になる．測定法の選択は，正常と異常との弁別を容易にする基準に従って行われ，疾病の診断および鑑別に役立つことが求められる．

②患者の機能的状態，機能的制限あるいは能力低下を知ることである．この段階は，
　(ⅰ)病理変化のある器官系の機能を評価すること
　(ⅱ)残存する器官系や病変のない器官系による機能代償能，リハビリテーションへの潜在能力(potentiality)を評価すること
に分けられる．(ⅰ)にとって必要な測定は，正常と異常の弁別ではなく，ある器官系の機能レベルを反映するような定量的変数である．その目的で，種々の臨床生理学的検査法の開発が進められてきた．また，測定結果が中枢神経系の構造・機能の発達あるいは退行の程度に対応することを仮定した尺度構成も行われている．(ⅱ)は環境条件の変化に対する患者や障

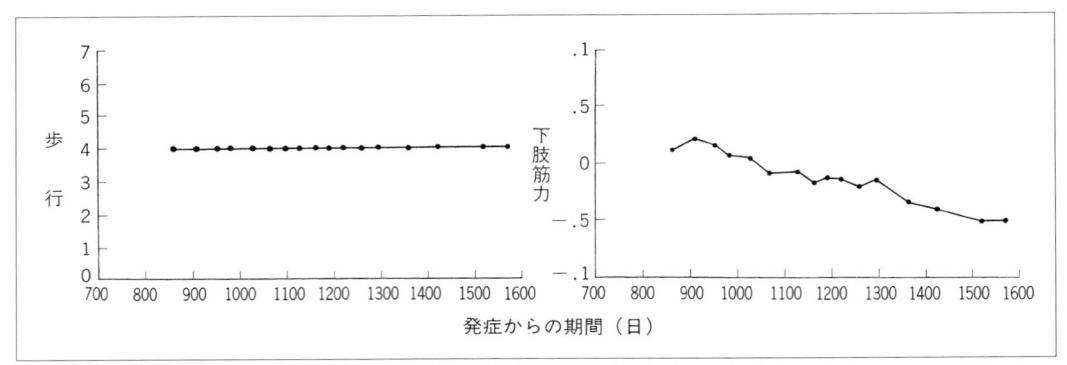

図7-132 筋萎縮性側索硬化症患者の歩行機能スコアおよび下肢筋力(複数筋の合成)の22か月間にわたる変化

22か月間を通じて，患者の機能レベル(歩行)は変化していないが，筋力低下は進行している．筋力低下は，神経筋系における病理過程の進行を反映している．歩行能力に変化がないことは，患者には機能代償能があることを示唆している．

(Munsat 1989)

害者の応答，訓練効果などを通じて判定される．課題遂行の障害は，患者や障害者がおかれた環境，補装具や自助具の使用，代償運動の獲得，そのほかの要因によって大きく変動する．能力の評価は，病理学に還元されるような疾病過程の変化を知る目的には，あまり利用されない(**図7-132**)．リハビリテーション治療を理解するためには，②(ⅱ)の立場も不可欠である．

1) リハビリテーション的アプローチと発達的アプローチ

医学的リハビリテーションあるいは作業療法において，上肢機能の測定と評価では，対応する治療手段がどのような理論モデルに根拠をおいているのかは注意すべきことである．

手や手指の解剖学的構築の一部に機能障害があって，補装具や自助具の適用を検討するときには，生体力学的アプローチ(biomechanical approach)が利用される．その多くは，部分的な機能代償を意図したものであり，関節可動域や徒手筋力検査などが利用される．手動作にさいして，運動学的分析によって健常者の動作パターンと比較する方法もある．

中枢神経系の機能障害を問題とする場合，リハビリテーション的アプローチ(rehabilitative approach)と発達的アプローチ(developmental approach)の相違に注意すべきである．日常生活活動尺度について，両アプローチの意図の相違を検討しておく．

リハビリテーション的アプローチでは，健常者が日常生活において上肢を用いて行っている諸活動を基準として，患者や障害者がそれらの活動を遂行できることへの支援を意図する．個別の上肢機能は，日常生活における重要性を基準に評価される．他方，発達的アプローチでは，諸活動の遂行能力は発達につれて可能になるという経験則に従って，治療では現在の発達段階から次の発達段階へと進むための訓練の指針になるような基準が利用される．

日常生活活動(activities of daily living：ADL)にかかわる尺度のうち，バーセル・インデックス(Barthel index：**表7-49**)は前者に属している．当初，慢性疾患病棟において，神経筋疾患および筋骨格系疾患の患者に対して，その身辺処理能力を評価するために使用され，反復して測定

表 7-49 バーセル・インデックス（Barthel Index）

	介助	自立
1．食事をすること（食物を刻んであげるとき＝介助）	5	10
2．車椅子・ベッド間の移乗を行うこと（ベッド上の起き上がりを含む）	5-10	15
3．洗面・整容を行うこと（洗顔，髪の櫛入，髭剃り，歯磨き）	0	5
4．トイレへ出入りすること（衣服の着脱，拭く，水を流す）	5	10
5．自分で入浴すること	0	5
6．平坦地を歩くこと（あるいは歩行不能であれば，車椅子を駆動する）	10	15
＊歩行不能の場合だけ，こちらの得点	0＊	5＊
7．階段を昇降すること	5	10
8．更衣（靴紐の結び，ファスナー操作を含む）	5	10
9．便禁制	5	10
10．尿禁制	5	10

注意：患者が基準を満たせない場合，得点は 0 とする．

バーセル・インデックス：評点上の教示

1．食事をすること
　10＝自立．患者は，手の届くところに誰かが食物を置いてくれれば，トレイやテーブルから食物をとって食べる．患者は，必要であれば目助具をつけて，食物を切り，塩や胡椒を用い，パンにバターをつける等を行わなければならない．これを応分の時間内に終えなければならない．
　5＝何らかの介助が必要である（上記の食物を切る等）

2．車椅子・ベッド間の移乗を行うこと
　15＝この活動のすべての相が自立，患者は車椅子に乗って安全ベッドに近づき，ブレーキを掛け，フットレストを上げ，安全にベッドに移り，横になる．ベッドの端で座位となり，安全に車椅子へ戻るのに必要なら車椅子の位置を変え，車椅子へ戻る．
　10＝この活動のいずれかの段階で，わずかの介助を要する，あるいは安全のために患者に気づかせてあげるか，監視を必要とする．
　5＝患者は介助なしに座位になれるが，ベッドからは持ち上げてもらう，あるいは移乗にはかなりの介助を要する．

3．洗面・整容（トイレット）を行うこと
　5＝患者は手と顔を洗い，髪をとかし，歯を磨き，髭を剃ることができる．どのようなカミソリを使用してもよいが，引出しや戸棚から取りだし，刃を交換したり，ソケットに接続することは介助なしにできなければならない．女性は，化粧を行っていたのであれば，化粧ができなければならないが，頭髪を編んだり，髪型を作らなくてもよい．

4．トイレへ出入りすること
　10＝患者はトイレの出入り，衣類の着脱ができ，衣類を汚さず，介助なしにトイレットペーパーを使うことができる．必要なら手すり等の安定した支えを利用してもよい．トイレの代わりに便器を使用することが必要であれば，患者は便器を椅子の上に置き，空にし，きれいにすることができなければならない．
　5＝患者はバランスが悪いため，あるいは衣類の処理やトイレットペーパーの扱いに介助を要する．

5．入浴すること
　5＝患者は浴槽あるいはシャワー，スポンジ（簡単な沐浴，スポンジで洗い流す）のいずれかを使用できる．どの方法であっても，他人がいない条件で必要なすべての段階を自分で行わなければならない．

6．平坦地を歩くこと
　15＝患者は，少なくとも50ヤード（45.7m），介助あるいは監視なしで歩くことができる．患者は装具あるいは義足をつけ，クラッチ，杖あるいは固定型歩行器を使用してもよいが，車輪型歩行器の使用は認めない．装具を使用するときは自分で締めたり，緩めたりできなければならない．立位をとることや座ることもでき，機械器具を使う所におき，座るときには片づけることができなければならない（装具の着脱は更衣の項目にする）．
　10＝患者は上記項目のいずれかに介助あるいは監視を必要とするが，わずかの介助で少なくとも50ヤードは歩くことができる．

6a．車椅子を駆動すること
　5＝患者は歩くことはできないが，車椅子をひとりで駆動することができる．角を曲がる，向きを変える，テーブルやベッド，トイレット等へと車椅子を操作できなければならない．少なくとも50ヤードは移動できなければならない．歩くことに得点を与えたなら，この項目の得点は与えない．

7．階段を昇降すること
　10＝患者は介助あるいは監視なしに安全に階段（次の階まで）の昇降ができる．必要であれば，手すりや杖，クラッチを使用すべきである．階段昇降にさいして杖やクラッチを持っていられなければならない．
　5＝患者は上記項目のいずれかに介助あるいは監視を必要とする．

8．衣服を着脱すること
　10＝患者はすべての衣類を着脱し，ボタン等を掛け，靴紐を結ぶことができる（このための改造を行ってないのであれば）．この活動はコルセットや装具が処方されていれば，それらを着脱することを含む．必要であれば，ズボン吊りやローファー（靴），前開き衣類を使用してもよい．
　5＝患者は衣類を着脱し，ボタンを掛ける等に介助を要する．少なくとも半分は自分で行う．応分の時間内に終わらなければならない．
　女性は，処方された場合を除き，ブラジャーあるいはガードルの使用に関して得点をしなくてよい．

9．便禁制
　10＝患者は排便のコントロールができて，粗相することはない．必要なときは座薬や浣腸を使用できる（排便訓練を受けた脊髄損傷患者に関して）．
　5＝患者は座薬や浣腸に介助を要する，あるいは時に粗相をする．

10．尿禁制
　10＝患者は日夜，排尿のコントロールができる．集尿器と装着式集尿袋を使用している脊髄損傷患者は，それらをひとりで身につけ，きれいにし，集尿袋を空にし，日夜とも陰股部が乾いていなければならない．
　5＝患者は時に粗相をする，あるいは便器の使用が間に合わない，トイレに時間内に着けない，集尿器などに介助を要する．

(Mahoney et al. 1965)

することで治療による改善の程度を判定することが目的であった．評価項目は食事，整容などの10項目であり，自立度(要介助度)に応じて，0，5，10，15のスコアが与えられる．評価は各項目の合計スコアで行われ，完全自立はスコア：100，全項目で全介助であればスコア：0となる．ここで選択されている活動項目は，Barthelが経験的に設定したものである(Mahoney et al. 1965)．おそらく日常生活に欠かせない活動という視点であろう．スコアについても，整容や更衣は自立していれば5，入浴は10，移動は15であり，同じ自立の状態でも，スコアは項目で異なっている．これは自立していない場合に必要となる物理的介助の時間と量に基づいて決定されたことになっている．しかし，その重みづけ(項目ごとのスコア差)は経験的，恣意的な要素を免れていない．

他方，Katz's index of ADL(Katz et al. 1963)は，股関節骨折の高齢患者を対象に開発され，

表7-50 カッツの日常生活活動における自立度指標(Index of Independence in ADL)

ADLにおける自立度の指標は患者が入浴，更衣，トイレへ行く，移乗，尿便禁制，食事にさいして，機能的に自立しているか，依存しているかの評価に基づく指標である．自立・依存の定義を下に記す．
　A：食事，尿便禁制，移乗，トイレへ行く，更衣，入浴が自立
　B：これらの機能が，ひとつを除いて，すべて自立
　C：入浴ともうひとつを除いて，すべて自立
　D：入浴，更衣ともうひとつを除いて，自立
　E：入浴，更衣，トイレへ行くともうひとつを除いて，自立
　F：入浴，更衣，トイレへ行く，移乗ともうひとつを除いて，自立
　G：すべて依存
　その他：少なくとも2つは依存，ただしC，E，Fに分類されない．
　自立とは，下記の事項を除いて，監視あるいは指示，介助なしを意味する．これは実状に基づくもので，能力(可能性)には基づかない．ある活動を患者が拒否する場合，できそうに見えても，行っていないとする．
　入浴(スポンジ，シャワー，タブ)
自立：身体の一部(背中，障害部位)を洗うのに介助を要する，あるいはすべてできる
依存：身体の複数部位あるいはタブの出入に介助を要する，ひとりではできない
　更衣
自立：戸棚や引き出しから衣類を取り出す；下着，上着，補装具を着ける；ファスナー操作；靴ひもの操作は除く
依存：ひとりでは着れない，一部が着れない
　トイレへ行く
自立：トイレへ行く；出入する；下着を整える；排泄の後始末をする；(夜間，便器の操作)
依存：便器やコモドの使用，トイレ使用に介助を要する
　移乗
自立：ひとりでベッドや椅子に出入する(機械的支持はあってもよい)
依存：ベッドや椅子の出入に介助を要する
　尿便禁制
自立：排尿，排便はひとりで可能
依存：失禁；下剤やカテーテル，便器を要する
　食事
自立：皿から口へ食物を運ぶ(肉を切ること，パンにバターをつけることなどを除く)
依存：上記に介助を要する；経管栄養

(Katz et al. 1963)

その使用目的は高齢障害者の障害程度の評価および治療効果の判定であった(**表7-50**). 尺度の基礎となった臨床データでは，股関節骨折以外の骨折を含む骨関節疾患，中枢神経疾患，ニューロパチー，呼吸器疾患などの患者が測定の対象とされている. Katz et al.(1963, 1970)によれば，患者の機能回復は3段階で経過する. まず，食事と尿便禁制が自立し，次に移乗とトイレへ行ってくることが可能になり，最後に入浴と更衣が自立する. この機能の再獲得(回復)の順序は，小児の運動発達(機能の獲得)の順序に類似している. 機能の獲得(あるいは喪失)の順序は，その背後にある中枢神経系の階層構造を反映するものと想定されている. カッツ・インデックスは，一次的生物・心理機能(primary biological and psychological function)の指標とされる.

その他，日本版デンバー式発達スクリーニング検査，新版S-M社会生活能力検査などに含まれている日常生活活動にかかわる項目は，小児発達の行動測定の結果を用いて設定されている.

上記の尺度は，自己申告法あるいは行動観察法で行われている. 測定における判定基準が指示されている場合でも，本人あるいは観察者の主観的評定に依存することが多い. リハビリテーションでは，日常性を基準とした主観的判定でも実用的なこともある. しかし，疾病治療の判定では，パフォーマンス測定が望ましい. 神経疾患を対象として，日常生活活動をパフォーマンス・テストによって測定を試みたものにSADL(simulated activities of daily living)がある(**表7-51**). このテストでは，課題遂行がすべてストップウオッチによって計測される. たとえば，上着のボタンをできるだけ速く掛けたり，外したりするのに要する時間を測定して，健常者から得られた基準データと比較する. このような課題遂行には，患者の反応時間，運動の速さや協調性，安定性，手指操作などの能力(因子，factor)が関係する. そのため，神経疾患患者を対象とした場合，SADL検査の結果が改善しても，筋力あるいは反応時間，運動協調性，その他，どのような能力が改善したのかを判定することはできない. 単に，基準値に近づいたか否かの判定に留まる. 患者が代償運動を獲得して成績が向上することもある. リハビリテーション治療の介入手段を経験的に判定するだけであるのなら，役に立つ. しかし，どのような理論，モデルに基づいて介入手段を決定したのかは明らかにならない. そのうえ，検査は煩雑であって時間を要する点からも，批判が加えられている(Munsat 1989).

表7-51 SADL(Simulated Activities of Daily Living)に用いられているテスト課題

両足立ち，開眼	電話のダイアルを回す
片足立ち，開眼	ネクタイを結ぶ
両足立ち，閉眼	安全ピンを操作する
片足立ち，閉眼	コインをつまみ上げる
継ぎ足歩行(支持あり)	針に糸を通す
継ぎ足歩行(支持なし)	バンドエイドのカバーをとる
シャツを着る	歯磨粉のチューブを絞る
見えるところのボタンを3個止める	ナイフで切る
衣服のファスナーを操作する	フォークを使う
手袋をする	

(Potvin et al. 1972)

2）各種のテスト

　日常生活活動を維持していくうえで，腕と手の機能は大切である．それらの機能は，骨関節の解剖学的構造，関節可動域や筋力，体性感覚，運動協調性に依存している（Jebsen et al. 1969）．人間の腕と手指使用は広範囲にわたるため，すべての面で機能レベルを検出するテスト法を望むことはできない．各種テストでは，評価を行う理由に基づいて，テスト項目の選択が行われている．主な理由は，治療的介入法の選択，治療（介入）の効果判定，集団調査などである（Wade 1989）．

　臨床場面では，手機能を代表するものとして，しばしば握力やパーデュー・ペグボード（Perdue pegboard）だけが用いられている（Schmidt et al. 1970；Munsat 1989）．しかし，手変形が高度であり，筋力も低下している関節リウマチ患者でも，いろいろな手動作を遂行している．腕や手機能を評価する目的で開発された諸テストは，特殊な装置を必要としたり，テストに費やされる時間が長いため，研究目的には利用できても，日常臨床においては実用には供されていない．

　臨床では，治療計画や機能的予後の決定，患者の進歩の測定に役立つように，問題となる異常を診断できるテスト法が必要である．同時にテスト法は単純であって，時間を要しないことが望まれている（Wade 1989）．

（1）ジェブセン手機能テスト（Jebsen Hand Function Test）

　手機能の改善を意図した手術や装具，理学療法や作業療法，薬物療法の進歩に対応して，治療効果を判定するためのテスト法の開発を目的としたものである（Jebsen et al. 1969）．このテストの特徴として，

　①標準化された課題を用いて測定し，基準値と比較する
　②日常生活活動において，普通に使われている手動作を広く評価する
　③テストした手動作の諸カテゴリーにおける能力を記録する
　④短時間のうちに容易にテストできる
　⑤簡単に利用できる装置で行う

が掲げられている．

　テストは7種類のサブテストによって構成されている（図7-133）．

　［1］書字：ボールペンを用いて24文字の文章を模写する
　［2］カードめくり（ページめくりの模擬）：7.5×12.5 cmのカードを5枚めくる
　［3］小物のつまみ上げ：日頃，身近にある小物（ペーパークリップ，瓶の蓋，コイン）をつまみ上げて，コーヒー缶に入れる
　［4］食事のまね：いんげん豆を5個，スプーンを用いて1個ずつコーヒー缶に入れる
　［5］チェッカー：標準サイズのチェッカー（直径が約3.1 cm）4個を1個ずつ積み上げる
　［6］大きな軽い物品：No.303の空き缶を5個，台に移す
　［7］大きな重い物品：中身のあるNo.303の缶（約454 g）を5個，台に移す

　これらの課題遂行に要する時間を測定する．標準化のために，各サブテストの手順は細部にわたって定められている（表7-52）．

　固定的な手機能の障害がある患者26名を対象にして行われた再テスト法による信頼性は，

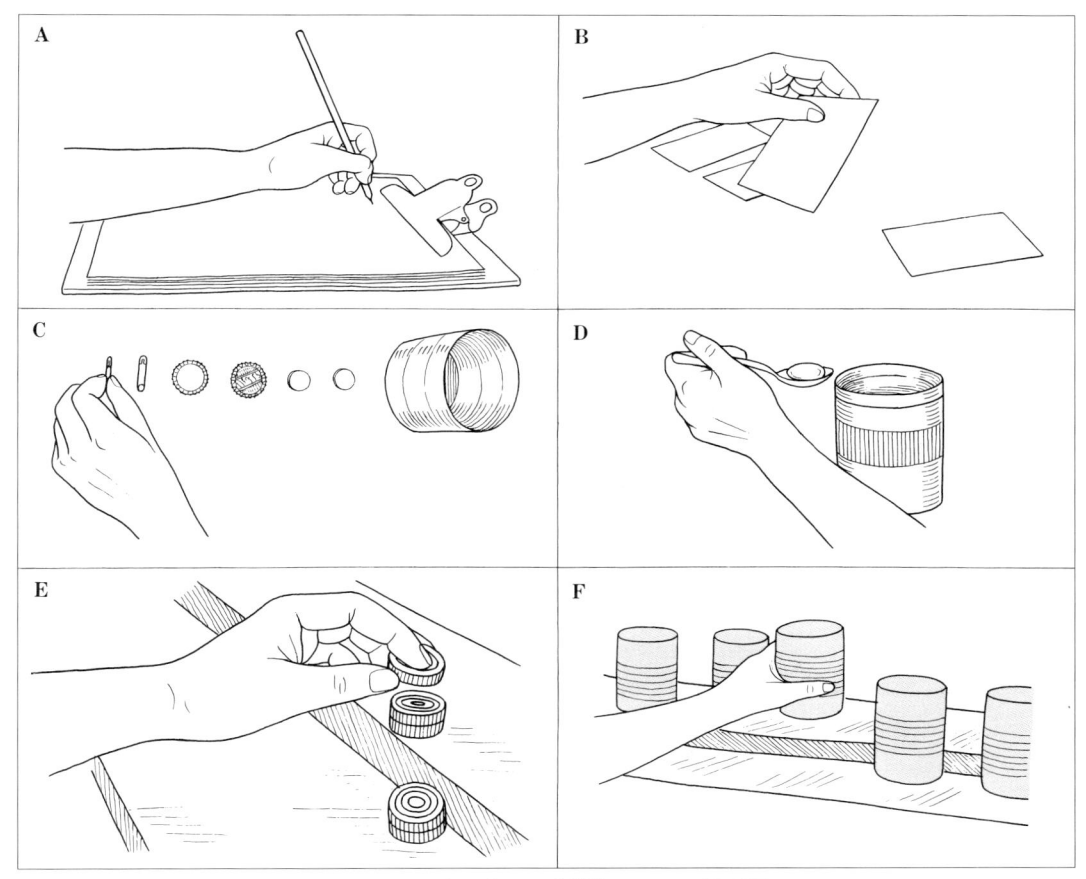

図 7-133 ジェブセン手機能テストの模式図
A：書字，B：カードめくり（ページめくりの模倣），C：小物のつまみ上げ，D：食事のまね，E．チェッカー，F：大きな物品（軽い，重い）．

(Jebsen et al. 1969，一部改変)

0.60～0.99（p＜0.01）である．健常者300名から得られた各サブテストの基準値は，性別および年齢層別に掲げられている（**表 7-53**）．Jebsen et al.(1969)の報告では，年齢層は20～59歳と60～94歳の2群に分けられている．その後行われたオーストラリアにおける健常者383名のデータは，16～25，26～35，36～45，46～55，56～65，66～90歳の6群に細分されている（Agnew et al. 1982）．しかし，標準偏差を考慮すれば，年齢間の相違はわずかである．

このテストは，脳性麻痺や外傷性四肢麻痺（頸髄損傷），脳卒中片麻痺，関節リウマチ，火傷，先天奇形，そのほかの疾患の患者を対象として用いられている．**図 7-134**に一部の患者群のスコア分布を示す．患者群には，基準値の範囲に留まる者，基準値の数倍の時間を要する者，不能の者がいる．

手指屈筋群の痙縮が強い15歳の脳性麻痺児に5分間のストレッチングを行った前後のテスト結果を**表 7-54**に示す．書字の速さを除いて，サブテストのスコアはいずれも改善している．書字スコアの低下は，ストレッチング後にペンを強く握れなくなったためと推定されている．

表 7-52 ジェブセン手機能サブテストにおける手順（例：書字）

書字
　手順：被験者にボールペンと端をクリップボードに止めた8×11インチの白紙を与える．模写すべき文章は24文字からなり，小学校3年生の程度である．文章は5×8インチのカードに大文字でタイプしてある．カードはブックスタンド上に裏返しに置く．準備（指示の項を参照）が整ったら，始めの指示と同時に検者がカードの面を返す．「始め」の合図から文章模写が終ってペンが紙から離れるまでの時間を測定する．同じ項目を別の文章を用いて利き手で行う．
　（文章は：John saw the red truck coming. Whales live in the blue ocean. Fish takes air out of the water.）
　指示：「読むのに眼鏡が必要ですか？ そうなら，かけてください．左手でこのペンを持って，それで楽に書けるようにして下さい．このカード（指し示す）の裏に文章が書いてあります．私がカードをめくって"始め"と言ったら，左手でできるだけ速く，きれいに文章を書いて下さい．筆記体です．活字体はいけません．分かりましたか？ いいですか？　始め」
　利き手のために：「いいですか．同じことを繰り返します．右手です．前とは違う文章です．いいですか？　始め」

(Jebsen et al. 1969)

表 7-53 ジェブセン手機能テストの健常者のスコア

利き手

	男　性		女性	
年齢（歳）	20〜59	60〜94	20〜59	60〜94
被験者数	120	30	120	30
書字	12.2±3.5	19.5±7.5	11.7±2.1	15.7±4.7
カード	4.0±0.9	5.3±1.6	4.3±1.4	4.9±1.2
小物	5.9±1.0	6.8±1.2	5.5±0.8	6.6±1.3
食事	6.4±0.9	6.9±0.9	6.7±1.1	6.8±1.1
チェッカー	3.3±0.7	3.8±0.7	3.3±0.6	3.6±0.6
大物（軽）	3.0±0.4	3.6±0.7	3.1±0.5	3.5±0.6
大物（重）	3.0±0.5	3.5±0.7	3.2±0.5	3.5±0.6

非利き手

	男　性		女性	
年齢（歳）	20〜59	60〜94	20〜59	60〜94
被験者数	120	30	120	30
書字	32.3±11.8	48.2±19.1	30.2±8.6	38.9±14.9
カード	4.5±0.9	6.1±2.2	4.8±1.1	5.5±1.1
小物	6.2±0.9	7.9±1.9	6.0±1.0	6.6±0.8
食事	7.9±1.3	8.6±1.5	8.0±1.6	8.7±2.0
チェッカー	3.8±0.6	4.6±1.0	3.8±0.7	4.4±1.0
大物（軽）	3.2±0.6	3.9±0.7	3.3±0.6	3.4±0.6
大物（重）	3.1±0.4	3.8±0.7	3.3±0.5	3.7±0.7

平均±標準偏差（sec）

(Jebsen et al. 1969)

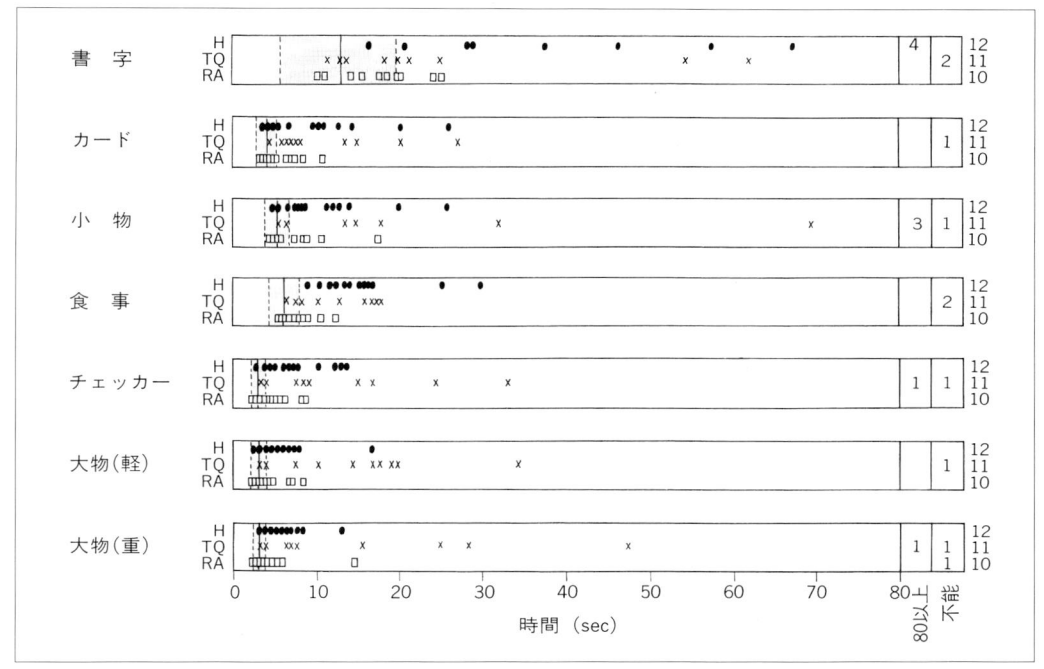

図 7-134 片麻痺，四肢麻痺および関節リウマチの患者群のジェブセン手機能テストのスコア分布
いずれも利き手(右)のスコアである．
H：片麻痺(脳卒中)12名，TQ：四肢麻痺(頚髄損傷：C6～7)11名，RA：関節リウマチ10名．
各サブテストが不能の者およびスコアが80sec以上の者の数を右欄に掲げる．灰色部は基準値と標準偏差の2倍の範囲である．患者の分布は広範囲である．

(Jebsen et al. 1969)

ジェブセン手機能テストは，実用的な標準化がされたものであるが，測定されている時間の次元が真の手機能の指標となるか否かは，検討を要すると指摘されている(Jette 1985)．このテストには，方法・時間測定(Methods Time Measurement：MTM)に含まれている手動作の8基本動作(Karger et al. 1966)のうち，「運ぶ，手を伸ばす(リーチ)，つかむ，定置する，はなす，回す，押す」の7要素が含まれている(Chyatte et al. 1972)．

MTMの基本要素のうち，①リーチ(reach)，②運ぶ(move)，③つかむ(grasp)，④定置する(position)，⑤はなす(release)，を利用したテストがChyatte et al. (1971, 1972)によって開発されている．これらの基本要素は，産業場面における腕と手動作の97%を占めている(Barnes 1968)．

表 7-54 ジェブセン手機能テストによるストレッチングの効果判定

サブテスト	前	後
書字	105	122
カード	74	27
小物	212	163
食事	46	35
チェッカー	103	46
大物(軽)	62	43
大物(重)	40	31

対象は痙直型脳性麻痺児である．手指屈筋群の他動的ストレッチング前後におけるパフォーマンスの変化を示す．スコアは，異なる3日の平均である．ストレッチング後に，書字を除いて，スコアは改善している．

(Jebsen et al. 1969)

(2) 手指機能検査(FQテスト)

　人間の精神機能の評価法のひとつに知能指数(intelligence quotient：IQ)が利用されている．手指の機能障害や治療の改善の程度を評価するため，知能指数のような標準化された指数を得ることを目的として開発されたテストである(花村 1973a；今田・他 1977)．テスト結果は，手指機能指数(finger-function-quotient：FQ)によって表示されるため，FQテストと命名されている．

　今田は，図7-135に掲げる手指機能にかかわる中枢神経系の機能構造を「手指機能の人間工学的システム」モデルで表し，手指機能を低位運動中枢に位置づけている(花村 1973a)．刺激の感受-反応経路に対して，感覚・知覚テスト，知能テスト，反射性運動テスト，運動適性テスト，関節可動域テスト，筋力テストがあり，FQテストは関節可動域テストや筋力テストの直上部に隣接している．ただし，持続的に遂行するための意思を要し，また高次認知機能および知覚機能も関与する(今田・他 1977)．

　テストに利用される課題は，

　1　**動作的機能**(kinetic function)　つまむ，握るのような手指の基本的，部分的機能を代表するもの(5種)

　①指腹つまみ検査：50 gの2個のつまみを交互につまみ上げて離す．15 sec間の数
　②側面つまみ検査：母指と示指でホチキス型のつまみ板をつまんで離す．1 kgおよび2 kgの負荷，それぞれ10 sec間の数
　③回外検査：直径11 cm，厚さ2 cmのボルトナットを締める．40回転に要する時間(sec)
　④フィンガー・ローリング検査：指先だけで直径2 cm，厚さ2 cmのボルトナットを締める．

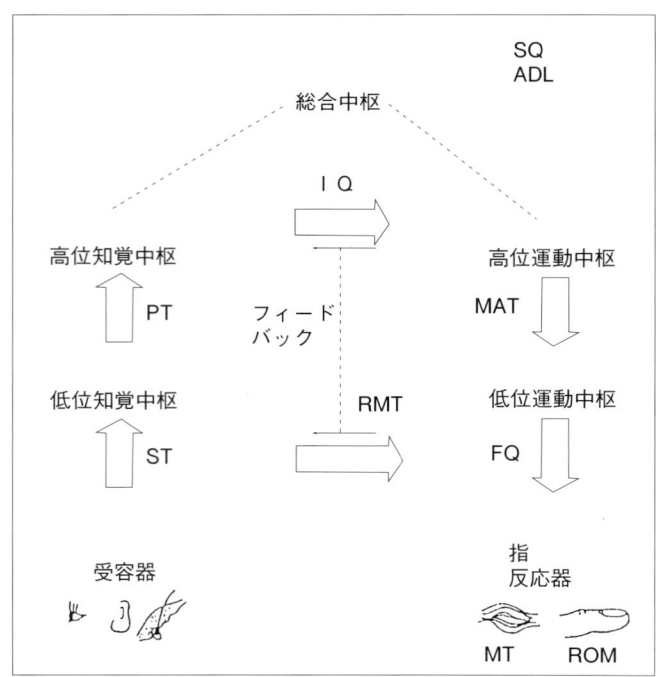

図7-135　手指機能の人間工学的システム(今田)
　PT：知覚テスト，ST：感覚テスト，IQ：知能指数，RMT：反射性運動テスト，SQ：社会成熟度指数，ADL：日常生活活動，MAT：運動適性テスト，FQ：手指機能指数，MT：筋力テスト，ROM：関節可動域テスト．
　　　　　　　　(花村 1973a，一部改変)

3 cm 締めつける時間(sec)

⑤グリップ検査：血圧計用のゴム球を連続して押す急速反復動作である．10 sec 間の送気量（cc）

2 **補助手機能**(assist hand function)　非利き手による支持固定の動作（1種）

①掌面固定検査：24 cm 四方の押さえ板が利き手のハンドル操作で移動するのを非利き手（補助手）で定位置に固定する．押さえ切れずに一定距離移動したときの加重力(kg)

3 **調節的機能**(controllable function)　動作における力，方向や速さの要素の調節能力を計るもの（4種）

①間隔維持検査：50 g，100 g，200 g の3種の錘を一定の高さに保持し，溝に沿って平行移動する．所要時間(sec)

②タイミング検査：円型台に順次置かれる20個のコマを32 cm の距離にある穴までメトロノームで示されたテンポで運んで落とす．失敗しない境界域(拍/min)

③格子模様検査：フェルトペンで縦横（前後左右斜め）に所定の2点間を結び格子模様を描く．採点盤の許容範囲にある正確交点で判定

④両手協調検査：回転盤に等間隔についている20本の紐を1回結びする．所要時間(sec)

に分けられる．テストバッテリーは，10種類のサブテストで構成され，評点はそれぞれ10段階であり，健常者で最も不器用な者がFQ＝100となる．テストの所要時間は，重度障害者でも1時間以内である．評点換算表（**表7-55**）は，健常者200名（男女各100名）および脳性麻痺者100名，脳卒中片麻痺者50名などのデータか作成された（花村 1973a）．**表7-56**に因子負荷量を掲げておく．

FQ は，健常者の低水準の機能を100，日常生活活動がかろうじて自立可能な者の機能を20〜30となるように設定されている．そのため，患者あるいは障害者が健常者の何%の機能であるかを示す指数とされる（花村 1973b）．脳卒中片麻痺患者35名を対象とした調査で得られたブルンストロームの回復段階（Brunnstrom's stage of recovery：**表7-57**）とFQとの関係を**図7-136**

表7-55　FQテストに用いる評点換算表

テスト	評点										
	0	1	2	3	4	5	6	7	8	9	10
指腹つまみ(回)	0-2	3-5	6-9	10-12	13-15	16-18	19-21	22-25	26-28	29-31	32-34
側面つまみ(回)	0-7	8-14	15-22	23-29	30-37	38-45	46-52	53-60	61-67	68-75	76-83
回外(秒)	-171	170-155	154-138	137-122	121-106	105-89	88-73	72-57	56-40	39-24	23-
フィンガーローリング(秒)	-131	130-120	119-110	109-99	98-88	87-78	77-67	66-56	55-46	45-35	34-
グリップ(cc)	0-70	80-150	160-220	230-300	310-380	390-460	470-540	550-610	620-690	700-770	780-850
掌面固定(kg)	0-0.6	0.7-1.2	1.3-1.9	2.0-2.6	2.7-3.3	3.4-3.9	4.0-4.6	4.7-5.3	5.4-5.9	6.0-6.6	6.7-7.3
間隔維持(秒)	-461	460-422	421-384	383-345	344-306	305-268	267-229	228-190	189-152	151-113	112
タイミング(拍/分)	-5	10-15	20-25	30-35	40-45	50-55	60-65	70-75	80-85	90-95	100
格子模様(点)	0-8	9-17	18-25	26-34	35-43	44-52	53-61	62-69	70-78	79-87	88-96
両手協調(秒)	-619	648-325	324-217	216-163	162-131	130-109	108-94	93-82	81-73	72-66	65-0

各テストごとの粗点を10段階に区分し，最高を10点，最低を0点として表現されるように定めてある．

（花村 1973a）

表 7-56 FQ テストにおける 8 種の抽出共通因子（因子負荷量）

下位テスト種類	第Ⅰ因子 補助手の関与	第Ⅱ因子 手指筋の耐久性	第Ⅲ因子 上肢関節の自由度	第Ⅳ因子 リズム生成と伝達	第Ⅴ因子 目と手の協調	第Ⅵ因子 指の分離運動	第Ⅶ因子 アーチ・メーキング	第Ⅷ因子 指のフィードバック
指腹つまみ	0.09	0.11	0.52	0.64	0.14	—	0.27	0.15
側面つまみ	0.02	0.51	0.11	0.65	0.22	0.01	0.03	0.07
回　　外	0.14	0.05	—	0.60	—	0.40	0.23	—
フィンガーローリング	0.08	0.38	0.07	0.13	—	0.55	0.15	0.57
グリップ	—	0.51	—	0.51	—	0.05	—	0.30
掌面固定	0.41	0.22	—	0.22	0.17	—	0.14	0.10
間隔維持	0.09	0.34	0.59	—	0.12	—	0.20	0.44
タイミング	—	0.11	0.36	0.67	0.39	0.32	0.17	0.03
格子模様	0.19	0.03	0.29	0.40	0.70	0.13	0.06	0.09
両手協調	0.36	0.10	—	0.38	0.34	0.11	—	0.04
基準－因子総量	13.8	23.6	19.4	42.0	20.8	15.7	12.5	17.9

因子につけられた名称とFQへの基準構成率を示す．
第Ⅰ因子：補助手の関与 (participation of assisting hand) ― 8％
第Ⅱ因子：手指筋の耐久性 (endurance of hand musculature) ―14％
第Ⅲ因子：上肢関節自由度の保持 (degrees of freedom of kinetic-chain in upper limb) ―12％
第Ⅳ因子：リズムの生成と伝達 (production & transmission of rhythm) ―25％
第Ⅴ因子：指相互の分離運動 (separate movement of the finger) ― 9％
第Ⅵ因子：目と手の協調性 (eye-hand coordination) ―13％
第Ⅶ因子：アーチ・メーキング (palmar arch-making) ― 8％
第Ⅷ因子：指のフィード・バック (feed-back mechanism of the finger) ―11％

（今田・他 1977）

に示す．非麻痺手のFQは健常者よりも低く，麻痺側の回復段階との間に有意相関がある．これは，脳卒中が両側の手指機能に影響することを示唆している．麻痺側では，回復段階が4→5に移行するころ，日常生活活動に必要となる手指機能が実用的になる（今田・他 1977）．

（3）運動年齢テスト(Motor Age Test)

運動発達(motor development)の検査は，小児の発達の遅れ，脳性麻痺や知的障害の診断および治療や訓練の過程における変化の検出に利用されている．

Johnson et al.(1951)は，当時の文献を概観して，①治療によって身体的および経済的自立が達成され，②介助を必要としない生産的な市民となった脳性麻痺児の割合はどうなっているのか，③最も効果的な治療法は何か，についての情報がないと指摘している．その理由として，脳性麻痺児にかかわる現象を統計的に処理できる記述がないことを掲げている．

この問題を解決するため，小児の運動機能あるいは動作能力をビネー式知能検査(精神年齢と知能指数)に準じて，比較できるようなスコア(運動年齢)と指数(運動指数)によって表示し，運動障害の評価や治療効果の判定に利用しようと試みたものが運動年齢テストである（**表7-58**）．健常児は6歳で身体的自立，将来の社会経済的独立に必要な運動機能を備えると仮定して，テストは出生から6歳(72月)までの健常児を基準にして作られている．6歳の健常児と同程度の運

表 7-57 ブルンストロームの回復段階

ステージ1	随意運動なし．筋は弛緩
ステージ2	随意的あるいは連合反応として共同運動またはその要素が発現する．関節運動は要しない．軽度痙縮の出現
ステージ3	共同運動が随意的に可能で，明らかな関節運動が起こる．痙縮は顕著
ステージ4	共同運動から分離した運動が可能となる．痙縮は減少傾向
ステージ5	共同運動から独立した運動が可能となる．痙縮は減少．複雑な運動パターンの組合せが努力によって可能になる（ステージ4との区分が困難なこともある）
ステージ6	協調性のある分離運動が可能になる．ほぼ正常に近い状態であり，痙縮は他動的に明らかでない程度．運動の検査により健側との差は認められる

（Brunnstrom 1970，一部改変）

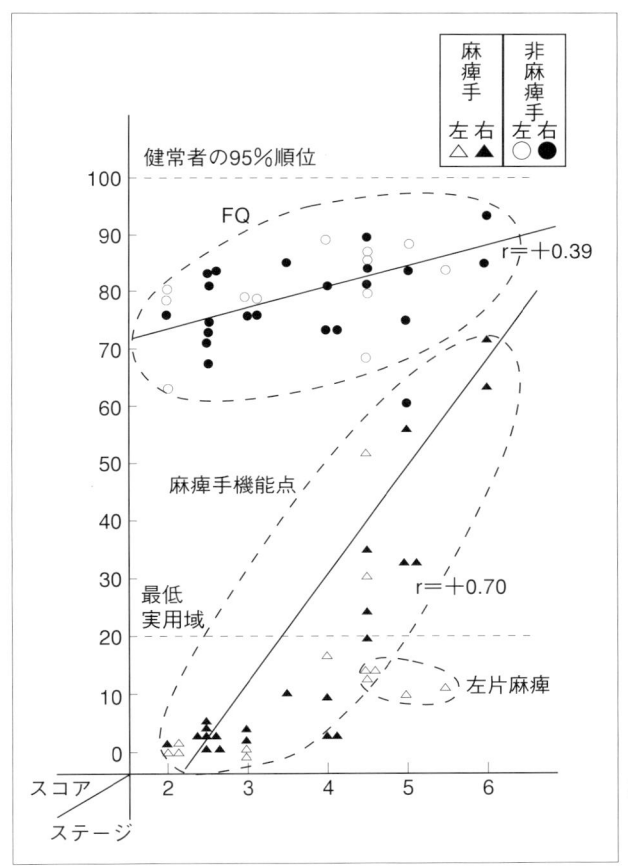

図 7-136 ブルンストロームの回復段階（ステージ）とFQとの関係
（花村 1973b，一部改変）

動機能がある場合，治療の必要性はない．

　テストの構成に当たっては，Gesell et al.(1940, 1946)の小児発達に関するデータが参考にされている．さらに，食事動作のような複雑な技能は，客観的な評価に馴染まないとして使用せず，要素的技能を検査できるように種々の器具を開発している．また，パフォーマンスに知能が影響しないように配慮されている．各テスト項目は健常児に試行した結果を用いて，標準化がされている．なお，運動年齢テストには上肢用と下肢用とがある．

表 7-58 運動年齢テスト（上肢）

月数	検査項目	装具(−)	装具(+)
4月	がらがら握り	4	4
7月	2.5 cm サイコロ握り	1	1
	2.5 cm サイコロ握り，母指も使って	1	1
	2.5 cm サイコロ握り，他手移しかえ	1	1
10月	0.6 cm ビーズを母指と他の一指で正しくつまみあげる	3	3
12月	ビーズをつまんで5 cm 径のビンに入れる	1	1
	3.7 cm サイコロ積み（2個）	1	1
18月	3.7 cm サイコロ積み（3個）	6	6
21月	3.7 cm サイコロ積み（5個）	3	3
24月	3.7 cm サイコロ積み（6個）	1	1
	ページめくり（6ページ中の4ページ）	1	1
	1.2 cm のビーズ通し	1	1
30月	3.7 cm サイコロ積み（8個）	3	3
	クレヨンを握って書く	3	3
36月	3.7 cm サイコロ積み（9個）	3	3
	ビーズをビンの中に（10個，30 sec）	3	3
48月	ビーズをビンの中に（10個，25 sec）	3	3
	電気運筆（輪）	3	3
	3ボタン電気回路（よい手，9回，10 sec）	1.5	1.5
	3ボタン電気回路（わるい手，8回，10 sec）	1.5	1.5
	釘45本立て（180 sec）	3	3
60月	電気運筆（四角）	6	6
	ビーズをビンの中に（10個，20 sec）	6	6
小 計			
66月	糸まき（20 sec）	0.6	0.6
	釘45本立て（140 sec）	0.7	0.7
	釘5本立て（ピンセットで，60 sec）	0.7	0.7
	3ボタン電気回路（よい手，10回，10 sec）	0.7	0.7
	3ボタン電気回路（わるい手，9回，10 sec）	0.7	0.7
	水平2ボタン電気回路（6回，10 sec）	0.7	0.7
	垂直2ボタン電気回路（6回，10 sec）	0.7	0.7
	ハンドル回し（よい手，55 sec）	0.6	0.6
	ハンドル回し（わるい手，60 sec）	0.6	0.6
72月	電気運筆（星）	0.6	0.6
	糸まき（15 sec）	0.6	0.6
	釘5本立て（ピンセットで，35 sec）	0.6	0.6
	釘45本立て（130 sec）	0.6	0.6
	3ボタン電気回路（よい手，11回，10 sec）	0.6	0.6
	3ボタン電気回路（わるい手，10回，10 sec）	0.6	0.6
	水平2ボタン電気回路（8回，10 sec）	0.6	0.6
	垂直2ボタン電気回路（7回，10 sec）	0.6	0.6
	ハンドル回し（よい手，50 sec）	0.6	0.6
	ハンドル回し（わるい手，55 sec）	0.6	0.6
合 計			
検査者名			

可能な項目のスコアの合計を月齢で表す．
　指示：装具なしでテストを行う（体幹支持の装具を用いて上肢をテストする場合を除く）．随時，装具を用いてもよいが，テスト時に使用した装具は記入しておく．たとえば，体幹支持のために骨盤帯付長下肢装具を用いて上肢のテストを行ったと記載する．

(Johnson et al. 1951)

各テスト項目のスコアを加算したものを月齢で表し，これを運動年齢(motor age)と呼んでいる．暦年齢で運動年齢を除して運動指数(motor quotient)とする．脳性麻痺(痙直型対麻痺)の6歳3か月の男児がテストの課題48月「3ボタン電気回路」まで十分にできて，その後は連続する3課題に失敗したとする．ここで検査は終了とする．遂行できた課題のスコア総計は45か月である．運動年齢(45か月)を暦年齢(75か月)で除して，上肢運動指数(upper motor quotient：UMQ)60を得る．この患児は，上肢の神経筋機能に明らかな異常は認められていないが，そのパフォーマンスは基準値以下である．

(4) 腕機能テスト(Arm Function Test)

腕機能テストは，脳卒中片麻痺患者の麻痺側上肢の機能回復を評価し，同時に予後予測にも利用できるテストとして開発されている(DeSouza et al. 1980a)．脳卒中患者における麻痺側上肢の運動機能の回復に規則性があることは，臨床的に広く知られている(Twitchell 1951；Brunnstrom 1970；Bobath 1978)．それに加えて，動物実験によって，運動ニューロンに対する上位中枢の支配には，大脳皮質や皮質下の構造が関与していることも明らかにされている．とくに手指運動には，皮質脊髄路の役割が重視されている(Lawrence et al. 1968a, b)．

腕機能テストでは，上肢の運動機能に対する2つの系による支配，上肢の近位と遠位との機能回復の相違を前提として，テスト項目が構成されている．このテストは多次元の運動機能を測定するものであり，24項目のサブテストが5次元に分けられている(**表7-59**)．各サブテストの結果には，異常と判定されればスコア0，異常なしであればスコア1が与えられる．患者はテーブルを前にして，椅子座位の姿勢でテストを受ける．

1 **他動運動** 他動的関節可動域は基準値の50%以下を0，以上を1とする．

2 **筋緊張** 関節の他動運動時に抵抗が高ければ痙縮あり，低過ぎれば弛緩と判定する．いずれの項目も異常ありを0，なしを1とする．

3 **痛み** 他動運動時に痛みがあれば0，なければ1とする．

4 **腕と体幹の運動**

①クランク(円盤)を回す(**図7-137**)：半径12.5 cmのクランク型に把手のついた円盤を回す．把手が患者から最も遠い位置にあるときには，体幹の運動が必要である．円盤を1回転させる時間を計測する．患者が回せないときには，把手を側方から手前まで90°動かすように指示する．スコアは段階的に加算する．たとえば，患者が3 sec以内に1回転できれば，項目(4a)に1を与え，さらに項目(4b-i)にも1を与える(4aができれば，4b-iもできる)．3 sec以上を要すれば，項目(4a)は0となる．以下の項目も同様に処理する．

②体幹運動：クランク円盤を動かすのには，体幹の屈伸運動が必要である．矢状面で肩峰が8 cm以上も移動する場合は0，それ以下は1とする．

5 **手機能** スコアは，いずれも失敗を0，成功を1とする．

①ジャーを開ける(a)：麻痺側手の保持機能を調べる．高さ16 cm，直径6.5 cmのジャー(重さ400 g)を麻痺側でおさえて，非麻痺側で蓋を開ける．

②③円柱を取り上げ，置く(b, c)：高さ50 mm，直径16 mm(重さ7 g)および直径50 mm(重さ50 g)の2種類の木製円柱を準備する．これを取り上げ，テーブル上を12 cm動かして，置く(円柱は立てなくてもよい)．

表 7-59 腕機能テスト項目

1．他動運動　　　　　　　　　　　スコア
　　運動域は正常値の50％以上
　　　a　手関節
　　　b　肘関節
　　　c　肩関節
2．筋緊張
　　　a　痙縮なし
　　　b　重度の痙縮なし
　　　c　筋弛緩なし
3．疼痛
　　　疼痛なし　a　手関節
　　　　　　　　b　肘関節
　　　　　　　　c　肩関節
4．腕と体幹の運動（クランク円盤回し）
　　　a　1回転，3 sec 以内（両方向）
　　　b　1回転，3 sec 以上（両方向）
　　　c　時計回りに1回転，3 sec 以内
　　　d　逆時計回りに1回転，3 sec 以内
　　　e　時計回りに1回転，3 sec 以上
　　　f　逆時計回りに1回転，3 sec 以上
　　　g　屈曲要素（図7-137A）
　　　h　伸展要素（図7-137B）
　　　i　過剰な体幹運動
5．手機能
　　　a　ジャーを開ける
　　　b　50 mm 円柱を持ち上げ，置く
　　　c　16 mm 円柱を持ち上げ，置く
　　　d　100 g ゲージのつまみ，はなし
　　　e　50 g ゲージのつまみ，はなし
　　　f　グラスを口へ
　　　g　髪をとかす
　　　　　　　総計（25）
　　　　　　　──（％）

スコアは0,1のいずれかであり，結果はスコア総計と％によって表示される．

(DeSouza et al. 1980a)

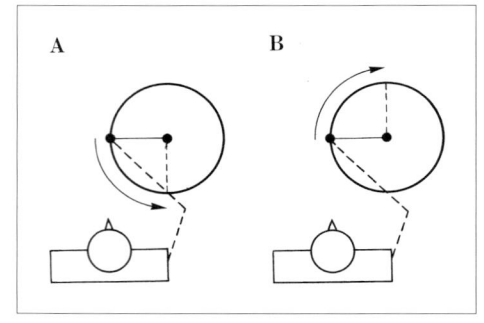

図 7-137 クランク（円盤）を利用した屈曲要素（A）と伸展要素（B）のテスト
円盤上の実線は運動開始位置，破線は終了位置．

(DeSouza et al. 1980a)

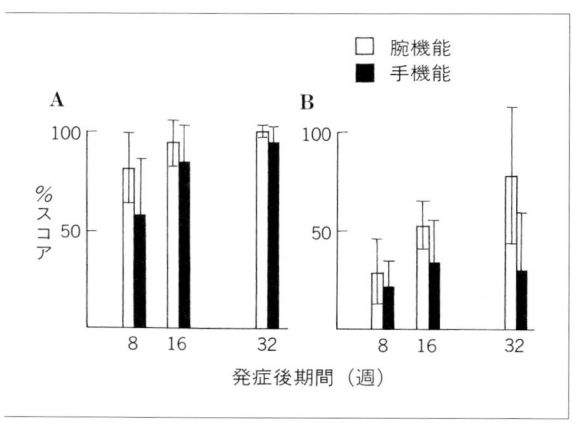

図 7-138 脳卒中発症後16週以内に腕機能テストのスコアが80％に達した患者群（A：8名）と達しなかった患者群（B：6名）の機能的予後
発症後8，16，32週のスコア（平均と標準偏差）が図示されている．A群では，腕機能および手機能の回復は良好であり，回復の割合は16週以内で大きい．B群では，腕機能は回復傾向を示すが，手機能の回復は不良である．

(DeSouza et al. 1980a)

④⑤はさみ型ゲージをつまみ，離す(d, e)：ゲージは3 cm 間隔のはさみ型，読みの最大値は100 g である．母指と示指ではさんで，離す．

⑥グラスを口へ(f)：高さ7 cm，直径7 cm のグラス（重さ190 g）を麻痺側手で取り上げ，口へ運ぶ．

⑦髪をとかす(g)：非麻痺側手から麻痺側手に櫛をわたし，頭頂や後頭に櫛を運び，髪をとかす．

このテストの検者間の誤差は4％以下である．痛みについては，分散がやや大きくなっている．

また，テストのスコアは，総合的な臨床機能評価および視標追跡課題のスコアとの相関が高い（DeSouza et al. 1980b）．テストは7～10 minで実施できる．装置の作成や入手も容易であろう．

脳卒中発症後16週以内に腕機能テストの結果が80％を超えた患者は，手指の運動制御をかなり獲得できる．80％以下では，機能障害が残り，廃用手となることもある．ただし，80％以上のスコアは，手機能と腕および体幹の運動との両者で成功しなければ得られない（DeSouza et al. 1980a）．発症後16週のスコア80％を境にして患者をA群とB群に分けて機能予後を観察した結果では，A群の腕と手の機能は回復するが，B群の手機能は回復が期待できない（図7-138）．

なお，腕機能テストが発症後の時間経過の長い脳卒中患者にも適用できるか否かは，不明である（Jette 1985）．

その後，腕機能テストは修正されて単純になり，フレンチャイ上肢テスト（Frenchay Arm Test）となっている（Wade et al. 1983a；Heller et al. 1987）．フレンチャイ上肢テストのサブテストは，

①物差し（ruler）を押さえる
②円柱（直径12 mm，高さ5 cm）をつかんで持ちあげる
③洗濯ばさみを操作する
④髪をとかす

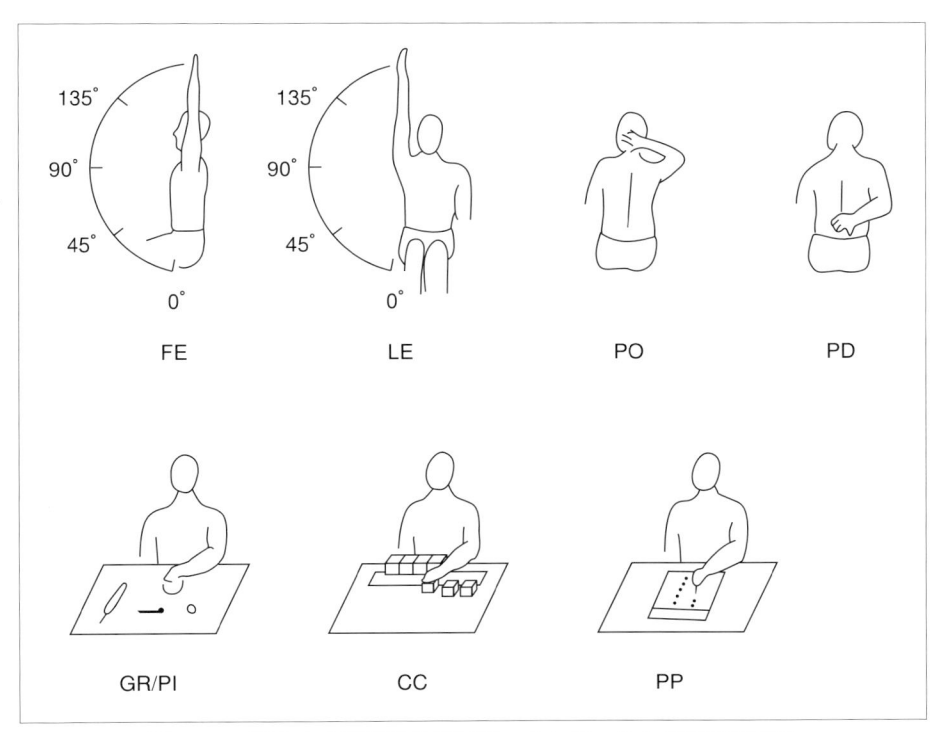

図7-139 脳卒中上肢機能検査に用いられている8課題の模式図
FE：上肢の前方挙上，LE：上肢の側方挙上，PO：手掌を後頭部へ，PD：手掌を背部へ，GR：つかみ，PI：つまみ，CC：立方体運び，PP：ペグボード．

(Nakamura et al. 1992)

400　7　随意運動

表 7-60　脳卒中上肢機能検査(MFT-2)

氏名　　　　　　　　　　　　　　　　　　　　　　年　月　日（検査者　　　　　　）

検　査　項　目		右	左	MFT 実施上の注意
上肢の前方挙上(FE)	1．45°未満			[用意する物]　角度計，軟式野球ボール，鉛筆，コイン，針，立方体（木製，一辺5cm）8個，ボード（幅10cm，長さ55cm，厚さ5mm），ペグボード検査器具，ストップウォッチ（タイマー）
	2．45°～90°			
	3．90°～135°			
	4．135°以上			
上肢の側方挙上(LE)	1．45°未満			[FE, LE, PO, PD] 1．検査姿勢は椅子座位とする． 2．FE，LE は出来るだけ肘を伸ばして腕を上げるように指示する． 3．FE は肩関節屈曲，LE は肩関節外転の角度を測定する（肘の軽度屈曲はゆるす）． 4．PO, PD は手部の到達部位により決める．PO-4 は MP が後頭結節を越えて，PD-4 は MP が脊柱を越えて，掌が後頭部，背部にぴったりつく．
	2．45°～90°			
	3．90°～135°			
	4．135°以上			
手掌を後頭部へ(PO)	1．少し動く			
	2．手が胸部より高く上る			
	3．手が頭部に届く			
	4．手掌がぴったりつく			
手掌を背部へ(PD)	1．少し動く			[GR, PI, CC, PP] 1．検査姿勢は椅子座位，前腕が楽にのる高さ（肘屈曲90°程度）の机に向かう． 2．GR のボールは軟式野球ボールを使用． 3．GR-1 はつかむことは不可だが，持たせて手掌を下に向け，腕を持ち上げても落ちなければよい． 4．GR-2 は GR-1 ができたあと，随意的にはなすことができる． 5．GR-3，PI-1，PI-2，PI-3 は机上の各物品をつかみ，またはつまみあげる．腕の挙上が不十分な時は検査者が前腕を軽く支えて行ってもよい． 6．CC はボード手前の立方体を1個つかみ，ボードの向こうへ順次運ぶ課題で，5秒間の個数を測定する．立方体8個を横1列に並べて置く．被験者はヨーイの合図で手を机上にのせて待つ．運んでいる途中に制限時間となった時，それは個数にいれない．各手3回実施する（最高値を用いる）． 7．PP はペグボード検査器具を使用．ボード上端の皿からペグを1本とり，手前の孔に順次立てる課題で，30秒間の本数を測定する．右手は右側の，左手は左側のペグ皿のペグを使い，各手3回実施する（最高値を用いる）．
	2．同側殿部に届く			
	3．指，手背が脊柱に届く			
	4．手掌がぴったりつく			
つかみ(GR)	1．ボールを握っている			
	2．ボールをはなす			
	3．ボールをつかみあげる			
つまみ(PI)	1．鉛筆をつまみあげる			
	2．コインをつまみあげる			
	3．針をつまみあげる			
立方体運び(CC)	1．5秒以内に1～2個			
	2．5秒以内に3～4個			
	3．5秒以内に5～6個			
	4．5秒以内に7～8個			
ペグボード(PP)	1．30秒以内に1～3本			
	2．30秒以内に4～6本			
	3．30秒以内に7～9本			[スコア] 1．各検査項目毎に不可は0，可は1と記入する． 2．全検査項目の合計得点（スコア）を求める． 3．MFS は32点を100として用いるため，合計得点を3.125倍した値とする．
	4．30秒以内に10～12本			
	5．30秒以内に13～15本			
	6．30秒以内に16本以上			
合計得点（32点満点）				
MFS				

脳卒中上肢機能検査（森山・他 1990a）のスコア化を一部改変したテストである．

であり，スコア合計は5となる．テストは3min以内に終了するが，テストの感度は低下する．これを補うため，軽度障害の患者には9穴ペグボードのパフォーマンス，重度障害の患者には握力検査を追加している（Heller et al. 1987）．

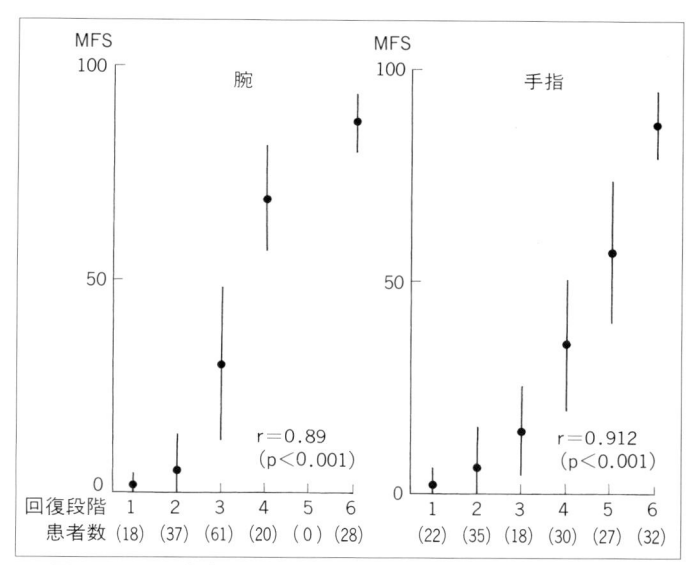

図7-140 脳卒中の運動機能回復段階（上肢）とMFSとの関係
(Moriyama 1987)

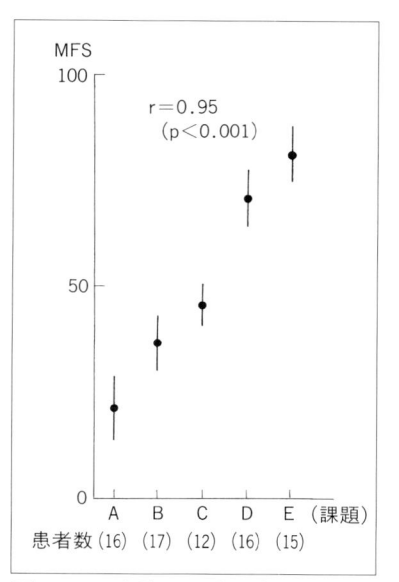

図7-141 上肢の運動発達段階を代表する諸課題とMFSとの関係
A：ボールを握る（4か月），B：積み木をつむ（15か月），C：丸を書く（30か月），D：文字を書く（60か月），E：箸を使う（60か月）．
(Moriyama 1987)

（5）脳卒中上肢機能検査(Manual Function Test：MFT)

脳卒中上肢機能検査は，脳卒中患者の早期リハビリテーションの神経学的回復期に開始される作業療法において，上肢運動機能の継時的変化を測定するためのテストである（図7-139）．検査結果は，上肢機能スコア(Manual Function Score：MFS)として算出されている（表7-60）．テストは，上肢の1関節（肩）運動と2関節（肩と肘）運動，手動作，手指動作のサブテストで構成され，それぞれの機能回復も測定できる．MFSの再テスト法による一致度は高い（麻痺側：$r=0.997$，非麻痺側：$r=0.839$，各$p<0.001$）．サブテストの信頼性係数は，ペグボード・スコア（再テスト法による）を除き，高くなっている（表7-61）．MFTは順序尺度として作られているが，ガットマンの尺度解析では，再現性係数＝0.940，尺度化係数＝0.804であり，尺度としての1次元性を満たしている（森山・他 1991）．MFSを間隔尺度として扱うことも許容される(Hamilton et al. 1989；Johnston 1989)．MFSはブルンストロームの回復段階，あるいは上肢機能の発達段階を代表する複数の課題遂行の可否とも有意な相関がある（図7-140, 141）．テストは10 min程度で終了する．

図7-142に脳卒中患者120名のデータに基づいて作成されたMFT-S（粗スコア：満点32）回復プロフィール表を示す．各図の横軸はMFT-S，縦軸は各課題のスコア，太線は基準値である

表7-61 上肢機能検査サブテストの信頼性係数（*K*-coefficient）

	検者内信頼性	検者間信頼性
1．前方挙上	1.000	0.429
2．側方挙上	0.938	0.474
3．手掌を後頭部へ	0.855	1.000
4．手掌を背部へ	0.878	0.500
5．把握	0.870	0.861
6．ペグボード	0.376	0.500

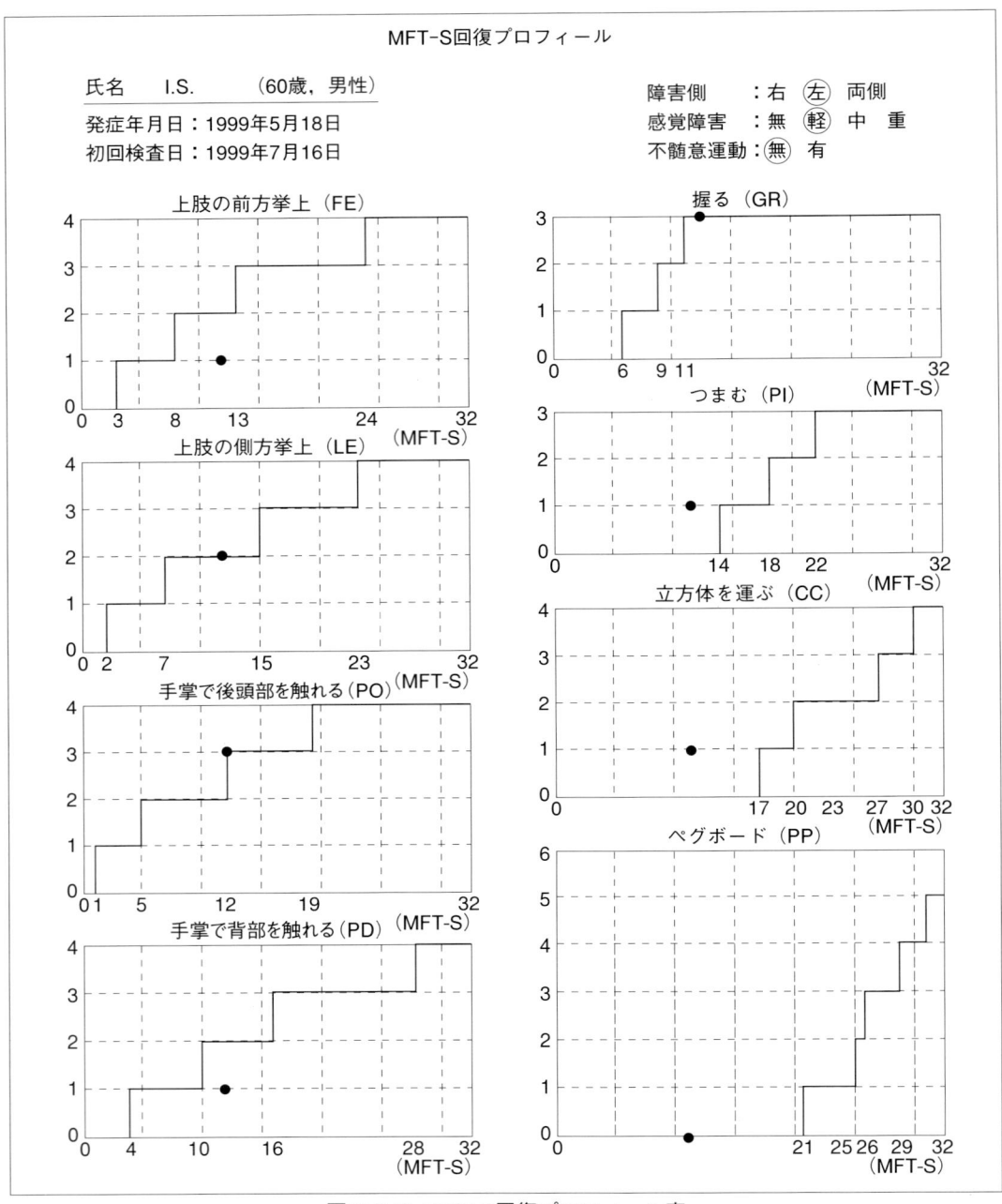

図 7-142 MFT-S回復プロフィール表

　MFT-S(MFT-スコア)と8課題のスコアとの関係が基準値のライングラフ上に記入される．例示されている患者は，上肢の可動域制限があり，上肢を静止肢位に保持するのがやや困難，肘関節を伸展位に保ったままでは肩屈曲ができない．上肢の位置感覚が障害されている．FEとPDのスコアが基準値よりも低いため，これからの作業療法の主な目標は肩関節の自動的可動域の拡大である．選択した活動は，自動介助運動による輪移し(前方へ動かす)，麻痺手でレザーシートを保持し，非麻痺手でレーシングを行うこととした．

(中村・他 1997, 一部改変)

表 7-62 MFT-S と作業療法士が選択した活動との関係

MFT-S	0〜5	6〜11	12〜17	18〜22	23〜28	29〜32
例数	32	39	30	40	53	27
輪移し	▲▲	▲▲▲	▲▲▲	▲▲▲	▲	
前方へ動かす						
自動介助（自己介助）	****	****	*	*		
自動介助（前腕支持）	**	*****	***			
自動			****	****	*	
後方へ動かす				***	*	
患側上肢の保護伸展	▲▲	▲▲	▲▲	▲	▲	
サンディング	▲▲	▲▲	▲▲	▲▲▲	▲▲▲	▲▲▲
自動介助（自己介助）	****	*****	****	**		
自動		*	**	***	****	***
抵抗（負荷）				**	*****	****
木製ブロック	▲	▲	▲▲	▲▲▲	▲▲▲	▲
前方へ動かす						
自動介助	***	***				
抵抗運動と自動介助			**			
抵抗運動と自動			***	******	***	
後方へ動かす				*	****	***
木製ブロックを回す					**	***
ペグボード			▲	▲▲	▲▲▲	▲▲▲
木製ペグ（φ30mm）			***			*
木製ペグ（φ15mm）				*	***	
金属ペグ（φ5mm）				**	***	****
パーデュペグボード					**	****
治療用遊具					▲	▲▲
ボールの投げ受け					*	
体操用棒のつかみ・はなし					*	
デッキ輪投げ						*****
手工芸 1		▲		▲	▲	
レーシング		***		*	**	
金工（釘の保持）				**		
手工芸 2			▲	▲	▲▲▲	▲▲
スタンピング			**	*	****	*
描画			*	**	**	*
鋸引き						
金工（打ち出し）					*	
パソコン・ワープロ						
手工芸 3					▲	▲▲▲

和紙のちぎり絵	折り紙	タイルモザイク	木彫
ネットレーシング	機織り	ビーズ細工	陶芸
木型作り	マクラメ	ペーパーフラワー	刺し子
革細工	その他		

▲25%以上　▲▲50%以上　▲▲▲75%以上　＊10%

（森田・他　1995，一部改変）

(中村・他 1991).このプロフィール表は,以下の手順に従って,作業療法の課題設定に利用される.

① 患者の MFT-S を求め,各課題のスコアをプロフィール表に記入する
② 基準値よりも低スコアの課題をチェックする.これが評価時に運動機能の回復が遅れている項目である
③ チェックされた項目に関係する運動機能回復を促進するため,最適の活動を選択し,これ以降の訓練に利用する

毎週のテスト結果から,どの項目の機能回復に重点をおくかを定めて作業療法を行うことによって,機能回復に要する期間が短縮される(森山・他 1990b).表7-62 に MFT-S と作業療法士が選択した課題との関係を掲げておく.

表 7-63 脳卒中片麻痺患者において作業療法開始後 4,8,12 週の MFS を予測する式

4 週(1 か月)
　MFS1 = 21.072 + 0.986×MFS0 − 0.119×AGE − 2.06×TOA − 2.171×COMA − 2.231×COGNT
　　− 1.75×ICH − 2.274×VF
　(n = 766,R = 0.957,R^2 = 0.916)

8 週(2 か月)
　MFS2 = 35.279 + 0.971×MFS0 − 0.238×AGE − 3.017×TOA − 2.477×COMA − 2.741×APHASIA
　　− 2.901×COGNT − 2.993×ICH
　(n = 676,R = 0.928,R^2 = 0.86)

12 週(3 か月)
　MFS3 = 45.154 + 0.981×MFS0 − 0.327×AGE − 3.616×TOA − 2.77×COMA − 3.24×APHASIA
　　− 4.173×COGNT − 4.165×ICH
　(n = 481,R = 0.901,R^2 = 0.812)

式に用いられている略語は,MFS:上肢機能得点,AGE:年齢,TOA:発症からの期間,COMA:発症時昏睡の有無,COGNT:認知障害,ICH:脳出血(病型),VF:視野欠損,APHASIA:失語,である.

(中村・他 1997)

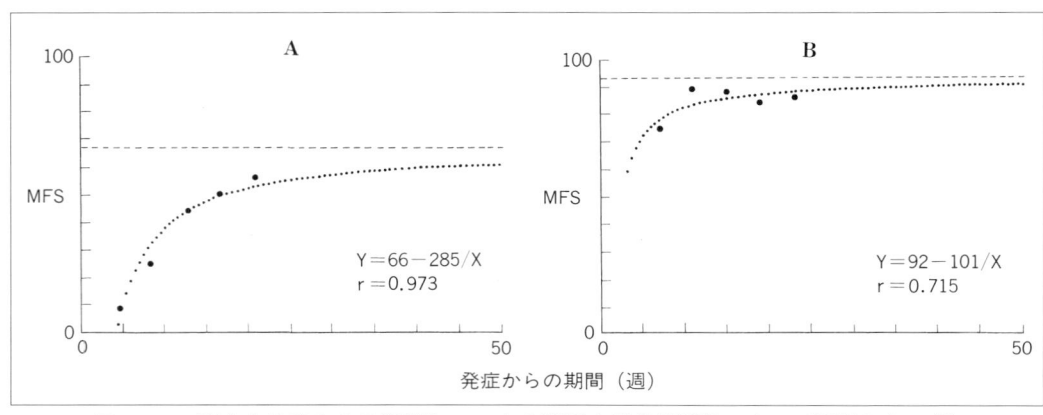

図 7-143 脳卒中発症からの期間と MFS との関係を双曲線関数によって近似した 2 例
　A:有意な近似が成立した例.56歳,女性,右淡蒼球出血による左不全片麻痺.
　B:有意な近似が成立しなかった例.53歳,男性,くも膜下出血による左不全片麻痺.

(中村・他 1991)

作業療法開始後4，8，12週のMFSは，人口学的変数と初回MFS，神経学的機能障害を独立変数として，表7-63に掲げる重回帰式で求めることができる(中村・他 1997)．また，発症後24週以内の脳卒中患者の作業療法におけるMFSの継時的変化は，大部分の患者において双曲線関数を用いて近似することができる(図7-143)．近似が不成立の患者特性として，①年齢が高い，②発症からの期間が長い，③失語がある，④直腸膀胱障害がある，⑤知能指数が低い，が掲げられている．失語がある患者では，失行の影響も考慮しなければならない．近似が最も成立しやすい患者は，①病変が内包にある，②前頭葉皮質に病変はない，の2条件を満たす者である(Nakamura et al. 1992)．

8 姿　勢

1. 姿勢をめぐって

　「姿勢(posture)」は，しばしば身体の構えあるいは身体全体の形を表す言葉として使われ，ときには比喩的に態度や心構え，定位を意味することもある．運動学では，頭部と体幹，四肢の身体各部分の相対的な位置関係を「構え(attitude)」，身体の基本面が重力方向とどのような関係にあるかを「体位(position)」と呼んでいる(中村・他 2003)．

　臨床運動学で取り上げるのは，主として静止状態にある立位姿勢(standing posture, station)であり，構えとバランス安定性，それらにかかわる制御機構である．人類が直立位で二足歩行を行うようになったときから，重力は人類の敵となった．それ以来，抗重力機構とバランス保持機構を通じて，人類はこの敵と休みなしに戦っている(Jones 1933)．

　人間がある姿勢となり，その姿勢を保持する機能を姿勢制御(postural control)という．臨床的な姿勢制御の障害は，患者の示す異常姿勢(abnormal posture)およびバランスの不安定性(instability of balance)に対応する．いろいろな異常姿勢は，骨関節疾患や神経筋疾患，中枢神経疾患の患者が示す徴候の一部として捉えられ，診察の過程で多くの手掛かりを与えてくれる．また，病変部位の診断にも役立つ．たとえば，ウェルニッケ・マン肢位(Wernicke-Mann psoture)は脳血管疾患，とくに視床病変の可能性を示唆する．両足を開いた立位姿勢をとり，身体が動揺して片側に倒れやすい場合，倒れかかる側の小脳半球病変による運動失調の可能性を考える．

　立位姿勢は静止した支持基底上の身体運動でもあり，姿勢動揺(postural sway)は人間の直立姿勢とは不可分である(Hellebrandt 1938)．姿勢動揺は，足関節を軸とした全身の回旋運動に加えて，体幹も下肢に対して相対的な回旋を行っている．通常，両者の回旋する方向は一致している．また，姿勢動揺は前後方向が大きい(Thomas et al. 1959)．姿勢動揺はバランス安定性との関連性が高い．

　バランス安定性の低下は，歩行障害をはじめとして，動的バランスを要する身体活動の制約となる．近年，臨床にも姿勢動揺検査法(posturography)が導入され，バランス障害の定量化が進められている．その検査結果は，現状における運動障害や動作障害の推定，各種の治療的介入の効果判定，さらには転倒の危険性(risk)がある高齢者を判別することなどにも利用されている．

　18世紀，運動に関する研究は，人類の文化的進歩にとって直立姿勢と歩行，それに手の技能発達が基本的な前提条件であると仮定していた．そのさい，神経系はあらゆる姿勢や運動において，自動的にバランスを保つ機能を果たしているはずである．結局，運動は姿勢調節に始まり，姿勢調節に終わると主張されている(Dietz 1997)．

ゲームを観戦している人びとの立位姿勢は左右非対称のことが多く，しかも同一姿勢に留まるのは平均30 sec である(Smith 1954)．このような非対称の姿勢では，心身に緊張はなく，筋活動も少ない(Joseph et al. 1952；Carlsöö 1961)．立位姿勢は個人の好みや環境条件によって変化するが，実験室における姿勢に関する研究の多くは，実験条件の標準化によって，環境要因を捨象している(Rozendal 1986)．臨床神経学で用いているロンベルク試験(Romberg test)の姿勢は，いわゆる「気をつけ」の姿勢であり，これも一種の標準化された姿勢である．このような特定の見方によって，筋骨格系や感覚系，中枢神経系の機能障害を評価することが可能になる．

姿勢制御の機能は4種類に分けられる(Bairstow 1986)．
①自己規範に基づく姿勢(self-prescribed posture)：各人が自然にとる姿勢
②外部規範に基づく姿勢(externally-prescribed posture)：体操やバレー(舞踏)のように教師によって指示される姿勢
③随意運動(重心移動)に伴う変化(self-induced change)：身体部分の意図的運動に伴う姿勢変化
④外力による重心移動に伴う変化(externally-induced change)：床面の移動あるいは外力によって身体が水平方向に移動させられたことに伴う姿勢変化

臨床では，①②が主として異常姿勢(構え)と静的バランスのテーマとなり，③④が動的バランスのテーマとなる．

立位姿勢は完全に静止した安定状態にあるわけではない．身体の各部位は，わずかながら常に動き，姿勢動揺を生じている．姿勢動揺は，環境にかかわる情報が視覚系，前庭系および体性感覚系(固有感覚と皮膚感覚)からの感覚入力として中枢神経系に伝達され，脊髄から大脳皮質までに至る種々のレベルにおいて統合され，同じ姿勢を保持するための運動出力が筋群に伝えられたことでおこる．このような姿勢制御は動的フィードバック系として機能している(Magnusson et al. 1988)．そのため，これらの系の一部に機能障害が生じるとバランスの安定性は低下し，ときとして立位保持が困難になる．

心臓血管系の機能からみると，背臥位と比較して，立位における1回心拍出量は45％減少し，心拍数は36％も増加する(Ward et al. 1966)．この変化は重力の影響によって，末梢に血液が貯留するためである．また，立位では下肢の静脈圧も上昇するが，姿勢動揺あるいは歩行による下肢筋群の収縮で血液還流は促進されている．

2. 立位姿勢と座位姿勢

1) 姿勢の安定性と力学的要因

静止姿勢の安定性は，力学的法則に従っている．ある物体に方向が正反対の等しい2つの力が同時に作用するとき，物体の位置の変化(運動)はおこらない．この状態を平衡(equilibrium，バランス，balance)という．平衡状態からの変位(位置の移動)に対する物体の抵抗を安定性(stability)といい，平衡状態を崩すのに必要な力が大きいほど「安定性がよい」という．静止した物体の安定性に影響する主な要因は，
①支持基底(base of support)の広さ

②支持基底から重心(center of gravity：COG)までの距離
③重心からの垂線(重心線，line of gravity)の支持基底に対する位置
である．そのほかに，質量や外力，摩擦力などが関係する．

物体が静止しているとき，物体の重心線は支持基底のなかに位置している．重心線の位置が支持基底の中心に近いほど安定性はよく，辺縁に寄るほど安定性は悪くなる．支持基底が広く，重心の位置が低いほど，物体の安定性はよい．

2）人体の重心と支持基底

立位姿勢における人体の重心は，足底から計測して，成人男性は身長の 56 ％，成人女性は 55 ％のところに位置し，骨盤内で第 2 仙椎の前方にある．この重心は，頭部，体幹，四肢のそれぞれについて質量中心を求め，それを合一して得たものである．

立位姿勢では，左右足底面とそれらに囲まれた領域が支持基底になる．身長や体重を考えると，四足動物と比べて，人間の支持基底は狭く，重心の位置は高くなり，バランスの安定性は低いことになる．しかし，重心線は両足底によって作られる支持基底の中心の近くに位置し，安定性を高めている(図 8-1)．

膝立ち位(kneeling position)では，支持基底は両下腿によって形成される領域である．重心からの垂線(重心線)は膝部の近くを通り，支持基底の前方に逸脱しやすくなり，バランスの安定性

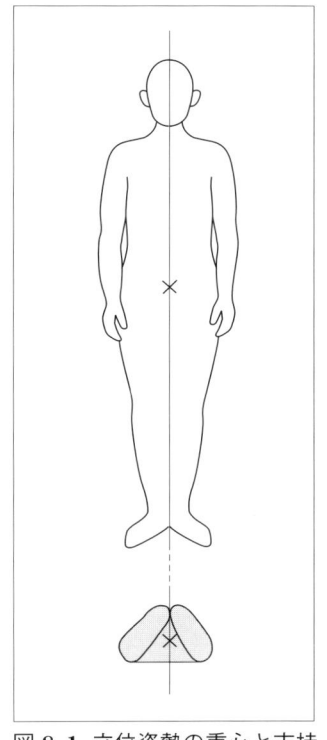

図 8-1 立位姿勢の重心と支持基底

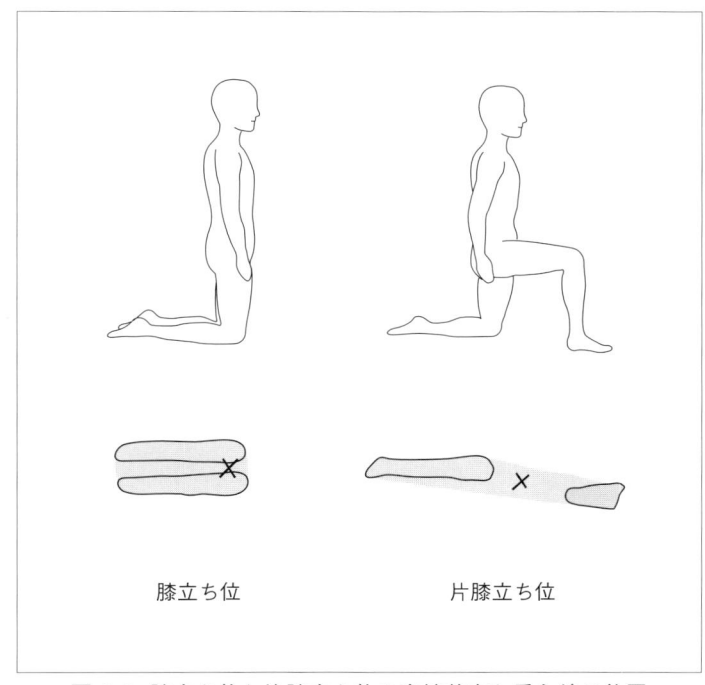

図 8-2 膝立ち位と片膝立ち位の支持基底と重心線の位置

は低い．また，片膝立ち位(half-kneeling position)になると，支持基底は片側下腿と前方に出した対側の足底で作られる狭い縦長面となり，重心線は左右方向に逸脱しやすくなる(図8-2)．

背臥位(supine position)になると，頭部や体幹，四肢は支持基底に接し，全身の重心位置はもっとも低くなる．

3) 理想的立位姿勢と重心線

理想とされる正常な立位姿勢(idealized normal erect posture)では，前後方向のバランスからみて，重心線が両側の以下の解剖学的な指標を通る(Basmajian et al. 1985)．
　①乳様突起
　②肩関節の前面
　③股関節(あるいはやや後方)
　④膝関節中央のやや前方
　⑤足関節のやや前方(足関節の前方5～6 cm)
　(Zacharkow(1988)による)

わが国の成人男性14名(平均年齢：24歳)を対象として，両足の後部をつけ，内角60°として足先を開いた立位姿勢における，重心動揺計で記録した平均両足圧中心に立てた垂直線(重心線)と動作解析システムで記録した解剖学的指標との関係を**表8-1**に示す．

重心線の位置は，
　①乳様突起の2.2 cm後方
　②膝前1/3の1 cm後方
　③肩峰と一致
　④大転子と一致
　⑤外果の前方5.6 cm
を通っている(図8-3)．

4) 立位姿勢の筋活動
(1) 抗重力筋の働き

重力に抗して立位姿勢を保持する機構を抗重力機構(antigravity mechanism)，そのために働

表8-1 立位姿勢における重心線から解剖学的指標までの距離

	平均値	標準偏差	範　囲	
乳様突起	+2.2	0.9	1.1～ 4.2	**
肩峰	+0.6	1.5	−1.6～ 3.3	ns
大転子	+0.1	1.4	−2.5～ 2.7	ns
膝前1/3	+1.0	0.9	−0.8～ 2.1	**
外果	−5.6	1.3	−7.5～−3.4	**

単位：cm．**重心線からの有意なずれ，$p<0.01$．
　成人男子14名の平均値である．平均値の＋は重心線よりも前方，−は後方に位置することを示す．

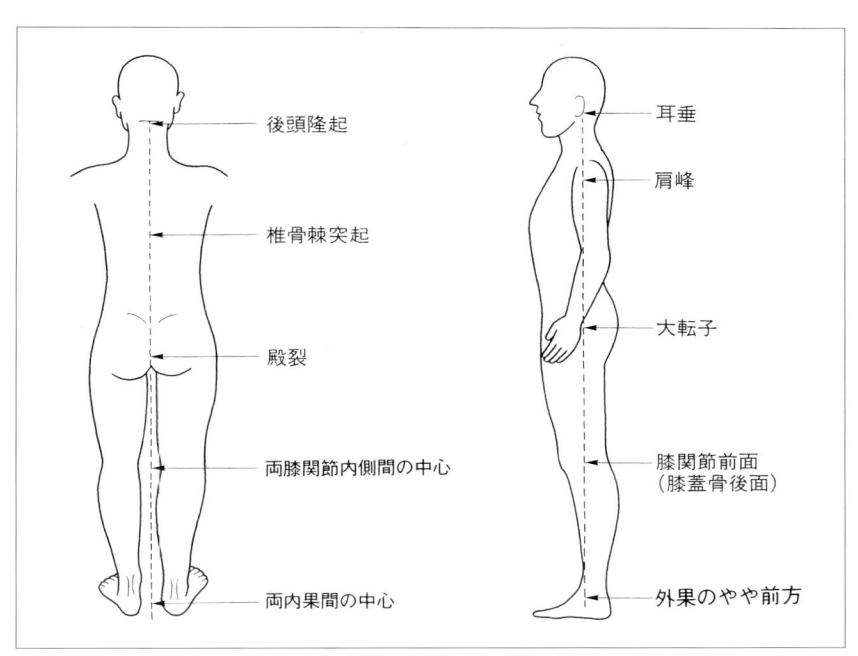

図 8-3 立位姿勢における重心線と解剖学的指標

く筋群を抗重力筋(antigravity muscle)という．抗重力筋のうち，身体の前面に位置するのは前脛骨筋，大腿四頭筋，腹筋群，腸腰筋，頸部屈筋群であり，後面に位置するのは下腿三頭筋，ハムストリングス，中殿筋，大殿筋，脊柱起立筋群である(図8-4)．立位姿勢の保持には腹側の筋群よりも，背側の筋群のほうが相対的に重要な働きをしている．脊柱起立筋群，ハムストリングス，ヒラメ筋を主要姿勢筋群(prime postural muscles)と呼んでいる(Carlsöö 1961)．

多くの筋群は，基本的立位姿勢からの重心線のずれを減らすように活動する．基本的立位姿勢では，抗重力筋のすべてが活動しているわけではない．いずれの筋が活動するのかは，重心線と各関節との相対的な位置関係によって異なる．健常者では，重心線が各関節の運動軸の至近距離に位置しているため，重力によって生じる矢状面のトルクは小さい(表8-2)．前額面では，身体構造が左右対称であるため，重力によるトルクが左右方向のバランスを崩すことはない．これらの理由により，立位姿勢の保持に対して筋活動の必要性はわずかで済んでいる．

理想的立位姿勢を保持するため，主要な関節に関係する筋活動は以下のようになる．

- 足関節：重心線は足関節よりも前方を通り，身体は前へ倒れやすくなる．これに抗するように，ヒラメ筋，ときに腓腹筋が活動する．
- 膝関節：重心線は膝関節中央のやや前方を通り，重力トルクは膝伸展に作用する．膝関節の固定には筋活動を必要としない．
- 股関節：重心線は股関節後方を通り，股伸展に作用する．これに抗するように腸腰筋が活動し，股関節の過伸展を防いでいる．現実には，わずかの姿勢変化によって重心線は股関節の前あるいは後へ移るため，伸筋と屈筋は間欠的に活動することになる(Carlsöö 1972)．
- 脊椎：重心線は第4腰椎のやや前方を通り，重力トルクは脊椎を前方へ曲げるように作用す

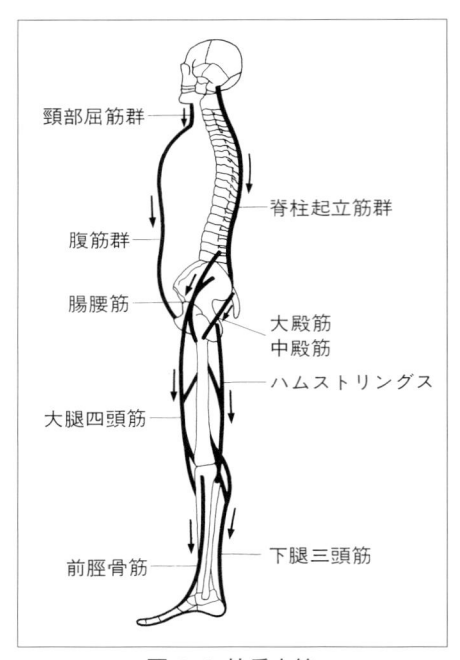

図 8-4 抗重力筋

表 8-2 立位姿勢の重心線に対する各関節運動軸の位置

	楽な立位姿勢	緊張した立位姿勢
頸椎後頭関節	0	＋5
肩関節	0	＋4.5
肘関節	0	＋0.5
股関節	0	0
膝関節	0	－4.5
足関節（距腿関節）	0	－7
足の後縁	－4	－11
足の前縁	＋20	＋13

単位：cm．
重心線から前方は＋，後方は－を表す．

（大島 1966，一部改変）

る．腰椎前弯は減少し，胸椎後弯は増加する．これに抗するように脊柱起立筋群が活動する．
　軍隊式の「気をつけ」，すなわち直立不動姿勢(military posture-attention)では，身体各部の拮抗筋は同時収縮を行っている．「休め」の姿勢になると，非支持脚側の体幹筋と下肢筋はほとんど活動せず，支持脚の腓腹筋と前脛骨筋の活動は増加する(岡田 1971)．左右対称の姿勢であっても，両足を軽く開いて離し，両手を腰の後ろで組んだ姿勢(military posture-parade)では，ハムストリングスと腓腹筋，ヒラメ筋のほかに，大腿四頭筋や前脛骨筋も活動する(Joseph et al. 1955)．

(2) 下肢筋群の働き

　立位姿勢では，側方からみて，重心線は膝関節の中央前寄り，足関節のかなり前方を通る(図8-5)．そのため，下腿部では，足関節の背屈筋群よりも底屈筋群の活動が著しくなる(Joseph et al. 1952)．腓腹筋は2関節筋であり，足関節底屈と膝関節屈曲に働くが，ヒラメ筋は足関節底屈だけに働く単関節筋であり，後者が立位保持には重要な役割を果たしている．
　大腿部では，股関節の伸筋として作用するハムストリングスが持続的に活動し，膝関節伸筋である大腿四頭筋は断続的に活動している(DeVries 1965)．
　立位姿勢における下肢筋群の活動は，膝関節を中心として閉じた力学的連鎖(closed kinetic chain)を形成する(Carlosöö 1972)．膝関節よりも遠位の体節が固定され，体幹が膝関節で支持固定されているとみなそう．膝関節の伸展位保持には，大腿骨遠位部と脛骨近位部を後方へ引く力が必要となる．ヒラメ筋の短縮による足関節底屈は脛骨を(足関節を軸として)後方へ倒すことになり，間接的に膝関節の伸展に役立っている．腓腹筋は直接的に大腿骨遠位部を後方へと引き，ハムストリングスも脛骨近位部を後方へ引く．大腿四頭筋は前面から膝関節を伸展させるが，股

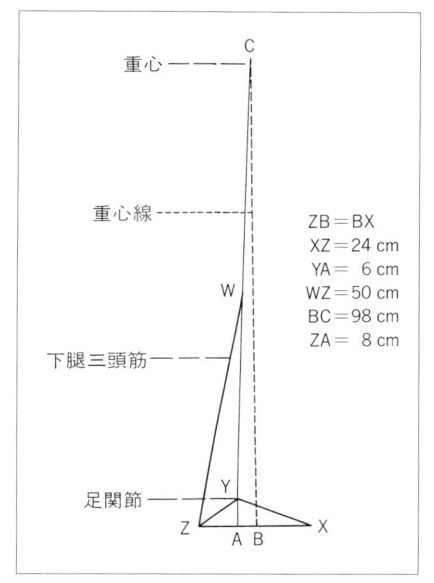

図 8-5 立位における重心線，足関節，下腿三頭筋の関係
数値は身長 178 cm，体重 60 kg の対象についての測定値．
（Joseph et al. 1952）

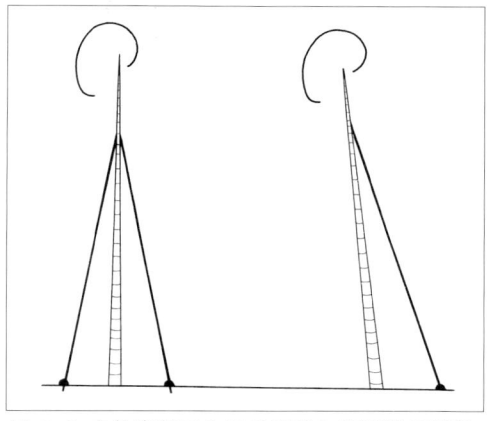

ZB＝BX
XZ＝24 cm
YA＝ 6 cm
WZ＝50 cm
BC＝98 cm
ZA＝ 8 cm

図 8-6 立位姿勢における脊柱と筋活動の関係
（Asmussen 1960）

関節に対しては屈筋として作用する．それと反対の作用をハムストリングスが果たして，股関節を伸展する．立位保持には，逆方向の運動をもたらすような2関節筋の股関節および足関節への作用をハムストリングスとヒラメ筋が制御している(Portnoy et al. 1956)．

（3）体幹筋群の働き

脊柱起立筋群の作用は，帆柱を支えている片張綱のように，後方から脊柱を引くことである（図 8-6）．立位姿勢では，脊柱起立筋群は持続的に活動している(Joseph et al. 1961；Klausen 1965；Okada 1972)．

頸部伸筋群も持続的に活動する．頭部の重心は環軸関節よりも，やや上前部に位置し，重力によるトルクは頭部を前屈させるように作用する．そのため，頭部の直立位保持には，頸部伸筋群の活動が不可欠となる．しかし，頭部を完全に前屈してしまうと，項靱帯の緊張が重力トルクに抗して頭部を支えるようになり，筋活動は停止する．頭部を後屈して重心線が環軸関節の後方まで移動すると，重力トルクに抗するための頸部屈筋群の活動が必要になる．

（4）腹筋の働き

腹腔内圧は体幹の姿勢保持に影響する(Roaf 1977)．緊張した立位姿勢では，腹筋が収縮して内圧を上昇させ，横隔膜を下方から押し上げる．腹腔内圧は腰椎にも及んで生理的前弯を減少させ，体幹はやや前傾した直立姿勢になる．腹筋が弛緩すると，内圧は低下して横隔膜は下降し，腰椎前弯は生理的状態に戻る（図 8-7）．

幼児期には，立位姿勢において脊柱起立筋群と腹直筋の活動が著しい(Shambers 1976)．これは運動発達の正常な過程であるとみなされている．

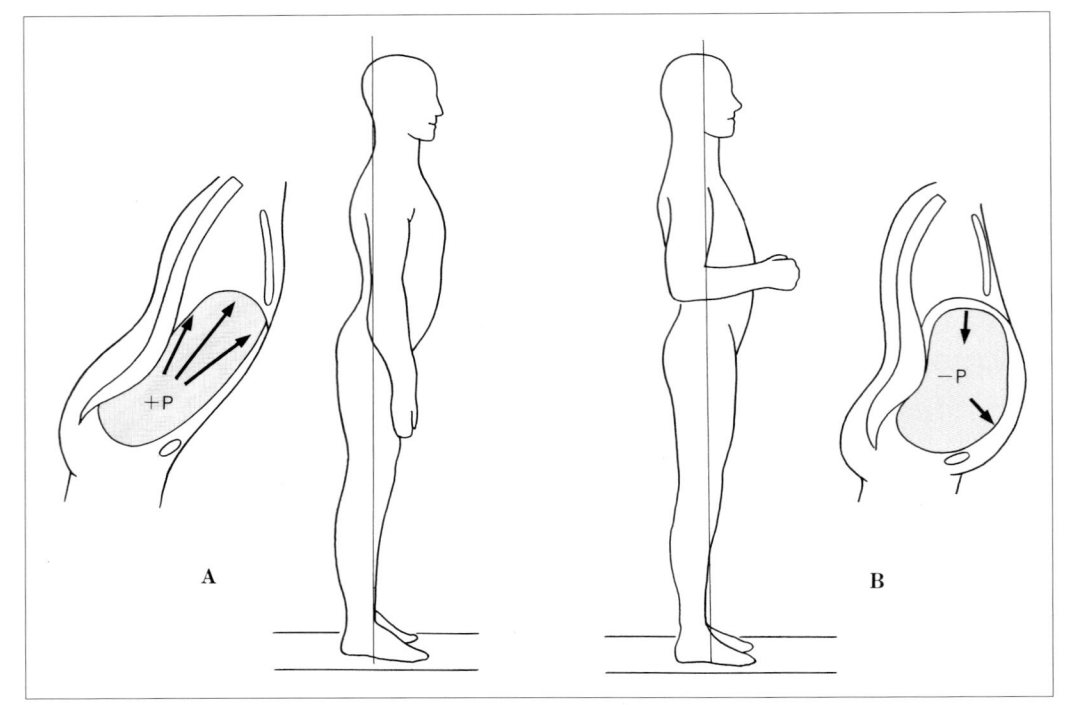

図 8-7 腹腔内圧と姿勢の関係
A：腹筋収縮による腹腔内圧上昇（＋P）．
B：腹筋弛緩時（－P）．

(Roaf 1977，一部改変)

5）座位姿勢の特徴

　立位姿勢と比較して，椅子を用いた座位姿勢(sitting posture)では身体への生理的負荷が軽減される．人々は，それほど疲労を感じないで，長時間座位姿勢に留まることができる．臥位と比べ，座位におけるエネルギー消費は 3 ～ 5 ％の増加にすぎない(Grandjean 1973)．しかし，下肢への血液の貯留，下腿のむくみやだるい感じは長時間にわたる座位姿勢の主要な問題となっている(Winkel 1981)．

　座位姿勢では，支持基底は両足と殿部によって構成される面となる．椅子に背もたれ(backrest)があれば，さらに支持基底は広くなる(図 8-8)．背もたれは座位姿勢の安定性を高める役割を果たしている．

　生理的視点からは，わずかながら腰椎前弯を保った座位姿勢が望ましいが，これは脊柱起立筋群の持続的収縮を必要として，疲労しやすい姿勢である(Schoberth 1962)．そのため，多くの人々は体幹の重心線を後方へ移し，背を丸めた座位姿勢になる．この座位姿勢では，骨盤は後方へ向かって回旋した位置になり，腰椎前弯は消失して後弯となる(図 8-9)．脊柱起立筋群は弛緩し，脊椎は後縦靱帯や棘間靱帯などによって支えられる．背もたれのない椅子を用いて，このような安楽姿勢をとると，腰椎に加わる負荷は安静立位よりも大きくなる．そのため，腰椎後弯の座位姿勢はしばしば腰痛の原因となる(Keegan 1953；Kottke 1961)．骨盤の後方回旋の主要原因は，体幹の重心線が坐骨結節の後方に位置することである(図 8-10)．後方回旋の角度につい

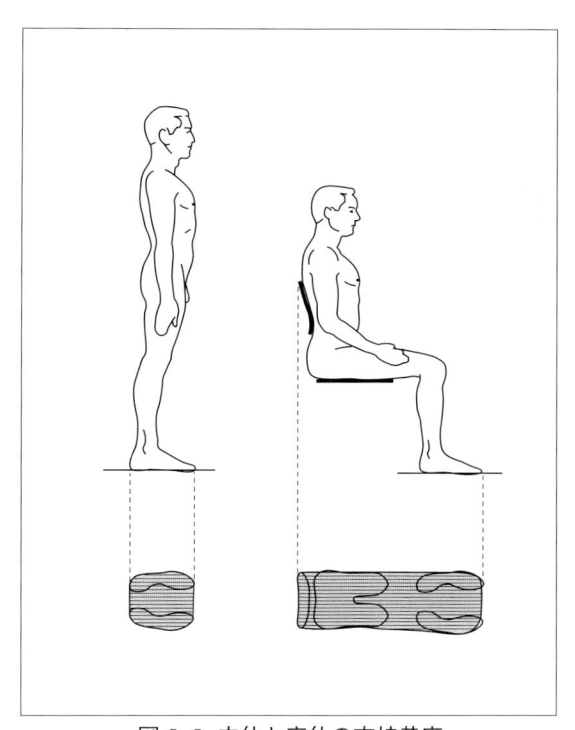

図 8-8 立位と座位の支持基底
背もたれのある椅子座位では立位よりもかなり支持基底が広い.
(Zacharkow 1988)

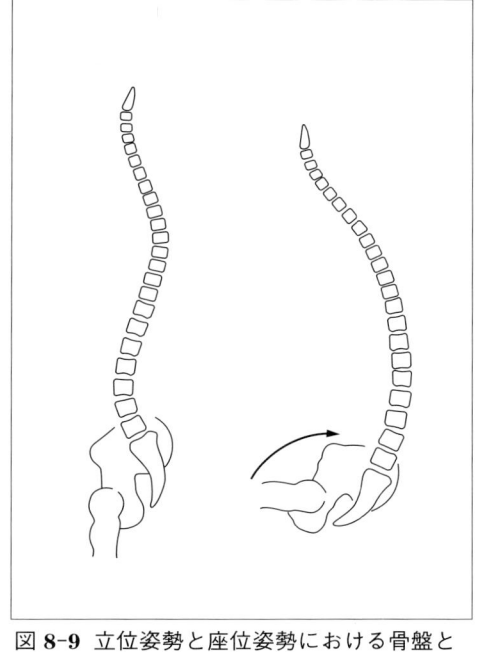

図 8-9 立位姿勢と座位姿勢における骨盤と脊柱
立位姿勢(左)から背もたれのない楽な座位姿勢(右)になると，骨盤は後方回旋し，腰椎前弯は後弯へと変化する．
(Grandjean 1980)

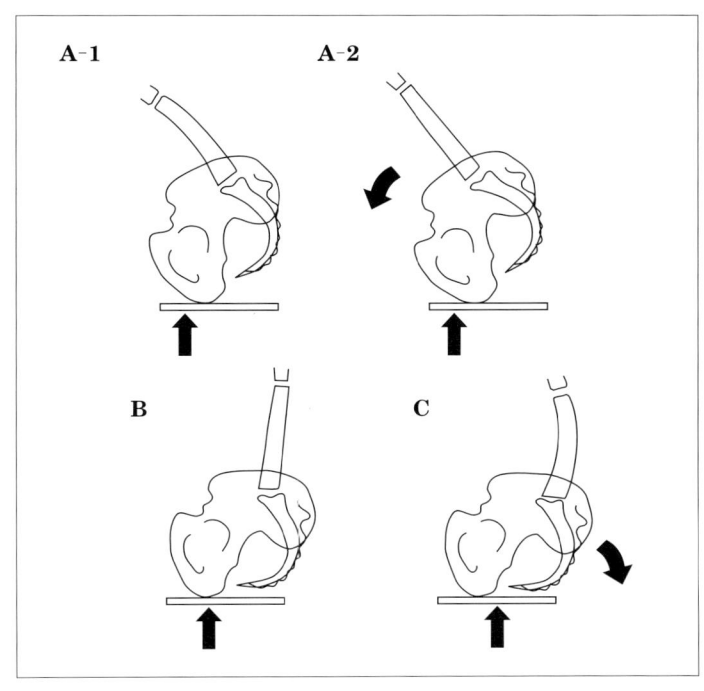

図 8-10 背もたれのない椅子座位における重心線の位置と骨盤・腰椎の姿勢
垂直の矢印は重心線の位置を示す．
A-1：骨盤の回旋はほとんどなく，腰椎後弯となっている前方位座位．
A-2：骨盤の前方回旋があり，腰椎後弯はない前方位座位．
B：弛緩した中間位座位．
C：骨盤の後方回旋があり，腰椎後弯となっている後方位座位．
(Anderson et al. 1975)

ては 20〜40°に分布する報告がなされている(Andersson et al. 1979). 椅子座位では, 大腿は床面と水平になるが, 股関節は 90°屈曲位になっているわけではない. 支えのない座位における安楽姿勢では, 股関節屈曲は 50〜60°であり, あとは骨盤の後方回旋によるものである(Carlsöö 1972).

Schoberth(1962)は, 重心線の位置および両足によって支えられる体重の割合に基づき, 座位姿勢を 3 型に区分している(図 8-11). 中間位では, 体幹の重心線は坐骨結節を通り, 両足によ

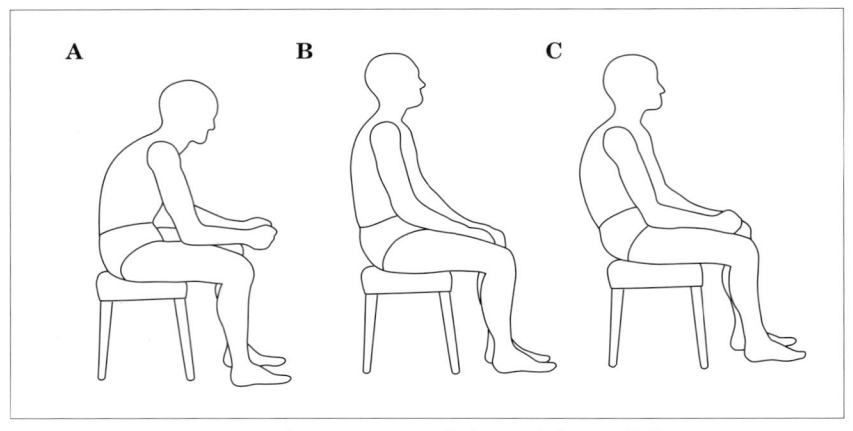

図 8-11 背もたれなしの基本的な座位の 3 様式
A：前方位.
B：中間位.
C：後方位.

(Zacharkow 1988)

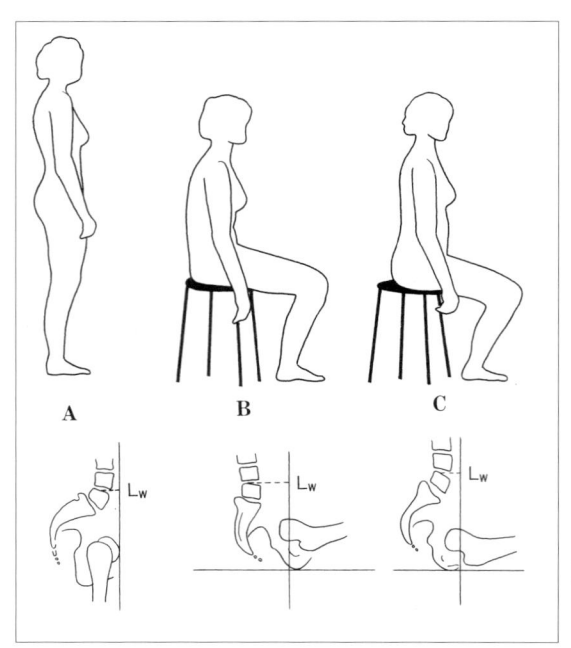

図 8-12 立位(A), 安楽な座位(B), 上半身直立の座位(C)における腰仙椎と重心線の関係

(Nordin et al. 1989)

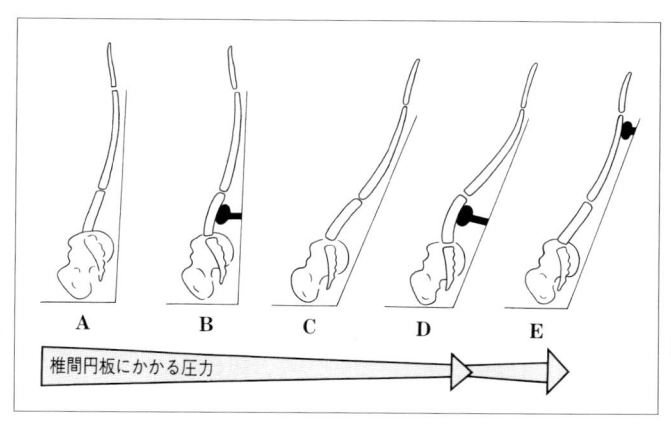

図 8-13 腰椎負荷に対する背もたれの傾斜と腰椎部の支えの影響
(Andersson et al. 1974)

る体重支持は約 25％となる．腰椎はやや後弯あるいは直線になっている．この座位姿勢において，脊柱起立筋群の収縮によって腰椎前弯を生じると，骨盤は前方へ回旋し，重心線も前方へ移動する．前方位では，重心線は坐骨結節より前方にあり，両足は体重の 25％以上を支える．中間位から前方位への姿勢変換は，脊椎の屈曲あるいは骨盤の前方回旋によって行われる．後方位では，重心線は坐骨結節の後方に位置し，両足の支える体重は 25％以下である．骨盤の後方回旋と腰椎後弯によって，中間位から後方位への姿勢変換がおこる．

座位姿勢では，重心線は腰椎の前方に位置するため，体幹屈曲に作用する重力トルクは大きくなる（図8-12）．体幹を前屈すると，この重力トルクはさらに大きくなる．立位と比べて，座位では腰椎の椎間円板に加わる圧力は増加するが，背もたれや腰部支え(lumbar support)の有無によって変化する（図8-13）．腰椎への負荷は，座面と背もたれの角度が 90°のときに最大となる．腰部に支えをおいたり，背もたれを後方へ傾斜させると，負荷は減少する．腰部支えの位置は上部腰椎に当たる部位がよい．胸椎を前方に押し出すような位置では，腰椎の生理的前弯は減少し，腰椎への負荷が増加する(Andersson et al. 1974)．

背を丸めた安楽姿勢では，頭部の重心線は頸椎のかなり前方に位置する．そのため，項部筋群への負荷が増大する．テレビを見るときなどに頭部を水平に保ち，視線を固定するには，項部筋群，とくに広背筋上部はかなりの活動を持続しなければならない．

3. 姿勢の記載と身体計測

1）構えと体位

Magnus(1924)は，姿勢反射の記述にさいして，姿勢を表現するのに Haltung(構え：独語)と Stellung(体位：独語)という言葉を用いた．それ以降，姿勢は構えと体位によって記述されるようになっている（図8-14）．

（1）構え(attitude)

構えは，頭部と体幹，四肢といった身体各部分の 3 次元空間における相対的位置関係であり，定量的には体節間の関節角度によって記載される．関節角度は関節可動域測定法に準じて測定する．「右上肢 90°外転位」などと表現する．

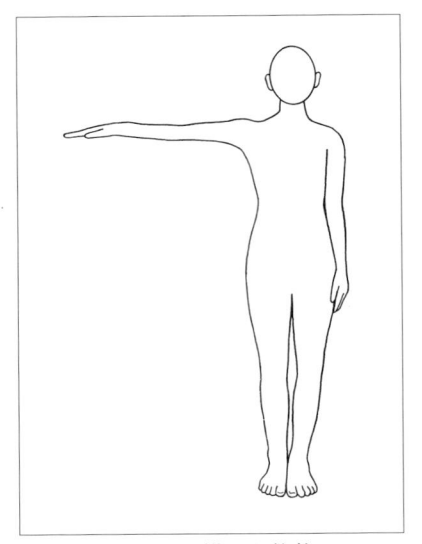

図 8-14 構えと体位
この姿勢は体位は立位，構えは頭部，体幹，両下肢，左上肢は基本肢位，右上肢は肩関節 90°外転位である．

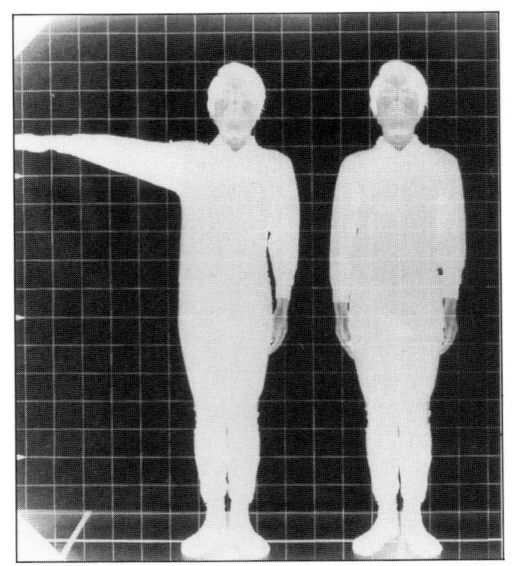

図 8-15 シルエッターによる姿勢の記録
立位姿勢で右上肢 90°外転したときの前額面像（1区画は 10 cm）である．右上肢外転によって頭部がおよそ 5 cm だけ左側に移動している．

（2）体位 (position)

体軸と重力方向との関係を表す言葉が体位である．頭頂を上にして，身体の垂直軸（矢状-前額面）が重力の方向と平行である場合の体位は立位であり，垂直軸と重力とが直交する場合の体位は臥位になる．

体位は，立位や背臥位，腹臥位，座位などと表現される．体位を記載するときには，身体部分の相互関係は問題にしない．

2）機器による姿勢の記録

姿勢の記録は，形態学的計測，立位姿勢の構えの計測などから定量的な評価を行うことに利用される．

（1）映像による方法

映像による方法には，写真撮影法や映画撮影法，ビデオ，シルエッター（図 8-15）の利用などがある．いずれも身体の全体像をとらえることはできるが，2次元の記録という制約がある．

一連の運動あるいは動作において，ある瞬間の姿勢を分析する目的には，映画フィルムやビデオのコマ送り，モータードライブ・カメラやデジタルカメラによる連続写真がよい．画像の輪郭にどれだけの鮮明度を求めるのか，映像のサンプリング間隔をどのように設定するのか，そのほかの分析目的に従って，利用する手段を選択する．

（2）身体計測法

人体計測（anthropometry）は国際的に統一され，Martin et al.(1957)の人類学教科書に記された計測法に準じている．身体計測（somatometry）と頭蓋計測（craniometry）の2種類がある．計

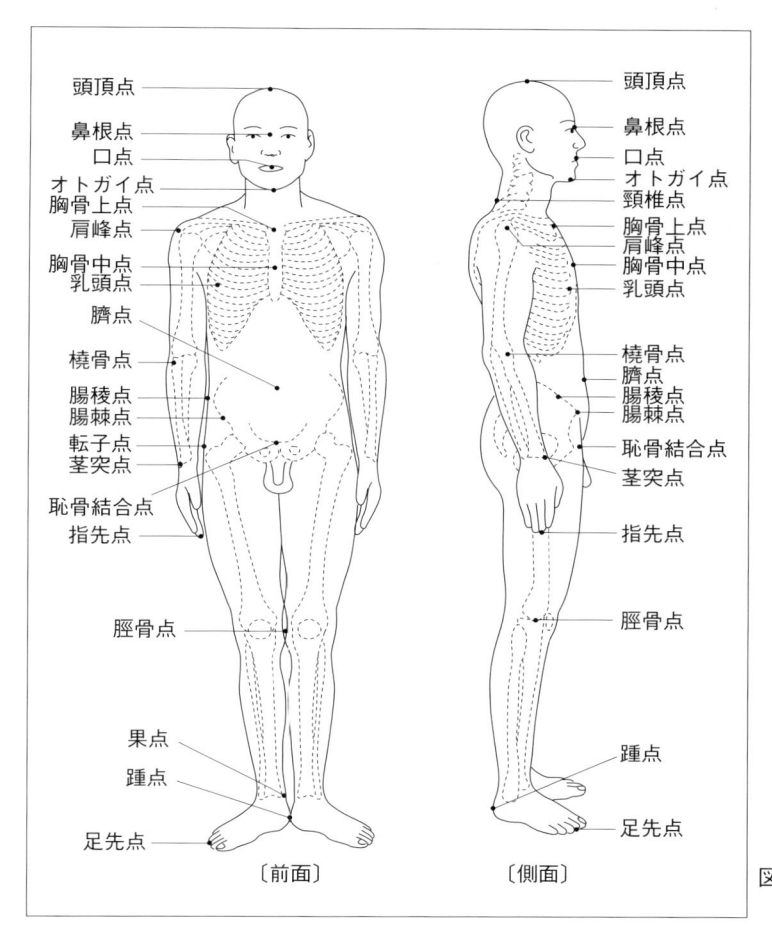

図 8-16 身体計測点
（藤田 1984）

測に用いる器具は，身長計，体重計，座高計，巻き尺，触覚計，滑動計，桿状計，角度計である．

身体計測では，身長と体重，座高，胸囲のほか，四肢長と周径の測定が行われる．四肢と体幹に関しては，身体計測点が定められ，得られた計測値から個人の身体特性，個人間の比較，統計的検討を加えることができる（図 8-16）．

四肢長は骨関節疾患による上肢長差や脚長差があるとき，四肢の周径は筋萎縮があるとき，左右差としても記録しておく．

a. 四肢長

図 8-17 に臨床で用いている上肢および下肢の計測点を示す．

1 上肢の計測点
- 肩峰点：立位で上肢を下垂したとき，肩甲骨の肩峰の外側縁の最外突部
- 橈骨点：橈骨小頭の上縁
- 茎突点：橈骨茎状突起の最下端
- 指先点：中指の先端

2 上肢の計測
- 上肢長：手長を加えるか否かにより，2種類の計測法がある．

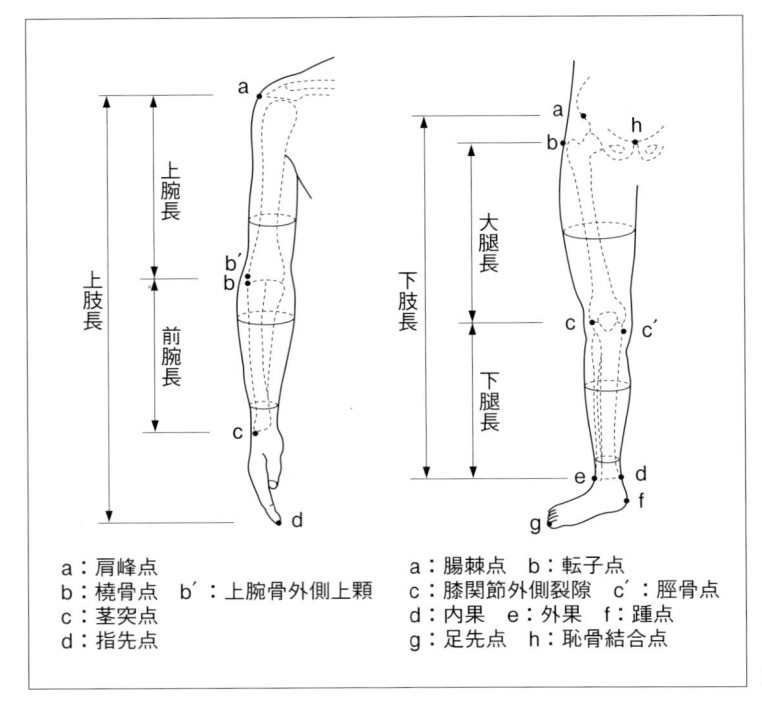

```
a：肩峰点
b：橈骨点   b′：上腕骨外側上顆
c：茎突点
d：指先点

a：腸棘点   b：転子点
c：膝関節外側裂隙   c′：脛骨点
d：内果   e：外果   f：踵点
g：足先点   h：恥骨結合点
```

図 8-17 上肢と下肢の計測点

全腕長：立位で上肢を伸ばして下垂した姿勢で計る肩峰点から指先点までの直線距離
腕長(手長を除いた腕長)：肩峰点から茎突点までの直線距離
・上腕長：肩峰点から橈骨点までの直線距離
・前腕長：橈骨点から茎突点までの直線距離
・手長：橈骨茎状突起と尺骨茎状突起を結んだ直線の中点から指先点までの直線距離
・上腕最大囲：下垂した上腕で上腕二頭筋のもっとも膨らんでいる部位の水平周径
・前腕最大囲：上肢と手を自然に下垂した状態で，前腕のもっとも膨大した部位の周径(肘関節から少し遠位部になる)
・前腕最小囲：橈骨および尺骨の茎状突起から少し近位のもっとも細い部位の周径

3 下肢の計測点
・腸棘点：上前腸骨棘のもっとも下位の点
・脛骨点：脛骨内側顆の上縁
・果点：脛骨内果の最下点
・踵点：踵でもっとも後方に突出している点
・足先点：足指の最先端の点(第1指[母指]あるいは第2指)

4 下肢の計測
・下肢長：足を加えるか否かにより，2種類の計測法がある．
　全脚長：腸棘点から踵点までの直線距離
　足を除いた脚長：腸棘点から果点までの直線距離(臨床ではこれを用いる)
・大腿長：腸棘点と脛骨点を結ぶ直線距離から 40 mm を引く

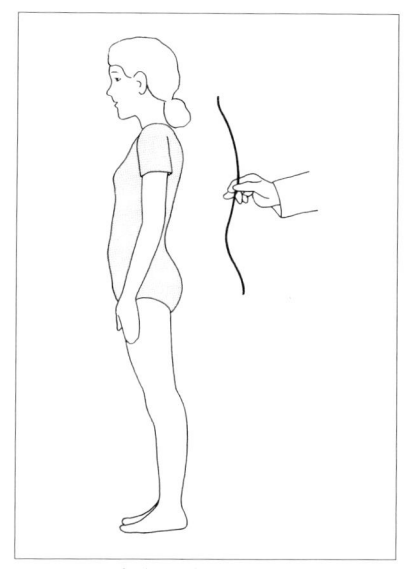

図 8-18 自在曲線定規による脊柱湾曲の測定

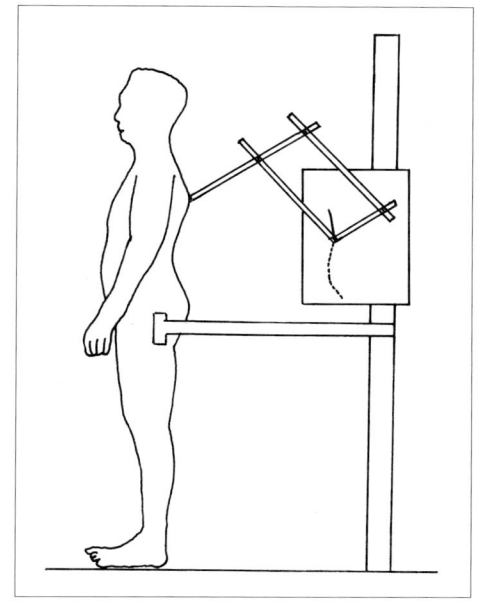

図 8-19 パントグラフによる脊柱湾曲度の縮尺描記装置

- 下腿長：脛骨点から果点までの直線距離
- 大腿最大囲＊：両側踵を5〜10 cm離した立位で，大腿部のもっとも内側に突出している部位の周径（計測時，巻き尺が殿部にかからないように注意）
- 下腿最大囲：下腿の腓腹筋部のもっとも膨大した部位の周径
- 下腿最小囲：脛骨内果の直上の周径

（3）脊柱湾曲計

脊柱湾曲度の計測にはいろいろな機器が利用されている．X線写真による計測を除き，そのほかの方法では，脊椎棘突起を身体表面から触れて，その配列を脊柱の湾曲としている．脊柱の湾曲を転写して，再現するための簡便な方法は，鉛入りの自在曲線定規を利用するものである（図8-18）．

McKenzie（1923）は，パントグラフ（pantograph）によって，脊柱湾曲を縮尺して描記する方法を考案している（図8-19）．立位姿勢において，被験者の脊椎棘突起をなぞることで記録できる．

Cureton（1931, 1941）は多数の金属棒で構成されている姿勢測定装置（Cureton-Gunby conformateur）を用いた（図8-20）．直立した被験者の前後に尺柱がある．前柱に設けられた2本の金属棒は胸骨上端と恥骨結合と一致するようにして固定する．後柱の金属棒を脊柱に合わせ，金属棒先端の描く曲線から脊柱の形状を記録する．後柱を矢状面から水平面に移動させて，身体の横断面の形状をいろいろな高さで計測することもできる．金属棒の位置を電気的に変換してコ

＊大腿囲の左右差の検討を含めて，臨床では膝蓋骨上縁から10〜15 cm近位部の周径を計測する．なお，測定時の膝蓋骨上縁からの距離も記録しておく．

(4) モアレ法

等間隔の格子を2枚重ね，相互にある角度に傾斜をつけてから，光を通過させると，格子と垂直方向に明暗の縞模様(モアレ縞)が生じる．モアレ法(Moire method)は，明暗縞を身体に照射して，表面像を3次元形態としてとらえる手法である．脊柱側弯症における体表面形状の測定に利用されている(図8-21)．

(5) X線写真

単純X線撮影では，計測に必要な部分を2方向から記録する．X線撮影装置では，限られた範囲しか1枚のフィルム上に記録できないためである．脊柱側弯症の評価には，立位姿勢の全脊椎像，内反膝や外反膝の計測には両下肢の全体像のX線写真が必要となる．全体像を1枚のフィルムに撮影できる装置もあるが，通常は部分的に撮影したフィルムをつなげて計測している．被写体は不動にして，X線管とフィルムを平行移動させて，フィルムにはスケールが同時に撮影されるようにしておく(図8-22)．

臨床医学では，診断の目的に応じて，関節の単純X線撮影の肢位を定めている．最大屈曲肢位

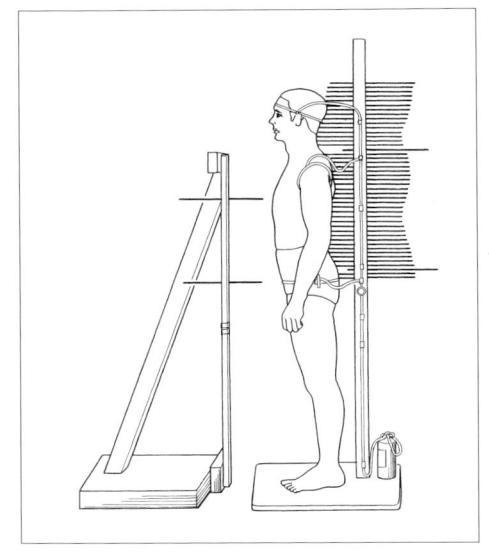

図 8-20 Cureton-Gunby conformateur
(川畑 1964)

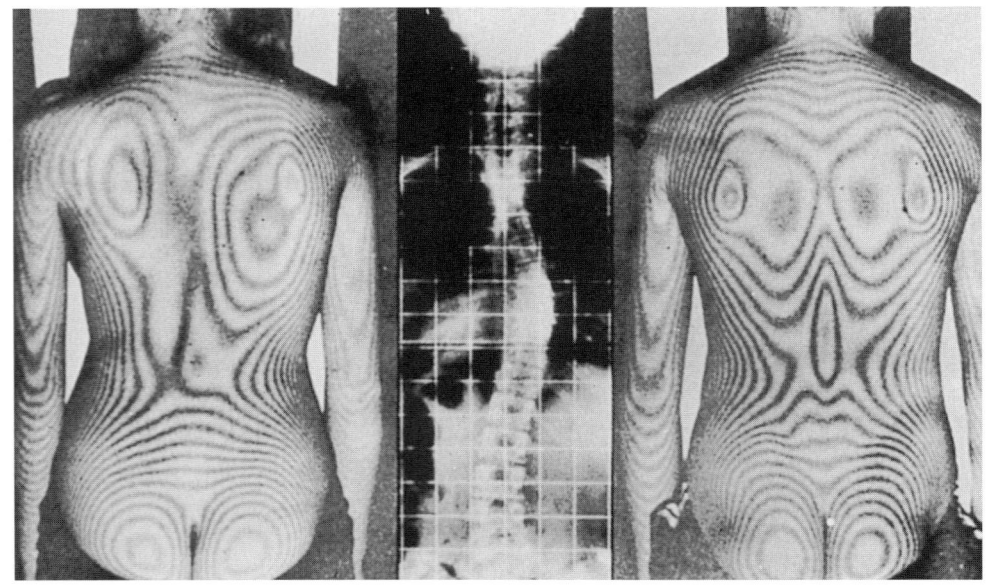

図 8-21 モアレ写真
左は中央の側弯症X線像の患者で，右は健常者である．

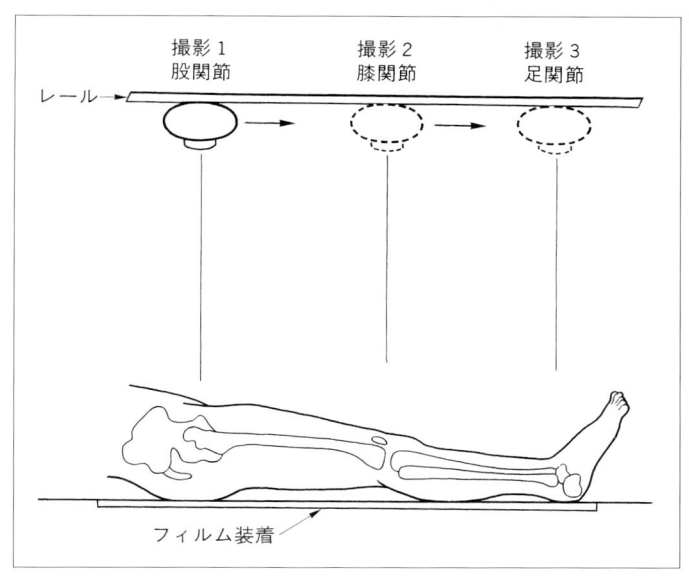

図 8-22 下肢全体の X 線写真撮影
撮影装置の移動のかわりに被写体を台ごと移動させてもよい.
(Beattie et al. 1990)

や最大伸展肢位におけるX線撮影を機能撮影と呼んでいる．脊柱の動態を知るためには，最大前後屈姿勢におけるX線撮影を利用することがある．

3) 姿勢の類型
(1) 体 型

体型(physique, somatotype)は，やせ型や肥満型のように，体格の型を表す用語であり，身長や体重，胸囲，座高などの身体計測値によって示される身体の状態をいう．

体型の規定要因には，遺伝や食習慣，運動歴，疾病歴などがある．年齢や性別，人種によっても，体型には大きな相違がある．同一人種であって，同年齢，同性の間にもかなりの差異が認められる．

体型は体質あるいは気質との間に連関があり，典型的な複数の体型に分類する試みが行われてきた．

Kretschmerは性格(character)を，ひとつは体型との関連において，もうひとつは精神障害との関連において分類した．

性格は人格(personality)における感情と意志の側面を表すものであり，定量的に扱うことはできない．性格形成は主として遺伝素質によるが，環境要因も性格の修正に大きく関与している．

クレッチマー(1964)のいう体型の3大主要型は細身型(asthenischer Typus, Leptosome, やせ型)，闘士型(athletischer Typus, Athleten)，肥満型(pyknischer Typus, Pykniker, ふとり型)である．このほかに，正常の体型からかなり逸脱したものをまとめて形成不全型(Dysplastiker)と呼んでいる．細身型と統合失調症，闘士型とてんかん，肥満型と躁うつ病の間に，統計的には密接な関連がある．その後の研究では，体型は内因性精神障害の経過と関係することが指摘されている(新福 1984)．

精神障害者の示す性格傾向と体型との関連は，統合失調症(精神分裂病)の分裂気質(schizoides

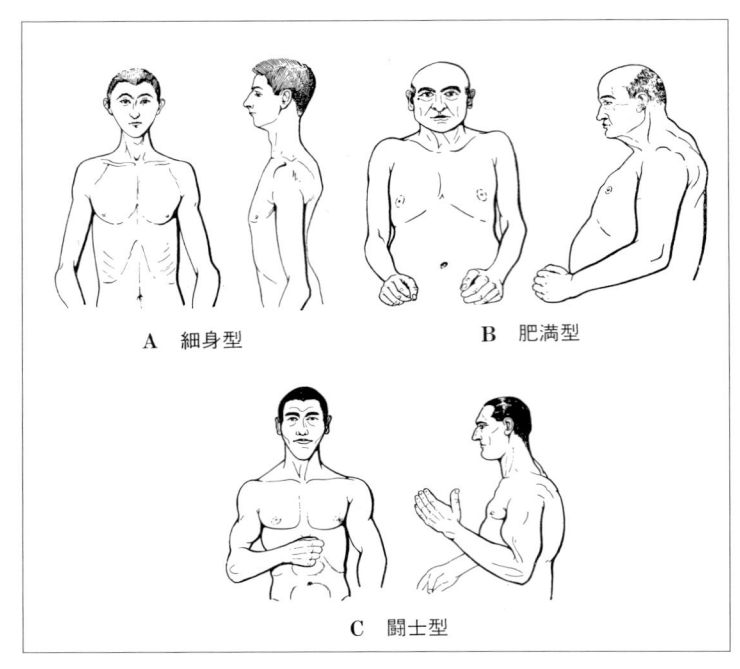

図 8-23 Kretschmer の体型の分類
（クレッチマー 1964）

Temperament）と細身型，躁うつ病にみられる循環気質（zykloides Temperament）と肥満型，てんかんにみられる粘着気質（viskoses Temperament）と闘士型の3型に分類されている（図 8-23）．これら性格の特徴は，健常者にも適用されている．各気質は以下の特徴を示す．

・分裂気質　　細身型：身体の太さ，厚み，幅の発育は不良であるが，長さの発育はよい．筋肉や皮膚は一様にやせて薄く，皮下脂肪も不良である．
①非社交的，静寂，ひかえめ，堅苦しい，変人
②引っ込み思案，臆病，繊細，敏感，神経質
③御しやすい，善良，廉直，無頓着，鈍感，無感覚
（②と③は鋭敏と鈍感の両極を示し，いろいろの割合で混合している）

・循環気質　　肥満型：全体に丸みを帯び，とくに腹部が発育している．筋肉と皮下脂肪がよく発育している．
①社交的，善良，親しみ，情味
②快活，ユーモア，活発，急性
③静寂，平静，気重，柔和
（②と③は爽快と憂うつの両極を示す）

・粘着気質　　闘士型：男性に多く，筋肉が隆々として身体全体が均整のとれた発育をしている．
①強靱，鈍重，粘り強い，几帳面，融通がきかない
②爆発，激昂
（①強靱で精神の躍動が低いものが，不満がつのって極限に達すると②爆発する）

身体のある器官が周囲のほかの器官に対して優位に発育していることを基準として，フランス

学派は以下の4種類の体型分類を行っている．
- 筋肉型：運動器官系のよく発育した体型
- 呼吸型：胸郭のよく発育した体型
- 消化型：腹部のよく発育した体型
- 頭脳型：頭部のよく発育した体型

比較人類学からの観測と測定から，発生学的に3胚葉と体型とを関連づけた分類（シェルドンの体型表示法）が提案されている．
- 内胚葉型：外縁線が丸みをもち，内臓が発育した体型
- 中胚葉型：骨格と筋肉との発育が目立つ体型
- 外胚葉型：きゃしゃでほっそりした体型

これらの典型的な3型に当てはまらないものは形成不全型とされる．

（2）美的姿勢

人間の姿勢や運動の美しさに関するテーマは，力学的合理性や作業能とも関連がある．美学（aesthetics）は，古代ギリシャ全盛時代に始まり，現代に至るまで哲学体系のひとつの部門として位置づけられている．

美学は自然美や芸術美を対象としている．芸術は，
①文学や音楽のような時間的芸術
②造形芸術である絵画や彫刻，建築のような空間的芸術
に区分される．

人間の姿勢と運動の美しさは，時間的要素と空間的要素の両者の調和によって評価されている．姿勢と運動の美は，客観的基準だけでは必ずしも評価できず，多分に芸術的視点で論じられている．

人間の運動の形式美を構成するものとして，
①釣り合い
②均整
③プロポーション
④律動
⑤運動感覚

の5要素が掲げられている（松田 1968）．ここには静的行動としての「姿勢」と動的行動としての「運動」の両者に関する人間行動の美的評価，それと人体そのものの美的評価の2側面が含まれている．

a. 日本的美

人間行動の美的評価のうち，姿勢については，解剖学や生理学だけでなく，社会学や心理学，文化人類学を含めた広範な領域の知見が必要となろう．系統発生的に四足動物から直立姿勢が可能となった人類の発生まで数億年を要し，その後に多くの人種や民族へと発展した．それぞれは異なった身体構造と文化や生活様式をもっている．同じ姿勢や運動であっても，それらの意義や価値観念は異なっている．

日本では，古来より畳上に座る生活習慣があった．古式礼法のひとつである小笠原流は日常の起居振る舞いである姿勢や運動の所作を厳格に定めている．正しい正座姿勢を「座した姿勢」と

して，上体はゆったりと力を抜き，しかも脊柱は自然の姿を犯さないようにして，重心線が両膝の真中に落ちるように上体を少し前傾させ，足部にかかる負担を軽減させる．静かに呼吸し，頭部は胴体の上に軽く据え，耳は肩にたれる気持ちで，顎は浮かないように，襟はすかないようにして，自分の膝が短くみえるような座り方がよい（小笠原 1968）．

日本古来のいろいろな武道でも，それぞれ厳格に定められた所作，姿勢がある．これらは機能的要素とともに，心のあり方などの精神的要素を基盤とした美を問題としている．

正座は作業効率，循環機能やエネルギー消費などからみて，経済的な姿勢とはいえない．近年，わが国の生活様式の大部分が洋式となり，作業工学的手法によって機能的，効率的な椅子や机などの研究が進んでいる．

姿勢の意義，その美しさの価値基準も時代背景によって変遷していく．

b. 対称性と美

バランス（balance）と対称性（symmetry）は，姿勢の美しさを評価するときの重要な要素である．

バランスは釣合あるいは均衡の意味であり，力学的に釣合のとれた姿勢は安定と美として視覚に映ずる．片足立ち姿勢よりも基本的立位姿勢，さらに両足を軽く開いた立位姿勢のほうが形式的には安定性が高くなる．

対称性は中央の基準線に対して両側に同一物を等距離においた状態である．人体は正中矢状面に対して左右対称の構造である．詳細に観察すれば，上肢では利き手側が非利き手側よりも1～2cm長いこともあり，必ずしも左右対称ではない部分もある．なお，人体は水平面や前額面に対しては対称ではない．

日常生活でみられる歩行などの運動の多くは，安定と不安定の連続であり，また左右非対称の対角線上の運動が大部分である．

c. プロポーション，形態美

人体の美的評価は，体格や体型などの構造上の要因にも依存している．体格および体型は，年齢や性別，人種によって異なり，多様である．

美しい体型についての議論は，古代ギリシャ時代から今日に至るまで芸術家や美学者により行われている．それらの主張するところによって，いろいろの形式，基準が定められきた．

プロポーション（proportion）は物体の各部分の距離，量などの相対的比率である．人体のプロポーションについても，各体節や各部分の占める比率から理想的な美しさの基準（canon）を定めている．ミロ島から発見されたヴィーナス像（Venus of Miro）は，そのプロポーションから人体美の典型とされてきた．

人類学における体型の計測には，通常はシュミット（Schmidt）法が用いられている（**図8-24**）．

FritschやMelkelは基本となる長さを定めて，それに一致した比率の体型を美の理想像とした．身体をまっすぐに伸ばした姿勢で，鼻の下端から恥骨結合までの長さを脊柱の長さに等しいものとみなしておく．これを基本として，その4等分を1単位（modulus）する．この基準単位を身体の各部分に当てはめて，一致していれば調和のとれた美しい体型とする．身長は頭部（顔面を含めて）の長さの8倍，手掌の長さの9倍，足底の長さの7倍であることが望ましく，いわゆる八等（頭）身が理想的な体型となる．

これらの方法は，いずれも西欧人の身体計測の基準として作られている．相対的に頭部が大き

く，下肢が短い東洋人に対して，そのまま当てはめて体型の美的評価の基準とすることには，疑問が残る．

人間の形態美は最良の健康と一致するはずである．美しい理想的な体型には，すべての欠陥を除き，発育や栄養，生活様式，衣服，疾病などのあらゆる要素を統合して，はじめて到達できる．

4）よい姿勢と悪い姿勢

よい姿勢（good posture）に対して，悪い姿勢（bad posture）あるいは不良姿勢（poor posture）という言葉がある．

よい姿勢は厳密な定義を行うことはできず，健常者にとって，自然で心地よい姿勢の振る舞いであるとみなされている．立位姿勢では，身体は自然に直立しているが，固く不動であるわけではない．座位では，背筋が気持ちよく直立している．よい姿勢は内臓の諸器官の

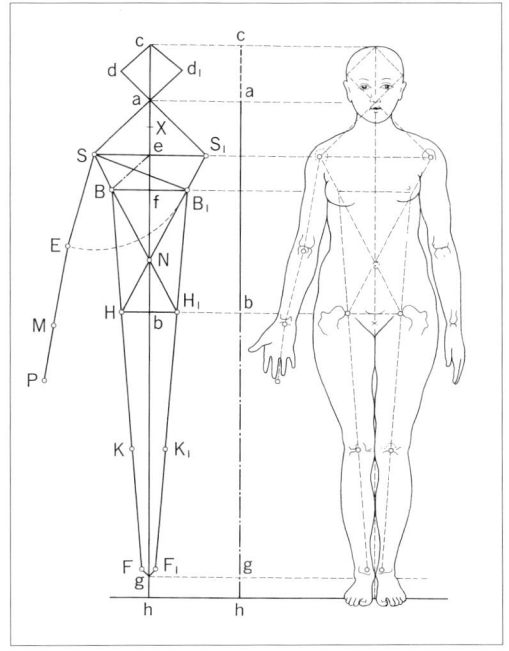

図 8-24 シュミット法の人体各部の比例模式図
（松田 1968）

働きを促進し，筋群の効率を高め，疲労を最小限にする．よい姿勢は，外見上も重視される．衣服は身体によく適合し，所作は上品にみえ，均整のとれたものとなる（図8-25）．

不良姿勢には，習慣や心理的ストレス，疲労，作業環境などによるもの，疾病による病的姿勢（pathological posture）あるいは異常姿勢（abnormal posture）がある．生活習慣の変更，疲労の回復，作業環境の適正化，疾病の治癒などによって，原因を除去することで矯正される不良姿勢は一過性で可逆性である．中枢神経疾患による異常姿勢や長期にわたる骨関節疾患では，永続性で不可逆性の不良姿勢が多い．不良姿勢は非合目的，非効率であり，不必要な筋活動によるエネルギー消費の増加をもたらしている．

（1）よい姿勢とは

どのような姿勢を「よい姿勢」と呼ぶのかは，基準によって異なっている．よい姿勢の基準には，
①力学的に安定していること
②生理学的に疲労しにくいこと
③医学的に健康であること
④心理学的に心地よいこと
⑤美的に美しいこと
⑥作業からみて，能率がよいこと
が掲げられている（猪飼・他 1977）．

Checkley（1890）によれば，多く観察される姿勢の欠点は，下腹部が突き出て，胸部は平坦になり，両肩が前下方に落ちて丸まった感じの形態である．よい姿勢では，胸部は前方に出て，顎

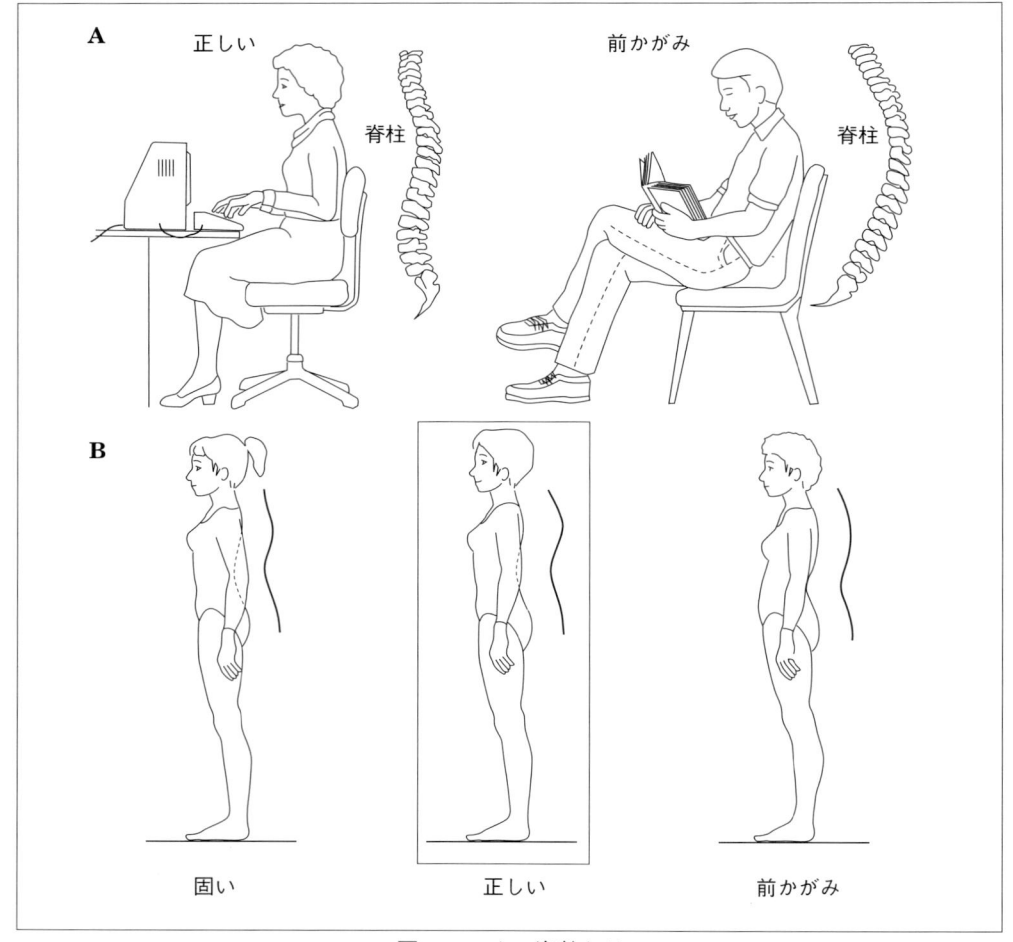

図 8-25 よい姿勢とは
A左：よい座位姿勢．脊柱と両足はよい位置にあり，体重は均等に分布している．
A右：前かがみであり，脊柱下端で多くの体重を支えている．内臓器官を圧迫し，筋群に負担をかけ，下肢の血液循環への妨害ともなる．
B中央：正しい立位姿勢．容易かつ自然で，胸部を軽く上げ，殿部をひきしめている．
B左：固過ぎる姿勢．脊柱を不自然に伸ばし，膝や背筋群に負担をかける．
B右：前かがみ姿勢．背痛と円背の原因となる．

(Miller et al. 1987)

と胸，足指は同一の前額面に位置している．この姿勢は，身体にとっては安楽であり，持久性があり，行動開始のための良好な準備状態でもある(Zacharkow 1988)．胸部を前方へ突き出し，両肩を後方へ引き過ぎると，凹背(hollowed back)となって，姿勢はくずれてしまう(図8-26)．

(2) 姿勢と筋疲労，エネルギー消費

体節の配列がよく，力学的にも安定し，筋群の活動量が相対的に小さくても，同一姿勢を長時間にわたって保持すると，筋疲労が出現する．疲労(fatigue)とは，連続する仕事から生じる効率の低下であり，休息によって回復する現象である(Bitterman 1944)．筋疲労は，筋への血液

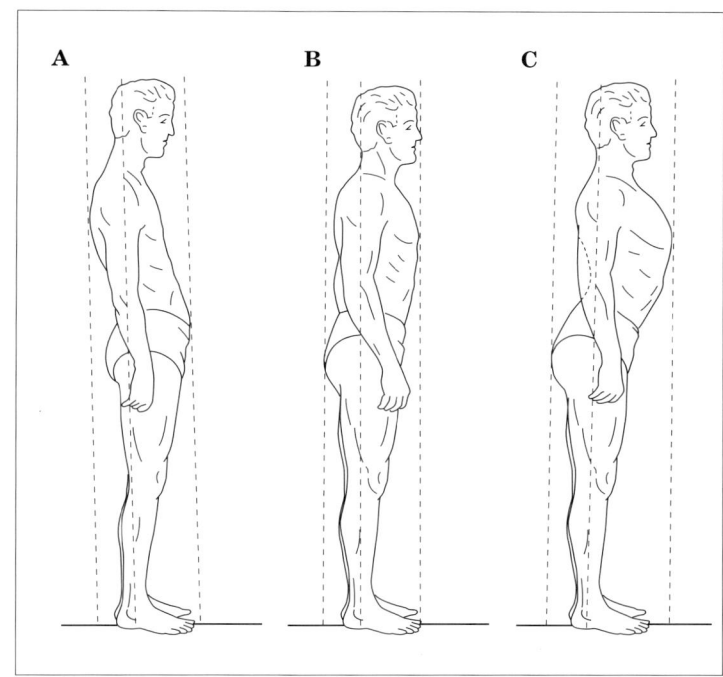

図 8-26 Checkley の描いた 3 種の姿勢
A：もっとも多く観察される欠陥のある立位姿勢．
B：正しい立位姿勢．
C：軍隊式な誇張した立位姿勢．
(Zacharkow 1988)

の循環が停滞し，相対的に局所の酸素供給量が減少することで生じる．ただし，立位姿勢における疲労は，筋収縮は中等度以下であることから，筋疲労というよりも，靱帯や骨格系に加わった負荷によって生じることが多い（Basmajian 1974）．

筋疲労の軽減には，わずかずつでも静的姿勢を変化させるのがよい．立位の人々は，左右対称の姿勢よりも非対称の姿勢を 4 倍も多く示し，しばしば姿勢を変えている（Smith 1954）．日常生活のなかの立位姿勢について，駅で電車を待つ人々の立位姿勢を無作為に写真にとり，451 名を観察した結果では，片足を前に出した「休め」の姿勢が 37 ％でもっとも多い．この姿勢を含めて，どちらかの下肢で体重を支えた非対称の姿勢が 90 ％以上を占めている（正木 1960）．

軍隊式の直立不動姿勢には，脊柱起立筋群，股関節伸筋群，下腿伸筋群の持続的収縮が必要である．長時間にわたって，この姿勢を保持すると，下腿の循環不全がおこる．そのため，頻繁に「休め」姿勢をとることで，筋疲労を防止している．

快適で長続きのする自然な姿勢を保持するためには，安定性の法則，非対称性の法則，交代性の法則からの検討が必要である．両足をそろえて，上肢を体側においた直立不動姿勢よりも，片足を斜め前あるいは横に出した「休め」の立位姿勢のほうが，支持基底は広がって力学的に安定し，楽な姿勢となる．体重支持脚を随時に左右交代させることも疲労の軽減に役立っている．

臥位と比べて，立位姿勢におけるエネルギー消費は，8 〜 10 ％増加する．直立不動姿勢では，エネルギー消費は楽な立位姿勢のおよそ 20 ％増となる（Morehouse et al. 1950）．上半身をやや後方へ傾けて，前かがみとなった左右対称の疲労姿勢（slumped, fatigue posture）あるいは両足の間隔をやや広げ，主として片側の下肢で体重を支えている非対称性姿勢（asymmetrical standing attitude）では，股関節は腸腰筋の靱帯作用によって固定され，抗重力筋としての活動

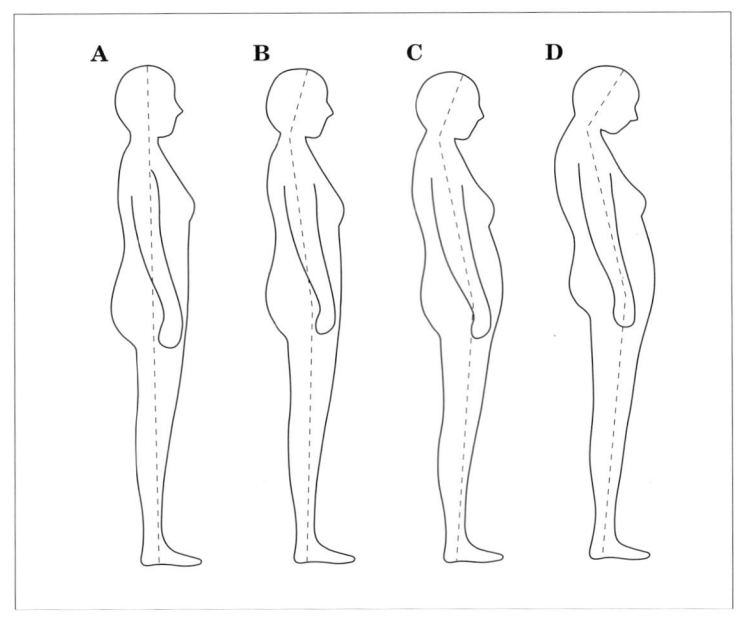

図 8-27 正しい立位姿勢（A）から疲労姿勢（D）への変化
　頭部と頸部の上半身との直線関係は，上方から下方に向けて後方へ傾斜し，体幹の軸は股関節へ向けて逆方向へ傾斜する．
(Zacharkow 1988)

は減少する（図8-27）．そのため，エネルギー消費も減少する（Kelly 1949）．
　理想的な立位姿勢では，脊柱起立筋群はわずかながら持続的活動を行うことになる．しかし，上半身を後方に軽く傾けることで重心線がやや後方に移動すると，脊柱起立筋群の活動は停止し，代わりに腹直筋上部が活動する（Klausen et al. 1968）．非対称の疲労姿勢でも，脊柱起立筋群は弛緩する（Okada 1972）．
　対称性立位姿勢の保持におけるエネルギー消費が最小となる姿勢の特徴は，
　①膝関節をできるだけ過伸展して，同時に後方に位置させる
　②股関節は伸展の限度まで伸ばし，同時に前方に位置させる
　③胸椎後弯は限度まで強めておく
　④頭部を前方に出す
　⑤上半身をやや後方へ傾け，股関節の上に乗るかのように位置させる
である（McCormick 1942）．
　この姿勢は股関節と膝関節を関節可動域の限界におくことによって，抗重力筋群の活動を不要にするが，関節と靱帯にはかなりの負担を加えることになる．また，動作開始の姿勢としては効率の悪い姿勢であり，内臓を圧迫する姿勢でもある．最後に，健康の視点からは美的ではない．エネルギー消費を最小にすることに価値があるのではない．エネルギー効率の視点からみれば，最小のコストで最大の成果を得ることが重要とされる．

（3）姿勢と心理
　人間の心理的状態は，姿勢にいろいろな影響を与えている．姿勢は力学的合目的性や神経筋，骨関節などの解剖学的特性だけでなく，人格（personality）やそのときの気分（mood），情緒（emotion）によっても，大きく変化する．
　喜びや幸福感，自信は，伸展位優位の活発な姿勢となって表現される．不幸や劣等感，落ち込

表 8-3 作業中の不良姿勢に伴う自覚症状発生部位

姿　　　勢	痛みなどの自覚症状発生部位
立位の継続	足，腰部
座位（腰部支持なし）	腰部
座位（背部支持なし）	脊柱起立筋
座位（高さ調節可能，足おきなし）	膝，脚，腰部
座位（肘かけあり，作業面が高すぎる）	僧帽筋，菱形筋，肩甲挙筋
上腕が浮く	肩，上腕
上腕挙上	肩，上腕
頭部後屈	頸部
前屈・しゃがみ	腰部，脊柱起立筋
前屈での重量物の持ち上げ	腰部，脊柱起立筋
動きを制限された姿勢	関連する筋群
極端に関節を伸ばしたり，または縮めた姿勢	関連する筋群

(土方 1986)

んだ気分では，頭部はうつむいて，両肩を落とした屈曲位優位の姿勢となる．このような不良姿勢を矯正するために，頭部や肩甲帯の運動を行っても効果はない．心理面の改善が優先する．

不良姿勢の改善には，動機づけ(motivation)が重要である．よい姿勢を理論的に理解し，生活習慣の改善や運動訓練を正しく実行するためには，治療者による適正な動機づけ，それを実行する患者あるいは来談者(client)の意欲が必要である．

よい姿勢を保持し，調整していくための基本的条件として，

　①安定した心理状態

　②良好な健康状態

　③自然で自由な運動を行う機会が多いこと

が提案されている(Gardiner 1964)．

（4）不良姿勢と腰背痛

Bancroft(1913)は，「身体の前面に位置する筋群は過度に収縮し，後面に位置する筋群はあまりに弛緩している」として，円背の疲労姿勢が人々の習慣になっていることを指摘した．Knudsen(1947)も，「脊柱起立筋群は一日中，背筋をまっすぐにしておくのに十分であるようには強くない……身体は前方へ落ち込み，筋群によってではなく，靱帯によって支えられている」と報告している．これらは，児童の学校における机に向かった勉強をはじめとして，現代社会のいろいろな職場における作業姿勢とも関連している．

表8-3に作業中の不良姿勢に伴う腰背痛などの自覚症状の発生部位を示す．どのような姿勢であろうとも，同一姿勢で長時間の仕事を続けることは，筋肉痛などを発症する誘因となる．

脊柱起立筋群の活動を必要とする課題を遂行する場合，腰痛のある人々の脊柱起立筋群の活動は，腰痛のない人々の筋群の活動と比べ，低下している(Collins et al. 1982)．腰痛に関する危険因子(risk factors)として，

　・腰背筋の等尺性収縮における筋持久力が低い

　・腰椎が屈曲運動において過度の可動域を示す

が指摘されている(Biering-Sørensen 1984)．腰背筋の等尺性収縮で筋持久力がよければ，長時間にわたって直立姿勢を維持することを可能とし，荷物を持ち上げたり，運んだりするのにも好

都合とされる．

　腰背筋の筋力強化とともに，適切な作業密度と休憩時間の配分を行うことは，単に筋疲労を軽減するだけでなく，精神衛生面でも大切なことであり，作業能率の向上に結びつく．

4. 姿勢動揺テスト

　姿勢バランスの基本的課題は，重心を支持基底内にとどめておくことである．立位バランスの安定性は，頭部と体幹，四肢で構成されている体節間の連続する微小な運動で維持されている．両足をそろえた立位では，重心（COG）の運動軌跡は逆立ちした楕円錐形（前後＝12°，左右＝16°）となる（Nashner 1995）．これを立位の安定性限界（limit of stability）と呼んでいる．COGは，この枠内を超えると，支持基底から逸脱して転倒する．それ以前に重心を支持基底の中心に向けて戻す身体運動が必要となる．身体運動には，支持基底との関係で，頭部や体幹，下肢の配列を調整する作用と，空間における視覚定位（visual orientation）のために頭部の位置を空間に固定する作用とがある．

　運動力学的には，この身体運動はCOGの支持基底内における位置の移動としてとらえられる．身体のCOGは位置が高く，3次元空間におけるCOGの位置を直接測定することはできないが，運動が急速でなければ，両足圧中心（center of feet pressure：COP）の位置で近似して扱うことができる．

1）姿勢動揺測定の変遷

　1851年，Rombergはいろいろな神経疾患の患者に姿勢動揺が観察されること，さらに患者に開眼した立位姿勢をとらせ，そこで閉眼させると姿勢動揺が大きくなること（ロンベルク徴候；Romberg sign）を記載した．これが臨床で用いられているロンベルク試験（Romberg test）の始まりである．

　1886年には，MitchellとLewisが格子パターンの前に被験者を立たせ，左右方向や前後方向への姿勢動揺を観察する方法を考案した（Harris et al. 1982）．Hinsdale（1887）は被験者の頭頂に

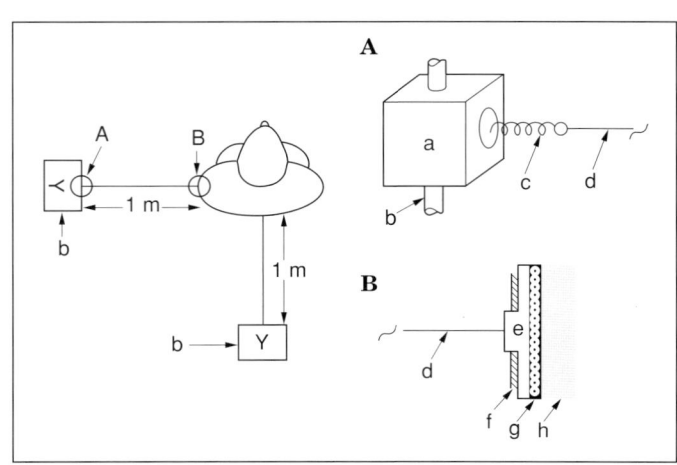

図 8-28 姿勢動揺のひとつの測定法
　被験者の仙骨部と大転子部にアルミニウム・パッドをつけ，上からベルト固定する．パッドは1mの釣り糸を介してスタンドに取りつけられた電位差計に結ばれている．各電位差計の出力が前後と左右の身体位置を表す（サンプリング頻度：1.45 Hz）．
　左：測定時の模式図．A：スタンドにつけられた電位差計．B：身体につけたパッド．
　（a）電位差計，（b）スタンド，（c）バネ式ワイヤ，（d）釣り糸，（e）アルミニウム・パッド，（f）ベルト，（g）接着テープ，（h）身体．
（Fernie et al. 1978）

尖筆をつけて，姿勢動揺を紙に記録する方法を開発し，姿勢動揺の定量的記録も開始された．

その後，Kelso et al.(1937)によって，両足圧中心位置の変化を記録することが行われ，キモグラフ記録による両足圧中心位置の前後左右方向への移動の計算が可能となった．1959年には，Thomas et al.がひずみ計を利用した床反力計を報告し，現在の方法に至っている．

歴史的にみて，立位姿勢の計測に関する方法は，以下の3種のカテゴリーに区分される（Murray et al. 1975）．

①立位姿勢における体節の変位の測定
②重心からの垂線とみなした線の床面における運動の測定
③被験者が動かずに立位姿勢を保持しようとしても生じてしまう身体運動を制御する筋活動の測定（立位姿勢は動的現象であり，わずかな姿勢動揺は正常である．）

Fernie et al.(1978)は，健常者と義足使用者（大腿切断と下腿切断）の立位姿勢における姿勢の動揺を骨盤帯の前後左右方向への動きとして捉えている（**図8-28**）．被験者の課題は［開眼-閉眼-開眼-閉眼］の順で1 minの安静立位の保持である．電位差計（potentiometer）の記録から，①前後方向と左右方向への移動範囲，②移動の平均速度を求めたが，信頼性は平均速度のほうが高

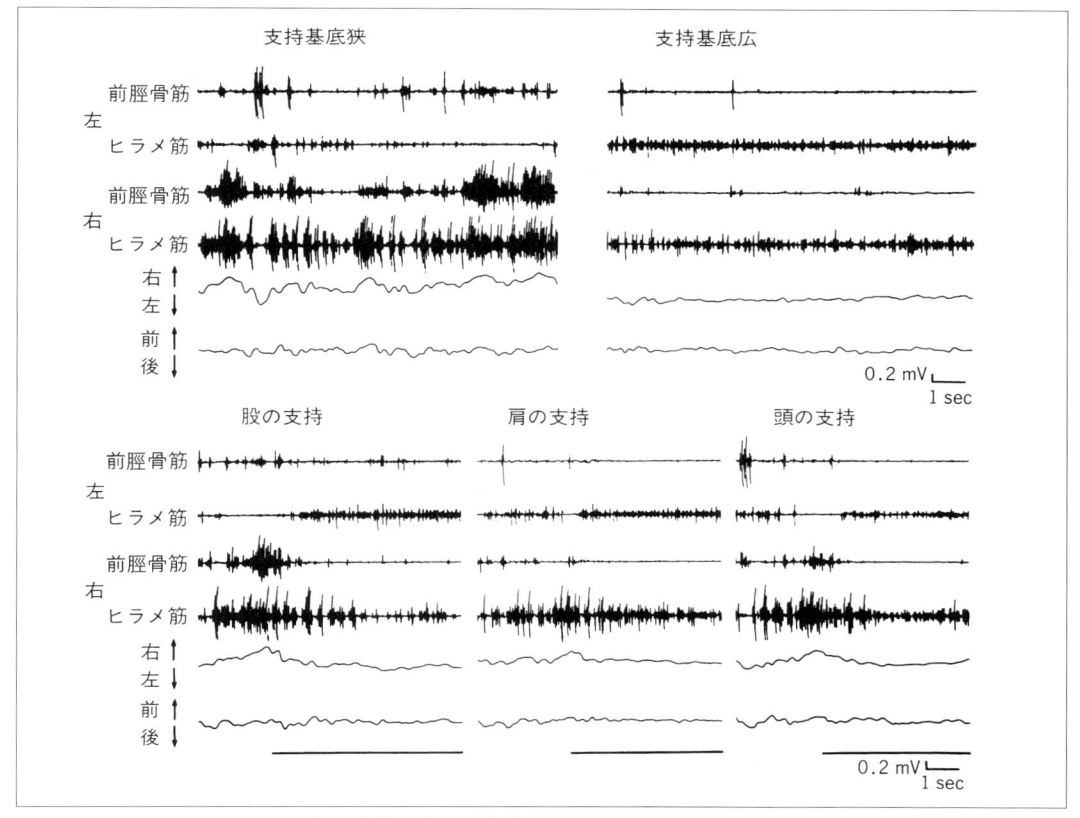

図8-29 小脳障害患者の立位保持のときの下腿筋活動と重心動揺
両足の間隔が広いと筋活動は正常に近づき，重心も安定する．また身体を他動的に保持（実線部分）しても安定性が得られる．身体動揺に対する反射的な筋活動そのものが動揺している点が問題となる．

（中村　1977b）

い．健常者も義足使用者も平均速度は年齢増加につれて大きくなり，閉眼によって義足使用者の平均速度は健常者よりも有意に大きくなる．このような体節の変位からみると，義足使用者は立位姿勢の保持にさいして，視覚系への依存度が高いという結論が得られる．ただし，下腿切断者が閉眼で両足の間隔を1cmとした立位姿勢をとり，床反力を用いて行った測定では，健常者と比較して，59歳以下の女性は姿勢動揺の前後・左右の振幅が有意に小さく，59歳以上の男性は有意差がないとする報告もある．姿勢動揺の振幅の小さいことが安定した立位姿勢を意味するのであれば，適合した下腿義足の使用者は健常者と同じように安全な立位を保っていることになる．

立位姿勢における筋活動に関する報告は多い(Basmajian et al. 1985)．筋活動の検出には表面筋電図を利用し，ポリグラフによって記録する(図8-29)．筋電図ポリグラフでは，運動学的分析や運動力学的分析を併用することが多い．とくに姿勢に変化をもたらすような力が外部から加わったときの反応(Nashner 1976；Traub et al. 1980)，上肢の随意運動に伴う姿勢調整(Horak et al. 1984)などの筋活動が対象となっている．

現在，臨床で用いられている姿勢動揺テストは，直立位における両足圧中心位置の連続記録を利用したものである．この検査法では，姿勢動揺の量的側面および動揺の傾向性の側面が重視され，両足圧中心位置の連続記録を用いて，輪郭線表示法や累積移動距離などを求めている．

姿勢動揺検査法においては，どのようなパラメータが臨床的に有用な情報を提供するかという視点から，データの処理と選択がなされるべきである(Hasan et al. 1990)．姿勢動揺の定量的研究についての概観によれば，姿勢動揺の検査結果と臨床的な課題遂行の成績や転倒しやすさとの関連性の分析を通じて，妥当性検証を行うことの必要性が指摘されている(Lehmann et al. 1990)．

2) 姿勢動揺の測定
(1) 測定機器

姿勢動揺(postural sway)は重心計(stabilometer)によって測定されているが，その多くは両足圧中心の位置を記録する方式を用いている．重心計の基本構造は四角形あるいは三角形の板(plate)の各頂点に荷重検出器をおき，各荷重検出器に加わる垂直方向の荷重を電気信号として出力させ，記録するものである(図8-30)．これらの出力にコンピュータ処理を加えて，前後と左右および垂直方向の分力を求める．定性的な判定には視覚的な記録が利用され，支持基底における両足圧中心(垂直分力)の位置や軌跡を平面に記すX-Y記録(statokinesigram)，前後および左右方向の運動軌跡を示すポリグラフ記録(stabilogram)が広く利用されている(図8-31)．

(2) 姿勢動揺のパラメータ

臨床に利用されている両足圧中心(COP)に関する定量的パラメータを掲げる(Mauritz et al. 1979；Mojica et al. 1988c；Hasan et al. 1990；Lehmann et al. 1990)．

・COPの位置(centroid location)

$$\overline{X} = 1/n \sum_{i=1}^{n} x_i \qquad \overline{Y} = 1/n \sum_{i=1}^{n} y_i$$

・平均変位(average radial displacement)

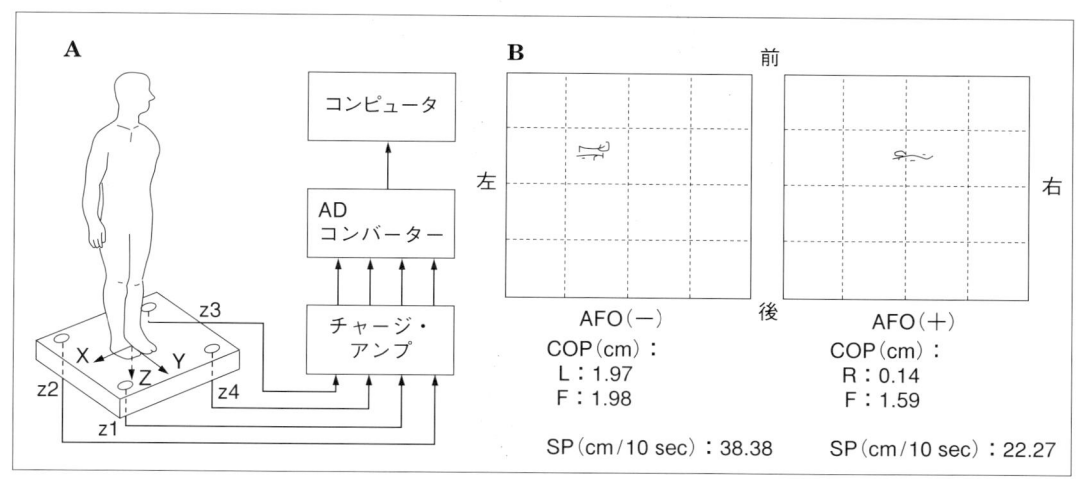

図 8-30 両足圧中心位置の測定法

A：床反力計のZ方向が両足圧中心（COP）となる．床面に加わる垂直方向の力は $z1 \sim z4$ の圧変換器によって計測される．COPの左右，前後方向の位置は，

$COPx = 4 Dx \{(z1+z2)-(z3+z4)\} / (z1+z2+z3+z4)$
$COPy = 4 Dy \{(z1+z4)-(z2+z3)\} / (z1+z2+z3+z4)$

によって求められる．Dx，Dyは左右，前後の圧変換器間の距離である．

B：脳卒中右片麻痺患者の姿勢動揺を示す．短下肢装具（AFO）装着によって姿勢動揺は減少している．

COP（cm）：足型中心からの距離，L：左，R：右，F：前，SP（cm/10 sec）：10 sec間のCOP累積移動距離

(Mojica et al. 1988 c)

$$R = \frac{1}{n} \sum_{i=1}^{n} \sqrt{x_i^2 + y_i^2}$$

・移動距離（path length）（cm/sec）

$$p = \frac{f}{n} \sum_{i=1}^{n-1} \sqrt{(x_{i+1}-x_i)^2 + (y_{i+1}-y_i)^2}$$

・累積移動距離（sway path）（cm/Tm）

$$SP = \sum_{i=1}^{n} \sqrt{(x_{i+1}-x_i)^2 + (y_{i+1}-y_i)^2}$$

n：サンプル数，f：サンプリング頻度（Hz），Tm：測定時間（sec）

そのほかに，

・XY面積（XY area：cm^2）：COPの左右（X軸）の範囲（幅）に前後（Y軸）のそれを乗ずる
・平均速度（average velocity：cm/sec）：連続する2つのCOP間の距離をサンプリング間隔で除し，平均値を求める

などを用いることもある．

　データの記録時間は長いほうがよい．ISP（International Society of Posturography）の提案は50 secである．患者によっては10～30 secしか記録できないこともある．各パラメータの数値は，サンプリングの間隔によって異なる．たとえば，0.05 sec間隔と0.2 sec間隔のサンプリングで10 sec間に得たデータの比較では，COPと平均変位は類似した値を示しているが，累積移動距

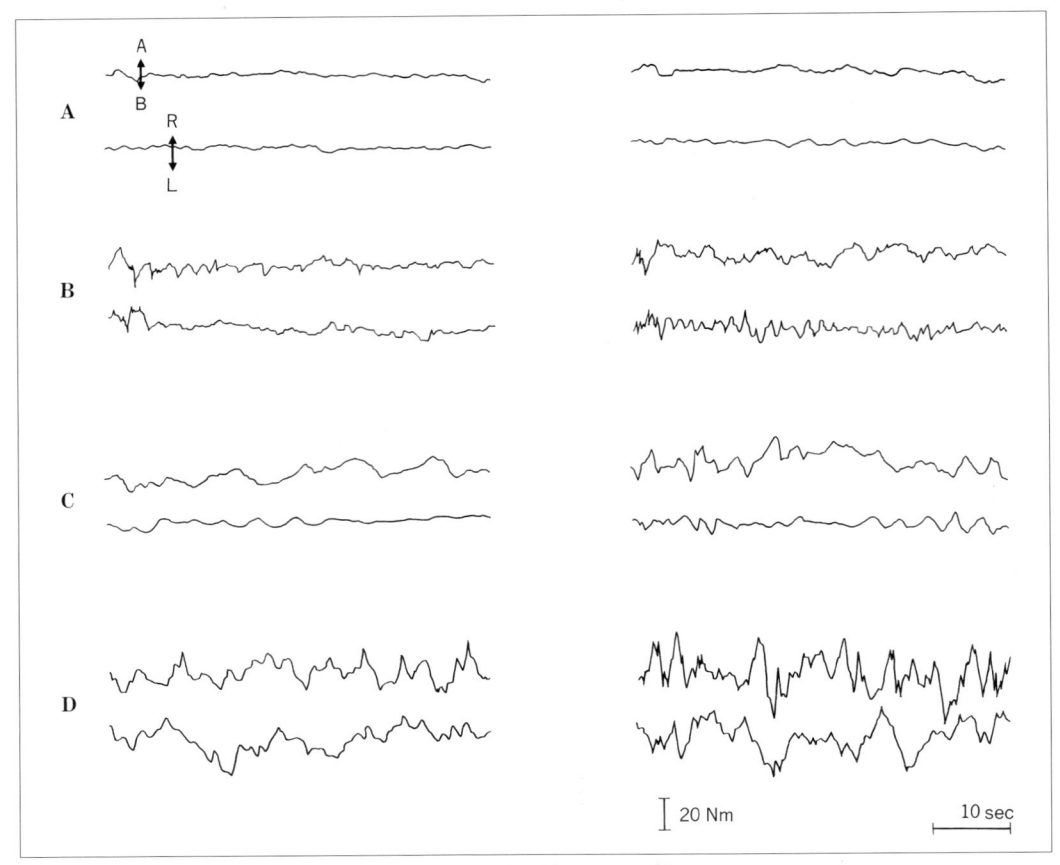

図 8-31 重心計による記録

前後（A⟷B）および左右（R⟷L）方向への重心線の軌跡を記録する．左列は開眼，右列は閉眼である．
A：健常者．閉眼により，ゆっくりとした姿勢動揺が増加している．
B：健常者（フォーム・ラバー上における起立）．比較的周波数の高い姿勢動揺がある．
C：両側前庭系機能を喪失した患者．開眼でもゆっくりとし姿勢動揺があり，閉眼でその振幅が大きくなる．
D：多発性感覚性ニューロパチーの患者．開眼でも姿勢動揺は大きいが，閉眼により姿勢動揺がさらに大きくなる．

(Kotaka et al. 1986)

離は 0.05 sec のサンプリングのほうが有意に長くなっている（Murray et al. 1975）．10 msec のサンプリング間隔が望ましいともされているが，多くの報告は 0.02〜0.05 sec のサンプリング間隔でデータの取り込みを行っている．また，多くの姿勢動揺の頻度は 5 Hz 以下であることから，フィルターを用いて 5 Hz 以上の周波数成分を除いた報告もある（Lehmann et al. 1990）．

重心計や床反力計の荷重検出器には，ひずみゲージや圧電素子が使用されている．検出器の応答周波数はひずみゲージよりも圧電素子のほうが高い．成人男性 10 名（平均年齢 33 歳）を被験者として，データの取り込む周期 10 msec，両足の間隔を 10 cm とした立位姿勢における COP の移動距離を測定すると，圧電素子では 2.1±0.2 cm/sec（平均±標準偏差），ひずみゲージでは

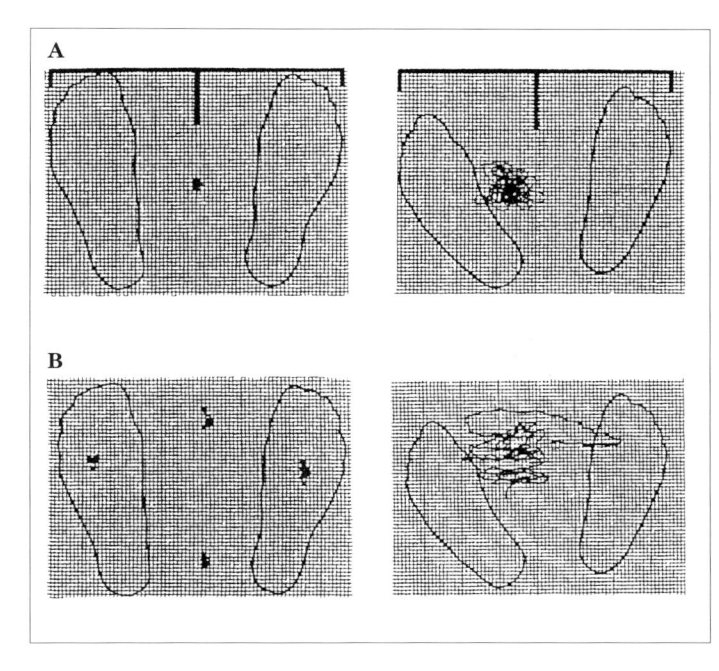

図 8-32 支持基底と両足圧中心位置の関係
A：1 min の立位姿勢の両足圧中心の軌跡と支持基底の関係をＸＹ記録器で記す．
B：体重を前後左右に移動させて，その位置で15 sec にわたって立位姿勢を保持する．
左：健常者，右：右不全片麻痺患者．
(Murray et al. 1975)

1.9±0.2 cm/sec となる．ローパスフィルター(low-pass filter)も低い周波数を中心とした信号だけでCOP 移動距離が計算される(小山・他 1997)．

COP の平均変位は，COP が支持基底から外れるか否かが重要なパラメータとなる．平均変位が大きいことは，転倒の可能性と結びつく．それに比べると，COP の移動距離の重要性は低下する．前者はCOP の振幅に対して鋭敏であり，後者はCOP の頻度に対して鋭敏なためである(Lehmann et al. 1990)．後者では，振幅は低くても頻度が高いと，数値が大きくなる．

(3) 検査時の課題

一般に用いられている課題は大きく，①支持基底の大きさを変える，②体重を移動する，③視覚を遮断する，の3種類に分けられる．

Murray et al.(1975)は，患者の立位姿勢の不規則性(unsteadiness)と不安定性(instability)を定量的に測定するため，以下の課題を用いている．

①両足を離して楽な立位姿勢で1 min 起立
②体重を前・後・左・右の各方向へできるだけ移し，傾いたままの姿勢を15 sec 保持（両足を離した楽な起立，両足内側を着けた起立の2課題）
③片脚で15 sec 起立（はじめに優位脚，その後に劣位脚）

各課題を2回繰り返す．ここでは，体重移動と支持基底の大きさ変更が利用されている（図8-32）．これらの課題を通じて得た健常者の立位姿勢の特徴は，

1　体重移動が安全に行われ，その位置に保持されるCOP によって囲まれる領域は決定的に広い．この領域は安定性あるいは安全性の領域とみなせる．人間ではCOG が高い位置にある．安定性の領域が広いことは，高度な感覚運動機能がCOP によって囲まれた領域にCOG をとどめておくことに役立っていることを示す．人間は重心やCOP の位置には気づかない

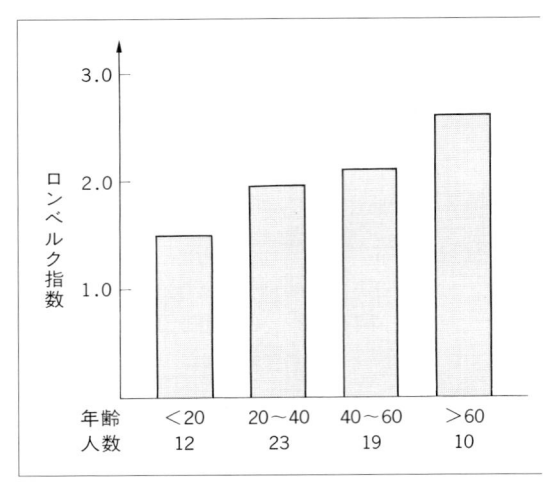

図 8-33 開眼と閉眼による身体動揺の変化（ロンベルク指数：RQ）
両足圧中心累積移動距離（m/min）のサンプリング間隔は 25 msec，被験者は健常者 64 名（年齢11～77 歳）．加齢につれてRQは増大し，60 歳以後には視覚による姿勢制御への影響が大きい．
(Straube et al. 1988)

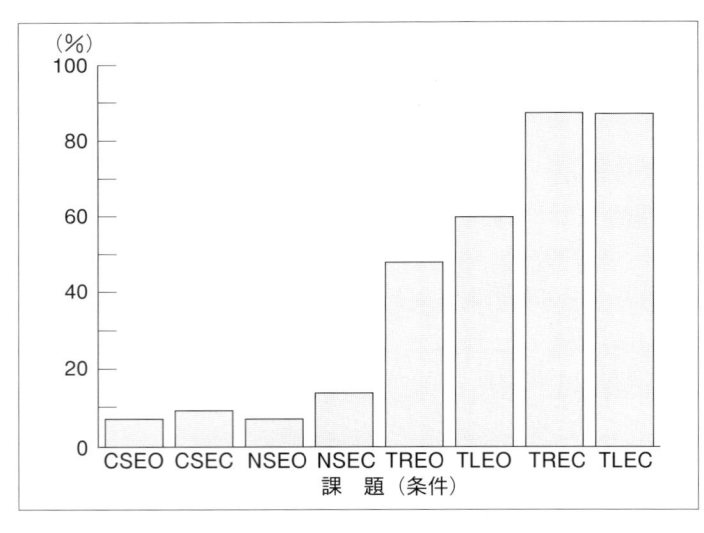

表 8-4 呼吸および視覚の条件と姿勢動揺

条件		開眼	閉眼
息こらえ	吸息	207.3	334.1
	呼息	185.7	303.6
規則的呼吸	4 回	239.6	334.9
(20 sec)	6 回	256.1	339.9
	8 回	285.6	404.6

mm/20 sec.

(Jeong 1991, 一部改変)

図 8-34 立位保持機能測定に用いる課題（条件）の困難度
％は課題を遂行できなかった患者の率を表す．課題（条件）は本文参照．
(Lehmann et al. 1990)

が，体重移動のさい，越えてはならない限界は意識している．しかしながら，それを可能にしている筋活動は自動的である．

2 COPはたえず移動し，累積移動距離は大きいが，平均値に近い位置に留まっている．COPの大きな累積移動距離は，身体の動きに対する反応である支持筋群の収縮と弛緩によって生じている．この制御機構は不明である．

視覚の姿勢制御への関与を分析するためには，開眼および閉眼の2条件下の測定値を比較する．開眼時の測定では，被験者の眼前約3m，眼線の高さのところに径5cmの円形指標を掲げ，こ

れを被験者に注視してもらう．開眼時と閉眼時の結果の比率（ロンベルク指数，Romberg quotient）によって，視覚の影響を知る（**図 8-33**）．

Lehmann et al.(1990)は，外傷性脳損傷患者を対象として，22 sec の起立姿勢保持課題の困難度の順として以下の条件を掲げている（**図 8-34**）．

①楽な足幅の起立，開眼（comfortable stance, eyes open：CSEO）
②楽な足幅の起立，閉眼（comfortable stance, eyes closed：CSEC）
③狭い足幅の起立，開眼（narrow stance, eyes open：NSEO）
④狭い足幅の起立，閉眼（narrow stance, eyes closed：NSEC）
⑤右足前，つぎ足起立，開眼（tandem stance, right foot forward, eyes open：TREO）
⑥左足前，つぎ足起立，閉眼（tandem stance, left foot forward, eyes open：TLEO）
⑦右足前，つぎ足起立，閉眼（tandem stance, right foot forward, eyes closed：TREC）
⑧左足前，つぎ足起立，閉眼（tandem stance, left foot forward, eyes closed：TLEC）

姿勢動揺記録には，心拍（cardiac beat）や呼吸（breathing）による身体の運動も影響する．

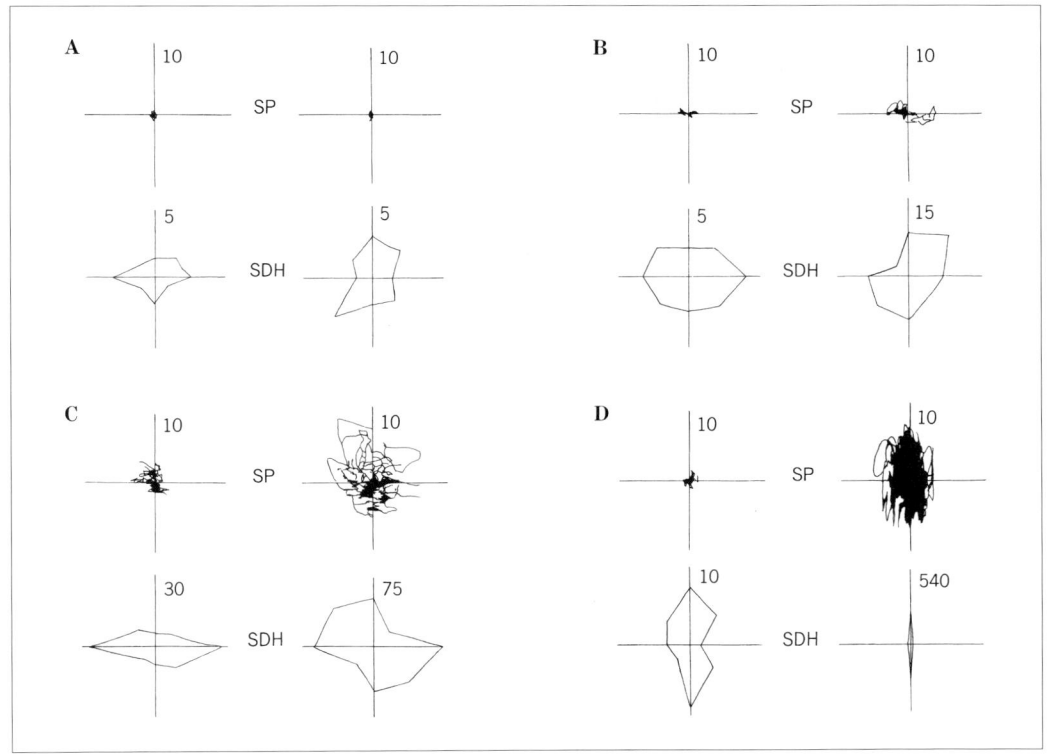

図 8-35 小脳性運動失調患者の身体動揺（**sway path：SP**）と計算上の動揺方向ヒストグラム（**sway direction histogram：SDH**）
　左：開眼，右：閉眼．
　A：健常者．B：前庭小脳（虫部）の出血，身体振揺はすべての方向．C：フリードライヒ運動失調（Friedreich's ataxia），身体動揺は左右方向．D：慢性アルコール中毒による小脳前葉萎縮，身体振揺は前後方向．

（Diener et al. 1988）

Jeong(1991)は，健常成人10名を被験者として，両足をつけた立位姿勢，サンプリングは0.04 sec 間隔として，COPの20 sec 累積移動距離を呼吸の仕方を変えて測定している．姿勢動揺は，吸気後に呼吸を停止した場合と比べて，呼気後に呼吸を停止した場合に有意に小さい．また，20 sec 間の呼吸数が増えるほど，姿勢動揺も大きくなる（表8-4）．姿勢動揺テストでは，被験者の心身機能状態にも注意を払っておく必要があろう．

3）姿勢動揺と運動障害

立位姿勢における姿勢動揺の定量化は基礎研究の途上にあり，耳鼻科領域における前庭機能障害の診断と評価を除いて，日常診療にはあまり普及していない．運動障害をめぐる主要な研究は，①運動失調，とくに中枢神経系の病変部位の鑑別（図8-35），②バランス安定性，転倒の危険性との関連，③歩行障害との関連，④治療効果の判定，である．

（1）脚長差による姿勢動揺

脚長差（leg-length discrepancy）は，立位姿勢にいろいろな影響を与え，腰椎や股，膝，足の諸関節にも障害をもたらしている（Gofton et al. 1971；Friberg 1983）．

脚長差が姿勢動揺に与える影響を検討するため，Mahar et al.(1985)は足底にコルク板を挿入して人工的に脚長差を作り出す模擬実験を試みている．被験者は脚長差のない成人（平均年齢：28.3歳）である．被験者は裸足となり，両踵を10 cm離し，足角を12°として床反力計の上で立

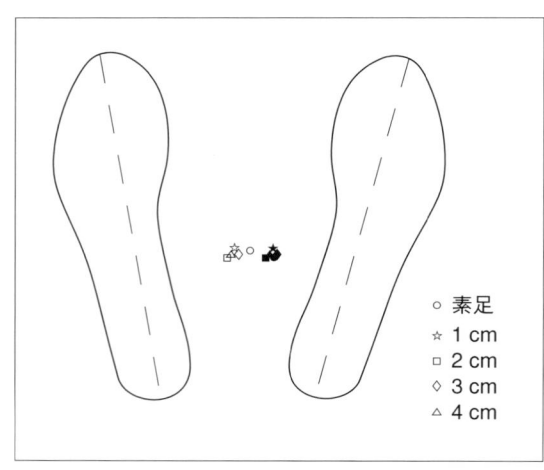

図8-36 両足圧中心位置に対する脚長差の影響
片方の足底にコルク板を挿入して，模擬的に脚長差を生じさせたときの両足圧中心位置の変化を示す．健常者14名の平均値である．白丸印はコルク板の挿入なし（素足）．白印は左足に挿入．黒印は右足に挿入．

○ 素足
☆ 1 cm
□ 2 cm
◇ 3 cm
△ 4 cm

(Mahar et al. 1985)

表8-5 模擬的脚長差と左右方向の姿勢動揺

コルク板（厚さ） 0 cm	1 cm	2 cm	3 cm	4 cm
左足挿入	34.1(2.0)	35.2(3.7)	35.3(4.7)	37.3(2.7)
31.8(3.2)				
右足挿入	34.7(3.4)	35.8(3.1)	36.4(3.7)	37.8(3.9)

（ ）：標準偏差．0 cmとの比較では脚長差がある群は，いずれも有意（$p<0.01$）な差がある．

(Mahar et al. 1985)

表 8-6 脚長差ありおよび脚長差なしの群における姿勢動揺振幅

被験者	開眼 左右	開眼 前後	閉眼 左右	閉眼 前後
脚長差あり	27.7 (9.0)	47.7 (14.5)	40.8 (15.2)	58.8 (19.0)
脚長差なし	27.2 (6.6)	39.4 (6.0)	40.1 (9.9)	54.8 (13.5)

単位：mm．（　）：標準偏差．

(Murrell et al. 1991)

位姿勢を保持する．コルク板挿入なしで測定後，各被験者の足底と同じ型のコルク板(厚さ：1，2，3，4cm)を片側に挿入して測定する．COP を頻度 100 Hz，20 sec 間サンプリングして，平均 COP と前後と左右方向の累積移動距離を指標とする．模擬実験の結果では，1cm の脚長差でも平均 COP は長い脚の側に移動する(図 8-36)．しかし，コルク板の高さに比例して移動距離が大きくなるわけではない(表 8-5)．左右方向の累積移動距離はコルク板挿入によって増加し，脚長差が大きくなるほど，累積移動距離は長くなっている．1 cm 程度の脚長差であっても，生体力学的には重要な意味をもつと推定される．

これに対して，Murrell et al.(1991)は，健常者 45 名から左右の脚長(上前腸骨棘と脛骨内果の距離)に差のない対照群 11 名(平均年齢：21.2 歳)と平均 11.3 mm(範囲：9.5〜16.0 mm)差がある脚長差群 9 名(平均年齢：24.2 歳)を選び，姿勢動揺を分析している．COP のサンプリングは 10 Hz，12.8 sec として，COP の前後と左右方向の振幅(累積移動距離)を求める．被験者は両足をそろえた立位姿勢をとり，開眼と閉眼の 2 条件で検査を受けている．測定されたパラメータには，両群間に有意差はない(表 8-6)．この結果は，Mahar et al.(1985)の報告とは異なっている．被験者の立位姿勢の違い，データのサンプリングの違いなどもあるが，実際に脚長差のある人々は，長年にわたる神経筋系の適応によって，脚長差のない人々と同じ姿勢動揺の状況にあると推定される．

下腿切断者によく適合した仮義足(pylon)を装着した場合，姿勢動揺は数日以内に急速に減少する．

(2) 転倒危険性のある者と姿勢動揺

高齢者における転倒は，有病率や死亡率の高さと関連性が認められている(Wild et al. 1981)．バランス機能の低下には，加齢による生理的機能の減退や疾病による機能障害がある．

姿勢動揺が大きいことは，たしかに立位姿勢の保持を困難にして，転倒に結びつく．踏みはずしやスリップ，つまずきなどを除いて，明らかな理由もなく転倒した高齢者では，前後方向の姿勢動揺が大きい(Overstall et al. 1977；Lichtenstein et al. 1989)．しかし，虚弱な高齢者の転倒は，椅子から立ち上がるとき，歩行中，身体の向きを変えるとき，椅子に座ろうとするときなどにおこりやすい．このような日常生活場面における転倒の危険性と姿勢動揺との関連を Mathias et al.(1986)が検討している．入院あるいは外来，デイケアに通所中の 40 名(平均年齢：73.8 歳)，男女各 20 名を被験者として，「立って歩け」テスト("Get-up and Go" test)，姿勢動揺テスト，歩行周期テストを行っている．

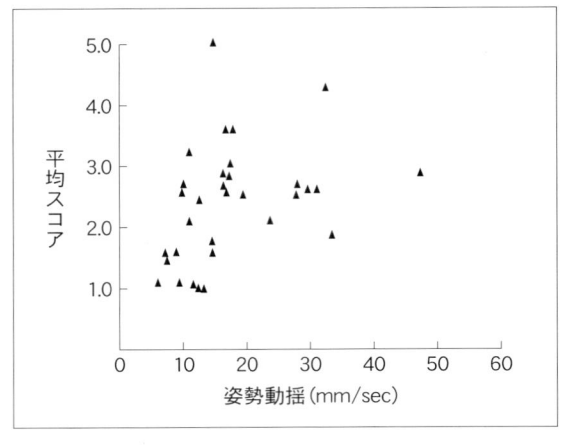

図 8-37 高齢者 32 名の「立って歩け」テストスコアと姿勢動揺の関係
姿勢動揺は前後左右方向の平均移動距離である．
(Mathias et al. 1986)

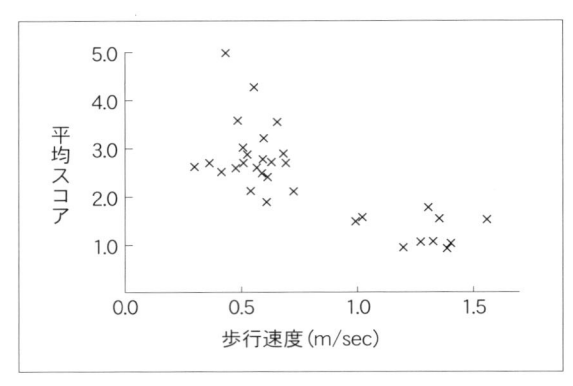

図 8-38 高齢者 32 名の実験室における歩行速度と「立って歩け」テストスコア
(Mathias et al. 1986)

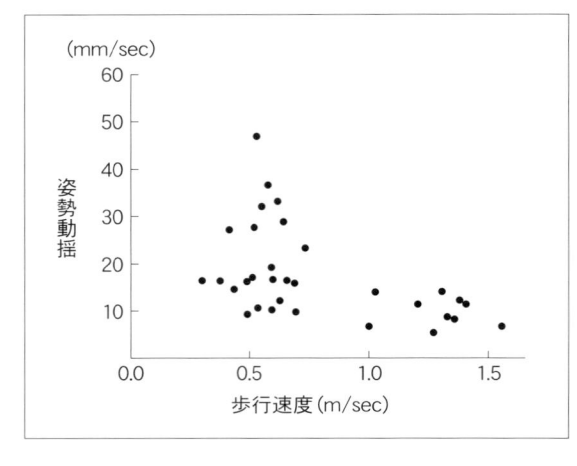

図 8-39 高齢者 32 名の歩行速度と身体動揺
(Mathias et al. 1986)

「立って歩け」テストでは，垂直な背もたれと肘掛けのついた椅子が壁から 3 m 離れて据えられている．被験者は，楽に椅子に座り，立ち上がり，一瞬静止し，壁に向かって歩き，壁に触れずに向きを変え，椅子まで戻り，向きを変え，座る．この間の動作をビデオに記録し，医療専門職が以下の基準で判定する．①：正常，②：わずかに異常，③：軽度異常，④：中等度異常，

⑤：重度異常，である．「正常」とは，検査中あるいはほかの時間にも転倒の危険性がある証拠はないことである．「重度異常」では，検査中に転倒の危険性がある．中間のスコアは，動作の緩慢やためらい，体幹や上肢の異常運動，よろめきなどであり，状況が悪いと転倒のおそれがある．なお，姿勢動揺テストでは，開眼で両足を離した立位姿勢となり，30 sec の前後方向と左右方向の平均移動距離（姿勢動揺：mm/sec）を求めている．歩行周期は歩行路上を好みの速さで歩いたときの記録である．

スコアと姿勢動揺の関係を図 8-37 に示す．スコア＜2 では，姿勢動揺＜18 mm/sec であり，この値は高齢者の正常値上限である．また，スコア＜2 では歩行速度＞1 m/sec，スコア＞2 では歩行速度＜0.8 m/sec である（図 8-38）．姿勢動揺と歩行速度の関係を図 8-39 に示す．歩行速度＜0.8 m/sec の患者は，姿勢動揺＝25〜50 mm/sec および姿勢動揺＝10〜20 mm/sec の 2 群に分けられる．後者は関節炎や心臓疾患のために歩行速度が遅くなっている．

以上の結果から，医療専門職が患者の動作，日常の運動行動を観察して主観的に評定する「立って歩け」検査は，姿勢動揺や歩行速度とも有意の相関を示し，単純で信頼できる検査法とされる．なお，この検査は変更が加えられ，「立って歩け」時間測定テスト（Timed "Up & Go"：TUG）となり，できるだけ速く安全に行うように指示される課題となっている（Podsiodlo et al. 1991）．

高齢者の転倒は，バランスの機能障害によるだけではなく，注意力や錯覚，視覚機能の低下などによるものもある．臨床では，姿勢動揺の増加に伴う「バランス喪失」と運動中の予期しなかった事態としての「バランス喪失」を区別していない（Ring et al. 1988 a, b）．しかしながら，歩行速度の遅い高齢者は速い高齢者よりも転倒しやすいであろう．後者は予期せぬ一瞬の事態に直面して転倒することがあろうが，前者はそれに加えてバランスの機能障害によっても転倒するからである．

（3）体重の一部免荷と姿勢動揺

股関節全置換や下腿切断，脳性麻痺や下肢筋の筋力低下がある患者の起立歩行訓練に水中運動療法が利用されている．水の浮力によって下肢への荷重を軽減すること，水の粘性抵抗による抵抗運動，水流による皮膚への刺激効果などが強調されている（大井・他 1999）．

一方，地上における姿勢制御は 1 G に適合しているのであって，たとえば 0 G では正しく機能しないことになる（Jacobs et al. 2000）．宇宙飛行の初日には，足部に対する身体の質量中心（center of mass：COM）の位置についての内的表象が変化する．この時期，未経験の宇宙飛行士は前傾した姿勢となり，COM は足部の前方に位置し，地上であれば転倒することになる（Massion et al. 1993）．

近年，術後の早期歩行訓練あるいは部分介助下の早期歩行訓練のため，患者を上方から懸垂して部分的免荷を行う訓練用機器が開発されている．体重の一部を免荷した場合，両足底を支持基底とする生理的な立位姿勢が損なわれずに免荷できる限度を確認しておくことが必要であろう．

起立歩行訓練用に開発された負荷装置「メディカル・バランサー（JMC-1 型）®」を使用して健常者を免荷し，姿勢動揺を分析した報告を示す（小住・他 1990）．メディカル・バランサーは，患者の肩から体幹上部に装着した装具を圧縮空気によって吊り上げ，空気圧を調節することで免荷の程度を任意に設定できる装置である．健常男性を被験者として，床反力計の直上に吊り上げ装具が位置するようにメディカル・バランサーを設置する．床反力計に自然な立位姿勢を保持し

表 8-7. 体重免荷と足底中心移動距離(SP)および身体傾斜(矢状面)

免荷体重比 (%)	免荷体重 (kgf)	足底中心累積移動距離 (SP) (cm/10 sec)	左右移動距離 (SPX) (cm/10 sec)	前後移動距離 (SPY) (cm/10 sec)	SP比	身体傾斜角 S-A-F間角度 (deg)	S-H-A間角度 (deg)
0.0	55.0	28.09	22.93	11.66	1.00	86.63	180.90
3.5	53.1	22.28	18.04	10.31	0.79	86.72	184.49
13.6	47.5	24.00	19.59	10.12	0.85	87.11	183.26
18.2	45.0	30.48	24.53	12.82	1.08	86.69	180.24
33.7	37.0	28.86	24.28	12.06	1.03	86.93	175.10
47.3	29.0	36.76	30.88	15.37	1.31	86.47	177.49
50.6	27.0	49.53	40.69	20.35	1.76	86.84	178.66
65.5	19.0	53.88	44.03	23.93	1.92	86.53	174.67
69.1	17.0	88.74	73.62	36.41	3.16	86.93	177.10

(小住・他 1990)

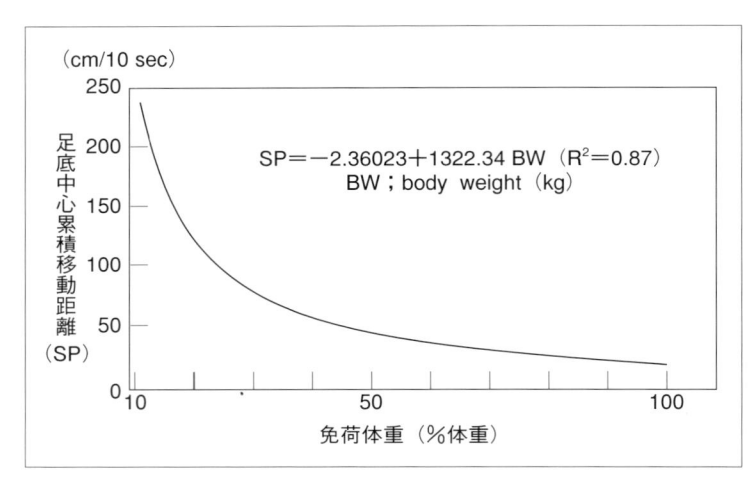

$SP = -2.36023 + 1322.34\,BW$ ($R^2 = 0.87$)
BW; body weight (kg)

図 8-40 足底中心累積移動距離(SP)と免荷体重(%)
(小住・他 1990)

ている被験者の体重を0％から70％まで免荷し，COPの位置を100 Hz，10 secのサンプリング・データを用いて求める．姿勢動揺のパラメータとして両足圧中心累積移動距離(SP)，左右方向および前後方向の累積移動距離(SPX，SPY)を使用する．被験者の姿勢を矢状面からビデオで記録し，前後方向の身体傾斜角について，①肩峰-脛骨外果-床面で構成される角度(S-A-F間角度)，②肩峰-大転子-脛骨外果で構成される角度(S-H-A間角度)，を計測する．

表8-7に免荷に対する姿勢動揺検査パラメータおよび身体傾斜角の関係を示す．SPは，免荷される比率(％体重)が増えるにつれて，指数関数的に長くなる(図8-40)．SPXおよびSPYも免荷増に伴って長くなる．SPXはいずれの免荷体重比であっても，SPYの約2倍の値となっている．免荷＝0のSP値を1.0として，各免荷体重比におけるSP値を比較すると，免荷体重比がおよそ34％になるまでは，SP比は0.79～1.08の範囲にあり，SP＜30cm/secと基準値上限以下に留まっている．免荷体重比がおよそ40％を超えると，SP＞30 cm/secとなり，SP比も大きくなる．S-A-F間角度は，免荷体重比に関係なく，一定値(約86°)である．S-H-A間角度は，免荷体重比がおよそ30％を超えると，股関節で平均4°屈曲した状態になることを示している．

表 8-8 義足装着者の身体動揺パラメータと歩行速度の関係

年齢 (歳)	両足圧中心 累積移動距離 (cm/10 sec)	重心移動距離 (cm) 前-後	左-右	最大歩行速度 (m/min)
健常者 17名	33.4 (19〜47)	20.0 (16.1〜24.2)	10.6 (6.4〜15.7)	16.6 (7.4〜28.3)	− −
下腿切断					
1	28	26.8	11.4	10.9	147.1
2	47	26.4	4.4	9.9	96.2
3	30	25.9	8.5	12.8	108.1
4	56	26.5	0.2	8.5	73.7
大腿切断					
1	14	25.1	10.0	6.1	82.5
2	32	32.4	3.2	3.4	77.2
3	54	30.7	4.5	4.5	57.6
4	73	41.6	2.9	6.0	47.1

（　）健常者の範囲．歩行速度は10m距離を最大速度で歩行したときの所要時間から算出した．

免荷によって，上半身はやや前屈した姿勢になる．

同時に行われた足踏み動作の床反力計のデータは，免荷体重比が43％以上になると，吊り上げ装置に依存した姿勢保持となり，足底部が体重を支持している自然姿勢とは異なる足踏み動作になることを示している．姿勢制御の訓練という視点からは，免荷体重比は30〜40％以下に留めるべきである．

（4）義足装着者の姿勢動揺と最大歩行速度

下肢切断後，仮義足を装着しても，直ちに以前のような歩行ができるわけではない．これは運動器の一部を喪失し，それが人工物によって置換されたというだけでない．立位姿勢の保持に必要な感覚入力からみれば，下肢からの体性感覚は新たに形成されなければならない．たとえば，下腿切断の場合，足底の皮膚感覚および足筋群や足関節からの固有感覚は失われ，切断端の皮膚からの新たな体性感覚情報を活用することになる．適合のよい義足でも，装着直後にはあまり体重支持はできず，まして義足による単脚支持は一瞬しか可能でない．しかし，数日で単脚によるバランス保持の機能は急速に向上する．バランス保持の機能障害があれば，それによる歩行の機能低下もおこるであろう．

表 8-8 は健常者成人17名と義足装着者8名の姿勢動揺と10m距離をできるだけ速く歩いたときの歩行速度（最大歩行速度）である．健常者のデータと比べて，義足装着者の両足圧中心累積移動距離は長く，前後と左右方向へ随意的に体重を移せる距離（重心移動距離）は短い．

ここで使用している姿勢動揺検査の基準値上限は30 cm/10 sec である．この数値を当てはめると，下腿切断者の姿勢動揺は，随意的重心移動の距離が短い者もいるが，健常者との違いはあまりない．しかし，健常者の最大歩行速度（表9-3参照）が少なくとも200 m/min を超えていることから，最大歩行速度はかなり低下していることになる．大腿切断者では，1名を除いて，両足圧中心累積移動距離，重心移動距離は基準値から逸脱し，最大歩行速度は健常者の通常の歩行

表 8-9 脳卒中片麻痺患者 8 名の素足と短下肢装具(AFO)装着との場合における姿勢動揺

	両足圧中心位置(cm)		両足圧中心累積移動距離(cm/10 sec)
	左右方向 (麻痺側/非麻痺側)	前後方向	
AFO(−)	2.42(1.37)	2.36(1.07)	37.93(14.48)
AFO(+)	1.56(1.08)	2.08(0.90)	28.96(9.77)
差	0.86(0.96)	0.28(0.66)	

( ):標準偏差.

(Mojica et al. 1988c)

表 8-10 脳卒中片麻痺患者 8 名の素足と短下肢装具(AFO)装着との場合における歩行周期

	最大歩行速度 (m/min)	歩行率 (steps/min)	重複歩距離 (m)
AFO(−)	32.8 (24.9)	91.8 (25.4)	0.64 (0.35)
AFO(+)	41.6 (30.6)	102.6 (25.8)	0.74 (0.39)

( ):標準偏差.

(Mojica et al. 1988c)

速度あるいはそれ以下となっている．大腿義足では，姿勢動揺が歩行速度の決定因子として重要な位置を占めている．

(5) 脳卒中片麻痺患者の姿勢動揺と短下肢装具

　脳卒中による片麻痺患者では，姿勢動揺が大きいほど，歩行速度は遅くなる(Bohannon 1987b；Dettmann et al. 1987；中村・他 1988)．脳卒中の姿勢動揺は，脳病変による姿勢制御機構の障害および下腿筋群の麻痺がもたらす足関節の側方不安定性によって，増大する(Perry 1969)．短下肢装具(ankle foot orthosis：AFO)を使用すると，歩行機能は改善する(Lehmann 1979)．

　Mojica et al.(1988c)は，脳卒中による不全片麻痺患者 8 名を対象にして，ポリプロピレン製 AFO の使用が姿勢動揺と歩行速度にどの程度の改善をもたらすかを検討している．患者はリハビリテーションのため入院中であり，日常生活では AFO を使用している．姿勢動揺のパラメータは，100 Hz で 10 sec 間のサンプリング・データを用いて得た両足圧中心位置の平均(COP)およびその累積移動距離(sway path：SP)である．患者は床反力計の中央に描かれた足型に両足を合せて立つ．

　図 8-30 は，右不全片麻痺脳卒中患者 1 名の素足と AFO 装着との姿勢動揺図である．AFO 装着によって，COP は左側から中央に近づき，麻痺側(右)による体重支持量が増加したことを示している．SP も減少して，健常者の基準値上限(30 cm/10 sec)よりも小さくなっている．**表 8-9** に 8 名の COP，SP の平均値を示す．AFO 装着によって，側方向の COP は中心に近づき，前後方向の COP には変化がない．SP も全体の平均値は基準値にとどまっている．AFO なしと AFO 装着との場合の 10 m 距離最大歩行速度や歩行周期を比較すると，AFO 装着によって歩行機能が改善することは，明らかである(**表 8-10**)．

AFO装着によって，足関節内外方向の不安定性が軽減され，立位姿勢の安定性は向上し，歩行速度も改善する．しかし，AFO装着によるSPおよび歩行周期の変化をAFO(+)/AFO(-)の比率で表した場合，SPと歩行周期変数との間に有意な相関はない．このことは，脳卒中患者におけるバランス障害と歩行障害が中枢性と末梢性の要因によって生ずると仮定することで説明されている．AFOは末梢性要因，すなわち足関節内外方向の不安定性に関連する筋力低下あるいは不均衡だけを代償し，姿勢制御に関与している中枢機構に対して直接の治療効果はないわけである．

5. 姿勢制御の神経機構

　姿勢(構え)は身体各部位の相対的位置関係である．一定の姿勢を保持しているとき，身体部位に加わる重力の方向，皮膚への圧力，頭部の空間における定位(orientation，方向づけ)からおこるいろいろな感覚入力は，中枢神経系の内部で統合され，状況に対して適切な筋活動パターンを生み出している(図8-41)．

1) 感覚・運動パターンの結合セット

　姿勢制御系の機能を分析し，モデルを検証することは，①筋電図ポリグラフを中心として，運動出力の空間時間的パターンを分析する，②姿勢動揺の測定を通じて，諸感覚入力に人工的な操作を加えたときの運動出力の変化を分析する，という手法によって行われている(Straube et al. 1988)．

　神経生理学的には，立位保持のさいの運動過程は姿勢動揺を最小限にして，重心線が支持基底

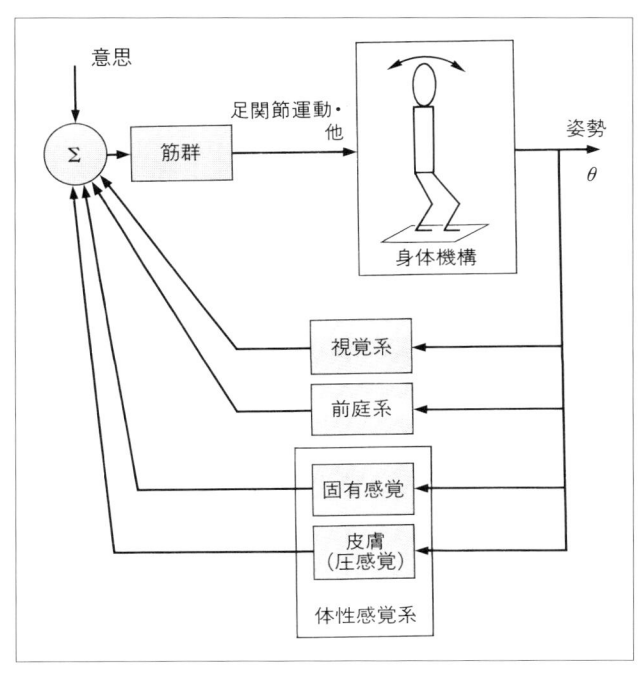

図8-41 視覚系，前庭系，体性感覚系からなる動的システムとしての姿勢制御機構
　身体動揺は床反力計の垂直分力の記録として得られる．
(Magnusson et al. 1988)

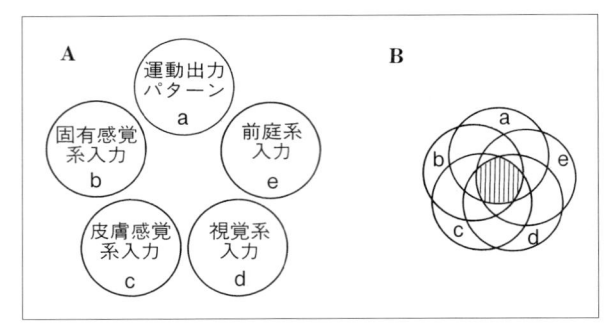

図 8-42 姿勢に関係する感覚・運動系の神経活動パターンの模式図
A：個々の活動パターン．
B：姿勢を生理的に特定する活動パターンの結合．斜線部を感覚，運動パターンの結合セットという．

（Bairstow 1986，一部改変）

のなかに留まるように，体幹や四肢の筋群が活動し，調整機能を果たしている．これらの筋活動は，姿勢保持のための共同筋活動である(Nashner 1976；Horak et al. 1986)．たとえば，立位姿勢を保持しているとき，床面が突然に前方あるいは後方へ水平移動して身体が逆振子運動をおこすと，下肢筋群はそれぞれの逆振子運動に対応した共同筋活動を示す．刺激の方向が異なることによって，応答としての出力パターンが相違するわけである．ここでは，立位姿勢が巧みに保持されているときの筋活動パターンをもって，正常な運動出力であると仮定している．

感覚過程では，体性感覚系や視覚系，前庭系からの入力が身体の空間における定位に関与している．これらの諸感覚入力と諸運動出力から選択された諸要素が適切に組み合わされたセットによって，特定の姿勢が定まると想定しておく(Bairstow 1986)．ここでのセットは，結合セット(conjoint set)とも呼ばれている(**図 8-42**)．

随意運動によって，身体の空間移動がおこる場合，運動出力パターンの変化に伴って，諸感覚入力パターンにも変化が生じる．

2）姿勢戦略

ある姿勢を保持していること，すなわち定位の状態には，複数の感覚入力が利用可能な状況にある．しかし，中枢神経系は，一時にひとつの感覚系だけを用いて姿勢制御を行っている(Nashner 1982)．たとえば，立位姿勢をとっている健常者では，主な感覚入力は床面と接している足底部の体性感覚である．一過性の足部のしびれによって，立位バランスや歩行が著しく障害される．しかし，中枢神経系における姿勢制御機能には適応性があり，ある感覚系による定位機能が低下してしまえば，ほかの感覚系を利用して定位を可能にする．足がしびれたときには，前庭系が定位の機能を果たすようになる．姿勢制御に関与する複数の感覚系のうち，どの感覚系が姿勢制御の主役になるのかは，中枢神経系の成熟度とそれまでの経験とによって定まる．この仮説をシステム・モデルという．

複数の感覚系からの入力パターンに矛盾があるときには，前庭系からの情報が正しい定位に役立っている(Nashner 1982)．たとえば，列車に乗って，駅で停車しているとき，横に並んで停車している列車が動き出すと，はじめは自分の乗っている列車が逆方向へ動いたかの感じをもつ．この知覚は視覚情報によって生じた錯覚であり，定位が前庭系や体性感覚系へと切り換えられると，自分の乗った列車が動いている感じは消失する．視覚系による定位に頼り続けていると，体幹を仮想の進行方向へ傾ける．このような身体運動は，列車が実際に動いているのならば，加速

に対して体幹の位置を保持するための正しいバランス反応である．姿勢制御に利用している感覚入力を適切に切り換えること，ある制御様式からほかの制御様式に円滑に移行する機能を姿勢戦略（postural strategy）と呼んでいる（Pyykko et al. 1988）．

ある種の中枢神経疾患の患者では，視覚系と前庭系，体性感覚系の感覚入力の調整機能に障害があり，それが姿勢制御に異常をもたらしている（Nashner et al. 1983a, b）．たとえば，脳卒中片麻痺患者の立位姿勢では，姿勢動揺は増加し，支持基底内の重心線は非麻痺側に片寄っている（**図 8-30, 32**）．これは麻痺側の筋力低下のほかに，感覚障害や知覚障害によって定位に異常を生じるからである．その結果，重心線を支持基底のなかに留めておく能力は低下する（Smith et al. 1983；Mojica et al. 1988c；Shumway-Cook et al. 1988）．

立位や座位における姿勢バランスが不安定な患者の訓練では，
① 患者が姿勢動揺の減少，定位にどの感覚系を利用しているのか
② 諸感覚入力間に矛盾があるとき，どのような適応過程を示すのか
を評価することが重要となる（Shumway-Cook et al. 1986）．

3）諸感覚情報の統合とその発達的変化

立位姿勢における姿勢動揺は，床反力計の上に立った被験者の両足圧中心（COP）の位置を 20

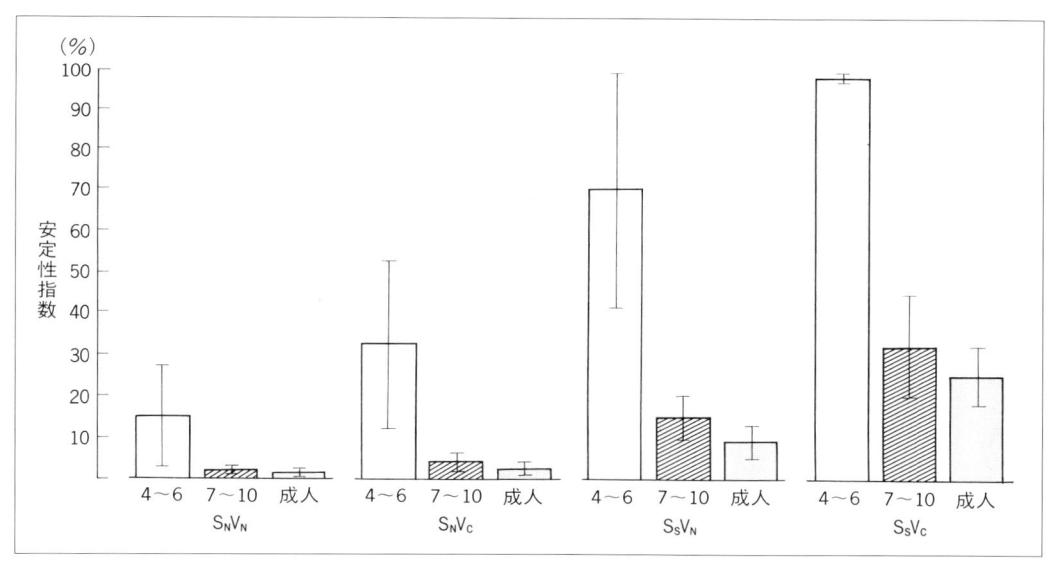

図 8-43 感覚入力の条件を変化させたときの身体動揺
バランス喪失の状態を100％として，パーセント表示してある．
4〜6歳，7〜10歳，成人の3群の比較である（本文参照）．
S_N：体性感覚系，足関節を中心とした逆振子運動をする身体動揺に対して，床面は静止している正常な条件．
S_S：足関節の運動に伴って床面も回転運動を行って足関節を90°に保ち，体性感覚入力が喪失した異常な条件．
V_N：開眼した正常な条件．
V_C：閉眼により視覚入力の喪失した異常な条件．

（Shumway-Cook et al. 1985 b）

~100 Hz のサンプリング頻度で一定時間(10～60 sec)にわたって記録し，COP の軌跡データの処理によって得られる諸パラメータを指標として検討される．ただし，計測に用いた機器やデータ処理法が研究者によって異なっているため，諸報告に掲げてある数値を直接比較することは困難なことが多い．

臨床との関連で重視されるのは，視覚系や前庭系，体性感覚系の姿勢制御への関与であり，視覚系の作用を知るためには開眼時と閉眼時のデータの比較，体性感覚系については床面の条件を操作する方法が用いられている．

Shumway-Cook et al. (1985 b) は，前庭系入力を残して，視覚系と体性感覚系の入力を除去し，

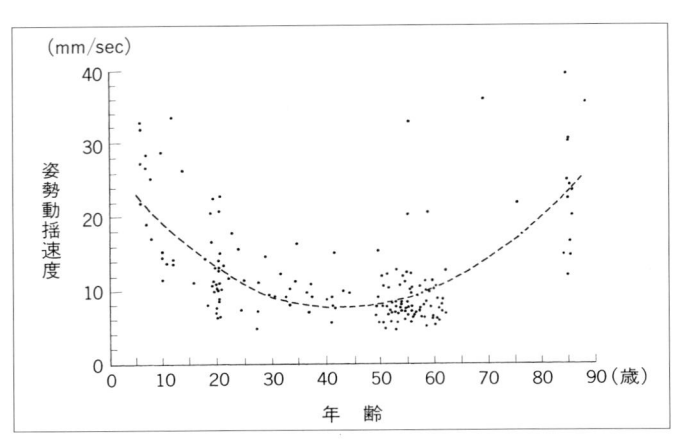

図 8-44 両足圧中心(COP)の位置移動の速度(全移動距離を測定時間で除した値)の年齢による変動
開眼，30 sec の記録である．回帰曲線が記してある．
(Pyykko et al. 1988)

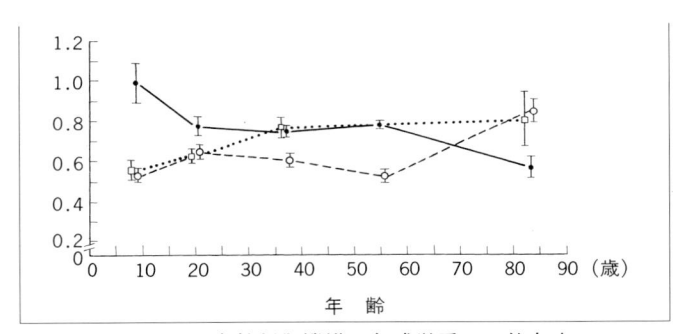

図 8-45 姿勢制御機構の各感覚系への依存度
年齢別に平均と標準誤差を表示．
実線：視覚系の影響．開眼と閉眼における身体動揺の比率である．高齢者において比率が低下していることは，高齢者の視覚系への依存度が高いことを示す．
点線：固有感覚系の影響．下腿三頭筋に振動刺激を加える．幼児期には固有感覚系への依存度が高く，高齢期には少なくなっている．
破線：皮膚(圧)感覚系の影響．固い床面とフォームラバー上に立ったときの相違．高齢期には皮膚感覚系への依存度が低下している．
(Pyykko et al. 1988)

姿勢動揺の点からみた姿勢制御の発達過程を検討している(**図8-43**)．バランスの安定性は，立位姿勢の保持が理論上できなくなる姿勢動揺を100%として表示している．体性感覚の除去には，床面が回転運動を行うように細工して，身体が床面の水平移動によって逆振子運動を行っても，足関節は90°に留まるようにする．

開眼して床面には動きがない条件でも，4～6歳児では，年長児や成人よりも，姿勢動揺は大きい．また，閉眼によってバランスの安定性はかなり低下する．姿勢動揺はおこるが，足関節は90°を保つように床面を操作(水平移動と傾斜)すると，4～6歳児のバランス安定性は限度に達し，転倒する児童も現れる．年長児や成人では，この操作によって転倒する者はいない．

小児は，発達につれて，4～6歳ころに姿勢制御に利用する情報を視覚系から体性感覚系と視覚系の結合情報へと移していく．しかし，7歳前後では，複数の情報間の矛盾を解消できる段階には至っていない．未熟から成熟への姿勢制御機構の変化は，直線的な現象ではなく，段階的な現象とみなされている．

姿勢動揺は，幼児期に大きいだけでなく，老年期にも増大する(**図8-44**)．高齢者にみられる姿勢動揺は，神経系の変性によっても説明されている．閉眼によって視覚系の影響を除去する．下腿三頭筋に振動刺激を加えて固有感覚系の情報に混乱を生じさせる．フォームラバー(foam rubber)上で立位姿勢をとることで，足底の皮膚感覚の条件を変える．これらの操作によって生じる姿勢動揺の変化から，各感覚系の関与が年齢によって相違することも検討されている(**図8-45**)．そのような研究から，老年期には視覚系と前庭系が姿勢制御に主要な役割を果たしていると推定されている(Pyykko et al. 1988)．高齢者の視覚機能の低下は，起立や歩行の障害を増

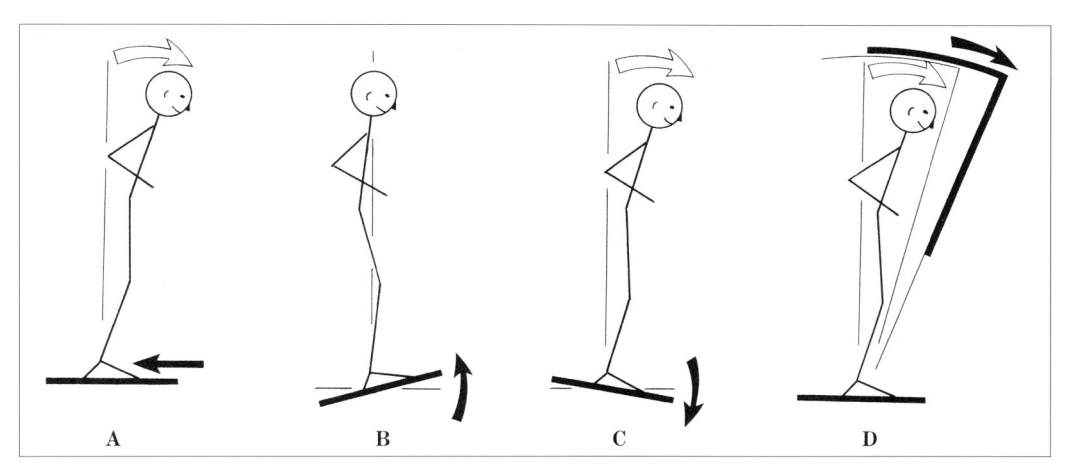

図 8-46　姿勢バランスを崩す操作の諸相
A：可動床面が後方あるいは前方に移動する．身体は逆方向(前方あるいは後方)に，足関節を中心にして揺れる．
B：床面は足先を上げるあるいは下げるように足関節を中心にして回転する．
C：支持基底安定化：身体の前後方向の揺れに対応して床面が回転し，床面に対する相対的な重心位置は不変．
D：視覚安定化：前後方向の身体の揺れに対応して，重心を中心にして壁面が回転する(視覚的な運動が消去される)．

(Nashner et al. 1983 a, b)

4）環境変化に対応するための姿勢制御

　力学的にみると，人間の立位姿勢は両足底を床面につけて，足関節を支点とした逆振子の状態にあるとみなせる．そのため，床面を急に水平に前後方向へ動かしたり，足関節を軸にして前後へ傾斜させたりして，主として固有感覚に刺激を加えることができる．また，外界（壁など）を前後方向へ移動させて視覚刺激を加える方法もある．そのような条件の下に，姿勢動揺や筋活動を記録して，姿勢制御に関与する諸感覚系の刺激に対する中枢神経系の応答を分析する研究が進められている．

　電車に乗り，進行方向に向かって立っているとき，電車が急に発車すると，身体は後ろへのけ反り，よろけることもある．また，急停車でもすれば，前方へ向かってよろける．いずれの場合でも，よろけずに立位姿勢を保持するように努めているだろうが，姿勢制御にかかわる両者の運動出力パターンは大いに異なる．これを実験室で再現するわけである．図8-46Aでは，可動床面が後方に移動し，身体は慣性の法則によって前方に振れる．そのままでは重心線は両足底で囲まれた支持基底から逸脱して，前に向かって転倒する．このとき，足関節は背屈しているが，身体をもとの位置に戻すように足関節伸筋（底屈筋）が活動して姿勢制御がなされ，足関節は基本肢位へと戻る．図8-46Bでは，可動床面は水平面から前が高くなった斜面へと変化する．その結果，身体は後方へ振られる．立位姿勢を保持するには，足関節屈筋（背屈筋）群の活動が必要となる．

（1）応答パターンの諸相

　視覚系や体性感覚系が正常である場合，床面が急に動いて身体が他動的に振られると，一定の筋群が活動してバランスを保持できるように，立位姿勢を保持するように代償運動をおこす．この種の筋活動

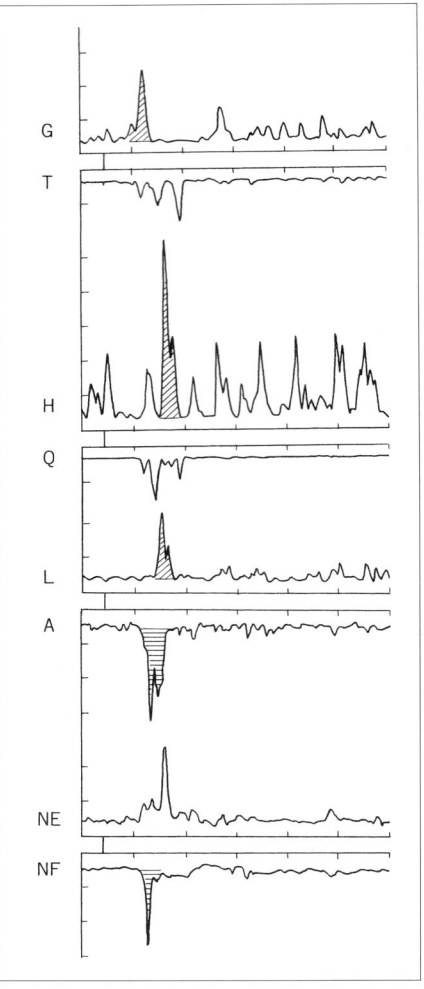

図8-47 健常成人が立位にあるとき，床面が後方に移動して身体が前方に振れたときの筋活動パターン

筋電図は整流した記録．各体節から2つの筋活動が記録され，上が伸筋，下が屈筋である．縦線は床面の移動開始点，時間マークは100 msec間隔．G：腓腹筋，T：前脛骨筋，H：ハムストリングス，Q：大腿四頭筋，L：腰部筋，A：腹筋，NE：頸部伸筋，NF：頸部屈筋．筋活動はG，H，Lの順におきている．
（Woollacott 1986）

は刺激（床面の動き）から70〜80 msecの潜時で始まり，床面に近い筋群（遠位筋群）から床面に遠い筋群（近位筋群）へと伝播する．床面が後方へ水平移動し，身体が前方へ振られると，筋活動は下腿三頭筋から始まり，ハムストリングス，体幹の順に活動する（図8-47）．身体が後方へ振

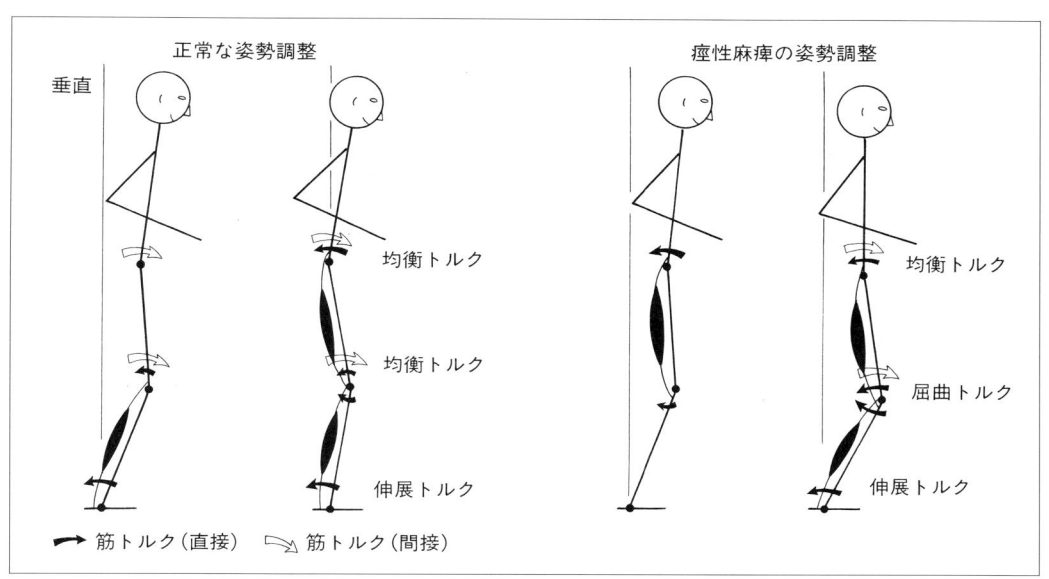

図 8-48 床面の後方移動に対する正常応答（左）と異常応答（右）
左：身体が前方に振れたとき，腓腹筋（支持基底）の収縮から始まり，膝関節を安定化させて身体を垂直位に保つ．黒矢印と白矢印は床面移動による機械的力を示す．
右：痙性片麻痺患者はハムストリングス（支持基底から高い）の収縮から始まり，膝関節を曲げる．
(Brooks 1986)

られた場合には，身体前面の筋群が活動する．この応答運動は，主として足関節の固有感覚情報によって誘発される．筋活動が遠位筋群から近位筋群への順序におこるので，身体の重心をもとの位置に戻すのに効率のよい運動を引きおこす（図8-48）．

床面の水平移動が刺激となった場合，早期に頸部の筋群も活動する．頸部の筋活動は床面が突然に傾斜する刺激ではおこらない．この場合には頭部の振れがあまりない．頸部の応答は前庭系と頸部体性感覚系の情報によって生じると仮定されている(Woollacott et al. 1984)．

このような立位姿勢を乱すような環境の変化(刺激)に対応する応答は，視覚系や前庭系，体性感覚系からの諸入力を利用して，環境に適合したプログラムを中枢神経系が決定することによって行われている．

Traub et al.(1980)は，被験者が立位姿勢となって3.5Nの力でワイヤを引いて視覚追跡課題を遂行しているとき，急にワイヤに加わる力が増加あるいは減少した場合の下腿三頭筋の筋電活動の変化を分析している．ワイヤの力が9Nへと増加して腕が前方へ引かれると，約80 msecの潜時で下腿三頭筋の活動は増加する．一方，ワイヤの力が1.75Nへと減少して解放されると，同じような潜時で下腿三頭筋に沈黙期が出現する．これは姿勢を調整する自動的で代償的な筋活動変化である．このような予期的姿勢応答(anticipatory postural response)に対する入力は，腕に加わる力の変化であり，下腿三頭筋の伸張反射ではない．この応答は，パーキンソン病患者では消失あるいは減退している．小脳性運動失調の患者では，重度の場合にだけ応答が減退している．

被験者が膝立ち姿勢をとって片手で机につかまり，対側の手首に加えられる負荷に対して一定の力で肘関節を屈曲しているとき，突然に負荷量が変化すると，机につかまっている腕の上腕二

頭筋と上腕三頭筋に約 55 msec の潜時で代償的な筋電活動が現れる．これも課題を遂行している腕の急な動きが刺激となり，上位中枢を経由した応答が刺激部位からは離れた部位の姿勢保持の筋群に適切な収縮をおこしたと解釈されている(Marsden et al. 1978)．

　これらの予期的姿勢応答は，バランス保持に必要ではないかもしれないが，姿勢の微調整に役立っていると推定される(Traub et al. 1980)．

(2) 神経運動共同作用仮説

　協調性のある随意運動やバランス反応のような自動的運動が可能となるような，基本的構造が中枢神経系に組み込まれていると仮定する．それを神経運動共同作用(neuromotor synergy)と呼んでおく(Lee 1984)．現在のところ，その機能に関与しているニューロン・ネットワークは確定されてはいない．しかしながら，機能面からみる限り，協調性のある運動の遂行という機能を果たしている構造，すなわち神経機構がバランス反応や随意運動に利用されていると考えるモデルである．

　synergy(共同作用，協力)は，広義にはcombined action(結合活動)あるいはcooperative action(協力活動)，working together(一緒に活動)のような意味であり，

　①ひとつの目標に向かって働く単位
　②形態と構造との単位，あるいは両者を併せもつ単位

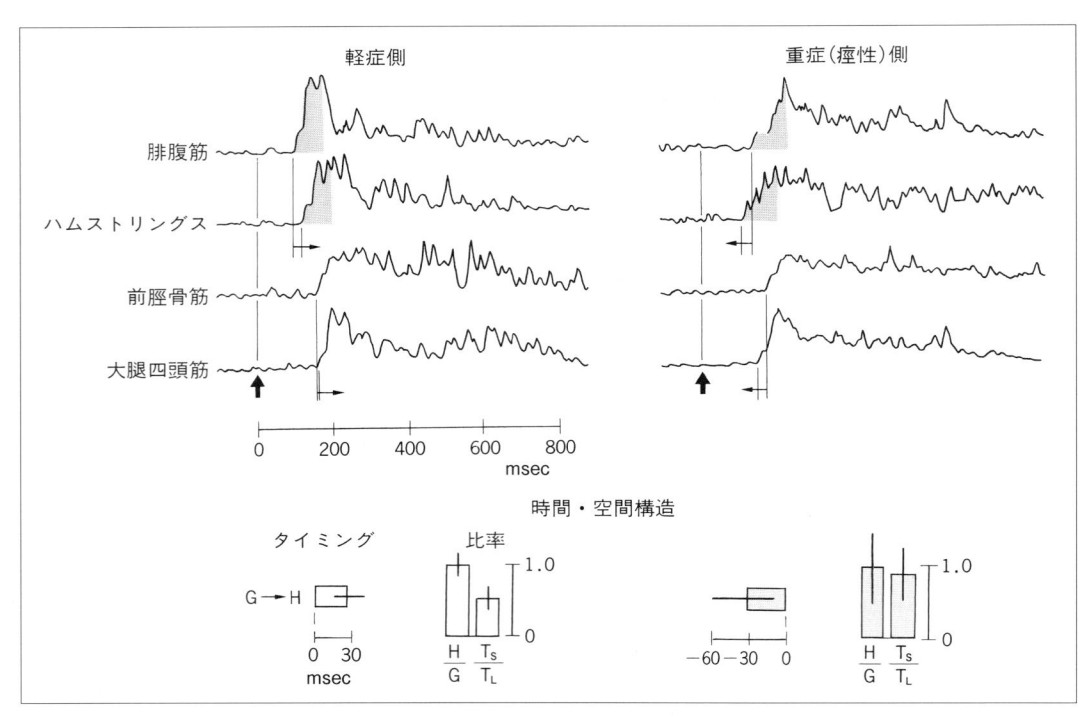

図 8-49　床面が後方に移動して身体が前方に振れたときの脳性麻痺児の応答筋電図
水平の矢印は筋活動の順序を示す．筋電図の灰色部分(筋活動開始から 75 msec)は空間時間的構造の分析に利用される．タイミングは腓腹筋とハムストリングスの活動開始の潜時（腓腹筋の開始が先行する場合：＋)．比率は，①腓腹筋とハムストリングスの筋活動量の比(H/G)，②前脛骨筋は短縮(前方振れ)と延長(後方振れ)のさいの比(T_S/T_L)である．　(本文参照)

(Nashner et al. 1983 b)

である(Lee 1984).

姿勢制御は,このような特徴をもつ神経運動共同作用によって行われている.理論上,その働きは,

①常に活動している一組の筋群があること
②複数の筋が活動するタイミング(同期する場合,活動に系列がある場合,その時間間隔など)は,一定している
③スケーリング(scaling：ある物理量が2つの変数の比を変数とする関数によって表されること)がある.たとえば,複数筋群の活動量の比率は一定である.

という条件を満たしていればよい.姿勢制御の研究は,これらの条件を指標として,進められる.

Nashner et al.(1983b)は,脳性麻痺児の立位時の姿勢制御にみられる筋活動の協調性について,空間時間的パラメータを分析している(図8-49).ここでは,床面が後方に移動し,身体は前方へ振られている.軽症側の下肢にみられる姿勢調整の応答は,床面の移動開始から97 msecの潜時で腓腹筋から始まっている.26 msec後にはハムストリングスが活動を開始し,筋活動は遠位から近位へと伝播している.この応答パターンは正常と解釈される.重症側では,腓腹筋活動の潜時は145 msecと長く,ハムストリングスは腓腹筋より31 msecも早く活動を開始している.筋活動の系列は,遠位から近位へではなく,近位筋が遠位筋よりも先に活動していることになる(筋活動系列の逆転).

これらの協調運動の構造は,①腓腹筋(G)とハムストリングス(H)との潜時,②筋活動初期の75 msecにおけるGとHとの筋活動の比(H/G),によって表示されている.

(3) 姿勢制御機構の発達

Woollacott(1986)は幼児の姿勢調節機能の発達的変化を分析している.母親に軽く支えられて

表8-11 床面移動(身体が逆方向に振れる)に対する筋電応答の潜時(msec)

	NE	NF	TE	A	H	Q	G	TA
後方移動								
14月	145±65	NR	115±76	NR	*	NR	85±20	94±10
2〜3歳	109± 8	90±15	132±12	107±30	131±34	146±20	87± 8	125±25
4〜6歳	135±23	106±36	149±18	95±33	113±23	NR	79± 5	157±26
7〜10歳	127±10	72± 7	104± 7	69±11	85±14	91±12	61± 9	106±23
成人	104±21	84± 8	96±17	84±16	90± 6	108±12	75±12	94±23
前方移動								
14月	NR	157±34	NR	NR	*	134±13	NR	119±17
2〜3歳	105±27	111±13	86±19	168±62	145±10	137± 8	112±42	72± 5
4〜6歳	109±22	174±19	159±34	97±23	122±10	116±29	101±49	78± 5
7〜10歳	83±16	88±21	59± 3 / 123±26	106± 6	89±73	77± 9	96±17	68± 5
成人	77±11	90± 9	112±23	104±18	75±10	93±15	114±34	77±19

＊ 記録せず.　　NR＝応答なし.
NE：頸部伸筋,NF：頸部屈筋,TE：体幹伸筋,A：腹筋,H：ハムストリングス,Q：大腿四頭筋,G：腓腹筋,TA：前脛骨筋.

(Davis 1986)

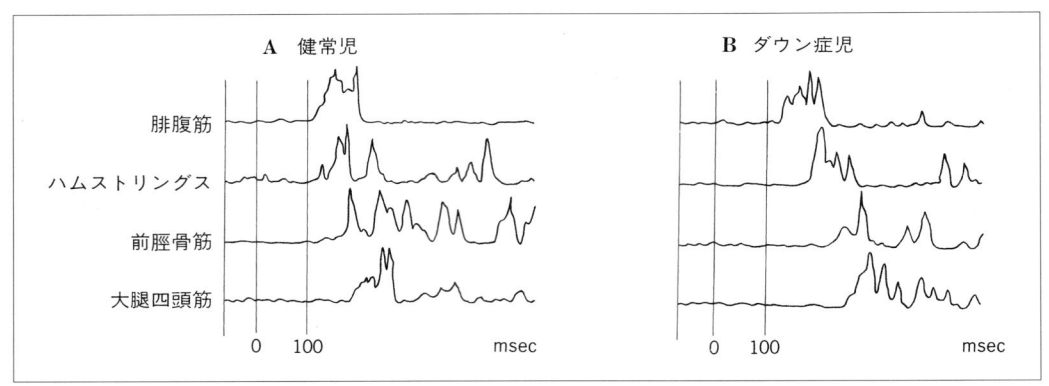

図 8-50 床面が後方に移動したときの健常児とダウン症児の応答筋電図パターン
ダウン症では潜時の延長がある．

(Shumway-Cook et al. 1985a)

　立位となっている生後10か月の幼児は，床面の移動に対して特定の応答を示さない．生後10か月になると，身体が前方へ振られたとき，40％の頻度で腓腹筋に活動が生じるようになる．その潜時は39 msec（単シナプス反射の潜時）であり，生後14か月の幼児（潜時：85 msec）や成人の応答とは異なっている．さらに，ほかの筋群の活動には恒常性が認められない．生後14か月になると，下肢筋群の応答は恒常性を示すようになるが，頸部と体幹の筋活動は一定しない．
　幼児は立位の経験を積み重ねながら，立位姿勢の安定性を獲得する．床面の移動に対して，まずは伸張反射による応答，それが次第に立位保持のための姿勢制御で用いられる応答パターンへと組織化されていく．さらに，同一の検査を反復したときの応答の恒常性も高まっていく（**表8-11**）．
　ダウン症の児童においても，床面の移動方向に対応した筋活動パターンは出現する（**図 8-50**）．しかし，健常児と比べて，パターン出現の恒常性は低く，筋活動の潜時は延長している（Shumway-Cook et al. 1985a）．皮質脊髄路の髄鞘化の遅れに原因があると推定されている．

（4）中枢神経疾患と姿勢制御の障害
　立位姿勢が環境の変化によって乱されたときに生じる応答パターンの筋活動潜時の分析を通じて，中枢神経系には姿勢制御に関与する3レベルの階層が仮定されている．
機能的には，
　①固有感覚系起源の長潜時（100 msec 前後）の応答
　②およそ150 msec 以上の潜時を要する視覚系や前庭系起源の応答
　③応答の抑制あるいは促通に関与する高次中枢
に区別される．
　解剖学的には，
　ⓐ行動の戦略を準備する大脳皮質
　ⓑ諸戦略を集めて整理する中脳や脳幹
　ⓒ組み込まれたニューロン・ネットワークによってルーチン・プログラムを実行する脳幹や脊髄
に分ける．これらの中枢神経系の一部に直接あるいは間接的に機能障害が生じると，正常な姿勢制御は不可能になる．

表 8-12 健常者と片麻痺患者の姿勢調整のときにおこる筋活動パターン

検査 (身体の振れ)	健常者 (30 試行) %	パターン	片麻痺患者 (30 試行) %	パターン
前方	80	G-H	40	G-H-TA-Q
	20	G	20	G-H-Q
			13	G-Q
			27	その他(G, G-H, G-H-TA)
後方	70	TA-Q	57	G-H-TA-Q
	30	G-H-TA-Q	30	TA-Q-H
			10	TA-Q
			3	その他

G:腓腹筋,H:ハムストリングス,TA:前脛骨筋,Q:大腿四頭筋.
(Badke et al. 1983)

Badke et al.(1983)は,健常者 10 名と右片麻痺患者 10 名とを被験者として,立位姿勢をとっているさい,床面が前方あるいは後方へ 15 cm 移動したときの下肢筋群の活動パターン(筋活動の組合せ)を分析している(**表 8-12**).患者群の応答パターンには 4 筋の同時収縮が多く,ついで膝関節の拮抗筋間の同時収縮が生じやすい.さらに,感覚運動機能の障害程度によって患者を 2 群に分けた場合,重度群では筋活動パターンの恒常性が失われ,応答潜時も延長している.これらの所見は,筋群の選択的プログラミングが障害されていること,一部の患者では個々の運動が皮質から直接制御をうけていることの証拠と解釈されている.

パーキンソン病患者も,プログラミング障害によって姿勢制御が不能になったと推定されている(Brooks 1986).しかし,上肢の前方挙上に先行する下肢と体幹の筋活動の潜時は健常者と変わらない.ただし,その出現頻度は少なく,筋活動の振幅が低い(Dick et al. 1986).これは筋活動量に関係するプログラム障害とみなされている.無動症のある患者では,姿勢制御に関与する機能的伸張反射(functional stretch reflex)の潜時がかなり延長している(Chan et al. 1979).

小脳障害では,前庭系調整機能の異常のため,姿勢制御が不能になっている.

6. 立位姿勢の異常

立位姿勢(standing posture,起立,station)の異常は,①骨関節などの末梢運動器の変形,関節可動域の制限,②神経筋や中枢神経系の機能障害,によって生じる.

臨床的な観察は,①静的立位姿勢における構え(attitude)の異常,②姿勢制御とバランス安定性,に分けて行う.

原則として,観察は患者を裸体にして行う.患者が衣服をとるさいの動作,とくに体幹と四肢の動きにも注意しておく.

頸部や上半身を他動的に動かして理学的所見を得る場合には,大腿部を十分に支えるようにして,背もたれのある低い椅子あるいは背のない腰かけ(stool)を用い,座位で行う.両下肢をそろえ,上肢は体幹に添うようにする.

1）立位姿勢

被験者には，自然で習慣的な立位姿勢をとるように指示する．前方，側方（左・右），後方から観察する（図8-3）．

後方からは，頭部と体幹，四肢の位置を，仮想される重心線と関連する身体部位の配列（アライメント，alignment）を基準にして，ずれの有無に注意して観察する．また，左右の対称性，両足の間隔，上肢の構えも細部にわたって，前方と後方から観察しておく．

側方からの観察では，頭部と体幹の前後屈の有無，股関節や膝関節の屈曲の有無にも注意する．脊椎の生理的湾曲の程度も見落としてはならない．正常か否かの判定には，被験者の年齢を考慮に入れておく．高齢者では，やや前屈姿勢になることが多く，とくに異常とはしない．

つぎに身体部位の関係，局所の異常の有無に注意を向ける．頭部と頸部および頸部と胸部の関係，肩甲骨の位置（前方突出など），脊椎棘突起と上肢帯（肩甲帯）との位置関係もみておく．筋緊張の分布様式，左右対称性も検討すべき事項である．

2）立位姿勢の安定性のテスト

立位姿勢の安定性に関与する神経機構の検査は，以下の3通りに分けられる．

①支持基底の条件を変える

患者が自然な姿勢をとった場合，両足は必ずしもそろってはいない．両足の内縁を密着させたり，両足を前後につぎ足（tandem position；前方足の踵先端に後方足の指先が触れている立位姿勢）にする．支持基底が狭くなると，わずかな姿勢の動揺であっても，重心線は支持基底から逸脱する．バランスが一層不安定になる姿勢は，片足立ちである．これらの姿勢では，バランスを維持するのに，速く正確な姿勢制御が必要となる．下肢の筋力低下，体性感覚系や前庭系の機能障害あるいは小脳障害では，このような条件になると立位姿勢の保持が困難になる．

②視覚を遮断する（ロンベルク試験，Romberg test）

被験者は両足をそろえた立位姿勢となり，バランスが安定したところで閉眼すると，緩徐な姿勢動揺の振幅が大きくなる．体性感覚系あるいは前庭系の感覚入力が傷害されている場合，姿勢の動揺は大きくなって転倒することもある（ロンベルク徴候陽性）．下肢の末梢神経や脊髄後根，脊髄後索に病変のある患者で観察される．小脳障害による姿勢の動揺は，閉眼による影響が少ない．

③水平方向に向けて急速な外力を加えてバランスを崩す

立位姿勢をとっている被験者の上肢帯あるいは上胸部を中心にして，前後や左右，斜方向に体幹を押して，重心線と支持基底の関係をずらすと，被験者は押された方向に1歩を踏み出して立位姿勢を保持する．左方向に押されると，1歩を踏み出すのは左下肢となることが多い．前後方向では，利き足を踏み出しやすい．

パーキンソン病のような錐体外路系障害のある患者は，1歩を踏み出すことができずに，あるいは1歩を踏み出しても歩幅が狭過ぎるため重心線が新たな支持基底に入らず，バランスが崩れて転倒する．前後方向に押された場合，転倒を防止するかのように，小走りになり，やはり転倒する（突進現象，pulsion phenomenon）．

小脳障害の患者でも，踏み出した1歩の位置が不適切であるために転倒する．また，1歩が踏み出せない患者もいる．

脊髄損傷などによる錐体路障害の患者では，1歩の踏み出しもおこらない．脳卒中片麻痺の患者では，踏み出すのは非麻痺側の下肢である．

神経疾患患者の検査では，はじめに①と②の組合せを試み，その後に転倒に注意しつつ，③を行う．

姿勢制御機能のわずかな変化を検出するためには，爪先立ち，踵立ち，片足立ちなどの姿勢を利用する．このような姿勢は支持基底を極端に狭くし，下肢拮抗筋群間の同時収縮とかなりの筋力および協調運動を要する条件である．軽度の協調運動障害，不全麻痺の検出には有用な手法となる．これができないからといって，それだけで異常所見とはしない．

3）骨関節疾患の立位姿勢

骨関節疾患の一部には，特異的な異常姿勢が観察される．ここでは立位姿勢で異常が観察される脊柱と下肢の疾患を取り上げる．

異常姿勢の原因には，痛みを伴う筋緊張異常あるいは形態上の構造異常によるものが多い．

（1）脊柱の前弯と後弯

脊椎の矢状面における生理的湾曲は，頸椎と腰椎では前弯となり，胸椎と仙椎では後弯となっている．これらの生理的湾曲が不整なもの，増減の極端なものは，病的と判定される．

脊柱矢状面における湾曲の異常は，骨盤傾斜角度と密接な関係にある．骨盤傾斜角度は，立位姿勢で撮影したX線写真上で計測して，第1仙椎上面と重心線が直交している水平面とのなす角

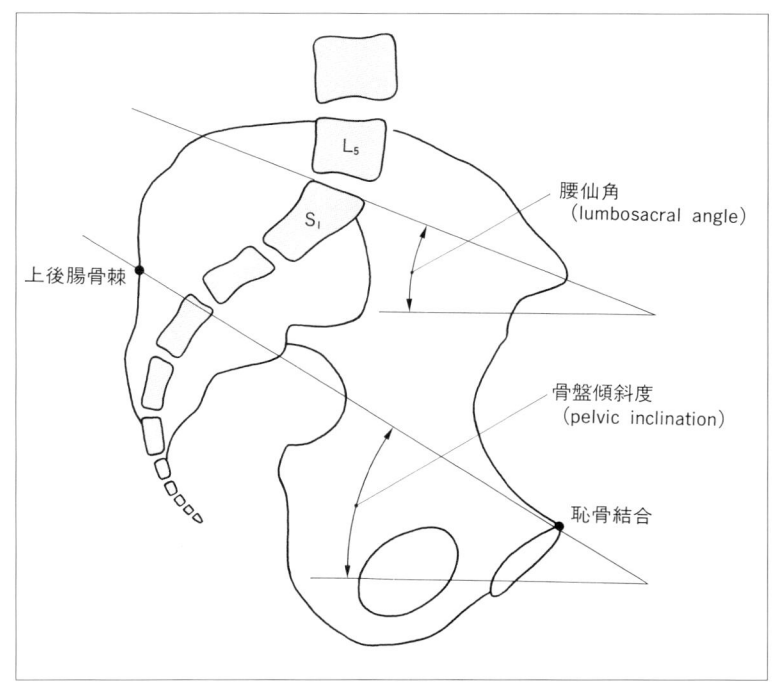

図 8-51 骨盤の傾斜角度の測定
（Russe 1976，一部改変）

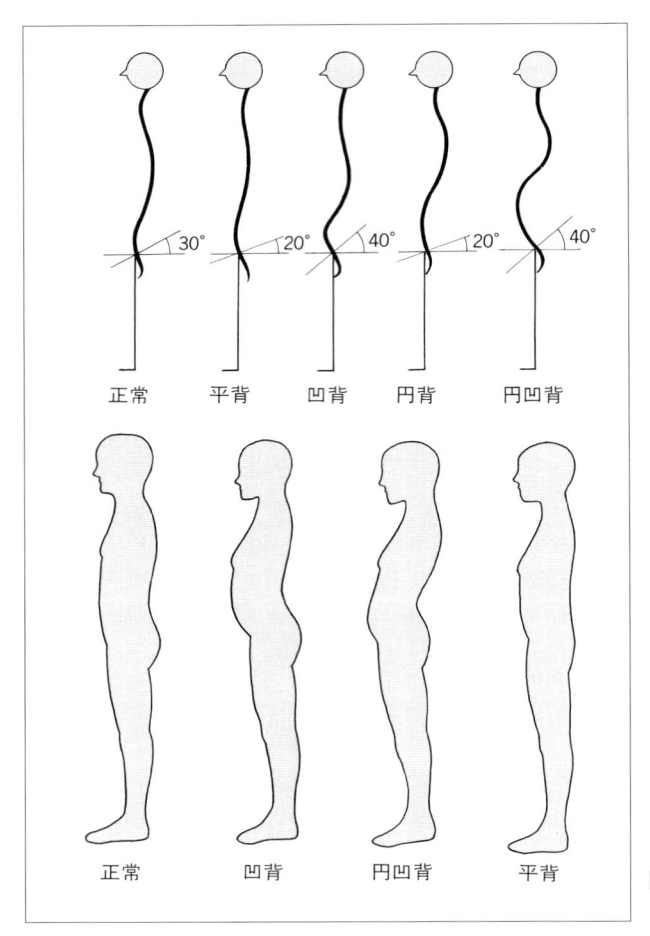

図 8-52 骨盤傾斜度と姿勢変化
(Wiles 1937)

度(腰仙角, lumbosacral angle), あるいは恥骨結合と両上後腸骨棘とを結んだ線と水平面とのなす角度(骨盤傾斜度, pelvic inclination)をもって表す(図 8-51).

骨盤傾斜度は, 正常が約 30°であり, 20°以下は平背(flat back)や円背(kyphosis), 40°以上は凹背(lordosis)や円凹背(sway back)となる傾向がみられる(図 8-52).

脊柱湾曲異常と骨盤傾斜角度および胸腰椎移行部の性状との関係は,
 ①骨盤傾斜角度減少と可動性のよい脊椎：平背
 ②骨盤傾斜角度減少と胸腰椎移動部後弯：円背
 ③骨盤傾斜角度増大と可動性のよい脊椎：腰椎前弯増強
 ④骨盤傾斜角度増大と胸腰椎移行部後弯：凹背
となる(Wiles 1937).

脊椎圧迫骨折(楔状骨折), 老人の骨粗鬆症, くる病, ショイエルマン病, 脊椎カリエスなどで円背(round back)が観察される.

(2) 脊柱の側弯

脊柱の前額面における湾曲異常を脊柱側弯症(scoliosis)という.

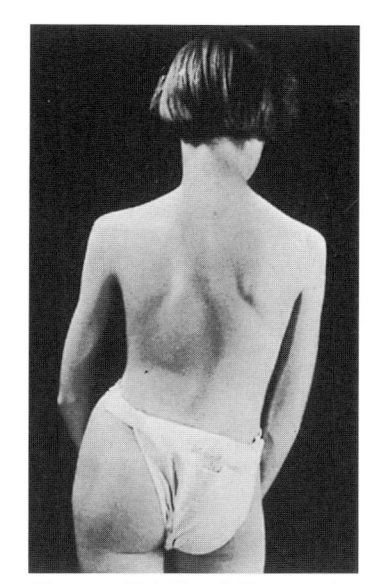

図 8-53 思春期の女子にみられた特発性側弯症
　一次カーブは胸椎部にある．脊椎に著明な回旋があり，その結果，突側の肋骨が後方に膨隆している．腰椎側弯の変形はあまり目立たない．
(Adams 1981)

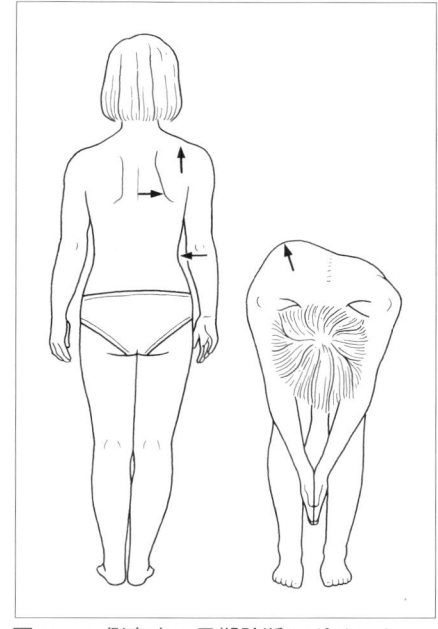

図 8-54 側弯症の早期診断のポイント
　4つのチェックポイントと左右差の発見．
① 両肩の高さの左右差．
② 両肩甲骨の高さの左右差．
③ ウエストラインの左右差．
④ 前屈したときの背中，腰の高さの左右差．
(井上 1984)

脊柱側弯症の原因は，以下の4つに区分される．
①原発性(特発性)構造的側弯
②続発性構造的側弯
③代償性側弯
④疼痛性側弯

臨床的に多く観察されるのは，原発性(特発性)側弯症である(図 8-53)．原因は不明であり，小児期あるいは思春期に発症して，骨格成長の終了するまでは進行する．ときに高度の変形を生じて，二次的に心臓機能に障害をもたらす．

脊柱側弯は椎体の垂直軸にそった回旋を伴い，椎体は湾曲の突側へ向かって回旋し，棘突起は突側とは逆方向に回旋する．この回旋によって，肋骨は突側では後方に押し出されて，胸郭変形を増強する．

側弯は胸腰椎のどの高位にも発症しうる．

側弯のもっとも大きい湾曲を一次または主湾曲(primary or main curve)といい，その上下に生じる湾曲を二次または代償性湾曲(secondary or compensatory curve)という．

側弯症の臨床診断では，両肩甲骨の位置の非対称性，腰部の左右差，前屈位姿勢をとったときに片側性の肋骨隆起(rib hump)あるいは腰部隆起(lumbar hump)のあることを確認する(図

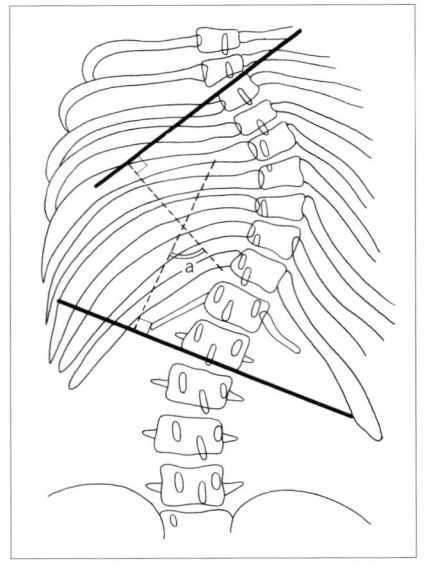

図 8-55 側弯度計測法（Cobb法）

図 8-56 股関節拘縮の立位姿勢

8-54)．一次湾曲で生じた脊柱の不均衡は，二次湾曲によって矯正されて，バランスが保持されている．左右の対称性を簡単に調べるには，立位姿勢で第 7 頸椎棘突起から錘糸をおろして，左右偏在の有無を確かめるとよい．

体表面から変形の性状を立体的に観察するには，モアレ法（図 8-21）が用いられる．

X 線写真による側弯度計測法としては，コブ法（Cobb method）が広く利用されている（図 8-55）．一次湾曲の上下端にあって，もっとも傾斜の大きな椎体を終椎という．上位終椎の椎体上面と下位終椎の椎体下面の接線を引き，その交点あるいは垂直線が交わる補角を湾曲度とする．脊柱側弯症による異常姿勢は，形態上の異常だけではなく，側弯度の進行によって，拘束性肺機能障害を伴う心臓機能障害も生じる．

続発性構造的側弯はほかの疾患に引き続いておこる．原因となる疾患には，先天異常（例：椎体が半分形成されていない半椎），背筋麻痺を残したポリオ，神経線維腫症などがある．

代償性側弯は真の脚長差，股関節の内転拘縮あるいは外転拘縮による見かけ上の脚長差によるものが多い．

疼痛性側弯は，脊柱に痛みがある場合，防御反応によって引きおこされる一時的な変形であり，筋緊張の異常によって生じる．椎間板ヘルニアによる腰痛や坐骨神経痛に伴うことが多い．無意識のうちに，痛みが軽減する方向への側弯がおこる．この場合の側弯には，椎体の回旋は伴っていない．痛みが軽減すれば，側弯も消える．

(3) 下肢変形と立位姿勢

股関節疾患に伴う立位姿勢の異常は，股関節の拘縮に起因することが多い．屈曲拘縮あるいは伸展拘縮の軽度のものは，代償的な骨盤傾斜によって，見かけ上は異常姿勢とならない．片側の股関節に内転位拘縮あるいは外転位拘縮があると，脚長差による骨盤の側方傾斜と脊柱の代償性側弯が生じる（図 8-56）．外転位拘縮があると，患側支持の立位姿勢では，非患側骨盤が高位と

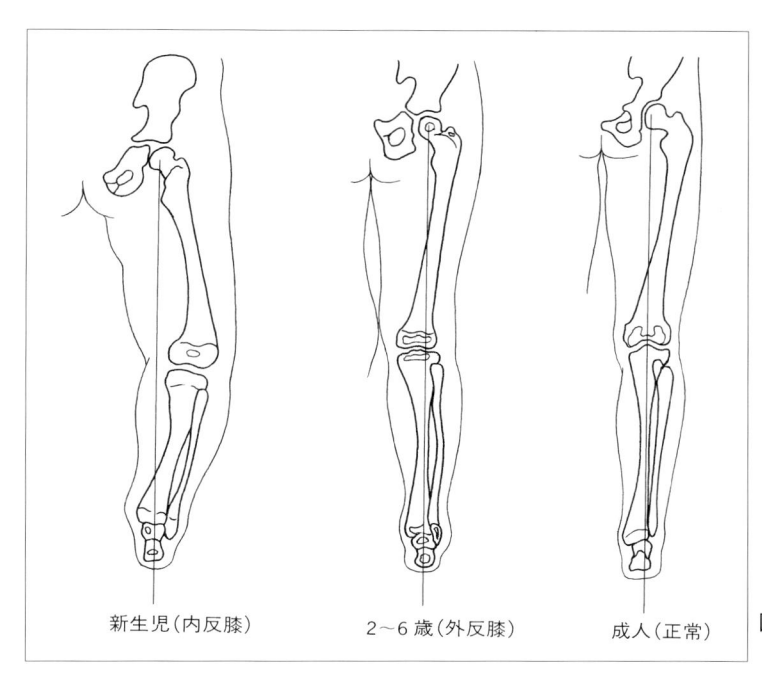

図 8-57 膝関節角度の発育による変化

新生児(内反膝)　　2〜6歳(外反膝)　　成人(正常)

なって，非患側の踵は床から浮き上がる．そのため，患側下肢が長いようにみえる(偽性延長)．内転位拘縮では，非患側支持の立位姿勢では，患側骨盤の高位と患側踵が床から浮き上がって，患側下肢は短いようにみえる(偽性短縮)．

　膝関節には 15〜20° の生理的外反がある．この角度が極端に増加した状態を外反膝(genu valgum)あるいは X 脚といい，減少した状態を内反膝(genu varum)あるいは O 脚という．両下肢をそろえた立位姿勢で，両大腿内側顆の間が 2 横指(4〜5 cm)以上ある状態を O 脚とし，両脛骨内果の間が 2 横指以上ある状態を X 脚とする．O 脚や X 脚の原因には，骨折あるいは慢性関節リウマチ，変形性関節症，骨系統疾患などがある．O 脚には大腿骨の変形を伴うことも多く，脛骨の内方捻転(tibial torsion)がある．健常者では，股関節と足関節の中心を結ぶ下肢の運動軸(Mikuliczの負担線)は，膝関節の中心を通過する．しかし，O 脚では内側を，X 脚では外側を通っている．

　膝関節角度は発育につれて変化する．出生直後の新生児期は O 脚であり，乳幼児期に立位姿勢から歩行を始めるようになると次第に X 脚になり，成人に達すると生理的外反膝になる(図 8-57)．

　矢状面における膝関節角度の異常には，屈曲拘縮と反張膝がある．反張膝はポリオ，筋ジストロフィー，脳卒中片麻痺などで観察される．

4) 神経疾患の立位姿勢

　一部の神経疾患では，患者は特異的な立位姿勢(構え)を示す．その特徴を知っておくことは，臨床診断の過程で役立つ．異常姿勢の多くは，拮抗筋間の筋緊張不均衡によって生じている．

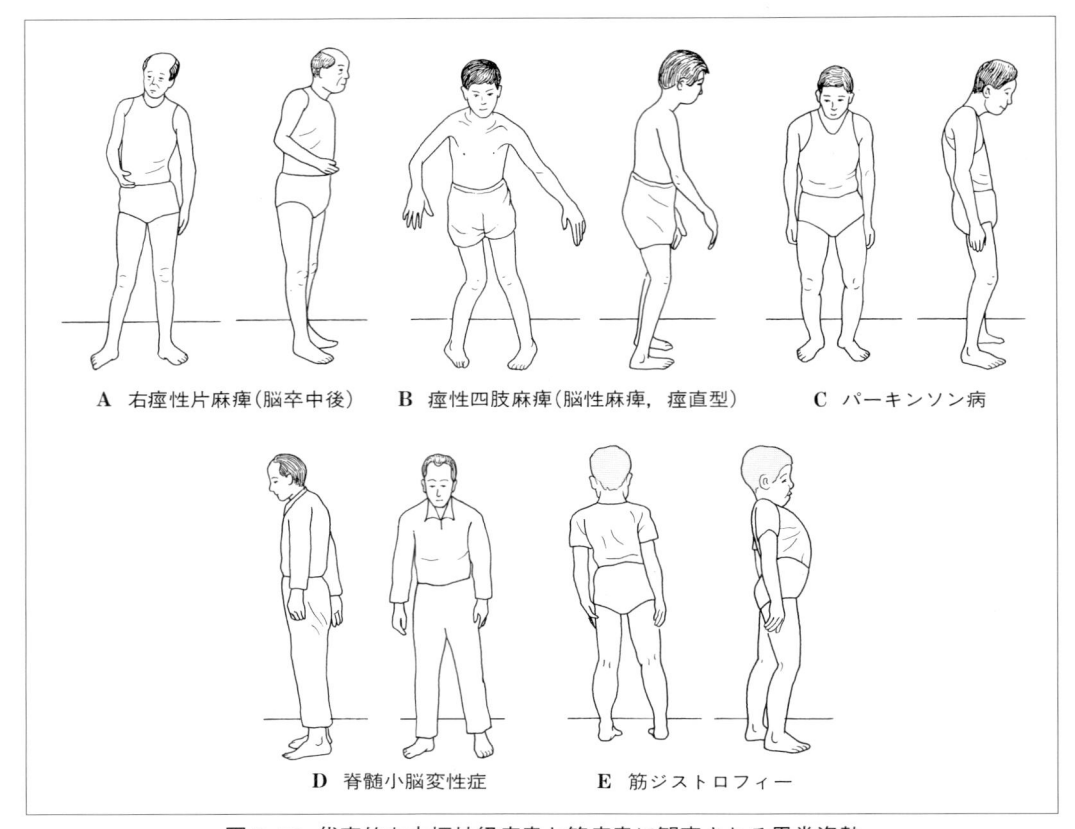

図 8-58 代表的な中枢神経疾患と筋疾患に観察される異常姿勢

(中村 1986，一部改変)

（1）痙性片麻痺（spastic hemiplegia）（**図 8-58A**）

脳卒中片麻痺（post-stroke hemiplegia）において，患側上下肢の筋緊張亢進（痙縮）がある患者に観察される姿勢であり，ウェルニッケ・マン姿勢（Wernicke-Mann posture）という．最近では，発症後の早期リハビリテーションの導入によって，痙縮の予防が図られ，典型例は少なくなっている．

患者は主として非患側の下肢で体重を支え，重心線は非患側に片寄っている．患側下肢の股関節は屈曲・外転・外旋位をとり，膝関節と足関節は伸展位，足部は内がえし位になる．患側上肢の肩関節は屈曲・外転・内旋位，肘関節は屈曲位になり，前腕が体幹の前面に出てくる．前腕は中間位あるいは回内位となり，手関節と手指は屈曲位をとる．

このような異常姿勢は，歩行時あるいは精神的緊張によって増強する．バランスの安定性が向上し，筋力も回復すると，筋緊張亢進の程度は軽くなり，異常姿勢も目立たなくなる．発症後の経過が長くなって，関節拘縮も強い患者では，肢位は固定的である．

（2）痙性四肢麻痺（spastic quadriplegia）（**図 8-58B**）

脳性麻痺（cerebral palsy）に典型例が観察される．重心線は麻痺の軽い側に片寄ることが多い．両側四肢の麻痺が同程度の場合，左右対称の肢位となって，重心線は体幹の中心を通る．

頭部と体幹は，やや前傾している．両下肢は，股関節が屈曲・内転・内旋位をとり，膝関節は屈曲位，足関節は底屈位，足部は内がえし位となる．ときに爪先で立ち，踵は床から離れたままである．バランスの安定性は不良であり，転倒しやすい．両上肢では，肩関節が屈曲・外転位となり，これに内旋位を伴うことが多い．肘関節は軽い屈曲位をとり，前腕は回内位にある．

上肢の障害が軽度であり，下肢の障害が中等度あるいは重度の場合，これを両麻痺(diplegia)という．脳性麻痺の両麻痺では，下半身の成長が不良となるため，思春期以後には上半身と下半身との不釣り合いが目立つようになる．また下肢の変形も高度になりやすい．上肢の障害が下肢の障害よりも重度の場合，これを両側片麻痺(double hemiplegia)という．

脊髄病変による対麻痺(paraplegia)は，下半身に痙性麻痺がある．病変部位にも関係するが，立位における体幹と下肢の異常姿勢は痙性四肢麻痺に似ている．

（3）パーキンソン症候群(parkinsonism)（図8-58C）

典型例は治療を受けていないパーキンソン病(Parkinson disease)の患者で観察される．頭部は屈曲位にあって，やや前方に突き出し，体幹も胸腰椎を中心にして前屈位となる．股関節と膝関節もやや屈曲位となり，重心線は前に移動し，前方へ転倒しそうな印象を与える．この印象は歩行時に増強される．上肢帯(肩甲帯)は垂れ下がり，上腕は体幹に添っているが，肘関節は軽い屈曲位になる．

（4）小脳性運動失調(cerebellar ataxia)（図8-58D）

患者は，両足の間隔を開いて，支持基底を広くした立ち方をする．姿勢動揺があり，両足を近づけて支持基底を狭くすると，姿勢動揺ははげしくなり，転倒することもある．膝関節は伸展位になりやすい．代償的に体幹は，やや前屈位となる．両上肢を外転して，立位姿勢を保持し，バランスを維持しているかのようである．

（5）筋ジストロフィー(muscular dystrophy)（図8-58E）

臨床において，しばしば観察されるのはデュシェンヌ型筋ジストロフィー(Duchenne dystrophy)である．患児は両足の間隔を広げて立つ．疾病の進行につれて，股関節に屈曲位拘縮が生じて，腰椎前弯は増強し，反り身になって立位姿勢を保持している．側方からみて，重心線は股関節の後方を通るようになり，股関節伸筋の筋力低下を代償する．膝関節は過伸展位になることもあるが，疾病が進行すれば，屈曲位拘縮が増強して，立位姿勢を保持するのは困難になる．

7. バランス反応と姿勢保持

人間がいろいろな姿勢を保持したり，一定の姿勢を維持しつつ運動を行うことができるためには，複雑な反射機構の働きによる調整が必要である．

姿勢保持は便宜的に，

①手先の運動時に肩や肘を固定しておくような部分的姿勢保持

②歩行時の立位姿勢のような全身的姿勢保持

に大別される．①は，その動態がいろいろであり，それらに共通する姿勢保持の要因は得られていない(森・他 1980)．

ネコを四肢で立ったままの姿にして，胴体を支えて水平に持ち上げ，急に下方へ他動的に動か

すと，ネコは四肢を伸展して，爪をむき出しにする(パラシュート反応)．頭部を上方に，尾を下方にして支え，同じような操作を行うと，後肢だけに伸展と爪のむき出しが観察される．ネコの胸髄で片側皮質脊髄路を切断すると，損傷側では反応が消失する．

人間が上方から落下するときにも同じような下肢の運動がおこる．下肢は足関節背屈を伴って，股関節が伸展・外転する．上肢も外転することがある．このような応答運動は，目的論的には飛び降りるさいの着地準備のためとみなされ，パラシュート反応(parachute reaction)，跳躍準備反応(ready to jump reaction, Sprungbereitschaft)と呼ばれてきた．人間は，あらかじめ次におこることを予期して，そのための姿勢を準備している．パラシュート反応で観察される下肢の運動は，人間を他動的に吊り上げてから離して，落下のタイミングが予期できないという条件での落下であっても，自分から飛び降りても同じである．反射の視点から，これらは動的反射(kinetic reflex)あるいは平衡速動反射(stato-kinetic reflex)と呼ばれた．生理学的には，迷路に対する加速刺激が主である場合を迷路加速反応(labyrinthine accelerating reaction)あるいは加速反射(accelerating reflex)という．

立位姿勢にあるとき，環境変化(たとえば外力)によってバランスが崩れたときにも，自動的な反射活動によって，姿勢を取り直すことができる．立位姿勢のままで上肢動作を行うさいにも，上肢の運動に先行して姿勢に変化がおこる(予期的姿勢調節，anticipatory postural adjustment)．立位姿勢を保持するという目的に対して，それを乱すような外部環境の変化に対する応答パターンとしての身体運動と身体部分の意図的運動に伴う姿勢変化のための身体運動も，それらを誘発する原因は異なっても，誘発された運動パターンとそれが果たす目的は同じである．

立位だけでなく，座位などを保っているとき，突然に外力が加わって重心や支持基底の位置が移動した場合，体幹や四肢が無意識に，自動的に応答運動をおこし，姿勢の安定した状態を取り戻すのがバランス反応(balance reaction)の働きである．

1) 中枢神経疾患とバランス反応

バランス反応と総称されている刺激に対する応答運動の臨床場面における検査には，いろいろ

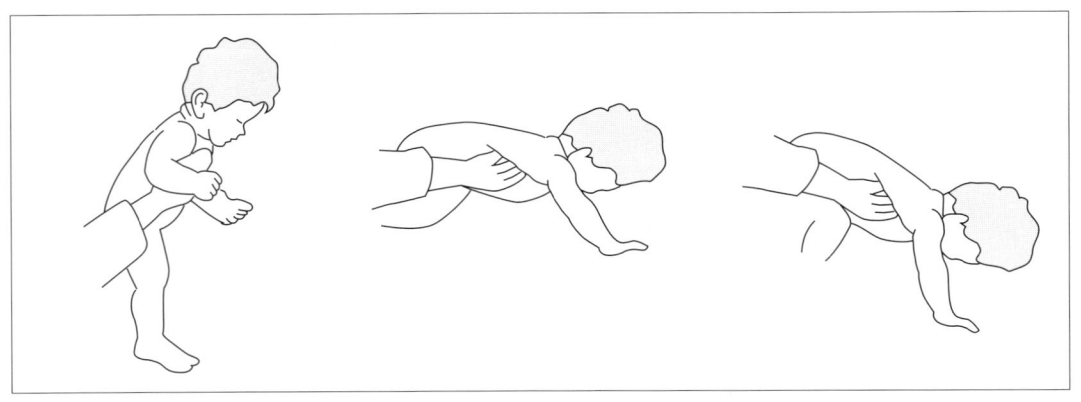

図 8-59 上肢の前方パラシュート反応
健常児，生後8か月(本文参照)．

な方式がある．中枢神経障害や運動発達遅滞の診断，治療効果の判定などに利用される．ここでは，どのような操作によってバランス反応を誘発するのかについて，臨床とそれに関連する研究データを紹介する．

バランス反応は，痙性麻痺，パーキンソン病やウイルソン病のような錐体外路系疾患では消失する．運動失調症やアテトーゼ型脳性麻痺では，応答運動はおこるが，運動の大きさ（振幅，amplitude）が異常であって，姿勢保持の目的を達成することはできないことが多い（Bobath

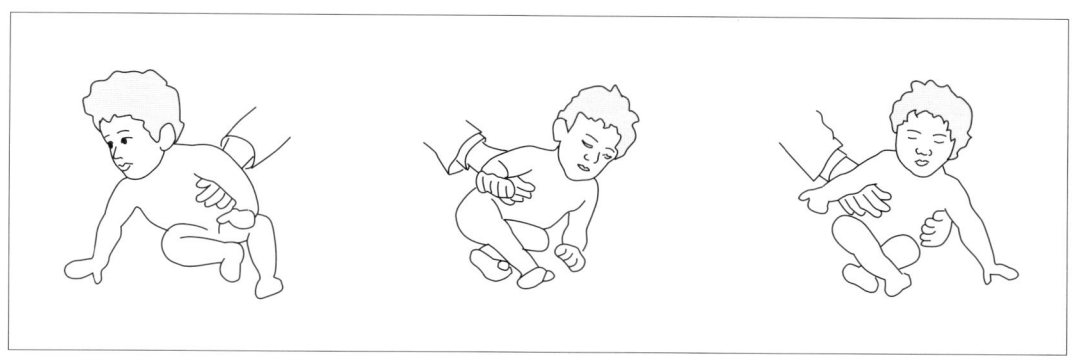

図 **8-60** 上肢の側方パラシュート反応
健常児，生後 8 か月（本文参照）．

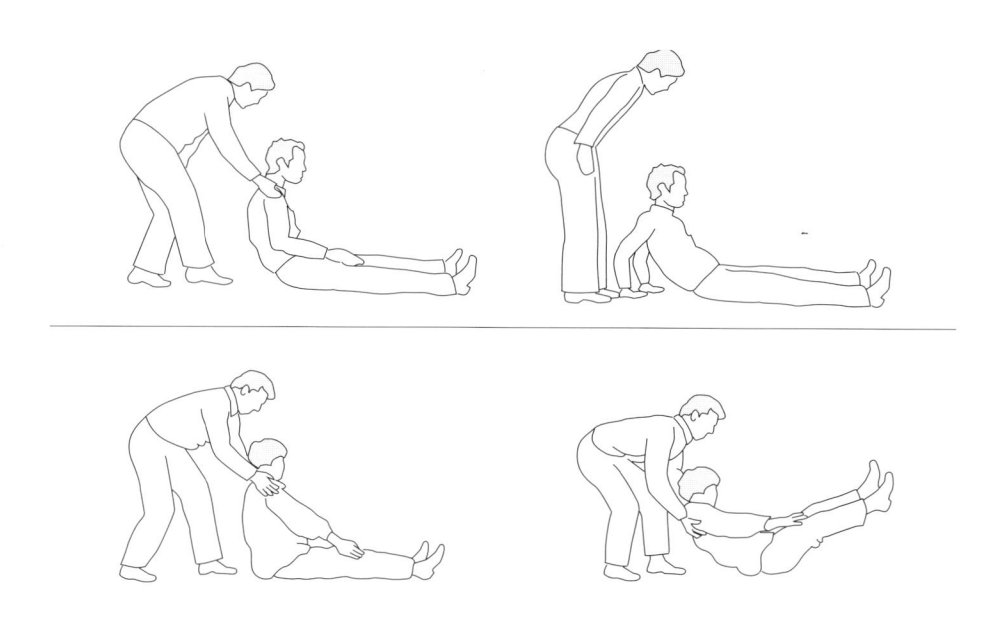

図 **8-61** 上肢の後方パラシュート反応
長座位の被験者の両肩を急に後方へ引く．健常者（上段）では，両上肢を後方へ伸展して手掌を床について，転倒を防ぐ．痙性不全四肢麻痺患者（下段）では，びっくり反応によって上肢が屈曲し，後方へ転倒する．

(中村 1973 a)

468　8　姿　勢

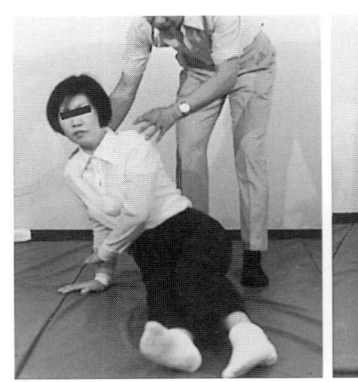

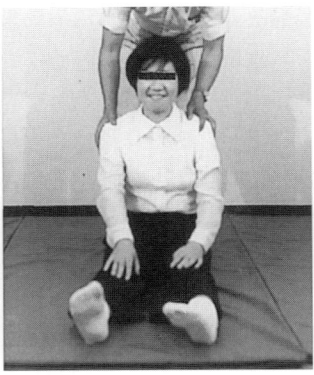

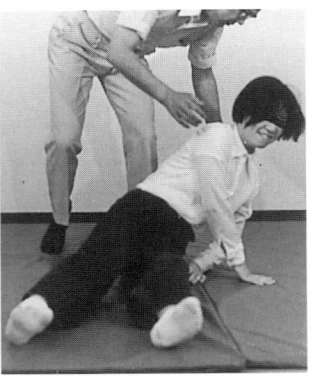

図 8-62　上肢の防御伸展
脳卒中左片麻痺．左側（患側）に倒れると健側（右側）上肢の代償運動がおこる．

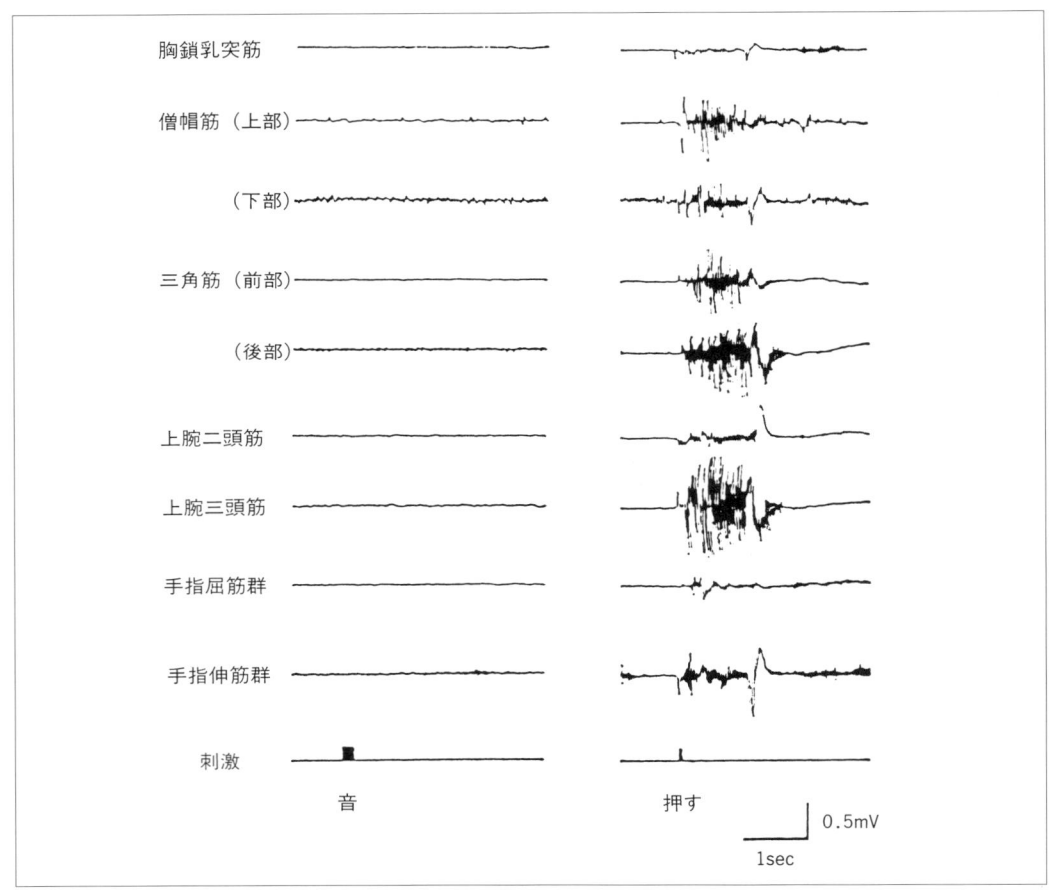

図 8-63　健常者の上肢の側方パラシュート反応の筋電図
　左：音刺激だけを与えても筋活動はない．
　右：片側肩を対側に向かって押すと，三角筋と上腕三頭筋，手指伸筋群が活動して，上肢を側方へ伸展する．

（中村　1973 a）

1971;中村 1975).

2）上肢のバランス反応

　幼児を両脇で抱えておいて，頭部を斜め下方に向けて，床面に近づけていくと，両上肢を前方に伸ばして，床につくような動きをする．この反応の刺激は，頭部の直線的な加速運動と床面が近づいてくるという視覚情報である．これを上肢の前方パラシュート反応（parachute reaction of arm）という（図 8-59）．運動が速いと応答運動は誘発されやすい．

　この反応は生後 7 か月ころから出現する．そのことを利用して，運動発達遅滞や脳性麻痺の診断に利用されている（Milani-Comparetti et al. 1967a, b）．この操作は身体の大きくなった年長児では困難であり，もっぱら乳幼児に用いられる検査法である．

　人間は床面に座位でいるとき，横に倒れそうになると，自動的に倒れかかる側の上肢を伸ばして手掌を床について，転倒を防止している（図 8-60）．Bobath（1971）は，これを「上肢の防御伸展（protective extension of arm）」と呼び，応答運動の過程を，

　①床あるいはそのほかの支持面へ向かって，腕と手首，指を伸ばす運動
　②手掌を床について，その手で上半身を支える

の 2 相に区分している．この応答運動の前半である①が「上肢の側方パラシュート反応」である．

　床に座位姿勢でいるとき，左右対称に後方へ倒れそうになると，両上肢は後方へ向かって伸展・外転・外旋し，手掌を床につく．「後方パラシュート反応」である（図 8-61）．

　脳卒中片麻痺患者では，これらの反応は麻痺側上肢で消失している．床に座位でいるとき，麻痺側へ向かって体幹が倒れ始めると，患者は上半身をねじって，非麻痺側の上肢を倒れる側へ向かって伸ばして床につき，転倒を防ぐ（図 8-62）．患者は，刺激に対して応答する身体部位を代替して，バランス反応の目的である姿勢保持（この場合は座位）を果たしている（中村 1977a）．こ

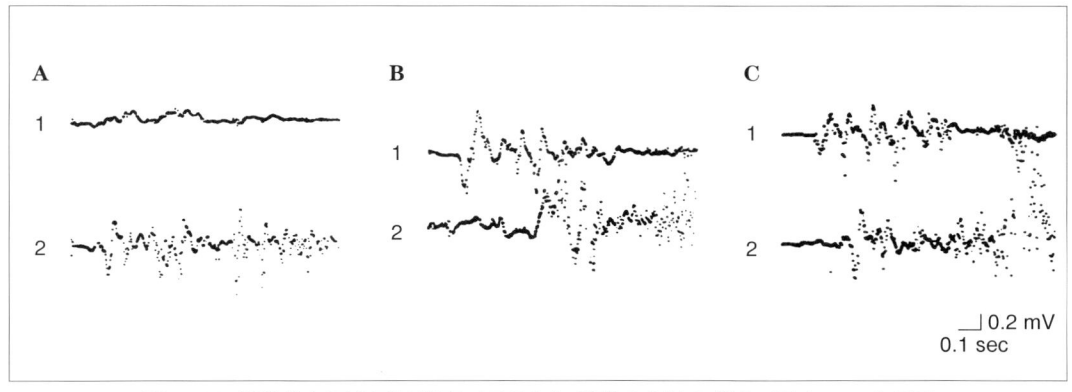

図 8-64 健常者と不全四肢麻痺（スモン）患者の上肢の側方パラシュート反応
　記録は上腕二頭筋（1）と上腕三頭筋（2）の表面筋電図である．被験者の肩にアルミ箔をつけ，検者の押す手の金属ノブがふれたタイミングで筋電図記録が開始されている．
　A：健常者，B：弛緩性麻痺患者，C：痙性麻痺患者．
　健常者では，潜時 100 msec で上腕三頭筋が活動する．スモン患者では，弛緩性麻痺と痙性麻痺とのいずれでも，80〜100 msec で上腕二頭筋が活動し，かなり遅れて（300〜500 msec）上腕三頭筋が活動する．
（中村 1973a）

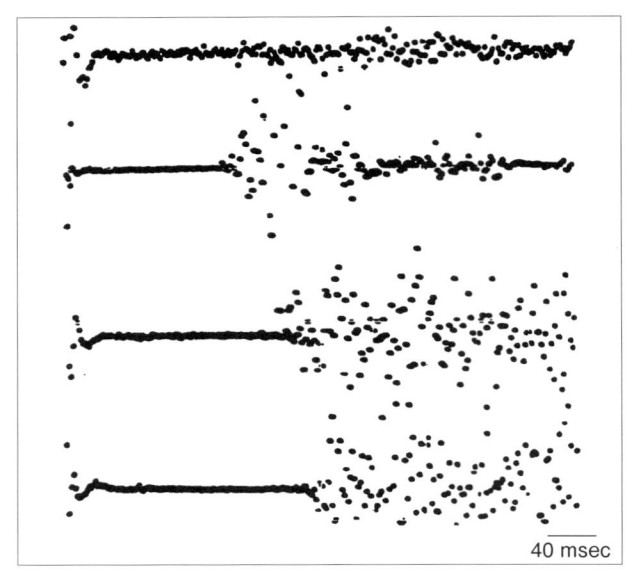

図 8-65 痙性不全四肢麻痺（スモン）患者の音刺激で誘発されたびっくり反応
表面筋電図は，上から，眼輪筋，上腕二頭筋，大腿直筋，前脛骨筋である．筋活動は，最初に眼輪筋，それから上肢から下肢の順に現れる．

（中村 1973a）

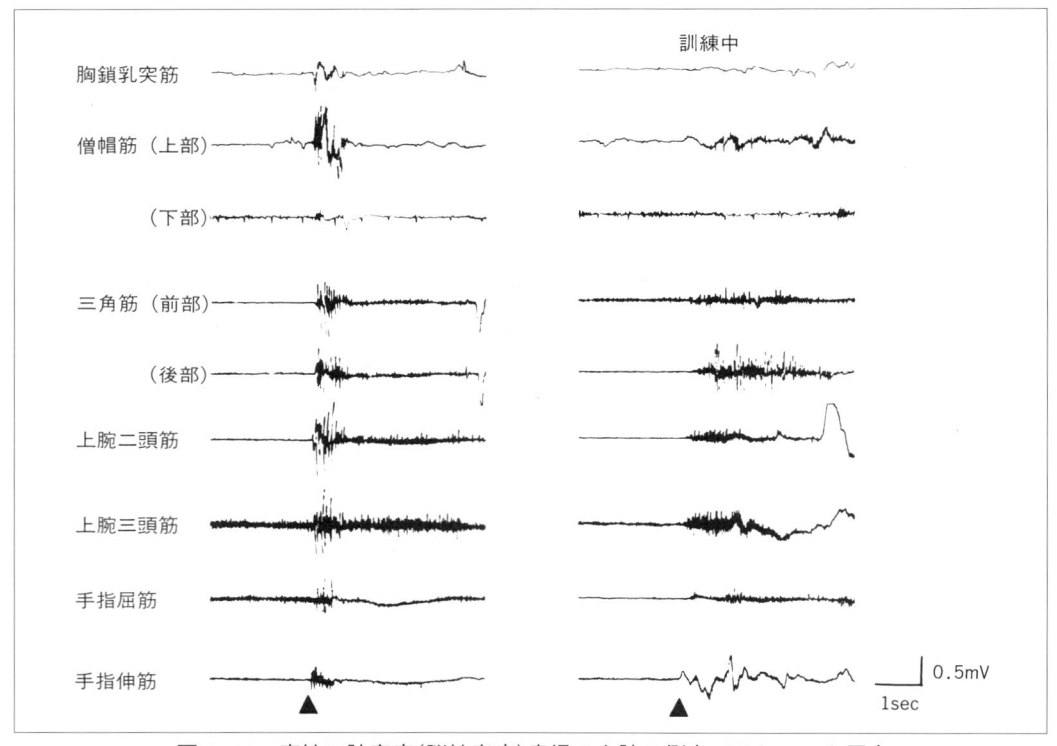

図 8-66 痙性四肢麻痺（脳性麻痺）患児の上肢の側方パラシュート反応
　左：床に座位姿勢でいるとき，片側肩を対側へ向けて押す（▲）と，びっくり反応による相動的な筋活動が同時収縮として上肢筋群に生じる．
　右：あらかじめパラシュート反応がおこったかのような構えを図 8-67 のように他動的に介助してつくり，側方パラシュートを誘発する操作を加える（▲）と，健常者に似た筋活動パターン（図 8-63 右）が得られる．

（中村 1973a）

の種の代償機能に関与する神経機構は解明されていない．

　人間が上肢を伸展して倒れるとき，肘関節周囲の筋群は手掌が床につく100 msec 以上も前から活動する．上肢のパラシュート反応は，条件づけされた反射（conditioned reflex）のひとつと仮定されている（Carlsöö et al. 1962）．ただし，応答の潜時は姿勢によって変動することから，緊張性頸反射や緊張性迷路反射の影響も受けると推定されている．

　図 8-63 は健常者の上肢の側方パラシュート反応の筋電図ポリグラフである．図 8-63 左に示したように，単なる音刺激に対しては，上肢の筋群は応答していない．すなわち，びっくり反応はおこっていない．図 8-63 右はパラシュート反応として，上肢の伸展が生じた側の記録である．この応答は，体幹が傾くことによる頭部の動き，迷路への刺激などによる体性感覚系や前庭系，視覚系からの入力の結果と解釈される．上腕三頭筋の潜時は約 100 msec である．

　上方に吊り上げられた人間が突然の身体落下にさいに示す上腕筋群の活動の潜時は 68.3 msec である（Greenwood et al. 1976）．パラシュート反応の筋活動の潜時はこれよりも長い．応答運動としてのパラシュート反応が消失している痙性麻痺患者では，体幹を横から押されると，上腕二頭筋に潜時約 70 msec の筋活動を生じ，刺激から 200 msec くらい経過して上腕三頭筋にも活動がおこる（図 8-64）．前者は，その潜時（図 8-65）からみて，びっくり反応（startle reaction）である（中村 1973a）．上肢パラシュート反応をモロー反射（Moro reflex）の残存とする仮説もあるが，潜時の相違からみて，モロー反射あるいはびっくり反応とは異なっている．また，筋活動パターン（活動する筋群の空間的および時間的分布様式）も異なる．パラシュート反応は，半ば獲得された反応であろう．

　痙性四肢麻痺患者では，座位姿勢が崩されると，上肢では屈筋群と伸筋群の同時収縮がおこり，しかも時間的には前者の潜時が短いため，上肢は屈曲してしまう（図 8-61, 66）．患者を横座り，腕を伸ばして手掌を軽く床についた座位姿勢（図 8-67）にして，反対側の肩に手を当てて，斜下方へ体幹を押すと，支持腕には健常者に近い筋活動パターンが現れてくる（図 8-66）．これは姿

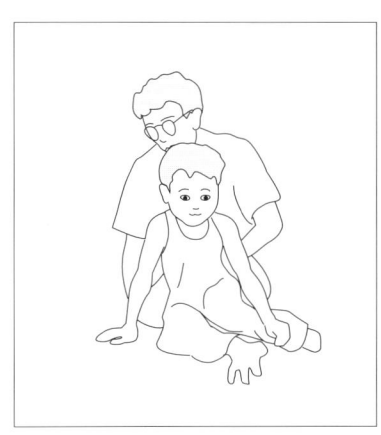

図 8-67　上肢防御伸展の促通法
痙性四肢麻痺（脳性麻痺）者で正常な上肢防御伸展を誘発するための姿勢．

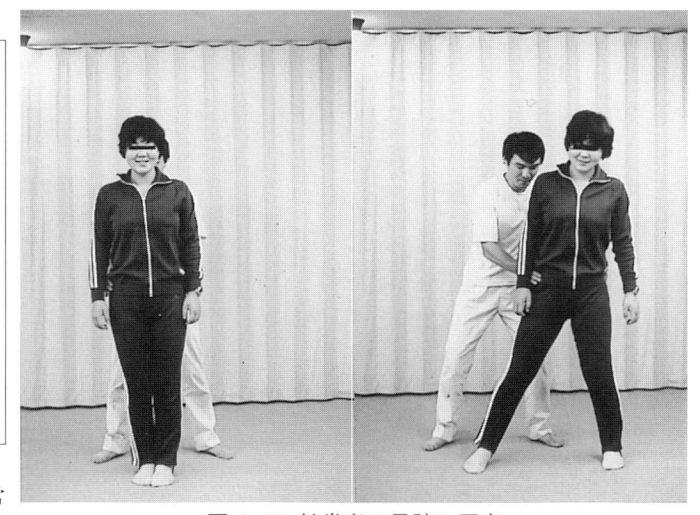

図 8-68　健常者の足踏み反応
左側へ押されると，左下肢を踏み出してバランスをとる．

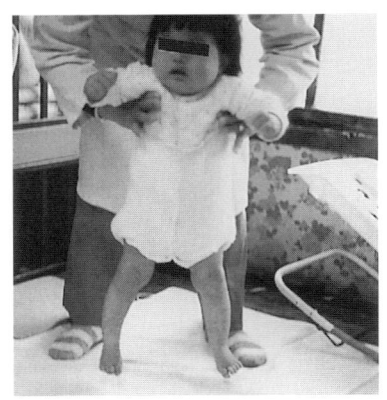

図 8-69 下方へのパラシュート反応
正常,生後8か月.

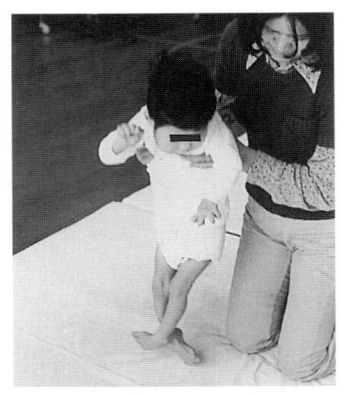

図 8-70 下方へのパラシュート反応(痙直型脳性麻痺,2歳)
下方への正常なパラシュート反応の消失,下肢の伸展と内転,交差がおこる.

表8-13 下方パラシュート反応の姿勢パターン(下肢)

正　　　常		脳　性　麻　痺	
3〜4か月	5か月以後	痙　直　型	ジストニー型
反　応　な　し	伸　　　展	伸　　　展	伸　　　展
下肢はやや	外　　　転	内　　　転	外　　　転
屈　曲　位	外　　　旋	内　　　旋	(モローのときの下肢に似る)
	足指開排	足指底屈	足内反
	母指背屈	(鋏　足)	

(Milani et al. 1967 a)

勢の他動的制御,体性感覚系入力を操作することによって,上肢パラシュート反応の異常を治療する理学療法手技のひとつである(中村　1977a).

3) 下肢のバランス反応

　下肢のバランス反応は,立位姿勢のとき,刺激が主として下肢の体性感覚系に加わった場合,刺激が主として頭部に加わった場合,両者の複合した場合の応答に分けられる.
　足踏み反応(stepping reaction)は,人間が両足で体重を支えているとき,突然に側方から押されて,足を一歩踏み出して,新たな支持基底を作り,バランスを取り直す反応である(図8-68).片足立ちのとき,バランスが崩れると,支持脚は跳ねて重心線の位置へきて,バランスを保つ(跳び直り反応,hopping reaction).これらは,体幹に対する下肢の肢位変化(主に近位関節〔股関節〕の角度変化)が刺激となって生じる.立位で他動的に右下肢を上げ,左下肢で立位を保持した状態にする.そのうえで,他動的に右側へ向かって重心が移行する操作を加えると,上げていた右下肢に伸展運動がおこり,右下肢を床について体重を支えようとする.これは,左股関節内

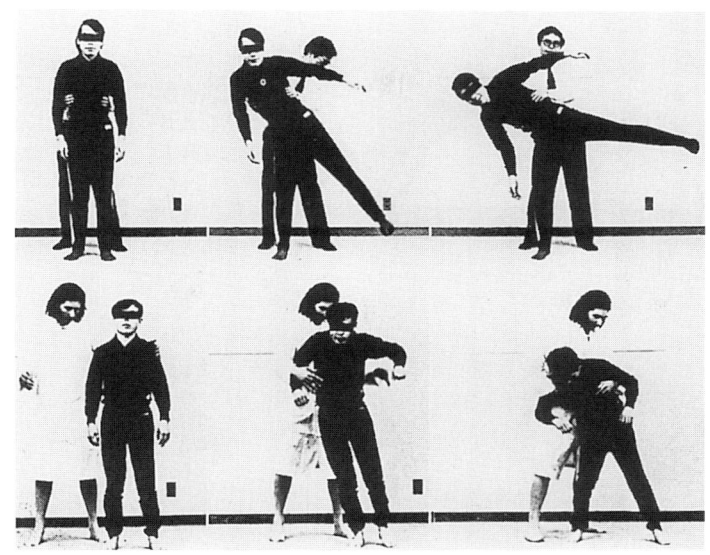

図 8-71 立位で側方へバランスを崩されたときのバランス反応
上：健常者．下：痙性不全四肢麻痺．

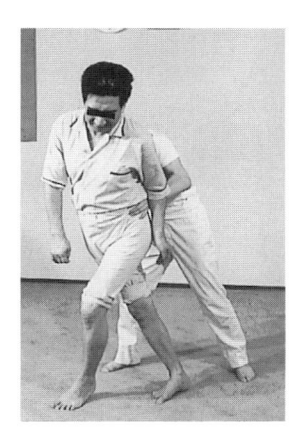

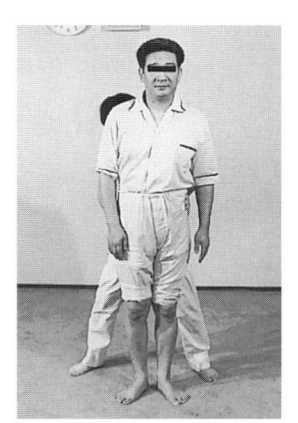

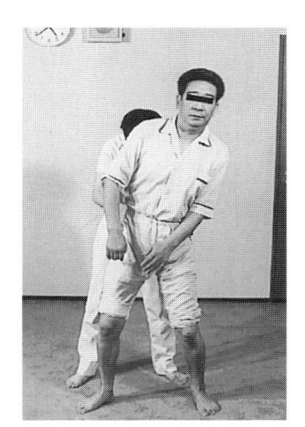

図 8-72 脳卒中（右片麻痺）患者の足踏み反応
麻痺側（右）へ向かって押されると，非麻痺側（左）下肢を身体の右前方へ踏み出す．
非麻痺側（左）へ向かって押されると，非麻痺側（左）下肢を左側方へ踏み出す．

転筋の伸張が刺激になっておこる応答運動である（シーソー反応；see-saw reaction，かたより反応，shifting reaction）．

　幼児を頭部を上にして両脇で抱え上げ，急に下方へ動かすと，両下肢は外転・伸展し，足指は開排・背屈して，着床時の支持基底が広くなるかのように準備する．これを下方パラシュート反応（down-ward parachute reaction）という（図 8-69）．この応答運動は生後 4 か月ころから出現するが，運動発達遅滞があると出現の月齢は遅くなる．脳性麻痺児では，病型に特異的な運動や姿勢パターンが現れ，診断にも利用されている（図 8-70，表 8-13）．

　健常者が立位をとっているとき，軽く左側から体幹を押してバランスを崩すと，右下肢で身体を支持し，左側の上下肢には外転運動がおこる（図 8-71）．この応答運動によって，身体の重心

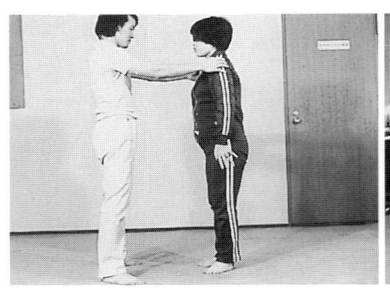

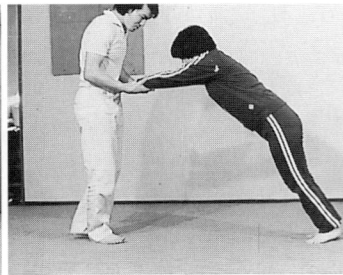

図 8-73 パーキンソン病患者の足踏み反応
立位姿勢の患者の両肩を急に前方へ引いて倒すと,下肢の踏み直りがなく,転倒する.転倒を防止するため,検者は後方から押すのではなく,前方に立って両肩を引くのがよい.

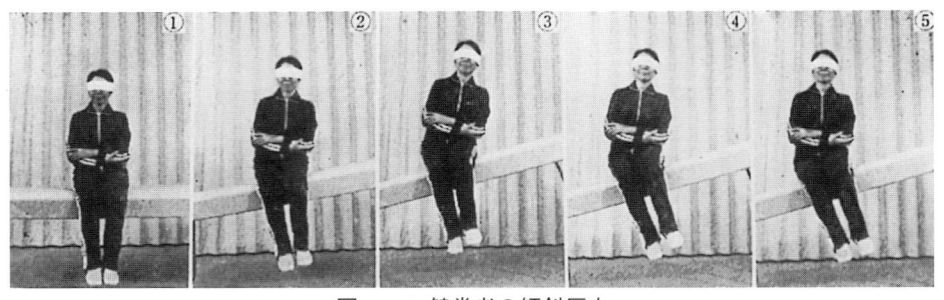

図 8-74 健常者の傾斜反応
0.2 sec 間隔で撮影した連続写真である.被験者は長椅子に座る.座位姿勢を保持するように指示したうえで,長椅子の片側を持ち上げ,姿勢の変化を観察する.①〜③まで,長椅子は左側が高くなるように動いている.被験者は体幹を左側に傾ける(頭部は立ち直っている).④⑤では長椅子の動きを停止し,被験者の体幹は垂直位となっている.

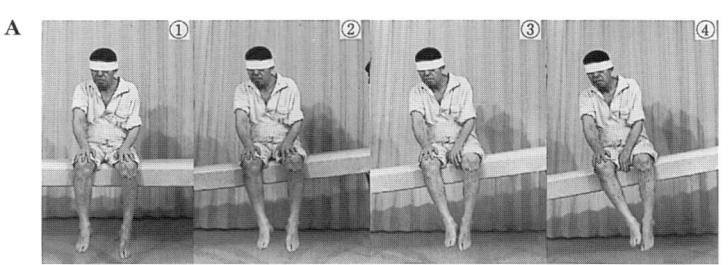

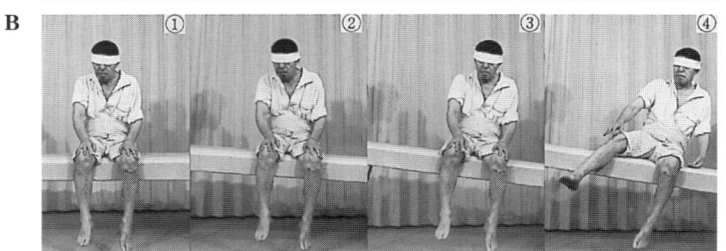

図 8-75 脳卒中(左片麻痺)患者の傾斜反応
連続写真の条件と操作は図 8-74と同じである.
A:長椅子は患者の麻痺側(左)が高くなり,非麻痺側(右)へ向かって体幹が傾斜しても,患者は体幹を麻痺側(左)へ向かって傾けていない.傾斜反応が消失している.
B:非麻痺側(右)が高くなると,②③では非麻痺側(右)へ向かって体幹がわずかに傾く.④では右上肢の外転がおこり,バランス反応は生じている.ただし,機能的には不十分である.

は左側へ寄り,重心線が支持基底(右足底)から逸脱するのを防止する.しかし,押す力が十分に強ければ,踏み直りによって,新たな支持基底を設けてバランスを維持する.痙性麻痺患者では,押されると,両下肢は柱状に固くなり(びっくり反応と陽性支持反応),転倒してしまう(図8-71).痙性片麻痺では,非麻痺側は健常者と同じような応答を示すが,麻痺側は固くなってし

まう．非麻痺側へ向かって押された場合，麻痺側下肢の外転運動はおこらず，むしろ逆の内転運動がおこり，同時に足底屈・内がえし，足指屈曲が強くなる．非麻痺側の踏み直りがおこりやすくなっている（図8-72）．麻痺側へ向かって押されると，非麻痺側下肢が代償的に身体の正中矢状面を越え，交差するようにして踏み直りを行う．

健常者が立位姿勢できるとき，後方へ向かって体幹を軽く押されると，足関節と足指の背屈および上肢の前方挙上がおこって，バランスを取り直す．この応答運動も，力学的には重心を前方に戻す働きがある．押される力が十分に強ければ，後方へ1歩踏み出す．前方へ向かって押された場合には，爪先立ちと上肢の後方挙上という運動がおこる．痙性麻痺の患者では，足底屈・内がえし，足指屈曲がおこり，バランスを失う．パーキンソン病などの錐体外路系疾患の患者では，応答運動はおこらず，そのまま転倒することも多い（図8-73）．数歩，小走りしてから転倒することもある（突進現象，pulsion phenomenon）．

4）頭部と体幹のバランス反応

傾斜反応（tilting reaction）は，回転性に身体のバランスが崩れるときの応答運動である．他動的な回転運動中には体幹の捻れがおきて，代償的にバランスをとり，回転が停止したときには，体幹の捻れの行き過ぎを修正してバランスを取り戻す．この応答運動は，観光バスなどに乗っていて，大きく道を曲がるときに観察される．バスが左へ向かって曲がるとき，はじめは遠心力によって乗客の頭部と体幹は右方へ傾く．その後，頭部と体幹を左右へ傾けて，バランスを取り戻す．外部環境の変化は直進運動から回転運動への変化であり，三半規管が刺激の主な受容器になる．傾斜反応をみるさいには，四肢におこる応答運動は原則的には無視しておく．刺激が強ければ，パラシュート反応が生じるからである．

健常者が立位姿勢でいるとき，突然に床面が側方へ傾斜すると，体幹は山側（高くなった方）へ傾いて，支持基底内に重心線を保持する．座位において，同じような操作を行って，類似した応答運動が頭部と体幹で観察できる（図8-74）．痙性片麻痺患者では，麻痺側が山側の場合には，応答運動はおこらない．麻痺側が谷側の場合には，健常者と同じような応答運動がおこる（図8-75）．錐体外路疾患でも，この応答運動は消失する．

乳幼児や幼児を対象として，四つばい位や臥位でも，検査を行うことができる．

［付］立位バランス評価の定量的テスト

バランスは重心（center of gravity：COG；身体質量の中心）を支持基底内にとどめる能力である．COGの位置は構えの変化や体節の運動によって変動する．静止姿勢のバランスは，視覚，前庭系，体性感覚（足底の圧感覚，姿勢保持の固有感覚）からの情報を中枢神経系が統合し，四肢や体幹に送る複雑な運動指令によって保持されている．立位バランスの評価は，①姿勢制御に関与する諸機能の理解，②臨床診断および治療効果の判定，③転倒の危険性の判定，を目的に用いられる（Browne et al. 2001）．テストは，個体のバランス保持機能（例：ロンベルク試験），それに関与する生理的機能（例：ロンベルク指数）の両者について行われる．ここでは，前者にかかわる定量的テストを紹介する．

・バランス安定性時間計測テスト(timed balance test)

20〜79歳の患者の臨床評価に用いるテストとして提唱された(Bohannon et al. 1984)．被験者の課題は，45.7cm×50.8cmの固い水平枠内に，①両足をそろえて立つ，②片足で立つの2条件で30sec間，その姿勢を保持することある．これを開眼および閉眼で行う．試行回数は，それぞれ5回までであり，パフォーマンスが30secに達しなければ，5試行のうち最大値(sec)をスコアとする．表8-14に，運動機能には異常のない人々から得た基準値を掲げる．スコアと年齢との相関は有意であり，高齢者ほどスコアは低い．

表8-14 バランス安定性時間計測テストの結果(片足立位)

年齢(歳)	人数	開眼	閉眼
20〜29	32	30.0 (−)	28.8 (2.3)
30〜39	30	30.0 (−)	27.8 (5.0)
40〜49	31	29.7 (1.3)	24.2 (8.4)
50〜59	30	29.4 (2.9)	21.0 (9.5)
60〜69	30	22.5 (8.6)	10.2 (8.6)
70〜79	31	14.2 (9.3)	4.3 (3.0)

単位：sec，( )：標準偏差

(Bohannon et al. 1984，一部改変)

これを改良した順序尺度がある(Bohannon et al. 1995)．

スコア0：介助なしでは立っていられない
　　　1：両足を離して立っている(30sec未満)
　　　2：両足を離して立っている(30sec以上)
　　　3：両足をつけて立っている(30sec未満)
スコア4：両足をつけて立っている(30sec以上)
　　　5：片足で立っている(30sec未満)
　　　6：片足で立っている(30sec以上)

・つぎ足立位時間測定テスト(test of tandem balance)

立位姿勢の支持基底を変えるには，両足をそろえて立つ，片足で立つ，あるいはつぎ足(tandem position；前足の踵に後足の爪先が触れるようにして，直線上に立っている姿勢)で立つなどの姿勢が利用される(Guralnik et al. 1994；Harada et al. 1999)．つぎ足バランステストでは，被験者はつぎ足姿勢で立ち，足が動いたり，バランスを失ったりするまでの時間をストップウオッチ(単位：sec)で測定する．テストは10secで終了して，つぎ足姿勢が保持できた時間をスコアとする．満点は10である．

・機能的リーチ・テスト(functional reach test)

立位バランス安定性が低下した高齢者のスクリーニングを目的に開発されたテストである(Dunkan et al. 1990；Weiner et al. 1993)．被験者は両足を肩幅だけ広げて立位姿勢になり，片方の上肢を肩90°屈曲位とする．両足を動かすことなく，バランスを崩さずに，上肢を前方へできるだけ伸ばす(図8-76)．年齢層別の基準値を表8-15に掲げる．高齢者では，リーチの距離が短くなると転倒の危険率が高くなる．当初，このテストは立位バランスの安定性限界(stability limit；随意的に前後左右に移動できる足圧中心の移動距離)を反映すると仮定されていたが，足

表 8-15　機能的リーチ・テストの基準値

年齢（歳）	男性	女性
20〜40	41.8（4.8）	32.1（5.5）
41〜69	37.3（5.5）	34.5（5.5）
70〜87	33.0（4.0）	26.3（8.8）

単位：cm．（　）：標準偏差

(Duncan et al. 1990)

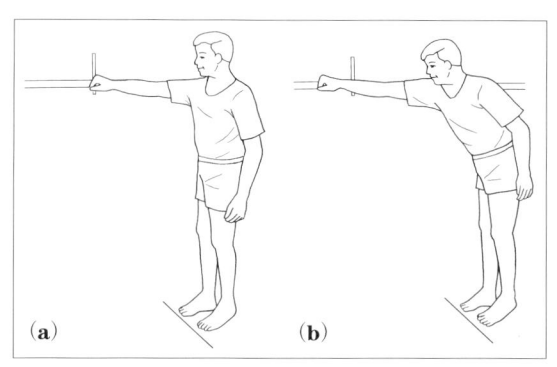

図 8-76　機能的リーチ・テスト
(a) 被験者は両足を肩幅だけ広げた立位姿勢となり，肩関節90°屈曲位とする．
(b) 両足を動かさず，立位バランスを維持して，前方へ向かって，できるだけ手先を伸ばす．

圧中心の移動距離とリーチ距離との相関は低く，むしろ体幹の前屈とリーチ距離とに相関が認められている．動作に利用される姿勢戦略（postural strategy）との関係も示唆されている（Jonsson et al. 2002）．

・バーグ・バランス尺度（Berg balance scale：BBS）

　高齢者のバランス能力の低下を日常生活活動を反映した形で的確に把握できる指標がないという時代背景から，Berg et al.(1989)によって，高齢者のバランス機能を適切に評価すべき尺度として開発された（表 8-16）．包括的であって，短時間で終了し，複雑ではなく，安全な尺度を目的としている．課題は日常生活に必要とされる14種類の運動であり，それぞれのパフォーマンスを 0-4 の 5 段階で評定し，それらの合計を全スコア（最大＝56）とする．臨床における使用を意図したものであり，20分程度で実施できる．地域社会の高齢者および入院中の回復期脳卒中患者を対象とした調査研究によって，尺度の信頼性と妥当性の検証がなされている（Berg et al. 1992）．予測的妥当性の検証から，全スコアが45以下の場合，その後12か月以内に転倒する相対的な危険率（risk）は2.7倍になっている．50歳以上の脳卒中患者（初発例，慢性期）では，全スコアが45以下の場合，歩行器などの補装具の使用が薦められる（Harris et al. 2005）．一方，BBSの全スコアは，地域社会で生活している高齢者では，転倒の予測因子にはならないという報告もある（Boulgarides et al. 2003）．

　BBSは，実施にかなりの時間を要すること，各テスト項目の判定基準が統一されていないこと，項目に重複があることなどを考慮して，Chou et al.(2006)は 7 項目のBBS短縮版（short form of BBS）を提案している．含まれている項目は 1，6，8，9，10，13，14である．なお，各項目のスコアは，［0，2（BBSのスコア 1，2，3をまとめてスコア2とする），4］の 3 段階になっている．結論として，この 3 段階 7 項目 BBS 尺度（7-item BBS-3P measure）は，脳卒中患者を対象とした臨床や研究に使用できると記されている．

表8-16 バーグ・バランス尺度（Berg Balance Scale）

テスト項目と説明内容	配点（0〜4点）と基準
1. 椅子座位から立位になる 指示：椅子から立ち上がって下さい．手で支えようとしないで下さい．	(4) 手を使わずに立ち上がることができて，独りで安定している． (3) 手を使って独りで立ち上がることができる． (2) 数回，試みた後，手を使って立ち上がることができる． (1) 立ち上がり，あるいは立位の安定にわずかな介助を必要とする． (0) 立ち上がりに中等度あるいは最大の介助を必要とする．
2. 支えられずに立っている 指示：2分間，つかまらずに立っていて下さい． 支持なしに2分間立っていることができれば，項目3を省略して項目4へ進む．	(4) 2分間，安全に立っていることができる． (3) 2分間，監視下に立っていることができる． (2) 30秒間，支持なしに立っていることができる． (1) 支持なしに30秒間，立っているのに数試行を必要とする． (0) 介助なしに30秒間，立っていることができない．
3. 背部の支えなしに両足を床あるいは踏み台につけて椅子に座っている 指示：2分間，腕を組んで座っていて下さい．	(4) 2分間，安全に，しっかりと座っていることができる． (3) 2分間，監視下に座っていることができる． (2) 30秒間，座っていることができる． (1) 10秒間，座っていることができる． (0) 支持なしに10秒間，座っていることができない．
4. 立位から椅子に座る 指示：椅子に座って下さい．	(4) わずかに手を使って，安全に座ることができる． (3) 両手を使って，腰を降ろすのを調整する． (2) 腰を降ろすのに，下腿後面を椅子に押しつける． (1) 自立して腰掛けるが，腰を降ろす速さを調節できない． (0) 座るのに介助を必要とする．
5. 移乗する 指示：回転移乗のための椅子を準備する．被験者に肘掛付の椅子への移乗を指示し，次に肘掛けのない椅子への移乗を指示する．2個の椅子，あるいはベッドと車いすを使用してもよい．	(4) 両手をわずかに使って，安全に移乗することができる． (3) 両手をかなり使って，安全に移乗することができる． (2) 言語的指示および監視によって，移乗することができる． (1) 介助に1名が必要である． (0) 安全のため，介助あるいは監視に2名が必要である．
6. 眼を閉じて，支えられずに立っている 指示：眼を閉じて，10秒間，静かに立っていて下さい．	(4) 10秒間，安全に立っていることができる． (3) 監視下に10秒間，安全に立っていることができる． (2) 3秒間，立っていることができる． (1) 3秒間，眼を閉じていられないが，しっかりとまっている． (0) 転倒防止のため，支援が必要である．
7. 両足をそろえてつけ，支えられずに立っている 指示：両足の内側をつけて，つかまらずに立っていて下さい．	(4) 自分で両足をそろえ，1分間は安全に立っていることができる． (3) 監視下に自分で両足をそろえ，1分間は安全に立っていることができる． (2) 自分で両足をそろえられるが，その姿勢を30秒は維持できない． (1) 姿勢を整えるのに介助を必要とするが，両足をそろえて15秒間は立っていることができる． (0) 姿勢を整えるのに介助を必要として，しかも両足をそろえて15秒間立っていることができない．
8. 立位で前に掲げた腕を前方に伸ばす 指示：腕を前へ90°に挙げ，指先を前方に向かって，できるだけ遠くまで伸ばして下さい．（被験者の腕が挙がったら，被験者の動作中に定規が被験者に触れないようにして，被験者の指先に定規を合わせておく．被験者の前傾が最大になったときの指先の移動距離を測定する．できれば，体幹の回旋を防止するため，両腕で動作を行うように指示する．）	(4) 確実に25cm以上，前方へ達することができる． (3) 安全に12cm以上，前方へ達することができる． (2) 安全に5cm以上，前方へ達することができる． (1) 前方へ達するが，監視が必要である． (0) 試みるとバランスを失う，あるいは支持が必要となる．
9. 立位から床上の物を拾い上げる 指示：両足の前においてある靴/スリッパを拾い上げて下さい．	(4) スリッパを安全に，容易に拾い上げることができる． (3) スリッパを拾い上げることはできるが，監視が必要である． (2) スリッパは拾い上げられないが，スリッパから2〜5cmのところまで手が届き，バランスを保持している． (1) 拾い上げることはできず，試行中は監視が必要である． (0) 試行できない/バランス喪失あるいは転倒のため，介助が必要である．
10. 立位で左右の肩越しに後方を見るのに体幹を回旋する 指示：左肩越しに振り向いて後方を見て下さい．右側も行って下さい．	(4) 両側から後方を見て，体重移動も良好である． (3) 片側だけ後方を見て，他側は体重移動が不良である． (2) 側方までは向く，バランスは保持している． (1) 振り向くときに監視が必要である． (0) バランスを失う，あるいは転倒することを防ぐため，介助が必要である．
11. 360度回転する 指示：その場で完全に一回りして下さい．それから，反対方向に一回りして下さい．	(4) 4秒以内に安全に360度回転することができる． (3) 片側だけ，4秒以内に安全に360度回転することができる． (2) 安全に360度回転できるが，遅い． (1) 身近での監視，あるいは言葉による合図を必要とする． (0) 回転中に介助を必要とする．
12. 支えられずに，立位で片足を交互に踏み台に載せる 指示：片足を左右交互に段差/踏み台に載せて下さい．左右の足が段差/踏み台にそれぞれ4回触れるまで行って下さい．	(4) 独りで安全に立って，20秒以内に8回の踏み換えができる． (3) 独りで立って，20.1秒以上かかって8回の踏み換えができる． (2) 介助なしに，監視下で4回の踏み換えができる． (1) わずかな介助により，3回以上の踏み換えができる． (0) 転倒を防ぐための介助を必要とする/試行できない．
13. 支えられずに，片足を前に出して立っている 指示：（検者が行って見せる）片方の爪先に他方の踵が触れるようにして立って下さい．できなければ，踵を爪先から離して前方へ移して下さい．（スコア3では，歩幅は他足の足長よりも広くなり，足隔は被験者の歩行時の程度とする）	(4) 独りで継足を行い，30秒間は姿勢保持ができる． (3) 独りで片足を他足の前方に置き，30秒間は姿勢保持ができる． (2) 独りで片足を小さく踏み出して，30秒間は姿勢保持ができる． (1) 踏み出すのに介助を要するが，15秒間は姿勢保持ができる． (0) 踏み出すとき，あるいは立位時にバランスを失う．
14. 片足で立っている 指示：つかまらずに片足で，できるだけ長い間，立っていて下さい．	(4) 独りで片足を挙げて，10.1秒以上，その姿勢を保持している． (3) 独りで片足を挙げて，5〜10秒間，その姿勢を保持している． (2) 独りで片足を挙げて，3秒以上，その姿勢を保持している． (1) 片足を挙げることを試みるが，3秒間は続かないで，立位にとどまる． (0) 試行できない，転倒予防の介助を必要とする．

（　）全スコア（最大=56）

開発者のWebsite URL：http://www.physicaltherapy.utoronto.ca/PageFactory.aspx?PageID=63

全般的指示

各課題は実演する，あるいは記されている指示を与える．各項目に適用されている最低のスコアを記録する．
多くの項目で，被験者は定められた時間，その姿勢を保持するよう指示される．
次の場合，段階的に減点される．
　・時間あるいは距離が基準を満たさないとき
　・被験者のパフォーマンスが監視を要すると認められたとき
　・被験者が外部支持物にふれたり，あるいは検者から介助をうけたとき
被験者は，課題遂行の間，バランスを保持しなければならないことも理解しておくべきである．
どちらの下肢で立つか，あるいはどれだけ腕を伸ばすかは，被験者にまかせられる．
下手な判定は，パフォーマンスや採点に悪影響を与えるかもしれない．
検査に必要な器具は，ストップウォッチあるいは秒針付時計，定規あるいは2，5，10インチの指標でみる．検査中に使用する椅子は，適度の高さであることを要する．課題12では段差あるいは踏み台（平均的な段差の高さ：20〜23cm）を利用するとよい．

9 歩 行

1. 歩行とは

　あまり注意もしないで，しっかりと歩けることは，人間の素晴らしい技能のひとつである．疾病，外傷あるいは先天異常がもたらす歩行障害は，日常生活における活動制限や社会への参加制約の要因になる．近年，歩行障害は高齢者における主要な身体障害のひとつであり，原因としては骨関節疾患と中枢神経疾患が問題になっている．

1）歩行とは何か

　動物が空間における位置を移すための運動は，移動(mobility)あるいはロコモーション(locomotion)と呼ばれている．魚が泳ぐこと，鳥が飛ぶことも移動様式のひとつとして扱われる．

(1) 移動様式としての歩行

　歩行とは，四肢による移動様式である．歩行様式は二足(bipeds)，四足(quadrupeds)および多足(polypeds)に分けられる．人間や鳥は二足歩行である．「gait」という言葉を歩行と訳すこともあるが，正しくは歩容(人間に対しては歩様ともいう)である．歩容とは，歩行時の身体運動パターン(歩行パターン，walking pattern)を意味する用語である．歩容は，歩行(walk)および走行(running)に分けられる．

　正常歩行は，いろいろな器官系の機能が統合された結果であり，非常に効率のよい運動である．そのため，一部の器官系に機能障害があれば，最適な運動パターンは乱れ，効率も低下する(Bowker et al. 1988)．

　何かを理解するには，その原因(cause)あるいは理由(reason)を知ることが必要である．問題とする事象に関する一連の過程(process)の目標(object)と結果(end)を確認することによって知ること，ある過程を引きおこす動因(motive)を知ること，ある過程が示す様式(form)を知ること，それに関与している物質的要素(matter)を知ることなどである(Warmington 1937)．歩行を理解することは，歩行が達成している目標，歩行が行われる理由，歩行パターンはどのようなものか，歩行の過程で身体各部位がどのように関与しているかを知ることであろう．

　動物にとって，移動は外敵の攻撃を避ける，あるいは食物を探すなどの生物学的な働きによって理解される．しかし，人間では，歩行は社会文化的意味からも検討されなければならない．幼児期における四つばい移動は，生物学的な発達過程であり，社会文化的にも当然視されるが，少年期には受け入れ難くなる．このような問題は，身体機能の生物学的側面だけでは捉えられず，心理的あるいは社会的側面からの検討を必要とする．

表 9-1 二足歩行の必要条件と異常所見

神経制御機構	生理学的機構	異常所見
I 平衡(バランス)		
1. 立位姿勢になること	立ち直り反応	起き上がれない
2. 立位姿勢(抗重力)の支え	支持反応	立位姿勢になれない
3. 外乱の修正および環境への適応	予期的姿勢調節 反応的姿勢応答 救援反応 防御反応	起立姿勢を防御できない
II 移動(ロコモーション)		
1. 足踏みの開始	重心移動 足踏みの始まり	歩行開始が障害される
2. 足踏み	ロコモーション	足踏みパターンが変質する
3. 環境への足踏みの適応	随意的	巧みな足踏みができない
III 非神経学的要因		
1. 力学的支持系	骨, 関節	跛行
2. 健康状態(呼吸循環)	運動耐性	緩慢

(Nutt et al. 1993, 一部改変)

(2) 正常歩行の必要条件

歩行に必要な生体力学的要素(表9-1)は, 抗重力(antigravity)とバランス保持(equilibrium), 足踏み(stepping)あるいは足の踏み出しという3つの機構(Dimitrijevic et al. 1981), あるいは平衡(equilibrium:立位姿勢とバランス保持)と移動(locomotion:リズムのある足踏み運動の開始および維持)である(Nutt et al. 1993).

歩くためには, 立位姿勢が保持できなければならない. 臥位から立位になるときには, 立ち直り反射が働き, 立位保持には支持反応(supporting reaction)をはじめとする抗重力機構が関与する.

バランス保持は, いろいろな制御系によって行われている. 股関節や膝関節には, 靱帯や腱による関節の固定がある. さらに, 視覚系や前庭系, 固有感覚系からの入力の相互作用によって産出される筋活動が微妙な修正を加えてくれる. 随意運動にさいしては予期的姿勢調節(anticipatory postural adjustment), 随意運動中の外乱には機能的伸張反射(functional stretch reflex)あるいは長潜時反射(long latency reflex)がバランスを維持するのに役立っている. 立位姿勢のとき, 前方へ向かって強く押されれば, 足踏み反応(stepping response)のように数歩を進め, 立位バランスを保つ. これは救援反応(rescue reaction)とも呼ばれている(Nutt et al. 1993). しかし, 崖縁に立っているときには, 足踏みの代わりに腕を風車のように回すだろう. 救援反応は状況に応じたパターンで現れる. そのほかに, 手を伸ばして何かにつかまる, 手掌を地について顔面を打つのを避けるような防御反応(protective reaction)もある.

正常歩行は, 立位姿勢から開始される. はじめに体重を片側下肢にかけて, 対側下肢の踏み出しを容易にする. ただし, 踏み出す側の下肢に先に体重をかけて, 直ちに対側へ体重を移すことが多い. つづいて体重を前方へ移す(図9-1). この過程では, 歩行の開始とそれに続く両下肢のリズム運動に対する信号が上位中枢から伝えられている. パーキンソン病患者では, 歩行開始の

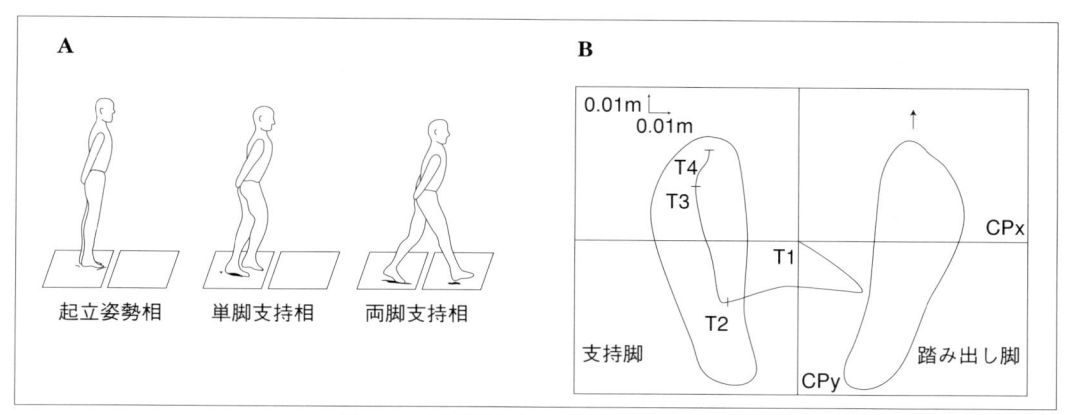

図 9-1 歩行開始時の両足圧中心の移動
　左下肢が支持脚となり，右下肢を踏み出すことによる歩行開始を示す．
A．歩行開始の相．
　　起立姿勢相（postural phase）：両足底を床面に着けた立位姿勢である．
　　単脚支持相（monopodal phase）：左下肢で立つ．
　　両脚支持相（double support phase）：左下肢ははじめの場所に留まっているが，右下肢は前方に接床する．
B．両足圧中心の軌跡．
　　T1：両足圧中心は右後方へ向かって移動し，続いて左側へ向かう．
　　T2：右足が動き始めるタイミングにある．
　　T3：右足が前方に接床する．
　　T4：左足が離床するタイミングである．

(Viton et al. 2000)

困難およびリズム運動を継続することの障害が独立に観察される．
　両側下肢は交互に身体を支え，また前方へ踏み出されて，新たな支持基底を形成する．歩行は，体幹や下肢の骨関節および筋群，中枢神経系の運動プログラムの影響を受ける．二足歩行は，力学的には平衡が失われたり，元に戻ったりする現象が規則的に反復することでおこる．身体の前方傾斜あるいは片足の蹴り出しによって重心線を前方に移し，慣性を超えて平衡を崩すことが片側下肢を踏み出す動因になる．重心線が支持基底よりも前に移動すれば，身体は前方へ倒れてしまう．転倒を防止するように，片側の下肢が踏み出される．片側下肢が遊脚相にあるとき，左右方向の平衡は骨盤傾斜によって巧みにとられている．元の平衡状態に戻ることは，前方へ向かって振り出されている（遊脚相にある）下肢の踵や足底が地に着いて，重心線が両足底によって作られる新たな支持基底内に落ちることで達せられる．

（3）歩行における力学的エネルギー変換モデル
　身体をひとつの剛体と仮定した場合，歩行は重心の上下移動を伴った前進運動であり，位置エネルギー（potential energy）と運動エネルギー（kinetic energy）との移行が反復することによって行われている（図9-2）．体幹が支持脚よりも前方へ移るにつれて，重心は下方へ向かって移動する．これによって位置エネルギーは減少し，運動エネルギーが増加する．この過程は対側下肢の踵接地まで続き，体幹は前下方へ移動する．得られた運動エネルギーは，新たな支持脚によって行われる重心の上方移動に消費されて位置エネルギーに変換される．位置エネルギー（重心）は，

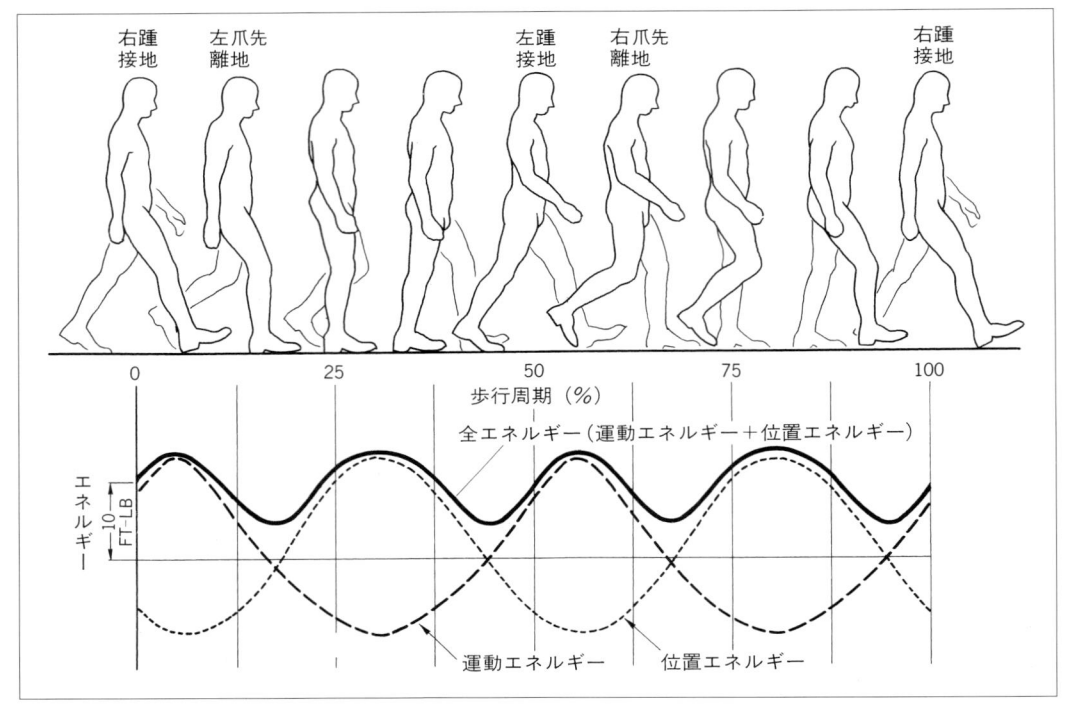

図 9-2 歩行周期におけるエネルギー変換モデル

(Inman 1967)

立脚中期に最大(最高)になる．このようなエネルギー変換が反復し，連続するのが力学からみた歩行である．歩行中の筋活動は，このようなエネルギー変換の制御に利用されている．

（4）歩行の中枢神経機構

　歩行時には，随意的な注意深い運動の制御をほとんど必要としないため，歩行の神経機構には中枢神経系によるプログラミングの機能が重視されている．どのようなプログラムが適宜に用いられるかの決定については，視覚や触覚，固有感覚，前庭感覚が重要な役割を果たしている．ただし，立位姿勢の保持や歩行にとって，これらの諸感覚入力は重複するものであり，通常はひとつで十分に機能している．しかし，いずれかの感覚系に異常が生ずると，立位姿勢や歩行は障害されることがある．

　胸髄を切断されたネコは立っていることはできないが，腰部を支えてトレッドミル上に乗せると，歩行運動を行うことができる(Grillner et al. 1985)．すなわち，分離された脊髄は適切な姿勢応答を産出することはできないが，リズムのある足踏み運動を産出することはできる．脊髄の介在ニューロンは歩行発生器(locomotor generator)として機能する．しかし，サルになると，これらの神経機構は上位中枢からの制御を一層強く受けるようになり，トレッドミルから下肢に加わる刺激では歩行が生じない(Eidelberg et al. 1981)．下肢のリズム運動は，出生直後の新生児の 16 %，2 週後には 58 %で観察される．しかし，姿勢制御の機構は未発達であり，この時期には歩行できない．脊髄損傷者の足底に刺激を加えると，足踏み様の反復運動がおこるが，歩行時のリズム運動とは異なっている(Nutt et al. 1993)．脊髄のリズム発生器は人間の歩行にとって

も不可欠であるが，それだけで歩行ができるわけではない．対麻痺者が装具や松葉杖を用いて歩行するのは，損傷部位よりも上部体幹および上肢が行う代償運動の結果である．

脳幹は，いろいろな姿勢応答を産出する．たとえば，除脳固縮(decerebrate rigidity)のように，立位姿勢に必要な伸筋群の筋緊張亢進がある．サルでは，脳幹部で皮質脊髄路を破壊しても体幹運動とバランス機能は失われない．しかし，網様体脊髄路や前庭脊髄路，視蓋脊髄路を破壊するとバランス機能は著しく障害される(Lawrence et al. 1968a, b)．後者は，主として四肢の近位部と体幹の共同筋活動に関与する系である．

除脳動物において，橋・延髄や中脳の歩行誘発野(locomotor region)に電気刺激を加えて，歩行運動を誘発することができる(図9-3)．人間でも，これらの歩行誘発野は存在すると想定されているが，その系の賦活には大脳皮質あるいは皮質下からの入力が重要視されている．感覚運動野や上前頭回，帯状回から脳幹網様体への投射が歩行の開始と継続に必要な上位中枢からの入力を構成している(Kuypers 1981；Nutt et al. 1993)．

基底核病変は，姿勢と姿勢反応の異常をもたらす．また，リズム形成の障害にもかかわっている．小脳病変は，バランス機能の障害や協調運動の障害を通して，歩行障害の原因となる．大脳皮質，とくに前頭葉は視覚制御による協調運動，いろいろな姿勢反応の制御を通して，狭い梁上を歩くような動作に重要である(Armstrong 1988；Georgopoulos et al. 1989)．

現在，歩行中の運動制御は，脊髄における反射応答だけに基づくものとはされていない．脊髄は，末梢および上位中枢からの入力の選択と統合によって，適切な応答パターンを産出すると推

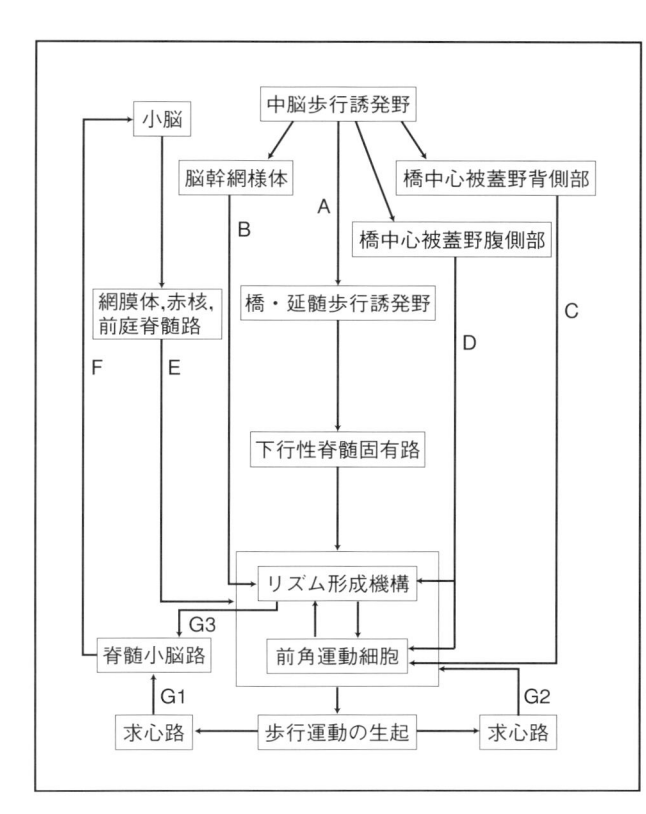

図9-3 姿勢と歩行運動との機能統合（模式図）

中脳歩行誘発野に加えた刺激は，機能の異なる複数の下行路を同時に活性化して，ネコの四肢歩行運動を誘発する．

下行路AとBは歩行リズム解発系，CとDは筋緊張制御系，EとFは歩行リズム修飾系に大別されている．四角で囲まれた脊髄の足踏み発生器は，リズム形成機構と出力細胞（前角運動細胞）に分けられている．歩行器官からのフィードバック信号は，3つの経路(G1，G2，G3)を通る．

(森 1988)

定されている．随意運動におけるバリスティック運動が運動プログラムによって開始され，実行中には末梢からの入力も制御に関連することに類似している．

歩行中の筋群の活動パターンは，複数の感覚入力が脊髄の歩行中枢に関連する脊髄介在ニューロンによって処理された帰結に基づいて，決定されている．ただし，それらの調整過程はまだ解明されていない(Dietz 1997)．

二足歩行にとって基本的な事象は，両下肢が協調的に活動することであり，各下肢は対側下肢の筋活動の程度およびタイミングの影響を受けていることである．両下肢の協調運動は，上位中枢(大脳および小脳)からの制御を受けている脊髄介在ニューロン回路によって媒介されている．一方，下肢に加わる外乱に対する代償運動には，多シナプス性の脊髄反射の関与も示唆されている．

2) 歩行と臨床医学
(1) 臨床診断のために
臨床で歩行障害あるいは異常歩行を取り上げるとき，障害者(肢体不自由者)や患者が歩くことの目的を失ってはいないだろうか(知的障害や痴呆，うつ状態など)，歩行に必要な身体的条件は十分に備わっているだろうか(筋力，バランスなど)，身体部位の異常はないか(切断，拘縮や変形など)，歩行パターンはどのような点が健常者とは違っているのか(病的歩行パターンの分析)などを検討する．

臨床医学では，患者の歩行パターンの観察結果を診断に役立てたり，治療効果の判定に用いている．それに必要に応じて関節可動域検査や筋力検査，そのほかの神経学的検査が加えられる．しかし，これらの主観的，定性的あるいは半定量的基準による判定は信頼性に乏しい．近年，臨床における定量的測定の必要性が強調されている(Saleh et al. 1985；Bowker et al. 1988)．歩行分析(gait analysis)の利点は，機能面からみた身体運動，その根底にある神経機構および生体力学的変化を定量的に評価できることにある．歩行分析を通して，運動障害に関与している要因を診断することができる．とくに特定な型の運動障害の早期診断に有用であろう(Dietz 1997)．

(2) 医学的リハビリテーションのために
医学的リハビリテーションとの関連では，歩行速度の実用性，転倒の危険性，補装具の必要性，歩行訓練の適応および手法の検討，訓練効果の判定，代替手段の検討などが取り上げられる．簡便な手法として，立ち上がりや歩行のモトスコピーやモトメトリー(時間計測)が行われている．しかし，これらの事項を詳細に検討するためには，いろいろな定量的測定が不可欠である．

リハビリテーション・プログラムの視点では，歩行分析は一人一人の患者あるいは障害者に対して用いるべき最も有効な薬理的および理学療法的アプローチを選択するのに役立つ．理学療法における諸アプローチの多くは，対照群をおいた研究に基づいていない．そのため，アプローチの有効性は明らかではない．近年，脳卒中やパーキンソン病をはじめとして，いろいろな中枢神経疾患による歩行障害には，治療の有効性をモニターする手段として，歩行分析が利用されるようになってきた(Bagley et al. 1991；Nakamura 1991；Dietz 1997；Lewis et al. 2000)．

3）機器を用いた歩行の分析

実験室における歩行の分析には，いろいろな機器が利用され，それらの操作はかなり複雑である．そのため，実験室で使用されている手法が日常臨床に利用される機会は，いまだに少ない．ただし，歩行周期変数などは，かなり精度の高いデータが理学療法の訓練室における計測でも得られている．

歩行研究は，利用する諸変数によって，次のような区分がなされている．
① 空間時間的パラメータ（spatial-temporal parameters）
② 運動学的データ（kinematic data）
③ 運動力学的データ（kinetic data）
④ 筋電図ポリグラフ（EMG polygraph）
⑤ 運動生理学的データ（work physiological data）

空間時間的パラメータは，歩行障害のスクリーニングに有用である．現在，臨床における定量的分析の主体は，5 m あるい10 m の距離をできるだけ速く歩いたときの速度（最大歩行速度），重複歩距離や歩行率のような歩行周期変数を対象とした測定である．

運動学的データのひとつは運動パターンであり，その異常は障害部位を察知するのに役立つ．たとえ，体系的な診断手技でなくても，疾病診断の補助を含めて，日常診療では広く利用されているはずである．

運動力学的分析は，運動の原因を探究することを容易にしてくれる．身体が発生する力は，主として筋活動によるものであるから，筋電図ポリグラフと運動力学的データとの関係が重視される．筋収縮様態（求心性，静止性，遠心性など）が一定であれば，筋電図上の活動電位の振幅と筋張力との間には半定量的関係が成り立つが，歩行運動中の筋収縮様態はいろいろと変化するため，筋電図処理から筋張力を推定する方法の精度は低い．運動学的データは，いろいろな力が作用した結果を記録したものであり，それだけでは異常歩行の真の原因を求めることはできない．異常な歩行パターンの力学的要因をとらえる歩行評価法の開発が急務とされている（Winter 1981）．運動力学的分析や筋電図ポリグラフの多くは，いまだに実験室を中心にして利用されている手法である．

現代の歩行分析（modern gait analysis）は，床反力の計測とともに，身体運動の3次元記録を利用するものと定義されている（Paul 1996）．身体運動の3次元の運動学的分析は，Muybridge が前後・左右方向の連続写真を記録したことが始まりである．その後，床反力計が導入され，表面筋電図も利用されるようになった．1970年代になると，光電子工学（opto-electronics）に基づく3次元の運動記録装置も開発された．しかし，歩行周期の分析には，フットスイッチや床反力計を利用しなければならない．その上，病的歩行では，健常者の歩行とは異なり，尖足歩行（equine gait）のように踵接地を欠くこともある．そのため，第1接地（first contact）および最終接地（last contact）の用語も提案されている（Paul 1996）．

歩行分析における主要問題のひとつは，試行ごとに大量のデータが生じる点にある．実験を開始する前に，どのようなデータを出力として必要とするのかを十分に検討しておくことが大切である．

2. 歩行の周期性

1）歩行の空間時間的変数

歩行は空間内における時間的な身体位置の移動であり，そのときの動作を時間と距離とによって表すことが，歩行を記述するための基本となる．通常の歩行は前進運動であり，その特徴は運動に関与する身体各部位の運動の周期性にある．歩行中，身体の重心，上下肢，肩甲帯および骨盤帯は同期したり，位相を半周期ずらしたりして，周期的な繰り返し運動を行っている．歩行中の周期の時間変動はわずかであり，歩行運動のリズム性（rhythmicity）はきわめて高い．片麻痺患者の歩行のように，左右が非対称の場合にも，歩行の周期性は保たれている．したがって，歩行の運動学的記述は，その周期性の記述を基本としている．身体各部位が協調性のある運動を行うこと，また歩行の基本が下肢の運動によることから，歩行の周期性は下肢の運動を基準にして記述する．

歩行の1周期を時間軸にそって観察するさいの基本的単位を**表9-2**および**図9-4**に示す．1周期の開始時点をどこに定めるかは任意であるが，通常は片側下肢の踵接地の時点とする．ここから同じ下肢の踵が次に接地するまでの一連の動作を歩行周期（walking cycle）という．これが歩行の基本単位となり，その時間が周期時間（cycle time, period）である．この基本単位の繰り返しによって歩行が成り立つ．

歩行周期は立脚相と遊脚相とに分けられる．前者は足が接地している期間，後者は離地している期間である．普通の速さによる歩行では，立脚相は1歩行周期のおよそ60％，遊脚相は40％

表9-2 歩行周期の構成要素

- 伝統的定義
    - 立脚相（stance phase）
        - 踵接地（heel contact）
        - 足底接地（foot flat）
        - 立脚中期（mid-stance）
        - 踵離地（heel off）
        - 爪先離地（toe off）
    - 遊脚相（swing phase）
        - 加速期（acceleration）
        - 遊脚中期（mid-swing）
        - 減速期（deceleration）

- 新定義（ランチョ・ロス・アミゴス式）
    - 着床初期（initial contact）　　……踵接地
    - 荷重反応期（loading response）　……踵接地から足底接地まで
    - 立脚中期（midstance）　　　　……足底接地から立脚中期まで
    - 立脚終期（terminal）　　　　　……立脚中期から踵離地まで
    - 遊脚前期（preswing）　　　　　……爪先離地
    - 遊脚初期（initial swing）　　　……爪先離地から加速期まで
    - 遊脚中期（midswing）　　　　　……加速期から遊脚中期まで
    - 遊脚終期（terminal swing）　　……遊脚中期から減速期まで

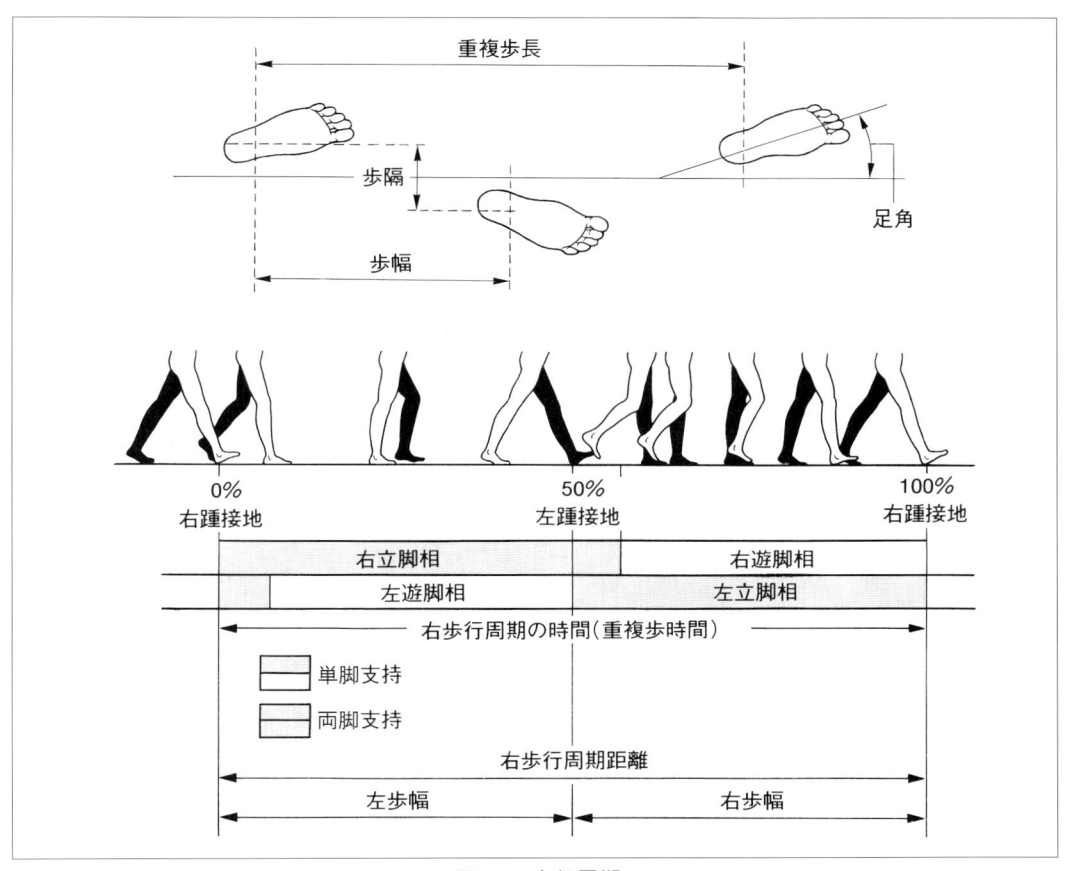

図 9-4 歩行周期

を占めている．しかし，個人差や歩行速度の影響が大きく，遊脚/立脚比は 0.5〜0.8 になる（May et al. 1974）．歩行速度が増すと，立脚相の時間は短縮するが，遊脚相の時間はあまり変化しない．両足が接地している時期を同時定着時期(double stance phase)という．同時定着時期がなくなれば，歩行(walking)ではなく，走行(running)となる．Mann et al. (1980)によれば，自然な歩行では歩行周期の 62 % が立脚相であり，これが走行では 31 %，全力疾走では 22 % になる．なお，床反力計などによる分析では，両足が接地している時期を両脚支持期(二重支持期，double supporting period)と呼び，片側下肢だけによる支持期を単脚支持期(single supporting period)という．遊脚相は移動期(transfer period)になる．

下肢と体幹との相対的運動からみると，下肢は体幹に対して立脚相には後方へ移動し，遊脚相には前方へ移動することになる．

歩行は前進運動であるため，時間的な周期性のほかに，歩行の空間的変数を定義しておかなければならない．片側下肢の踵が接地してから，次に対側の踵が接地するまでの動作を 1 歩(step)という．この間の距離が歩幅(step length)である．片側の踵の接地から次に同じ踵が接地するまでを重複歩(stride)，この間の距離を重複歩長(stride length)という．重複歩も周期的に繰り返され，正常歩行では，その空間的変動はわずかである．左右対称の歩行では，左右の歩幅はお

よそ等しく，歩幅の2倍が重複歩長になる．左右踵間の距離を歩隔(foot width)という．

歩行周期の逆数が歩行の周波数にあり，これを重複歩周波数(stride frequency)という．単位時間当たりの歩数を歩調(step frequency)あるいは歩行率(step rate, walking rate)という．左右対称の歩行では，重複歩周波数の2倍が歩行率である．歩行の運動学では1 min 当たりの歩数をケーデンス(cadence)と呼ぶことがある．

歩行中の体重心の前進速度は周期的に変化しているが，これを1歩行周期にわたって平均して歩行速度(walking velocity)とする．歩行速度と歩行の空間時間的変数との間には，以下の関係が成り立つ．ただし，歩幅と歩行率に関しては，左右対称歩行に限定する．

　　歩行速度(m/min) = 重複歩長(m) × 重複歩周波数(stride/min)
　　　　　　　　　　 = 歩幅(m) × 歩行率(step/min)

2）歩行周期変数の測定法

歩行の周期性は水平面における直線歩行，あるいはトレッドミル(treadmill)上での歩行を対象にして測定する．両者とも，速度は一定の歩行とする．歩行周期はフットスイッチ，床反力計あるいは電気回路を埋め込んだ特別の歩行路を用いて測定することができる．これらの機器を利用する場合，各歩行周期ごとに遊脚相，立脚相および周期の時間を測定できる．それらのデータから，歩行周期の平均値とその分散(変動誤差，変動係数)が得られ，後者は歩行のリズム性の指標になる．歩行周期と速度から，重複歩長の平均値を計算によって求める．

重複歩長のような歩行の空間的変数を時系列的に測定する簡単な方法はない．特別の歩行路を設計する場合を除いて，靴底にインクを染み込ませて歩行したり，石灰を撒いた床やアルミホイール上を歩いて，その足跡を計測している(フットプリント法)．これから，歩幅の平均と分散の計算ができる．後者は歩行の(空間的)リズム性の指標になる．なお，3次元計測装置を用いた歩行分析では，歩行に関するいろいろな空間時間的変数が同時に計測できるが，臨床応用には向いていない．

（1）10 m 最大歩行速度

脳卒中片麻痺患者に対するコンピュータ支援による歩行訓練(computer-assisted gait training：CAGT)に利用された歩行周期の測定法である(Nakamura et al. 1985a；Nakamura et al. 1988b)．

床面に 10 m 間隔で貼られた2本のテープの間を，患者が歩くのに要する時間をストップウォッチ(単位：0.1 sec)で測定し，同時に歩数を数える．測定時，患者にはできるだけ速く歩くように指示する．検者は，通常は担当の理学療法士であるが，患者の背後にしたがい，試行ごとに正確な測定に心がける．患者はスタートラインの数歩手前から歩行を開始する．患者の遊脚側の下肢がスタートラインを横切った時点から測定を始め，遊脚下肢がゴールラインを横切った時点で測定を終わる．少なくとも5回の測定を行い，所要時間が最も短い試行をデータとする．所要時間と歩数から，最大歩行速度(m/min)，歩行率(step/min)および重複歩長(m)を求める．なお，歩行速度の遅い患者では，歩行距離は 5 m とする．最大歩行速度が 30 m/min 未満の患者が対象となる．

脳卒中患者のリハビリテーションでは，帰結の評価に歩行速度が利用されている(Wade et al.

1987；Goldie et al. 1996）．しかし，測定法はいろいろで，歩行距離は2～10 m の範囲，患者への指示は「楽な(comfortable)速さで」「好みの(preferred)速さで」「できるだけ(maximum)速く」とまちまちである．時間経過につれて生じる歩行速度の変化を鋭敏に検出するには，どのような条件が最適であるかが問題である．Salbach et al.（2001）は，脳卒中発症後5週以内の変化を鋭敏に反映するのは，距離5 m を楽な速さで歩く課題であると報告している．

（2）10 m 歩行テスト

自由速度の歩行における，特別の機器を用いない歩行周期の簡便な測定法(10 m 歩行テスト，10 meter walk test：10 MWT)を紹介しておく(衣笠・他 1994)．水平な床面に10 m (高齢者や障害者などで歩行速度が遅い場合は5 m でよい)間隔でテープを貼り，スタートラインおよびゴールラインとする．速度を定常に保つため，テープの外側に3 m ずつの余裕を持たせて，長さ16 m の歩行路とする．被験者には，この歩行路をできるだけ速度を一定にして歩くように指示する．

検者は被験者とともに歩き，被験者がスタートラインのテープを横切ってからゴールラインのテープを横切るまでの時間をストップウォッチ(単位：0.1 sec)で測定する．この時間から，歩行の平均速度が求められる．他方，スタートライン近くに控えている別の検者は，スタートラインを越えた被験者の最初の踵接地の位置を記憶して，この点に付箋を貼る．ゴールライン近くに控えているもう一人の検者は，被験者の歩数を数えるとともに，ゴールラインを越えた最初の踵接地の位置に付箋を貼る．歩行が終わると，ライン際の二人の検者が付箋間の距離を巻尺で測定する．この距離と歩数を用いて，平均の歩幅が計算できる．歩行速度を歩幅で除すれば，平均歩行率が得られる．ただし，平均値の分散は，この方法では測定できない．また，歩幅を分離しては計測することもできない．左右非対称の歩行では，重複歩数を用いて重複歩長を求める．

この測定法の場合，次の試行はスタートとゴールの位置を逆にして反対方向に歩き，同じ測定を繰り返す．

一定距離(例：10 m)を歩く歩数を求めてもよいが，この場合には歩幅に最大1歩に近い誤差が混じる．これを避けるためには，歩数だけでなく，実際の距離も直接に測定するほうがよい．スタートラインに位置する検者は，最初の踵接地の時点で「ゼロ」と声にだしていう．ゴールラインに位置する検者は，これを基準にして歩数を数えると，間違いが少なくなる．ただし，被験者のペースに影響する恐れがあるため，歩数は声を出さずに数える．

10 m 歩行テストは簡便であり，廊下でも実施できる．また，地域における調査のように，多数の被験者の歩行を能率よく検査するのにも適している．簡便であるが，歩行周期を記述する基本的な変数をすべて測定できる．

10 m 歩行テストには再現性もある(衣笠・他 1994；Sekiya et al. 1998；杉浦・他 1998)．この測定法の信頼性は，地域の多数の高齢者を対象にして，3次元計測装置(バイコン®)を用いた同時計測のデータによって，検証されている(西澤・他 1998)．

3）歩行の運動条件

歩行動作は，目的に応じて速度を調整しながら，自動的に遂行されている．歩行を測定する場合，速度を一定に保つ以外は自由にして歩行するとき，これを自由歩行(free walk)と呼んでい

る．そのうち，好みの速度による歩行，したがって普段の歩き方を特に自然歩行(natural walk, preferred walk)あるいは通常速度歩行という．速度以外に，歩幅あるいは歩行率を検者が統制する歩行を強制歩行(forced walk)という．トレッドミルの速度を一定にして，歩行率はメトロノームに合わせるような歩行がこの例である．歩行の検査では，歩行の運動条件を明確にしておくことが大切である．

歩行速度は歩幅あるいは重複歩長と歩行率とによって定まる．健常者は，かなりの歩行速度の範囲で，重複歩長と歩行率とを逆方向に変えることによって速度を一定に保つこともできる(Larish et al. 1988)．しかし，通常の歩行速度の増加は，重複歩長および歩行率の両者が増加することによっておこる(図9-5)．

臨床における自然歩行の検査では，通常速度の歩行とともに，最大速度による歩行を指示して検査が行われている．臨床では，10 m最大歩行速度を利用した歩行機能評価がしばしば行われている(Cohen et al. 1984；Nakamura et al. 1985a；Wade et al. 1987)．最大速度歩行では，意図的に歩行パターンを制御できないため，また社会文化的な差異による制約を受けないため，被験者の歩行能力の最大値が発揮されていると想定できる．10 m最大歩行速度で測定した場合，重複歩長と歩行率とは，各人でそれぞれ一定値となり，最大歩行速度は個人特性(年齢，性，身

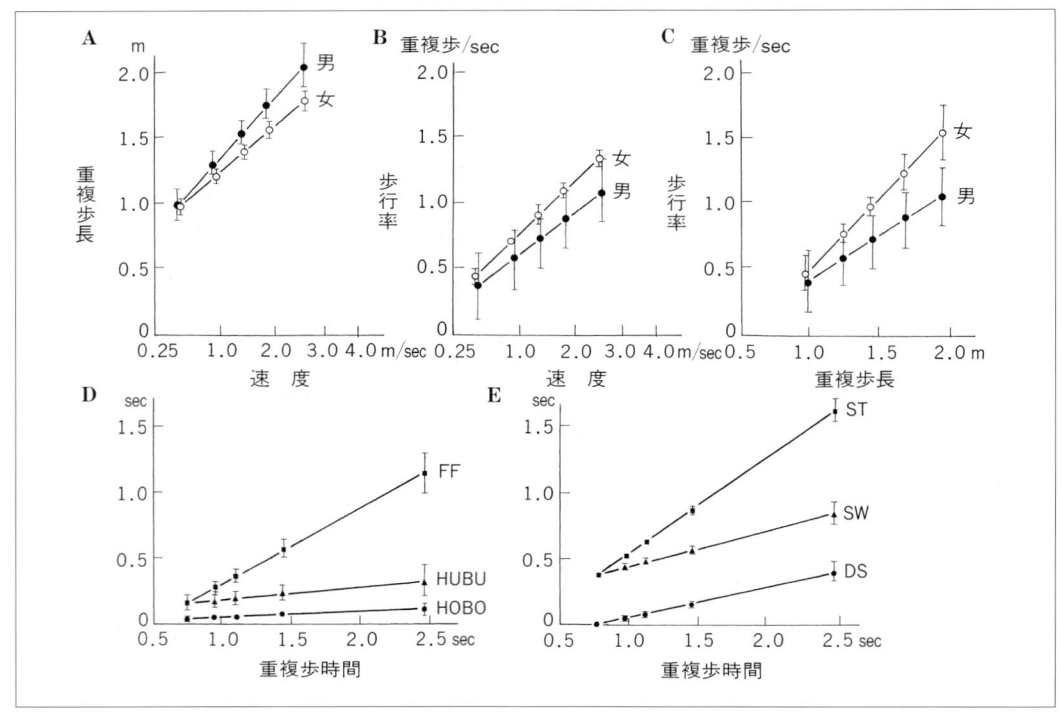

図9-5 歩行速度と歩行周期変数の関係
　AとBは男女別の重複歩長，歩行率と速度の関係，Cは男女別の歩行率と重複歩長の関係．Dは重複歩時間に対する FF(足底接地期)，HUBU(踵離地から爪先離地まで)，HOBO(踵接地から足底接地まで)の時間の関係．Eは重複歩時間に対する ST(立脚相)，SW(遊脚相)，DS(同時定着時期)の関係．
(Larsson et al. 1980)

長，体型，筋力，運動能力など)に依存している(伊東・他 1985；衣笠・他 1994；古名・他 1995).

4) 歩行周期変数の身長補正

歩行の速度，歩幅および歩行率は，下肢長(身長)に依存する．たとえば，重複歩長は身長の高い者ほど長くなるが，この傾向は速く歩くときに著しくなる(Murray et al. 1966)．自由な速さの歩行では，重複歩長は平均して身長の80％，速く歩くと106％にもなる．そのため，対象とする集団内で，これらの変数の相違を評価する場合，下肢長の影響を補正することが必要になることもある．ただし，合理的な根拠のある唯一の補正法というものはない．補正法のひとつは，歩行の生体力学的な根拠に基づいている．歩行周期が遊脚下肢の自由振子と立脚下肢の逆振子の組合せから決定されると仮定すれば，振子の振動周期(したがってニュートンの運動第2法則)に基づいた補正ができる．すなわち，振子の周期は支点から重りまでの長さの平方根に比例することを利用する．下肢長が身長に比例するとして，身長を用いれば，この方法による歩行変数の身長補正は以下のようになる(Wagenaar 1994；Sekiya et al. 1996)．ここで，平均身長とは，比較する集団における平均値である．

補正歩幅 ＝ 歩幅 ÷ (身長／平均身長)
補正歩行率 ＝ 歩行率 × $\sqrt{身長／平均身長}$
補正速度 ＝ 速度 ÷ $\sqrt{身長／平均身長}$

5) 歩行の性差と加齢変化

臨床において，歩行周期の異常を判定するには，基準となる値がなければならない．以下に10m歩行テストによって得られた日本人のデータを掲げる．

表9-3および表9-4は1～10歳の男女の歩行速度，歩幅および歩行率である．ただし，表9-4は床反力計による計測である．年齢増加に伴って，歩行速度は速くなり，歩幅も長くなるが，歩行率は低下している．表9-5にアメリカのデータを掲げる．加齢変化の傾向は，わが国のデータと一致している．

表9-6は20～70歳代男性のデータである．65歳以上の高齢者の場合は，地域を代表する多数

表9-3 1～6歳の乳幼児の歩幅，歩行率，歩行速度の平均値と標準偏差

	人数	歩幅 (m)	歩幅率 (%)	歩行率 (step/min)	歩行速度 (m/sec)
1歳	9 (9)	0.25±0.05	30.9±5.6	160.2±51.0	0.67±0.25
2歳	9 (8)	0.31±0.03	37.0±4.7	157.8±13.8	0.83±0.10
3歳	17 (6)	0.36±0.04	37.8±6.7	171.6±30.6	1.03±0.20
4歳	31 (30)	0.43±0.04	44.0±4.6	166.8±24.0	1.21±0.24
5歳	31 (30)	0.45±0.05	42.8±5.4	159.0±24.6	1.21±0.23
6歳	25 (23)	0.47±0.05	40.8±5.6	152.4±21.0	1.21±0.24
成人	13 (13)	0.68±0.06	42.6±3.4	124.2± 8.4	1.43±0.19

人数のカッコ内は歩幅率(ステップ長／身長)の被験者数．

(田中・他 1996)

表 9-4 3〜10歳の児童の歩幅，歩行率，歩行速度の平均値

	人数	歩幅 (m)	歩行率 (step/min)	歩行速度 (m/sec)
3歳	6	0.410	174.7	1.18
4歳	5	0.447	157.8	1.18
5歳	10	0.439	149.4	1.09
6歳	6	0.481	143.1	1.15
7歳	8	0.553	129.9	1.20
8歳	9	0.531	137.8	1.22
9歳	8	0.589	134.0	1.31
10歳	5	0.587	134.5	1.32
成人	30	0.720	113.0	1.35

(野口 1986)

表 9-5 小児期における歩行周期の変化

人数	51	45	47	46	15
年齢	1	2	3	7	19-
単脚支持期 (%)	32.1	33.5	34.8	37.6	36.7
歩幅 (cm)	21.6	27.5	32.9	47.9	65.5
歩行周期 (sec)	0.68	0.78	0.77	0.83	1.06
歩行率 (steps/min)	175.7	155.8	153.5	143.5	114.0
歩行速度 (cm/sec)	63.5	71.8	85.5	114.3	121.6

(Sutherland 1984，一部改変)

表 9-6 20〜70歳代男性の歩幅，歩行率，歩行速度の平均値と標準偏差

	人数	歩幅 (m)	歩行率 (step/min)	歩行速度 (m/sec)
20歳代	22	0.76±0.10	110.6±10.0	1.41±0.25
30歳代	21	0.71±0.06	116.0± 9.0	1.31±0.19
40歳代	20	0.69±0.08	121.6±11.4	1.39±0.24
50歳代	21	0.67±0.07	115.5±10.7	1.30±0.20
60歳代	13	0.71±0.08	119.1±13.2	1.41±0.27
70歳代	22	0.67±0.09	116.5± 9.4	1.31±0.18

(衣笠・他 1994)

のサンプルにつき，5m歩行テストを用いて歩行の性差および加齢変化が分析されている（表9-7）．20歳代から60歳代までの成人では，身長差を補正した歩行速度と歩幅に加齢変化は認められない．一方，地域高齢者では，身長補正によっても歩行速度と歩幅に加齢変化および性差が認められる．しかし，歩行率には，いずれも有意差はない．これらはいずれも自然歩行のデータである．

　幼児から高齢者までのデータをまとめて図9-6に示す．歩行速度と歩幅は，幼児から20歳代まで急速に増加し，それ以降は緩やかに減少し，75歳以降は減少が加速する．これに対して特異であるのは歩行率である．成人に達するまでに歩行率は急激に減少して，それ以降は加齢の影響

表 9-7 地域在宅高齢者の歩幅，歩行率，歩行速度，歩幅/歩行率の平均値

年齢群(歳)	性	人数	速度(m/sec)	歩幅(m)	歩行率(step/min)	歩幅/歩行率*
65〜69	男	134	1.21	0.66	112.8	5.9
	女	174	1.14	0.58	118.0	4.9
70〜74	男	80	1.17	0.62	112.3	5.5
	女	140	0.95	0.50	112.3	4.5
75〜79	男	49	1.08	0.58	111.8	5.2
	女	65	0.95	0.50	112.8	4.5
80〜	男	30	0.88	0.49	107.0	4.6
	女	58	0.78	0.44	106.2	4.1

*歩幅/歩行率×1,000（m/step/min）

（古名・他 1995）

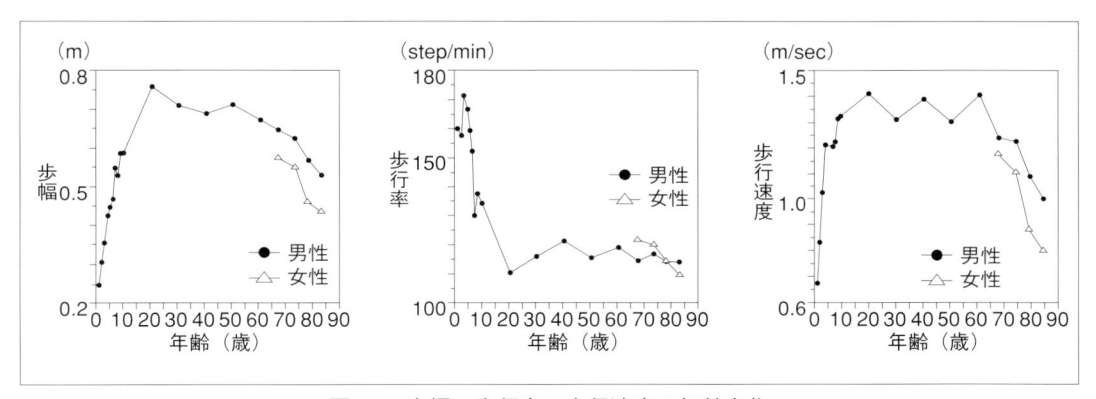

図 9-6 歩幅，歩行率，歩行速度の加齢変化

（西澤 1999）

をあまり受けないようである．高齢者の歩行速度の低下は，主として歩幅の減少に起因していることになる．表9-7の歩幅と歩行率の比（歩幅/歩行率×1,000）をみれば，このことは明らかである．若年成人では歩幅/歩行率×1,000 ≒ 6 と一定であるが，高齢者では歩幅の減少を反映して，この比率は加齢とともに顕著に低下していく．

最大歩行速度については，表9-8に20〜70歳代の男性，表9-9に地域高齢者の速度，歩幅および歩行率の加齢変化を示す．いずれの場合も，速度や歩幅，歩行率は加齢とともに減少し，この傾向は身長補正を行っても認められている．若年成人では，歩行の最大速度と自然速度との間に相関はないが，高齢者では年齢増加につれて，相関が高くなり，80歳代以上の女性では相関係数が0.8を超えている．高齢者では，日常生活における歩行速度は，その人の最大歩行能力に制約されるようになる．

身体運動によるパフォーマンスの加齢変化をみるには，縦断的変化，すなわち同一集団を対象にして変化を追跡することが望ましい．世代（cohort）による体型や教育文化環境の相違による影響が除けないからである．図9-7は，わが国で地域を代表する高齢者につき，歩行速度の4年間の縦断的変化を確証したものである（Furuna et al. 1998；杉浦・他 1998）．

表 9-8 20〜70歳代男性の最大速度歩行による歩幅，歩行率，歩行速度の平均値と標準偏差

	人数	歩幅 (m)	歩行率 (step/min)	歩行速度 (m/sec)
20歳代	46	1.41±0.25	203.8±29.6	4.71±0.59
30歳代	28	1.03±0.13	211.0±28.3	3.62±0.60
40歳代	20	1.01±0.18	210.4±26.2	3.53±0.65
50歳代	21	1.01±0.17	195.4±31.2	3.26±0.58
60歳代	13	0.95±0.11	171.8±22.1	2.74±0.55
70歳代	22	0.87±0.16	177.8±30.2	2.54±0.47

(衣笠・他 1994)

表 9-9 地域在宅高齢者の最大速度歩行による歩幅，歩行率，歩行速度，歩幅/歩行率の平均値

年齢群(歳)	性	人数	速度(m/sec)	歩幅(m)	歩行率(step/min)	歩幅/歩行率*
65〜69	男	130	2.08	0.81	153.8	5.4
	女	167	1.77	0.68	156.8	4.4
70〜74	男	86	1.92	0.77	149.7	5.2
	女	130	1.49	0.60	148.7	4.1
75〜79	男	46	1.75	0.71	146.9	5.0
	女	59	1.46	0.59	147.4	4.1
80〜	男	26	1.43	0.61	139.9	4.4
	女	51	1.12	0.52	136.4	3.8

*歩幅/歩行率×1,000 (m/step/min)

(古名・他 1995)

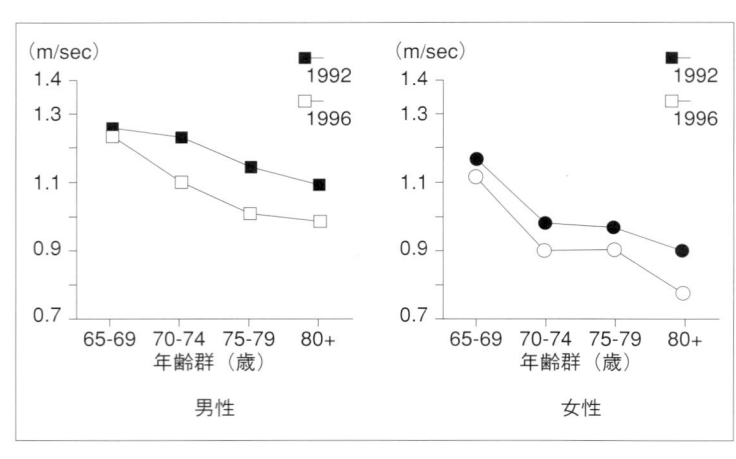

図 9-7 地域高齢者の歩行速度（4年間の縦断的変化）
年齢は1992年を基準にして表示
1992年と1996年との差は加齢につれて大きくなる．
(Furuna et al. 1998)

6) 歩行周期のパターン
(1) 歩幅-歩行率ダイアグラム

　歩行の周期性を記述するためには，最低限2つの独立した変数が必要である．歩行中の下肢の運動に注目して測定する歩幅と歩行率とは，この2つの変数の例である．歩幅と歩行率との組合せが決まれば，両者の積として，歩行速度が定まる．速度が一定の歩行を実現するには，身体の

形態的制限の枠内で，歩幅と歩行率との組合せはいろいろと可能なはずである．歩幅と歩行率との組合せは，歩行周期に着目した歩き方(歩行周期パターン)の最も簡単な指標となる．速度が一定であっても，大股で歩けば歩幅が相対的に大きくなり，小刻み歩行では歩行率が相対的に高くなる．

自由歩行および強制歩行を含めて，歩幅(m)を縦軸，歩行率(step/min)を横軸にしたダイアグラム上の1点として，いろいろな歩き方を指定することができる．歩行速度(m/min)が一定のいろいろな歩き方は，ダイアグラム上でひとつの双曲線によって表される．歩幅-歩行率ダイアグラムで左下から右上へいくに従い，速度の速い歩行となる．

(2) 自由歩行の歩行周期パターン

歩行路あるいはトレッドミル上で速度と歩行率とを変えて歩行すれば，身体的条件の許容範囲内では，いろいろな歩き方を調べることができる．その結果は，歩幅-歩行率ダイアグラム上に，可能な歩行の範囲として表示される．日本人の場合，歩行速度の上限はおよそ150 m/min，歩幅は1.3 m以下，歩行率は速度に依存するが，およそ200 step/minが上限である(大道・他 1981)．

図9-8は若年成人の自由歩行について，10 m歩行テストによって得たデータを歩幅-歩行率ダイアグラムに記したものである．被験者が「できるだけゆっくり」から「できるだけ速く」まで，速度を5段階に変えた試行である．被験者は自由歩行で可能な歩行周期パターンのすべてを実行しているのではなく，歩幅と歩行率の特定の組合せ，すなわち特定の歩行周期パターンを選択している．歩行速度がおよそ60 m/min以下の遅い歩行を除いて，自由歩行では速度を変えても歩幅と歩行率の比例関係は保たれている．比例定数は，原点を通る直線回帰で近似すれば，およそ歩幅/歩行率(歩行比；walk ratio) = 0.006 (m/step/min)となる．若年成人では，歩行比に性差はない(Sekiya et al. 1996)．このデータでは，速度が遅い歩行の歩幅は，歩行率に比べて，相対的に大きいほうにずれている．男女とも，歩行率がおよそ100 step/min以下で歩幅/歩行率は大きくなり，ばらつきも増大している(図9-9)．歩行率が100 step/minのとき，歩行速度はおよそ60 m/minである．これ以下の歩行では，歩行周期パターンの恒常性からみて，通常の歩行動作とは相違することになる．

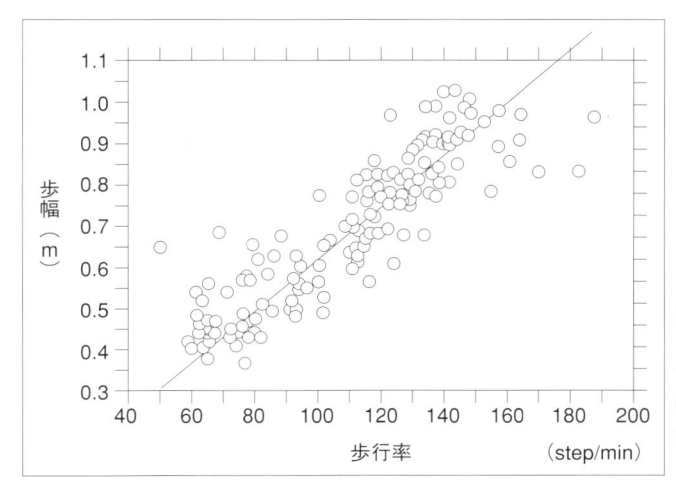

図9-8 自由歩行の歩幅と歩行率の関係
成人男性30名が速度を5段階に変えて歩いた結果の散布図．原点を通る直線回帰により歩幅と歩行率の比(歩行比)が0.0063になる．

(Sekiya et al. 1996)

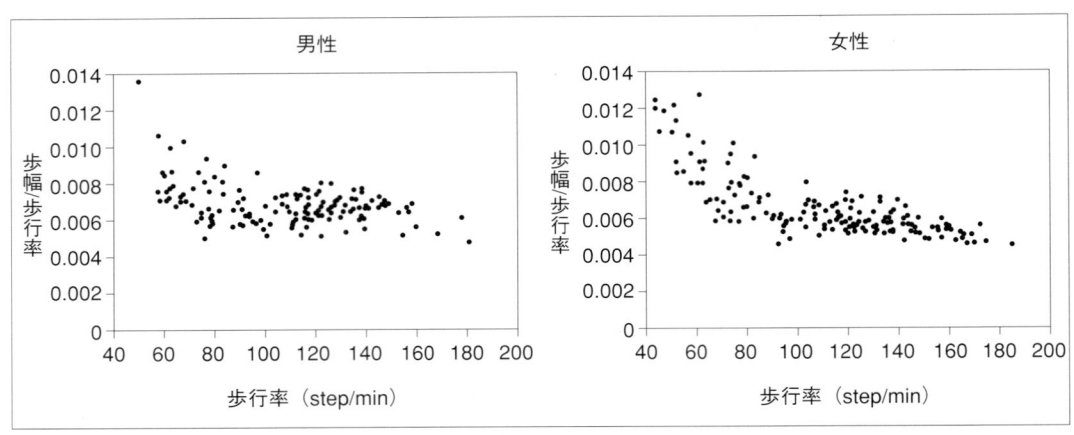

図 9-9 自由歩行における歩幅/歩行率（歩行比）と歩行率の関係

歩行比は歩行率が 100 step/min まではほぼ一定に保たれるが，それ以下では大きいほうにずれ，ばらつきも増大する．

(Sekiya et al. 1996)

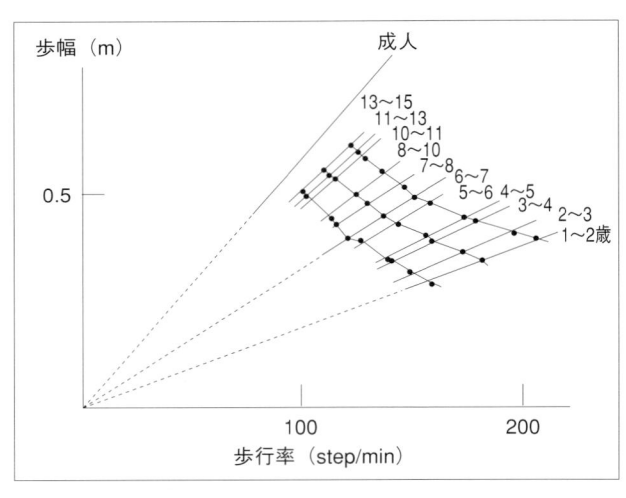

図 9-10 児童の自由歩行における歩幅と歩行率の関係

速度を 3 段階に変えて歩いた結果を年齢群ごとに原点を通る直線で近似してある．

(データは Beck et al. 1981 から)

　人間の日常生活における歩行動作(自然歩行)は，歩幅/歩行率を一定に保つような特定の歩行周期パターンで遂行されている．身体能力からみて可能な歩行のすべてが利用されているのではない．いろいろな動作が特定の運動パターンによって制約されていることの例証である．

　自由歩行における歩行比は，成人ではおよそ 0.006 である．**図 9-10** は，1～15 歳の児童が速度を 3 段階に変えて歩行したときの歩幅-歩行率ダイアグラムである．データは Beck et al. (1981)の報告を利用している．歩幅/歩行率＝一定は 1～2 歳児でも成り立っているが，歩行比は小さく，年齢とともに増加している．歩幅/歩行率の相違は，主として下肢長の差によるものである．身長差を補正した歩幅と歩行率とを用いると，**図9-10**の直線群は，扇子をたたむように，成人の直線に近づく．ただし，通常の身長補正法(Wagenaar 1994；Sekiya et al. 1996)を用いる場合，小児の歩幅/歩行率が成人と完全に一致するには至らない．この相違が補正法によるのか，発達過程に固有の相違であるのかは不明である．

高齢者の歩行比は，年齢増加につれて，若年成人の値よりも小さくなる．この傾向は身長を補正しても残る．高齢者にみられる小刻み歩行の歩行周期パターンは，若年成人に比べて，身長が低いことに帰することはできない，老化に特有の現象とされる(Nagasaki et al. 1996)．歩行比の加齢による低下は，地域高齢者の4年間にわたる縦断的変化の分析によっても確認されている(杉浦・他 1998)．

自由歩行における歩行周期パターンあるいは歩行比の特徴は，加齢による変化だけでなく，脳卒中片麻痺患者の歩行障害でも認められている(Suzuki et al. 1999)．

(3) 自由歩行における歩行周期パターンの最適性

自由歩行は，可能な歩行の仕方から，歩行比を一定にするような特定の仕方で行われている．このような歩行周期パターンでは，パフォーマンスが最適化していることが，いくつかの運動学的指標について指摘されている．Sekiya et al.(1997)は，フットプリント法を用いて，歩幅を連続して計測している．自由歩行および歩行率を統制した強制歩行を10m歩行テストで実施し，歩幅-歩行率ダイアグラム上の広い範囲の歩行について，歩幅の計測値からその変動誤差(VE)を求めている．図9-11は，VEについて歩幅と歩行率とによる2次形式の回帰式を用いた近似を行い，等高線を求めて歩幅-歩行率ダイアグラムに重ね書きしたものである．VEの等高線の中心が2.5cm，ここから0.5cm刻みでVEは増加し，最も外側が5.0cmである．

図9-11から2つの結果が得られる．自由歩行(歩行比 = 0.006)では，歩行速度がおよそ80 m/minで歩幅の変動誤差が極小になり，この点は自然歩行(natural walk)に一致している．すなわち，好みの速度で自由に歩くとき，歩幅のばらつきは最小になる．さらに，歩行速度を一定にして，歩行率を変えていくと，どのような歩行速度であっても，歩行比 = 0.006の歩行周期パターンで歩くときに変動誤差は極小になる．すなわち，自由歩行は歩幅のばらつきが最も少なくなるような歩行の仕方である．

同じことが歩行周期のばらつきでも成り立つ．Maruyama et al.(1992)は，トレッドミル上の歩行でフットスイッチを用い，歩行の1周期，1歩時間，遊脚期，立脚期および両脚支持期のばらつきを測定している．その結果，歩幅の場合と同様に，歩行周期の変動係数が自然歩行で最小になること，一定速度の歩行では自由歩行で変動係数が最小になることが見いだされている．自由歩行は，歩行リズムの時間的変動という点でも最適化がなされている．

トレッドミル歩行中の反応時間をプローブ反応時間法で調べた結果では，自然歩行時に反応時間は最小となり，さらに強制歩行に比べて自由歩行において極小値となる(黒澤 1994)．プロー

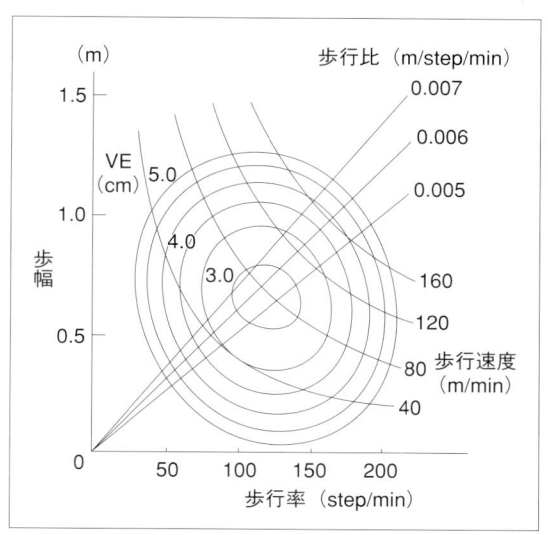

図9-11 歩幅の変動誤差(**VE**)の分布
VEを歩幅-歩行率ダイアグラム上に2.5cmから0.5cm刻みに等VE線で表示．（本文参照）
(Sekiya et al. 1997)

ブ反応時間が運動遂行中の注意需要量を反映しているとすれば，自由歩行は動作の心理的負担という点でも最適化がされていることになる．

（4）歩行周期パターンとエネルギーコスト

任意の速度の自由歩行では，歩幅が歩行率に比例するという形で歩行周期パターンが定型化している．このパターンでは，歩行リズムの空間時間的な恒常性が最適化され，心理的負担も極小になる．その理由として，自由歩行はエネルギーコストが最適であると想定される．

歩行では，エネルギーコスト（体重・移動距離当たりの酸素消費量）が自然歩行速度で最小である（Ralston 1958）．これに対して，一定速度で歩行率を変えて歩く強制歩行の酸素消費量の測定は，なお十分ではない（Zarrugh et al. 1978；大道 1984）．図9-12 は不十分なデータを補って模式的に作成したものであり，歩幅-歩行率ダイアグラム上にエネルギーコストの等高線が描かれている（Diedrich et al. 1995）．ここでは，同様に走行時のエネルギーコストが右側の縦縞で表されている．

図9-12 における歩行のエネルギーコストの等高線は，図9-11 の歩幅の変動誤差に類似している．変動誤差の場合と同様に，歩行のエネルギーコストは自由歩行では自然歩行速度で最小であり，強制歩行と比べて，どの速度でも自由歩行で極小となっている．すなわち，可能な歩行周期パターンのうちで自由歩行（右上がりの直線）はエネルギーコストが最適な歩行である．おそらく，歩行の進化の過程でコスト最適のパターンが選択されて歩行動作となり，このパターンによる歩行が日常生活で最も頻度が高いため，そのリズム性も心理的負担も最適化されていると想定できる（Sekiya et al. 1996；長崎 1997）．

（5）歩行-走行移行

図9-12 は速度増加に伴って，歩容が歩行から走行へと移行する現象（walking-running transition）に対する関心から作成されたものである．図の太い点線が自由歩行から走行への変化を示している．自然歩行から速度を上げていくと，歩行と走行のエネルギーコストが逆転する速

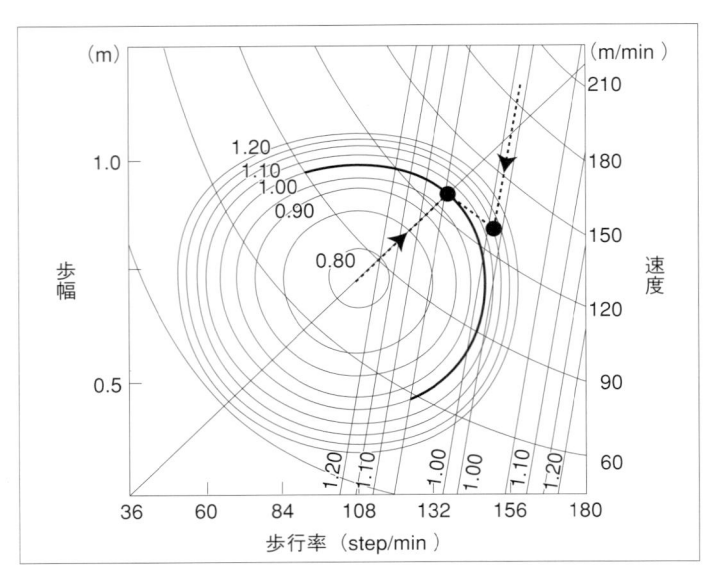

図 9-12 歩行・走行のエネルギーコスト（cal/kg/m）

体重（kg）・移動距離（m）当たりの酸素消費量（cal）を歩行（楕円）と走行（直線）について等コスト線で表示．楕円の太線は歩行のエネルギーコストが走行の最低コストに等しくなる1.0 cal/kg/m の等コスト線．太い点線は歩行-走行移転の経路．双曲線は等速度曲線を示す．

（Diedrich et al. 1995，改変）

度(約130 m/min,酸素消費量＝1.0 cal/kg/m)で歩行は走行に移行する．移行に伴って，歩行における歩幅と歩行率は組み替えられて，走行の重複歩(stride)とピッチ(pitch)のパターンとなる．それ以降，走行のエネルギーコストが最小の谷間に沿って，速度は増加していく．自由な走行でも，エネルギーコストは最適化されていて，速度に依存しない．走行における1歩の長さと周波数の関係では，自由歩行とは異なり，周波数がほとんど一定である．速度の増加は重複歩長の増大によっておこる．

一般に物理現象としての振動の性質を調べる基本は，その振幅と周波数との関係をみることである．歩幅-歩行率ダイアグラムは，振動現象として歩行や走行をみることである．このダイアグラム上で走行の周波数がその振幅(重複歩長)にほとんど依存しないこと(ガリレオの等時性)は，走行がばねのような単振動を基本としていることを示している．ここに，走ることが弾性体としての骨格筋のエネルギーを使う運動であるといわれる理由がある．これに対して，自由歩行における歩幅/歩行率＝一定という関係は，歩行が特殊な非線形振動系に属することを表している．

3. 異常歩行，歩行障害の診断手引き

ベッドサイドにおいて，異常歩行(abnormal gait)あるいは歩行障害(gait disturbance)を問題にすることは多い．異常歩行の特徴を的確に捉えることによって，その原因を探究する手掛かりを得ることができる．痙直型脳性麻痺児のはさみ脚歩行(scissor gait, scissoring)，パーキンソン病患者の加速歩行(festinating gait)やすくみ足歩行(freezing of gait)のように，歩容の特徴から診断に近づける異常歩行もある．しかし，多くは機能障害(impairment)を示唆するに留まり，異常だけで疾病の確定診断ができるわけではない．異常歩行(歩容)は症候群として扱われる．

日常診療で経験される歩行障害や異常歩行には，歩行不能の状態から本人は自覚していない程度の歩容の異常までが含まれている．歩行障害だけを訴えて，そのほかの随伴症状がないことは実際には少ないが，小児や老人では家族が歩容の異常に気づくことも多い．ただし，歩容は年齢差や性差，個人差があることに留意すべきである．さらに，歩行時の心理状態によっても歩容は変化する．随伴症状がない場合には，わずかの変化を直ちに病的とは判断しないで，しばらくは経過を観察する．そのさい，VTRなどによって記録を保存しておくとよい．

1) 問診について

異常歩行の診察は問診から始まるが，問診によって歩容の異常を正確に捉えることは困難である．患者に少なくとも5～10歩は真っ直ぐに歩くように指示し，前後左右から観察すべきである．問診では，跛行(片方の足が常態と違っていて正しく歩けないこと)が始まった時期，痛みの有無，連続して歩行が可能な距離と時間，歩行の速さ，歩行困難の状況，ふらつきや転倒の有無に注意する．

歩行障害を主訴とするのは，「歩行時の痛み」および「歩行不能あるいは歩行困難」である．多くの場合，随伴症状から疾病の診断も容易になることから，その詳細を尋ねておくことが大切である．

歩行障害は運動器，神経筋，中枢神経系のいずれの機能障害によっても生じる．そのため，診

断では骨関節，神経筋，結合組織，中枢神経系の病変を鑑別することが第1の要点となる．

(1) 歩行時の痛み

痛みは突然に生じたのか，徐々に進行したのか，その程度はどうか，痛みを感じる身体部位はどこか，安静時には痛みはないのか，などを通して病変部位を限定する．そのさい，発熱などの全身症状の有無にも留意しておく．これらの点を急性疾患や全身性疾患の鑑別に役立てる．そのうえで局所の炎症所見の有無，関節可動域(他動運動時の痛みにも注意)を精査する．

痛みがしばらく歩くと生じて，座り込んだり休息すると軽減するような場合(間欠性跛行，intermittent claudication)には，腰部脊柱管狭窄症(lumbar canal stenosis)や下肢の閉塞性動脈硬化症(arteriosclerosis obliterans)を疑っておく．

最近は少なくなっているが，歩行の衝撃が腰背部に響くため，体幹を固くして静かにして，やっと歩けるという訴えには，脊椎カリエス(spinal caries)や仙腸関節の炎症を疑う．

小児では，痛みがあっても訴えないことがある．

【診断へのヒント】
・まず背臥位における肢位を観察し，一応は疑っておく疾患を想定する．
　①股関節が屈曲・外転・外旋位である→股関節疾患
　②膝関節が屈曲位である→膝関節疾患
　③足が過度の底屈位あるいは背屈位である→足関節あるいは足部の疾患
　④足部変形がある→外反扁平足，外反母指
・つづいて，神経学的診断を行う．
　①膝蓋腱反射あるいはアキレス腱反射が低下している→腰椎ヘルニア，腰部脊柱管狭窄症，脊椎分離すべり症
　②ラゼーグ徴候(Lasègue sign)がある→腰椎ヘルニア，腰部脊柱管狭窄症，脊椎分離すべり症
・立位姿勢を観察する．
　①前後方向からみて健側に傾いている→下肢疾患
　②側方からみて前屈姿勢である→体幹の疾患

(2) 歩行開始の遅滞

幼児が歩行を始めるのは，平均して生後13か月である．ただし，かなりの個人差があるため，生後18か月を超えても歩行の兆しがみえない場合，精査を要することがある．歩行開始が遅れていると判断するには，生後の心身機能の発達過程を詳しく問診することが大切である．頸定，寝返りや支えなしの座位，はいはい，つかまり立ち，一人立ちのような運動発達の里程標(milestone)を参考にして，それらが出現した月齢を尋ねておく．また神経学的所見も重視すべきである．

【診断へのヒント】
　①心身機能の発達に遅れがある→知的障害，脳性麻痺
　②筋緊張が低下している→知的障害，筋疾患(筋ジストロフィー，先天性非進行性ミオパチー，ウェルドニッヒ・ホフマン筋萎縮症)，重度脳性麻痺
　③筋緊張が亢進している→脳性麻痺
　④股関節の開排制限がある→先天性股関節脱臼，脳性麻痺

⑤四肢に関節拘縮がある→先天性多発性関節拘縮症
（3）突然におこった歩行困難
　突然におこった歩行困難には，①外傷のような誘因がある場合，②誘因は明らかでない場合，がある．

　高齢者が転倒して歩行不能になれば，まず大腿骨頸部の骨折を考える．わずかな外傷によって骨折を生じたときには，病的骨折も疑っておく．骨折以外には，脊髄損傷が外傷に起因する歩行困難の原因になることが多い．いずれにせよ，外傷時の状況を患者や目撃者に尋ねておくことが大切である．

　下肢の運動麻痺が歩行困難の主な要因となるのは神経筋疾患である．明らかな誘因もなく突発する歩行困難に，乳児の股関節炎 (coxitis) がある．

【診断へのヒント】
　①転倒につづいて歩行不能になった→大腿骨頸部骨折，脊髄損傷，病的骨折
　②誘因なく発症した→乳児股関節炎，脊髄血管性障害，ギラン・バレー症候群，周期性四肢麻痺

（4）徐々に進行した歩行困難
　骨関節の炎症性疾患は痛みを伴い，歩行困難だけを訴えることはない．

　徐々に進行する歩行障害は，いろいろな神経疾患によって生じるため，その特徴を知っておくべきである．下肢遠位部の感覚障害も訴える場合，多発神経炎 (polyneuritis, 多発ニューロパチー, polyneuropathy) によるものが多く，中毒あるいは代謝障害（糖尿病など），感染症のような原因疾患の診断が大切である．脊椎すべり症 (spondylolisthesis) にも類似の訴えがある．

　痙性不全麻痺，運動失調や錐体外路系疾患でも歩行困難は次第に試行するものがあるが，これらは特徴のある歩容によっても鑑別ができる．

【診断へのヒント】
　①下肢の遠位部に感覚障害がある→多発ニューロパチー，腰椎分離すべり症
　②下肢に痙性がある→頸椎椎間板ヘルニア，後縦靱帯骨化症，頸椎症性ミエロパチー，脊髄腫瘍，脊髄空洞症，多発性硬化症，筋萎縮性側索硬化症，家族性対麻痺，多発脳梗塞
　③運動失調がある→多発ニューロパチー，亜急性連合性脊髄変性症，フリードライヒ運動失調症，脊髄癆，小脳変性症
　④振戦，筋強剛がある→パーキンソニズム
　⑤体幹のねじれや下肢の不随意運動がある→ジストニー，舞踏病，アテトーゼ

2）歩容について
　歩容の観察に先立って立位姿勢の異常の有無，バランスの安定性を検討しておく．

　歩容の観察には，衣服は軽装にして関節運動の制約にならないこと，体幹や四肢の運動が明らかに分かるものであることが望ましい．素足で自然な歩き方のとき，前後および左右から観察する．詳細な観察には，歩行距離は 10 m 以上，10 歩以上の歩数が必要である．広い空間であれば，8 字状軌跡の歩行を指示し，左右の回転運動も観察する．

　神経疾患を疑うときには，閉眼での歩行も試みる．後方や側方への歩行によって，異常が明ら

かになることもある．下肢の筋力低下があると，爪先歩行や踵歩行によって異常が現れる．

バランスがやや不安定の場合，線上歩行(床面に記した直線上を歩く)や継ぎ足歩行(tandem gait：後足の爪先に前足の踵がふれるようにして直線上を歩く)によって，明らかになることもある．

わずかな歩容の異常があるときには，歩行速度や重複歩長，歩行率を変えてみるとよい．

観察にさいして注意すべき点は，①歩行速度，歩行率，②歩幅，重複歩長，③歩隔，足角，④左右の対称性，⑤運動の滑らかさ(よろめいたり，倒れたりするときは，その方向)，⑥上肢の振り(減少，過剰，タイミング)，⑦頭部と体幹(上肢帯，下肢帯)の動き(前後と左右へのゆれの有無，体幹の回旋)，⑧股・膝・足関節の連続的な角度変化および各関節の水平移動中の上下方向への動き，である．

歩容(歩きぶり)は身体特性や習慣，生理的および心理的状態によって変化する．たとえば，行進歩行や疲労性歩行には，それらの特徴が現れる．

(1) 骨関節障害

a．下肢長差による異常歩容

成人の場合，片側下肢の短縮による異常歩容は，脚長差が3cm以下であれば，目立たない．3cm以上になると，短側下肢は立脚相に尖足位をとりやすくなる．脚長差が5cm以上になれば，長側下肢は遊脚相に股・膝関節を過度に屈曲して歩く．このような異常歩容は，速く歩くと著しくなる．

b．関節拘縮

股・膝関節疾患では，多くの場合，屈曲位拘縮がおこり，患側下肢の短縮と同じような歩容になりやすい．股関節では，内転位拘縮による異常歩容も患側下肢の短縮と同じになる．

股関節の関節可動域が極度に制限されると，患側下肢の遊脚相に骨盤の前後動揺が大きくなる

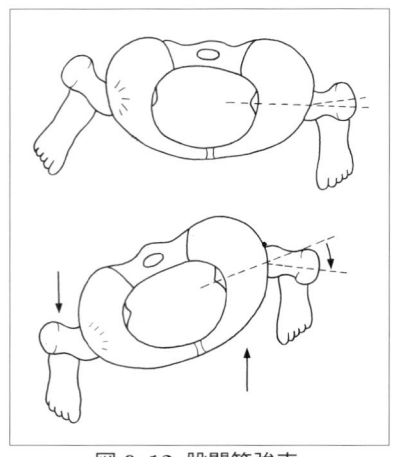

図 9-13 股関節強直
右股は外旋位に固定されている．患脚(右)が前方に移動するにつれて骨盤は逆時計回りに回転し，健脚(左)は内旋する．
(Steindler 1955)

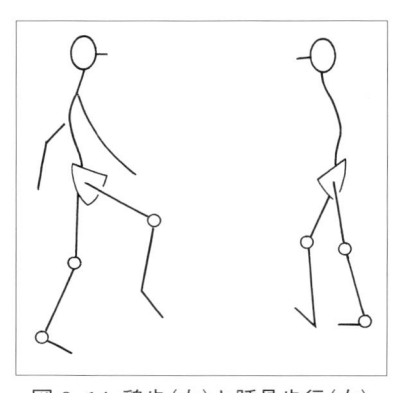

図 9-14 鶏歩(左)と踵骨歩行(右)
(Steindler 1955)

(図9-13)．股関節の運動は，腰椎と対側股関節によって代償される．健側股関節を中心とした回旋運動によって，患側下肢を前方へ運ぶこともある(図9-13)．

膝関節の屈曲位拘縮30°までは，速い歩行を除いて，異常歩容は目立たない．30°以上になると，立脚相に踵の接地が困難になり，立脚中期以降には下肢の前傾が過度になり，異常歩容は著しくなる．また，立脚相の時間も短くなる．伸展位拘縮では，患側下肢が長くなり，遊脚相に外分回し(circumduction)がおこりやすい．

足関節の尖足位拘縮は，立位姿勢においては股・膝関節の屈曲によって代償される．歩行時には，遊脚相に患側の股関節の屈曲を大きくして，膝と足を高く上げる(尖足歩行，equine gait)．鶏歩(steppage gait)と呼ぶこともある．踵足(talipes calcaneus)では，立脚相の時間が短くなる(踵骨歩行，calcaneal gait)(図9-14)．

c．股関節脱臼と内反股

これらの疾患では，股関節の解剖学的構造の異常(大転子の位置が相対的に高くなる)によって，股関節外転の筋力が不十分になる．この現象は，骨盤と大転子との間の静止筋長が短くなることによる張力の減少および大腿筋膜張筋の短縮に起因する．患側下肢で立位姿勢を保持するとき，対側骨盤が下降する．これをトレンデレンブルク徴候(Trendelenburg sign)という(図9-15)．歩行時，速さが増加するにつれて，体幹の左右方向への動揺が著しくなる．

(2) 鎮痛歩行

患肢に体重をかけたときの痛みに起因する特有な歩行を鎮痛歩行(antalgic gait)という．体重の負荷による痛みの増強を避けるような歩き方(逃避性歩行)である．患側の下肢はゆっくりと接地して，立脚相の時間は短くなる．下肢あるいは体幹の有痛性疾患に伴っておこる．両側に痛みがある場合，歩行の左右対称性は保たれる．

a．腰背痛

両側性のことが多く，体幹を前屈位にして，体幹の前後動揺を抑制した歩行となる．重複歩距離および歩行率は著しく低下する．

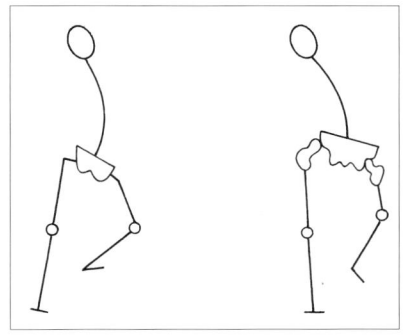

図9-15 トレンデレンブルク徴候
左：内反股，右：先天性股関節脱臼．
(Steindler 1955)

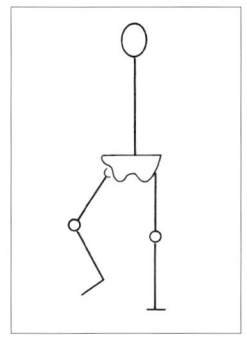

図9-16 結核性股関節炎による鎮痛歩行
股関節は屈曲・外転・外旋位をとる．
(Steindler 1955)

b．股関節痛

患側は足先から静かに接地して，立脚相の時間も短い．炎症性疾患の場合，股関節は屈曲・外転・外旋位になることが多い．歩行中にも，この肢位を保持するため，代償的に膝を屈曲している(図 9-16)．腰筋炎による股関節の伸展制限では，腰椎前弯が増強して，股・膝関節は屈曲して，尖足位で歩行する(腰筋歩行，psoas gait)．

c．膝関節痛

炎症性疾患では，膝関節は20～30°屈曲位になることが多い．歩行時，軽い尖足歩行となり，立脚相の時間が短くなる．

d．足部痛

足裏の魚の目，肉刺(まめ)，胼胝(たこ)などによっても鎮痛歩行はおこる．いずれも歩行は非対称性である．

(3) 麻痺性歩行

下肢を中心として，末梢神経障害によって，いろいろな異常歩行がおこる(麻痺性歩行；paralytic gait)．筋疾患による筋力低下は麻痺ではないが，ここに含めておく．なお，上位運動ニューロン障害による不全麻痺は別(痙性麻痺の項)に扱う．

股関節の固定が不十分になったり，膝関節の伸展位保持が困難であったり，足関節の運動障害によって接地や離地のときに異常がおこる(Steindler 1955)．これらの歩容異常には，臨床的な特徴からそれぞれの名前がつけられている．

a．大殿筋歩行 (gluteus maximus gait)

大殿筋(股関節伸筋)の筋力低下によっておこり，患肢の踵接地直後に体幹および骨盤が後方へ引かれてしまう．この現象は，股関節が足関節の直上にくるとき，もっとも著しい．重心線が股関節の後方を通るようにして，股関節が屈曲してしまうのを防ぐ歩行である(図 9-17)．両側性

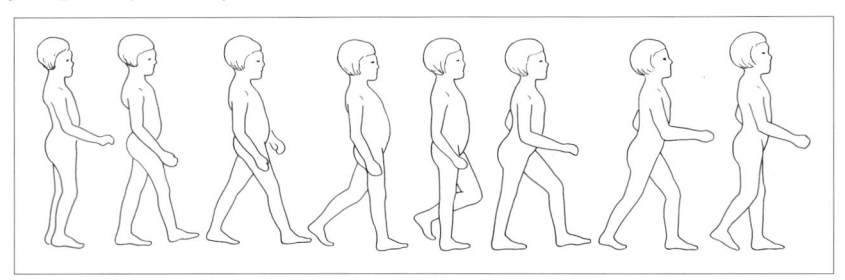

図 9-17 大殿筋歩行

(Steindler 1955)

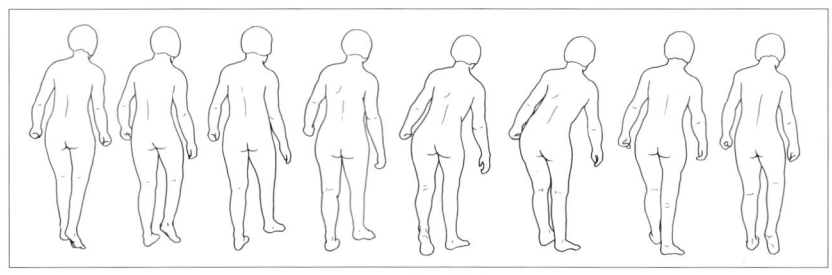

図 9-18 中殿筋歩行

(Steindler 1955)

障害の場合，体幹を何時も後方に傾けたままで歩行する．

b．中殿筋歩行（gluteus medius gait）

中殿筋（股関節外転筋）の筋力低下では，患肢に体重が加わると，骨盤は対側が下がり（トレンデレンブルク徴候），頭部や体幹を患側へ傾ける代償運動がおこる（図9-18）．トレンデレンブルク歩行（Trendelenburg gait）ともいう．両側障害では，歩行時に体幹を左右に振るようになる（動揺歩行，waddling gait）．筋ジストロフィーの患者に典型例が観察される．

c．大腿筋群の筋力低下

歩行時，立脚相の前半には重心線は膝関節の後方に位置しているため，大腿四頭筋に筋力低下があると，膝関節は屈曲してしまう．患者は，体幹を前屈して重心線を前方へ移したり，大腿部前面に手掌をついて支えたりする（図9-19）．下肢を外旋位として歩くことによって，膝関節屈曲を防ぐ歩行パターンもある．ポリオ後遺症として，以前はみられたが，最近はまれである．

ハムストリングスの筋力低下では，歩行時に反張膝（膝関節の過伸展）が目立つようになる．

d．下腿筋群の筋力低下

前脛骨筋の筋力低下では，垂れ足（drop foot）となり，典型的な鶏歩がおこる．原因疾患には，腓骨神経麻痺（peroneal paralysis）や多発ニューロパチー，それにシャルコー・マリー・トゥース病（Charcot-Marie-Tooth disease：CMT）によって代表される遺伝性運動感覚性ニューロパチー（hereditary motor sensory neuropathy：HMSN）が多い．

腓腹筋麻痺では，典型的な踵骨歩行（calcaneal gait）がおこる．これもポリオ後遺症によることが多かった．

（4）中枢神経障害

いろいろな中枢神経疾患の患者で観察される異常歩行については，多くの臨床観察や記述がある．それらは診断の手掛かりであり，また疾患の重症度を表すものとして捉えられていた．高度の異常歩行は病理所見に対応すると仮定され，同時に歩行機能の低下とも関連すると想定されている．

a．痙性歩行（spastic gait）

痙性麻痺の患者は，立位姿勢においても特徴のある構え（attitude）をみせる（図8-58参照）．

痙性片麻痺患者の歩行は片麻痺歩行（hemiplegic gait）と呼ばれ，患側下肢の動きは硬直してぎこちなく，遊脚相には股関節を中心として外側に半円を描くような外転・分回し運動となる草刈り歩行（circumduction）が典型とされていた．脳卒中による視床出血後の一部の患者が示す運動パターンであるが，脳卒中患者のすべてが草刈り歩行を行うわけではない．立脚中期には反張膝になりやすい（図9-20）．患肢の接地は足先の外側から始まり，立脚相の時間は短い．一部の片麻痺患者は，間欠的な二歩で歩行する（Peszczynski 1965）．間欠的二歩歩行（intermittent

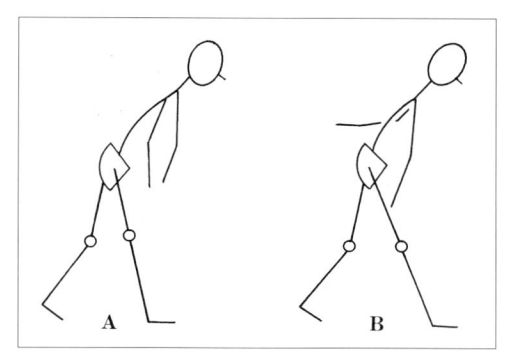

図9-19 大腿四頭筋と大殿筋の筋力低下の歩行
A：重心線が膝関節の前に落ちる．B：手で大腿部を後方へ押す．
(Steindler 1955)

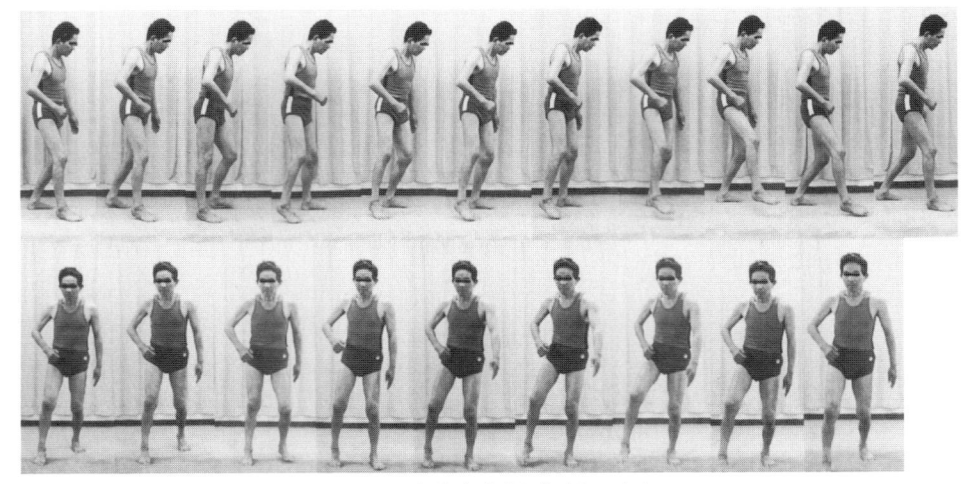

図 9-20 右片麻痺(脳卒中)の歩行
側方からみると，患肢の立脚中期に反張膝が目立つ．前方からみると，草刈り歩行(遊脚相に患肢の分回し運動がおこる)が明らかになる．

double-step gait)と呼ばれ，2通りの様式がある．ひとつは，患者が麻痺側を支持脚とするときにバランスを失うため，非麻痺側の1歩を短くして，二重支持期に小休止する．他方は，麻痺側の遊脚期が長いためにバランスを失い，患者はショックを受けて，二重支持期に小休止してしまう．

痙性両麻痺および一部の対麻痺患者では，立位姿勢でも両側股関節は屈曲・内転・内旋位，膝関節は屈曲位，足部は内反尖足位の構えとなっている．歩行時，この姿勢は強調され，両ひざが重なり合うようにして歩き，両下肢はもつれてしまう(はさみ脚歩行，scissor gait, scissoring gait)．歩幅は短く，体幹の前後動揺(前後屈)が大きい．痙直型の脳性麻痺(cerebral palsy)で多く観察される(図9-22参照)．

b．パーキンソン歩行(parkinsonian gait)

パーキンソン病(Parkinson disease)の患者の歩行は，初期においては歩行速度および下肢の運動域の低下，上肢の振り(生理的連合運動)の減少が特徴である．すくみ足歩行(歩き出しに足のすくむ歩行，著しいと足が踏み出せない)や加速歩行(歩幅が次第に狭くなり，歩行率が加速する歩行)，転倒などはかなり進行した患者で観察される(Giladi et al. 1992)．

歩行時，患者は前屈姿勢をとり，足底を地に擦るようにして，歩幅を短くして歩く(小刻み歩行，marche a petit pas)．身体運動は全体に緩徐である．しかし，横断歩道や階段のように，視覚的手掛かり(visual cue)がある場所では，歩行速度は速くなり，歩幅も長く，健常者に近い歩行が可能になる(矛盾性運動，paradoxical kinesia)．

c．パーキンソン病を除く錐体外路系疾患

錐体外路系疾患の患者にみられる不随意運動や異常姿勢は，歩行時に増強することが多く，歩行障害の要因となる．歩容の異常によって，疾病に気づかれることもある．

アテトーゼ(athetosis)や舞踏運動(chorea)を伴うハンチントン病(Huntington disease)の患者

では，初期には顔面や頸部，手の不随意運動が目立ち，進行すると体幹や近位関節にも不規則な動きが増加して，転倒するようになる．歩行は緩徐であり，接地は足先からおこることが多い．アテトーゼは脳性麻痺に多いが，先天代謝異常や中枢神経系の変性疾患にもおこる．

捻転ジストニー(torsion dystonia)の患者では，歩行時の内反尖足あるいは骨盤の捻れによる異常な歩容が初発症状のこともある．進行すると，殿部を後方へ突き出して，股関節を屈曲し，下肢は伸展して，体幹を前屈あるいは後屈(側弯を伴うことも多い)して歩く．脳性麻痺やウィルソン病(Wilson disease)，向精神病薬の中毒などによる症候性ジストニーにも同じような異常歩容が観察される．

d．前頭葉障害による歩行障害(frontal lobe disorder of gait)

前頭葉障害によって，患者はわずかに前屈姿勢となり，歩隔を広げて，足底を地に擦るようにして，ゆっくりと歩く．前頭葉性運動失調(frontal lobe ataxia)あるいは歩行失行(gait apraxia)とも呼ばれている．その歩容は，パーキンソン歩行の特徴に類している．正常圧水頭症(normal pressure hydrocephalus：NPH)やアルツハイマー病(Alzheimer disease)，脳血管障害(cerebrovascular accident：CVA)によるものが多い．

皮質下動脈硬化性脳症(subcortical arteriosclerotic encephalopathy)では，患者は歩幅が短く，歩隔が広い歩行をみせ，歩行を開始しようとするときのすくみ(start hesitation)やバランスの不安定性がある(van Zagten et al. 1998)．この状態像を，Fitzgerald et al. (1989)は，下半身パーキンソニズム(lower body parkinsonism)と呼んでいる．また，いわゆる老人性歩行(senile gait)との関連性も指摘されている(Thompson et al. 1987)．

e．高齢者の特発性歩行障害(idopathic gait disorder of elderly，老人性歩行，senile gait)

老年期に多く観察される異常歩容であり，病因となる中枢神経系の病変部位は不明である．患者は前屈姿勢となり，パーキンソン歩行に似た小刻み歩行をみせる．歩行速度は極端に遅くなり，バランスは不安定である．

f．運動失調性歩行(ataxic gait)

小脳性運動失調(cerebellar ataxia)の患者は，歩隔を広げて，速度は遅い，よろめいた歩行が特徴的である．一歩の歩幅とタイミングが不規則であり，歩行リズムは乱れている．患者は歩幅を短くしたり，すり足にして歩くこともある．よろめきは，椅子から急に立ち上がる，歩行中に急に立ち止まる，向きを変えるなどのときに著しい．軽度の障害では，継ぎ足歩行によって，よろめきが明らかになる．前庭小脳の病変では，前後左右に倒れかかる動揺性歩行になる(小脳性歩行，cerebellar gait)．小脳正中部の病変では，体幹の前後動揺が大きく，酩酊した者のようになる(よろめき歩行，titubation)．半球病変では，病変側へ向かってよろける．両半球障害の場合は，重度側に転倒しやすい．歯状核-赤核-視床路に関係する視床や中脳の病変では，症状は病変の対側に現れる．下肢運動の滑らかさは消失し，股・膝関節を屈曲位に保持したままの歩行(monkey walk)では，遊脚相後半に膝関節は伸展して，屈曲位を維持できない．脊髄小脳変性症(spinocerebellar degeneration：SCD)や多発性硬化症(multiple sclerosis：MS)，小脳腫瘍におこりやすい．代償機能を獲得すると，体幹をやや前屈し，上肢を左右に広げてバランスを保持する，歩幅の短い歩行が可能になる．

下肢の末梢神経や後根，脊髄後索，内側縦束などの求心路遮断によって，関節感覚(joint

sensation)や運動感覚(kinesthetic sense)の障害がおこり，歩行障害となる．これは下肢の固有感覚障害による運動失調(感覚性運動失調，sensory ataxia)が原因であり，頭頂葉の病変で生じることもある．患者は下肢の位置が分からず，重度になれば十分な筋力があっても歩行不能となる．患者は足下を見つめ，遊脚相に足を高く上げる．接地のときには踵，つづいて足底を地に叩きつけるようにする．歩幅のばらつきは大きい．体幹をやや前傾して，杖をついて体重の一部を支える(stamp and stick，床打音と杖)．筋緊張低下があると，立脚相に反張膝がおこるようになる．脊髄癆(tabes dorsalis)，フリードライヒ運動失調(Friedreich ataxia)，亜急性脊髄連合変性症(subacute combined degeneration of spinal cord)，多発ニューロパチー(polyneuropathy)，多発性硬化症(multiple sclerosis)などが原因疾患となる．

9．ヒステリー性歩行(hysterical gait)

ヒステリー患者の歩容は，とくに定型がない奇妙なパターンであることが多い．麻痺性歩行に似た歩容となることもあり，足を引きずる．静止した立位姿勢に留まっていることがなく，壁や柱，近くにいる人に向かって手を伸ばし，よろよろと2～3歩は歩いてつかまろうとする．突然，転倒したりするが，背中で受けたり，手を地について頭部を打つようなことはない．

3）歩行障害が観察される主要疾患

（1）小児期におこるもの

知的障害，脳性麻痺，二分脊椎，筋ジストロフィー，脊髄炎，脊髄腫瘍，足変形，単純性膝関節炎，先天性股関節脱臼，乳児股関節炎，内反股，一過性股関節炎，ペルテス病，大腿骨頭すべり症，股関節結核，骨髄炎，骨腫瘍，アキレス腱炎，フリードライヒ運動失調症，家族性対麻痺

（2）壮年期におこるもの

変形性股関節症，変形性膝関節症，大腿骨頭壊死，関節リウマチ，強直性脊椎炎，腰椎椎間板ヘルニア，腰椎分離すべり症，頸椎症性ミエロパチー，脊髄腫瘍，脊髄空洞症，脊髄血管性障害，多発性硬化症，ギラン・バレー症候群，筋萎縮性側索硬化症，多発ニューロパチー，多発性筋炎

（3）老年期におこるもの

大腿骨頸部骨折，脊椎圧迫骨折，パーキンソン病，多発脳梗塞，正常圧水頭症，癌骨転移

4）高齢者の歩行障害への診断手引き

Nutt et al. (1993)は，高齢者に観察されるいろいろな歩行障害を分類した上で，症候として記述する3ステップを提案している．①バランスおよ

表9-10　歩行症候群(gait syndrome)の分類

Ⅰ．下位レベル歩行障害
A．末梢性筋骨格問題
関節炎歩行
ミオパチー歩行
ニューロパチー性歩行
B．末梢性感覚問題
感覚性失調歩行
前庭性失調歩行
視覚性失調歩行
Ⅱ．中位レベル歩行障害
片麻痺歩行
対麻痺歩行
小脳性失調歩行
パーキンソン歩行
舞踏運動歩行
ジストニー歩行
Ⅲ．上位レベル歩行障害
老人性歩行
失立失行
前頭葉性運動失調
歩行失行
小刻み歩行
動脈硬化性パーキンソニズム
下半身パーキンソニズム

(Nutt et al. 1993，改変)

びロコモーションの特徴を記述する，②表9-10のいずれかのカテゴリーに分ける，③できれば，病理および病態生理の用語によって原因を明確にする．

歩行障害を記述するときには，以下のキーポイントに注意する．①椅子からの立ち上がり（立ち直り反射），②立位姿勢（支持反応），③前後左右に押されたことに耐える（バランス反応），④歩行開始のすくみ，すくみ足，⑤歩隔や重複歩長，歩行率，足クリアランス，腕の振り，⑥方向変換，⑦有効な救援反応や防御反応，である．

4. 移動の動作パターンと時間計測

人間は，身体の空間的位置をいろいろな動作によって変えている．機能的移動（functional mobility）とは，椅子から立ち上がる，歩く，向きを変える，椅子に座るなどの日常生活に頻繁に現れる動作によって代表される動的バランスおよび歩行の機能を反映する用語である（Podsiadlo et al. 1991）．患者あるいは障害者の移動動作の障害を客観的に評価するため，標準化した課題を利用してモトスコピーや動作分析，時間計測が行われている．

1）椅子間移動

中村・他（1975b）は，脳性麻痺児の運動技能の発達的変化を分析することを目的にして，「椅子間移動」の運動パターンを動作の連合（association of motions）の視点から分類し，同時に課題遂行の時間を測定している．

（1）動作の連合と運動技能

運動技能（skill）を測定するのに，通常は持久性（endurance）や力（force），速度（velocity），弛緩（relaxation）という要素を取り上げ，それらを身体部分や個々の筋について分析する手法が用いられていた（Nemessuri 1971）．これに対して，Johnson（1961）は，速さ（speed）や正確さ（accuracy），フォーム（form），適応性（adaptability）を要因として掲げ，個人のパフォーマンス（performance）を分析することを提唱している．これに恒常性（consistency）を加えることもある．また，動作の連合からみれば，技能が向上することは，①個々の単位動作をひとつずつ行う連続動作（consecutive motion）から，②2つ以上の単位動作を同じ身体部位で同時に行う結合動作（combined motion），③複数の身体部位で同時に2つ以上の単位動作を遂行する同時動作（simultaneous motion），④結合動作と同時動作を同時に行う複合動作（compound motion）へと課題遂行の動作パターンが変化することである．

（2）脳性麻痺児の移動動作

被験者は健常児（者）88名（年齢：5～42歳）および脳性麻痺児（者）110名（5～27歳）である．

課題は，背もたれのない椅子を2脚，3mの間隔をおいて向かい合わせに置き，普段の速さで片方の椅子から立ち上がり，他方の椅子まで歩き，向きを変えて腰かけることである．単位動作としては，

①腰かけ姿勢から立ち上がる（stand from sitting position：STD）

②歩く（walk：W）

③身体の向きを変える（turn body：TB）

510　9 歩　行

　④腰かける（sit： SIT）

の順である．

　被験者が椅子に座り，静止姿勢になってから 2〜3 sec 後に「ヨーイドン」の合図で動作を開始するように指示する．時間計測にはストップウォッチを用い，合図と同時に計測を始め，他方の椅子に座って身体が静止したときに計測を終了する．測定は 5〜15 試行である．

（3）動作の連合からみたパフォーマンス

　図 9-21 に健常者の動作パターンを示す．連続写真は 3 frame/sec の記録である．上図の空間的な位置変化は，時間的推移に対応している．下図は横軸方向に任意に拡大したものである．上図において，frame 1〜3 で腰かけ姿勢から立ち上がり，frame 3 で歩行開始，frame 4〜6 で歩行継続（位置移動は等間隔），frame 7〜9 では各姿勢の間隔が狭くなり，歩行移動の減速がおこり，frame 8〜10 で身体の向きを変えて，frame 9〜11 で腰かけている．健常者の動作では，課題遂行に必要な単位動作が，たとえば frame 8〜9 で減速と方向変換とが同時に行われ，frame 9〜10 で歩行停止と腰かけが同時に行われているように，同じ空間時間に 2 つ以上の単位動作が処理されている．また，単位動作の変換にさいして，動作の休止はない．

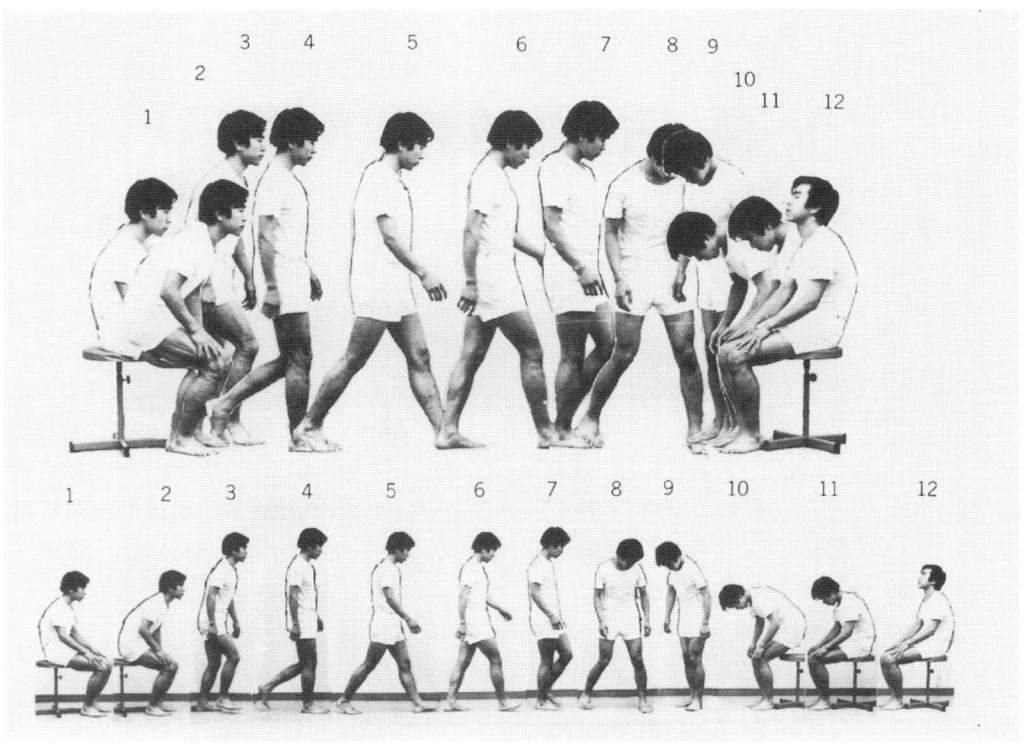

図 9-21 健常者の歩行パターン

　椅子間の距離は 3 m であり，連続写真は 3 frame/sec の記録である．上の空間位置変化は時間推移に対応する．下は横軸方向に任意に拡大した記録．frame 1〜3 で椅子座位姿勢から立ち上がり，frame 3 で歩行開始，frame 4〜6 で歩行継続（位置移動は等間隔），frame 7〜9 で減速，frame 8〜10 で方向転換，frame 9〜11 で座る．

(中村・他 1975b)

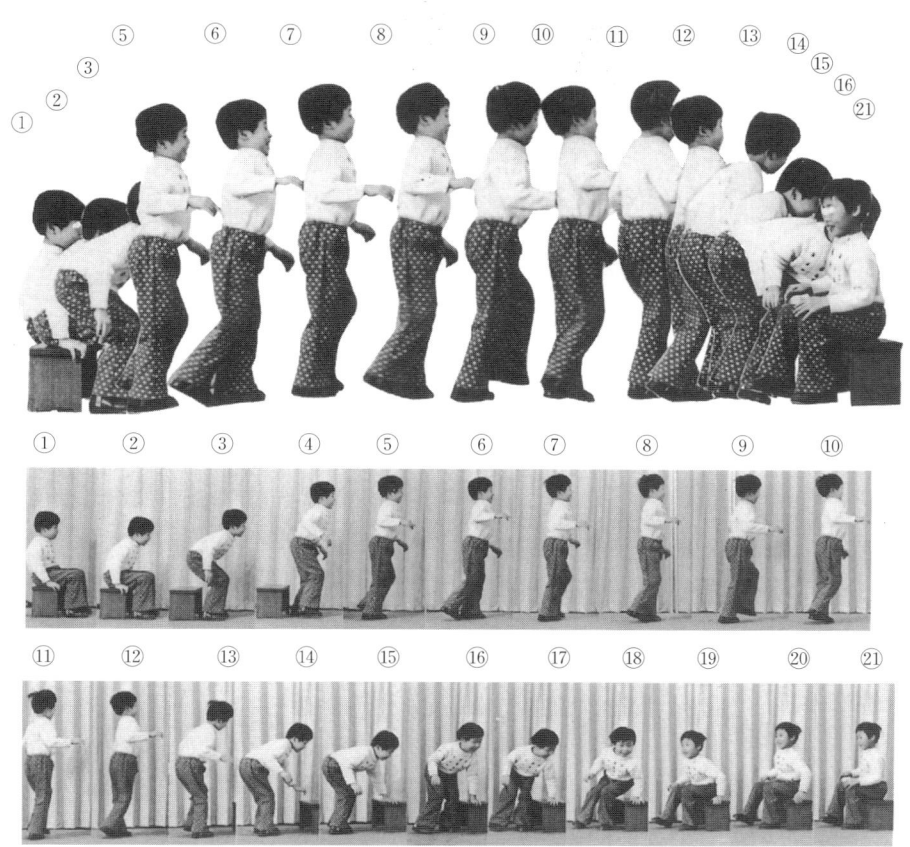

図 9-22 痙性四肢麻痺（脳性麻痺）の歩行パターン

記録条件は図 9-4 と同じ．歩行中に frame 9〜10 の間隔は frame 8〜9，10〜11 に比べて狭く，空間的位置移動がばらつく．frame 13〜15 で移動停止，椅子に手をついている．これは健常者にはない動作であり，バランス不安定性に対して支持基底を広げる働きをする．

（中村・他 1975b）

図 9-22 に痙直型脳性麻痺児の動作パターンを示す．frame 1〜4 で立ち上がり，frame 5〜12 で歩行しているが，frame 9〜10 の身体位置の間隔は frame 8〜9 および frame 10〜11 の間隔と比べて狭くなっている．歩行の反復動作でも，空間的位置の移動がばらついている．frame 13 で歩行は停止し，frame 14〜15 では椅子座面に手をつく動作が行われている．frame 16〜18 では，椅子についた手を軸にして身体の向きを変えながら，膝を曲げて体幹をかがめ，frame 19〜20 で腰かけている．腰かける前にあらかじめ椅子座面に手をつくことを含めて，同じような動作パターンの異常は，痙性不全対麻痺患者でも観察されている（中村 1973a）．異常な動作パターンは脳性麻痺という疾病に特異的であるのではなく，痙性不全麻痺に共通する現象である．

動作の連合からみた健常者および脳性麻痺児の歩行移動を図 9-23 に示す．健常者では，腰かけた姿勢から立ち上がる動作の後半には，下肢は立ち上がるために伸展しながら，1 歩を踏み出して，結合動作を遂行している．歩行の後半において，減速と身体の向きを変えること，身体の

向きを変えることと腰かけることが同時動作によって行われている．脳性麻痺児では，それぞれの単位動作は連続動作として遂行され，それも時としては単位動作の変換にさいして休止がおこるため，連続動作ではなくなる．すなわち，遅れ(delay)あるいは避けうる遅れ(avoidable delay)が観察される．これがバランスの不安定性のために生じる避けえぬ遅れ(unavoidable delay)である可能性もある．いずれにせよ，動作の連合からみれば，不要な動作や遅れの挿入があり，運動技能が低下していると判定される．

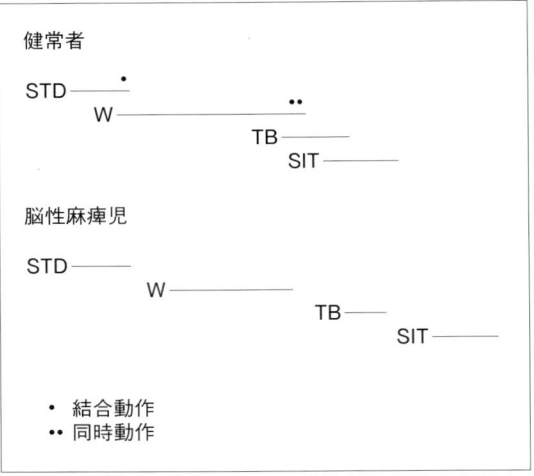

図9-23 動作の連合からみた健常者と脳性麻痺児の椅子間移動

(中村・他 1975b)

(4) 動作時間の発達的推移

Johnson(1961)は，運動技能を獲得するための訓練過程では，はじめに①よいフォームをつくること(エネルギー消費の減少を図ること)，つづいて②正確さの向上を図ること，③速さを高めること，最後に④適応性を高めること，という順序で指導すべきと主張する．発達過程において，歩行移動でもはじめは転倒しやすい状態であったのが，次第に安定した歩行へと推移する．また歩行速度も個人に固有のものとなる．

健常児(者)の椅子間移動の所要時間を表9-11に示す．平均所要時間(動作時間)の違いによる差はないが，標準偏差および変動係数は年齢増加につれて小さくなっている．図9-24に各人の動作時間と標準偏差との関係を示す．16歳以下の年齢層では，両者間に有意の相関がある(表9-12)．動作速度が遅い児童は，動作の恒常性も低いことになる．17歳以上では，両者間の相関はなくなり，パフォーマンスの速さは恒常性とは連関のない要因となる．

痙直型脳性麻痺児(者)でも，動作時間とその標準偏差との相関は，健常児(者)と同じ傾向を示す．アテトーゼ型脳性麻痺児(者)では，動作時間と標準偏差との相関が17歳以上の年齢群にも認められている．

図9-25に健常児(者)と脳性麻痺児(者)の動作時間，標準偏差，変動係数の年齢的推移を示す．脳性麻痺児(者)では，いずれの変数も健常児(者)よりも大きいが，年齢的推移は健常児(者)に類似している．また，変動係数が健常児(者)よりも大きいことは，動作速度の恒常性が不良である

表9-11 健常児(者)の椅子間移動の動作時間

	年齢(歳)	人数	平均(sec)	標準偏差(sec)	変動係数
Ⅰ	5	11	5.10 (0.86)	0.46 (0.16)	8.8 (2.2)
Ⅱ	6～8	20	4.44 (0.42)	0.28 (0.14)	6.2 (2.7)
Ⅲ	9～16	32	4.22 (0.58)	0.20 (0.06)	4.6 (1.1)
Ⅳ	17≦	25	5.22 (0.56)	0.22 (0.07)	4.3 (1.5)

( )：標準偏差．

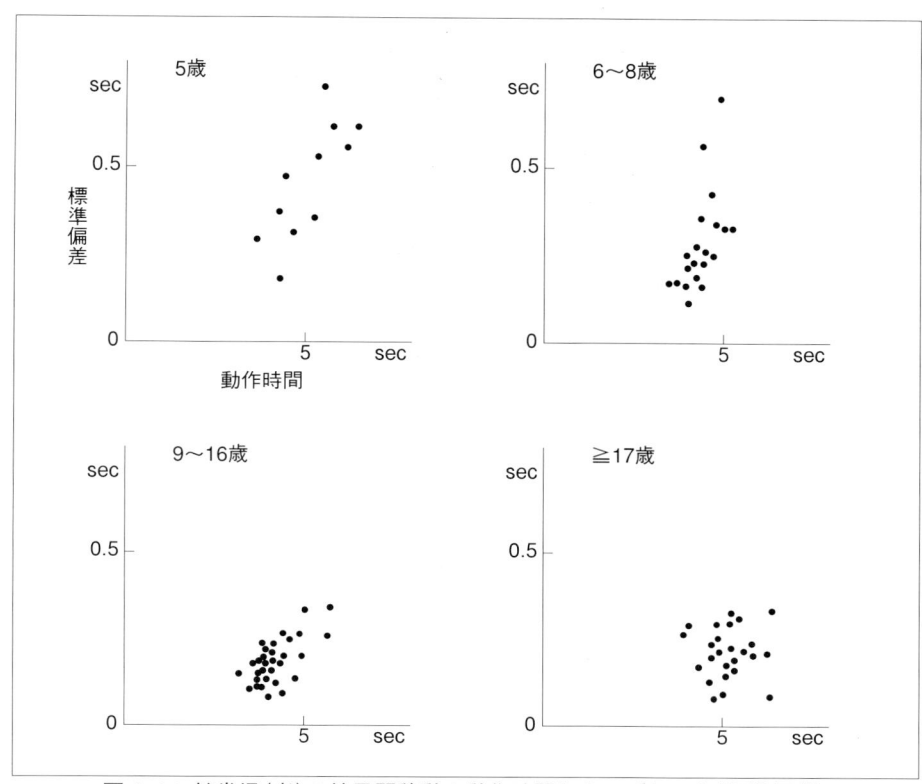

図 9-24 健常児(者)の椅子間移動の動作時間とそのばらつき(標準偏差)
(中村・他 1975b)

表 9-12 健常児(者)および脳性麻痺児(者)の椅子間移動の動作時間とそのばらつきとの相関係数

	年齢	健常	痙直型	アテトーゼ型
Ⅰ	5	0.7921(11)**	—	—
Ⅱ	6〜8	0.6308(20)**	0.7739(8)*	0.9219(20)**
Ⅲ	9〜16	0.6578(32)**	0.6351(32)**	0.8170(30)**
Ⅳ	17≦	−0.0335(25)	−0.1665(8)	0.8935(9)**

*$p<0.05$, **$p<0.01$. ( ):人数.

(中村・他 1975b)

ことを示唆する.

運動技能から,健常児との比較で,脳性麻痺のパフォーマンスの問題をまとめると,
① フォームに異常があること
② 動作時間のばらつきが大きく,時間的な正確さが欠けていること
③ 速さが遅いこと

が掲げられる(中村・他 1974, 1975b).

脳性麻痺児の運動障害を治療,訓練するときには,まずフォーム(運動パターン)を作り上げ,

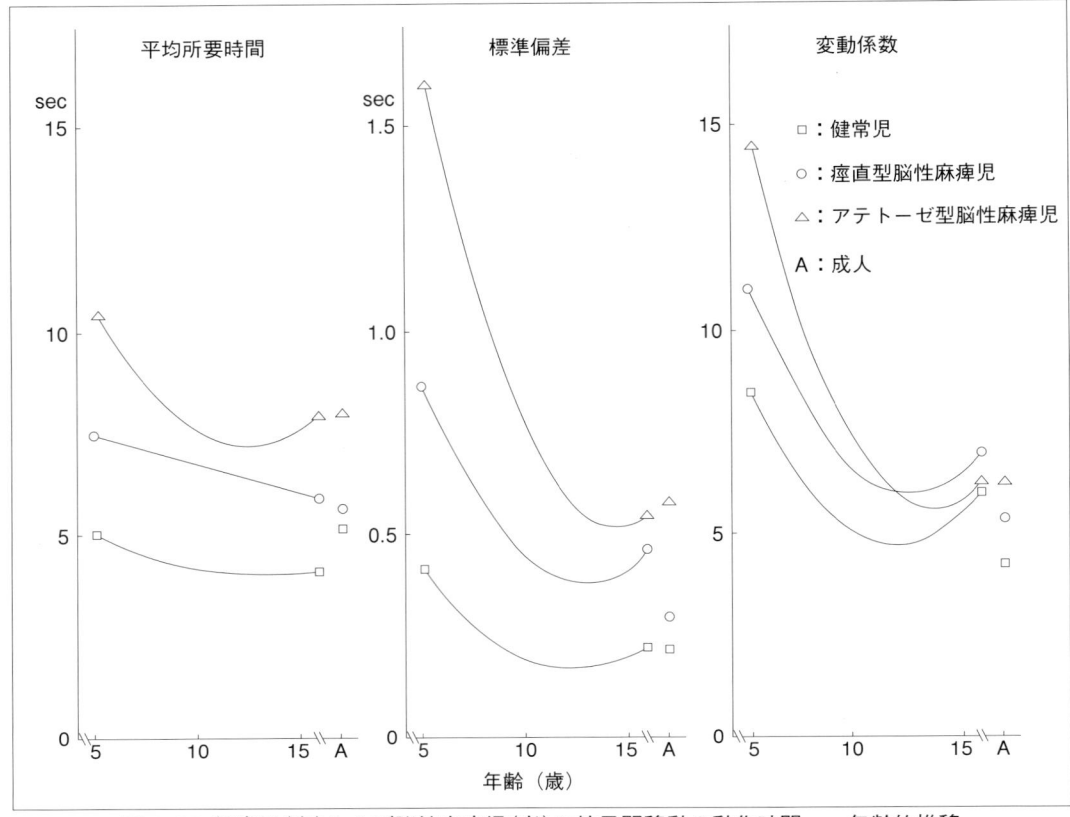

図 9-25 健常児(者)および脳性麻痺児(者)の椅子間移動の動作時間 ―― 年齢的推移

(中村・他 1975b)

次に課題遂行の空間時間的正確さを目指し，その後に速さの向上，場面や状況を変えて適応性を高めるのがよい．

2）立って歩け時間測定テスト

　バランスは位置を保持すること，ある場所から別の場所へ安定して移動すること，日常生活の動作を遂行すること，さらにはコミュニティを自由に移動することに必要である．バランスの能力は疾病と投薬，加齢によって低下することもある．バランス機能の低下は身体にとっては脅威であろう(Berg et al. 1992)．「立って歩け」テスト("Get-up and Go" test)は，高齢者のバランス機能を測定する目的で Mathias et al.(1986)によって開発された．多くのバランス機能検査法があるが，大部分は実験室で実施されるものであり，高齢患者に日常的に使用できるものではない．バランス検査が何を測定しているのかについても，合意された定義がない．片足立ちや狭い梁(beam)上を歩くような課題は，老年医学の実践には不向きである．虚弱な高齢者が転倒するのは，椅子から立ち上がるとき，歩行中，向きを変えるとき，あるいは腰かけるときであろう．これらの要素的課題を遂行しているときに転倒する可能性があると，患者はバランス機能に障害があると評価されている．患者がこれら一連の動作を行うような課題を工夫して，安心できる普通

のパフォーマンスからの逸脱を観察しようというのが Mathias et al. (1986) の考えである．

（1）立って歩けテストにおける測定法

被験者は肘掛けがついている背当て付き椅子に楽に座っている．椅子は壁から 3 m 離れて置かれている．合図に従って，被験者は椅子から立ち上がり，一瞬静止してから壁に向かって歩き，壁にはふれずに向きを変え，椅子まで戻り，向きを変えて腰かける．被験者のパフォーマンスに以下の基準に従ってスコアを与える．

1：正常（normal）
2：極軽度異常（very slightly abnormal）
3：軽度異常（mildly abnormal）
4：中等度異常（moderately abnormal）
5：重度異常（severely abnormal）

「正常」とは，被験者が検査中あるいはそれ以外のときにも転倒の危険性がないことである．「重度異常」とは，検査中にも転倒の危険性があるようにみえることである．中間のスコアは，動作の緩慢さ，ためらい，体幹あるいは上肢の異常な動き，よろめき，つまずきの有無による判定である．

入院あるいは外来の患者40名（年齢：52～94歳）のVTRをみて，医師や医学生，理学療法士，作業療法士，検査室技師が行った評定では，理学療法士と作業療法士の平均スコアは他職種よりも低い．医師は，療法士よりも 0.5 だけ高く評定し，観察された異常を重度とみなしている．スコアは歩行速度と有意の相関を示している．スコアが 2 以下であれば歩行速度は 1 m/sec 以上であり，スコアが 2 以上になれば歩行速度は 0.8 m/sec 以下になっている．またスコアと重心動揺軌跡との相関も有意である．

この検査において，スコアが 3 以上であれば，転倒の危険性があるという．

（2）立って歩け時間計測テスト

「立って歩け」テストの信頼性を高める目的で，Podsiadlo et al. (1991) はストップウォッチによる時間計測を導入した．このテストは timed "Up & Go" test（TUG）と呼ばれている．脳卒中やパーキンソン病，小脳障害，慢性関節炎などの高齢者を対象とした分析では，TUG の検者間および検者内の信頼性は高い．TUG の時間は歩行速度，ベルク・バランス尺度やバーセル・インデックスのスコアとも相関が高い．TUG が 20 sec 以下の高齢者は日常生活活動における移乗（transfer）課題は自立し，コミュニティにおける移動にとって必要とされる速さ（0.5m/sec）で歩くことができる．他方，TUG に 30 sec 以上を要する高齢者は，移動に補装具を必要とする状態になる（Podsiadlo et al. 1991）．

その後，検査法については，椅子サイズの規定（座面高：50 cm，奥行：47 cm，幅：50 cm，肘掛け高：65 cm），床面には長さ 3 m のテープを貼付して歩行路とするなどの標準化も行われている（Morris et al. 2001）．

Shumway-Cook et al. (2000) は，地域社会に生活している高齢者30名（年齢：65～95歳）を対象にして，TUG を調査している．被験者は，転倒の既往歴がない者15名，過去6月間に2回以上の転倒を経験している15名である．**表 9-13** に非転倒群および転倒群の所要時間を示す．転倒群の TUG 時間は，非転倒群よりも，明らかに遅い．転倒群の TUG 時間と使用している補装具と

表 9-13 高齢者（非転倒群と転倒群）が TUG を遂行するのに要した時間（sec）

	非転倒群	転倒群
平均	8.4	22.2
標準偏差	1.7	9.3
範囲	6.4〜12.6	10.3〜39.2

$n=15$（両群）．
(Shumway-Cook et al. 2000，一部改変)

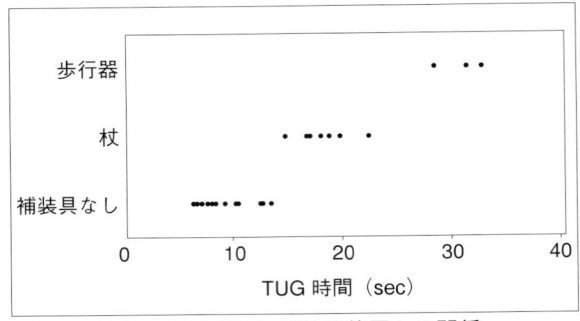

図 9-26 TUG と補装具使用との関係
(Shumway-Cook et al. 2000)

の相関も有意である（図9-26）．装具なし群の TUG 時間は平均9（範囲：6.4〜13.4）sec，杖(cane)群は 18.1(14.6〜22.3)sec，歩行器(walker)群は 33.8(28.3〜39.2)sec である．

これらの結果は，TUG が地域社会に生活している高齢者が転倒するか否かを判別する鋭敏で特異性の高い指標であることを示唆している．Shamway-Cook et al.(2000)は，これをスクリーニング・テストに利用することを薦めている．TUG に 14 sec 以上を要する高齢者は，転倒する危険性(risk)が高くなる．Podsiadlo et al.(1991)が掲げた数値と異なるのは，被験者の相違によると推定されている．Shamway-Cook et al.(2000)の被験者には，明らかな神経疾病がある高齢者は含まれていない．

最近になって，TUG に含まれている単位動作(STD, W, TB, SIT)について，それぞれの時間を多記憶ストップウオッチ(multimemory stopwatch)によって計測することが提唱された(Wall et al. 2000)．これは Expanded Timed Get-up-and-Go(ETGUG)テストと命名されている．若年者と転倒の危険性はない高齢者，危険性のある高齢者の比較では，危険性のある高齢者の時間が有意に長い．若年者と危険性のない高齢者では，歩行の速さにだけ有意差がある．単位動作の時間計測によって，どのような動作に問題があるのか，治療対象となるのは何か，より詳細なテストを要するのは何かなど検出できるという．

3）歩行速度と障害意識，生活状況の関係

歩行速度によって評価されるような歩行障害は，患者の障害意識あるいは日常生活にどのような影響を及ぼしているのだろうか．わが国で行われた調査研究の一部を紹介する．

(1) 歩行障害の主観的評価と客観的測定

歩行機能の回復は，医学的リハビリテーションにおける目標のひとつである．患者はどの程度の歩行障害を主観的に歩行困難と感じているのかを理解することは，リハビリテーション・ゴール設定にとって重要である．一方，理学療法場面においては，客観的測定による評価がプログラム設定にとっては不可欠である．歩行障害の治療現場では，客観的測定と患者あるいは障害者の主観との解離に直面することがある．そこには量と質との対立があるようにも思える．

歩行能力の評価には，一定距離の歩行速度あるいは一定時間の歩行距離の測定が利用される．また，床面などの歩行条件を変えて，適応性を検討することも試みられる．客観的測定には，異なる検者が行っても，再現性は高く，主観的な片寄りが少ないという利点がある．しかし，時間

がかかり，それだけでは障害全体の指標とはならず，融通性に欠け，しばしば特殊な機器を必要とする．一方，主観的評価法は，これとは逆の特徴を示す．両者には，それぞれの利点と限界があり，相補的に両者を併用することが多い．

患者が訴える日常生活上での歩行困難度とパフォーマンス測定との関連を分析した報告がある（中村・他 1977）．被験者はスモンによる痙性不全対麻痺患者であり，男性 11 名（58.9±11.2 歳）および女性 43 名（52.3±12.1 歳）である．

歩行困難度調査は，A：普通にできる，B：やや困難，C：非常に困難，D：できない，の 4 段階評定尺度を用い，質問紙法で調査する．教示は「あなたは普段の生活で歩行について，どの程度の困難さを感じていますか．つぎの中から選んで下さい」である．

パフォーマンスは，10 m 歩行所要時間測定および複数の下肢動作テストで行っている．

10 m 歩行は直線距離 10 m を被験者にとって普通の速さで歩いたときの所要時間を計測する．杖使用者は杖歩行である．

下肢動作テストは，以下の 7 課題を①〜⑦の順に行う．

①歩行（6 歩，歩いて止まる）
②ぎこちなく走る（15 m，ころばずに）
③手すりにつかまって階段を昇る
④手すりにつかまって階段を降りる
⑤普通に走る（15 m，ころばずに）
⑥ひとりで両足交互に階段昇降
⑦2.5 cm 幅の線上歩行（3 m）

表 9-14 に歩行困難度と歩行状態の関係を示す．下肢動作テスト①では，6 歩後に止まることができない場合，不成功と判定している．日常生活において杖を使用している患者には，杖なしに歩ける者，なしには歩けない者がいて，その歩行困難度は「やや困難」から「できない」までに分布している．独歩群 42 名の 10 m 歩行所要時間は，A：10.8±2.6（範囲：8.3〜16.0）sec，B：12.9±4.1（8.4〜25.0）sec，C：15.4±4.3（11.5〜23.5）sec であり，A群とC群の間には有意差がある．この結果は「普通にできる」と「やや困難」とを 10 m 歩行所要時間から区別する

表 9-14 歩行困難度と歩行状態

歩行困難度 \ 歩行状態	独歩	杖歩行	不能	計
	人			
普通にできる	8（8）		（0）	8
やや困難	20（22）	2	（0）	22
非常に困難	14（14）	3	（3）	17
できない	0（0）	3	4（7）	7
計	42（44）	8（-）	4（10）	54

数値は 10 m 歩行時の人数．（ ）数値は下肢動作テスト①「歩行」時の人数．

（中村・他 1977）

表 9-15 課題遂行者率の各群間比較

	普通にできる〜やや困難	やや困難〜非常に困難	非常に困難〜できない
階段を昇る（手すり）			★
階段を降りる（手すり）			★
歩行（開始と停止）			★
階段昇降（独りで）		★	
線上歩行（2.5 cm 幅）			★
ぎこちなく走る（15 m）	★	★	
普通に走る（15 m）	★		

★：χ^2-test；$p<0.05$．

（中村・他 1977）

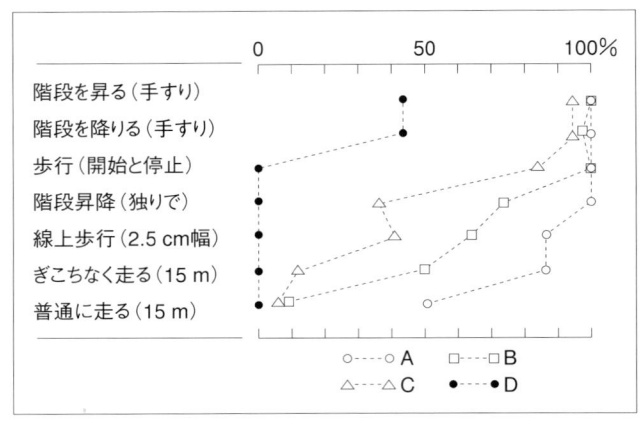

図 9-27 下肢動作テスト各課題の通過率
課題の順序は、遂行可能であった患者数の順である．

(中村・他 1977)

ことができていないことを示唆している．対照群とした健常者40名(57.2±16.3歳)の所要時間は9.5±1.6(7.3〜13.4)secであり，「やや困難」と回答した者の40％はこの数値の範囲に入る．基準値を対照群平均値の1.5倍(15.0 sec)までとすれば，B群の64％が基準内に入る．10m歩行所要時間から患者の歩行機能を評価しようとすると，多くの患者が健常者と同じ能力と判定されてしまう．10m歩行テスト(10 MWT)は，歩行障害が軽度な患者が訴える(意識している)困難度を知る指標としては不適切である．

図9-27に下肢動作テストの通過率(課題遂行が成功した者の%)を示す．「手すりを使った階段昇降」では，A，B，Cとも90％強，Dは40％強の通過率である．「歩行」では，A，Bは100％，Cは80％弱，Dは0％である．**表9-15**に各課題の遂行率の群間比較を掲げておく．他の課題はできても「普通に走る」ができないと「やや困難」，「ぎこちなく走る」ができないと「非常に困難」．「歩行」ができないと「できない」と回答する者が多い．下肢動作テストからみれば，A〜Dの4群は明らかに異なった群となっている．

ここで利用されている下肢動作テストは，運動年齢テスト(Johnson et al. 1951)から選ばれた課題であり，発達順序に従った困難度を表している．患者は動作課題の質的相違を鋭敏に感じ取り，それを主観的な困難度へと投影していると想定できる．

(2) 10 m 最大歩行速度と生活活動

歩行の機能障害(impairment)が日常生活における活動(activities)あるいは参加(participations)にとって，どのような制限や制約になっているかを知るためには，患者あるいは障害者の歩行機能と生活活動との関連性を分析する必要がある．

佐直・他(1991)は，在宅脳卒中患者54名(平均年齢：61.2歳)を対象にして，10m最大歩行速度測定＊と活動状況調査(**表9-16**)とを行い，歩行機能と日常生活における活動制限との関係を分析している．

＊ 脳卒中片麻痺患者では，10m最大歩行速度と3分間自然歩行速度との間に，
$$y = 0.45x + 8.9$$
$r^2 = 0.86$，y：自然歩行速度 (m/min)，x：最大歩行速度 (m/min)

が成り立つ．この式を利用して10m最大歩行速度から日常生活の歩行速度が得られる．

表 9-16 活動状況調査表

活動状況について　　　　　　　　　　　　記入年月日　年　月　日

あなたは，これからお尋ねする事柄について，指定された調査期間にどのくらいの頻度で行ったことがありますか．それぞれの項目につき，0～4のいずれかの欄に必ず○印を記入してください．

凡例：4 ほぼ毎日行う／3 週に一～数回／2 月に一～数回／1 年に一～数回／0 行ったことがない

仕事

No.	項目
01	正規の仕事（職場は住居と離れ，通勤している）
02	正規の仕事（職場は住居内または住居と接したところにある）
03	残業
04	出張
05	副業
06	職場で食事をする

家庭の仕事

07	食事の仕度
08	食事の後片づけ
09	家のなかの掃除
10	家の外の掃除
11	洗濯，アイロンかけ
12	衣類の縫い
13	その他の修繕
14	庭仕事，動物の世話
15	冷暖房器具の手入
16	領収書，通帳，家計費などの管理

子供の世話

17	赤ん坊の世話（1歳未満）
18	子供の世話（1～6歳）
19	宿題の手伝い（学童）
20	子供にお話を聞かせる
21	屋内遊びの相手をする
22	屋外遊びの相手をする
23	子供を医者に連れて行く
24	子供連れの旅行

買物

25	日用品の買物
26	衣服，耐久消費物などの買物
27	床屋，美容院
28	医者にかかる
29	役場，役所
30	クリーニング，電気修理などの依頼

私的生活

No.	項目
31	毎日行う身のまわりのこと（洗面，着がえ，入浴など）
32	家庭での医療（服薬，創の手当てなど）
33	病人や老人の世話（職業として行うもの以外）
34	家庭で食事をする
35	外食
36	昼寝
37	学校教育を受ける

成人教育と職業訓練

No.	項目
38	研修，講習会（稽古ごとも含める）
39	文化的講演会
40	政治講演会
41	家庭での勉強
42	専門雑誌などを読む

市民参加

43	政党，組合などの集会に出席
44	政党，組合，その他の社会組織の役員としての活動
45	市民活動，ボランティア
46	宗教団体に属する
47	宗教上の集まりに参加する
48	各種の会合（町内会，PTA など）
49	親族会（法事なども含める）

娯楽

50	スポーツ見物に行く
51	サーカス，ダンスホール，ナイトクラブ，ショーなど
52	映画を見に行く
53	芝居，演芸，音楽会などに行く
54	博物館，美術展，その他の展示会
55	友人との交際（訪問したり，訪問を受けたりする）
56	パーティ，宴会
57	喫茶店，バー，飲み屋

能動的趣味

No.	項目
58	スポーツをする
59	遠足，ハイキング，狩猟，釣り
60	散歩
61	趣味（コレクション，模型づくりなど）
62	手芸，洋裁，和裁など
63	創作活動（彫刻，絵，陶芸，文芸など）
64	楽器演奏，歌唱
65	室内ゲーム（大人同士）
66	旅行

受動的趣味

No.	項目
67	ラジオを聴く
68	テレビを見る
69	レコードを鑑賞する
70	読書
71	雑誌，週刊誌
72	新聞を読む
73	会話（電話を含む）
74	手紙を書く（私信）
75	考えごと，ゆったりとくつろぐ

(中村 1983a，一部改変)

　その結果では，全体を通して行われている諸活動のうち，家庭の仕事，私的生活や受動的趣味は頻度が高く，仕事，市民参加（親族会を除く）および能動的趣味（散歩を除く）は少なくなっている．

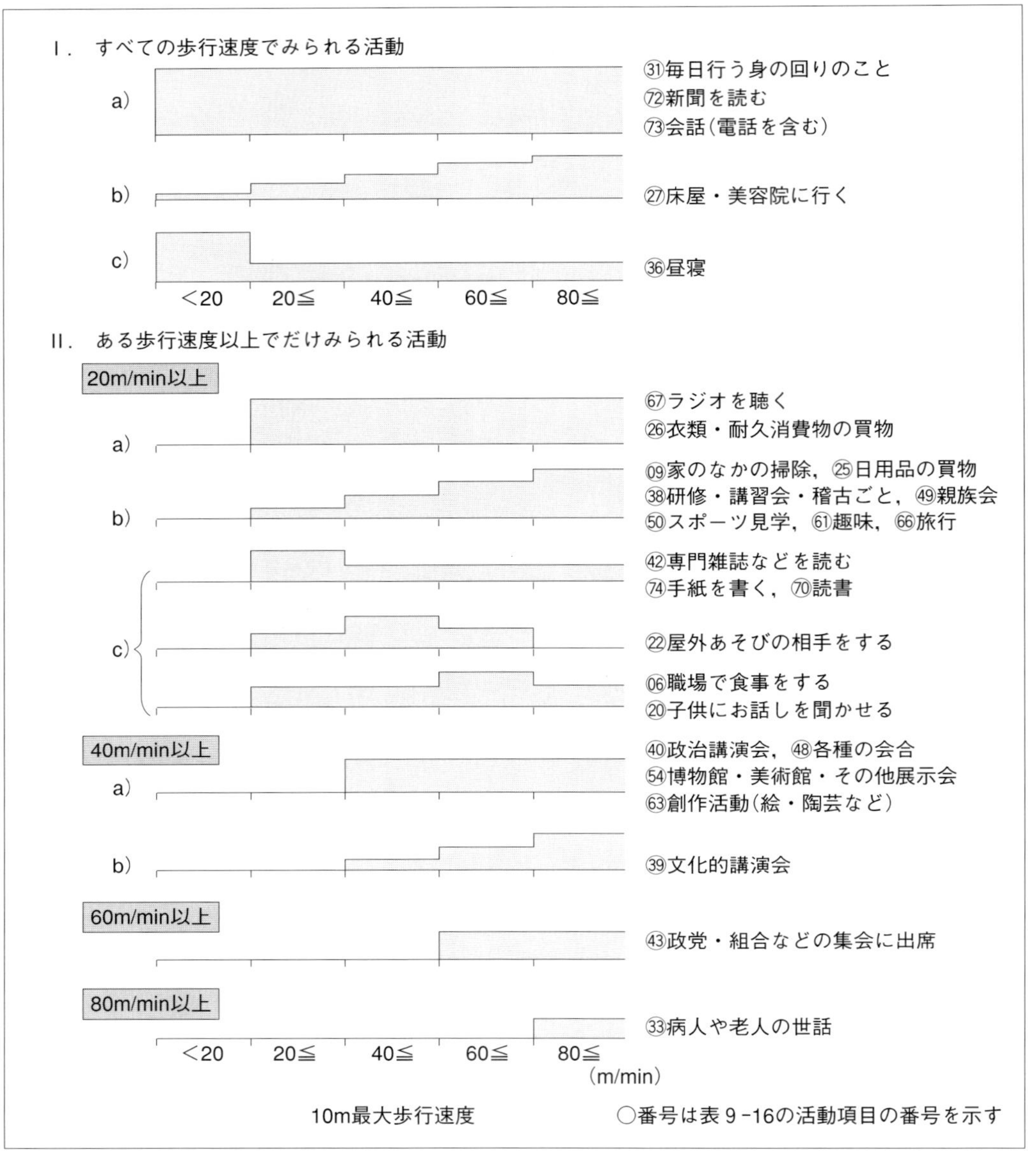
Ⅰ．すべての歩行速度でみられる活動
a）
㉛毎日行う身の回りのこと
(72)新聞を読む
(73)会話（電話を含む）
b）
㉗床屋・美容院に行く
c）
㊱昼寝
＜20
20≦
40≦
60≦
80≦
Ⅱ．ある歩行速度以上でだけみられる活動
20m/min以上
a）
(67)ラジオを聴く
㉖衣類・耐久消費物の買物
b）
(09)家のなかの掃除，㉕日用品の買物
㊳研修・講習会・稽古ごと，㊾親族会
㊿スポーツ見学，(61)趣味，(66)旅行
c）
㊷専門雑誌などを読む
(74)手紙を書く，(70)読書
㉒屋外あそびの相手をする
(06)職場で食事をする
⑳子供にお話しを聞かせる
40m/min以上
a）
㊵政治講演会，㊽各種の会合
(54)博物館・美術館・その他展示会
(63)創作活動（絵・陶芸など）
b）
㊴文化的講演会
60m/min以上
㊸政党・組合などの集会に出席
80m/min以上
㉝病人や老人の世話
＜20
20≦
40≦
60≦
80≦
（m/min）
10m最大歩行速度
○番号は表9-16の活動項目の番号を示す

図 9-28　10 m 最大歩行速度と日常生活における活動状況との関係

（佐直・他 1991）

性別，年齢，麻痺側，罹病期間，家庭内地位および 10 m 最大歩行速度を説明変数，各項目の遂行頻度を目的変数とした分析では，歩行速度が第一義の決定因となるのは 27 活動である（**図 9-28**）．活動項目は，Ⅰ：すべての歩行速度にみられる活動，Ⅱ：ある歩行速度以上でだけみられる活動，に大別される．歩行速度と頻度との関係では，（a）ほぼ一定の頻度，（b）速度が速いほど頻度も高くなる，（c）ある速度で特に高い頻度を示す，の 3 パターンがある．

毎日行う身の回りのこと，新聞を読む，会話，床屋・美容院に行くなどは，すべての歩行速度でみられ，頻度も高い．昼寝は 20 m/min 以下で頻度が高くなっている．20 m/min を超えると

静的な屋内活動や買物などの家事の半分くらい，40 m/min 以上では市民参加や余暇活動，そして 80 m/min 以上になれば病人や老人の世話を行っている．

　この種の調査データは，10 m 最大歩行速度をもって，日常生活の諸活動への制限を予測するための併存的妥当性を保証してくれる．

　地域社会で「自立した歩行者」と判定するため，歩行機能の基準設定は重要であるが，それは患者の居住する地域に依存する．自立した歩行者と判定されても，街の状況によっては，目的の場所まで歩けないこともある(Lerner-Frankiel et al. 1986)．最寄りの駐車場から目的地までの距離，信号機のある横断歩道をわたるのに必要な時間は都市の規模によって異なっている(Robinett et al. 1988)．また，ビジネス街を急ぐ場合とウインドショッピングとでも，歩行速度は大いに異なる(Finley et al. 1970)．したがって，歩行速度が絶対的な基準値になるのではなく，患者あるいは障害者の行動範囲の環境との相対的な関係が重視される．ここに掲げたのは仙台市とその周辺住民を対象としたデータであり，わが国の中都市周辺に限定されるという条件つきの資料である．

5. 歩行異常と歩行周期

1) 歩行周期変数の基準値

　臨床において，基本的な歩行変数として利用されているのは，速度，歩幅(あるいは重複歩長)および歩行率である．病的歩行あるいは歩行障害を解釈するために，比較すべき基準となるデータが必要である．

　基準値は標準化された方法によって得られたデータに基づく必要があり，病的歩行や歩行障害がある患者や障害者の歩行変数を測定するときにも，基準値が得られた測定条件と同じ方法を用いなければならない．実験室などにおける短距離の歩行路で得られた結果を，日常生活における歩行状況へと外挿することは慎重に行うべきである．長い歩行路を利用して測定した歩行速度は，短い歩行路の速度よりも速い傾向にある．また，屋内と屋外とでは，歩行パターンは異なる(Waters et al. 1988；Öberg et al. 1993)．

　Öberg et el.(1993)は，およそ 10 m の歩行路を用い，前後に加速と減速のための距離を設けて中間に 5.5 m 間隔で 2 個の光電セルを設置し，歩行変数を測定している(図 9-29)．個人のデータは 10 試行の平均値で表す．なお，踵接地のタイミングは，検者が観察によってスイッチを押して求めている．得られたデータは，基準値として利用されることを目的としている(表 9-17)．アメリカのバークレイおよびスエーデンのウプサラの研究室で行われた測定であり，健常者 233 名を被験者としている．

　歩行周期変数は，発育期には年齢増加につれて，①歩行速度は速くなり，②重複歩長は長くなり，③歩行率は低下する(表 9-5)．青壮年期から老年期にかけての①および②の変化は，発育期の逆になる．速い歩行あるいは自然歩行でも，歩行速度は低下する(Hageman et al. 1986；Hinmann et al. 1988；伊東・他 1989)．歩行速度の低下は，主として重複歩長の減少によっている．なお，できるだけ速い歩行と自然歩行との間には，歩行周期変数にある程度の相関があることから，最大歩行速度において観察される加齢現象が自然歩行でも成り立つと想定されている

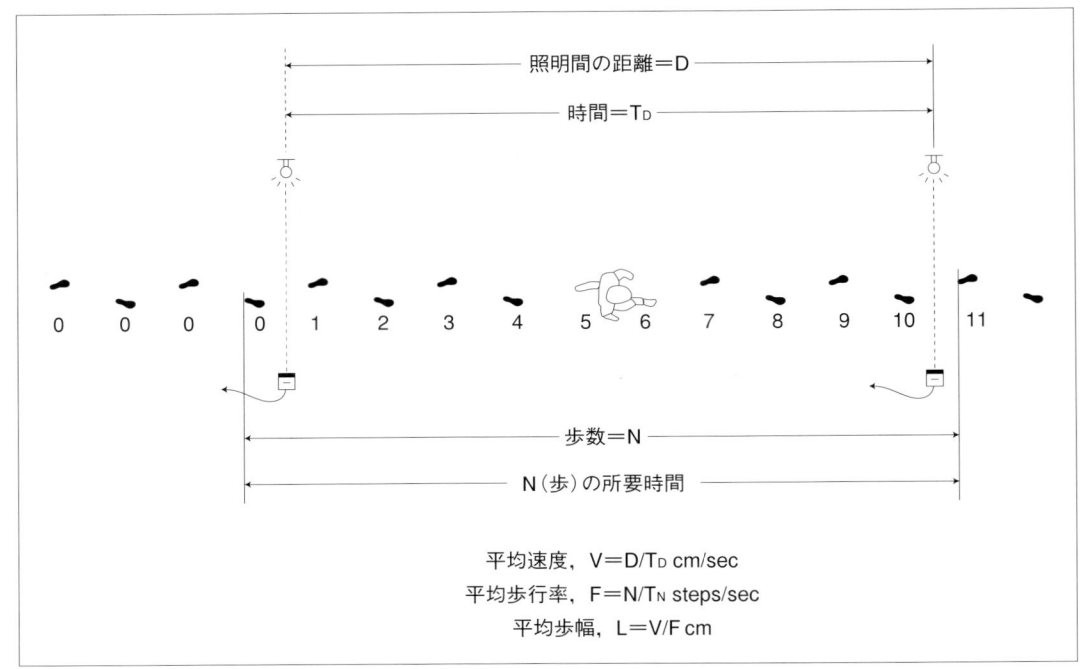

図 9-29 歩行周期分析の歩行路(模式図)

(Öberg et al. 1993)

(Hinmann et al. 1988).

歩行分析では，多くの報告が右下肢を対象としたデータを用いている．左右対称であることを前提としているわけである．Arsenault et al.(1986a, b)は，身体を右側から記録することが，たとえば運動学的な線画(stick diagram)をみるのにも，左から右への移動を自然に感じるためと想定している．歩行周期の左右対称性は，成人の場合，歩幅は若年者では 20％，老年者では 25％程度の左右差が報告されている(Rigas 1984)．しかし，歩行周期に占める立脚相の割合や重複歩距離には左右差があまりない(**表9-18**)．歩行周期(重複歩)，立脚相および遊脚相の各時間の変動係数は，若年者(平均年齢：24.6歳)では 1.5％以下，転倒することはない老年者(平均年齢：76.5歳)では 2.3％，転倒しやすい老年者(平均年齢：82.2歳)では 11.2％にもなる．転倒しやすい老年者は，歩行周期変数の時間的ばらつきが大きい(Hausdorff et al.1997, 2001：**図9-30**)．

2) 病的歩行

歩行障害がある患者の歩行周期時間について，多くの報告がある．Murray(1967)は，歩行周期の平均的な時間として，股関節痛がある患者では 1.70 sec，片麻痺患者では 1.50 sec，健常者では 1.03 sec という数値を掲げている．しかし，歩行周期変数は歩行速度を含めて，一部を除いて，歩行障害をもたらす疾患の特徴との関連はあまりない．むしろ，歩行周期変数の異常は，病態生理学的機序を解明する糸口であり，歩行障害の重症度を表すものであり，また治療効果を判定する手段として役立っている．

表 9-17 健常者の歩行周期変数

- 自然歩行
  男性

年齢(歳)	人数	速度(cm/sec)	歩行率(steps/sec)	歩幅(cm)
10〜14	12	132.3(19.6)	2.14(0.19)	61.5(3.9)
15〜19	15	135.1(13.3)	2.02(0.20)	66.0(4.8)
20〜29	15	122.7(11.1)	1.98(0.13)	61.6(3.5)
30〜39	15	131.6(15.0)	2.00(0.14)	64.9(4.6)
40〜49	15	132.8(9.8)	2.01(0.11)	64.7(3.7)
50〜59	15	125.2(17.7)	1.96(0.18)	63.5(6.0)
60〜69	15	127.7(12.4)	1.95(0.14)	65.0(3.6)
70〜79	14	118.2(15.4)	1.91(0.14)	61.5(5.1)

女性

年齢(歳)	人数	速度(cm/sec)	歩行率(steps/sec)	歩幅(cm)
10〜14	12	108.6(11.2)	1.97(0.17)	54.2(2.9)
15〜19	15	123.9(17.5)	2.09(0.18)	59.3(4.3)
20〜29	15	124.1(17.1)	2.08(0.15)	59.1(6.3)
30〜39	15	128.5(19.1)	2.13(0.17)	59.7(5.3)
40〜49	15	124.7(14.4)	2.16(0.16)	57.1(3.7)
50〜59	15	110.5(9.7)	2.03(0.13)	53.5(2.6)
60〜69	15	115.7(16.7)	2.06(0.18)	55.3(4.2)
70〜79	15	111.3(12.5)	2.03(0.14)	54.2(3.7)

- 速い歩行
  男性

年齢(歳)	人数	速度(cm/sec)	歩行率(steps/sec)	歩幅(cm)
10〜14	12	167.9(32.1)	2.51(0.29)	68.7(7.9)
15〜19	15	184.3(17.0)	2.41(0.24)	78.7(6.0)
20〜29	15	162.6(20.1)	2.34(0.17)	71.2(5.7)
30〜39	15	176.8(28.5)	2.39(0.24)	76.0(8.2)
40〜49	15	171.7(17.6)	2.39(0.21)	73.7(4.4)
50〜59	15	164.0(24.6)	2.33(0.31)	72.2(5.7)
60〜69	15	163.9(20.2)	2.32(0.19)	73.6(5.3)
70〜79	14	158.6(24.9)	2.27(0.23)	71.5(7.4)

女性

年齢(歳)	人数	速度(cm/sec)	歩行率(steps/sec)	歩幅(cm)
10〜14	12	146.7(17.6)	2.42(0.18)	62.6(5.3)
15〜19	15	163.1(21.5)	2.52(0.27)	67.8(4.4)
20〜29	15	169.3(23.0)	2.56(0.25)	66.7(6.1)
30〜39	15	172.1(28.0)	2.59(0.24)	68.6(6.9)
40〜49	15	166.7(17.9)	2.61(0.25)	65.4(3.5)
50〜59	15	147.1(18.1)	2.49(0.23)	60.3(4.5)
60〜69	15	155.5(23.2)	2.53(0.24)	62.5(5.6)
70〜79	14	141.8(17.3)	2.40(0.21)	60.4(3.9)

(Öberg et al. 1993, 一部改変)

表 9-18 左右下肢の歩行周期変数

	右	左
立脚相(%)	64.8 (2.50)	64.5 (1.38)
重複歩長(m)	1.205(0.123)	1.156(0.077)
速度(m/sec)	0.947(0.178)	0.895(0.135)

( )：標準偏差.
健常者4名(平均年齢：58.9歳，平均身長：1.716m，平均体重：82.9kg)のデータである.

(Loizeau et al. 1995)

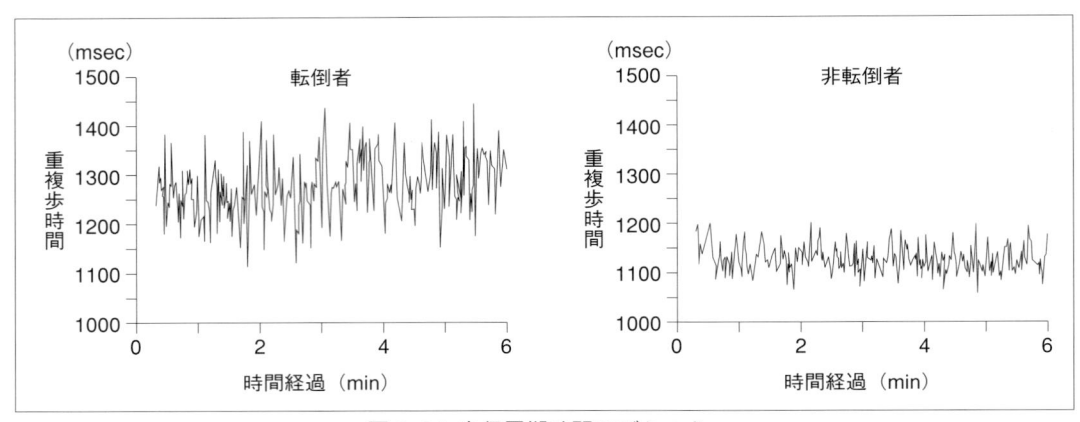

図 9-30 歩行周期時間のばらつき

横軸は時間経過，縦軸は重複歩時間である.
　転倒者：男性(78歳)，テスト後1年間のフォローアップ中に転倒している．重複歩時間の変動値は66 msecである．
　非転倒者：男性(84歳)，フォローアップ中に転倒はない．重複歩時間の変動値は 29 msec である．

(Hausdorff et al. 2001)

(1) 中枢神経障害
a．脳卒中片麻痺

　脳卒中片麻痺患者の10m歩行路における最大歩行速度と歩行率，重複歩長との間には，直線相関が認められている (図9-31)．表9-19に「コンピュータ支援による歩行訓練」(computer-assisted gait training：CAGT)を受けた63名の訓練前および4週後の歩行周期変数を掲げる．最大歩行速度，重複歩長および歩行率は改善しているが，重複歩長/歩行率はほぼ一定値に留まっている．健常者では歩幅/歩行率(歩行比)≒0.006であるが，脳卒中患者では重複歩長(歩幅×2)/歩行率≒0.007となる．ここから推定すれば，歩幅/歩行率≒0.0035となり，歩行率の低下よりも歩幅(重複歩長)の減少が著しいことが明らかになる．そのことを前提として，脳卒中患者では，歩幅-歩行率ダイアグラムの代わりに重複歩長-歩行率ダイアグラムを描けばよい(図9-32)．歩行速度の減少は，麻痺側歩幅の減少による重複歩長の短縮および歩行率の低下によって生じている(Mojica et al. 1988c；Bohannon 1989)．その要因として，麻痺による下肢の筋力低下および立位姿勢における身体動揺の増加，バランス安定性の低下が指摘されている(表9-19)．

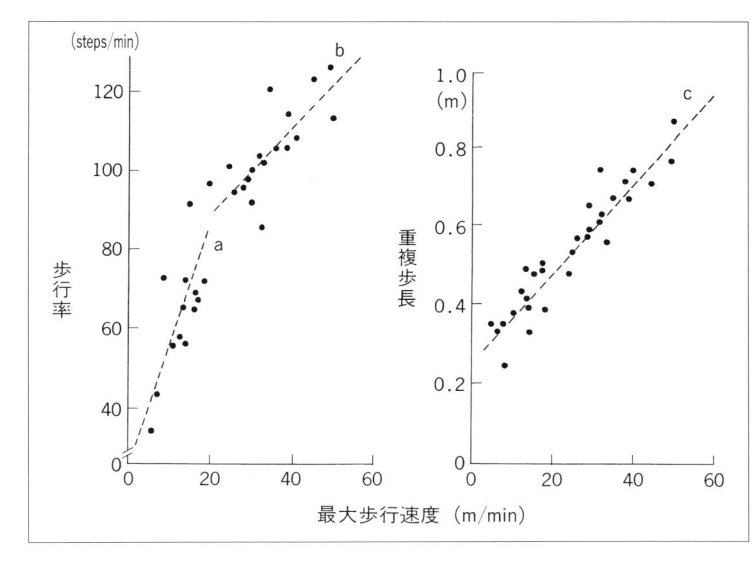

図 9-31 最大速度による歩行時の脳卒中片麻痺患者の歩行速度(WS)と歩行率(WR),重複歩長(SL)の関係
破線の回帰式は
a：WR = 3.25 × WS + 23.0
r = 0.746, p < 0.01.
b：WR = 1.13 × WS + 66.4
r = 0.755, p < 0.01.
c：SL = 0.012 × WS + 0.25
r = 0.940, p < 0.01.
(Nakamura et al. 1988b)

表 9-19 CAGT による歩行周期変数および生体力学変数の変化

	CAGT 開始時	4 週後	t-テスト
最大歩行速度(m/min)	32.3 (24.9)	53.2 (34.1)	**
重複歩長(m)	0.61 (0.31)	0.80 (0.34)	**
歩行率(steps/min)	91.4 (37.9)	117.9 (42.1)	**
重複歩長/歩行率	0.0068 (0.0023)	0.0068 (0.0016)	―
非麻痺側等速性膝伸展筋力(Nm)	95.6 (32.6)	106.6 (32.2)	**
麻痺側等速性膝伸展筋力(Nm)	25.4 (25.8)	36.2 (30.3)	**
両足圧中心累積移動距離(重心動揺) (cm/10 sec)	37.5 (16.5)	30.3 (8.5)	**
左右重心移動距離%(対支持基底比)	24.3 (12.7)	29.4 (13.5)	**
前後重心移動距離%	14.2 (9.2)	17.8 (10.8)	**

$n = 63$, ( )：標準偏差, **p<0.01.

(Suzuki et al. 1999)

病的歩行では，立脚相と遊脚相の時間的変動も大きくなる．この現象は両側障害よりも，片側障害の患者において著しい．Murray(1967)の報告では，片麻痺患者の立脚相は麻痺側が57％，非麻痺側が80％である．これは麻痺側肢による体重支持時間の減少と関係している．脳卒中片麻痺患者20名の平均値として，立脚相は麻痺側：67％(遊脚相：33％)，非麻痺側：60.4％ (39.6％)という報告もある(Peat et al. 1976)．対照群として掲げられている健常者20名では，立脚相：60.4％，遊脚相：39.6％となっている(Dubo et al. 1976)．片麻痺患者では，麻痺肢と非麻痺肢との非対称性が大きいほど，歩行速度は遅くなり，歩行周期変数のうち，速度と遊脚相時間の対称性という2つの変数が運動回復段階と相関がある(Brandstater et al. 1983)．ただし，個人差は比較的大きい(Wall et al. 1986)．

プラスチック製短下肢装具(ankle-foot orthosis：AFO)は，麻痺側足関節の不安定性を軽減し，

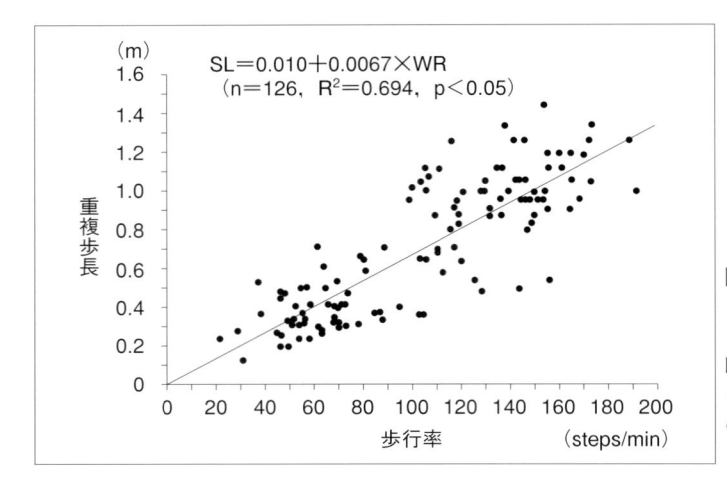

図 9-32 脳卒中片麻痺患者の重複歩長-歩行率ダイアグラム

脳卒中患者 63 名の CAGT 開始時と 4 週後との歩行周期データによって作られている．CAGTでは，この回帰式を利用してもよい．

(Suzuki et al. 1999)

表 9-20 片麻痺患者における AFO の有無による歩行周期変数の相違

	AFO なし	AFO あり
最大歩行速度(m/min)	26.0（18.5）	32.7（20.5）
歩行率(steps/min)	83.0（30.2）	93.6（28.0）
重複歩長(m)	0.55（0.20）	0.67（0.30）

(渡辺・他 1989，改変)

立位姿勢のバランス安定性を向上させ，歩行速度を改善する(Mojica et al. 1988c)．また，歩行のエネルギー消費も改善する(Corcoran et al. 1970a)．渡辺・他(1989)は，片麻痺患者 23 名を対象として，AFOによる歩行周期の変化を検討している．歩行周期は 10 m 最大歩行速度の測定によって求めている（表9-20）．AFO を使用することによって，最大歩行速度，歩行率および重複歩長は，いずれも改善している．AFO あり(y)となし(x)との間には相関があり，最大歩行速度($y = x + 5.8$, $r = 0.93$)，歩行率($y = 0.8x + 26.1$, $r = 0.88$)，重複歩長($y = x + 0.1$, $r = 0.93$)である．最大歩行速度が遅い患者では，AFO によって歩行率が著しく改善する．ここで得られている数値の外挿を許せば，歩行率がおよそ 150 steps/min，最大歩行速度が 65〜70 m/min を超える患者では，AFO によって歩行率は低下することになる．

片麻痺患者の杖歩行については，Chen et al.(2000)の報告がある．患者は杖歩行に頼っている 20 名（平均年齢：58 歳）である．歩行路は，2 個の床反力計の前後に 1 m の間隔をおいて，開始位置および終了位置とした短い距離である．歩行速度（範囲：4.2〜35.8 cm/s）は遅く，重複歩長(22.4〜52.4 cm)は短く，歩行率(0.33〜1.54 steps/sec)は低く，重複歩時間(1.3〜6.1 sec)は長い．重複歩長/歩行率 ≒ 0.0091(歩幅/歩行率 ≒ 0.0046)となり，二足歩行よりも低くなる．特徴的であるのは，三重支持期(両下肢と杖)および二重支持期によって，歩行周期のおよそ 90％ が占められていることである．単脚支持期は全体で歩行周期の 10％ であり，その多くは非麻痺脚によるものである．さらに，二重支持期は非麻痺肢と麻痺肢あるいは非麻痺肢と杖の

表 9-21 片麻痺患者の杖歩行および杖なし歩行における歩行周期変数

	杖なし(n=15)	杖あり(n=15)	健常者(n=9)
歩行周期変数			
歩行速度(cm/sec)	29.0(18.6)	28.9(15.3)	93.8
歩行率(steps/min)*	67.2(20.6)	60.6(23.2)	102.5
重複歩時間(sec)*	2.0(0.8)	2.3(0.9)	1.2
重複歩長(cm)*	49.5(19.8)	56.1(19.7)	110.1
歩幅(cm)			
麻痺側*	28.6(9.8)	34.7(8.5)	54.7
非麻痺側	20.9(12.4)	21.7(14.1)	55.5
歩隔(cm)*	19.6(3.9)	17.6(3.5)	10.5
立脚相(周期%)			
麻痺側	69.6(8.0)	70.2(8.2)	63.5
非麻痺側	79.2(10.0)	78.0(9.8)	62.5
単脚支持期(周期%)			
麻痺側	20.6(10.7)	23.2(10.3)	37.5
非麻痺側	30.0(7.7)	29.8(8.2)	36.5
二重支持期(周期%)			
麻痺側	19.2(8.4)	17.4(7.3)	13.1
非麻痺側	30.3(14.7)	30.8(13.9)	12.8

*$p<0.05$：杖なし，杖ありのデータ比較．

歩行周期%			
麻痺側踵(足底)接地	0.0(0.0)	0.0(0.0)	0.0
非麻痺側爪先離地	18.9(8.4)	17.4(7.3)	12.8
非麻痺側踵接地	39.0(10.3)	39.4(8.2)	49.4
麻痺側爪先離地	69.6(8.0)	70.2(8.2)	62.8
麻痺側踵(足底)接地	100.0(0.0)	100.0(0.0)	100.0

(Kuan et al. 1999, 改変)

組合せで行われている．麻痺肢による支持には，非麻痺肢あるいは杖を併用しなければならない．杖は，主として麻痺肢への支持として機能している．また，床反力計のデータによれば，杖は支持および制動の役割を果たしている(Chen et al. 2000)．前方への推進は，非麻痺肢によって行われる．

　Kuan et al.(1999)は，片麻痺患者15名を被験者として，杖歩行および杖なし歩行の歩行周期の比較を行っている(表9-21)．杖歩行では，杖なし歩行と比べて，歩行率は低下するが，重複歩長は長くなっている．しかし，歩行周期における各相が占める割合には，2通りの歩行間に有意差はない．重複歩長/歩行率は，杖なし歩行で0.0074，杖歩行で0.0093となる．杖を使用することは，歩行周期の時間的変数よりも空間的変数に対して有効である．なお，単脚支持期の割合が比較的大きいのは，被験者が杖なし歩行が可能であるためと推定されている(Chen et al. 2000)．

　4点歩行については，頸髄損傷による痙性不全四肢麻痺患者6名を対象とした歩行訓練で得られたデータがある(Tobimatsu et al. 1994)．10m最大歩行速度を訓練開始時と4週後，8週後

表 9-22 パーキンソン病患者 21 名と健常者の通常歩行の歩行周期変数

	パーキンソン病患者 平均	SD	範囲	健常者 平均	SD
歩行速度(m/sec)	0.56	0.21	0.05〜 0.94	1.36*	0.23
歩行周期(sec)	1.36	0.29	0.60〜 2.5	1.11*	0.11
重複歩長(m)	0.75	0.28	0.13〜 1.36	1.47*	0.16
遊脚相／立脚相(比)	0.52	0.18	0.11〜 0.75	0.61*	
二重支持期(sec)	0.29		0.10〜 1.4	0.12*	0.03
二重支持期(歩行周期の%)	25		17.0 〜56	11†	
対称性	0.92		0.58〜 1.0	1.0‡	

*Murray et al. 1969, †Murray et al. 1966, ‡Prillis 1958.

(Knutsson 1972)

表 9-23 パーキンソン病患者の歩行周期変数に対する視覚手掛かりの影響

視覚手掛かり	なし 患者	健常者	あり 患者	健常者
歩行速度(m/sec)	1.06(0.21)	1.39(0.22)	1.17(0.18)	1.36(0.17)
歩行率(steps/min)	120(11.0)	117(8.0)	105(14.1)	120(11.7)
重複歩長(m)	1.10(0.25)	1.42(0.18)	1.34(0.09)	1.36(0.07)

(Lewis et al. 2000, 一部改変)

に測定している．最大歩行速度(x：m/min)と歩行率(y：steps/min)との関係は，$y = 22.89 + 1.73x$($n = 18, r = 0.95, p < 0.01$)で表される．最大歩行速度と重複歩長($z$：m)の関係は，$z = 0.42 + 0.011x$($n = 18, r = 0.87, p < 0.01$)である．重複歩長/歩行率 ≒ 0.0064(歩幅/歩行率 ≒ 0.0032)となり，歩行比は健常者のおよそ1/2である．

b．パーキンソン病

パーキンソン病患者に共通している歩容は，歩行速度が遅く，下肢の運動域が低下し，上肢の振り(生理的連合運動)が消失していることである．

パーキンソン病の歩行周期変数は，疾病の重症度によって異なり，いろいろな数値が報告されている．**表 9-22** に患者 21 名の平均値と範囲を示す．参考に掲げられている健常者のデータと比べると，患者の歩行周期時間は延長し，速度と重複歩長とが減少している．遊脚相/立脚相の比は，平均値にあまり相違はないが，変動幅は大きい．立脚相の時間が延長するのは，重複歩や歩行周期の時間延長と平行する現象である．これらは運動域の減少や運動速度の低下を反映している．

パーキンソン病患者は，横断歩道のような視覚的手掛かりがあると，健常者に近い歩行ができる．Lewis et al. (2000)は，視覚的手掛かりを使用することによる歩行周期の変化を検討している．患者は，フットスイッチをつけて，10 m歩行路を歩き，歩行率を得る．歩行路の起点と終点から 1 mの場所に光電管をおいて歩行速度を測定している．視覚的手掛かりは，各患者の身長で補正した基準値となる歩幅で，5 × 50 cmの白色テープを床面に添付している．被験者は

患者14名，健常者14名である．表9-23に結果を示す．対照群と比べると，患者の重複歩長が短く，歩行速度は遅いが，歩行率には差がない．これらは歩幅の短い，引きずるようにして，足早に歩く歩容に対応している．視覚手掛かりがあると，患者の歩行速度および重複歩長は改善するが，歩行率は減少する．一方，健常者の歩行周期には，視覚的手掛かりによる変化は生じない．歩幅にかかわる視覚的手掛かりによる重複歩長や歩行速度の改善は，歩行周期の空間時間的分析によって明らかにされている(Bagley et al. 1991；Morris et al. 1994)．これらの結果から，パーキンソン病の特徴として，重複歩長の内的制御に障害があると想定され，連続運動の内的制御の破綻(Morris et al. 1994)，筋出力の産出障害(Blin et al. 1990)，注意容量に関する問題(Morris et al. 1996)，感覚情報とフィードバックの障害(Lewis et al. 2000)などが原因として掲げられている．視覚的手掛かりが歩行を改善するのは，患者が運動域を制御するのに運動感覚フィードバックに頼ることを減らし，視覚フィードバックを利用するようになるためとする仮説も提出されている．

c．運動失調，そのほか

脳卒中片麻痺やパーキンソン病を除いて，中枢神経疾患の患者の歩行周期に関する報告は少ない．Ebersbach et al.(1999)は，運動失調や皮質下動脈硬化性脳症(SAE)の患者を対象とした歩行周期を報告している．被験者は健常者30名(平均年齢：60.9歳)，パーキンソン病患者30名(65.0歳)，小脳性運動失調患者20名(41.4歳)およびSAE患者20名(73.7歳)である．被験者が「普通に―遅く―速く―普通に―非常に遅く―非常に速く」の順序で，10 m歩行路を歩いたときのデータである．

表9-24に自然歩行(普通の速度で歩く)の結果を示す．患者群は，健常者群と比べて，歩行速度は遅く，歩行率よりも歩幅の低下が目立つ．歩幅/歩行率(歩行比)は健常者群：0.0064，パーキンソン病群：0.0055，運動失調群：0.0052，SAE群：0.0036である．特徴的であるのは，運動失調群およびSAE群の歩幅や重複歩時間の変動係数が大きいことである．すなわち，両群では1歩ごとの空間時間的ばらつきが大きい．これらは臨床的に観察される歩容の異常に対応している．歩幅の不規則性はパーキンソン病群の特徴ではない．

図9-33は歩行速度と重複歩長との関係である．いずれの患者群も，健常者群と比較して，同じ歩行速度のときの重複歩長は短縮している．重複歩長が短いことは，痙性麻痺を含めて，中枢神経疾患に共通する所見である．運動失調とSAEでは，健常者群やパーキンソン病群と比べて，勾配が有意に低下している．運動失調群は，速い歩行速度になれば，重複歩長が健常者群に近づ

表9-24 種々の中枢神経疾患患者の自然歩行における歩行周期変数

	速度(m/min)	歩行率(steps/min)	CV(歩幅)	CV(重複歩長)
健常者	61.9(6.0)	98.5(7.3)	2.8(1.2)	2.3(1.2)
パーキンソン病	49.2(9.5)	94.5(7.7)	3.7(1.9)	2.4(0.9)
小脳性運動失調	44.8(11.7)	93.1(11.1)	7.7(5.5)	4.8(2.1)
SAE	32.5(9.2)	94.7(11.1)	9.2(4.9)	3.9(1.7)

( )：標準偏差，CV：変動係数，SAE：皮質下動脈硬化性脳症．

(Ebersbach et al. 1999)

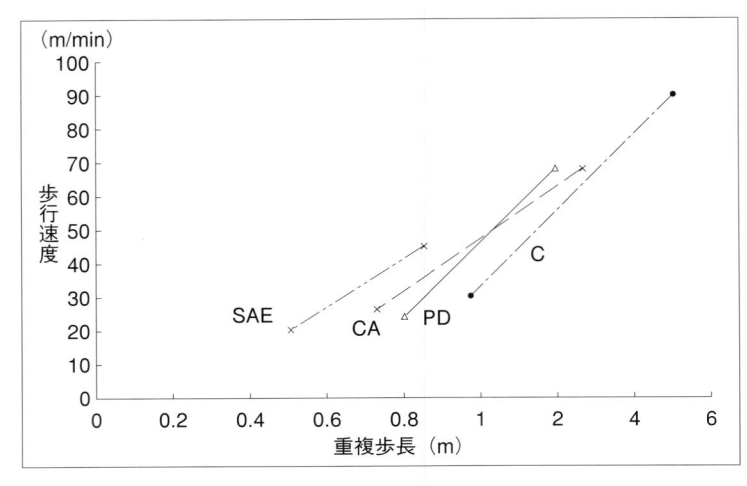

図 9-33 種々の中枢神経疾患患者の歩行速度と重複歩長の関係

各被験者から条件を変えて求めた歩行速度（y）と重複歩長（x）との回帰式から得た平均である．対照群（C）：y＝113x－78，パーキンソン病（PD）：y＝112x－64，小脳性運動失調（CA）：y＝79x－31，皮質下動脈硬化性脳症（SAE）：y＝73x－16．
（Ebersbach et al. 1999）

いてくる．この現象はSAE群でも観察され，小脳の特定部位の障害によるのではなく，平衡機能の障害に伴った非特異的現象と想定されている．遅い歩行では，左右方向へのバランス安定性の低下に対して，支持基底を広くするように歩隔を広げている．歩行が速くなると，前後方向へのバランス不安定性が高まり，代償的に歩幅が広がる（Larsson et al. 1980；Ebersbach et al. 1999）．

（2）下肢障害

a．股関節疾患と膝関節疾患

膝関節疾患に伴う筋攣縮（muscle spasm）および随意的筋収縮の抑制は，歩行機能の著しい低下をもたらす．膝関節に生理的食塩水を注入することによって，大腿四頭筋の活動を抑制することができる．この現象は関節内麻酔によって消失する（Spencer et al. 1984）．変形性膝関節症がある患者の歩行障害にも，膝関節の刺激による反射性筋活動抑制がある．小島・他（1990）は，片側変形性膝関節症の患者9名を対象として，膝関節内麻酔の前後における歩行周期および大腿四頭筋の筋力を検討している（**表9-25**）．関節内麻酔の前後を比較すると，10m最大歩行速度，歩行率および重複歩長は，麻酔後に増加し，最大等尺性膝伸展筋力も有意に増加している．また，最大歩行速度の増加分と筋力の増加分との間には有意な相関が認められている．歩幅/歩行率（歩行比）は麻酔前：0.0037，麻酔後：0.0036であって，有意差はない．最大歩行速度の改善は，歩幅と歩行率との増加によって生じている．歩幅/歩行率に変化がない理由は不明である．

歩行周期変数は，下肢運動器疾患の治療効果の判定にも利用されている．たとえば，股関節あるいは膝関節への整形外科的手術後の歩行速度，重複歩長や歩行率の増加は，手術の成果を判定する尺度となっている（Stauffer et al. 1974, 1977 a b；Crowinshield et al. 1978）．

股関節や膝関節の疾患では，障害のない下肢による立脚相が長くなる．両側が罹患している場合は，障害が軽度の下肢による立脚相が長く，歩行の非対称性が現れる．人工関節による股関節置換術（total hip replacement：THR）や膝関節置換術（total knee replacement：TKR）によって，はじめに非対称性が改善される．

変形性膝関節症に対する保存的治療が無効である場合，膝関節形成術（total knee arthroplasty：

表 9-25 変形性膝関節症患者の歩行周期(膝関節内麻酔前後の比較)

	麻酔前	麻酔後
最大歩行速度(m/min)	74.0 (25.4)	89.6 (27.2)
歩行率(steps/min)	141.0 (21.0)	156.7 (23.3)
重複歩長(m)	1.03(0.24)	1.13(0.24)
等尺性膝伸展筋力(kg・m)	4.2 (1.1)	5.1 (1.3)

( )：標準偏差.

(小島・他 1990, 改変)

表 9-26 変形性膝関節症患者における膝関節形成術後の歩行速度と階段昇降時間

	患者群		対照群	
	女性(n=13)	男性(n=16)	女性(n=18)	男性(n=22)
自然歩行(m/sec)	1.17(0.05)	1.31(0.05)	1.38(0.03)	1.51(0.03)
速い歩行(m/sec)	1.36(0.10)	1.53(0.06)	1.65(0.03)	1.84(0.03)
階段昇降(s)	31.10(0.49)	23.33(2.30)	13.45(0.47)	11.81(0.31)

( )：標準誤差.

(Walsh et al. 1998, 改変)

TKA)あるいは TKR が行われる．そのさいに機能障害(impairment)だけでなく，機能的制限(functional limitation)への効果を判定することが重要である(Walsh et al. 1998)．

　膝関節形成術(TKA)を受けた患者 15 名の術前と術後 3 か月の歩行周期測定では，術後には歩行率の増加および両脚支持期の短縮が生じている．さらに，歩行時の膝関節運動域が増加している．手術効果の判定には，歩行周期の時間的変数と膝関節運動域の測定が有用とされている(Ferkul et al. 1982)．TKA 後，0.7～11 か月にわたって多くの患者を調査した結果では，術後の時間が経過するほど歩行速度と重複歩長は増加する傾向にあるが，歩行周期が正常化することはない(Skinner et al. 1983)．Kroll et al. (1989)によれば，TKA から 5 か月および 13 か月後の測定で，患者の歩行速度は健常高齢者の 22～16％に留まっている．Walsh et al. (1998)は，およそ 1 年前に片側膝関節の TKA を受けた患者 29 名および年齢と性別を合わせた対照群（健常者）40 名の歩行速度と階段昇降の所要時間を比較している（**表 9-26**）．歩行は 20 m 歩行路で実施され，自然歩行と速い歩行とを指示している．階段昇降は段差 20 cm の 10 段で構成される階段を上り，下るという課題である．男性の自然歩行の速度は対照群よりも 13％，速い歩行では 17％も遅くなっている．女性では，それぞれ 17％および 18％である．階段昇降では，男性は対照群よりも 51％，女性は 43％も遅くなる．結局，術後 1 年が経過しても，かなりの機能的制限が残っていることになる．

　膝関節置換術(TKR)の前後における歩行周期の詳細が Berman et al. (1987)よって報告されている．患者は 3 群に分けられる．Ⅰ群(16 名)は片側 TKR を受け，他側膝には変形性関節症がない．Ⅱ群(12 名)は片側 TKR を受け，他側膝に無症状の変形性関節症がある．Ⅲ群(7 名)は両側 TKR を受けている．対照群は 91 名である．歩行周期の測定には，前後に 1.8 m の助走路を備えた 3.8 m の歩行マット(gait mat)を利用している．術後期間は，平均して，Ⅰ群は 18 か月，

表 9-27 変形性膝関節症患者の歩行周期変数の平均値(膝関節置換術前後の比較)

			歩行速度(m/sec)	歩幅(m)	立脚相(sec)	遊脚相(sec)	遊脚/立脚
対照群			0.922	0.529	0.739	0.393	0.531
I群	前	A	0.584	0.424	1.07	0.454	0.438
		N		0.432	1.09	0.434	0.407
	後	A	0.826	0.545	0.894	0.438	0.498
		N		0.527	0.909	0.424	0.476
II群	前	A	0.586	0.436	1.20	0.461	0.485
		N		0.427	1.128	0.442	0.410
	後	A	0.713	0.500	0.987	0.450	0.479
		N		0.458	1.000	0.430	0.448
III群	前	A	0.651	0.414	0.905	0.473	0.523
		N		0.485	0.967	0.405	0.428
	後	A	0.909	0.521	0.759	0.407	0.533
		N		0.550	0.761	0.424	0.540

A:術側,N:非術側,III群では,Nは以前の術側,Aは最近の術側である.

(Berman et al. 1987,改変)

II群は24か月,III群は15か月である.測定結果を**表9-27**に掲げる.いずれの群も術後の歩行周期変数は改善しているが,対照群のレベルには達していない.また,II群の改善度はI群およびIII群よりも劣っている.II群の成績が劣るのは,無症状であっても変形性膝関節症が歩行機能の低下をもたらすためと想定されている.

Stauffer et al.(1974)は,THRを受けた患者の立脚相が非術側下肢では歩行周期の60%であるのに対して,術側下肢では73%という数値を報告している.このような歩行の左右非対称性は,術側の対側で杖(cane)を使用する歩行では改善される(Ely et al. 1977).

Edwards(1986)は,THRあるいはTKRを受けた患者3名と術前の患者1名を対象として,杖を障害側と同側にもつ場合と対側にもつ場合の歩行周期を比較している.その結果,対側上肢で杖を使用したほうが歩行速度は速く,歩行率も3名では高くなっている.杖を非障害側で用いるのがよいが,股関節の運動域が低下している場合あるいは足底がしっかりと接地していられない場合を除外すべきであるという.

b.義足歩行

下肢切断者の歩行については,義足の開発および義足装着の適合判定などを目的とした研究が進められている(Klopsteg et al. 1968;Leavitt et al. 1970;Zuniga et al. 1972;Porter et al. 1989 a,b).

歩行速度は,大腿義足歩行では健常者の平均の2標準偏差以下に,下腿義足では1標準偏差以下になることも多い(Skinner et al. 1985).

下腿義足装着者のうちには,健常者に近い歩行が可能である者もいる.下腿義足歩行では,単脚支持期が義足側では歩行周期のおよそ37%,健側では43%という程度の非対称性がある(Breakey 1976).歩行周期に対する足部の相違については,サッチ足(solid ankle cushion heel foot, SACH foot;機械的な関節軸はなく固定され,弾力性のある楔状の踵と爪先部とによって,

表 9-28 大腿義足歩行と正常歩行との比較

A　歩行要素

	義足 (n=34) 通常歩行 平均(SD) 範囲	正常(Murray et al. 1966) (n=30) 通常歩行 平均(SD)	速い歩行 平均(SD)
歩行速度 　cm/sec	94(15) 63〜123	151(20)	218(25)
歩行周期 　sec	1.41(0.12) 1.14〜1.67	1.06(0.09)	0.87(0.06)
歩数 　steps/min	85 72〜105	113	138
重複歩長 　cm	129.2(16.9) 94.5〜161.5	156(13)	186(16)
歩隔 　cm	10.1(3.4) 4.7	7.7(3.5)	9.1(4.1)

B　歩行周期

	義足(n=34)		正常(Murray et al. 1966) (n=30)	
	健脚	患脚	通常歩行 平均(SD)	速い歩行 平均(SD)
立脚相				
sec	0.92(0.10)	0.80(0.08)	0.65(0.07)	0.49(0.05)
%(歩行周期)	65	57	61	57
遊脚相				
sec	0.49(0.04)	0.61(0.05)	0.41(0.04)	0.38(0.03)
%	35	43	39	43
二重支持期				
sec	0.15(0.04)	0.15(0.04)	0.12(0.03)	0.06(0.03)
%	11	11	11	7
歩幅				
cm	61.7(9.3)	67.5(9.4)	78(7)	93(16)
%(重複歩)	48	52	50	50

(James et al. 1973)

足部の底背屈運動を代償する)と単軸足(single axis foot；足背バンパーで足部の背屈を制御して，踵バンパーで底屈を制御する)の比較があるが，どちらがよいかの結論は得られていない(Culham et al. 1984)．足部の底背屈に内外反を加えた2軸足(dual axis foot)，さらに内外転を加えた多軸足(universal foot)のほうが基準値に近い歩行周期を得ることができる．

　大腿切断の義足歩行では，歩行周期の延長があり，健脚と比べて，患脚(義足側)の立脚相は短く，遊脚相は長くなる．遊脚/立脚比は減少し，二重支持期の不均一がおこる(Zuniga et al. 1972)．James et al. (1973)の報告では，自然歩行の速度は，健常者よりもおよそ38％低下し，

歩行周期時間は33％の延長，重複歩長は17％の短縮，歩隔は31％も広くなっている(**表9-28**)．健脚と比べて，患脚の立脚相は13％短く，遊脚相は25％，歩幅は10％ほど長くなっている．なお，1歩行周期に2回おこる二重支持期には差がない．歩行周期の諸変数に非対称性が大きい患者や障害者では，歩行中に体幹の側方傾斜が大きくなり，歩隔も広がっている．大腿切断端が短く，股外転の筋力が低下している場合に観察される．

　大腿義足歩行では，遊脚相における膝の運動を制御することが必要である．膝継手には，下肢振り出しのときの遊動および立脚相における安定した体重支持の機能が求められている．振り出しを減速調節するための膝継手には，定摩擦膝(constant-friction knee)や油圧膝(hydraulic swing-control knee)がある．Murray et al. (1983)は，大腿切断者7名に，これらの2種類の膝継手を装着して，遅い歩行，自然歩行および速い歩行における歩行周期の相違を検討している．その結果，いずれの膝継手であっても，対照群(健常者)よりも歩行速度は遅い．速い歩行および自然歩行では，重複歩長の減少よりも歩行率の低下が対照群との間で著しい相違を示し，歩行周期の時間は延長している．いずれの大腿義足歩行でも，患肢の遊脚相が健脚よりも長くなり，立脚相は短くなっている．定摩擦膝と比べて，油圧膝のときには，速く歩くことができる．これは重複歩長が長くなるのではなく，歩行率が増加することによって生じる．油圧膝では，可能な歩行速度の幅が拡大していることになる．自然歩行では歩行率を高めることで定摩擦膝よりも速く歩き，遅い歩行では重複歩長を短くして定摩擦膝よりも遅く歩ける．これらは遊脚相に必要とされる時間を減らすことによって可能になっている．**図9-34**に油圧膝による歩行周期の改善の程度を掲げておく．

3）日常生活における歩行速度

　社会生活場面における歩行速度および歩行周期について，Finley et al. (1970)はフィラデルフィア市のショッピング地区，居住地区，ビジネス地区で，男性534名と女性572名の歩行を観察し，報告している．取り上げている変数は性別，方向，距離50フィート(15.24 m)の歩数と所

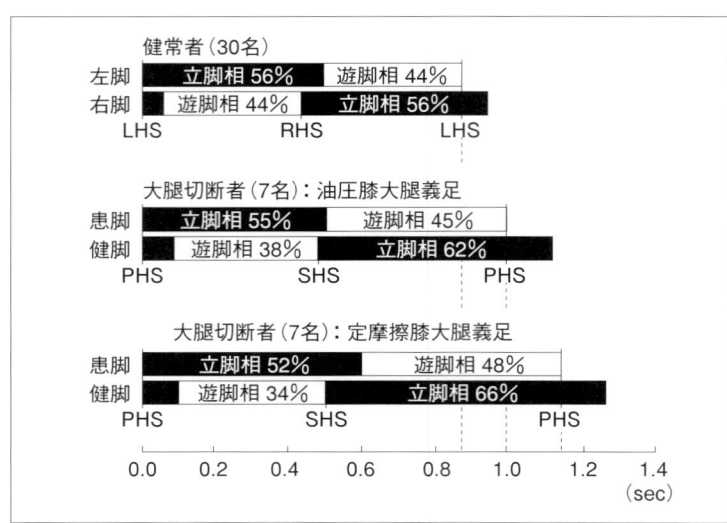

図9-34 速い速度による大腿義足歩行の歩行周期
LHC：左踵接地，RHC：右踵接地，PHS：患脚(義足)踵接地，SHS：健脚踵接地．

(Murray et al. 1983)

要時間である．歩行率は 67〜148 steps/min であり，平均すると男性は 110 steps/min，女性は 116 steps/min となり，女性のほうが歩行率は高い．歩行速度は 2.18〜7.42 km/hr であり，男性は平均 4.80 km/hr，女性は 4.48 km/hr となる．男性のほうがやや速い速度で歩いている．歩幅は 42.5〜95 cm であって，男性は平均 73 cm，女性は 63 cm となり，男女差が大きい．これらの歩行周期変数は測定した地区によって異なり，ビジネス地区では歩行速度と歩幅がほかの地区よりも著しく大きい．仕事のために急いでいるのか，ゆっくりとショッピングを楽しんでいるのかの相違であろう．

医療サービスを受けている高齢者 161 名(65〜93 歳)の歩行速度(杖などの使用者を含む)と日常生活活動(バーセル指数，Barthel Index)との関係を調査した報告(Potter et al. 1995)では，歩行速度が 0.25 m/sec 以下の高齢者群における日常生活活動の自立者は 36 %，0.35〜0.55 m/sec の高齢者群になると 72.1 % となっている．高齢者では，歩行速度が日常生活活動のよい指標となる．ただし，アメリカ合衆国における市街地における横断歩道の青信号が点灯している時間は，人口 10 万人以下の都市でないと高齢者にとっては横断が困難になるほど短くなっている(Robinett et al. 1988)．

6. 運動学的分析

歩行は 3 次元空間における移動運動である．運動学的分析では，身体運動に関係する力学的要因とは独立に，身体の動きだけを記載する．これには歩行の空間時間的変数も含まれているが，狭義には体幹と四肢の動きを位置の移動や関節角度の変化，速度あるいは加速度によって記述する(Bowker et al. 1988)．

1） 運動学的分析における注意事項

歩行に伴う身体各部位の位置移動や角度変化を正確に記録するためには，高価な機器と複雑なデータ処理を必要としている．そのため，歩行の運動学的分析は日常臨床場面では，あまり利用されていない．実験室でしばしば利用されていた機器には，電気角度計やストロボスコープ，映画などもあるが，現在は特殊カメラとコンピュータによるデータ処理とを組み合わせた機器を利用していることが多い．それらのうち，電気角度計と複数のカメラを用いた 3 次元画像処理を除いて，画像処理法は運動を 2 次元平面に投影して扱っている．

研究を目的とする場合，電気角度計には 3 次元記録用もあり，便利ではあるが，被験者の身体に取りつけるため，身体運動の制約になったり，記録できる関節の数が制限されたりする．取りつけには，かなりの時間を要する．さらに，光学的方法による記録に比べると，精度は劣る(Kerschot et al. 1980)．ただし，データ処理に要する時間は比較的短くてすむ．

VTR の利用が一時は盛んであった．Winter(1982)は，サンプリング・レートが高い運動力学的データと比較して，運動学的分析に必要なサンプリング・レートを検討している．映画の場合，角速度やエネルギー，モーメントの計算には 25 frame/sec と 50 frame/sec には差がなく，24 frame/sec の 16 mm 映画や 30 frame/sec の VTR によって，病的歩行の分析は可能である．VTR は，映画に比べると，画像の分解能が劣っている．なお，いずれの方法もデータ処理には

時間と労力を要するため，コンピュータ処理の前に不要な記録は除いておくことが大切である．

歩行の運動学的分析は，歩容の観察を定量的に行うのと同じことであり，それだけで生理学的あるいは生体力学的な解釈ができるわけではない．研究では，筋電図ポリグラフや床反力データを併用して，異常な運動パターンを生み出してくる筋活動パターンや力との関係を分析する．臨床では，運動学的分析によって，観察だけでは見いだせない運動の異常を記録できることが利点である．

2）正常歩行

健常者が示す歩行運動を正常歩行（normal gait）と呼んでいるが，歩行に関しては何が正常であるのかは明確に定義されていない．そのため，疾病や外傷，先天異常がない人々の歩行パターンを平均して，一定の範囲内を基準値としている．理論的には，正常歩行は必要なエネルギー消費（energy consumption）を最小限にするような運動パターンによって遂行されることを前提にする（Saunders et al. 1953；Inman 1966）．

（1）重心の軌跡

立位姿勢における成人の身体をひとつの剛体として考えた場合，重心は正中線上で，足底から計測して，身長の約55％の高さ，仙骨前面に位置している．

歩行時の重心の移動の軌跡は，上下方向および左右方向に正弦曲線を描いている．上下方向の垂直移動は，立脚中期に最高の位置になり，踵接地のときに最低になる正弦曲線であり，成人では振幅はおよそ4.5 cmである．頭部の動きは，自然歩行では4.8±1.1 cm，速い歩行では6.0±1.3 cmになる．左右方向の重心移動は，それぞれ立脚中期が限界となり，振幅は左右におよそ3 cmである．全体として，自然歩行では5.8±2.0 cm，速い歩行では5.0±2.1 cmである（Murray et al. 1966）．重心は，垂直・側方の移動による2つの正弦曲線が組み合わさった軌跡に沿って移動する．

表9-29に日本人の実測値を示す．Murray et al.（1966）がアメリカから報告した数値よりも，

表9-29　1歩行周期における身体重心の運動範囲

		男性	女性	全体
人数		25	25	50
年齢	(yr)	41.0	39.2	40.1
（範囲）		(19-74)	(21-62)	(19-74)
体重	(kg)	56.3±8.6	50.9±6.3	53.6±7.5
重複歩長	(cm)	120.8±8.9	114.1±7.6	117.4±8.3
歩行率	(steps/min)	112.2±8.3	123.4±8.0	117.8±8.1
歩行速度	(m/min)	67.9±7.6	70.4±6.9	69.1±7.4
重心の移動幅				
側方	Dx(cm)	3.9±1.0	3.2±0.7	3.5±0.9
前後	Dy(cm)	1.9±0.3	1.7±0.4	1.8±0.4
垂直	Dz(cm)	3.7±0.9	2.7±0.6	3.2±0.8
全体	D_{total}(cm)	9.5±1.8	7.6±1.0	8.5±1.4

（Iida et al. 1987，一部改変）

上下および左右方向の移動幅は小さくなっている．

エネルギー消費からみれば，2方向への重心移動の振幅を最小にして，滑らかに直線方向へ進むのが経済的な歩行である．歩行訓練あるいは補装具の利用では，身体の上下動を減らすことを通して，距離単位当たりのエネルギー消費を減少させるように，歩行の決定因の改善を追求している(Duff-Raffaele et al. 1996)．

(2) 下肢の関節運動

エネルギー消費の効率がよい歩行では，下肢の各関節は，歩行周期の相に対応して，複雑な運動を行っている．健常者の歩行は，定型的な各関節の連続した運動から成り立っている．

歩行中の関節運動の測定法には，標準化された方式がない．股関節運動の角度変化に限ってみても，研究者が用いた方法や基準点の取り方によって，角度にはかなりの相違がある(図9-35)．そのため，各研究室では，まず測定法を標準化(画一化)して，健常者を対象とした基準値を設定している．

矢状面における下肢の各関節の回旋運動について，Murray et al. (1966)は，男性30名の歩行をクロノフォトグラフ(20 times/sec)を用いて分析している(図9-36)．自然歩行および速い歩行の関節運動は，類似したパターンになっている．ただし，速い歩行では，関節運動の方向反転が自然歩行よりも歩行周期の早期におこっている．これは，速い歩行では歩行率が高くなり，立脚相と遊脚相はともに短縮するが，前者の短縮が大きいことや二重支持期の短縮に関連している．速い歩行では，体幹の前傾とともに，骨盤の前方傾斜がやや大きくなる．

図9-37に速い歩行と自然歩行の踵接地のタイミングにおける体幹と下肢の位置を示す．速い歩行では，①踏み出した下肢の股関節屈曲の角度が大きくなること，②後方下肢の足関節伸展(底屈)の角度が大きくなることによって，歩幅が長くなっている．前方の足関節および後方の股関節の角度は，2つの速度間に相違はない．速い歩行では，両膝関節の屈曲角度は大きくなるが，これは歩幅を広げるというよりも衝撃緩衝器(shock absorber)として働くためである．

1 **股関節**　1歩行周期に伸展および屈曲が各1回おこる．踵接地後，支持脚の股関節は伸展運動を続け，体幹を滑らかに前方へ移動させる(Fl→Ex)．対側踵が接地して支持脚になると，

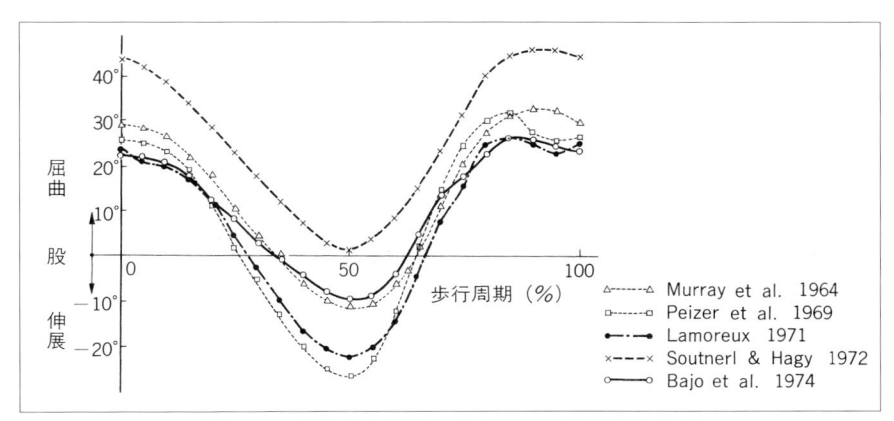

図9-35 基準点の相違による股関節角度変化の差

(Stanič et al. 1977)

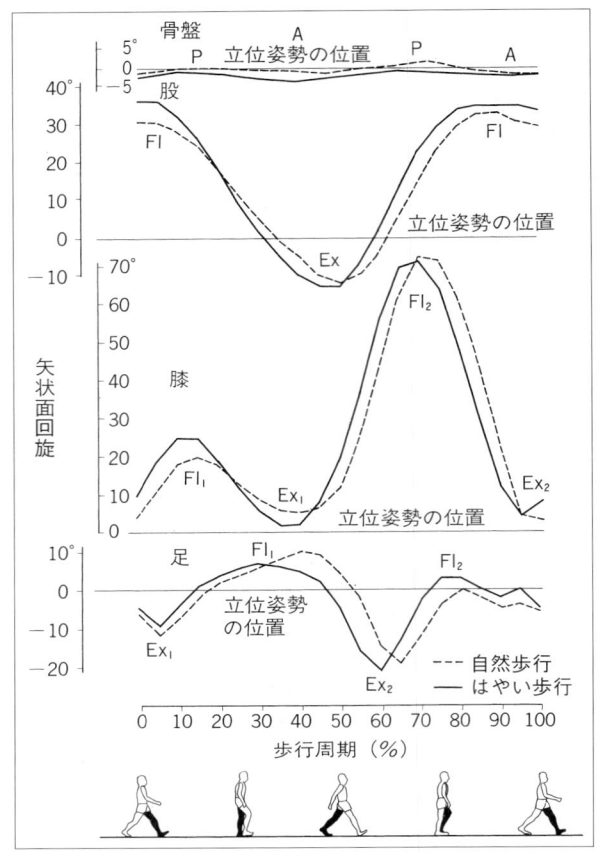

図 9-36 歩行時の骨盤傾斜および股・膝・足関節の矢状面における運動（左下肢）

自由歩行（破線）と速い歩行（実線）の記録である．健常男性30名のそれぞれ2試行から求めた平均値である．矢状面回旋の0°は，立位姿勢における各関節角度を表す基準線である．各関節の運動は，Fl（屈曲），Ex（伸展）を表す．骨盤の運動は，後方回旋（P：骨盤前部が上方・後方へ向かう回旋運動であり，グラフでは上方への偏位）および前方回旋（A：骨盤前部が下方・前方へ向かう回旋運動であり，グラフでは下方への偏位）で表示されている．

(Murray et al. 1966)

遊脚相への準備として，股関節の屈曲運動が始まる．遊脚相に入ると，股関節は急速に屈曲して，下肢が前方へ振り出される（Ex→Fl）．

2　膝関節　1歩行周期に屈曲および伸展が2回おこる（Fl_1, Fl_2, Ex_1, Ex_2）．踵接地後，膝関節はわずかに屈曲する（Fl_1）．体幹が支持脚よりも前方へ移動して，立脚相の後半になると，膝関節は伸展する（Ex_1）．対側踵が接地すると，膝関節は再び屈曲運動を行い，次第に屈曲速度を増して遊脚相へ移行する（Ex_1→Fl_2）．遊脚相の後半，膝関節は急速に伸展する（Fl_2→Ex_2）．このさい，膝関節の屈曲運動は遊脚相初期に足部を地面から引き離すのに役立ち，遊脚相後半の伸展運動は次の1歩を踏み出すのに役立っている．

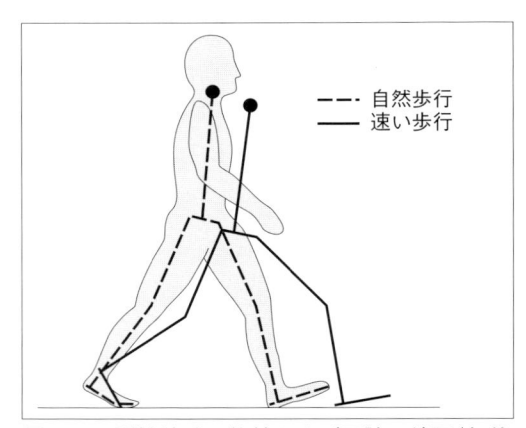

図 9-37 踵接地時の体幹および下肢の線画（矢状面）

健常男性30名の平均である（本文参照）．

(Murray et al. 1966)

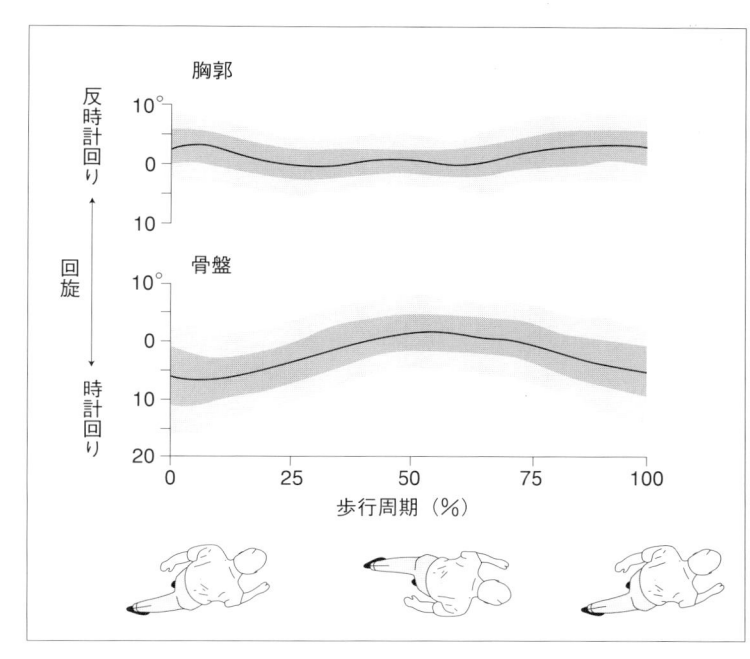

図 9-38 自然歩行における胸郭と骨盤の水平回旋

健常男性30名の2試行の平均である．仙骨部と胸骨部に貼付した標的によって測定されている．運動は地面に投影されていると考えると理解しやすい．グラフの上方への移動は反時計周り，下方への移動は時計回りの運動である．歩行周期は左踵接地から始まり，次の踵接地で終わっている．縦軸の0°は先行する右踵接地時の胸郭および骨盤の位置である．影帯は2標準偏差である．

(Murray 1967)

③ **足関節** 1歩行周期に2回の屈曲(背屈)および伸展(底屈)がおこる．踵接地のときに足関節はやや屈曲位にあるが，踵接地後には直ちに伸展運動を行って，足底接地になる(Ex_1)．つづいて，足関節の運動は伸展から屈曲へ変わる．この屈曲運動は，体幹が支持脚の前方へ移動するまで継続する(Fl_1)．その後，足関節の運動は屈曲から伸展へと反転して踵離地となり($Fl_1 \to Ex_2$)，足尖離地後は急速に屈曲運動へと変わる($Ex_2 \to Fl_2$)．遊脚相には，足関節は比較的長い間，屈曲位に留まっている．

(3) **体幹と頭部の回旋**

体幹は，歩行時に水平面において弧状を描きながら，垂直軸のまわりを回旋している．下肢の運動とは対照的に，骨盤と胸郭の回旋には著しい個人差がある(Murray 1967)．

図9-38に自然歩行における骨盤および胸郭の回旋運動の軌跡を示す．骨盤の回旋運動は，股関節でおこり，内旋の角度は立脚相初期，外旋の角度は遊脚相初期に最大になる．片側で4°，両側の合計では8°の回旋である．歩行速度や重複歩距離が大きくなると，回旋の角度も増大する．

胸郭は，骨盤とは逆方向の回旋を行っている．これによって体幹の過度の回旋を相殺して，頭部はほとんど回旋運動を行うことなく直進する．

3) **病的歩行**

病的歩行では，歩行周期の変化だけでなく，下肢の各関節の運動域，運動方向とその変化のタイミングにも異常がおこる．

(1) **中枢神経障害**

脳卒中片麻痺患者の麻痺脚の運動には，複数のパターンが観察される．図9-39にMurray

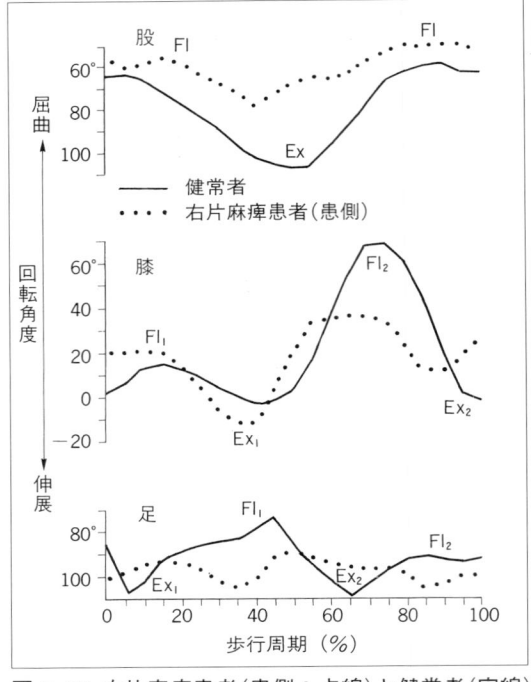

図 9-39 右片麻痺患者(患側：点線)と健常者(実線)の歩行時関節角度変化
図 9-36参照.
(Murray 1967)

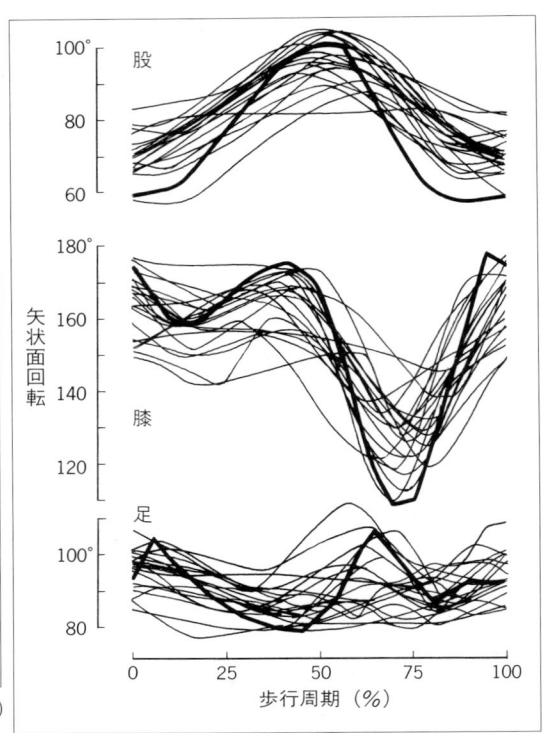

図 9-40 パーキンソン病 21 名(細線)と健常者(太線)の自然歩行時の下肢関節の角度変化
(Knutsson 1972)

(1967)が報告している各関節運動の1例を掲げる．片麻痺患者の運動障害は，多くは四肢近位部よりも遠位部で著しい．ここでは，歩行時の股関節運動は，運動域の低下および運動の滑らかさの欠如が認められるだけである．膝関節は，1歩行周期に2回の屈曲と伸展を行っているが，その運動パターンは健常者とは相違している．健常者と比較して，立脚相における屈曲(Fl_1)および伸展(Ex_1)の運動域は大きく，逆に遊脚相における屈曲(Fl_2)および伸展(Ex_2)の運動域は小さい．足関節の運動は，健常者とはまったく異なっている．非麻痺側上肢で杖を利用する歩行では，足尖離地の時期における股関節伸展，膝関節伸展および足関節底屈の運動域が拡大する．また，遊脚相には股関節内転，膝関節屈曲および足関節背屈の角度が大きくなる(Kuan et al. 1999).

　パーキンソン病患者では，歩行時の下肢関節の運動はかなり個人差があるが，矢状面におけるパターンには共通するプロフィールが認められている(Lewis et al. 2000)．図9-40に患者21名のデータを示す．健常者と比べると，患者の股関節は屈曲の運動域が減少しているが，伸展の運動域は基準値に達している．ただし，立脚中期以降における股関節伸展が不十分のことも多い．膝関節では，踵接地時における膝伸展が減少している患者が多く，歩行周期の全域にわたって屈曲および伸展の運動域は減少している．重度であるほど，遊脚相における膝伸展も減少する．足関節は運動域が狭く，踵接地ではなく，足底接地で立脚相になることもある．足尖離地のさい，足関節の伸展角度は減少している．パーキンソン病患者の歩行は，関節運動域および下肢の運動速度の減少が特徴的である(Knutsson 1972)．視覚手掛かりがある条件では，歩行時の運動パター

ンは健常者の平均に近づく(Lewis et al. 2000). その効果は，とくに軽度障害の患者で著しく，各関節の運動域が拡大する．

(2) 下肢障害

股関節痛(coxalgia)のある患者では，健常者と比べて，患脚側の骨盤前傾が強くなる．とくに，立脚相後半になると前傾は高度になる(図9-41)．これらは股関節周囲筋の筋攣縮(muscle spasm)による股関節屈曲位拘縮と関連している．類似した所見は，股関節固定術後の患者にも観察されている．いずれも股関節が軽い屈曲位に留まっているため，体幹を患脚よりも前方へ移動させる代償機能であると想定されている．患脚の各関節，とくに股関節と膝関節の運動域は，歩行周期全域にわたって制限されている．しかし，患脚の膝関節の他動的関節可動域には異常がなく，このような歩行パターンとなるのは痛みの増強を避けるためであろう(鎮痛歩行，antalgic gait)．健常者との著しい相違は，立脚相後半(歩行周期の35～60％の時期)におこる．健常者は体幹が支持脚よりも前方へ

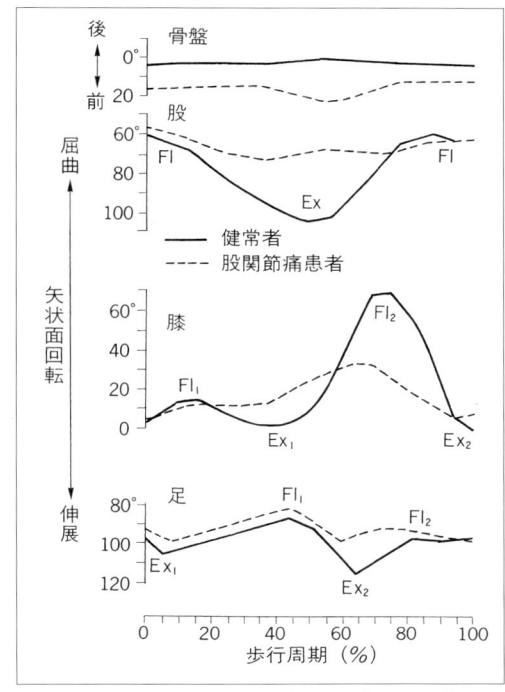

図 9-41 股関節痛患者(破線)と健常者(4名の平均：実線)の歩行時関節角度変化
図 9-36参照．
(Murray 1967)

移動するように下肢の各関節は伸展(図9-36：股-Ex，膝-Ex$_1$，足-Ex$_2$)するが，患者は患脚(支持脚)の伸展が不十分である．このような運動パターンを示している鎮痛歩行では，前方への推進力が弱い．

Isacson et al.(1988)は，下肢の関節可動域が十分に保たれている関節リウマチの女性患者17名と健常女性(対照群)の歩行時の関節運動を比較している．自然歩行の速度は，患者群が0.6 m/sec，対照群は1.2 m/secであり，前者は遅い．そのため，ここでは対照群もゆっくりとした歩行(0.6 m/sec)を行っている(図9-42)．歩行速度が低下すれば，健常者でも各関節の運動域は小さくなる．その結果，患者の初期歩行障害は，①股関節の回旋運動はわずかに増大し，内転・外転運動は減少する，②膝関節の運動域は対照群と同じ範囲に留まっているが，一部患者は立脚相に膝が内反している，③足関節と足部には明らかな異常があり，足尖離地にさいして内がえし・内転・底屈が減少している，という特徴を示すことになる．個々の関節病変が進行すれば，現象はかなり複雑になる．これらの変化は，歩行速度の低下によるだけでなく，関節への負荷を軽減するための鎮痛歩行であると推定されている．

大腿義足や下腿義足による歩行では，健脚と比べて，遊脚相における患脚(義足)の膝関節運動域が狭くなると報告されていた(Zuniga et al. 1972；Breakey 1976)．しかし，膝継手の進歩もあり，新たな結果がMurray et al.(1983)によって報告されている(図9-43)．患脚の膝の運動が健

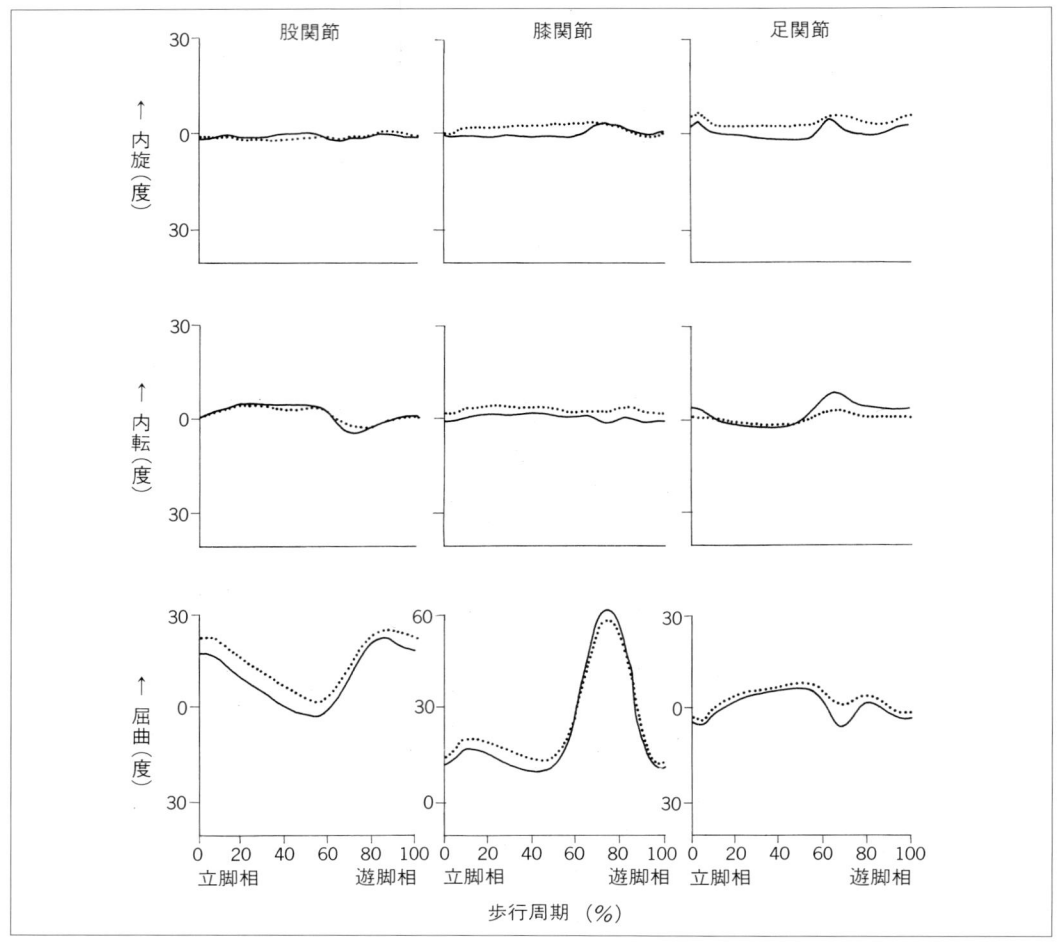

図 9-42 関節リウマチ患者 17 名（破線）および健常者 12 名（実線）の 1 歩行周期の下肢関節の角度変化（平均値）
両群の平均歩行速度（0.6 m/sec）は一致している．患者の足関節の運動域減少に注意．
(Isacson et al. 1988)

常者の運動パターンと異なるのは，主として立脚相および遊脚相初期における最大屈曲角度である．健常者において体重支持が始まる立脚相初期の膝屈曲（図9-36）は，義足歩行では必然的に欠落している．遊脚相初期の最大膝屈曲（Fl$_2$）の振幅は，義足歩行の場合，歩行速度が速くなるほど大きくなっている．定摩擦膝と油圧膝の比較では，遅い歩行と自然歩行では定摩擦膝は基準値と同じであり，油圧膝ではやや振幅が小さい．速い歩行になると，前者では振幅は過大になり，後者では基準値よりわずかに小さくなっている．図9-44は大腿義足による速い歩行（遊脚相）のクロノフォトグラフである．健常者では，遊脚相における下肢の動きは速い．他方，定摩擦膝では動きは遅く，遊脚相初期に過度の膝屈曲が生じている．

歩行時の健脚と患脚（義足）との関節運動を比較するのに角度-角度図表（angle-angle diagram, リサジュー図形，Lissajous figure）を利用する方法がある．この手法によって，大腿義足歩行に

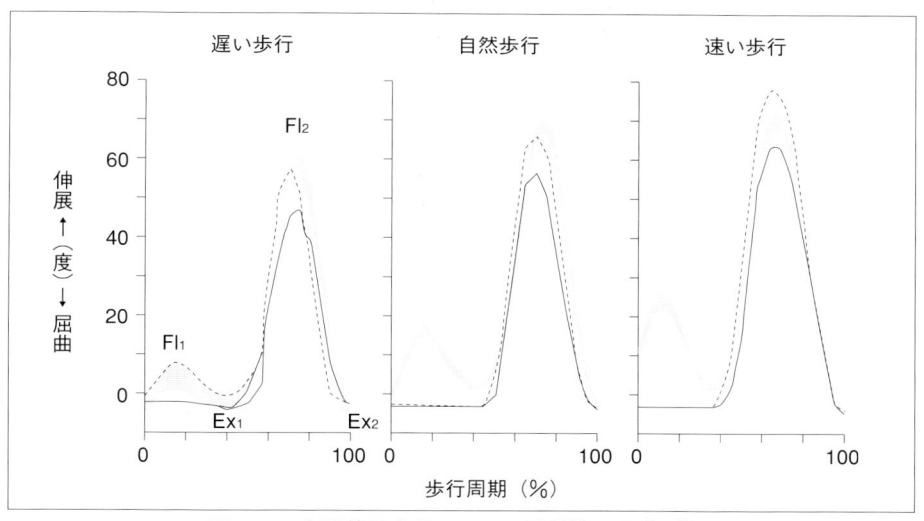

図 9-43 大腿義足歩行における膝関節の屈曲-伸展

灰色帯は健常者の平均値±標準誤差の範囲である．破線は定摩擦膝，実線は油圧膝である（本文参照）．

(Murray et al. 1983)

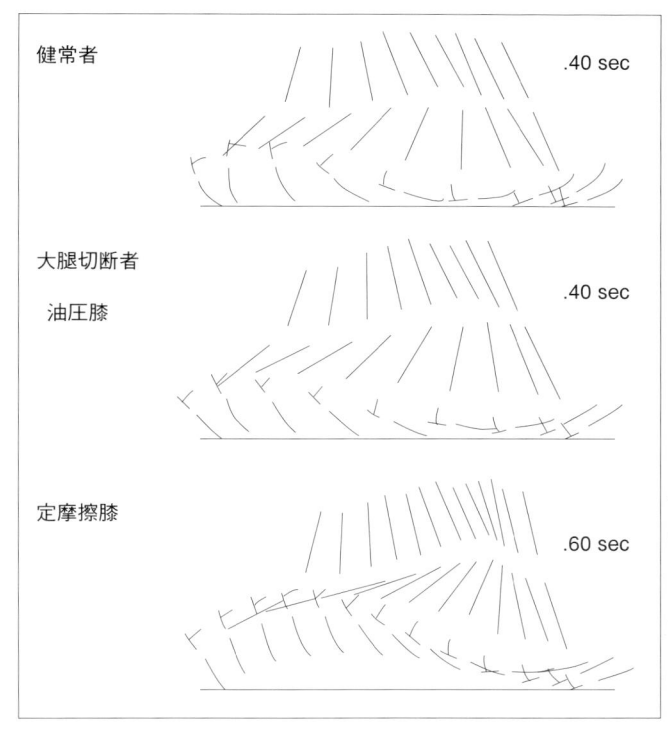

図 9-44 大腿義足歩行のクロノフォトグラフ

記録は速い歩行の遊脚相であり，20 times/sec で行われている．右側に遊脚相の時間が表示されている．油圧膝では，健常者に類似した下肢の運動となっているが，定摩擦膝では遊脚相前半の膝屈曲角度は大きく，足先は地から大きく離れ，下肢の運動は遅い（各スティックの間隔が狭い）．

(Murray et al. 1983)

は，かなりの非対称性が見いだされている（Hershler et al. 1980）．たとえば，立脚相には義足の膝関節は 0°となり，患脚の股-膝リサジュー図形は三角形になる（図 9-45）．健脚は立脚相に膝関節が屈曲運動を行うため，リサジュー図形はやや円形に近くなる．このようなデータ処理は，

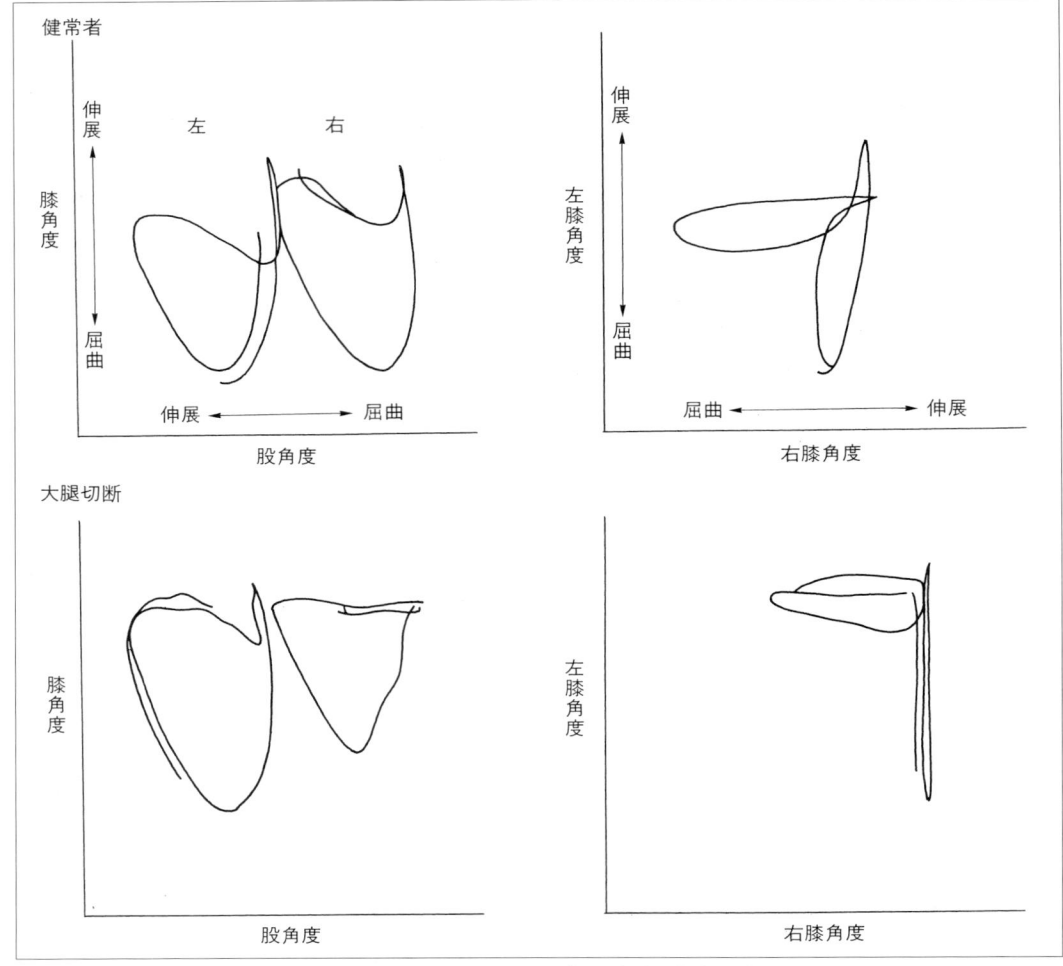

図 9-45 歩行時の下肢関節の角度-角度図表
(本文参照)

(Oberg et al. 1982)

義足アライメント調節にも利用されている(Hannah et al. 1984).

7. 運動力学的分析

1) 床反力の意義

　人間は骨格筋の活動を唯一の力源とした自己推進器である(Inman 1966). 下肢筋群の活動は股関節, 膝関節や足関節を中心とした回旋運動をおこし, 足底が地面に固定されている場合, この回旋運動によって体幹は前方へ移動し, 歩行運動が成り立つ. そのさい, 体重および足底による推進力と同等の力が, 地面から反力として, 足底に加わっている. 運動力学的方法による歩行分析では, このような運動の原因となる内力(主に筋力)および外部反力を力学的測定によって求めている.

7. 運動力学的分析

歩行中に下肢に作用する力には，重力（gravity），下肢の運動による慣性力（inertia），筋力（muscle force），立脚相に足底に加わる地面からの反力（reaction force）などがある．身体運動では，筋力や関節モーメントが重要であるが，これらを直接的に計測することはできない．そのため，歩行の分析には床反力（ground reaction force）の計測が利用される．

右脚が1歩踏み出され，踵が地面に触れると，身体の重心（center of gravity）から踵の圧力中心（center of pressure, 作用点, point of application）へ向かう作用力に対して，地面から大きさは等しく方向が逆の反力が生じる（図9-46）．これが床反力である．

床反力は，3次元空間における進行方向に対して，垂直，前後および左右（側方）の3分力に分けられる．垂直分力は重力と身体の上下運動による慣性力の合力に対する反力であるが，実際には慣性力の垂直方向の加速度成分を表している．前後分力および側方分力は，

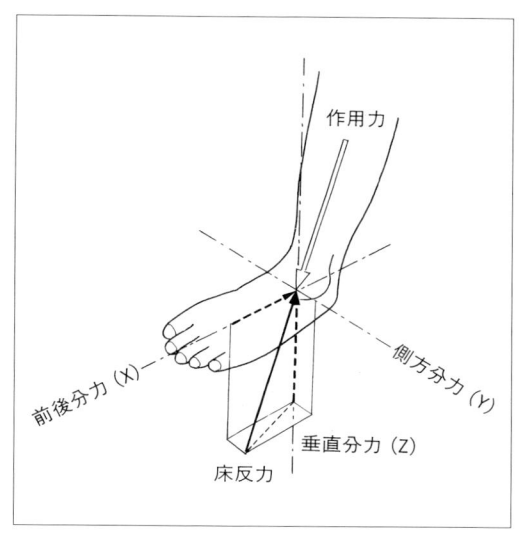

図 9-46 床反力の3方向の分力

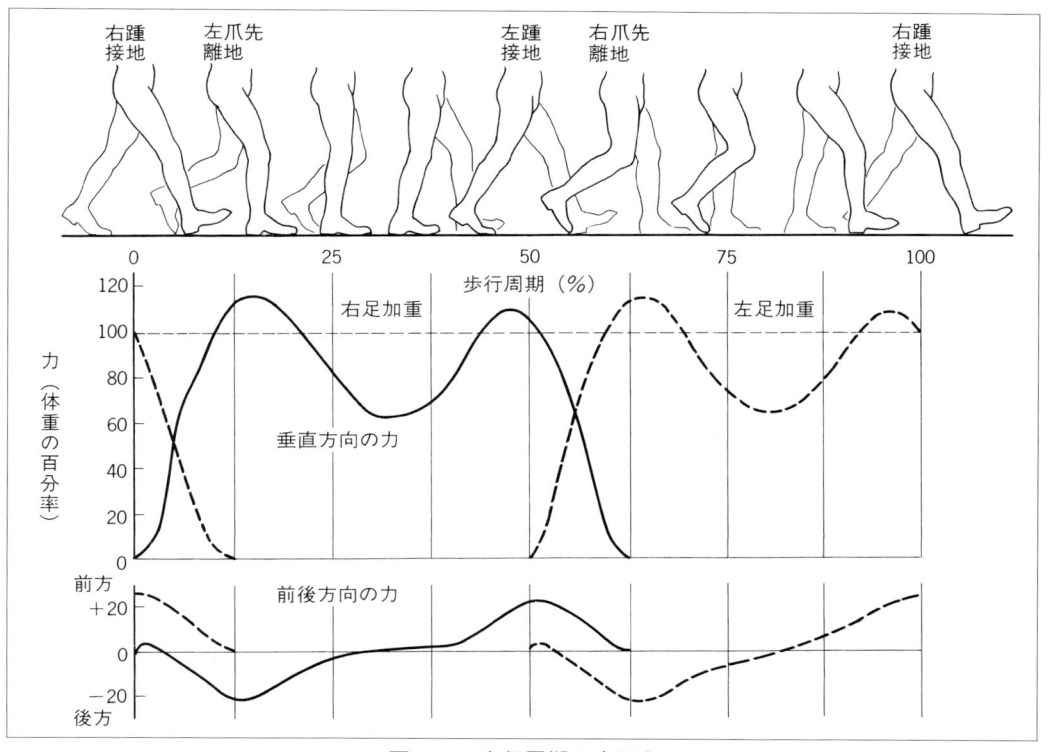

図 9-47 歩行周期と床反力

（Inman 1967）

それぞれの方向の加速度成分に比例している．

図9-47は1歩行周期におこる床反力の変化を示す模式図である．ここには上下方向と前後方向の分力が記され，実線は右脚，破線は左脚である．右踵接地後に体重は新たな支持脚(右脚)へ移り始める．その運動は，上向きの加速によって行われ，垂直成分は大きくなり，ここでは体重の20％増になっている．立脚中期以降，体幹が支持脚の前方へ移動するときには，下方への加速がおこり，垂直成分は体重より35％以上も低下する．重心が最も高いときに位置エネルギー(potential energy)は最大になり，重心が下方へ移動するにつれて，位置エネルギーは運動エネルギー(kinetic energy)へと変換される．その結果，前方推進のためのエネルギーが大きくなり，歩行速度は約30％増加する．つづく対側の踵接地後，重心の上方への移動によって前進速度は低下し，運動エネルギーは位置エネルギーに変換される．

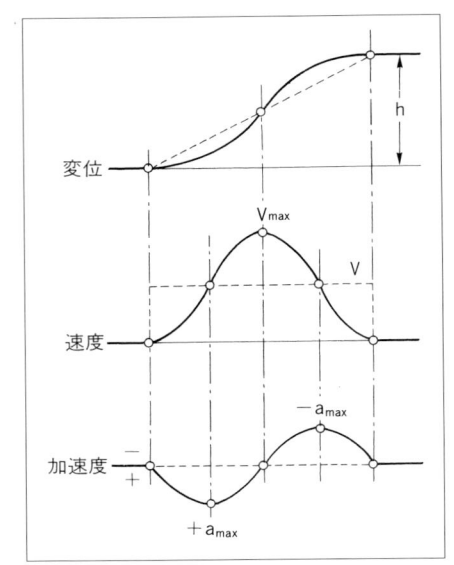

図 **9-48** 加速度，変位の関係

　床反力は，重心に作用する慣性力の加速度変化を反映する．加速度を時間について積分すれば，速度が得られる．さらに，速度を積分すれば変位が求められる(図9-48)．このような計算によって，重心の速度や変位を推定することも可能である．

　歩行時，垂直方向に作用する力は，下肢関節に対して回転のトルク(torque，モーメント，moment)として働く．そのため，筋張力や靱帯，関節構造によって対抗する力が働かなければ，関節には屈曲あるいは伸展などの回旋運動が生じる．このようなトルクが歩行中の体節の運動や関節の回旋運動の主な原因であり，筋群がこの運動の速度や範囲を制御していることはElftman (1939)によって明らかにされている．

　臨床的には，運動力学データを利用して異常歩行の要因を分析したり，いろいろな治療の効果を判定することが可能になる．

2) 運動力学的分析の諸相

　歩行の運動力学的分析に広く利用されているのは床反力計(force platform)であり，その原理はニュートンの第3法則(作用・反作用の法則)に従っている．

　Elftman (1939)は，床反力をコイルバネを利用した機械的方式によって記録した．現在の機器は，Cunningham et al. (1952)によって開発されたものが始まりであり，ひずみゲージ(strain gauge)を用いてプラットフォーム(platform)を支える柱体に生じるひずみを電気抵抗の変化として検出する方式である(図9-49)．プラットフォームを垂直に支える4本の角柱(支柱)の曲げひずみによって前後および側方の分力を検出し，これらの支柱を取りつけた台枠を水平に支える4本の角柱の曲げひずみによって垂直分力を検出する．現在，ゲージには抵抗線ひずみ計，差動変圧器，圧電素子などが利用されている(図9-50)．

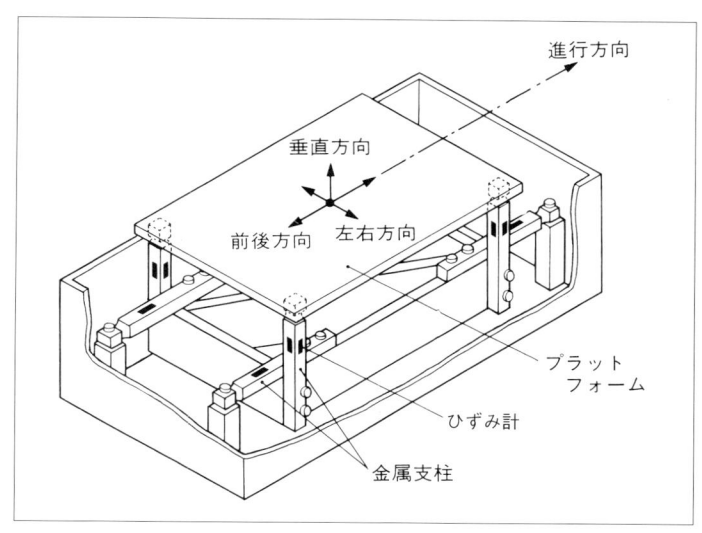

図 9-49 ひずみ計を用いた床反力計

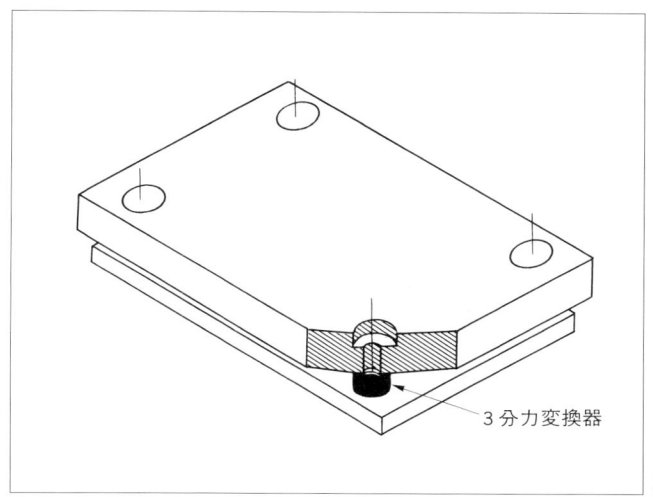

図 9-50 フォースプレートの構造

　床反力計の使用にさいしては，変換器(transducer)の周波数特性にも注意が必要である．水晶圧電素子は900 Hzまでは利得(gain)の直線性があるが，電気抵抗式は100 Hz以下である．
　歩行分析では，1個の床反力計は片脚の記録しかできない．連続する歩行を記録するためには，歩行路に複数(少なくとも2個)の床反力計を埋め込んでおく．歩行路にはおよそ10 mを要する．
　Jansen et al. (1982)は，2個の床反力計の上をコンベヤー・ベルト(conveyer belt)が動くトレッドミルを開発している．その場合，トレッドミル上の歩行は自然歩行とは異なる．それぞれの下肢は，2本のベルトを個別に踏まなければならない，人間は直線には歩かないなどの問題があり，データの解釈には注意が必要であろう(Bowker et al. 1988)．
　靴の中あるいは靴底に変換器を入れ込む方法もあるが，機器を小型にするため，垂直分力だけを測定することが多い．足底に変換器を複数取りつけて，足底の圧分布を検出することもある．

こうして得た1歩行周期の力-時間関係の記録は，同時に記録した床反力計によるデータとの誤差が2％以内であると報告されている(Ranu 1987)．下肢切断では，義足に変換器を組み込むことがある．いずれの場合でも，配線の問題があり，これが自然な歩行を妨げる要因になる(Bowker et al. 1988)．

データ収集にさいしては，VTRや映画，連続写真などを併用して，歩容(歩行周期)の同時記録を行って同期させる．そのほかに，あらかじめ踏み込み板(補助板)を床反力計の前後に配置して，コンピュータの駆動信号を取り込む方式も利用できる(図9-51)．

データ処理には，以前はペン書きレコーダの記録を直接計測する方式も行われていたが，現在

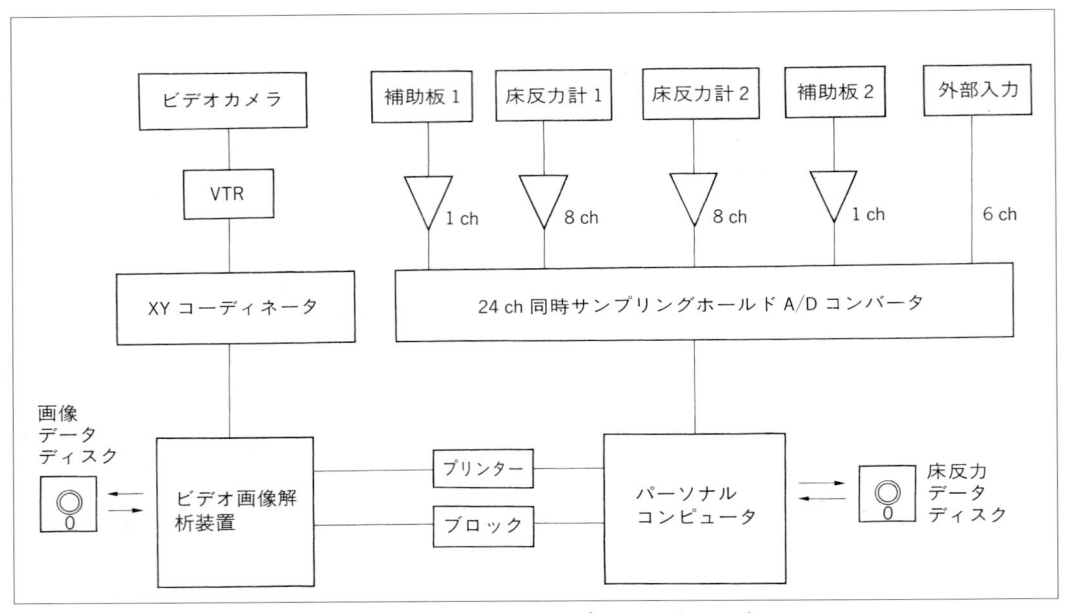

図 9-51 運動計測システムのブロックダイヤグラム

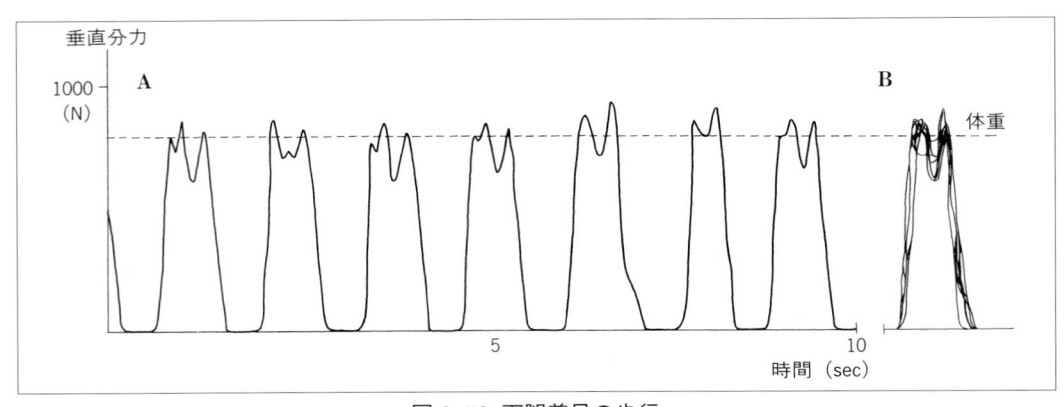

図 9-52 下腿義足の歩行
A：連続する8歩の記録．B：Aの記録を重ねたもの．

(Zahedi et al. 1987)

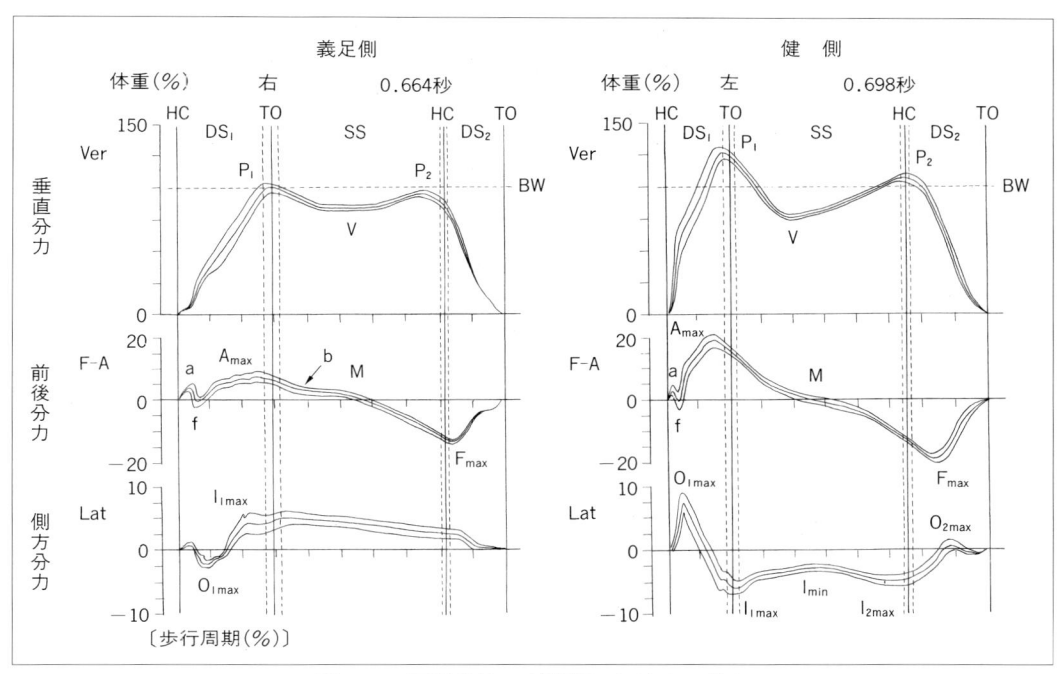

図 9-53 下腿義足の立脚相における3分力
HC＝踵接地，DS＝両脚支持，TO＝爪先離地，SS＝単脚支持

はコンピュータを用いた種々の処理，計算が可能になっている．歩行周期を連続して記録すると，それぞれのデータには多少の空間時間的変動が観察される（図9-52）．そのため，データを歩行周期に合わせて正規化した上で，平均値と標準偏差を求めることが多い（図9-53）．

　床反力の3分力の軌跡を，直交座標にリサジュー図形として，描くこともある．前後-垂直分力の組合せをα力線図，側方-垂直分力の組合せをβ力線図，側方-前後分力の組合せをγ力線図と呼ぶ（図9-54）．リサジュー図形は1歩行周期で閉じた形となる．x軸とy軸とが同じスケールであれば，この図形を利用して，原点と各時刻における力線図上の点を結んで，床反力の傾斜角を求めることができる．たとえば，α力線図では，立脚相における矢状面のベクトルが得られる．

　床反力計とVTRとを組み合せて，画面上にベクトル表示する方法もある．立脚相における矢状面の反力の大きさ，方向および作用点をビデオ画面に身体像に重ねて表示する．図9-55は筋ジストロフィー児の歩行である．健常者では，立脚相前半に重力は膝屈曲に働くモーメントを構成する．これに対して，大腿四頭筋は遠心性収縮を行って，運動を制御している．立脚中期を過ぎると，重力によるモーメントの作用は膝伸展へと変わり，足尖離地まで続く．図9-55の尖足歩行では，床反力ベクトルは立脚相を通して，膝関節の前方に位置して，膝関節の伸展に作用している．そのため，大腿四頭筋の筋力低下があっても，膝屈曲はおこらず，歩行が可能になる．このような歩行時の代償機能の検討，装具や手術の効果判定に，床反力のビデオ・ベクトル表示（video-vector display）が利用できる．

　運動力学的分析は，疾病の診断よりも，むしろ歩行障害の生体力学的要因を見いだすのに役立

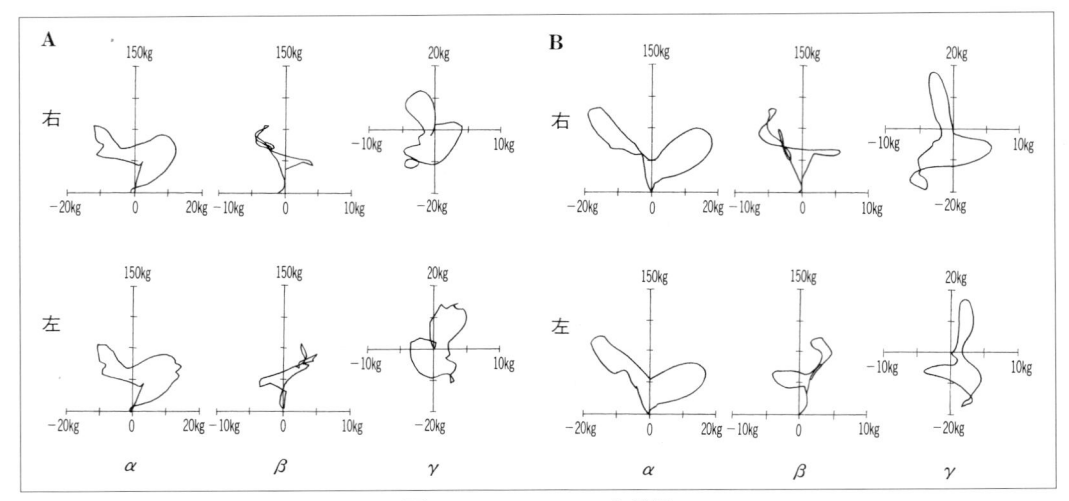

図 9-54 α, β, γ 力線図
A：歩幅 70 cm．歩行率 116 steps/min．B：歩幅 80 cm．歩行率 132 steps/min．歩行速度（A：81.2 m/min，B：105.6 m/min）により力線図は変化する．

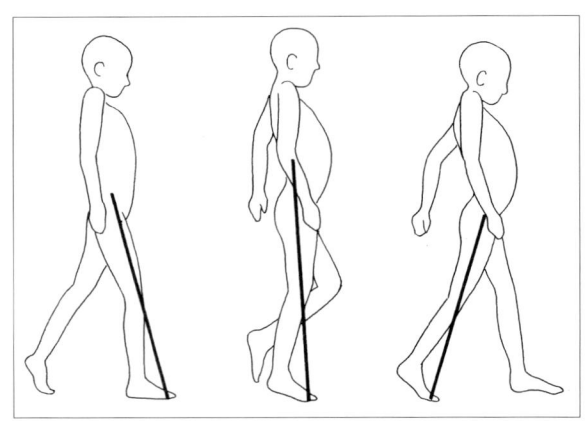

図 9-55 筋ジストロフィー患児の歩行
ビデオ記録に床反力ベクトルを重ねて描いてある．ベクトルは歩行周期を通じて膝関節中央から前方よりに位置し，膝伸展に働いている．

(Khodadadeh et al. 1986，一部改変)

つ．運動学的分析と筋電図ポリグラフ，運動力学的分析の併用は，リハビリテーション医学の主要な手段になっている．

3）正常歩行

健常者の歩行における床反力データには，かなりの個人差がある．さらに，同一被験者であっても，歩行速度や履物などによる相違もある．病的歩行との比較を試みるためには，標準化した測定条件における床反力の典型的パターンが示す特徴およびその意味を理解しておくことが必要である．

図 9-56 に健常成人の床反力パターンを示す．

右踵接地の衝撃によって垂直分力には小峰 (p) が現れる．つづいて，踵を支点とした足関節底屈の運動によって前峰 (P_0) が生じ，足底接地となる．p に対応して，前後分力には前向きの反力

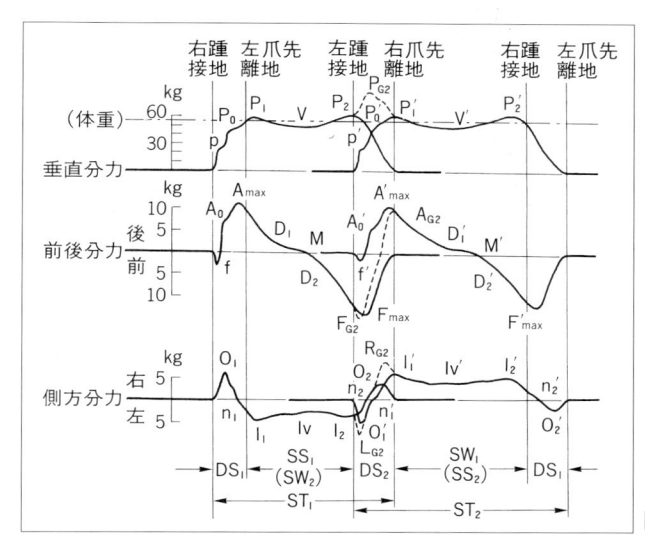

図 9-56 健常成人の床反力パターン

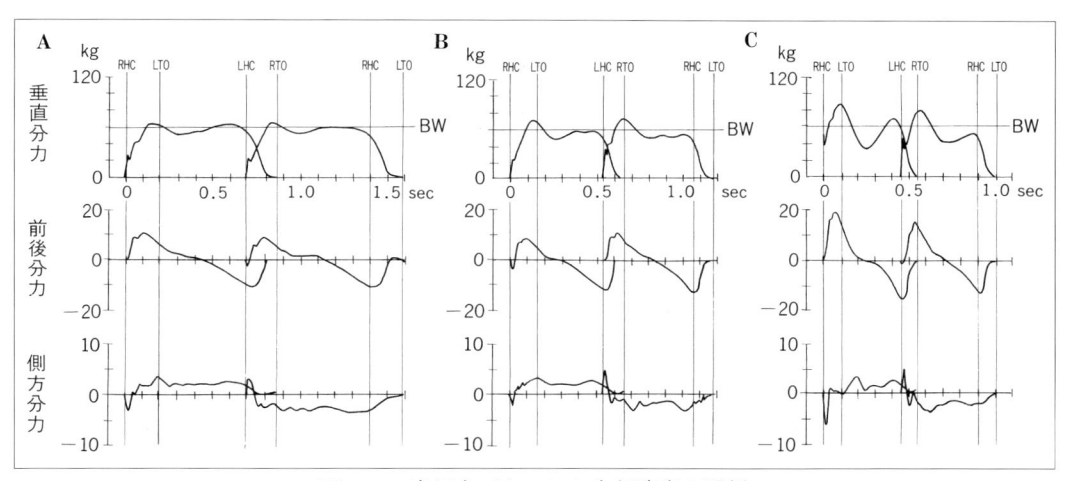

図 9-57 床反力パターンと歩行速度の関係
A：歩幅 60 cm．歩行率 84 steps/min．B：歩幅 70 cm．歩行率 116 steps/min．C：歩幅 80 cm．歩行率 132 steps/min．歩行速度は A：50.4 m/min，B：81.2 m/min，C：105.6 m/min である．本文参照．

(f)が現れるが，直ちに後ろ向きになり，最大制動力(A_{max})に達する．垂直分力 p に対応した側方分力には，外(右側)向きの最大値(O_1)が現れる．その後，側方分力は内(左側)向きとなり，足底接地に至る．

左爪先離地によって，右脚の単脚立脚期になる．この期の初期と終期に垂直分力に 2 つの主峰(P_1, P_2)が現れ，中間は谷(V)になる．P_1 は重心が上方へ加速するとき，P_2 は下方へ減速するときに生じる．V は，重心の加速度が上向きに減速され，つづいて下向きに加速されたとき，すなわち重心が最高位に上昇した時期に対応する．歩行速度が速くなり，歩幅と歩行率が大きくなると，相対的に P_1 は大きくなり，V と P_2 は小さくなる(**図9-57**)．前後分力は，重心の前方移動につれて，M 点を境にして後向きの制動力から前向きの推進力へと変化する．M 点は重心

が支持脚足底の力の作用点を超える時期である．足底の作用点が前方へ移動するにつれて，M点の前後には変曲点D_1，D_2が現れる．その後，支持脚の踵離地と前足部を支点とした回転が始まり，足尖離地となる．この間，側方分力は内向きを続けるが，曲線は垂直分力に類似したパターンとなり，2つの極大値(I_1，I_2)とその間に極小値(I_v)が現れる．

左踵接地によって両脚支持期になると，体重は後(右)脚から前(左)脚に移行を始め，後(右)脚の垂直分力は急速に減少する．前後分力には最大推進力(F_{max})が生じる．

A_{max}およびF_{max}は，歩行速度が高いほど，それぞれが大きくなる．側方分力はn_2で内向きから外向き反力に転じて，極大値(O_2)となる．

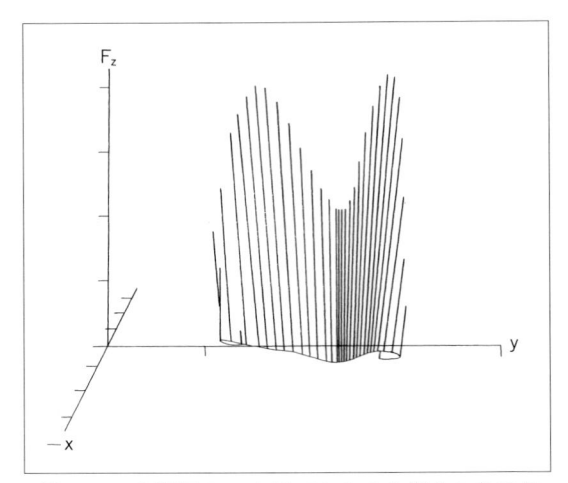

図9-58 立脚相の4次元ベクトルを側方から表示
2つのベクトル間の時間間隔は20 msec．x軸は440 mm，y軸は132 mm，F_zは体重の1.2倍．
(Debrunner et al. 1981)

両脚支持期における重心の加速度の変化は，破線で示すような両足の床反力の合力によって与えられる．垂直分力は極大値(P_{G2})を生じ，両脚支持期の前半には重心が下降して最低位となり，後半には上昇する．前後分力には方向が反対の2つの極大値(F_{G2}，A_{G2})が現れ，後(右)脚による最大推進力が前(左)脚による最大制動力によって急速に減じられる．側方分力にも2つの極大値(L_{G2}，R_{G2})が生じ，右脚の内向き床反力によって重心に作用していた外向き慣性力，すなわち右向き加速度は，体重の左脚への移行に伴って急速に左向きになる．

つづいて右爪先離地となり，右脚は立脚相から遊脚相へと移る．

図9-58は，健常者の床反力をベクトルを用いて4次元表示を行ったものである．臨床では，このような表示法も利用できる．

4）病的歩行

いろいろな原因による歩行障害がある患者の床反力を計測することは以前から行われているが，系統的な研究はなく，直ちに臨床に応用できるわけではない．データの処理法も多様であり，応用研究の多くは義足歩行を除いて，方法論をめぐるものである．

病的歩行の床反力パターンの解釈は，正常歩行のパターンとの比較によって行われた．しかし，一部の研究では，データ収集に当たり測定条件の標準化が不十分であって，患者と対照群との歩行速度が相違しているなどの問題もある．

(1) 変形性関節症(鎮痛歩行)

変形性股関節症の患者では，とくに患脚の垂直分力は低下する(Smidt et al. 1973)．しかし，歩行速度が遅ければ，正常歩行でも同じような床反力パターンとなる．患脚の垂直分力の低下は，鎮痛歩行の特徴であり，遅い速度による歩行時の床反力パターンと同様である．股関節置換術に

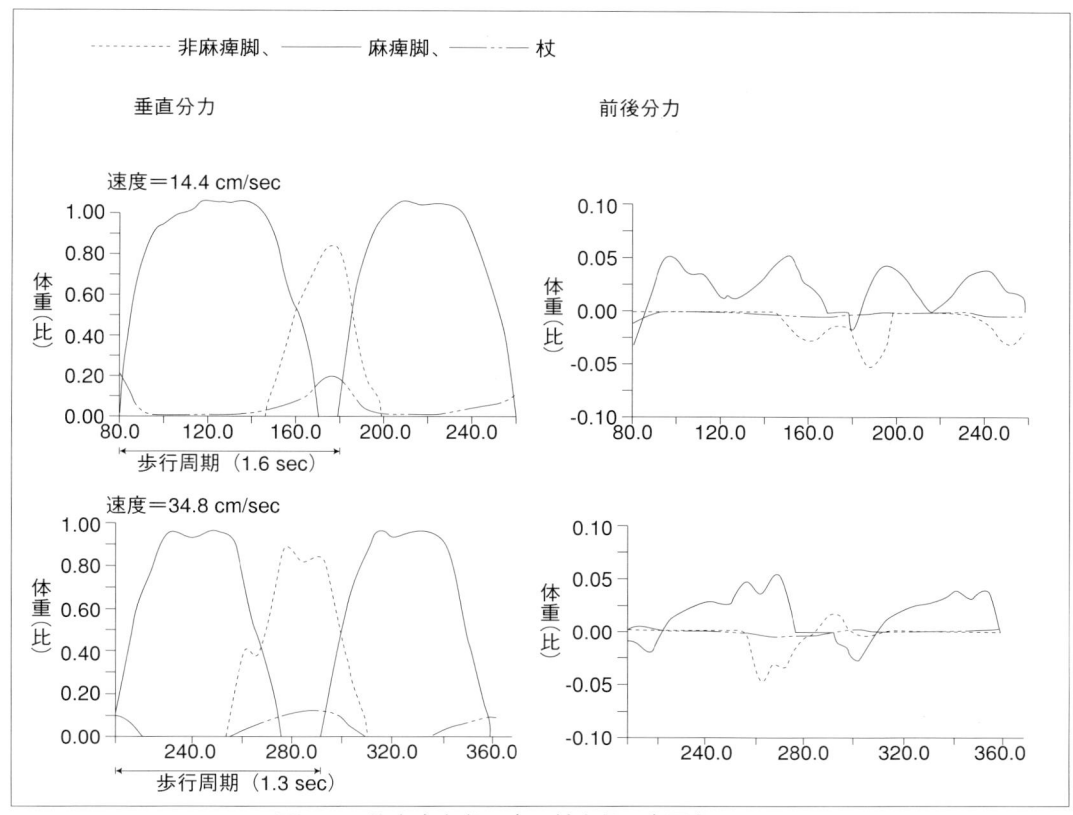

図 9-59 片麻痺患者 2 名の杖歩行の床反力パターン
反力は体重に対する比(BW%)で表されている(本文参照).

(Chen et al. 2000, 一部改変)

よって歩行速度が改善されると,床反力パターンは健常者の自由歩行に類似したパターンになる(Stauffer et al. 1974).

(2) 脳卒中片麻痺

脳卒中片麻痺患者では,歩行速度が遅ければ,単脚支持期における垂直分力の谷はわずかであり,歩行速度が増加するにつれて谷が深くなる.この所見も歩行速度と床反力パターンとの関係に共通するものであり,片麻痺患者に特徴的であるわけではない.患脚の前後分力は制動力が大きく,推進力が小さい.非患脚の前後分力では,その逆になる.麻痺の回復につれて,この非対称性は減少する(高見 1989).**図 9-59**に片麻痺患者の杖歩行の床反力を示す.歩行速度が 8.6 m/min(14.4 cm/sec)の患者では,垂直分力に谷(trough)はなく,主峰(peak)はひとつである.患(麻痺)脚の支持期は短く,主峰は低い.前後分力では患脚は制動力だけであり,推進力は非患脚によって得られている.歩行速度が 20.8 m/min(34.8 cm/sec)の患者になると,垂直分力には 2 つの主峰と谷が現れ,前後分力では患脚の推進力および非患脚の制動力も計測されている.

(3) パーキンソン病

図 9-60 は発症後 3 年を経過したパーキンソン病患者(51 歳,男性,体重:78 kg)であり,図

554　9　歩　行

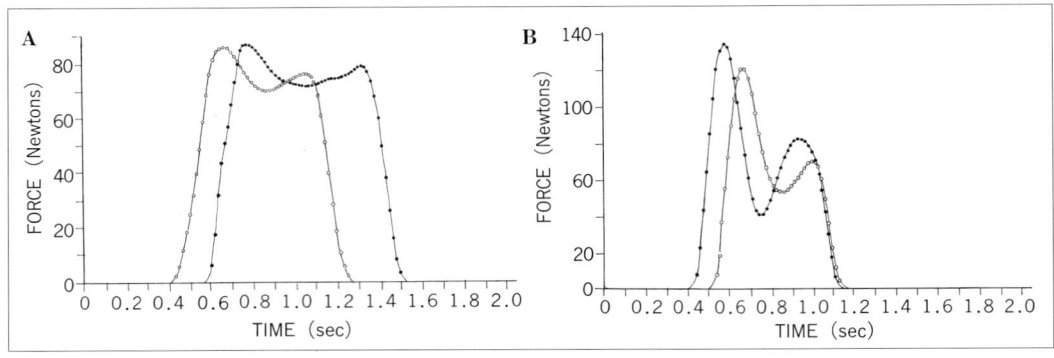

図 9-60　パーキンソン病患者の垂直分力
A：歩行障害のない時期．B：Aから6か月後．歩行障害が進行した時期．
(Koozekanani et al. 1987, 一部改変)

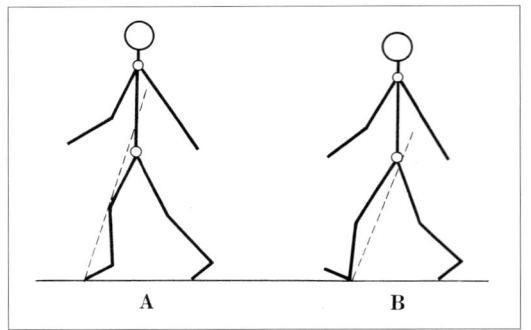

図 9-61　アキレス腱延長術前後の筋ジストロフィー患児の歩行(図 9-55参照)
A：術前．B：術後．術後におこる膝屈曲モーメント(床反力ベクトルは膝回転軸の後方を通る)には大腿四頭筋の張力によって打ち勝たなければならない．そうでなければ再び尖足位(A)の歩行となる．術前の検査で床反力ベクトルが膝中心より前方にある患児(者)では手術適応はない．
(Khodadadeh et al. 1986)

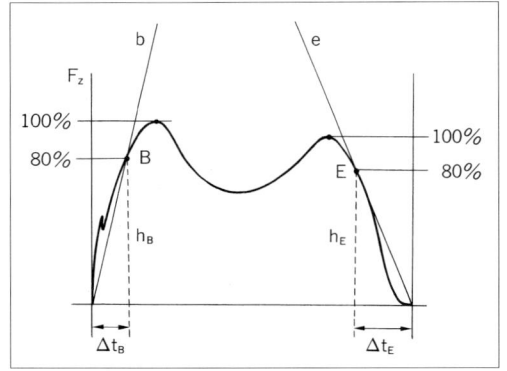

図 9-62　垂直分力の変数
B：荷重相，E：免荷相(本文参照)．
(Debrunner et al. 1981)

9-60Aはパーキンソニズムの重症度分類(Hoehn et al. 1967)ステージ1，左側に軽い症状がある時期であり，歩行障害の徴候は観察されていない．はじめの段階における歩行周期の非対称性は，左脚の立脚相が右脚よりも短いことに現れている．**図9-60B**は6か月後のステージ3の時期である．安静時振戦もあるが，歩容にはそれほどの変化がない．立脚相は右脚がやや長い．床反力垂直分力では，踵接地後の第1主峰は体重の1.5倍以上になり，第2主峰は減少している．これには，足尖離地のさいに膝関節が十分に伸展しないことが関連している．この所見は重症度の進行を反映している．

（4）筋ジストロフィー

　図9-61は，ビデオ・ベクトル表示を用いて，尖足歩行の筋ジストロフィー児に対するアキレ

ス腱延長術の影響を検討した模式図である．立脚相にある下肢の床反力ベクトルは，術前には膝関節の前方を通り，膝伸展に働いている．アキレス腱延長術後，床反力ベクトルは膝回転軸の後方を通るようになり，大腿四頭筋は膝屈曲モーメントに打ち勝たなければならない．そうでなければ，再び尖足位（A）の歩行になるだろう．術前の検査において，床反力ベクトルが膝関節の中心よりも前方にある患児では手術適応はない．

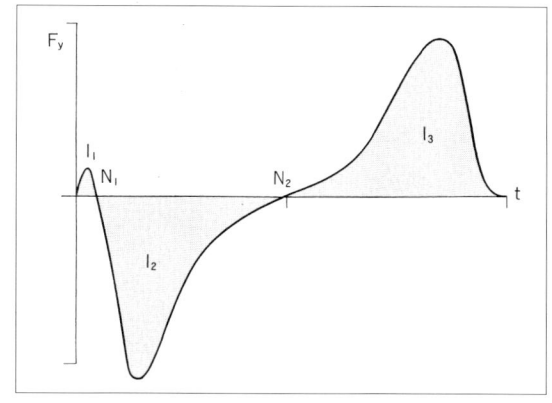

図 9-63 前後分力の変数
Ii：推進力（＋，－）．
(Debrunner et al. 1981)

（5）異常歩行判定のための変数

Debrunner et al.（1981）は，床反力パターンを利用した異常歩行の判定に，数値化した変数の利用を提唱している．

①垂直分力の変数（図 9-62）
　(a) 荷重率（charge rate）：b
　　$b = \tan(0.8 \cdot h_B/\Delta t_B)$
　(b) 免荷率（discharge rate）：c
　　$c = \tan(0.8 \cdot h_E/\Delta t_E)$

②前後分力の変数（図 9-63）
　(c) 推進力（impulse）：I
　　$I = \Sigma I_i$

荷重率は踵接地の仕方の指標である．痛みがあったり，歩行速度が遅い場合，踵を床面にゆっくりと着くため，荷重率は小さくなる．歩行速度が速くなれば，荷重率は大きくなる．同じ解釈が免荷率にも成り立ち，これは足尖離地の強さの指標である．推進力は立脚相における速度変化の指標であり，体重当たりに換算する．これは歩行の対称性についての情報にもなる．

その他，床反力パターンの標準偏差を求め，これをパターン変動パラメータ（pattern variance parameter：PVP）と呼んでいる．足関節固定術後，義足，パーキンソン病あるいは痙性麻痺などの患者の異常歩行を分析した結果では，①足関節固定後や義足による歩行では，荷重率および免荷率の異常が多く，推進力にはあまり変化がない，②中枢神経疾患では，PVPが大きくなる．

5）義足歩行

義足歩行による異常は，複合した要因によることが多く，床反力パターンによって判別することは容易ではない（盛合・他 1980）．その多くは，歩容の観察によって推定され，フットスラップ（foot slap：義足の踵接地時に足底が床を打つように当たる）や分回し歩行（circumduction）のように，その特徴から判別できるものもある．

義足歩行には，多くの非対称性が観察されている（Zernicke et al. 1985）．大腿義足と下腿義足

に共通して，患脚の垂直分力と前後分力は健脚よりも小さく，義足による制動力と推進力は低下している(Suzuki 1972)．

盛合・他(1980)は，左大腿切断者を被験者として，義足の条件を変えて，異常歩行の床反力パターンとその要因とを検討している(図9-64)．

(1) 体幹の側屈

これは左右の脚長差によって生じる非対称性歩行である．図9-64Aは義足が2cm短い場合である．健脚の遊脚相に骨盤挙上があり，患脚(義足)の立脚中期に体幹が患脚側に側屈され，側方分力に矢印で示す深い谷(I_v)が生じている．

(2) 外転歩行と分回し歩行

患脚が長過ぎると外転歩行あるいは分回し歩行がおこる．図9-64B,Cは義足が3cm長い場合である．両歩行を比べると，外転歩行では歩隔が広くなり，支持脚が正中線から離れている．そのため，支持脚の側方分力の内向き反力($I_1, I_2 ; I_1', I_2'$)が大きな値になる．分回し歩行の歩隔は，正常歩行とあまり変わらない．代わりに，患脚が遊脚相のときに体幹は支持脚である健脚へ傾き，I_vは0に近づく．

(3) 伸び上がり歩行

患脚が遊脚中期のとき，健脚が伸び上がって踵を上げた歩行である．図9-64Dでは義足は1cm長くなっている．矢印が示すように，健側の垂直分力の谷(V)が深くなっている．伸び上がりによって体幹が上昇するためである．

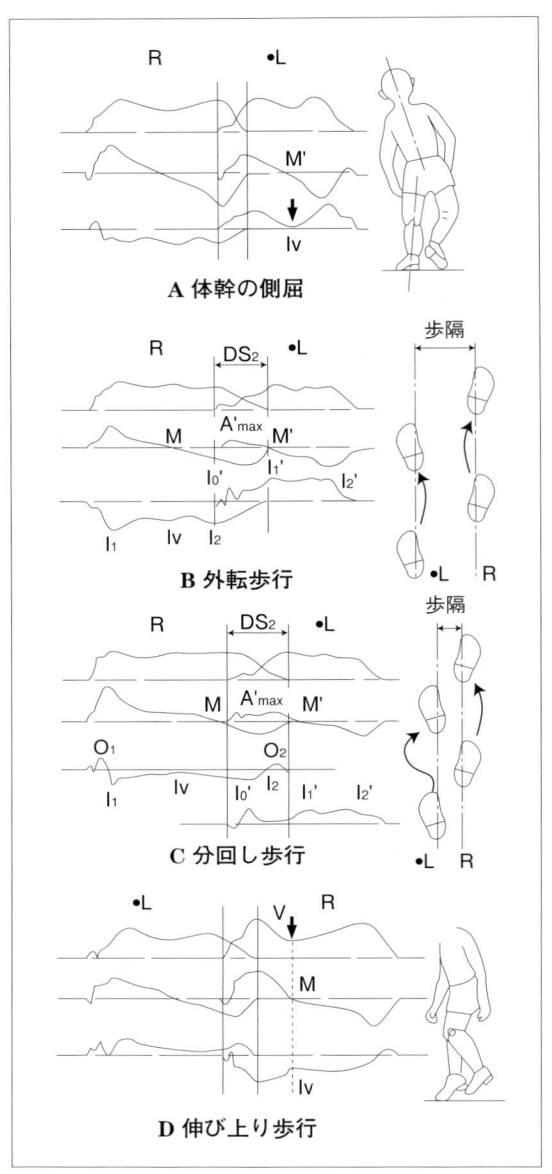

図9-64 床反力パターンからみた大腿義足歩行の異常特性
●印は義足側である．

(盛合・他 1980，一部改変)

6) 筋モーメントとパワー

(1) 定 義

床反力と運動学的変数とを結合して，歩行中の関節に働く筋のモーメント(moment)とパワー(power)を求めることができる．近年，床反力計を埋設した歩行路と3次元計測装置から得られるデータを用いて，モーメントとパワーを計算するためのコンピュータソフトの使用が容易にな

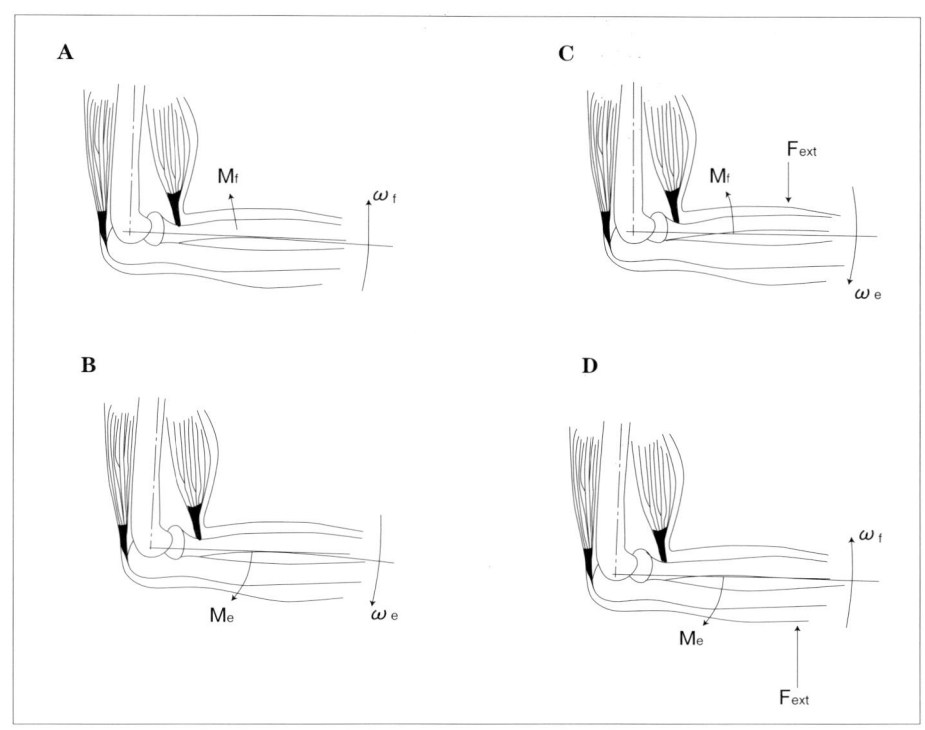

図 9-65 筋活動によるモーメントとパワー
　A，Bでは，肘関節屈筋（A）あるいは伸筋（B）によるモーメントと前腕の運動方向とが一致している．それぞれの筋は，モーメントと角速度の積（$M_f \times \omega_f$ および $M_e \times \omega_e$）によって定義されるプラスのパワーを産出し，外部に対して正の仕事を行う．筋収縮の様態はいずれも求心性である．C，Dでは，筋モーメントと前腕の運動方向とは反対であり，パワー（$M_f \times \omega_e$ および $M_e \times \omega_f$）はマイナスと定義される．それぞれの筋は，外部から力学的エネルギーを吸収して，外部に対して負の仕事を行う．筋は遠心性収縮を行っている．
　　　　　　　　　　　　　　　　　　　　　　　　　　　　　　（Winter 1978，改変）

っている．
　筋モーメント（muscle moment）および筋パワー（muscle power）の定義を掲げる（Winter 1978）．**図 9-65** は矢状面における肘関節の屈伸運動である．**図 9-65A** では，肘屈筋の求心性収縮によって，前腕が角速度 ω_f で屈曲運動を行っている．このとき，肘関節の回りに働く屈筋の回転力，すなわち筋モーメント（トルク）は関節の回転軸から筋付着部位までの距離と筋張力の積であり，これを外部からの観察によって知ることはできない．そのため，剛体の連結モデルを仮定して，

　　　関節の回りの前腕の慣性能率 × 角加速度＝筋モーメント＋外力によるモーメント

という剛体の運動方程式を使用する．慣性能率は基準値（阿江・他 1995）から求め，角加速度の観測値に応じて筋モーメント M_f（単位：Nm）の時間的変化が計算できる．ただし，複数の動筋が活動していたり，拮抗筋が同時収縮しても，これらによる筋モーメントを分離して求めることはできない．**図 9-65A** の M_f は肘関節の回りの正味の筋モーメントであり，肘屈筋（上腕二頭筋）のモーメントと必ずしも同一ではない．
　関節の回転運動とモーメントとは反時計回りをプラスと定義する．**図 9-65A** では，回転運動も筋モーメントも屈曲方向であり，プラスになる．ただし，回転やモーメントの方向は見方に依存

する．ここでは，前腕の回転方向とモーメントの働く方向とが同じであることが要点である．

　筋モーメントと角速度との積がその時点における筋パワー（単位時間当たりのエネルギー産出量．単位：ワット；W）である．パワーは関節運動とモーメントが同方向であればプラス，逆方向であればマイナスと定義する．図9-65Aでは，肘屈筋はプラスのパワー（$M_f \times \omega_f$）を産出する．このパワーは筋から前腕に流出して，前腕は外部に対して仕事を行う．すなわち，前腕は屈曲して，荷重を持ち上げることができる．これを正の仕事（positive work）を行うという．

　図9-65Bは肘伸筋の求心性収縮による肘伸展である．筋モーメント（M_e）と前腕の回転方向（ω_e）とは同じであり，伸筋はプラスのパワー（$M_e \times \omega_e$）を産出して，肘伸展方向へ正の仕事を行う．

　図9-65C，Dは遠心性収縮の場合である．図9-65Cでは，外部負荷（F_{ext}）のモーメントが屈筋のモーメント（M_f）よりも大きいため，前腕はM_fとは逆方向に伸展する．したがって，屈筋のパワー（$M_f \times \omega_e$）はマイナスであり，屈筋はこの分のエネルギーを吸収（absorb）する．外部負荷による運動からエネルギーが屈筋に流入すると解釈して，これを屈筋は前腕に対して負の仕事（negative work）を行うという．

　このように，運動学的データを用いて，筋骨格系の剛体モデルから関節に働く筋群の（正味の）モーメントとパワーを計算することができる．パワーは関節角速度と筋モーメントとの積であり，運動学的情報と運動力学的情報を統合する意義を持っている．パワーの符号に注目すれば，運動のある時間帯での筋群の収縮様態を推定できる．ただし，パワーを筋活動に結びつけるには，筋電活動を同時に記録して詳細に検討する必要がある．

　歩行のような多関節の複雑な運動では，運動学的データとして関節角度の変化のほかに，関節の並進運動の加速度データが必要である．また，歩行分析では床反力データも利用して，足関節から近位部の体節へと順次モーメント計算を進めていく．3次元計測装置を用いれば，矢状面以外のほかの平面におけるモーメントとパワーの計算ができる．

（2）歩行中の筋モーメントと筋パワー

　若年男女の自然歩行の股・膝・足関節の矢状面における関節角度，モーメントおよびパワーを求めた例を図9-66に示す（Kerrigan et al. 1998a）．床反力計と3次元計測装置（ELITE®，100 Hzサンプリング）を用いて計測し，データを市販のコンピュータソフトで処理したものである．

　各関節の筋モーメント（Nm）は，被験者の体重と身長によって正規化されている．モーメントの方向は屈曲方向をプラスにとっているが，これは当該関節のひとつ近位部に位置している体節の回転方向を示している（関節運動の屈伸でプラスとマイナスを区分する研究もあるため，注意が必要）．筋パワーも体重と身長で正規化されている．遠位部体節の角速度から近位部体節の角速度を引いた値が関節の回転角速度である．この関節角速度の方向とモーメント（筋群が当該関節に及ぼす正味の回転作用）の方向とが同じであれば，パワーはプラスであり，筋群は求心性収縮を行ってエネルギーを産出（generation）する．これが逆方向であれば，パワーはマイナスとなり，筋群はエネルギーを吸収（absorption）して遠心性収縮を行う．

　股関節を例として，図9-66の読み方を解説しておく．立脚前期（歩行周期：0～30％）の股関節における筋パワーはプラスであり，関節は伸展運動を行っている．股関節伸筋が求心性収縮を行って，関節が伸展している期間である．つづく立脚中期（30～50％）では股関節の筋パワーはマ

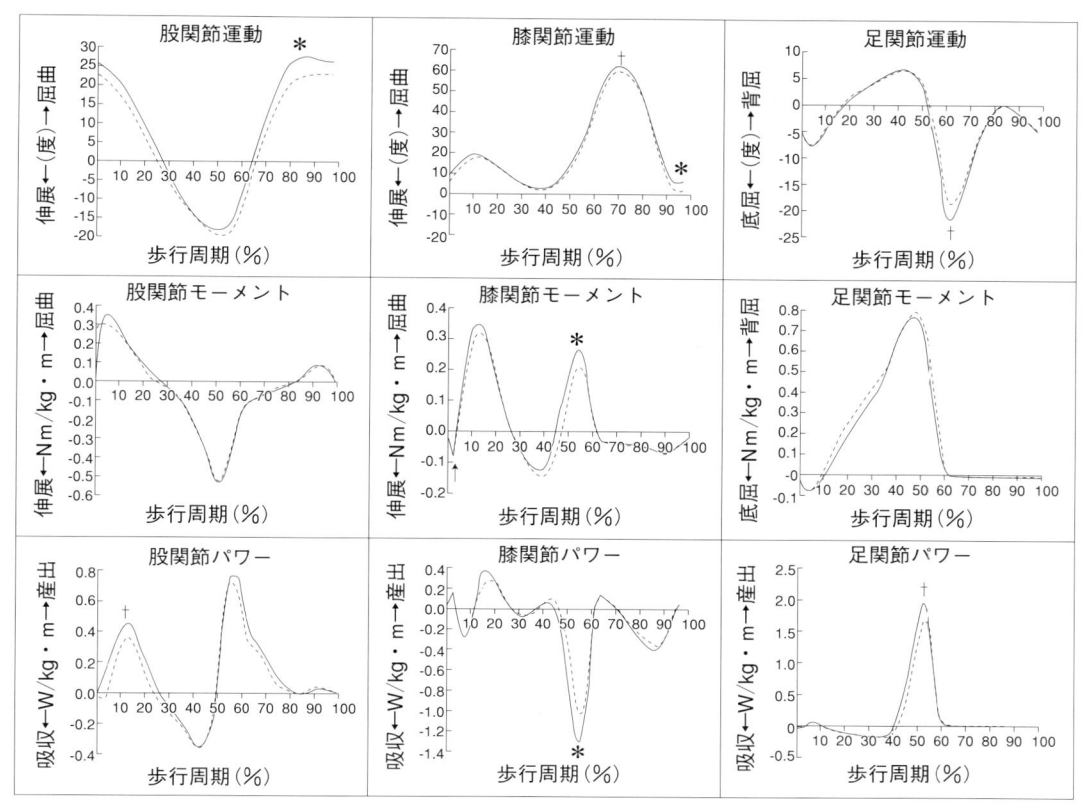

図 9-66 股関節，膝関節と足関節の角度変化，筋モーメントおよび筋パワー(矢状面)
若年の男性 50 名(点線)と女性 49 名(実線)の平均値である．＊および† は 5％と 1％水準で男女間に有意差があるピーク値である．歩行周期は踵接地を開始時点とする．モーメントの方向は，当該関節のひとつ近位部に位置する体節(たとえば，足関節に対して下腿)の，水平軸を基準にした回転方向を示す(屈曲あるいは背屈方向がプラス)．

(Kerrigan et al. 1998a)

イナスになるが，この間に股関節は伸展を続けている．股関節が屈曲位から伸展に転じて伸び切るまでの期間，股関節屈筋は遠心性収縮を行い，関節の伸展運動を制御(制動)しているだろう．つづいて，立脚後期(50 ％～)から遊脚相にかけては，大きなプラスのパワーが産出されている．この間に，股関節は屈曲運動へと転じて，屈筋は求心性収縮を行っていることになる．

こうすることで，筋パワーは筋群の収縮様態と結びつけて解釈できる利点があり，歩行中の股関節伸筋群および屈筋群の筋電活動を解釈するのにも役立つ．膝関節や足関節の場合でも同じである．

図 9-66 のように，歩行中の筋モーメントおよびパワーのプロフィールが確定できれば，次にはプロフィールを特徴づける各頂点の大きさを計測して，被験者や運動条件による違い，あるいは相互の相関などを解析する．図 9-66 では，男女間の各頂点の有意差を検定している．被験者の年齢による違い(Kerrigan et al. 1998b；Watelain et al. 2000)，正常歩行と異常歩行との比較(Olney et al. 1990，1991)や義足の検討(Loizeau et al. 1995)，歩行の左右対称性の検討(Sadeghi et al. 2000)などが行われている．

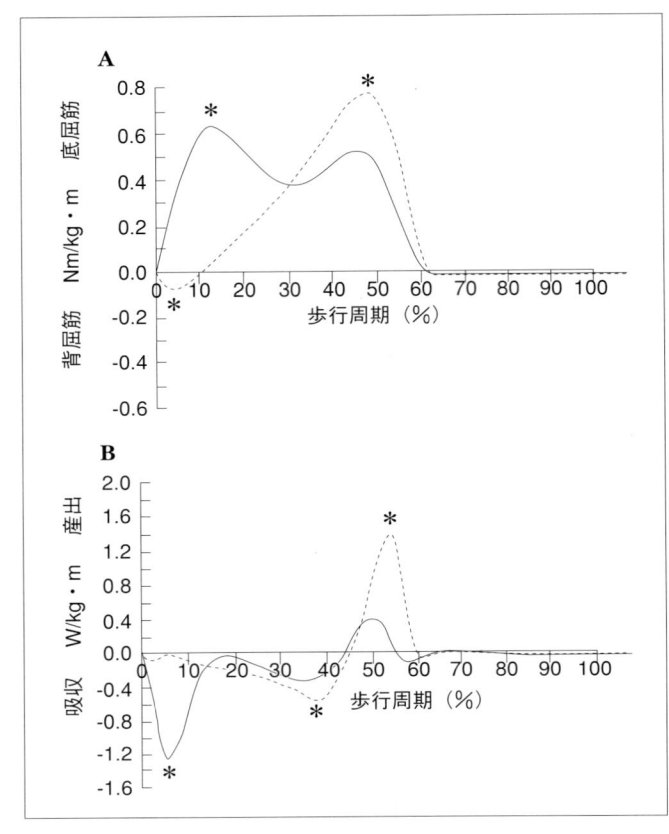

図 9-67 爪先歩行および正常歩行における足関節のモーメントとパワー

矢状面における足関節のモーメント(A)およびパワー(B)である．健常者17名の平均値．実線は爪先歩行，破線は正常歩行である．＊：p＜0.0025．

(Kerrigan et al. 2000)

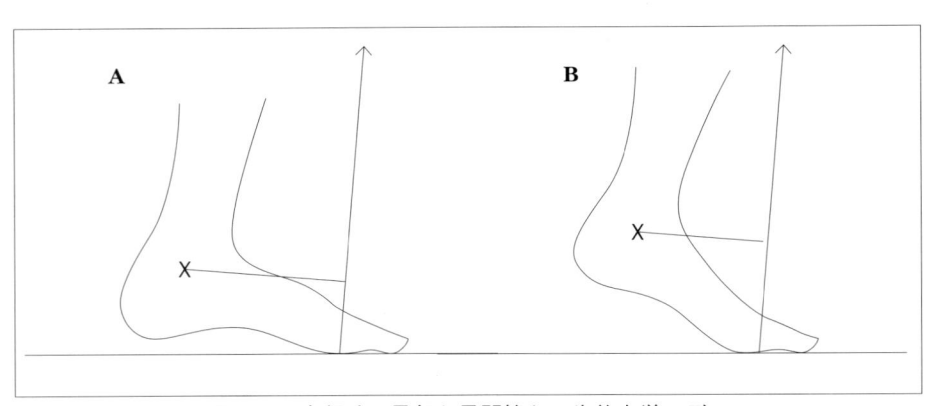

図 9-68 歩行時の足部と足関節との生体力学モデル

足関節底屈筋に求められる筋力は，足関節から床反力線までの距離の関数である．
A：正常歩行では，立脚終期に足関節が底屈をはじめるとき，床反力線と足関節との距離は長い．底屈筋には大きな筋力が要求される．
B：爪先歩行では，足関節は底屈位にある．足関節と床反力線との距離は短く，求められる底屈筋の筋力は少ない．

(Kerrigan et al. 2000)

図9-67は，健常者が爪先歩行(toe walking)を行ったときの足関節のモーメントとパワーを，正常歩行の場合と比較したものである．以前から，脳性麻痺，脳卒中あるいは外傷性脳損傷などの患者の歩行では，爪先歩行は望ましくないものとされて，これを正常歩行のパターンに戻すため，いろいろな治療が試みられてきた．しかし，爪先歩行では，足圧中心と足関節との距離が正常歩行の場合よりも短くなる(図9-68)．そのため，立脚後期において，より少ない足関節底屈トルクしか必要としないことになり，爪先歩行はそれなりに有利な代償手段ではないかという想定がある．この仮説を検証するために爪先歩行のトルクを分析した結果，図9-67のように，蹴り出しのための底屈トルクの最大値は正常歩行よりも低くなっている．踵接地直後に必要とされる足関節の背屈トルクも爪先歩行には不要となる(その代わり，立脚初期に余分の底屈トルクが使われている)．上位運動ニューロン障害の患者では，爪先歩行は通常の歩行よりは適した代替手段でありうるというのがKerrigan et al. (2000)の結論である．ただし，ここでは歩行時の動的バランスやリズム運動への考察は行われていない．

歩行時の筋モーメントとパワーにかかわる計測装置と解析ソフトの使用は，かなり容易になってきた．今後，これらを利用した研究が拡大すると見込まれる．ただし，計測と解析には手間を要するため，臨床応用では手間が成果に見合うか否かの見当をつけてから，研究を開始するのがよい．

8. 筋電図ポリグラフ

歩行における下肢筋群の空間時間的活動は，脊髄の介在ニューロンによって構成される回路で産出されるプログラムされたパターンによって制御されている．このパターンは歩行中の環境に適応できるように，複数の感覚入力による調整を受けている．さらに，プログラムされたパターンおよび反射機構は，ともに上位中枢の制御を受けている(図9-69)．したがって，下肢筋群の筋電活動を分析することを通して，中枢プログラムと求心性入力との相互作用，上位中枢の機能障害による歩行の異常，機能障害に対する二次的あるいは代償的な変化を分析できる(Dietz 1997)．

表面電極(surface electrode)やつり針電極(wire electrode)を用いて，筋収縮に伴う電気的活動を記録することは，以前から歩行研究に利用されてきた．最近では，テレメータの小型化，コンピュータ処理の進歩によって，歩行中に記録できる筋の数も多くなっている．複数筋

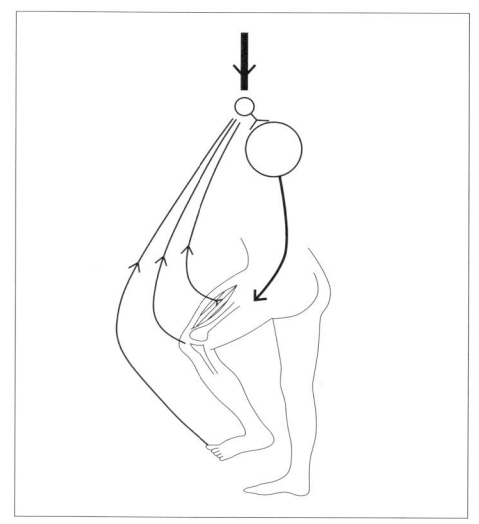

図 9-69 歩行に関与する神経機構
下肢の筋群は，脊髄にある中枢パターン発生器(central pattern generator)によってプログラムされた空間時間的パターンの支配を受けている．このパターンは，環境に適応するように，複数の感覚入力による反射回路からの調整も受けている．さらに，中枢パターン発生器および反射機構は，上位中枢の制御を受けている．

(Jankowska et al. 1981, 一部改変)

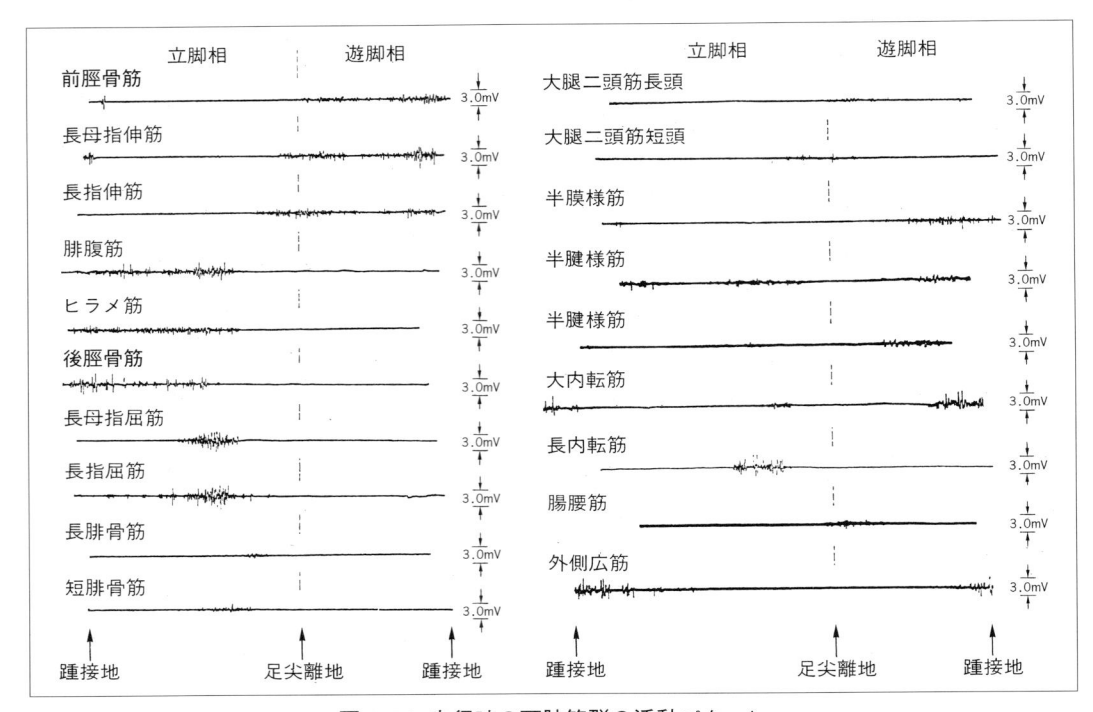

図 9-70 歩行時の下肢筋群の活動パターン
筋電図をそのまま記録したもの．半腱様筋の活動には2種のパターンがある．
(Close 1964)

の活動を同時記録したものを筋電図ポリグラフ(EMG polygraph)という．しかし，記録すべき筋の選択基準，歩行課題の標準化，筋電図記録の方法や処理法などは統一されていない．そのため，歩行に対する動的筋電図(dynamic EMG)を臨床場面で日常的に利用する段階に至っていない．

1）筋電図記録上の諸問題

　筋電図ポリグラフを分析する手法は多様である．しばしば用いられたのは，歩行周期に合わせて記録した筋電図を定性的に判読する簡便法である(図9-70)．筋活動の量的側面を無視して，筋活動の開始および終了のタイミングを定め，バー表示(bar-diagram)する方法も使用頻度は高い(図9-71,72)．やや複雑な方法に，積分筋電図(iEMG)の利用，整流筋電図の波型を平滑にした包絡線(linear envelop)によって表示するものがある(図9-73)．歩行分析にとっては，どのような処理法であろうとも，筋電図記録と筋力あるいは関節モーメントなどの生体力学データとの間の関連が得られることが肝要である(Winter 1984)．しかしながら，現在のところ，筋電図から直接，正確な筋力を算出する手段はない．最近は，筋活動の相対的変化を知る目的で，包絡線表示を利用することが多い．この場合，筋電図信号を整流して，2次ローパス・フィルター(second-order low-pass filter)で処理を行う．

　異なる速度や歩行率で行われた歩行の比較，複数の被験者間の比較などでは，得られた筋電図

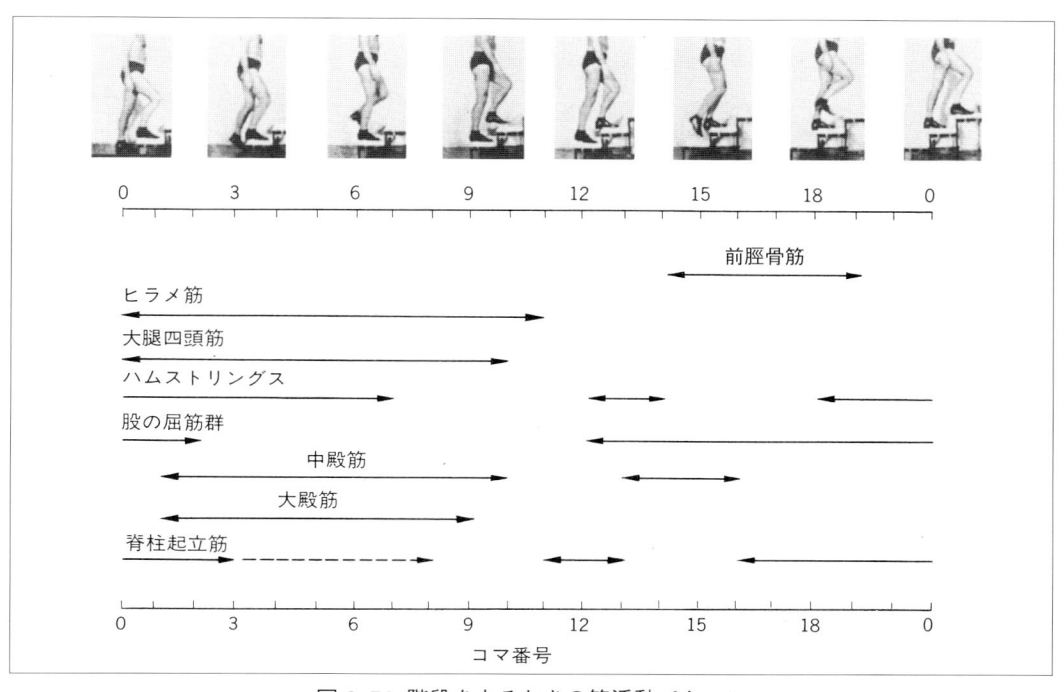

図 9-71 階段を上るときの筋活動パターン
バー表示された記録．破線は対象者の半数に観察された弱い活動を示す．

(Joseph et al. 1967)

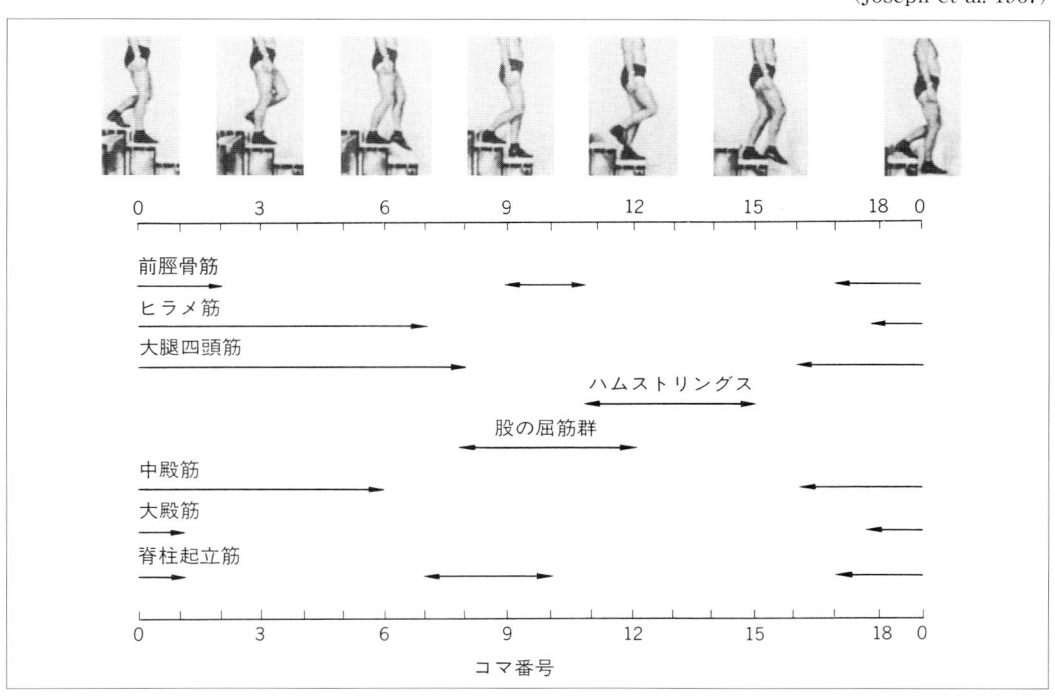

図 9-72 階段を下りるときの筋活動パターン
バー表示された記録．

(Joseph et al. 1967)

データは1歩行周期を100％として正規化(基準化，normalize)したうえで表示する．筋電活動の程度(振幅，amplitude)は，包絡線の場合には電圧で表示することが多い．そのほかに，当該筋の等尺性最大収縮時の振幅(これを100％とする)に対する比率(percent of a maximum voluntary contraction：%MVC)，あるいは包絡線の最大値(100％)に対する比率として表す．そのうえで，数回の記録を加算したり，平均値と標準偏差を用いて表示したりする．データ処理に必要とされる歩行周期の数は，少なくとも3回である(Arsenault et al. 1986a)．こうして得られたデータには，個人差はあるが，個人内の変動は少なくなり，安定した記録となる．

歩行研究の多くは，左右下肢は対称性のある活動を行っていると仮定して，筋電図の記録は片側の下肢だけで行われている．Arsenault et al.(1986b)は，歩行時にヒラメ筋および大腿直筋の筋活動を記録して筋電図包絡線の％MVCを求め，歩行周期に合わせて比較している．その結果，同名筋の筋電図包絡線間の相関は高く，空間時間的パターンは定性的にほとんど同じ形であるが，わずかながら明確な違いがときに現れている．ただし，この違いは，統計処理によっては明らかにならないまま，平均加算されている．さらに，両下肢の筋電図の振幅にはかなりの相違があり，筋電図の記録法や処理法には重要な問題が残されている．

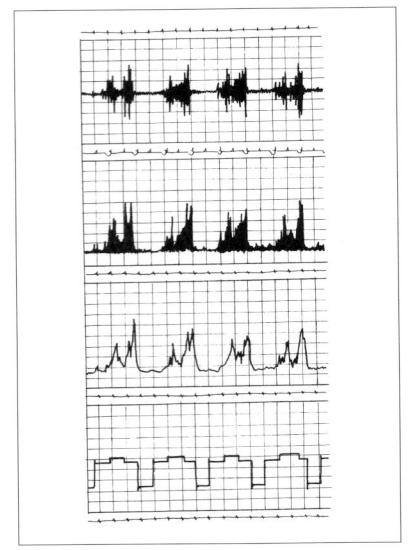

図 9-73 歩行時の左ヒラメ筋の活動
(4歩の記録)
上から未処理の筋電図，整流筋電図，包絡線，最下段はフットスイッチの記録である．
(Arsenault et al. 1987，一部改変)

2) 正常歩行

筋電図ポリグラフによる正常歩行の分析は，1940年代後半に始まった．1960年代までは，特定の処理を加えていない筋電図記録の観察から，いろいろな筋活動のタイミングあるいは振幅と歩行周期との対応が検討されていた (図9-70~72)．これらの研究は，主として機能解剖学の流れを引き継いだ立場で行われた．1970年代になって，積分筋電図あるいは筋電図包絡線の記録が行われるようになり，筋電図データと生体力学的データとの関連が多方面から追求されるようになる．現在の研究は，筋電図から相対的な力を推定すること，関節モーメントの算出を試みることなどを目的としている．

(1) 下肢筋群の活動パターン

図9-74は正常歩行のクロノフォトグラフおよび歩行周期に対応した下肢筋群の筋電活動である．クロノフォトグラフの表示は自然歩行であり，記録の頻度は15Hz，左方から右方への移動を身体の右側から記録している．

a．遠心性収縮

大腿四頭筋とハムストリングスを除いて，ほかの筋群は筋長が伸びるときに筋活動が始まり，

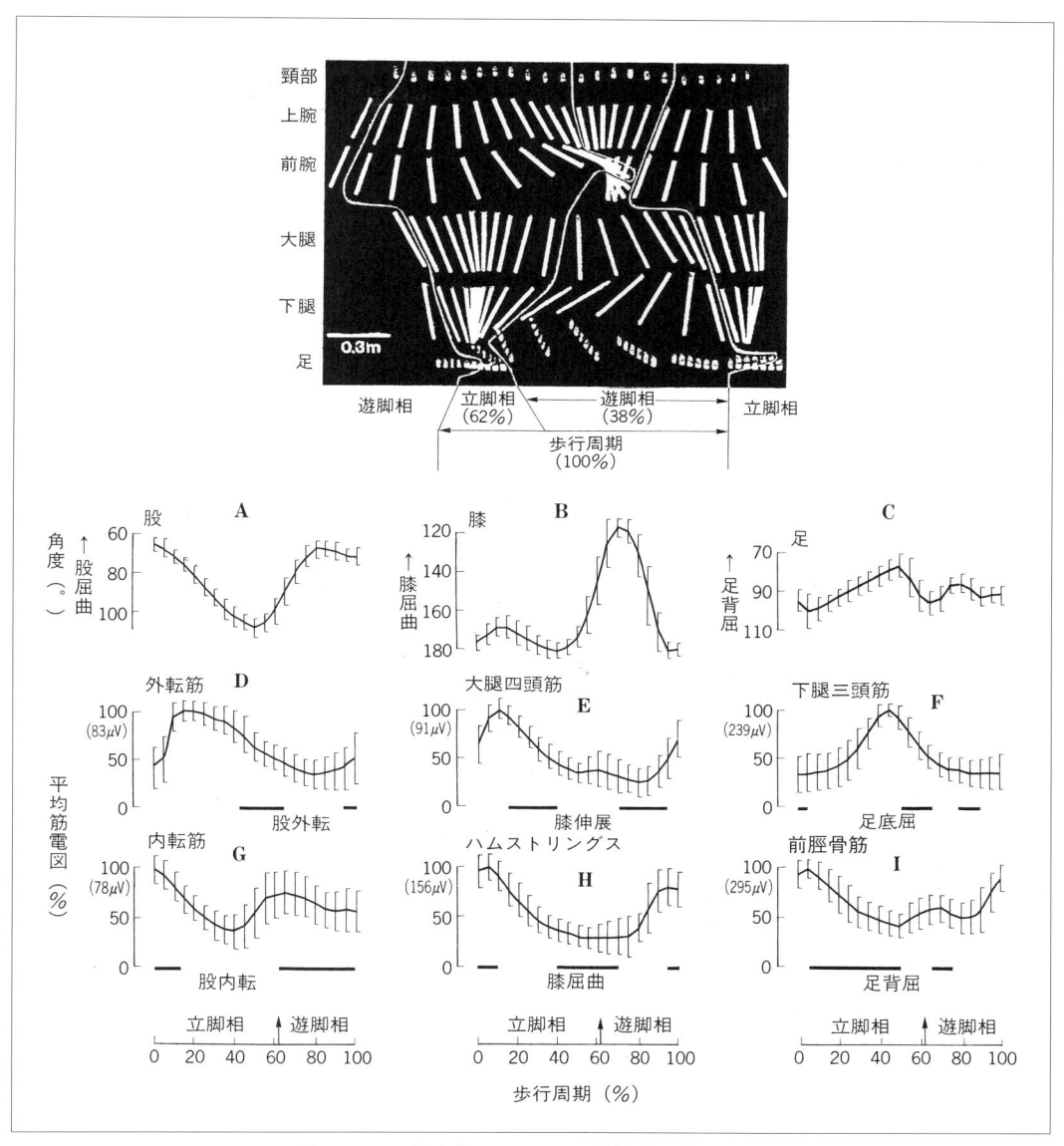

図 9-74 正常歩行における下肢筋群の筋電活動
上図：クロノフォトグラフ(左方から右方への移動，記録頻度は 15 Hz)．
下図：下肢関節運動および筋群の筋電図包絡線．
　A〜Cの角関節の角変位は健常者 10 名の平均値と標準偏差である．
　D〜Iの筋電図包絡線は 10 名の 100 試行から得られた平均値と標準偏差である．それぞれの筋活動電位の最大値は(　)に表示されている．各筋が短縮している(主動筋として働いている)時期は太線で表示されている．
　矢印は立脚相から遊脚相への移行時点である．

(Knutsson et al. 1979, 改変)

筋が伸展している間は活動が持続している．これらの筋活動によって，重力(位置エネルギー)および先行する歩行運動によって生じる運動(運動エネルギー)を制限(制御)している．歩行は重心

の上下移動を伴った前進運動であり，この運動は位置エネルギーと運動エネルギーとの変換が交互に反復することによって行われている．筋の遠心性収縮による運動の制限は，このエネルギー変換のために一部が使われている．同時に，歩行運動中の下肢を安定させる働きもある．

b．静止性収縮

筋活動が高いにもかかわらず，筋長があまり変化しない状態，すなわちその筋が安定筋 (stabilizer) として作用しているのは，立脚相における股外転筋，大腿四頭筋およびハムストリングスである．

c．求心性収縮

筋活動によって筋長が短くなる状態，すなわち主動筋 (prime mover) としての作用は，股内転筋と前脛骨筋で観察される．ただし，前脛骨筋は足関節の安定筋としての役割も大きい．立脚相から遊脚相への移行時には，股外転筋と下腿三頭筋が動筋になる．この現象は，下肢に対する負荷が急激に減少することによる筋短縮であると解釈される．

d．反射性収縮

一部の筋活動は，下肢の動きによる筋伸展で誘発された伸張反射に由来する可能性がある．これに属するのは，①遊脚相末期の股外転筋，②立脚相末期の股内転筋，③遊脚相末期のハムストリングス，④立脚相初期の下腿三頭筋，である．

歩行時の筋電図ポリグラフのデータには，研究者間の不一致があり，筋活動の生体力学的機能の解釈も統一されていない．ここに示したのは標準的データとして，複数の研究者が認めているものである．

e．注意すべき事項

歩行中の左右下肢の筋電図包絡線図の比較では，統計的な有意差はない (Arsenault et al. 1986b)．ただし，健常者8名のヒラメ筋，大腿直筋，大腿二頭筋，内側広筋，前脛骨筋からの記録では，すべての筋活動の振幅は同一個人における再現性は高いが，個人差は大きい．筋電図ポリグラフの正常プロフィールという考え方，あるいはその利用には注意すべきである (Shiavi et al. 1981；Arsenault et al. 1986b)．

筋の活動量とタイミングは，歩行速度によっても変化する (Shiavi et al. 1987)．一般的な特徴として，

①歩行周期に対する筋活動のタイミングは基本的には一定であり，歩行速度が高まると筋活動量も増大する

②歩行速度が異なるとタイミングの違う筋活動もおこり，歩行速度が高まると重複歩に対するタイミングも速くなる

が指摘されている．

(2) 上肢筋群の活動パターン

人間は，歩行時には下肢と位相を逆にして，両上肢を振っている．上肢の振子運動には，①体軸の長軸方向の回旋に対抗する働き，②歩行運動を滑らかにする働き，が仮定されている (Jackson et al. 1983)．以前には，歩行時の上肢の運動は他動的振子運動であるとする説，積極的な筋活動によるとする説などがあった．

Balesteros et al. (1965) は，健常者3名が70 cm/secの速度で動いているトレッドミル上を歩

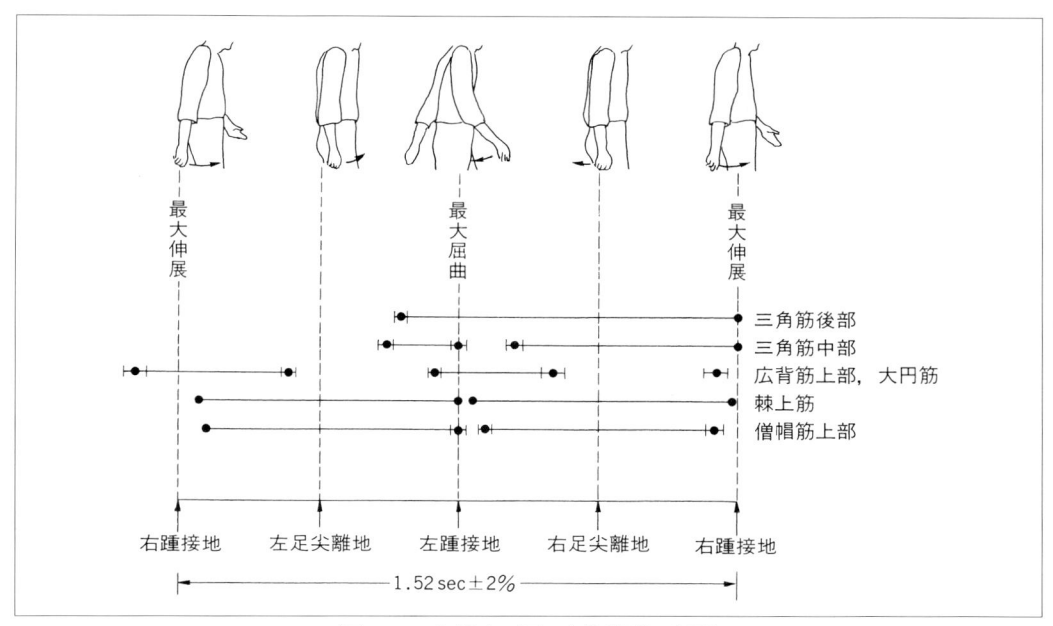

図 9-75 歩行時の肩,上肢筋群の活動
上はシネマトグラフによる腕の位置.
(Ballesteros et al. 1965)

行率 50 steps/min で歩くときの上肢帯筋群の筋電図活動を分析している(図 9-75).歩行では,上肢は前方へ 20°,後方へ 9°,全体で約 30°振られている.腕が後方へ動くとき,肩関節の伸筋(広背筋上部,大円筋,三角筋後部)や外転筋(三角筋中部)に筋活動がある.前方へ動くときには,肩関節の屈筋には筋活動はない.腕の前後運動を通して,三角筋中部や棘上筋の筋活動があり,腕の外転に役立っている.僧帽筋も肩の挙上に働いている.これらの筋群は持続的に活動し,腕の振りが方向を変えるときに沈黙期が現れている.筋活動電位の振幅は最大随意収縮の 5～10% である.腕を他動的に振って運動をおこすと,運動域が 30°以内のときに筋活動があるのは三角筋後部だけであり,歩行時に観察される腕の振りは単なる他動運動によるものとはいえない.腕を体幹に縛りつけて固定しても広背筋上部や大円筋に歩行周期に関連した筋活動がある.腕を振ることの機能は体幹の回旋に対抗する回転モーメントを生み出すことであり,その運動は中枢神経系に組み込まれたプログラムによる運動パターンである.振子運動の速さには,大円筋や三角筋後部の活動量が関係する(Hogue 1969).なお,上下肢の筋活動のタイミングの一致については,対応する筋群は不明である(Weiss et al. 1983).

3) 病的歩行

筋電図ポリグラフによる病的歩行の研究の現状は,Arsenault et al. (1987)の意見によって代表される.
　①歩行周期と筋活動の時期,タイミングの対応を定める方式は広く利用されているが,信頼できる測定法ではない
　②ひとつの筋を取り上げた場合,歩行周期におけるその筋の活動パターンは,個人では比較的

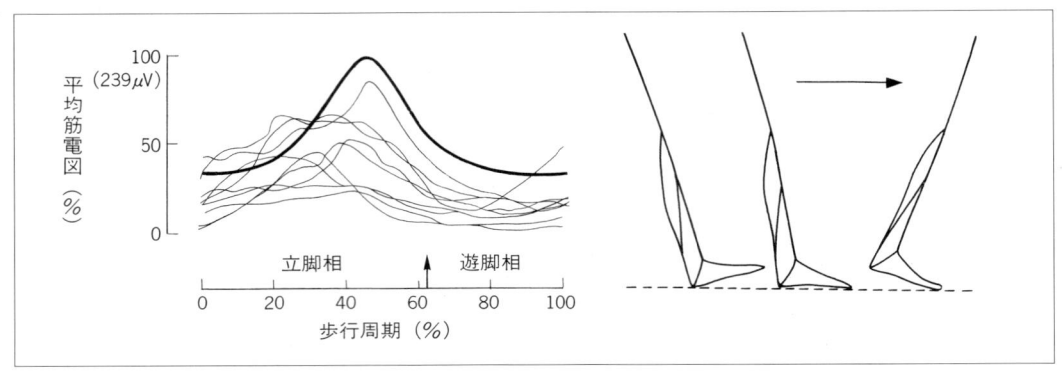

図 9-76 脳卒中片麻痺患者の歩行時の下腿三頭筋活動
左：片麻痺患者（9名）におこる下肢三頭筋の異常な活動（細線）と健常者の平均値（太線）．患者の筋電図は健常者の最大値（239μV）に対する％比によって表示．患者では最大筋活動が立脚相の前半から中期におこっている．健常者では後期におこる．右：立脚相を3期に分けた模式図．筋活動のタイミングと運動の効果について注意（本文参照）．

(Knutsson 1981)

一定しているが，個人間にはおそらく生理的に意味のある相違が認められる
③病的状態については，筋活動パターンが報告者によって異なっている
④筋電図データ処理法，とくに定量化は多様であり，諸研究の比較を困難にしている．ある結果から，一般化した結論を導き出すことは慎重にすべきであろう

最後の意見は病的歩行を扱うときには重要である．現在のところ，いろいろな疾患に特異的な筋電図パターンを同定することはできない．

以下に複数の臨床研究を通して，どのような分析が進められているのかを掲げる．臨床研究で利用されている変数は，筋活動のタイミングと振幅が多い．それらを複数の健常者のデータを平均して得たプロフィールと比較する研究手法である．

（1）痙性麻痺

a．脳卒中片麻痺

脳卒中片麻痺の患脚の筋活動パターンについては，多くの報告がある．

歩行障害の要因との関連からみた場合，代表的な報告は Knutsson et al.(1979)によるものである．脳卒中片麻痺患者26名の下肢筋群の筋電図包絡線図の分析から，異常所見は以下の3群に分けられている．なお，**図9-74**は対照群の記録である．

①下腿三頭筋の伸張反射が歩行時に亢進している（Ⅰ型）
②いくつかの筋に麻痺がある（Ⅱ型）
③多くの筋に同時収縮がおこる（Ⅲ型）

個々の筋に着目すれば，121筋のうち54筋は正常パターンを示している．

Ⅰ型では，立脚相初期に下腿三頭筋に振幅の大きな異常活動が生じる（**図9-76**）．健常者では，足底接地後に足関節の背屈がおこり，これによって下腿三頭筋は伸展され，筋電活動が増大する．重心が支持脚よりも前方へ移行すれば，下腿三頭筋への負荷は減少するが，筋活動はつづけて増加して爪先離地が可能になる．片麻痺患者では，重心が支持脚の前方へ移行する以前に筋活動が

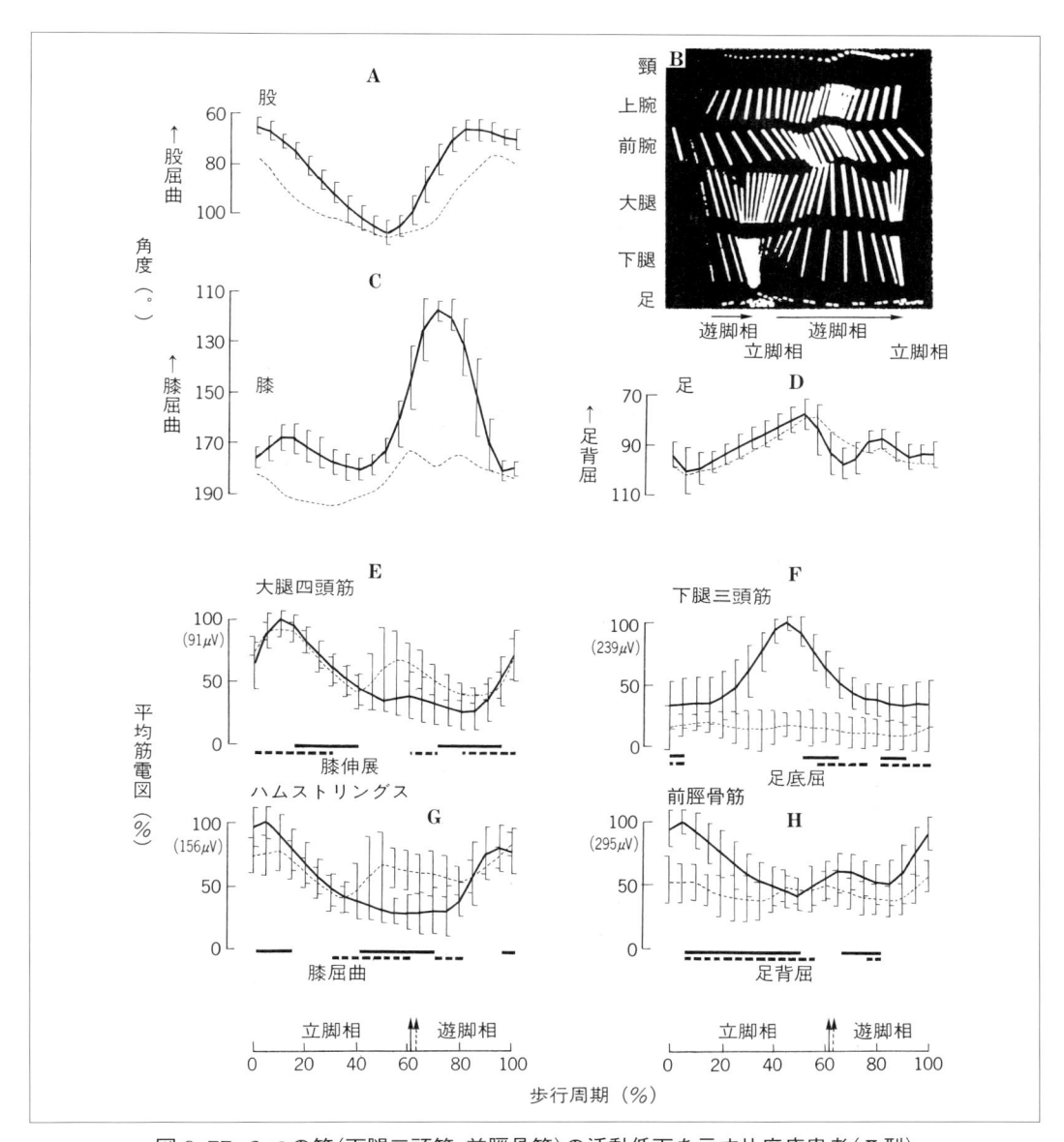

図 9-77 2つの筋(下腿三頭筋,前脛骨筋)の活動低下を示す片麻痺患者(II型)
A, C, D：股・膝・足関節角度変化. B：クロノフォトグラフ(記録は 10 Hz). E〜H：筋活動パターン. 健常者は実線, 患者は破線(10 試行の平均)で表示. その他は図9-74と同じ.

(Knutsson et al. 1979)

高まり,下腿三頭筋の収縮は足関節を軸にして膝後面(下腿上部と大腿下部)を後方へ引くことになる(backward thrust).そのさい,体幹は前進運動の慣性によって前方へ移動するため,膝関節の過伸展がおこってしまう.この時期の筋活動は足尖離地には役立たない.I型は患者26名のうち9名に観察されている.これらの患者では,筋活動の基本的パターンは維持されている.

図9-77はII型の筋活動パターンである.下腿三頭筋には相動性活動がなく,全体に筋電活動

570　9　歩　行

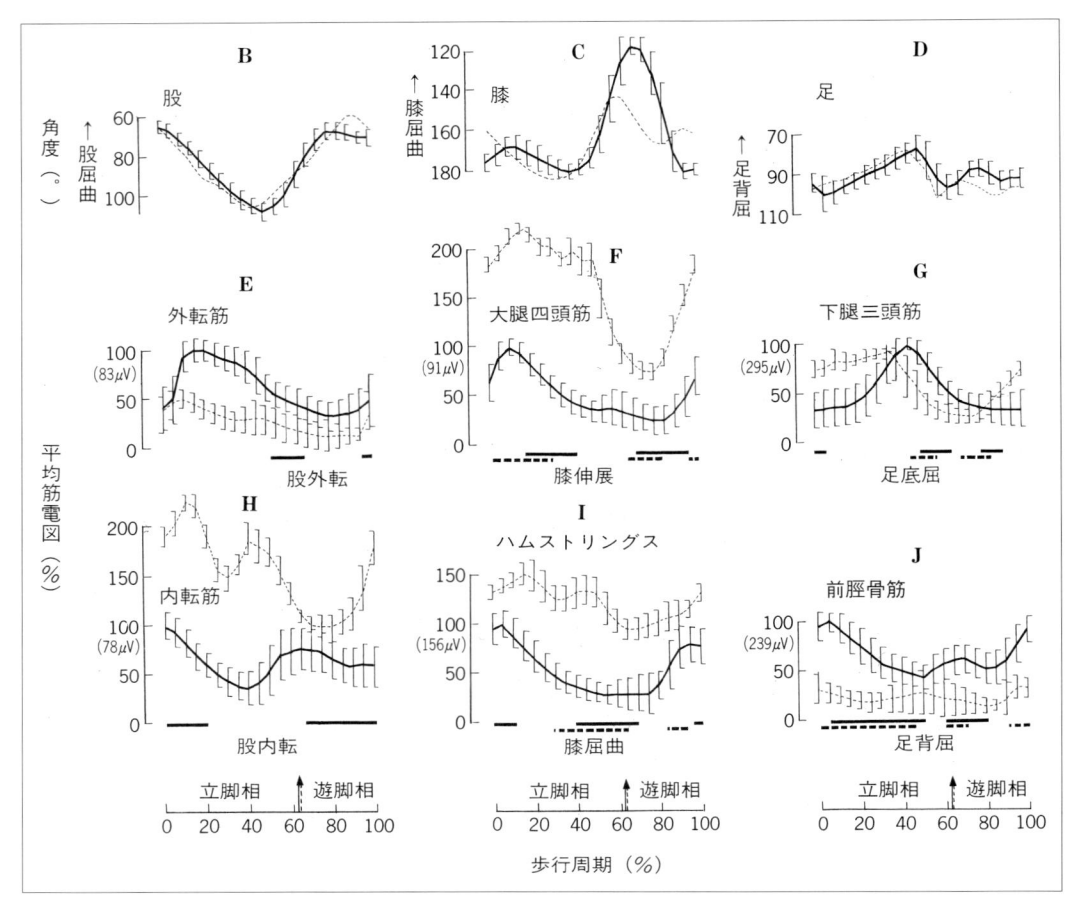

図 9-78　異常な同時収縮を示す片麻痺患者（Ⅲ型）
表示は図9-77と同じ．B〜D：角度変化，E〜J：筋活動．
(Knutsson et al. 1979)

の振幅は低い．前脛骨筋の筋電活動も振幅が低下している．しかし，大腿四頭筋およびハムストリングスの筋電活動の振幅は，正常パターンに類似している．Ⅱ型に属するのは，26名中9名である．これらの所見と随意収縮の筋力低下（中枢性運動麻痺）とは一致しないこともあり，中枢における歩行パターンの発生障害が想定されている．

Ⅲ型では順序のある筋活動の移行が失われ，複数筋の病的な同時収縮がある（**図9-78**）．この型に属するのは，26名中4名である．

残りの4名は複雑な筋活動パターンを示し，類型化はされていない．Ⅰ〜Ⅲ型は独立したパターンとされているが，一部の患者にはパターンの重複も報告されている．

Peat et al.(1976)が報告している右片麻痺患者20名の歩行における筋電図ポリグラフの分析では，筋電図記録の振幅を直接的に計測して，mm単位で表示する手法が用いられている．その結果では，筋活動がすべて同期するという特徴が示されている（**図9-79**）．前脛骨筋，下腿三頭筋，大腿四頭筋および内側ハムストリングスの筋活動は，遊脚相には低下し，立脚相には増加し，

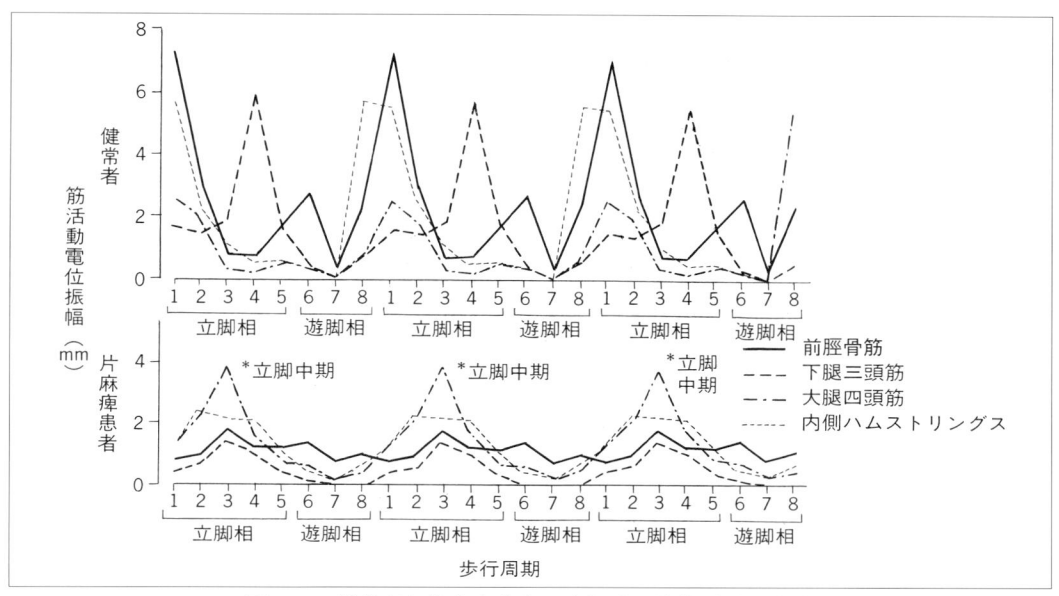

図 9-79 健常者と片麻痺患者の歩行時下肢筋活動の比較
歩行周期を3回反復して表示.

(Peat et al. 1976)

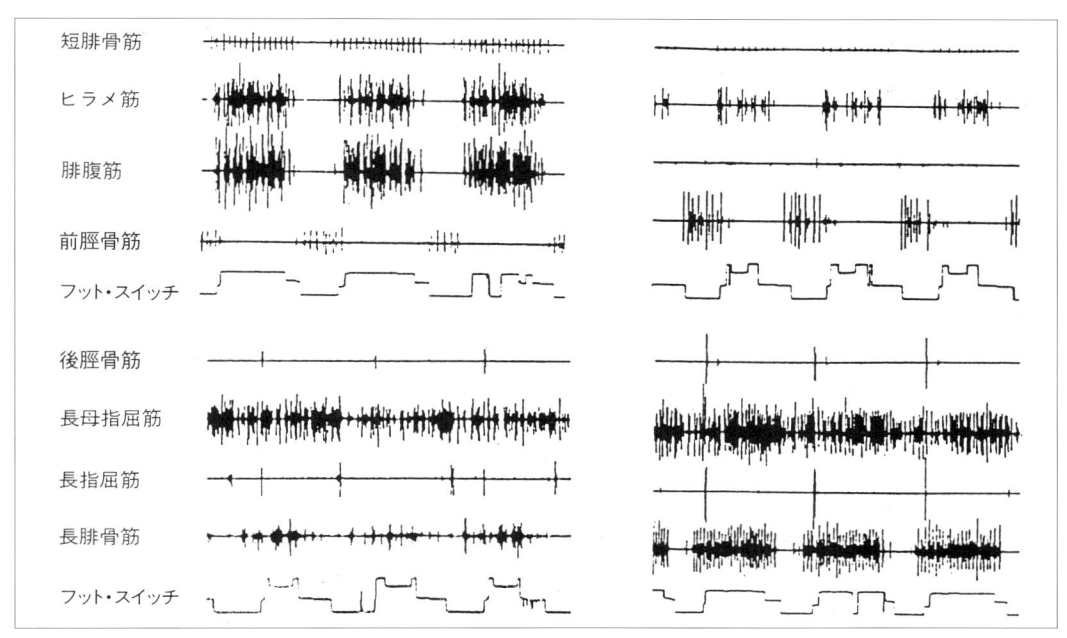

図 9-80 片麻痺患者の内反尖足に対するアキレス腱延長, 母指屈筋の前方移行術前後の筋活動パターン
フット・スイッチは上段が立脚相.
左：術前. 遊脚相に前脛骨筋, 立脚相に腓腹筋, ヒラメ筋, 短腓骨筋が活動している. 長母指屈筋と長指屈筋は持続的に活動する.
右：術後. 遊脚相に前脛骨筋の活動が持続的になるが, 長母指屈筋の持続的な活動には変化がない.

(Waters et al. 1982)

立脚中期に最大となっている．このような異常所見は，中枢性運動障害と新たなる適応による変化と推定されている．このデータはKnutsson et al. (1979)のIII型に対応するものであり，右片麻痺患者のすべてがこのようなパターンを示すわけではない．片麻痺として一括したデータ処理では，個別の問題点が見いだせないだろう．

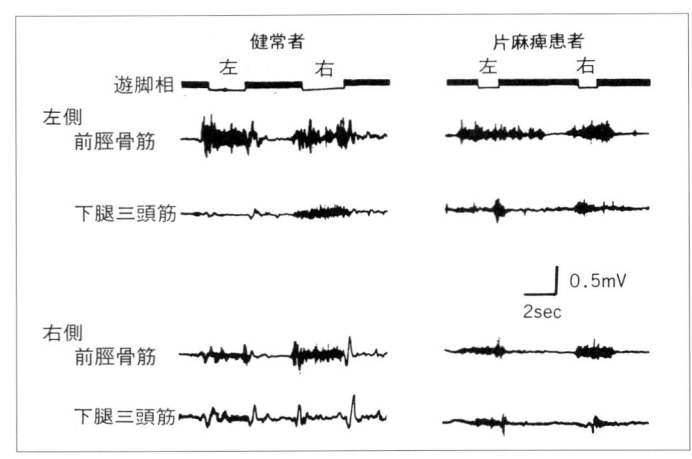

図 9-81 足踏み運動時の下腿筋群の活動パターン

遊脚相の左は左脚が遊脚相にあることを示す．健常者では遊脚相の筋活動は前脛骨筋だけにおこり，立脚相には前脛骨筋と下腿三頭筋の同時収縮がある．片麻痺患者では遊脚相，立脚相ともに両筋群が活動している．

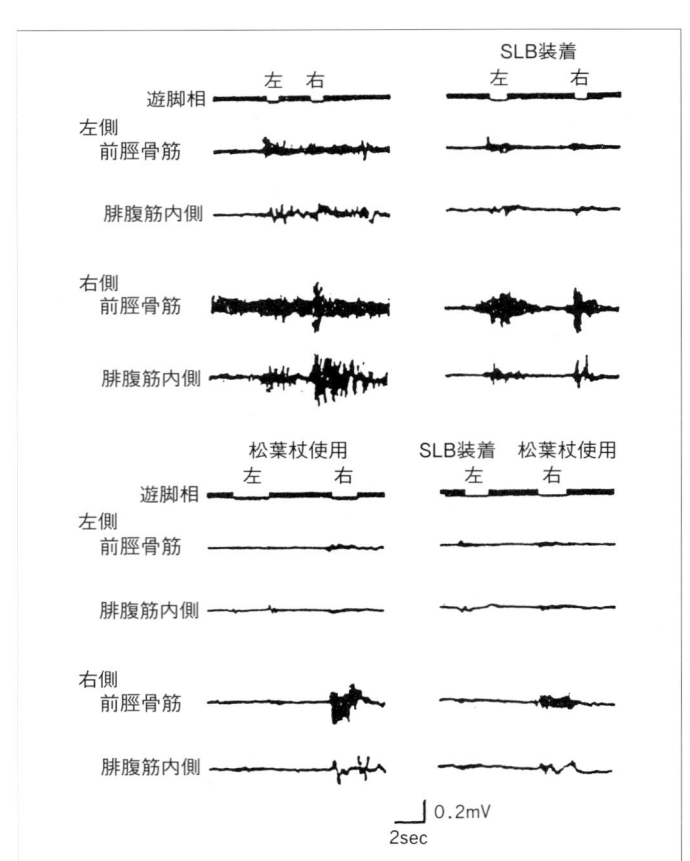

図 9-82 痙直型脳性麻痺の足踏み

下腿筋群の表面筋電図を示す．左，右は遊脚相である．左上図では前脛骨筋に持続的な放電があるが，右下図では前脛骨筋の活動は遊脚相だけになる．（本文参照）

(中村 1973c)

その後，片麻痺患者の歩行時の健側下腿三頭筋の筋張力は筋電活動と平行するが，患側では筋電活動よりも筋伸展の度合いに関係すること(Berger et al. 1984)，および痙性麻痺筋には力学的性質の変化が想定されること(Dietz et al. 1981)から，痙縮筋(spastic muscle)の筋緊張亢進(hypertonus)は反射亢進および筋拘縮による筋硬度変化の結果であると論じられている(O'Dwyner et al. 1996)．そのため，筋電図包絡線図をそのまま正常パターンと比較することの是非が新たな問題になっている．

片麻痺患者27名の尖足変形に対する腱移行術や腱延長術の前後に行われた筋電図ポリグラフの分析では，基本的にはパターンの変化が生じていない(**図9-80**)．なお，ポリオによる筋力低下に対する腱移行術でも，好ましい変化はおこらない(Close 1964)．

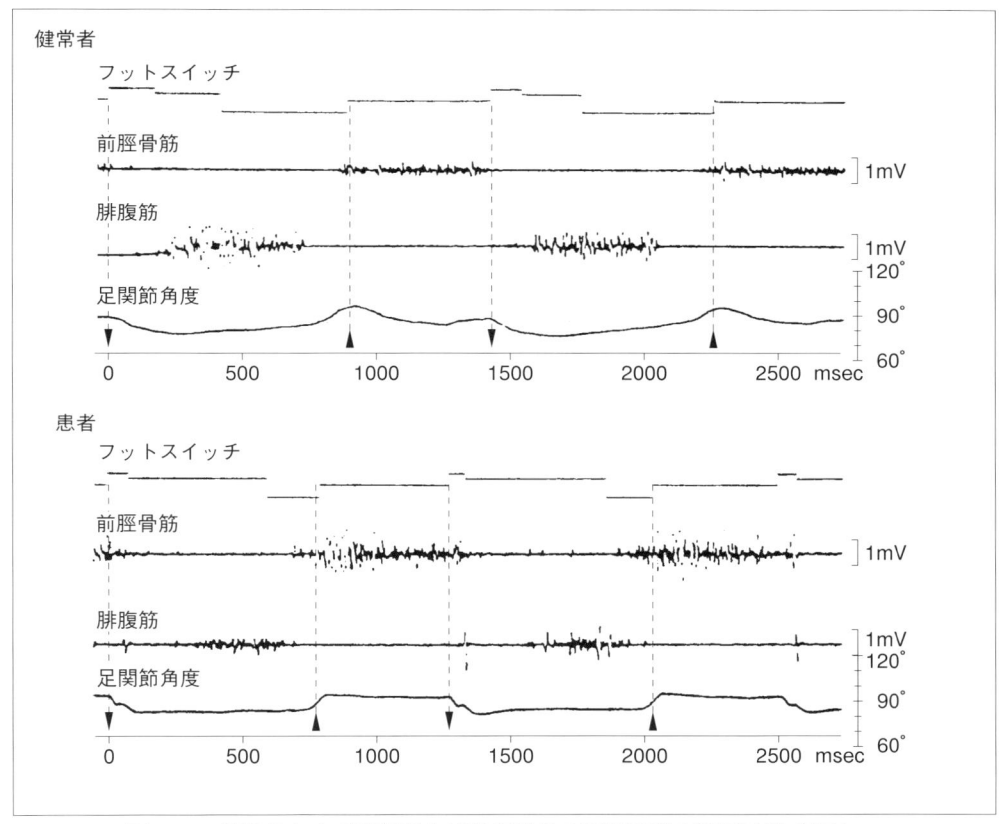

図9-83 健常者および痙性不全対麻痺患者の下腿筋群の筋電図(歩行時)

前脛骨筋と腓腹筋の筋電図，フットスイッチ信号および足関節角度計の記録である．矢印は下向きが足接地，上向きが足離地を表す．フットスイッチは立脚相の上段が踵接地，中段が踵・母指球接地，下段が母指球接地である．

立脚相における腓腹筋の筋電活動のタイミングと強度は，健常者と痙性不全対麻痺患者とで類似しているが，遊脚相における前脛骨筋の筋電活動は後者が強い．足関節角度変化をみると，強い前脛骨筋の活動があっても，足関節の背屈がおこっていない．この間，腓腹筋には筋電活動がないことから，足関節背屈の欠如は拮抗筋活動によるのではない．痙縮筋の筋硬度変化が原因である．患者では，踵接地後に筋伸張反射による筋電活動が記録されている．

(Dietz et al. 1981，一部改変)

b．対側連合運動

健常者の足踏み運動(stepping)では，立脚相に下肢の屈筋と伸筋とが同時に活動し，遊脚相には屈筋だけが活動する(図9-81)．片麻痺患者の患脚では，このようなパターンが消失し，立脚相および遊脚相ともに同じパターンとして，伸筋と屈筋の同時収縮がおこっている．Hirschberg et al. (1952)が「片麻痺患者に観察される予期せぬ所見は，非麻痺側の筋活動パターンと麻痺側のパターンとの類似性である」と指摘した現象である．同じような現象はポリオ患者でも観察され，対側性連合運動(contralateral associated movement)のひとつとされている(Cohn 1951)．筋力低下，随意運動に要する努力の大きさが対側連合運動をおこす要因となるが，それに脳損傷が加わると，運動障害と筋力低下とによって，連合運動は著しいものになる(Abercrombie et al. 1964)．

このような患者が短下肢装具や松葉杖を用いて足踏み運動を行うと，異常所見は減少する(図9-82)．バランス安定性の向上，下肢への体重負荷の減少などにより，患者の努力や必要とされる筋力が軽減されるため，連合運動は消失する．

c．不全対麻痺

脊髄損傷による痙性不全対麻痺(spastic paraparesis)の患者では，立脚相初期に短潜時の反射による筋活動が下腿三頭筋に出現する(図9-83)．このような患者では，立脚相を通しての筋活動の振幅は小さく，その調整も不良である(Dietz et al. 1981)．

(2) パーキンソン病

パーキンソン病患者の歩行障害は，運動のプログラミング障害によると指摘されている(Dietz

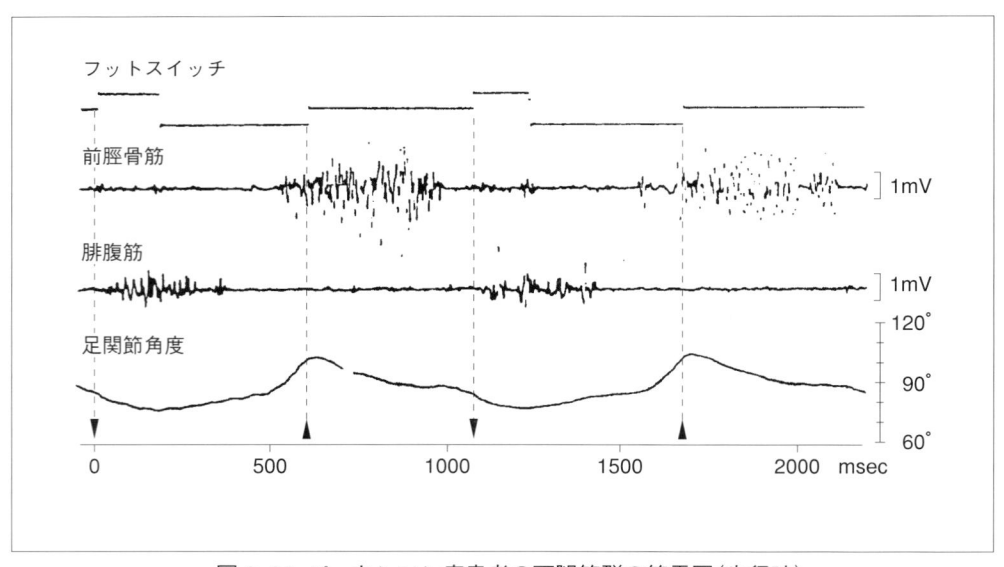

図 9-84 パーキンソン病患者の下腿筋群の筋電図(歩行時)
記録法は図9-83と同じである．患者は L-ドーパを含む複数のパーキンソン症候群治療薬を服用している．遊脚相における前脛骨筋の筋電図振幅は健常者よりも大きく，痙性麻痺に類似している．立脚相における腓腹筋の筋電図振幅はやや低い．ただし，前脛骨筋と腓腹筋との相反性はよく保たれている．遊脚相には足関節が健常者と同じように背屈している．

(Dietz et al. 1981)

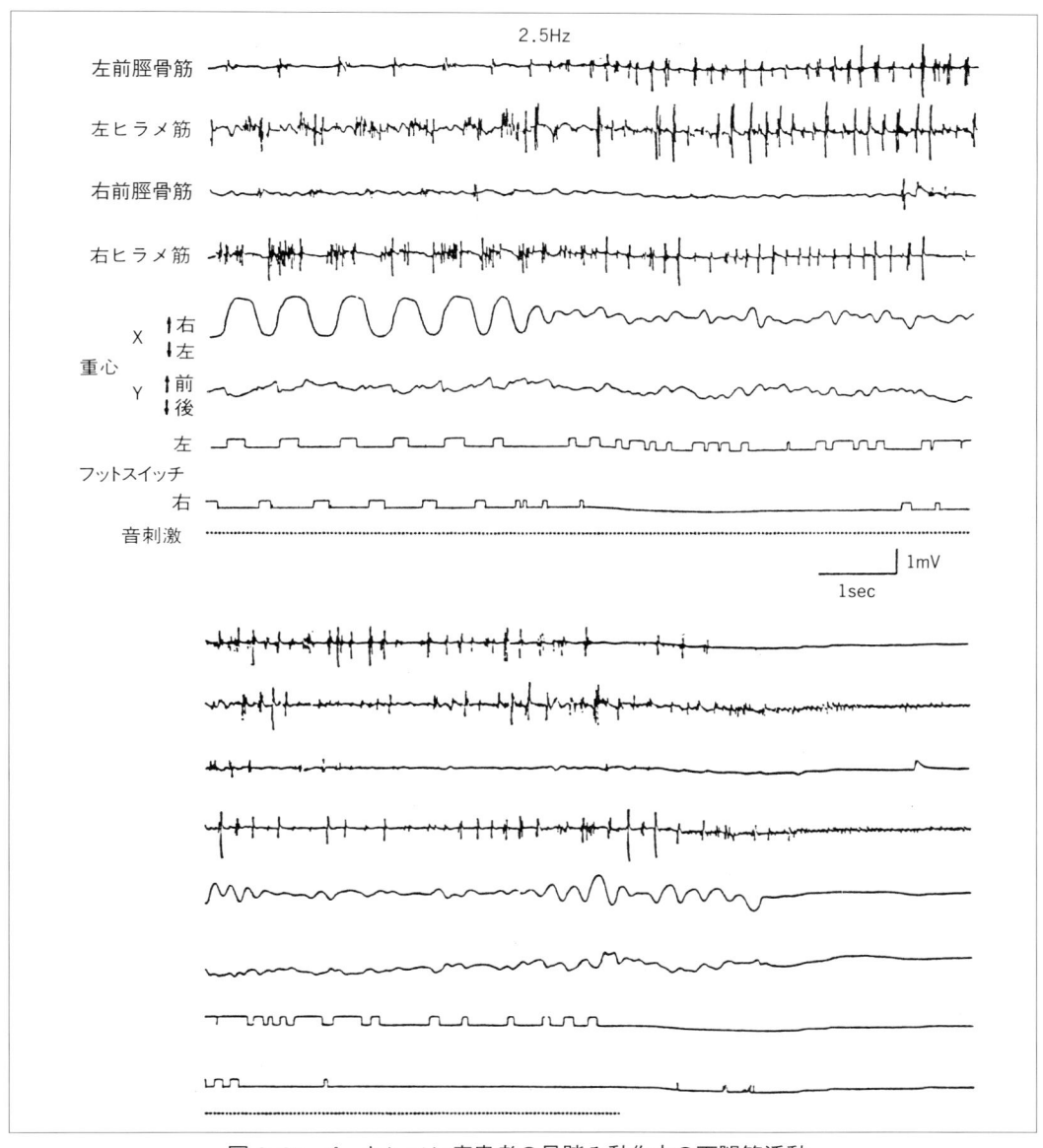

図 9-85 パーキンソン病患者の足踏み動作中の下腿筋活動

2.5 Hz の音刺激に同期した足踏みを行う．初めは立脚相にヒラメ筋，遊脚相に前脛骨筋が活動する健常者と同様なパターンで動作も円滑に行われている．これは左右方向への重心移動，フットスイッチの記録により示されている．動作を開始して間もなく，突然左右下腿筋群に 5 Hz の運動時振戦が出現し，足踏みは不能になる．この不随意運動は動作を試みている間は続く．音刺激を止め，動作が終了すると筋電図から振戦は消失し，安定した立位姿勢に戻る．

1997)．下肢の筋活動パターンは，健常者と比べて，立脚相の伸筋群活動が低下して，拮抗筋である屈筋の同時収縮は増強している(Dietz et al. 1995)．逆に遊脚相における屈筋(前脛骨筋)の活動は増加している(図9-84)．これには逆説性収縮(paradoxical contraction, ウェストファル現象，Westphal phenomenon)との関連性が想定されている(Dietz 1997)．

図9-85は，患者が2.5 Hzの音刺激に合わせて足踏み運動を行ったときの前脛骨筋およびヒラメ筋の筋電図である．はじめの数回は音刺激に一致した滑らかな足踏みが行われ，立脚相にヒラメ筋，遊脚相に前脛骨筋が活動している．左右方向への重心移動およびフットスイッチの記録からも，健常者の足踏みと一致したパターンであることは明らかである．

動作を開始して間もなく，はじめに左前脛骨筋とヒラメ筋，つづいて右ヒラメ筋の活動が5～6 Hzの群発放電へと変化している．同時に足踏み運動は不能になる．フットスイッチの記録から，1～2回の足踏みは頻度が高くなり，その後に動作が不能になることが分かる．これが加速現象(hastening phenomenon)であり，臨床的には「すくみ足歩行」(freezing gait)に該当する．これは運動時振戦であり，音刺激が提示され，患者が動作を試みている間は続いている．音刺激が止まり，患者が動作を中断すると筋電図から群発放電は消失し，重心動揺もなくなり，安定した立位姿勢に戻っている．

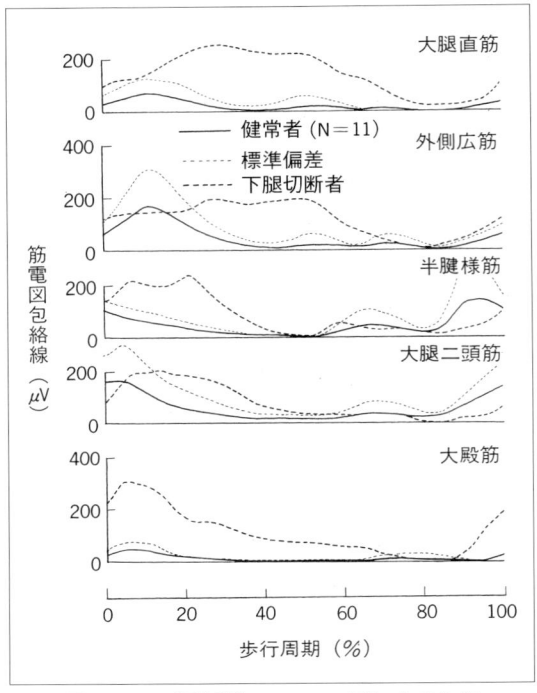

図9-86 下腿切断のSACH足による歩行
破線：患者，実線：健常者．（本文参照）
(Winter et al. 1988)

（3）下腿切断

図9-86はSACH足装着の下腿義足による歩行の筋電図包絡線図である．健常者のデータと比べて，立脚相における股伸筋（大殿筋，大腿二頭筋，半腱様筋）の筋活動振幅は高い．同じように，大腿直筋と外側広筋の活動も高く，膝関節に関係する拮抗筋間の同時収縮を示唆している．これらの筋活動は代償作用であり，その一部は健常者でもおこる爪先離地における足関節底屈筋によるエネルギーを代替している(Winter et al. 1988)．

SACH足と単軸足との比較では，歩行周期における最大筋活動のタイミングに相違があることも報告されている(Cullham et al. 1986)．たとえば，大腿四頭筋の最大活動は健脚が歩行周期の10％，SACHが20％，単軸が30％の時期に生じている．健脚の筋電図は義足の足部によってあまり影響されないが，患脚は足部の相違によってかなりの影響を受けることになる．これは下肢の新たな力学的特性に対して，中枢神経系の機能が適応した結果と推定されている．

9. 歩行とエネルギー消費

歩行時のエネルギー消費(energy consumption)には個人差があり，環境による変動もある．また，衣服と体重を含めた全重量，歩行速度，地面の状態や勾配の有無などによっても変化する

(Åstrand et al. 1970)．ただし，平地における正常歩行に関する多くの研究結果では，一定条件の範囲に含まれるデータはよく一致している．他方，いろいろな歩行異常もエネルギー消費を増加させる要因である．たとえば，義足歩行では失われている関節や筋が多いほど，また切断端が短いほどエネルギー消費が増加する(Porter et al. 1989b)．歩行時のエネルギー消費に関するデータは，患者あるいは障害者の歩行の改善や悪化，義足や装具の適合判定にも役立っている(Bowker et al. 1988)．

1）歩行時のエネルギー消費

(1) エネルギー代謝

身体運動や労働に伴うエネルギー代謝(energy metabolism)を労作代謝(work metabolism)という．これは作業に要するエネルギーであり，基礎代謝(basal metabolism；正常な状態で生命維持のためだけにエネルギー消費が行われている状態の代謝)のためのエネルギーや特異動的作用(specific dynamic action；食事摂取後，数時間にわたる代謝亢進に伴うエネルギー消費の増加)に必要なエネルギーを含んでいない．労作代謝のエネルギー消費は，運動時のエネルギー消費から座位休息時のエネルギー消費を差し引いたものである．後者は安静時代謝(resting metabolism)であり，基礎代謝と特異動的作用，座位維持のエネルギーが合計されたもので，基礎代謝量よりも約20％多くなっている．運動時と安静時との酸素消費量の差を酸素要求量(oxygen requirement)という．

(2) 仕事としての歩行

歩行は力学的には仕事を行ったことに該当する．仕事(work)の定義は，

　　　仕事＝力×距離

である．歩行では，力(force)は重力，摩擦力，加速や減速の慣性であり，距離(distance)は重心の上下，前後，左右への動きである(Corcoran 1971；Fisher et al. 1978)．

単位時間あたりの仕事は，

　　　仕事率＝(力 × 距離)/時間

である．このような仕事率(power)が歩行に直接的に適用されることはない．人間が行う仕事では，エネルギー消費が尺度として用いられる．

(3) 効　　率

消費したエネルギーによって得られた有用作業出力を効率(efficiency)という．身体運動の効率は，生体が行った仕事率(kgw·m/min，ワットなど)とそれに直接あるいは間接に費やしたエネルギーとの比によって求められ，

　　　全仕事量＝外的仕事量＋内的仕事量

である．ここで外的仕事量は歩行(身体の移動)であり，内的仕事量は歩行には無関係である．歩行のエネルギー効率に関しては，

　　　粗効率＝外的仕事量/全エネルギー消費量

　　　正味の効率＝外的仕事量/(全エネルギー消費－安静時エネルギー消費)

などが用いられる．

身体運動の効率はおよそ25％以下であり，残りの75％以上は熱として放出されている．効

率は仕事の種類(作業強度や速さ)，年齢や性別などの影響を受ける．一定量の仕事を行うのに，作業時間を短縮すると作業強度は大きくなり，効率は低下する．作業の速さを遅くすると，仕事に直接的に費やされるエネルギー量は減少するが，仕事に随伴するエネルギー消費は多くなり，作業時間も長くなるため，全体としてエネルギー必要量は増加してしまう．エネルギー必要量が最も少なくなる作業の速さがあり，これを至適速度(optimal speed)あるいは経済速度という．

　一定の距離を移動するのに，歩行速度を速めれば，所要時間は短縮されるが，作業強度は大きくなり，単位時間に消費されるエネルギーは増加する．歩行速度を遅くすれば，所要時間は延長し，姿勢保持などに費やすエネルギーが増加してしまう．歩行にも至適速度がある．

2) エネルギー消費の測定

　歩行時のエネルギー消費は，間接法によって行われている．定常状態では，人間は酸素消費 $1l$ 当たり約 4.83 kcal のエネルギーを産出する(Brown et al. 1965)．ある仕事を一定時間行ったときの酸素消費量から，全エネルギー消費を計算することができる．歩行時のエネルギー消費は単位距離当たりのキロカロリー(kcal)で表される．酸素消費量の場合には，これを体重当たりに換算して単位($ml\ O_2$/kg/min)で表すこともある．

(1) 酸素消費量の測定

　酸素消費量は呼気を集め，その容量および酸素濃度を測定し，吸気中の酸素濃度（大気では20.93%）から差し引くことで得られる．運動中の呼気はダグラスバッグを用いて集める．呼吸計を利用することもある．炭酸ガス濃度の測定もエネルギー消費の測定に利用できるが，食物による変化が大きいこと，そのほかの変動要因も多いため，あまり用いられない．現在は，呼吸ごとに呼気中の酸素濃度を自動的に測定する自動ガス分析装置を直接的にマスクにつけて測定する機器が開発され，臨床で利用されている．

(2) 心拍数の測定

　心拍数もエネルギー消費の指標として，しばしば用いられてきた(Master et al. 1929)．単位時間当たりの心拍数は酸素消費量と直線相関を示すため，歩行や走行，自転車エルゴメータ，階段昇降などの身体運動における負荷量の変化と心拍数の変化との間の相関を求める．この方法は，酸素消費量測定よりも簡便であるが，精度は落ちる．

　心拍数を利用した指標のひとつに歩行の生理的コスト指数(physiological cost index：PCI)がある(MacGregor 1979)．歩行の生理的コスト(physiological cost of gait：PCG)ともいう(Stevens et al. 1983)．被験者は約 30 m の 8 字型歩行路で自然歩行，速い歩行あるいは遅い歩行で歩き，200 m を歩くのに要した時間と歩数を測定する．被験者が 3 分間にわたる歩行を行って，移動距離と歩数を測定する変法もある．歩行前の安静時と歩行終了時に心拍数を計測して，

　　　　PCI ＝ ［歩行終了時心拍数－安静時心拍数］/歩行速度　(beats/m)

によって求める．

　PCI は，患者や障害者は自然歩行の状態で測定できるため，かなりの歩行障害がある場合でも利用できる利点がある．ただし，臨床において PCI を測定する場合，心拍数は運動以外の要因によっても変化する点に注意が必要である．心疾患や高血圧に対する一部の薬剤は，運動に対する心拍数の増加を抑制することがある．また，精神的緊張は，安静時の心拍数を増加させる．

表 9-30 平地歩行のエネルギー消費

報告者	発表年	人数	被験者	速度 m/min	エネルギー消費 kcal/min/kg	kcal×10⁻³/m/kg
McDonald	(1961)	583	女	80	0.067[b]	0.83
			男	80	0.061[b]	0.76
Ralston	(1958)	19	男,女	74[c]	0.058[b]	0.78
Corcoran	(1970)	32	男,女	83[c,d]	0.063[b]	0.76
Waters	(1976)	25	男,女	82[d]	0.063[b]	0.77
Ganguli	(1973)	16	男	50[e]	0.044	0.88[a]
Bobbert	(1960)	2	男	81[e]	0.063[f]	0.79[a]
Peizer	(1969)	?	?	80[g]	0.043[g]	0.57

a：kcal/min と m/min から計算．b：kcal/m と m/min から計算．c：最も効率のよい歩行速度．d：被験者の選んだ歩行速度．e：報告者のきめた歩行速度．f：著者の式から計算．g：図表からの近似．
複数の利用可能な文献資料から得た数値として，健常者における歩行のエネルギー消費(normal expenditure：Ee)は，0.063 kcal/min/kg，0.764 kcal×10⁻³/m/kg，が掲げられている．

(Fisher et al. 1978，一部改変)

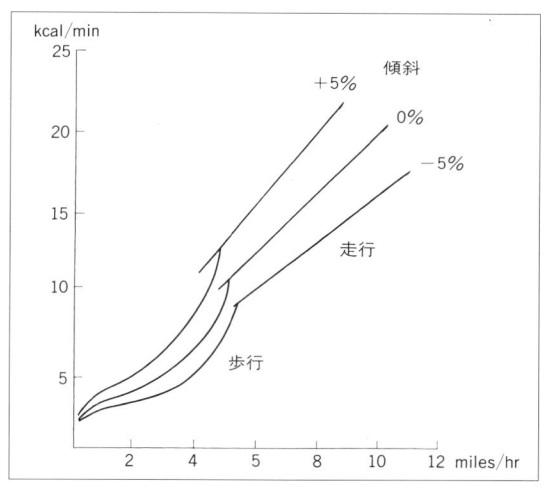

図 9-87 歩行速度とエネルギー消費の関係
歩行では 4 miles/hr 以上の速度になるとエネルギー消費は急増し，走行のほうが効率はよい．走行では速度とエネルギー消費とは直線関係になる．

(Margaria et al. 1963)

3）正常歩行

(1) エネルギー消費

平地歩行におけるエネルギー消費に関する報告は多い(**表9-30**)．McDonald (1961)は，1912〜1958年の文献から，8,600例に及ぶ歩行のエネルギー消費の資料を分析している．その結果では，歩行速度が60〜80 m/min の範囲ではエネルギー消費はあまり変化せず，およそ80 m/min で最小値になる，すなわち効率がよくなっている．そのほかに，エネルギー消費が最小になる歩行速度として，74 m/min あるいは78.8 m/min などの数値もある(Fisher et al. 1978)．

年齢や身長はエネルギー消費にそれほど影響しないが，体重および性差(女性は男性よりも約10%少ない)，歩行速度は影響する(McDonald 1961)．ただし，その後の報告では，性差はないとする意見が有力になっている(Fisher et al. 1978)．歩行速度は速くなるほど，エネルギー消費は大きくなる(**図9-87**)．多くの平地歩行に関する研究結果を同一座標に記すと，歩行速度が3

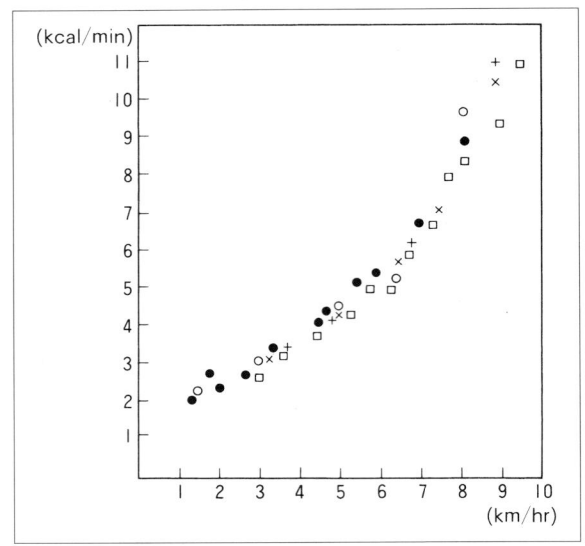

図 9-88 歩行速度とエネルギー消費
● : Atzler, × : Douglas, ＋ : Benedict,
○ : Margaria, □ : Kohner.
(阿久津 1975)

表 9-31 健常者12名(28〜71歳：平均48.3歳)のPCIと歩行速度(平均と標準偏差)

	好みの速度	最大速度
PCI(beats/m)	0.27±0.08 (0.17〜0.39)	0.46±0.12 (0.21〜0.69)
歩行速度(m/min)	70.2±12.2 (52.7〜102.3)	104.8±15.9 (74.7〜135.7)

( )：範囲．

〜6.5 km/hrでは，エネルギー消費と歩行速度とは直線的な関係を示し，C＝0.8V＋0.5が成り立つ（図9-88）．ここで，Cは消費カロリー(kcal/min)，Vは歩行速度(km/hr)である．この式では，年齢や体重，性差は考慮されていない．体重を考慮した平地歩行では，歩行速度とエネルギー消費との関係は曲線となり，

$$E = W(0.03 + 0.0035 V^2)$$

E：エネルギー(kcal/min), W：体重(kg), V：速度(miles/hr)　　1 mile ≒ 1.6 km

が成り立つ(Corcoran 1971)．図9-87では，およそ3 miles/hr (92.5 m/min)が経済速度になる．歩行速度が約130 m/min以上になると，走行のほうがエネルギー消費は少なくて済み，移動の効率がよくなる．

　男性87名および女性74名の経済速度の平均値が83 m/minという報告もある(Waters et al. 1976)．わが国のデータでは，健常者の至適速度は70〜75 m/minである（勝木・他 1987）．日常生活における歩行速度は，70〜80 m/minがエネルギー消費の面でも効率がよいことになる．歩行障害があっても，人間は一定距離を歩くのにエネルギー消費の効率がよくなる速度を選択している(Bard et al. 1959)．

　地面の性質については，固いアスファルト道路と比べて，柔らかい土の上ではエネルギー消費

は30～40％増加する．履物もエネルギー消費には影響して，7.5 cm のハイヒールでは10～15％増になる．1/10 勾配の斜面を下りるときには，エネルギー消費は平地歩行よりも 25％少なくなる．しかし，急な下り坂をゆっくりと歩くときには，平地歩行よりもエネルギー消費は増加する．階段昇降では，体重や速度も関係するが，上りのエネルギー消費は 6～12 kcal/min であり，下りはその1/3程度で十分である (Åsrand et al. 1970)．

（2）PCI

PCI は歩行速度に依存している．健常者では，各人が好む歩行，自然歩行において最小値になり，0.2～0.4 beats/m である (Steven et al. 1983)．最大歩行速度になると，PCI は 0.4 beats/m よりも大きくなる (**表 9-31**)．

（3）重心の上方移動のためのエネルギー消費

歩行中，身体の重心は上下に移動して，位置エネルギーと運動エネルギーの転換が行われている (**図 9-2**)．重心の上方移動に費やされるエネルギーの全エネルギーに対する割合について，Duff-Raffaele et al. (1996) が検討している．前提条件は，筋群が位置エネルギーの変化に直接的に関係するという仮定である．重心の下方移動における遠心性収縮は無視しておく．重心移動は，仙骨部皮膚に貼付したマーカの運動軌跡から求めている．被験者は 10 名であり，体重 (kg) と 1 歩における重心上下移動距離 (m/step) の平均，歩行率 (steps/min) から，持ち上げ仕事 (lift work：kcal/min) を，

持ち上げ仕事 ＝ (体重×重心上下移動距離×歩行率)/427 (kgw·m/kcal)

で計算する．筋作業の効率を 25％ として，

持ち上げ仕事の割合 ＝ (持ち上げ仕事×100/25)/全エネルギー消費

を求める．

その結果，1.34 m/sec および 1.79 m/sec の歩行では，それぞれ平均して全エネルギー消費の 53.2％，62.8％ が持ち上げ仕事に利用されている．0.45 m/sec および 0.90 m/sec の歩行では，それぞれ 21.6％，37.6％ である．歩行速度が遅いときは，速いときよりも持ち上げ仕事に費やされるエネルギーの全代謝エネルギーに対する割合が少なくなる．遅い歩行速度では，全エネルギー消費の多くは筋群が行う内的仕事に向けられていることになる．

4）異常歩行

（1）エネルギー消費

体幹や下肢の関節固定あるいは変形は歩行障害の要因となり，歩行時のエネルギー消費を増加させる (**表 9-32**)．

表 9-32 固定，変形によるエネルギー消費の増加

固定，変形	エネルギー消費増(％)
腕を体幹にテープでとめる	N.S.
体幹ギプス固定	10
股ギプス固定　－180°	20
－150°	0～10
－120°	30
股関節固定術	
遅い速度	0～10
速い速度	25
膝ギプス固定	
180°，165°，150°	5～10
135°	25～35
片側足関節ギプス固定	6
両側足関節ギプス固定	9

(Corcoran 1971)

表 9-33 腕や膝関節を固定しての歩行時のエネルギー消費

条件	酸素消費量 (ml/kg/m)	基準値からの変化(%)	p	自然歩行速度 (m/sec)	p
基準値	.194±.029			1.12±.15	
上肢固定	.195±.028	+.51	.73	1.10±.16	.25
膝固定	.238±.031	+22.7	<.0001	0.92±.14	.0005
上肢・膝固定	.242±.030	+24.7	<.0001	0.89±.18	.0005

平均値±標準偏差.

(Hanada et al. 2001)

a. 膝関節固定

片側膝関節が伸展位に固定されると，その脚が遊脚相のとき，同側骨盤を上げる，分回し歩行とする，あるいは立脚相にある対側脚で伸び上がるなどして歩行する．これらの運動によって，歩行時のエネルギー消費は増加する．片側膝関節の固定によって，平地歩行のエネルギー消費は18〜23％も増加する(Inman et al. 1984；Mattsson et al. 1990；Abdulhadi et al. 1996)．Fisher et al. (1978)によれば，膝関節固定の場合，完全伸展位(180°)ではなく，165°のときにエネルギー消費の増加分は最小限に留まる．膝関節を完全伸展位で固定した場合には，対側の靴底を1.25〜2.5 cmだけ高くすることで，エネルギー消費の増加がかなり防止できる．そのため，膝関節伸展位でギプス固定や装具固定を行うとき，あるいは痙性不全麻痺に伴う歩行異常などには，靴底の補高が薦められている(Abdulhadi et al. 1996)．

上位運動ニューロン疾患あるいは脳卒中による上下肢の運動機能障害は，筋力低下や筋緊張亢進などを通して，機能的不動(functional immobilization)の状態をもたらす．これら四肢の一部の機能的不動も，関節固定に準じて，関節固定と類似の影響を歩行にもたらしている可能性がある．Hanada et al. (2001)は，健常者10名を被験者として，①自然歩行の基準値(N)，②装具で右膝を完全伸展位に固定(KI)，③スリングで右上肢を肘関節屈曲位固定(AI)，④右上肢と右膝とを固定(KAI)，の4条件でトレッドミル上の自然歩行時のエネルギー消費を分析している．**表 9-33**に結果を示す．Nと比べて，KIのエネルギー消費は22.7%増加し，KAIは24.7%増加している．しかし，エネルギー消費はNとAIとの間，KIとKAIとの間には有意差はない．自然歩行の速度も同じ傾向を示している．上肢の固定では，歩行のエネルギー消費に影響はないようである．

b. 下肢切断

下肢切断では，義足使用によって歩行機能は改善するが，その適合の良否はエネルギー消費にかなりの影響を与えている．

サイム切断(Symes amputation)では，歩行速度は正常歩行よりおよそ34％減少し，エネルギー消費(kcal/m/kg)は31％増になる(Waters et al. 1976)．

片側の下腿切断者については，いろいろな報告があり，歩行速度は14〜41％の減少，エネルギー消費は10〜33％増の報告がある(Fisher et al. 1978)．両側の下腿切断者では，歩行速度は21％減，エネルギー消費は41％増となる(Gonzalez et al. 1974)．

大腿切断者の義足歩行のエネルギー消費については，かなり異なる結果が報告されている．測

定時の歩行速度，義足の適合，被験者の義足歩行の技能や年齢などの要因が相違しているため，比較検討することは困難である．若年者は正常歩行の10～15％増，高齢者は25～100％増に分布している（Corcoran 1971）．自然歩行における報告では，片側大腿切断によって歩行速度は正常歩行の47％減，エネルギー消費は49％増になり，両側切断では歩行速度が73％減，エネルギー消費は280％増になるという（Huang et al. 1979）．歩行速度が速くなると，エネルギー消費は急速に大きくなる傾向にある．義足が重いこと，重心が遠位部にあること，アライメントの安定性が低下していることなどもエネルギー消費増加の要因になっている．なお，義足の膝関節を固定すると，固定しない場合に比べて，エネルギー消費はかえって減少する（Traugh et al. 1975）．

義足あるいは松葉杖による歩行が下腿切断者のエネルギー消費に与える影響について，以前は相違がないと報告されていた（Corcoran 1971）．Pagliarulo et al.（1979）は，下腿切断者15名の歩行で比較している．いずれの場合も，歩行速度は71 m/min である．義足歩行の酸素消費量は15.5 ml/kg/min，松葉杖歩行は22.3 ml/kg/min であり，前者のほうがエネルギー消費は少ない．

下肢切断者が車椅子を利用すれば，正常歩行と同じ速さでも，エネルギー消費は正常歩行のわずか9％増であり，安全性も高い（Traugh et al. 1975）．

c．中枢神経障害

対麻痺患者では，胸髄11レベル損傷でも装具と松葉杖による歩行は可能になるが，歩行速度やエネルギー消費からみて，実用歩行となるのは胸髄12レベル以下の損傷の患者である（Long et al. 1955）．患者の松葉杖歩行では，正常歩行と同じ速度の場合，エネルギー消費は2～4倍に

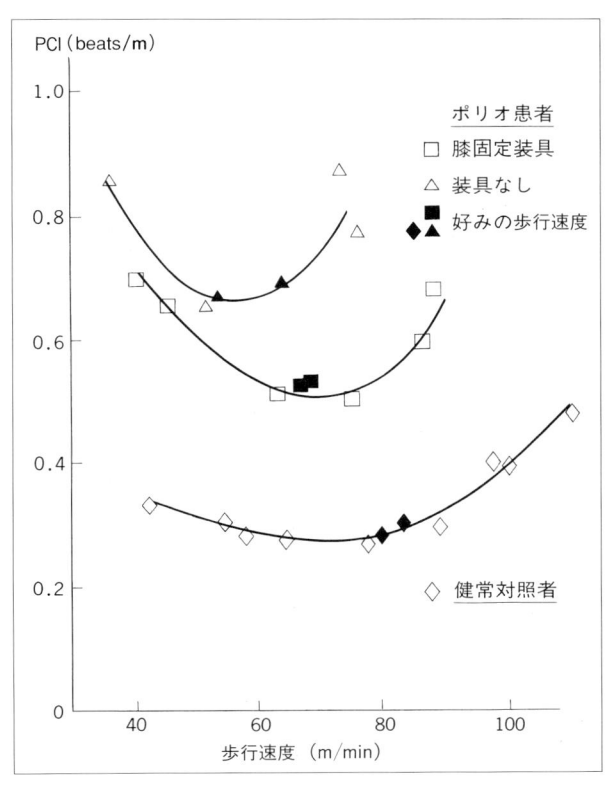

図 9-89 ポリオ患者の PCI：歩行速度と装具の影響
（MacGregor 1979，一部改変）

表 9-34 脳卒中片麻痺 12 名(37〜75 歳：平均 57.7 歳)の PCI：歩行速度と AFO の効果(平均と標準偏差)

歩行速度	好み		最大	
AFO	なし	あり	なし	あり
PCI(beats/m)	0.97±0.46 (0.38〜2.00)	0.67±0.28 (0.35〜1.47)	0.99±0.43 (0.38〜1.86)	0.71±0.22 (0.39〜1.27)
歩行速度(m/min)	32.7±9.6 (14.0〜47.3)	39.4±10.7 (15.0〜57.3)	38.9±11.9 (14.0〜57.7)	48.7±11.7 (21.3〜65.0)

なり，歩行速度をわずかに高めるとエネルギー消費は急増してしまう(Corcoran 1971)．対麻痺患者では，装具の的確な処方はエネルギー消費を減少させるために重要であるが，歩行に必要なエネルギー消費の増加が必然的であることも考慮すべきことである(Fisher et al. 1978)．

上位中枢障害による異常歩行では，エネルギー消費の増加は疾患特異性よりも運動障害の重症度を反映している．片麻痺患者のエネルギー消費についても，いろいろな数値が報告されている．これらは運動障害の程度と関連している．正常歩行より平均 64％増のエネルギー消費であった患者群に短下肢装具を用いて，これを 51％増までに減少させたとする報告もある(Corcoran et al. 1970a)．Bard(1963)は距離単位当たりエネルギー消費は 37％増とする数値を掲げ，片麻痺患者は効率のよい歩行速度を維持することが困難と結論づけている．四肢の運動が緩徐であること，転倒への不安などの心理的要因も関与している(Corcoran et al. 1970b)．

(2) PCI

PCI は簡便な測定法によって求められるため，最近になって臨床応用が拡大している．これまでにも，関節リウマチ患者に対する抗炎症薬の効果判定(Steven et al. 1983)，脳性麻痺あるいは二分脊椎に対する杖や装具の効果判定(Butler et al. 1984)への利用が報告されている．

図 9-89 は，ポリオ患者がいろいろな歩行速度で歩いたときの PCI と歩行速度との関係を示したものである．この患者では，膝関節固定装具を用いることによって PCI は低くなっている．患者および対照として掲げられている健常者も，各人の好みの歩行速度の場合，PCI は最低値になっている．健常者の PCI 最低値は，歩行速度がおよそ 80 m/min であり，これは経済速度と一致する．

表 9-34 は脳卒中片麻痺患者 12 名の自然歩行とできるだけ速い歩行における PCI であり，同時にプラスチック製足関節固定装具(AFO)の効果を検討した結果である．できるだけ速く歩いたとき，歩行速度は速いが，PCI も増加する．AFO を用いることによって，自然歩行および最大歩行の速度は速くなり，PCI は低下している．

横塚・他(2000)は，在宅の脳卒中片麻痺患者 24 名を屋外歩行実用群(日常生活手段として屋外歩行を利用している者)および非実用群(散歩以外に屋外歩行をしていない者)に分け，握力，膝伸展力，最大歩行速度，健側歩幅/患側歩幅，PCI を独立変数として 2 群の判別を試みている．その結果では，PCI の判別係数値が最も高くなっている．歩行の PCI は生活機能の予測因子としても有用性があろう．

10. 脳卒中片麻痺患者の歩行訓練──新しい方向

　脳卒中急性期以降の生存者に対する医学的リハビリテーションの主要な目標には，歩行能力や身辺処理能力のような失われた機能の回復が含まれている．歩行機能を含め，大部分の機能回復は発症後3か月以内におこり，その後の回復は，言語機能を除いて，統計的に有意ではないとする複数の報告がある(Andrews et al. 1981；Skilbeck et al. 1983；Kelly-Hayes 1990)．10m最大歩行速度の回復も，歩行訓練開始からの4週間が著しいにすぎない(Nakamura et al. 1988a)．Skilbeck et al.(1983)によれば，脳卒中後，初期には急速な歩行能力の回復があるが，6か月以降にはほとんど変化がなくなる．Wade et al.(1987)は，脳卒中後13週にわたって歩行能力を調べ，発症から歩行訓練開始までの期間が長くなるほど，13週以内に通常の歩行速度に到達する可能性は低いと報告している．

　医学的リハビリテーションの初期から，歩行能力面での機能的利得を促進することが重要である．神経筋促通法，神経発達的アプローチあるいは神経生理学的アプローチは複雑であり，訓練における歩行の実践を強調してはいない(Hesse et al. 1995)．近年，活動を学習する最良の方法は，その活動を実践すること，すなわち課題指向的訓練法(task-oriented training)あるいは課題特化訓練法(task-specific training)が強調されはじめた(Hesse et al. 1994)．これらの訓練法は課題指向的アプローチ(task-oriented approach)，運動制御アプローチ(motor control approach)あるいはシステム・アプローチ(systems approach)と呼ばれている(Shumway-Cook et al. 1995)．新たな訓練法として，ここにはコンピュータ支援による歩行訓練(computer-assisted gait training：CAGT)および部分的体重支持付トレッドミル訓練(treadmill

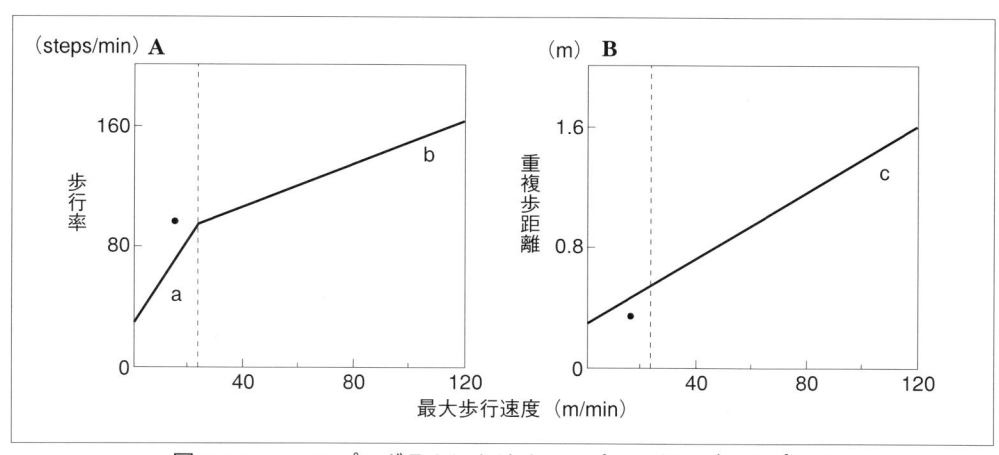

図9-90 CAGTプログラムにおけるコンピュータ・ディスプレイ
A．最大歩行速度と歩行率
B．最大歩行速度と重複歩距離
　回帰直線は58名(208試行)のデータによって構成されている．
　　a：y＝2.95x＋26.7　　　R^2＝0.75.
　　b：y＝0.73x＋78.1　　　R^2＝0.67.
　　c：y＝0.0109x＋0.296　　R^2＝0.90.
　AとBの点は患者の試行結果である．

(Nakamura et al. 1988b)

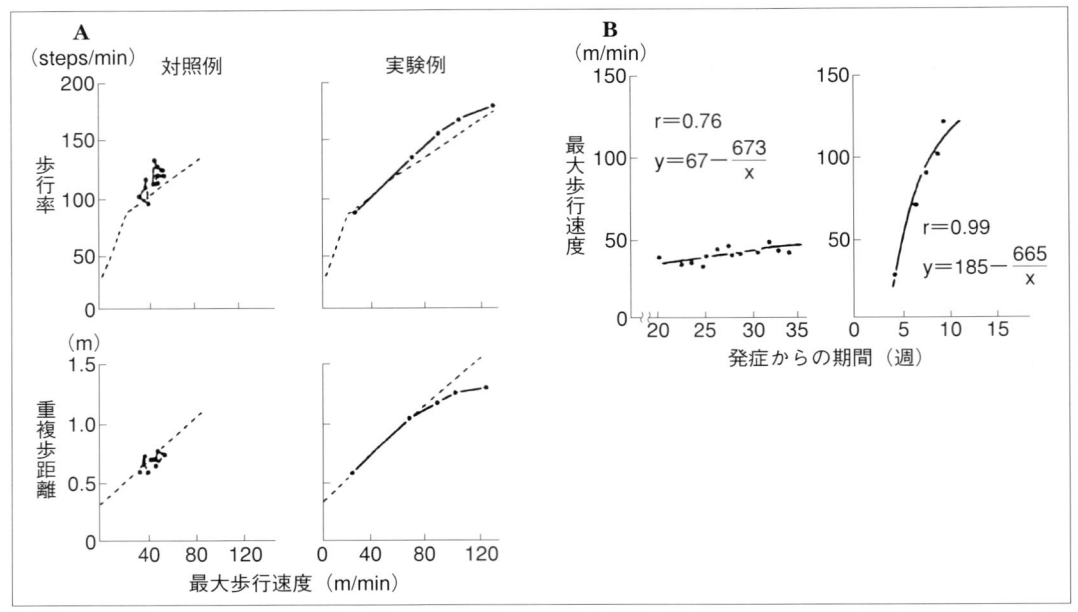

図 9-91 最大歩行速度と歩行率，重複歩距離との関係の経時的変化(**A**)，および発症からの期間と最大歩行速度との関係の経時的変化(**B**)

対照群と実験群(CAGT 実施群)の患者各1例を示す．対照群(N.T.)は，発症からの期間は20週，左片麻痺，女性，45 歳である．実験例は，発症からの期間は 5 週，左片麻痺，女性，48 歳である．早期からCAGT プログラムによる歩行訓練を受けた実験例では，規則的な回復が観察され，短期間における機能的利得も大きい．

(Nakamura et al. 1988b)

training with partial body-weight support：BWS)を紹介する．

1) コンピュータ支援による歩行訓練(CAGT)

CAGT プログラムは脳卒中片麻痺患者のために開発されたプログラム学習(Nakamura et al. 1988c)であり，以下のことを前提にしている．

①脳卒中後の身体的障害の回復は予測可能なパターンに従い，個人の進歩を比較できるようなプロフィールを作ることは可能である(Partridge et al. 1987)

②歩行能力の回復，すなわち歩行率と重複歩距離に関連する最大歩行速度の改善は予測できるパターンに従う(Nakamura et al. 1988b)

(1) CAGT の概略

CAGT 開始時およびその後は毎週 1 回，10 m 距離最大歩行速度を測定する．毎回 3〜5 試行の検査を行い，最小所要時間をその日のデータとする．所要時間($0.1 sec$ 単位)と歩数をパソコン*に入力し，①最大歩行速度(MWS：m/min)，②歩行率(WR：steps/min)を得る．コンピュータ画面には，患者の MWS に対する WR および重複歩距離(SL：m)の関係が基準値ととも

---

* CAGTプログラムを含んだRES-4(Windows 95®)は酒井医療から市販されている(中村 1995)．

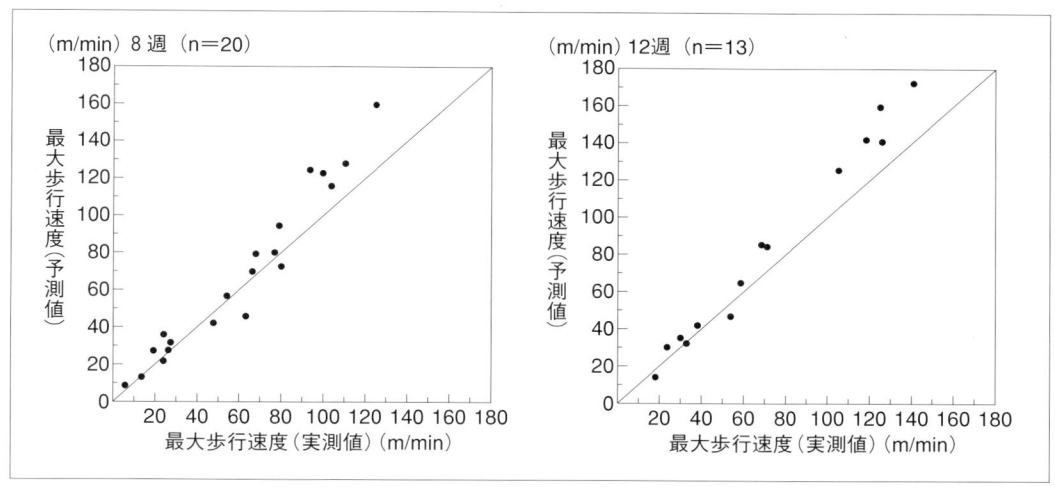

図 9-92 最大歩行速度の実測値と予測値との関係
CAGT 開始後 4 週間の 5 ポイント・データにより双曲線関数を定め，これを用いて 8 週，12 週の予測値を得た．

(中村・他 1991)

に表示される（図 9-90）．理学療法士は，患者に試行結果を示し，基準値と比べて，これからの訓練で改善する必要がある特定の変数，WR か SL かを教示する．図 9-90 では，患者は MWS：16.3 m/min, WR：96.2 steps/min, SL：0.34 m で歩き，基準値に比べて SL が低値である．これからの訓練目標は，WR を下げることなく，SL を伸ばすことにおかれる．

（2）CAGT の有効性

通常の歩行訓練を受けた片麻痺患者 17 名（対照群）と CAGT を受けた患者 13 名（実験群）との訓練結果が報告されている（Nakamura et al. 1988b）．図 9-91 に両群の患者 1 名の MWS に対する WR と SL の経時的変化の関係，発症からの期間と MWS との関係を示す．いずれの患者も MWS に対する WR および SL は基準値に沿っているが，実験例のほうが対照例よりも基準値に一致している．発症からの期間（x）と MWS（y）との関係は，双曲線関数（$y = A - B/x$）によって示すことができる．実験例のほうが相関係数は高い．この式を各患者に適用すると，x と y との間に有意な相関がある患者数とない患者数との比率は，実験群が対照群よりも高い．すなわち，実験群では MWS の予測が可能となる．双曲線関数のパラメータ（A）は，実験群で大きく，達成される可能性のある MWS が高いことを示唆している．結論として，CAGT プログラムは，患者の認知能力を利用して，歩行能力の自然回復を促進し，機能的利得を高める効果がある．

（3）歩行機能回復の予測

CAGT は将来の MWS を予測することを可能にする．臨床では，CAGT を開始してから 2 週間以上のデータ，すなわち 3 回以上のデータが集まると，一応は双曲線関数のパラメータを求めることができる[*]．図 9-92 に CAGT を開始してから 4 週までのデータを用いて双曲線関数を求

---

[*] MWS をより正確に予測するには 4 回以上の測定データのあることが望ましい．双曲線関数（$y = A - B/x$）への近似は，発症からの期間の逆数変換を行い，その後に直線回帰式を求めるとよい．すなわち，$1/x = X$ として，$y = A - BX$ を求める．

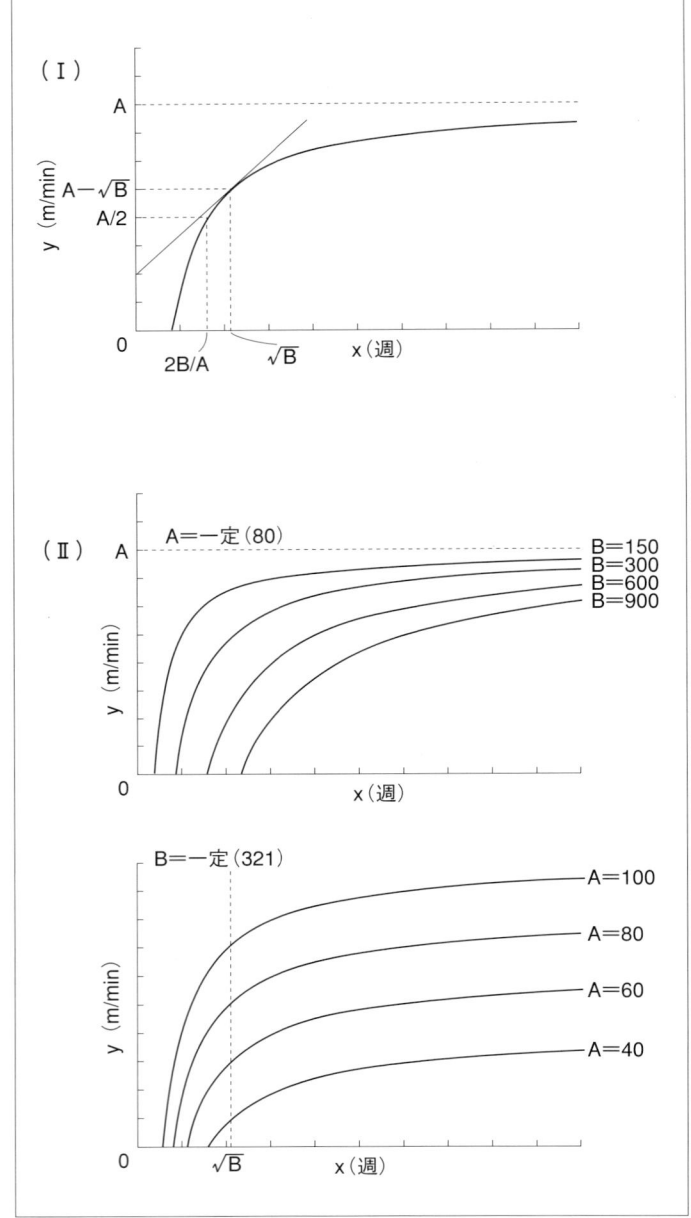

図 9-93 双曲線関数への近似によって得られる変数（Ⅰ）および種々のグラフ（Ⅱ）
Ⅰ：本文参照
Ⅱ：双曲線（$y = A - B/x$）のパラメータ（A，B）に異なる数値が代入されている．

（中村・他 1991，一部改変）

め，それによって予測した 8 週および 12 週の MWS の予測値と実測値との関係を示す．CAGT 開始後，8 週あるいは12週で MWS が 100 m/min 以上になった患者では，実測値と予測値との相違が大きくなる．予測は 100 m/min 以下の場合に限定するべきである（中村・他 1991）．

双曲線関数による近似ができれば，パラメータ（A，B）を用いて，次のことを予測することができる（図 9-93）．Aは将来において達成可能な MWS を表す．2B/A は，MWS が A/2 になる時期（発症からの期間）である．$x = \sqrt{B}$, $y = (A - \sqrt{B})$ は，直線（$y = x + C$）が双曲線（$Y = A - B/x$）と

接する座標である．$\sqrt{B}$より以前にはMWSの利得は1 m/weekよりも大きく，以降には1 m/weekよりも小さくなる．なお，双曲線近似が成立した患者91名のデータでは，

$$2B/A = 1.522 \times TSO - 0.15 \times IV + 3.003 \ (R = 0.977, R^2 = 0.955)$$

TSO：発症からの期間(week)，IV：CAGT開始時のMWS(m/min)

が成り立つ．MWSが達成可能な値の1/2に達する時期の予測は正確であり，実用に値する（中村・他 1997）．

(4) CAGTの適応

Nakamura et al.(1992)は，CAGTを受けた患者109名のデータから，よい適応となる患者特性を報告している．双曲線関数への近似が有意であった患者（適合群）は91名，有意でなかった患者（不適合群）は18名である．不適合群と比べて，適合群のMWSはCAGT開始時にやや低い．7週間のCAGTによる利得は適合群が有意に大きく，不適合群のおよそ2倍になっている．入院時，両群の人口学的変数および神経学的機能障害には相違がない．CT所見では，適合群には前頭葉以外の皮質に病変がなく，内包に病変がある患者が多い．脳卒中患者の機能回復に関する神経生理学的機構はよく理解されていないが，動物実験からシナプス発芽(sprouting)やアンマスキング(unmasking)，すなわちシナプスの脱抑制が示唆されている(Finger 1978；Finger et al. 1988；Goldstein et al. 1990)．前頭葉を除く皮質に異常がないことが，そのような構造的再組織化に有利な条件であろう．

2) 部分的体重支持付トレッドミル訓練 (BWS)

胸髄切断を受けたネコのような脊髄動物でも，トレッドミル上では協調性のある歩行運動を行う．人間の正常歩行あるいは脊髄動物のトレッドミル歩行において，歩行周期の適切な相に下肢を刺激すると，両側下肢の屈筋あるいは伸筋の活動に促通がおこることから，荷重負荷および股関節伸展角度の求心性入力によって脊髄レベルに歩行機構があると想定されている(Grillner 1975；Dietz et al.1986；Yang et al.1990；Eidelberg et al.1981)．脊髄動物モデルから，神経疾患患者の歩行訓練に体重支持およびトレッドミル(刺激)の利用が試みられている．Visintin et al.(1988)は，慢性期の右片麻痺患者1名の訓練成果を報告している．4か月の訓練によって，20%体重支持付の歩行速度は改善し，踵接地がおこるようになり，外側広筋と前脛骨筋(活動

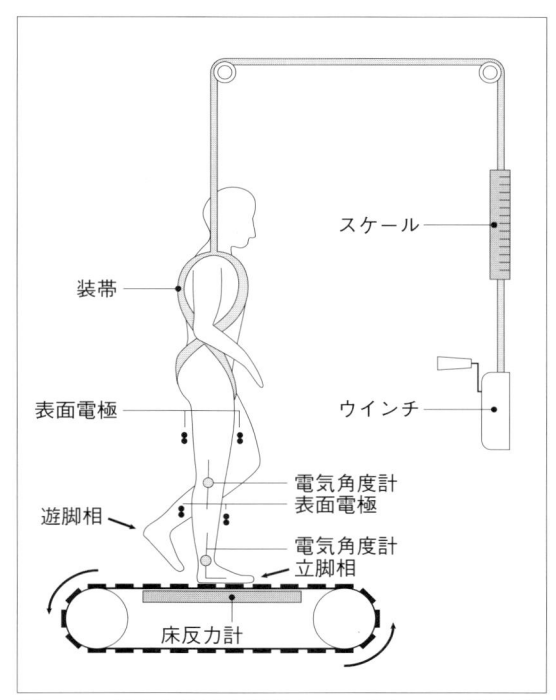

図9-94 部分的体重支持付トレッドミル歩行訓練装置の模式図

(Dietz et al. 1994)

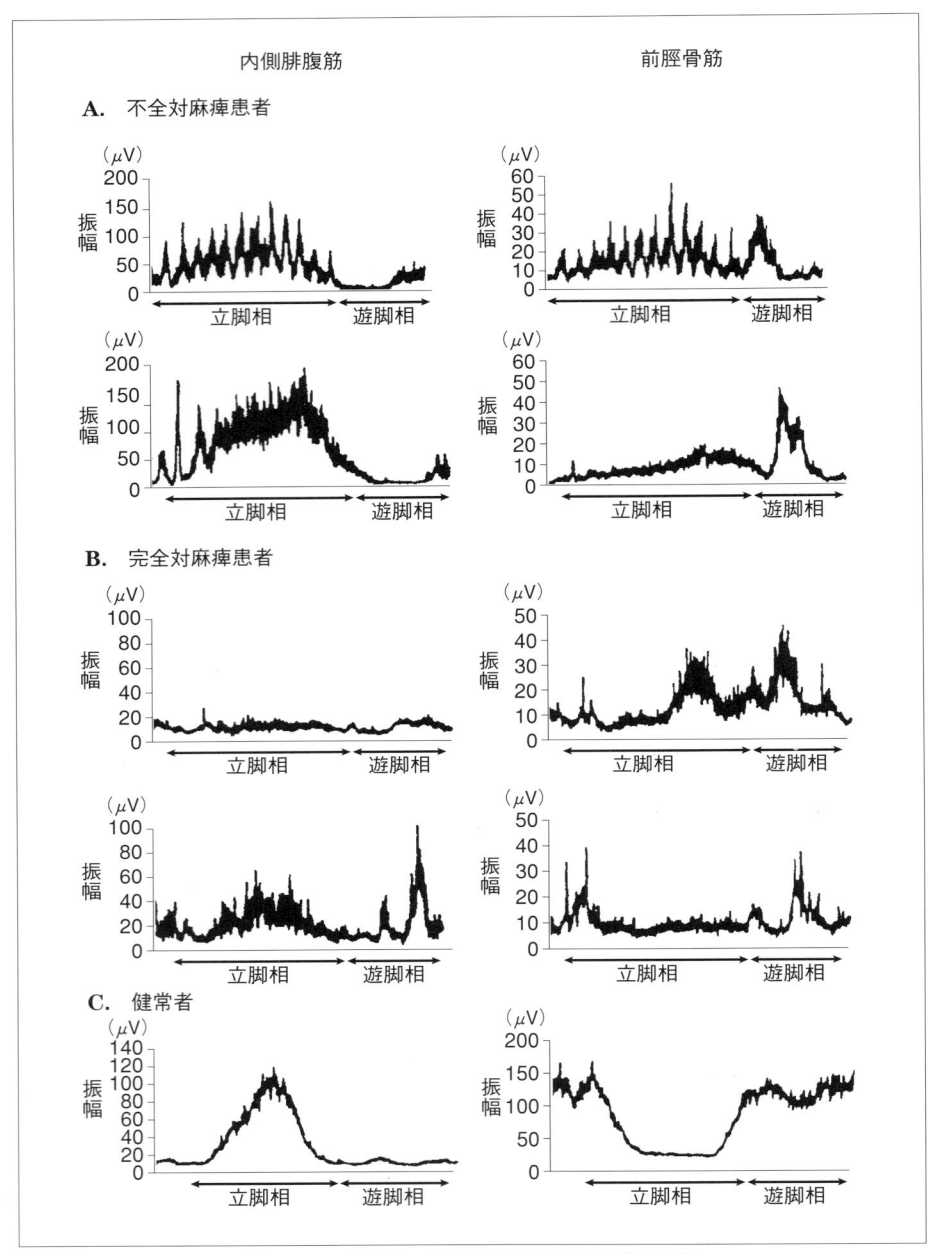

図 9-95 歩行中の下腿筋群の整流加算筋電図

歩行速度はおよそ 1.3 km/hr である．A, B の上段は訓練開始時，下段は終了時の記録である．健常者は 5 名の平均で体重支持は 50% である（本文参照）．

(Dietz et al. 1994)

開始時)の筋電図が正常パターンとなる．

　当初，神経生理学的変化の分析は，主として脊髄損傷対麻痺患者を対象として行われている (Wernig et al. 1992)．脊髄損傷によって機能的には下肢の完全麻痺（固有感覚と皮膚感覚残存）

表 9-35 機能的移動カテゴリー(FAC)

0：患者は歩くことができない，あるいは歩行に2名以上の支援者を要する．
1：患者は体重支持とバランス保持を支援する1名による連続的な支えを要する．
2：患者はバランスあるいは協調運動のために，1名による連続的あるいは間欠的な支援を要する．
3：患者は，身体接触なしに，言語的な監視を行う，あるいは傍らにいる1名を要する．
4：患者は平地をひとりで歩けるが，階段や斜面，凸凹面では支援を要する．
5：患者はひとりでどこでも歩ける．

(Hesse et al. 1994)

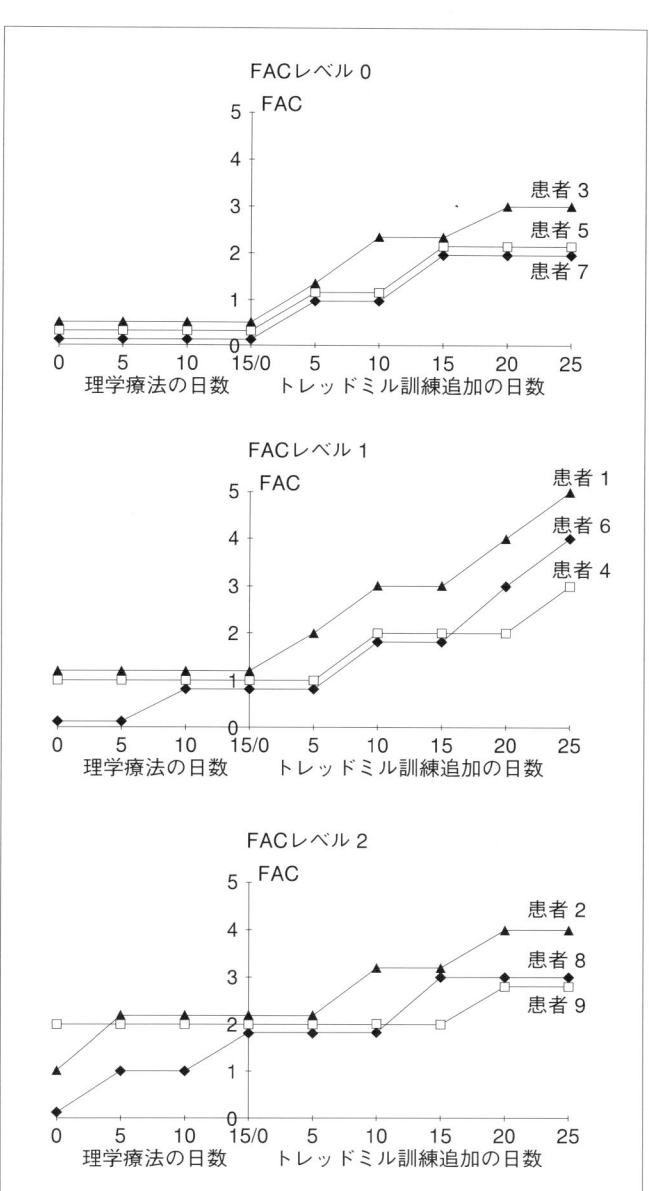

図 9-96 部分的体重支持付トレッドミル歩行訓練による機能的移動カテゴリーの推移

(Hesse et al. 1994)

状態にある患者でも，歩行訓練では下肢の屈伸運動や筋電活動がおこる．訓練初期には体重の40％支持であったのが，1.5〜7か月後の終期には0％となり，100〜200mの平地歩行も可能（歩行速度：4〜30 m/min）になる患者もいる．

(1) 脊髄歩行中枢

Dietz et al. (1994) は，完全対麻痺患者5名および不全対麻痺患者4名を被験者としてBWS（図9-94）を行い，歩行周期と筋電活動を記録している．訓練初期のトレッドミル速度はおよそ1.3 km/hrで遅く，理学療法士が下肢の運動，とくに足尖離地と踵接地を介助している．図9-95に下腿筋群の表面筋電図を示す．この不全麻痺患者は，開始時には約37％の体重支持であったのが，4か月後の終了時には体重支持0％，介助なしで20〜30歩の歩行が可能となっている．筋電図では，初期にあった腓腹筋の動揺が減少したが，下肢筋力は不変である．完全麻痺患者は，開始時に体重支持約75％ではじめて足踏み運動が現れていたが，終了時にはそれが52％となっている．患者群と健常者との比較では，立

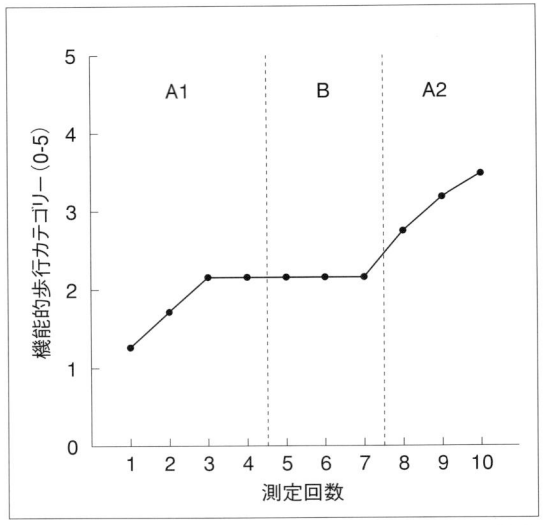

図9-97 歩行訓練による機能的移動カテゴリーの推移
トレッドミル歩行訓練は A1 および A2 で行われている．理学療法（B）の期間よりもトレッドミル歩行訓練（A1, A2）の期間における歩行機能の改善はよい．
(Hesse et al. 1995)

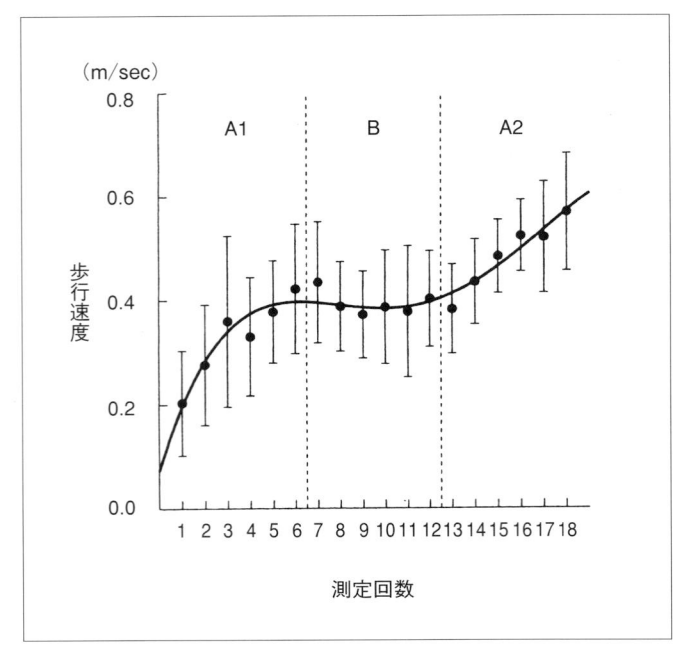

図9-98 BWS による歩行訓練による歩行速度の変化
歩行速度の平均値と標準偏差を示す．トレッドミル訓練は A1とA2で行われている．この間の歩行速度改善はBよりもよい（$p < 0.05$）．
(Hesse et al. 1995)

脚相の腓腹筋および遊脚相の前脛骨筋にみられる筋電活動のタイミングや協調性は類似している．両者の相違は，患者群では腓腹筋の活動期間が長く，十分に調整されていない点である．また，完全麻痺患者では，腓腹筋活動が著しく低下している．訓練後には，腓腹筋活動は増加する．これらの結果は，対麻痺患者の脊髄歩行中枢は，脊髄動物と同じように，トレッドミル訓練によって活性化できることを示している．筋電活動の振幅が低いのは，多シナプス性脊髄反射の障害によると推定されている．

完全対麻痺患者では足踏み運動が体重支持なしではおこらず，機能面からみた場合，BWSの有効性は不全対麻痺患者に限定されている(Hesse et al. 1995)．

（2）脳卒中片麻痺患者に対するBWS

Waagfjörd et al. (1990)は，発症後6か月以上を経過した片麻痺患者を対象にして，トレッド

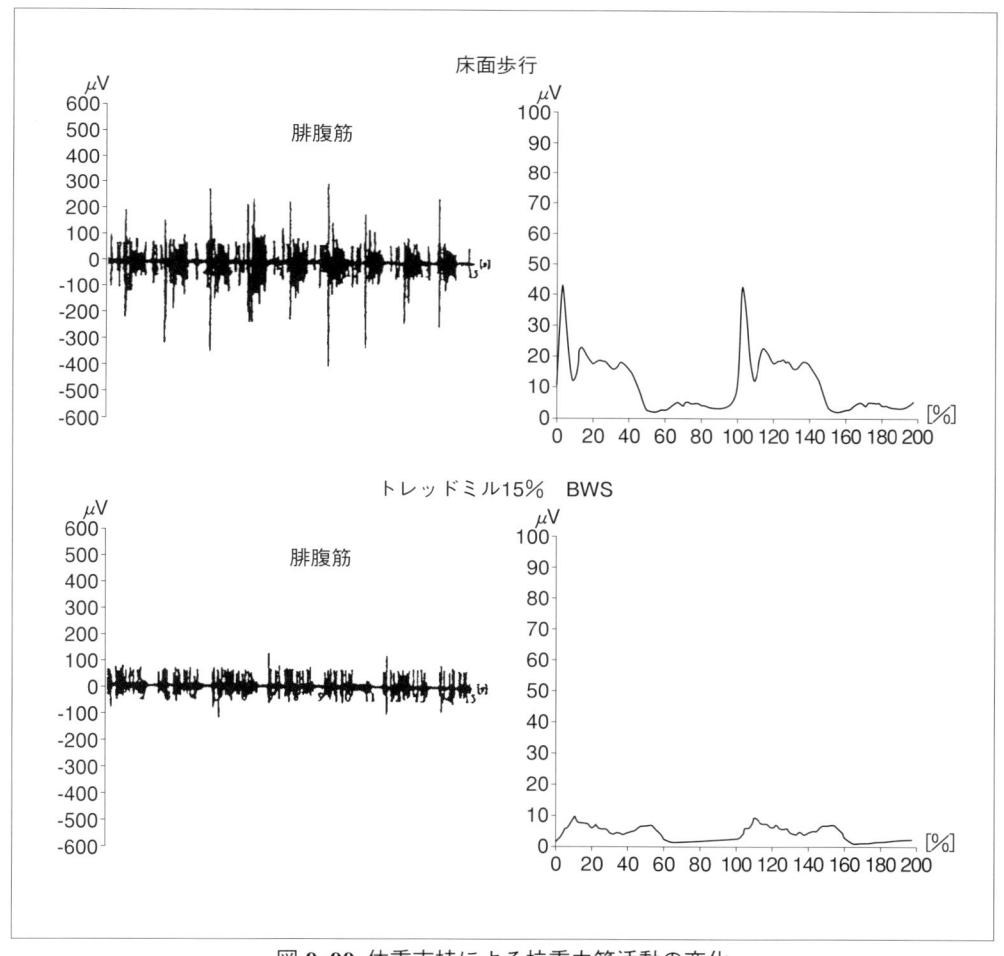

図9-99 体重支持による抗重力筋活動の変化
患者は右不全片麻痺である．床面歩行と15% BWSにおけるトレッドミル歩行である．筋電図と包絡線図を示す．BWSによって腓腹筋(抗重力筋)の筋電活動振幅は低下する．

(Hesse et al. 1999)

ミル上における自然歩行を利用した訓練が歩行周期に与える影響について分析し，左右歩幅の対称性が改善することを示した．

　BWSの効果については，Hesse et al.(1994)の報告がある．患者は急性期後の片麻痺9名であり，いずれも歩行不能あるいはバランスが悪く，かなりの支持を要する状態にある．患者は改造したパラシュート装帯によって支えられ，2人の理学療法士の介助のもとにトレッドミル上を歩行する．理学療法士の1人は麻痺側に位置して，患脚の遊脚相を促通して踵接地に努め，立脚中期には膝過伸展を避け，歩幅と立脚相（時間）の対称性を保持する．もう1人の理学療法士は患者の背後に位置して，支持脚への体重移動を介助する．トレッドミルの速度は，初期には0.07～0.11 m/sec，8日後には0.12～0.23 m/secである．体重支持は初期には平均31.2％で，次第に減らす．初期の訓練時間は15分，5日以内に30分とする．歩行機能は表9-35に掲げる機能的移動カテゴリー(functional ambulation category：FAC)によって評価されている．図9-96に結果を示す．基準値とするFACがBWS開始前の3週にわたって記録されている．その間，3名を除いて，FACに変化はない．BWSによって，全員で1～2のスコア改善がある．その後，Hesse et al.(1995)は，片麻痺患者7名を対象として，A-B-Aの単一ケース研究(single-case study)を行っている．AはBWSによる訓練，Bは通常の理学療法（神経発達的アプローチを中心にしたもの）であり，それぞれが3週間行われている．図9-97にFACの変化を示す．FACはBWSの期間だけ改善し，治療効果としては通常の理学療法よりも優れている．図9-98は歩行速度の変化を示す．歩行速度の改善にもBWSが有効であり，歩行機能の改善と速度の改善とは平行している．

　体重支持の割合については，BWSが30％を超えると片麻痺患者の患脚に抗重力筋の活動が低下するため，また臨床経験からも30％以下がよい．平地歩行に比べると，BWSでは抗重力筋の活動が低下する（図9-99）．そのため，体重支持の割合を設定するには，臨床的に患脚の膝が崩れないこと，単脚支持期に股関節に過度の屈曲がおこらないことを基準として，麻痺筋の促通を図ることが大切である(Hesse et al. 1999)．なお，30％の体重支持によるBWSでは，0％の場合よりも有意に酸素消費は低下し，心拍数も低い．

[付] 歩行速度の定量的測定法，その他

　医学的リハビリテーションでは，歩行機能の評価に種々の条件における歩行速度が用いられている．とくに治療効果の判定には，一定時間における歩行距離あるいは一定距離の歩行に要する時間の測定が行われる．

・6分間歩行試験（six-minute walk test：6MWT）

　最大酸素摂取量を予測するためのフィールド・テストとして，Cooper(1968)によって開発された12分歩行-走行試験(12-minute walk-run test)の変法として作られた検査法である．6分間にできるだけ長い距離を歩くことが課題であり，心血管疾患あるいは呼吸器疾患の患者に対する機能評価法として利用された．現在では，主として心肺機能低下の高齢者(Swisher et al. 1998)，心不全(Cahalin et al. 1996)や慢性肺疾患(ATS statement 2002)の患者の機能的状態の判定に利用されている．いずれにせよ，移動(歩行)機能の総合的評価尺度として用いられ，筋骨格系，心血管系，感覚系，神経系などの機能障害の程度を反映する(Harada et al. 1999)．試験結果に対

する複数器官系の機能障害の影響は，加算的あるいは相互作用的である．6 MWTは，日常的な歩行の速さによる8-feet(2.44 m)の歩行試験(8-feet walk test)に要する時間との間に有意な負の相関がある．

　患者は長く平坦な直線路(できれば30 m以上)を，6分間にわたって往復する．検者はその間に移動した距離を計測する．患者には，息切れしない範囲で速く歩くこと，必要であれば壁にもたれて休み，大丈夫と感じたら，歩行を続けるように指示しておく．日呼管学会・他(2003)から，わが国の実情を考慮したマニュアルが出されている．疾病のない被験者10名(36〜62歳)のデータでは，平均値は683±8 mである(Lipkin et al. 1986)．Enright et al.(1998)の調査結果では，男性(117名，年齢中央値：59.5歳)が576m，女性(173名，年齢中央値：62.0歳)が494 mである．6 MWTの結果は，歩行の距離あるいは速さで表され，基準値と比較することで患者の機能的状態について有用な情報となる．

・10メートル歩行テスト(10-meter walk test：10MWT)

　このテストでは，日常的な歩行，あるいはできるだけ速い歩行の速度を求める(p.486-488参照)．これらは短距離の歩行であり，影響する要因に持久性は含まれないと想定している．日常的な楽な歩行の速さ(comfortable gait speed：CGS)とは，被験者がその速さよりも遅く，あるいは速く歩くことができる速さであって，いろいろな環境や状況(例：大通りの横断，障害物を避ける)に対応できることを意味している．速い歩行(fast gait speed：FGS)では，そのような適応性を要求していない．地域社会で生活している高齢者のCGSは0.99〜1.6 m/sec，FGSはCGSの21-56％も増加する．また，若年者と比べると，高齢者の歩行の速さは遅く，CGSは71-97％，FGSは71-95％である(Steffen et al. 2002)．

・その他の短距離歩行テスト

　歩行速度の測定には，患者の機能的状態によって，いろいろな移動距離(例：3 m，5 m)が利用されている．Simpson et al(2002)は，在宅生活に向けて退院する高齢者81名を対象として3メートル歩行テスト(3-meter walking test：WALK 3 m)を3回繰り返して実施し，その所要時間および歩数の再現性はよいと報告している．

・椅子間移動

　児童の運動技能の発達過程について，動作の連合および動作の速さから分析する手法として開発されたテストである(p.509-514参照)．被験者が股関節，膝関節および足関節を90度屈曲位として，足底を床面に着けて座れる高さであって，背もたれのない椅子2脚を3 mの間隔をおいて置き，[普段の速さで片方の椅子から立ち上がり-他方の椅子まで歩き-向きを変え-座る]という一連の動作パターンの記録および全所要時間(単位：0.1 sec)を測定する．**表9-11**に基準値を示す．ただし，高齢者は含まれない(中村・他1975 b)．

・立って歩け時間計測テスト

　Mathias et al.(1986)が開発した「立って歩けテスト(Get-up and Go test)」は，順序尺度であった．Podsiadlo et al.(1991)は，これに所要時間計測を導入して，「立って歩け時間計測テスト(timed Up & Go test：TUG)」と命名した(p.514-516参照)．原法では，座面の高さが規定されている．その後の報告では，異なる高さの椅子を適宜に変えている(Schoppen et al. 1999)．また，時間計測の終了を，椅子に座って体動が停止した時点とするもの，殿部が椅子の座面に触れ

た時点とするものなどもあるため，基準値については，使用する椅子および計測方法に注意することが必要である．

文　　献

阿江通良，湯海鵬，横井孝志：日本人アスリートの身体部分慣性特性の推定．バイオメカニズム　11：23-33，1995．

青木栄三郎：熱傷の分類および重症度．杉本　侃，大浦武彦(編)：熱症．南江堂，1982．

阿久津邦男：歩行の科学．不昧堂，1975．

井奥匡彦：H波．島村宗夫，中村隆一(編)：運動の解析：基礎と臨床応用．医歯薬出版，1980．

猪飼道夫，広田公一：スポーツ科学講座：3．運動の生理．大修館，1977．

五十嵐三都男：運動器の基礎知識，関節．津山直一，黒川高秀(監修)：整形外科クルズス．3版，南江堂，1997．

伊藤文雄：筋感覚――骨格筋からのメッセージ――．名古屋大学出版会，1994．

伊東　元，長崎　浩，丸山仁司・他：健常男子の最大速度歩行時における歩行周期の加齢変化．日本老年医学　26：347-351，1989．

伊東　元，橋詰　謙，斎藤　宏・他：大腿四頭筋機能と歩行能力の関係．リハ医学　22：164-165，1985．

井上駿一：腰椎，胸椎．広畑和志，寺山和雄，井上駿一(編)：標準整形外科学．2版，医学書院，1984．

今田　拓，福田忠夫，花村　都・他：手指機能評価の考察と実際：Finger Function Quotient (FQ)．総合リハ　5：407-417，1977．

岩崎富子，伊東　元，橋詰　謙・他：セルスポットを用いた体幹回旋運動の計測方法の検討．バイオメカニズム　7：217-225，1984．

岩原信九郎：新訂版　教育と心理のための推計学．日本文化科学社，1965．

岩村吉晃：体性感覚．入来正躬，外山敬介(編)：生理学．文光堂，1986．

岩村吉晃：タッチ〈神経心理学コレクション〉．医学書院，2001．

イングリスJK(中村隆一監訳)：人間生物学：解剖学と生理学の理解のために．三輪書店，1998．

大井淑雄，博田節夫(編)：運動療法．第3版，医歯薬出版，1999．

大江千広：振戦の解析：臨床的立場から．島村宗夫，中村隆一(編)：運動の解析：基礎と臨床応用．医歯薬出版，1980．

大島知一：随意運動の制御機構(I)：状況依存性を中心に．臨床脳波　29：49-55，1987．

大島知一，篠崎和行：構えと微小筋電図変動．島村宗夫，中村隆一(編)：運動の解析：基礎と臨床応用．医歯薬出版，1980．

大島正光：生体計測．人間工学ハンドブック編集委員会(編)：人間工学ハンドブック．2版，金原出版，1966．

大野　晋，浜西正人：角川類語新辞典．角川書店，1981．

大道　等：歩行の運動分析．Jap J Sports Sci　3：573-588，1984．

大道　等，宮下充正：歩行の基本変数と体幹上下動．体育の科学　31：562-567，1981．

岡田守彦：姿勢保持における筋負担．姿勢シンポジウム論文集．姿勢研究所，1971．

小笠原清信：日本古来の姿勢．姿勢と生活4．姿勢研究所，1968．

織田弘美，五十嵐三都男：コラーゲン線維と拘縮．理学療法ジャーナル　23：222-227，1989．

ガイトンAC(内薗耕二，入来正躬訳)：人体生理学：正常機能と疾患のメカニズム．2版，広川書店，1982．

加倉井周一，数藤康雄：生体力学データ．島村宗夫，中村隆一(編)：運動の解析：基礎と臨床応用．医歯薬出版，1980．

笠井達哉：構えとH波．島村宗夫，中村隆一(編)：運動の解析：基礎と臨床応用．医歯薬出版，1980．

勝木保次，内薗耕二(監修)：新生理科学体系22．エネルギー代謝・体温調節の生理学．医学書院，1987．

加藤正道：neuromuscular unit 随意制御．島村宗夫，中村隆一(編)：運動の解析：基礎と臨床応用．医歯薬出

版，1980.

川畑愛義：体力測定と健康診断．南江堂，1964.

神田武政：協調運動障害の定量分析．島村宗夫，中村隆一（編）：運動の解析：基礎と臨床応用．医歯薬出版，1980.

衣笠 隆，長崎 浩，伊東 元・他：男性(18-83歳)を対象とした運動能力の加齢変化の研究．体力科学 43：343-351，1994.

衣笠 隆，中村隆一：上腕二頭筋の筋電図反応時間の呼吸相依存性．筑波医短大研報 12：127-128，1991.

クレッチマー E（相場 均訳）：体格と性格．文光堂，1964.

黒澤和生：プローブ反応時間からみた移動能率に関する研究．杏林医会誌 25：243-252，1994.

小坂健二，中村隆一：皮質運動野刺激による筋放電潜時の肢位依存性：小脳核破壊と反復刺激の効果．リハ医学 20：93-100，1983.

小島忠士，盛合徳夫，佐直信彦・他：変形性膝関節症の歩行障害と反射性筋活動抑制．リハ医学 27：603，1990.

小住兼弘，中村隆一，鈴木堅二・他：体重免荷と立位姿勢の安定性．日本義肢装具学会誌 6：165-168，1990.

小宮山伴与志，笠井達哉：上肢挙上反応動作に伴う大腿および腰部筋群の筋放電開始順序．姿勢研究 9：15-23，1989.

小谷野 亘，柴田 博，中里克治・他：地域老人における活動能力の測定．日本公衛誌 34：109-114，1987.

小山信之，中村隆一：重心動揺計3種類の相関性．理学療法 14：904-907，1997.

斎藤 宏：失調症のリハビリテーション：脊髄小脳変性症を中心に．平井俊策（編）：神経疾患のリハビリテーション．南山堂，1987.

斎藤 宏，岩崎富子，伊東 元・他：身体回旋運動の動的定量法．リハ医学 19：359-360，1982.

佐々木和夫，本郷利憲（編）：新生理科学大系10 運動の生理学．医学書院，1988.

佐直信彦，中村隆一：他動運動の反応時間への影響．臨床脳波 31：285-288，1989.

佐直信彦，中村隆一，細川 徹：在宅脳卒中患者の生活活動と歩行機能の関連．リハ医学 28：541-547，1991.

シニョール JL．ノールス P（渡辺俊三，寺田光徳訳）：失行症．医学書院，1984.

柴崎 浩：運動関連電位．島村宗夫，中村隆一（編）：運動の解析：基礎と臨床応用．医歯薬出版，1980.

島村宗夫：運動の反射生理学：とくに脳幹網様体との関与について．島村宗夫，中村隆一（編）：運動の神経機構とその障害．医歯薬出版，1975.

島村宗夫，中村隆一（編）：運動の解析：基礎と臨床応用．医歯薬出版，1980.

ショショル R（萬代敬三訳）：反応時間．現代心理学Ⅱ．白水社，1971.

白須敵夫：整形外科に必要な基礎医学．森崎直木（監修）：整形外科学・外傷学．文光堂，1982.

新福尚武（編）：精神医学大事典．講談社，1984.

スロン X（須賀哲夫，久野雅樹訳）：認知神経心理学．白水社，1995.

杉浦美穂，長崎 浩，古名丈人・他：地域高齢者の歩行能力：4年間の縦断変化．体力科学 47：443-452，1998.

鈴木良平：歩行分析．島村宗夫，中村隆一（編）：運動の解析：基礎と臨床応用．医歯薬出版，1980.

世界保健機関(WHO)：国際生活機能分類(ICF)：国際障害分類改定版．厚生労働省，2001.

高見正利：片麻痺の歩行データーの特徴．臨床歩行分析懇談会（編）：臨床歩行分析入門．医歯薬出版，1989.

高柳哲也：運動失調の診かた．平山恵造（編）：臨床神経内科学．南山堂，1986.

田中敦士，奥住秀之：小児歩行の発達的変化：歩行速度，歩幅，歩幅率，歩調からの検討．Equilibrium Res 55：270-274，1996.

田中励作：ヒトの運動解析．佐々木和夫，本郷利憲（編）：新生理科学大系10 運動の生理学．医学書院，1988.

谷口礼二，中村隆一：動作の開始と肢位：反応時間による解析．島村宗夫，中村隆一（編）：運動の解析：基礎

と臨床応用．医歯薬出版，1980．
玉井和哉：関節拘縮．津山直一，黒川高秀(監修)：整形外科クルズス．3版，南江堂，1997．
豊島良太：関節の構造と生化学．寺山和雄，辻　陽雄(監修)：標準整形外科学．7版，医学書院，2000．
鳥居方策：行為障害(失行)の診かた．平山恵造(編)：臨床神経内科学．第4版，南山堂，2000．
長岡正範：随意運動の中枢神経機構．総合リハ　24：1035-1041，1996．
長崎　浩：急速な力発生のタイミング：筋活動の開始から力のピークまで．リハ医学　30：413-419，1993．
長崎　浩：からだの自由と不自由．中央公論社，1997．
長崎　浩：脳卒中の障害構造．中村隆一(監修)：脳卒中のリハビリテーション．新訂第2版，永井書店，2000．
長崎　浩，中村隆一：リズム形成障害．島村宗夫，中村隆一(編)：運動の解析：基礎と臨床応用．医歯薬出版，1980．
中村隆一：SMONの理学療法：姿勢運動異常とその治療．新興医学出版，1973a．
中村隆一：脳性麻痺の上肢の協同運動と連合反応．総合リハ　1：923-928，1973b．
中村隆一：リハビリテーションにおける筋電図．医歯薬出版，1973c．
中村隆一：姿勢反射に対する末梢性因子：リハビリテーションの立場から．神経研究　18：795-806，1974．
中村隆一：痙性麻痺の姿勢・運動異常．里吉営二郎，祖父江逸郎，津山直一(編)：痙性麻痺．医歯薬出版，1975．
中村隆一：運動の筋電図．medicina　13：1815-1818，1976．
中村隆一(編)：中枢神経疾患の理学療法：姿勢・運動異常とその治療．医歯薬出版，1977a．
中村隆一：脊髄小脳変性症のkinesiologyとphysical therapy．神経研究　21：70-85，1977b．
中村隆一：Kinesiologyより—Physical therapyとの関連．神経進歩　22：1322-1334，1978．
中村隆一：運動障害と大脳半球機能分化：Jacksonの法則の応用．東北医学誌　92：63-66，1979．
中村隆一(編)：中枢神経疾患の作業療法．医歯薬出版，1983a．
中村隆一：病気と障害，そして健康．海鳴社，1983b．
中村隆一：Kinesiologyの立場からみた運動麻痺．Clin Neurosci　2：818-820，1984．
中村隆一：起立・歩行障害の診かた．平山恵造(編)：臨床神経内科学．南山堂，1986．
中村隆一：筋電図反応時間による運動発現の検討．臨床脳波　30：566-572，1988．
中村隆一：Restorative neurology．脳神経　41：537-545，1989．
中村隆一：運動失調・不随意運動．加倉井周一，初山泰弘，渡辺英夫(編)：新編装具治療マニュアル：疾患別・症状別適応．医歯薬出版，2000．
中村隆一，斎藤　宏：促通肢位と反応時間：下肢について．総合リハ　2：583-587，1974．
中村隆一，斎藤　宏，ビエールE：肢位と反応時間：上肢について．総合リハ　1：1190-1194，1973．
中村隆一，斎藤　宏，谷口礼二・他：ファシリテーション・テクニックの解析．島村宗夫，中村隆一(編)：運動の神経機構とその障害．医歯薬出版，1975a．
中村隆一，斎藤　宏，森山早苗：脳性麻痺の運動・動作障害．島村宗夫，中村隆一(編)：運動の神経機構とその障害．医歯薬出版，1975b．
中村隆一，斎藤　宏，谷口礼二・他：PNFと応答時間．島村宗夫，中村隆一(編)：運動の神経機構とその障害．医歯薬出版，1975c．
中村隆一，斎藤　宏，長崎　浩：基礎運動学．第6版，医歯薬出版，2003．
中村隆一，斎藤　宏，長崎　浩(編)：運動学実習．第3版，医歯薬出版，2004．
中村隆一，瀬間弥栄子，森山早苗：歩行障害の主観的評価と客観的測定の検討．総合リハ　5：375-378，1977．
中村隆一，長崎　浩：表面筋電図による運動分析．臨床病理　57：119-135，1983b．
中村隆一，長崎　浩：リハビリテーション研究の原点を省みる：国際障害分類の改訂にさいして．国立身体障害者リハビリテーションセンター研究紀要　21：1-12，2002．

中村隆一，長崎　浩，細川　徹(編)：脳卒中の機能評価と予後予測．医歯薬出版，1991．
中村隆一，長崎　浩，細川　徹(編)：脳卒中の機能評価と予後予測．第2版，医歯薬出版，1997．
中村隆一，細川　徹：運動学習：プログラム学習．理・作療法　22：523-527，1988．
中村隆一，山形恵子，髙橋　純・他：脳性麻痺の運動異常：I．上肢外転時の協同運動．関東整災誌　2：71-75，1971．
中村隆一，横地房子：小脳性失調のPhysiotherapy．神経研究　23：124-130，1979．
西尾　実，岩淵悦太郎，水谷静夫：岩波国語辞典．3版，岩波書店，1979．
西澤　哲：足と歩行．山崎信寿(編)：足の事典．朝倉書店，1999．
西澤　哲，長崎　浩，古名丈人・他：地域高齢者を対象にした歩行時のフットクリアランスに関する研究．バイオメカニズム　14：69-79，1998．
日本呼吸器管理学会呼吸リハビリテーションガイドライン作成委員会・他：呼吸リハビリテーションマニュアル——運動療法——．日呼管学会，日呼学会．日理療協会，2003．
日本整形外科学会，日本リハビリテーション医学会：関節可動域表示ならびに測定法．リハ医学　32：207-217，1995．
日本整形外科学会：日本整形外科学会評価基準・ガイドライン・マニュアル集．日本整形外科学会，1996．
ノルキンCC，ホワイトDJ(木村哲彦監修)：関節可動域測定法：可動域測定の手引き．協同医書出版，1987．
野口雅夫：小児期における歩行の発達：床反力から見た小児歩行の特徴．日整会誌　60：787-799，1986．
橋詰　謙，長崎　浩，伊東　元・他：高齢者における指タッピングの応答異常．日本老年医誌　31：360-365，1994．
服部一郎，細川忠義，和才嘉昭：リハビリテーション技術全書．医学書院，1983．
花籠良一，中村隆一，深津時吉・他：SMONの運動・動作障害．島村宗夫，中村隆一(編)：運動の神経機構とその障害．医歯薬出版，1975．
花村　都：Finger-Function Quotient (FQ)：理・作療法　7：267-275，1973a．
花村　都：Finger-Function-Quotient (FQ) (その2)：CVAのFQ調査結果について．理・作療法　7：761-768，1973b．
土方貞久：職場の腰痛：その特徴と問題点．姿勢研究　6：79-88，1986．
平山恵造：神経症候学．文光堂，1971．
平山恵造(編)：臨床神経内科学．第4版，南山堂，2000．
広瀬和彦：最大随意収縮時筋電図波形の臨床的意義．臨床脳波　20：327-333，1978．
フーコーM(神谷美恵子訳)：臨床医学の誕生．みすず書房，1969．
藤田恒太郎(寺田春水改訂)：生体観察．南山堂，1984．
藤田正明，辻　一郎，中村隆一：中枢神経障害患者の等尺性急速膝伸展トルク．リハ医学　28：21-26，1991．
藤永　保(編)：新版心理学事典．平凡社，1981．
古井敏美，笠井達哉，関　博之・他：反応時間の運動パターン依存性の検討：その発達的変化と性差について．体育学研究　31：1-11，1986．
古名丈人，長崎　浩，伊東　元・他：都市および農村地域における高齢者の運動能力．体力科学　44：347-356，1995．
細川　徹，坪野吉孝，辻　一郎・他：拡大ADL尺度による機能的状態の評価(1)地域高齢者．リハ医学　31：399-408，1994．
マックヘンリーJr LC(豊倉康夫監訳)：神経学の歴史：ヒポクラテスから近代まで．医学書院，1977．
正木健雄：姿勢の研究：休息立位姿勢の実態について．体育学研究　4：79-85，1960．
松田義之：運動の美学．岸野雄三，松田岩男，宇土正彦(編)：序説運動学．大修館，1968．
松波謙一：皮質経由の反射と随意運動．神経進歩　28：47-57，1984．
間野忠明：筋電図による錐体外路症状の診断．臨床脳波　14：253-263，1972．

間野忠明：異常運動/不随意運動の診かた．平山恵造（編）：臨床神経内科学．第4版，南山堂，2000．

水野　昇：随意運動と大脳皮質の入出力．佐々木和夫，本郷利憲（編）：新生理科学大系10　運動の生理学．医学書院，1988．

三田勝己，青木　久，矢部京之助：随意動作に先行するsilent periodの出現と静的準備状態との関係．医用電子と生体工学　16：390-395，1978．

村田秀雄：関節可動域と日常生活動作について．総合リハ　4：800-810，1976．

森　茂美，大橋　潔：姿勢の保持について．島村宗夫，中村隆一（編）：運動の解析：基礎と臨床応用．医歯薬出版，1980．

森　茂美：歩行の発現機序．佐々木和夫，本郷利憲（編）：新生理科学体系10　運動の生理学．医学書院，1988．

盛合徳夫，岩井　昂：フォースプレートによる歩行解析：義足歩行の床反力．島村宗夫，中村隆一（編）：運動の解析：基礎と臨床応用．医歯薬出版，1980．

盛合徳夫，小住兼弘：義足．土屋和夫（監修）：臨床歩行分析入門．医歯薬出版，1989．

森田稲子，森山早苗，中村隆一・他：脳卒中上肢機能訓練：FMSと作業種目との関連．作業療法　14（特別号）：178，1995．

森本正治，土屋和夫：導電性ゴムを応用したフレキシブル関節角度計．医用電子と生体工学　24：183-187，1986．

森本正治，土屋和夫：ひずみゲージを応用したフレキシブル関節角度計．医用電子と生体工学　26：152-157，1988．

森山早苗，森田稲子，蔵本文子・他：脳卒中片麻痺上肢機能回復の経時的変化．作業療法　9：11-18，1990a．

森山早苗，森田稲子，蔵本文子・他：脳卒中片麻痺の機能的作業療法の一試法：MFSの標準回復プロフィールを利用したプログラム．作業療法　9：104-109，1990b．

森山早苗，森田稲子，蔵本文子．他：MFT-2のスケログラム分析．作業療法　10（特別2号）：108，1991．

柳澤　健，中村隆一，藤原孝之・他：上肢PNF肢位のヒラメ筋H波に及ぼす影響．理学療法学　16：19-22，1989．

柳澤　健，中村隆一，高木昭輝・他：上肢PNF肢位の行動覚醒への影響．理学療法学　18：143-144，1991．

柳沢信夫：脊髄反射のIaの抑制と臨床的意義．臨床生理　6：205-214，1976．

柳沢信夫：筋電図．中西孝雄，島村宗夫（編）：臨床神経生理学入門．真興交易医書出版部，1980a．

柳沢信夫：基底核障害による不随意運動．島村宗夫，中村隆一（編）：運動の解析：基礎と臨床応用．医歯薬出版，1980b．

柳沢信夫：不随意運動．阿部　裕，和田達雄（編）：診断・治療マニュアル．金原出版，1987．

矢部京之助：人体筋出力の生理的限界と心理的限界．杏林書院，1977．

矢部京之助：先行抑制．島村宗夫，中村隆一（編）：運動の解析：基礎と臨床応用．医歯薬出版，1980．

矢部京之助，村地俊二：随意動作に先行するsilent periodの役割．日本生理誌　37：91-98，1975．

横地房子，中村隆一：パーキンソン病の反応時間：予告の影響．神経進歩　32：879-884，1988．

横地房子，中村隆一，楢林博太郎：基底核と精神運動機能：パーキンソン病患者における反応時間研究をとおして．神経進歩　30：841-846，1986．

横塚美恵子，中沢勝子，小野田浩美・他：在宅脳血管障害者の屋外歩行実用度を規定する運動能力因子．理学療法学　15：33-36，2000．

吉田由美子，川井伸夫，水上昌文・他：基本的立位における重心線と身体の解剖学的指標との位置関係．理学療法学　24，suppl 2：451，1997．

渡辺さゆり，半田健壽，諸橋　勇・他：脳卒中片麻痺患者の最大歩行速度へのAFOの影響：最大歩行速度・歩行率・重複歩距離の変化．理学療法学　16 suppl：116，1989．

Abdulhadi HM, Kerrigan C, LaRaia PJ : Contralateral shoe-lift : effect on oxygen cost of walking with an immobilized knee. Arch Phys Med Rehabil 77 : 670-672, 1996.

Abercrombie MLJ, Lindon RL, Tyson MC : Associated movements in normal and physically handicappped children. Develop Med Child Neurol 6 : 573-580, 1964.

Adamovich SV, Berkinblit MB, Fookson O, et al : Pointing in 3D space to remembered targets. I. Kinesthetic versus visual target presentation. J Neurophysiol 79 : 2833-2846, 1998.

Adams JC : Outline of Orthopaedics. 9th ed, Churchill Livingstone, New York, 1981.

Adams RD : Muscular hypertonia : the clinical view point. in JE Desmedt (ed) : New Development in Electromyography and Clinical Neurophysiology. vol 3. Karger, Basel, 1973.

Adams RD, Victor M : Principles of Neurology. 3rd ed, McGraw-Hill, New York, 1985.

Ad Hoc Committee of the International Society of Electrophysiological Kinesiology : Units, Terms and Standards in the Reporting EMG Research. 1980.

Adrian ED, Bronk DW : The discharge of impulses in motor nerve fibres. part II. The frequency of discharge in reflex and voluntary contractions. J Physiol 67 : 119-151, 1929.

Agarwal GC, Gottlieb GL : The muscle silent period and reciprocal inhibition in man. J Neurol Neurosurg Psychiat 35 : 72-76, 1972.

Agnew PJ, Maas F : Hand function related to age and sex. Arch Phys Med Rehabil 63 : 269-271, 1982.

Allen GI, Tsukahara N : Cerebrocerebellar communication systems. Physiol Rev 54 : 957-1006, 1974.

Allum JHJ, Mauritz KH, Vogele H : The mechanical effectiveness of short latency reflexes in human triceps surae muscles revealed by ischaemia and vibration. Exp Brain Res 48 : 153-156, 1982.

Alusi SH, Worthington J, Glickman S, et al : A study of tremor in multiple sclerosis. Brain 124 : 720-730, 2001.

American Psychiartric Association : Diagnostic and Statistical Manual of Mental Disorders. 3rd ed, Washington, DC, 1980.

Anderson SV, Bauwens EE : Chronic Health Problems : Concepts and Application. Mosby, St. Louis, 1981.

Anderson TP, Boureston N, Greenberg FR, et al : Predictive factors in stroke rehabilitation. Arch Phys Med Rehabil 55 : 545-553, 1974.

Andersson GBJ, Murphy RW, Örtengren R, et al : The influence of backrest inclination and lumbar support on lumbar lordosis. Spine 4 : 52-58, 1979.

Andersson GBJ, Örtengren R, Nachemson A, et al : Lumbar disc pressure and myoelectric back muscle activity during sitting : I. Studies on an experimental chair. Scand J Rehab Med 6 : 104-114, 1974.

Andersson BJG, Örtengren R, Nachemson AL, et al : The sitting posture : an electromyographic and discometric study. Orthop Clin North Am 6 : 105-120, 1975.

Andreassi JL : Psychophysiology : Human Behavior and Physiological Response. Oxford Unive Press, New York, 1980.

Andrew CJ, Burke D, Lance JW : The comparison of tremors in normal, parkinsonian, and athetotic man. J Neurol Sci 19 : 53-61, 1973.

Andrews K, Brocklehurst JC, Richards B et al : The rate of recovery from stroke and its measurement. Int Rehabil Med 3 : 155-161, 1981.

Angel RW : Electromyography during voluntary movement : the two burst pattern. Electroenceph Clin Neurophysiol 36 : 493-498, 1974.

Angel RW : Electromyographic patterns during ballistic movement of normal and spastic limb. Brain Res 99 : 387-392, 1975.

Angel RW : Antagonist muscle activity during rapid arm movements : central versus proprioceptive influences. J Neurol Neurosurg Psychiat 40: 683-686, 1977.

Angel RW, Alston W, Higgins JR: Control of movement in Parkinson's disease. Brain 93: 1-14, 1970.

Angel RW, Eppler Jr GW: Synergy of contralateral muscles in normal subjects and patients with neurologic disease. Arch Phys Med Rehabil 48: 233-239, 1967.

Angel RW, Eppler W, Iannone A: Silent period produced by unloading of muscle during voluntary contraction. J Physiol 180: 864-870, 1965.

Annett J, Sheridan MR: Effects of S-R and R-R compatibility on bimanual movement time. Quart J exp Psychol 25: 247-252, 1973.

Annett M: The binomial distribution of right, mixed and left handedness. Quart J exp. Psychol 19: 327-333, 1967.

Aptekar RG Ford F, Bleck EE: Light patterns as a means of assessing and recording gait. I. Methods and results in normal children. Develop Med Child Neurol 18: 31-36, 1976a.

Aptekar RG, Ford F, Bleck EE: Light patterns as a means of assessing and recording gait. II. Results in children with cerebral palsy. Develop Med Child Neurol 18: 37-40, 1976b.

Arbib MA: Schemas for the temporal organization of behavior. Human Neurobiol 4: 63-72, 1985.

Arbib MA(ed): The Handbook of Brain Theory and Neural Networks. MIT Press, Cambridge, 1995.

Archambault P, Pigeon P, Feldman AG, et al: Recruitment and sequencing of different degrees of freedom during pointing movements involving the trunk in healthy and hemiparetic subjects. Exp Brain Res 126: 55-67, 1999.

Arey LB: Developmental Anatomy. A Textbook and Laboratory Manual of Embryology. 6th ed, WB Saunders, Philadelphia, 1961.

Armstrong DM: Supraspinal control of locomotion. J Physiol 405: 1-37, 1988.

Arsenault AB, Winter DA, Marteniuk RG, et al: How many strides are required for the analysis of electromyographic data in gait? Scand J Rehab Med 18: 133-135, 1986a.

Arsenault AB, Winter DA Marteniuk RG: Is there a 'normal' profile of EMG activity in gait? Biol Eng Comput 24: 337-343, 1986b.

Arsenault AB, Winter DA, Marteniuk RG: Characteristics of muscular function and adaptation in gait: a literature review. Physiother (Can) 39: 5-13, 1987.

Ashby P, Burke D: Stretch reflexes in the upper limb of spastic man. J Neurol Neurosurg Psychiat 34: 765-771, 1971.

Asmussen E: The weight carrying function of the human spine. Acta Orthop Scand 29: 276-290, 1960.

Åstrand PO, Rodahl K: Textbook of Work Physiology. McGraw-Hill, New York, 1970.

Atkeson CG, Hollerbach JM: Kinematic features of unrestrained vertical arm movements. J Neurosci 5: 2318-2330, 1985.

ATS statement: Guidelines for the Six-Minute Walk Test. Am J Respir Crit Care Med 166: 111-117, 2002.

Badke MB, Duncan PW: Patterns of rapid motor responses during postural adjustments when standing in healthy subjects and hemiplegic patients. Phys Ther 63: 13-20, 1983.

Bagley S, Kelly B, Tunnicliffe N, et al: The effect of visual cues on the gait of independently mobile Parkinson's disease patients. Physiother 77: 415-420, 1991.

Bain P: A combined clinical and neurophysiological approach to the study of patients with tremor. J Neurol Neurosurg Psychiat 69: 839-844, 1993.

Bain PG, Findley LJ, Atchison P, et al: Assessing tremor severity. J Neurol Neurosurg Psychiat 56: 868-873, 1993.

Bairstow PJ: Postural control. in HTA Whiting, MG Wade (eds): Themes in Motor Development. Martinus Nijhoff, Dordrecht, 1986.

Bajd T, Vodovnik L : Pendulum testing of spasticity. J Biomed Eng 6 : 9-16, 1984.

Ballesteros MLF, Buchthal F, Rosefalck P : The patterns of muscular activity during the arm swing of natural walking. Acta Physiol Scand 63 : 296-310, 1965.

Balogun JA, Akomolafe CT, Amusa LO : Grip strength : effects of testing posture and elbow position. Arch Phys Med Rehabil 72 : 280-283, 1991.

Bancroft JH : The Posture of School Children. Macmillan, New York, 1913.

Barbeau A, DeGroot JA : The problem of measurement of akinesia. J Neurosurg 24 suppl : 311-334, 1966.

Bard B : Energy expenditure of hemiplegic subjects during walking. Arch Phys Med Rehabil 44 : 368-370, 1963.

Bard G, Ralston HJ : Measurement of energy expenditure during ambulation, with special reference to evaluation of assistive devices. Arch Phys Med Rehabil 40 : 415-420, 1959.

Barer D, Nouri F : Measurement of activities of daily living. Clin Rehab 3 : 179-187, 1989.

Barlow SM, Abbs JH : Orofacial fine motor control impairments in congenital spasticity : evidence against hypertonus-related performance deficits. Neurol 34 : 145-150, 1984.

Barnes RM : Motion and Time Study. 6th ed. John Wiley & Sons, New York, 1968.

Barnes WS : Isokinetic fatigue curves at different contractile velocities. Arch Phys Med Rehabil 62 : 66-69, 1981.

Bartlett NR, White CT : Synchronization error in attempts to move the hands simultaneously. Percept Motor Skills 20 : 933-937, 1965.

Basmajian JV : Muscle Alive. 3rd ed, Williams & Wilkins, Baltimore, 1974.

Basmajian JV : Motor learning and control : a working hypothesis. Arch Phys Med Rehabil 58 : 38-41, 1977.

Basmajian JV : Muscle Alive : Their Functions Revealed by Electromyography. 4th ed, Williams & Wilkins, Baltimore, 1978.

Basmajian JV, De Luca CT : Muscles Alive : Their Functions Revealed by Electromyography. 5th ed, Williams and Wilkins, Baltimore, 1985.

Basmajian JV, Samson J : Standardization of methods in single motor unit training. Am J Phys Med 52 : 250-256, 1973.

Basso A, Capitani E, Della Sala S, et al : Recovery from ideomotor apraxia : a study on acute stroke patients. Brain 110 : 747-760, 1987.

Bastian AJ, Martin TA, Keating JG, et al : Cerebellar ataxia : abnormal control of interaction torques across multple joints. J Neurophysiol 76 : 492-509, 1996.

Bathien N, Koutlidis RM, Rondot P : EMG patterns in abnormal involuntry movements induced by neuroleptics. J Neurol Neurosurg Psychiat 47 : 1002-1008, 1984.

Battie MC, Bigos SJ, Sheehy A, et al : Spinal flexibility and individual factors that infleuence it. Phys Ther 67 : 653-658, 1987.

Baumeister AA, Wicox S, Greeson J : Reaction times of retardates and normals as a function of relative stimulus frequency. Am J Mental Deficiency 73 : 935-941, 1969.

Bazalgette D, Zattara M, Bathien N, et al : Postural adjustments associated with rapid voluntary arm movements in patients with Parkinson's disease. in MD Yahr, KJ Bergmann (eds) : VIII International Symposium on Parkinson's Disease. Advances in Neurology vol 45. Raven Press, New York, 1986.

Beattie P, Isaacson K, Riddle DL, et al : Validity of derived measurements of leg-length differences obtained by use of a tape measure. Phys Ther 70 : 150-156, 1990.

Beck LF : A note on the selection of simple to serial reactions. J Gen Psychol 30 : 499-501, 1932.

Beck RJ, Andriacchi TP, Kuo KN et al : Changes in the gait patterns of growing children. J Bone Joint Surg 63A : 1452-1457, 1981.

Beggs WDA, Howarth CI : Movement control in a repetitive motor task. Nature 225 : 752-753, 1970.

Belcher SA, Clowers MR, Cabanayan AC, et al : Activity patterns of married and single individuals after stroke. Arch Phys Med Rehabil 63 : 308-312, 1982.

Belen'kii VY, Gurfinkel VS, Pal'tsev YI : Elements of control of voluntary movements. Biophysics 12 : 135-141, 1967.

Bell DG, Jacobs I : Electro-mechanical response times and rate of force development in males and females. Med Sci Sports Exerc 18 : 31-36, 1986.

Bellemare F, Woods JJ, Johannsson R, et al : Motor-unit discharge rates in maximal voluntary contractions of three human muscles. Neurophysiol 50 : 1380-1392, 1983.

Belmont I, Handler A, Karp E : Delayed sensory motor processing following cerebral damage : a multisensory defect. J Nerv Ment Dis 155 : 345-349, 1972.

Bench J, Collyer Y, Langford C, et al : A comparison between the neonatal sound-evoked startle response and the head-drop (Moro) reflex. Develop Med Child Neurol 14 : 308-317, 1972.

Benecke R, Meinck HM, Conrad B : Rapid goal-directed elbow flexion movements : limitations of the speed control system due to neural constraints. Exp Brain Res 59 : 470-477, 1985.

Benson DF, Barton MI : Disturbance in constructional ability. Cortex 6 : 19-46, 1970.

Benton AL, Joynt RJ : Reaction times in unilateral cerebral disease. Confin Neurol 19 : 247-256, 1959.

Beppu H, Nagaoka M, Tanaka R : Analysis of cerebellar disorders by visually guided elbow tracking movement. 2. Contribution of the visual cues on slow ramp pursuit. Brain 110 : 1-18, 1987.

Beppu H, Suda M, Tanaka R : Analysis of cerebellar motor disorders by visually guided elbow tracking movement. Brain 107 : 787-809, 1984.

Berardelli A, Dick JPR, Rothwell JC, et al : Scaling of the size of the first EMG burst during rapid wrist movements in patients with Parkinson's disease. J Neurol Neurosurg Psychiat 49 : 1273-1279, 1986.

Berardelli A, Rothwell JC, Day BL, et al : Duration of the first agonist EMG-burst in ballistic arm movements. Brain Res 304 : 183-187, 1984.

Berardelli A, Rothwell JC, Hallett M, et al : The pathophysiology of primary dystonia. Brain 121 : 1195-1212, 1998.

Berardelli A, Sabra AF, Hallett M, et al : Stretch reflexes of triceps surae in patients with upper motor neuron syndromes. J Neurol Neurosurg Psychiat 46 : 54-60, 1983.

Berg KO, Maki BE, Williams JI, et al : Clinical and laboratory measures of postural balance in an elderly population. Arch Phys Med Rehabil 73 : 1073-1080, 1992.

Berg KO, Wood-Dauphinee S, Williams JI, et al : Measuring balance in the elderly : preliminary development of an instrument. Physiother Canada 41 : 304-311, 1989.

Berg KO, Wood-Dauphinee S, Williams JI, et al : Measuring balance in the elderly : validation of an instrument. Can J Publ Health July/August Suppl 2 : S7-S11, 1992.

Berger W, Horstmann G, Dietz V : Tension development and muscle activation in the leg during gait in spastic hemiparesis : independence of muscle hypertonia and exaggerated stretch reflexes. J Neurol Neurosurg Psychiat 47 : 1029-1033, 1984.

Bergström RM : The relation between the number of impulses and the integrated electric activity in electromyogram. Acta Physiol Scand 45 : 97-101, 1959.

Berman AT, Zarro VJ, Bosacco SJ, et al : Quantitative gait analysis after unilateral or bilateral total knee replacement. J Bone Joint Surg 69-A : 1340-1345, 1987.

Bernstein NA : The Coordination and Regulation of Movement. Pergamon Press, London, 1967.

Bhatia KP, Marsden CD : The behavioral and motor consequences of focal lesions of the basal ganglia in man. Brain 117 : 859-876, 1994.

Biering-Sørensen F : Physical measurements as risk indicators for low-back trouble over a one-year period. Spine 9 : 106-119, 1984.

Bierman W, Ralston HJ : Electromyographic study during passive and active flexion and extension of the knee of the normal human subject. Arch Phys Med Rehabil 46 : 71-75, 1965.

Bigland B, Lippold OCJ : The relation between force, velocity and integrated electrical activity in human muscles. J Physiol 123 : 214-224, 1954a.

Bigland B, Lippold OCJ : Motor unit activity in the voluntary contraction of human muscle. J Physiol 125 : 322-335, 1954b.

Bindman E, Tibbetts RW : Writer's cramp, a rational approach to treatment? Br J Psychiat 131 : 143-148, 1977.

Bishop B, Johnson RM, Walsh W : Changes in alpha and gamma motoneuron excitability with respiration. Arch Phys Med Rehabil 51 : 383-397, 1970.

Bishop B, Machover S, Johnson RM, et al : Role of the gamma motor system in the Achilles tendon reflex of hemiplegic patients. Arch Phys Med Rehabil 49 : 698-707, 1968b.

Bishop B, Machover S, Johnston RM, et al : A quantitative assessment of gamma-motoneuron contribution to the Achilles tendon reflex in normal subjects. Arch Phys Med Rehabil 49 : 145-154, 1968a.

Bitterman ME : Fatigue defined as reduced efficiency. Am J Psychol 57 : 569-573, 1944.

Bizzi E, Polit A, Morasso P : Mechanisms underlying achievement of final head position. J Neurophysiol 39 : 435-444, 1976.

Blank A, Gonen B, Magora A : The size of active motor units in the initiation and maintenance of an isometric contraction carried out to fatigue. Electromyogr Clin Neurophysiol 19 : 535-539, 1979.

Blasier RB, Carpenter JE, Huston L : Shoulder proprioception : effect of joint laxity, joint position and direction of motion. Orthop Rev 23 : 45-50, 1994.

Blin O, Ferrandez AM, Serratrice G : Quantitative analysis of gait in Parkinson patients : increased variability of SL. J Neurol Sci 98 : 91-97, 1990.

Bobath B : Abnormal Postural Reflex Activity Caused by Brain Lesions. 2nd ed, William Heinemann, London, 1971.

Bobath B : Adult Hemiplegia : Evaluation and Treatment. 2nd ed, William Heinemann, London, 1978.

Bobath K : The Motor Deficit in Patients with Cerebral Palsy. William Heinemann, London, 1966.

Bobath K, Bobath B : Cerebral palsy. in PH Pearson, CE Williams (eds) : Physical Therapy Service in the Developmental Disabilities. Charles C Thomas, Springfield, 1972.

Boczko M, Mumenthaler M : Modified pendulousness test to assess tonus of thigh muscle in spasticity. Neurol 8 : 846-851, 1958.

Boggs DH, Simon JR : Differential effect of noise on tasks of varying complexity. J Appl Psychol 52 : 148-153, 1968.

Bogousslavsky J, Fisher M : Textbook of Neurology. Butterworth Heinemann, Boston, 1998.

Bohannon RW : Manual muscle test scores and dynamometer test scores of knee extension strength. Arch Phys Med Rehabil 67 : 390-392, 1986a.

Bohannon RW : Test-retest reliability of hand-held dynamometry during a single session of strength assesment. Phys Ther 66 : 206-208, 1986b.

Bohannon RW : The clinical measurement of strength. Clin Rehab 1 : 5-16, 1987a.

Bohannon RW : Gait performance of hemiparetic patients : selected variables. Arch Phys Med Rehabil 68 : 777-781, 1987b.

Bohannon RW : Relevance of muscle strength to gait performance in patients with neurologic disability. J Neurol Rehab 3 : 97-100, 1989.

Bohannon RW, Andrews AW : Interrater reliability of hand-held dynamometry. Phys Ther 67 : 931-933, 1987.

Bohannon RW, Gajdosik RL, Le Veau BF : Relationship of pelvic and thigh motions during unilateral and bilateral hip flexion. Phys Ther 65 : 1501-1504, 1985.

Bohannon RW, Larkin PA, Cook AC, et al : Decrease in timed balance test scores with aging. Phys Ther 64 : 1067-1070, 1984.

Bohannon RW, Leavy KM : Standing balance and function over the course of acute rehabilitation. Arch Phys Med Rehabil 76 : 994-996, 1995.

Bonnet M, Requin J : Long loop and spinal reflexes in man during preparation for intended directional hand movements. J Neurosci 2 : 90-96, 1982.

Boone DC, Azen SP, Lin CM, et al : Reliability of goniometric measurements. Phys Ther 58 : 1355-1360, 1978.

Bossom J : Movement without proprioception. Brain Res 71 : 285-296, 1974.

Botwinick J, Thompson L : Premotor and motor component of reaction time. J Exp Psychol 71 : 9-15, 1966.

Bouisset S : EMG and muscle forces in normal motor activities. in JE Desmedt (ed) : New Developments in Elecromyography and Clinical Neurophysiology. vol 1. Karger, Basel, 1973.

Bouisset S, Lestienne F : The organization of a simple voluntary movement as analysed from its kinematic properties. Brain Res 71 : 451-457, 1974.

Bouisset S, Maton B : Comparison between surface and intramuscular EMG during voluntary movement. in JE Desmedt (ed) : New Development in Electromyography and Clinical Neurophysiology. vol 1. Karger, Basel, 1973.

Bouisset S, Maton B : Quantitative relationship between surface EMG and intramuscular electromyographic activity in voluntary movement. Am J Phys Med 51 : 285-295, 1972.

Bouisset S, Zattara M : Anticipatory postural adjustments and dynamic asymmetry of voluntary movement. in VS Gurfinkel, ME Ioffe, J Massion, et al (eds) : Stance and Motion : Facts and Concepts. Plenum Press, New York, 1988.

Boulgarides LK, McGinty SM, Willett JA et al : Use of clinical and impairment-based tests to predict falls by community-dwelling older adults. Phys Ther 83 : 328-339, 2003.

Bourbonnais D, Van den Noven S : Weakness in patients with hemiparesis. Am J Occup Ther 43 : 313-319, 1989.

Bowker P, Messenger N : The measurement of gait. Clin Rehab 2 : 89-97, 1988.

Brain L, Walton JN : Brain's Diseases of the Nervous System. 7th ed, Oxford Univ Press, London, 1969.

Brandstater ME, de Bruin H, Gowland C, et al : Hemiplegic gait : analysis of temporal variables. Arch Phys Med Rehabil 64 : 583-587, 1983.

Brans JW, Lindeboom R, Snoek JW, et al : Botulinum toxin therapy, immunological resistance, and problems with available materials. Neurol 46 : 26-29, 1996.

Breakey J : Gait of unilateral below-knee amputees. Orthop-Prosthet 30 : 17-24, 1976.

Britton TC, Thompson PD, Day BL, et al : Rapid wrist movements in patients with essential tremor. Brain

117 : 39-47, 1994.

Britton TC, Thompson PD : Primary orthostatic tremor. Brit Med J 310 : 143-144, 1995.

Britton TC, Thompson PD, Van der Kamp W, et al : Primary orthostatic tremor : further observations in five cases. J Neurol 239 : 209-217, 1992.

Broadbent DE : A mechanical model for human attention and immediate memory. Psychol Rev 64 : 205-215, 1957.

Brodal, A : Neurological Anatomy. 2nd ed, Oxford Univ Press, New York, 1969.

Brodal A : Self-observation and neuro-anatomical considerations after a stroke. Brain 96 : 675-694, 1973.

Broman H, DeLuca CJ, Mambrito B : Motor unit recruitment and firing rates interaction in the control of human muscles. Brain Res 337 : 311-319, 1985.

Brooke MH, Kaiser KK : Muscle fiber types : how many and what kind? Arch Neurol 23 : 369-379, 1970.

Brooks VB : Some examples of programmed limb movemets. Brain Res 71 : 299-308, 1974.

Brooks VB : Motor programs revisited. in RE Talbott, DR Humphrey (eds) : Posture and Movement. Raven Press, New York, 1979.

Brooks VB : Control of intruded limb movements by the lateral and intermediate cerebellum. in H Asanuma, VJ Wilson (eds) : Integration in the Nervous System. Igakushoin, Tokyo, 1979.

Brooks VB : The Neural Basis of Motor Control. Oxford Univ Press, New York, 1986.

Brorsson B, Asberg KH : Katz index of independence in ADL : reliability and validity in short-term care. Scand J Rehab Med 16 : 125-132, 1984.

Brosseau L, Balmer S, Tosignant M et al : Intra-and intertester reliability and criterion validity of the parallelogram and universal goniometers for measuring maximum active knee flexion and extension of patients with knee restrictions. Arch Phys Med Rehabil 82 : 396-402, 2001.

Brown AC, Brengelmann G : Energy metabolism. in TC Ruch, HD Patton (eds) : Physiology and Biophysics. 19th ed, Saunders, Philadelphia, 1965.

Brown SH, Cooke JD : Initial agonist burst duration depends on movement amplitude. Exp Brain Res 55 : 523-527, 1984.

Browne JE, O' Hare NJ : Review of the different methods for assessing standing balance. Physiother 87 : 489-495, 2001.

Bruhn P, Parsons OA : Continuous reaction time in brain damage. Cortex 7 : 278-291, 1971.

Brumfield RH, Champoux JA : A biomechanical study of normal functional wrist motion. Clin Orthop 187 : 23-25, 1984.

Brunner JS : Organization of early skilled action. Child Develop 44 : 1-11, 1973.

Brunnstrom S : Movement Therapy in Hemiplegia : A Neurophysiological Approach. Harper & Row, New York, 1970.

Brunnstrom S : Clinical Kinesiology. 3rd ed, FA Davis, Philadelphia, 1979.

Bryant JT, Wevers H, Lowe PJ : Method of data smoothing for instantaneous center of rotation measurements. Med Biol Eng Comput 22 : 597-602, 1984.

Buchbaum M, Callaway E : Influence of respiratory cycle on simple reation time. Percept Motor Skills 20 : 961-966, 1965.

Buchtal F, Ballesteros MLF : Electromyographic study of the muscle of the upper arm and shoulder during walking in patients with Parkinson's disease. Brain 88 : 875-896, 1965.

Buchtal F, Guld G, Rosenfalck P : Multielectrode study of the territory of a motor unit. Acta Physiol Scand 39 : 83-104, 1957.

Buckley JG, Spence WD, Solomonidis SE : Energy cost of walking : comparison of "intelligent prosthesis" with conventional mechanism. Arh Phys Med Rehabil 78: 330-333, 1997.

Bullock D, Grossberg S: Neural dynamics of planned arm movements: emergent invariants and speed-accuracy properties during trajectory formation. Psychol Rev 95: 49-90, 1988.

Burdett RG, Brown KE, Fall MP: Reliability and validity of four instruments for measuring lumbar spine and pelvic position. Phys Ther 66: 677-684, 1986.

Burke D, Andrew CJ, Gillies JD: The reflex response to sinusoidal stretching in spastic man. Brain 94: 455-470, 1971b.

Burke D, Gandevia SC, Macefield G: Responses to passive movement of receptors in joint, skin and muscle of the human hand. J Physiol 402: 347-361, 1988.

Burke D, Gillies JD, Lance JW: The quadriceps stretch reflex in human spasticity. J Neurol Neurosurg Psychiat 33: 216-223, 1970.

Burke D, Gillies JD, Lance JW: Hamstrings stretch reflex in human spasticity. J Neurol Neurosurg Psychiat 34: 231-235, 1971a.

Burke RE: Motor units: anatomy, physiology, and functional organization. in VB Brooks (ed): Handbook of Physiology. sect 1: The Nervous System, vol II: Motor Control, part 1. Am Physiol Soc, Bethesda, 1981.

Burke RE, Fahn S, Marsden CD, et al: Validity and reliability of a rating scale for the primary torsion dystonia. Neurol 35: 73-77, 1985.

Burke RE, Levine DN, Tsairis P, et al: Physiological types and histochemical profiles of motor units of the cat gastrocnemius. J Physiol 234: 723-748, 1973.

Bussel B, Morin C, Pierrot-Deseilligny E: Mechanism of monosynaptic reflex reinforcement during Jendrassik manoeuvre in man. J Neurol Neurosurg Psychiat 41: 40-44, 1978.

Butler P, Engelbrecht M, Major RE, et al: Physiological cost index of walking for normal children and its use as an indicator of physical handicap. Develop Med Child Neurol 26: 607-612, 1984.

Cahalin LP, Mathier MA, Semigran MJ, et al.: The six minute walk test predicts peak oxygen uptake and survival in patients with advanced heart failure. Chest 110: 325-332, 1996.

Cailliet R: Bracing for spasticity. in S Licht (ed): Orthotics. E Licht Publ, New Haven, 1966.

Carel RS, Korczyn AD, Hochberg Y: Age and sex dependency of the Achilles tendon reflex. Am J Med Sci 278: 57-63, 1979.

Carlsöö S: The static muscle load in different work positions: an electromyographic study. Ergonomics 4: 193-211, 1961.

Carlsöö, S: How Man Moves: Kinesiological Studies and Methods. William Heinemann, London, 1972.

Carlsöö S, Dahlöf AG, Holm J: Kinetic analysis of the gait in patients with hemiparesis and in patients with intermittent claudication. Scand J Rehab Med 6: 166-179, 1974.

Carlsöö S, Johansson AR: Stablization of load on the elbow joint in some protective movements: an experimental study. Acta Anat 48: 224-231, 1962.

Carlton LG: Processing visual feedback information for movement control. J Exp Psychol Human Percept Perform 7: 1019-1030, 1981.

Carr JH, Shepherd RB: A motor learning model for stroke rehabilitation. Physiother 75: 372-80, 1989.

Carter C, Wilkinson J: Persistent joint laxity and congenital dislocation of the hip. J Bone Joint Surg 46-B: 40-45, 1964.

Casillas JM, Dulieu V, Cohen M, et al: Bioenergetic comparison of a new energy-storing foot and SACH foot in traumatic below-knee vascular amputations. Arch Phys Med Rehabil 76: 39-44, 1995.

Cavagna GA, Tesio L, Fuchimoto T, et al: Ergometric evaluation of pathological gait. J Appl Physiol 55:

607-613, 1983.

Cavagna GA, Willems PA, Heglund NC: The role of gravity in humann walking: pendular energy exchange, eternal work and optimal speed. J Physiol 528: 657-668, 2000.

Cavanagh PR, Komi PV: Electromechanical delay in human skeletal muscle under concentric and eccentric contraction. Eur J Appl Physiol 42: 159-163, 1979.

Chan CWY, Kearney RE: Comparison of electromyographic responses to joint displacements in human ankle flexors and extensors. Neurosci Abstr 7: 558, 1981.

Chan CWY, Kearney RE: Is functional stretch response servo-controlled or preprogrammed? Electroenceph Clin Neurophysiol 53: 310-324, 1982.

Chan CWY, Kearney RE, Melvill Jones G: Tibialis anterior response to sudden ankle displacement in normal and parkinsonian subjects. Brain Res 173: 303-314, 1979.

Chantraine A, Onkelinx A: Analysis of compensatory muscles during walking in paraplegic patients. Scand J Rehab Med 7: 9-12, 1975.

Chao EYS, Rim K, Smidt GL, et al: The application of 4×4 matrix method to the correction of the measurements of hip joint rotations. J Biomech 3: 459-471, 1970.

Chase RA, Cullen Jr JK, Sullivan SA, et al: Modification of intention tremor in man. Nature 206: 485-487, 1965.

Checkley E: A Natural Method of Physical Training. Bryant, Brooklyn, 1890.

Chen CL, Chen HC, Wong MK, et al: Temporal stride and force analysis of cane assisted gait in people with hemiplegic stroke. Arch Phys Med Rehabil 82: 43-48, 2000.

Chida T, Nakamura R: EEG changes induced by passive postural changes. J Human Ergol 12: 217-218, 1983.

Chou CY, Chien CW, Hsueh IP et al: Developing a short form of the Berg Balance Scale for people with stroke. Phys Ther 86: 195-204, 2006.

Christiansen CH, Schwartz RK, Barnes KJ: Self-care: evaluation and management. in JA DeLisa(ed): Rehabilitation Medicine. Lippincott, Philadelphia, 1988.

Chyatte SB, Birdsong JH: Assessment of motor performance in brain injury. Am J Phys Med 50: 17-30, 1971.

Chyatte SB, Birdsong JH: Methods-time measurement in assessment of motor performance. Arch Phys Med Rehabil 53: 38-44, 1972.

Cirstea M, Levin MF: Compensatory strategies for reaching in stroke. Brain 123: 940-953, 2000.

Claeys R: The analysis of ground reaction forces in pathological gait secondary to disorders of the foot. Int Orthop 7: 113-119, 1983.

Clamann HP: Activity of single motor units during isometric tension. Neurol 20: 254-260, 1970.

Clark DD: The influence of triamcinolone acetonide on joint stiffness in the rat. J Bone Joint Surg 53-A: 1409-1414, 1971.

Clarke AM: Relationship between electromyogram and force of isometric reflex response of normal human subjects. Nature 208: 551-552, 1965.

Clark FJ, Horch KW, Bach SM, et al.: Contributions of cutaneous and joint receptors to static knee position sense in man. J Neurophysiol 42: 877-888, 1979.

Clark HH: Joint and body range of movement. Physical Fitness Research Digest 5: 1-22, 1975.

Claus D, Lang Ch, Kotzian J: Zur Beziehung zwischen Long Loop-Reflexbefund und Topographie von Hirninfarkten. EEG-EMG Z. 16: 191-195, 1985.

Close JR: Function in the Lower Extremity: Analyses by Electronic Instrumentation. Charles C Thomas,

Springfield, 1964.
Close JR, Nickel ED, Todd FN : Motor-units action potential counts : their significance in isometric and isotonic contractions. J Bone and Joint Surg 42-A : 1207-1222, 1960.
Cohen H : The evolution of the concept of disease. in AL Caplan, HT Engelhardt, JJ McCartney (eds) : Concepts of Health and Disease : Interdisciplinary Perspectives. Addison-Wesley, Massachusetts, 1981.
Cohen L : Interaction between limbs during bimanual voluntary activity. Brain 93 : 259-272, 1970.
Cohen L, Morgan J, Babbs R, et al : Fast walking velocity in health and Duchenne muscular dystrophy : a statistical analysis. Arch Phys Med Rehabil 65 : 573-578, 1984.
Cohen LG, Hallett M : Hand cramps : clinical features and electromyographic patterns in a focal dystonia. Neurol 38 : 1005-1012, 1988.
Cohn ML, Machado AF, Cohn SJ : Low-frequency magnetic field technolugy : quantifying spinal range of motion. Arch Phys Med Rehabil 70 : 455-457, 1989.
Cohn R : Interaction in bilaterally simultaneous voluntary motor function. Arch Neurol Phychiat 65 : 472-476, 1951.
Collins GA, Cohen MJ, Naliboff BD, et al : Comparative analysis of paraspinal and frontalis EMG, heart rate and skin conductance in chronic low back pain patients and normals to various postures and stress. Scand J Rehabil Med 14 : 39-46, 1982.
Comella CL, Stebbins GT, Miller S : Specific dystonic factors contributing to work limitation and disability in cervical dystonia. Neurol 46 (suppl) : A259, 1996.
Conrad B, Benecke R, Goehmann M : Premovement silent period in fast movement initiation. Exp Brain Res 51 : 310-313, 1983.
Cooke JD : The organization of simple, skilled movements. in G Stelmach (ed) : Tutorials in Motor Behavior. Elsevier, Amsterdam, 1979.
Cook JD, Glass DS : Strength evaluation in neuromuscular disease. Neurol Clin 5 : 101-123, 1987.
Cooper IS : Involuntary Movement Disorders. Harper & Row, New York, 1969.
Cooper KH : A means of assessing maximal oxygen uptake. Correlation between field and treadmill testing. JAMA 203 : 201-204, 1968.
Corcoran PJ : Energy expenditure during ambulation in J.A Downey, R.C Darling. (eds) : Physiological Basis of Rehabilitation Medicine. Saunders, Philadelphia, 1971.
Corcoran PJ, Brengelmann GL : Oxygen uptake in normal and handicapped subjects in relation to speed of walking beside velocity-controlled cart. Arch Phys Med Rehabil 51 : 78-87, 1970b.
Corcoran PJ, Jebsen RH, Brengelmann GL, et al : Effects of plastic and metal braces on speed and energy cost of hemiparetic ambulation. Arch Phys Med Rehabil 51 : 69-77, 1970a.
Corcos DM, Gottlieb GL, Penn RD, et al : Movement deficits caused by hyperexcitable stretch reflexes in spastic humans. Brain 109 : 1043-1058, 1986.
Crayton JW, King S : Inter-individual variability of the H-reflex in normal subjects. Electromyogr Clin Neurophysiol 21 : 183-200, 1981.
Creutzfeldt OD, Arnold PM, Becker D, et al : EEG changes during spontaneous and controlled menstrual cycles and their correlation with psychological performance. Electroenceph Clin Neurophysiol 40 : 113-131, 1976.
Cross MJ, McCloskey DI : Position sense following surgical removal of joints in man. Brain Res 55 : 443-445, 1973.
Crowinshield RD, Brand RA, Johnson RC : The effects of walking velocity and age on hip kinematics and kinetics. Clin Orthop 132 : 140-144, 1978.

Crutcher MD, DeLong MR : Relation of putamen neuronal discharge to direction of movement or pattern of muscular activity. Soc Neursci Abstr 7 : 778, 1981.

Culham EG, Peat M, Newell E : Analysis of gait following below-knee amputation : a comparison of the SACH and single-axis foot. Physiother (Can) 36 : 237-242, 1984.

Culham EG, Peat M, Newell E : Below-knee amputation : a comparison of the effect of the SACH foot and the single axis foot on electromyographic patterns during locomotion. Prosthet Orthot Int 10 : 15-22, 1986.

Cunningham DM, Brown GW : Two devices for measuring the forces acting on the human body during walking. Exp Stress Anal 9 : 75-90, 1952.

Cureton TK : Bodily posture as an indicator of fitness. Res Quart 12 : 348-367, 1941.

Cureton TK : The validity of antero-posterior spinal measurements. Res Quart 2 : 101-113, 1931.

Currier DP : Maximal isometric tension of the elbow extensors at varied positions. I. Assessment by cable tensio-meter. Phys Ther 52 : 1043-1049, 1972a.

Currier DP : Maximal isometric tension of the elbow extensors at varied positions. II. Assessment of extensor components by quantitative electromyography. Phys Ther 52 : 1265-1276, 1972b.

Daniels L, Worthingham C : Muscle Testing ; Techniques of Manual Examination. 3rd ed, Saunders, Philadelphia, 1972.

Dauer WT, Burke RE, Greene P, et al : Current concepts on the clinical features, aetiology and management of idiopathic cervical dystonia. Brain 121 : 547-560, 1998.

Davies CTM, White KJ : Contractile properties of elderly human triceps surae. Gerontol 29 : 19-25, 1983.

Davis WE : Development of coordination and control in the mentally handicapped. in HTA Whiting, MG Wade (eds) : Themes in Motor Development. Martinus Nijhoff Publ, Dordrecht, 1986.

Day BL, Rothwell JC, Marsden CD : Interaction between the long-latency stretch reflex and voluntary electromyographic activity prior to a rapid voluntary motor reaction. Brain Res 270 : 55-62, 1983.

Day BL, Thompson PD, Harding AE, et al : Influence of vision on upper limb reaching movements in patients with cerebellar ataxia. Brain 121 : 357-372, 1998.

De Ajuriaguerra J, Tissot R : The apraxia. in PJ Vinken, GW Bruyn (eds) : Handbook of Clinical Neurology. vol 4. North Holland, Amsterdam, 1969.

DeAndrade JR, Grant C, Dixon ASJ : Joint distension and reflex inhibition in the knee. J Bone Joint Surg 47-A : 313-322, 1965.

DeBakker MA, Bijlard MJ, Kruse FTJ et al : Single unit control and variations of recruitment order of motor units in human M' abductor pollicis brevis and M' interosseus dorsalis I. Electromyogr Clin Neurophysiol 23 : 151-157, 1983.

Debrunner HU, Aebersold P, Stussi E : Computer-aided analysis by means of four-dimensional vector diagrams and characteristic parameters. in A Morecki, K Fibelus, K Kedzior, et al (eds) : Biomechanics VII-B. Univ Park Press, Baltimore, 1981.

Dee HL, Van Allen MW : simple and choice reaction time and motor strength in unilateral cerebral disease. Acta Psychiat Scand 47 : 315-323, 1971.

Dee HL, Van Allen MW : Speed of decision-making processes in patients with unilateral cerebral disease. Arch Neurol 28 : 163-166, 1973.

DeLateur B, Lehmann JF, Stonebridge J, et al : Isotonic versus isometric exrcise : a double shift transfer of training study. Arch Phys Med Rehabil 53 : 212-216, 1972.

DeLateur B, Lehmann JF, Warren GG, et al : Comparison of effectiveness of isokinetic and isotonic exercise in quadriceps strengthening. Arch Phys Med Rehabil 53 : 60-64, 1972.

DeLisa JA, Stolov WC, Troupin AS : Action myóclonus following acute cerebral anoxia. Arch Phys Med Rehabil 60 : 32-36, 1979.

Delong G, Branch LG, Corcoran PJ : Independent living outcomes in spinal cord jnjury : multivariate analyses. Arch Phys Med Rehabil 65 : 66-73, 1984.

DeLong MR, Georgopoulos AP : Motor functions of the basal ganglia. in JM Brookhart, VB Mountcastle (eds) : Handbook of Physiology, sect I : The Nervous System, vol II. Motor Control. Am Physiol Soc, Bethesda, 1981.

DeLuca CJ : Towards understanding the EMG signal. in JV Basmajiann : Muscle Alive. 3rd ed, Williams & Wilkins, Baltimore, 1974.

DeLuca CJ : Control properties of motor units. J Exp Biol 115 : 125-136, 1985.

Delwaide PJ, Delbecq P : Vestibular influences on proprioceptive reflexes of the lower limb in normal man. in JE Desmedt (ed) : New Developments in Electromyography and Clinical Neurophysiology. vol 3. Karger, Basel, 1973.

Delwaide PJ, Figiel C, Richelle C : Influence de la position du membre supriur sur l'excitabilite de l'arc soleair. Electromyogr Clin Neurophysiol 13 : 515-523, 1973.

Delwaide PJ, Figiel C, Richelle C : Effects of postural changes of the upper limb on reflex transmission in the lower limb : cervicolumbar reflex interactions in man. J Neurol Neurosurg Pychiat 40 : 616-621, 1977.

Denny-Brown D : The Cerebral Control of Movement. Liverpool Univ Press, Liverpool, 1966.

DeRenzi E : Methods of limb apraxia examination and their bearing on the interpretation of the disorders. in EA Roy (ed) : Neuropsychological Studies of Apraxia and Related Disorders. North-Holland, Amsterdam, 1985.

DeRenzi E : Apraxia. in F Boller, J Grafman (eds) : Handbook of Clinical Neuropsychology. Elsevier, Oxford, 1990.

DeRenzi E, Lucchelli F : Ideational apraxia. Brain 111 : 1173-1185, 1988.

DeRenzi E, Motti F, Nichelli P : Imitating gestures : a quantitative approach to ideomotor apraxia. Arch Neurol 37 : 6-10, 1980.

Desmedt JE (ed) : Physiological Tremor, Pathological Tremors and Clonus. Karger, New York, 1978.

Desmedt JE : Pattern of motor commands during various types of voluntary movement in man. Trend Neurosci 3 : 265-268, 1980.

Desmedt JE : Size principle of motoneuron recruitment and the calibration of muscle force and speed in man. in JE Desmedt (ed) : Motor Control Mechanisms in Health and Disease. Raven Press, New York, 1983.

Desmedt JE, Godaux E : Ballistic contractions in man : characteristic recruitment patterns of single motor units of the tibialis anterior muscle. J Physiol 264 : 673-693, 1977a.

Desmedt JE, Godaux E : Fast motor units are not prefentially activated in rapid voluntary contraction in man. Nature 267 : 717-719, 1977b.

Desmedt JE, Godaux E : Ballistic contractions in fast or slow human muscles : discharge patterns of single motor units. J Physiol 285 : 185-196, 1978.

DeSouza LH, Hewer RL, Miller S : Assessment of recovery of arm control in hemiplegic stroke patients. 1. Arm function tests. Int Rehab Med 2 : 3-9, 1980a.

DeSouza LH, Hewer RL, Lynn PA, et al : Assesment of recovery of arm control in hemiplegic stroke patients. 2. Comparison of arm function tests and pursuit tracking in relation to clinical recovery. Int Rehab Med 2 : 10-16, 1980b.

Dettmann MA, Linder MT, Sepic SB : Relationships among walking performance, postural stability, and functional assessments of the hemiplegic patients. Am J Phys Med 66 : 77-90, 1987.

Deuschl G, Bain P, Brin RJ, et al : Consensus statement of the Movement Disorder Society on Tremor. Mov Disord 13 Suppl 3 : 2-23, 1998.

Deuschl G, Lucking CH, Schenck E : Essential tremor, electrophysiological and pharmacological evidence for subdivision. J Neurol Neurosurg Psychiat 50 : 1435-1441, 1987.

Deuschl G, Wenzelburger R, Loeffler K, et al : Essential tremor and cerebellar dysfunction : clinical and kinematic analysis of intention tremor. Brain 123 : 1569-1580, 2000.

Deutsch JA, Deutsch D : Attention : some theoretical considerations. Psychol Rev 70 : 80-90, 1963.

DeVries HA : Muscle tonus in postural muscles. Am J Phys Med 44 : 275-291, 1965.

DeVries HA : "Efficiency of electrical activity" as a physiological measure of the functional state of muscle tissue. Am J Phys Med 47 : 10-22, 1968a.

DeVries HA : Method for evaluation of muscle fatigue and endurance from electromyographic curves. Am J Phys Med 47 : 125-135, 1968b.

DeVries HA, Lersten KC : Efficiency of electrical activity (EEA) in the muscles of older men : some implications regarding the determinants of muscular strength. Am J Phys Med 49 : 107-111, 1970.

DeVries HA, Wiswell RA, Romero G, et al : Changes with age in monosynaptic reflexes elicited by mechanical and electrical stimulation. Am J Phys Med 64 : 71-81, 1985.

Dickinson J : Proprioceptive Control of Human Movement. Lepus Book, London, 1974.

Dick JPR, Rothwell JC, Berardelli A, et al : Associated postural adjustments in Parkinson's disease. J Neurol Neurosurg Psychiat 49 : 1378-1385, 1986.

Diedrich FJ, Warren WH : Why change gaits? Dynamics of the walk-run transition. J Exp Psychol : Hum Percept Perform 21 : 183-202, 1995.

Diener HC, Bootz F, Dichgans J, et al : Variability of postural 'reflexes' in humans. Exp Brain Res 52 : 423-428, 1983.

Diener HC, Dichgans J : Pathophysiology of posture. in B Amblard, A Berthoz, F Clarac (eds) : Posture and Gait. Elsevier, Amsterdam, 1988.

Dietrichson P : The silent period in spastic, rigid, and normal subjects during isotonic and isometric contractions. Acta Neurol Scand 47 : 183-193, 1971b.

Dietrichson P, Sorbye R : Clinical method for electrical and mechanical recording of the mechanically and electrically elicited ankle reflex. Acta Neurol Scand 47 : 1-21, 1971a.

Dietz V : Neurophysiology of gait disorders : present and future applications. Electroenceph Clin Neurophysiol 103 : 333-355, 1997.

Dietz V, Colombo G, Jensen L : Locomotor activity in spinal man. Lancet 344 : 1260-1263, 1994.

Dietz V, Hillesheimer W, Freund HJ : Correlation between tremor, voluntary contraction, and firing pattern of motor units in Parkinson's disease. J Neurol Neurosurg Psychiat 37 : 927-937, 1974.

Dietz V, Quintern J, Berger W : Electrophysiological studies of gait in spasticity and rigidity : evidence that altered mechanical properties of muscle contribute to hypertonia. Brain 104 : 431-449, 1981.

Dietz V, Quintern J, Boos G, et al : Obstruction of the swing phase during gait : phase-dependent bilateral leg muscle coordination. Brain Res 384 : 166-169, 1986.

Dietz V, Zijlstra W, Prokop T, et al : Leg muscle activation during gait in Parkinson's disease : adaptation and interlimb coordination. Electroenceph Clin Neurophysiol 97 : 408-415, 1995.

Di Fabio RP, Badke MB, Duncan PW : Adapting human postural reflexes following localized cerebrovascular lesion : analysis of bilateral long latency responses. Brain Res 363 : 257-264, 1986.

Dimitrijevic MR: Withdrawal reflexes. in JE Desmedt (ed): New Developments in Electromyography and Clinical Neurophysiology. vol 3, Karger, Basel, 1973.

Dimitrijevic MR, Larsson LE: Neural control of gait: clinical neurophysiological aspects. Appl Neurophysiol 44: 152-159, 1981.

Dimitrijevic MR, Nathan PW: Studies of spasticity in man. 1. Some features of spasticity. Brain 90: 1-30, 1967a.

Dimitrijevic MR, Nathan PW: Studies of spasticity in man. 2. Analysis of stretch reflexes in spasticity. Brain 90: 333-358, 1967b.

Dimitrijevic MR, Nathan PW: Studies of spasticity in man. 3. Analysis of reflex activity evoked by noxious cutaneous stimulation. Brain 91: 349-368, 1968.

Dimitrijevic MR, Nathan PW: Studies of spasticity in man. 4. Changes in flexion reflex with repetitive cutaneous stimulation in spinal man. Brain 93: 743-768, 1970.

Dimitrijevic MR, Nathan, PW: Studies of spasticity in man. 5. Dishabituation of the flexion reflex in spinal man. Brain 94: 77-90, 1971.

Dimond SJ: Hemispheric refractoriness and the control of reaction time. Quart J exp Psychol 24: 610-617, 1970.

Donaldson SW, Wagner CC, Gresham GE: A unified ADL evaluation form. Arch Phys Med Rehabil 54: 175-180, 1973.

Donders FC (1868): (translated by WG Koster) On the speed of mental processes. Acta Psychol 30: 412-431, 1969.

Doss WS, Karpovich PV: A comparison of concentric, eccentric, and isometric strength of elbow flexors. J Appl Physiol 20: 351-353, 1965.

Draper IT, Johns RJ: The disordered movement in Parkinsonism and the effect of drug treatment. Bull Johns Hopkins Hosp 115: 465-480, 1964.

Drazin DH: Effects of foreperiod, foreperiod variability and probability of stimulus occurrence on simple reaction time. J Exp Psychol 62: 43-50, 1961.

Dubo HIC, Peat M, Winter DA, et al: Electromyographic temporal analysis of gait: normal human locomotion. Arch Phy Med Rehabil 57: 415-420, 1976.

Duchenne GB (translated and edited by Kaplan EB): Physiology of Motion. Demonstrated by Means of Electrical Stimulation and Clinical Observation and Applied Study of Peralysis and Deformities. Lippincott, Philadelphia, 1959.

Ducroquet R, Ducroquet J, Ducroquet P: Walking and Limping: A Study of Normal and Pathologic Walking. Lippincott, Philadelphia, 1968.

Duff-Raffaele M, Kerrigan DC, Corcoran PJ, et al: The proportional work of lifting the center of mass during walking. Am J Phys Med Rehabil 75: 375-379, 1996.

Duncan PW, Weiner DK, Chandler J, et al.: Functional reach. A new clinical measure of balance. J Gerontol 45: 1192-1197, 1990.

Ebersbach G, Sojer M, Valldeoriola F, et al: Comparative analysis of gait in Parkinson's disease, cerebellar ataxia and subcortical arteriosclerotic encephalopathy. Brain 122: 1349-1355, 1999.

Eccles JC: The Understanding of the Brain. McGraw-Hill, New York, 1972.

Edwards BG: Contralateral and ipsilateral cane usage by patients with total knee or hip replacement. Arch Phys Med Rehabil 67: 734-740, 1986.

Edwards RG, Lippold OCJ: The relation between force and integrated electrical activity in fatigued muscle. J Physiol 132: 677-681, 1956.

Eidelberg E : Consequences of spinal cord lesions upon motor function with special reference to locomotor activity. Prog Neurobiol 17 : 185-202, 1981.

Eidelberg E, Walden JG, Nguyen LH : Locomotor control in macaque monkeys. Brain 104 : 647-663, 1981.

Elftman H : The force exerted by the ground in walking. Arbeits Physiol 10 : 485-491, 1939.

Elftman H : Biomechanics of muscle. J Bone Joint Surg 48-A : 363-377, 1966.

Ells JG : Analysis of temporal and attentional aspects of movement control. J Exp Psychol 99 : 10-21, 1973.

Ely DD, Smidt GL : Effects of cane on variables of gait for patients with hip disorders. Phys Ther 57 : 507-512, 1977.

Eng GD : Spontaneous potentials in premature and full-term infants. Arch Phys Med Rehabil 57 : 120-121. 1976.

Engel GM, Staheli LT : The natural history of torsion and other factors influencing gait in childhood. Clin Orthop Relat Res 99 : 12-17, 1974.

Engel WK : Essentiality of histo-and cytochemical studies of skeletal muscle in investigation of neuro-muscular disease. Neurol 12 : 778-794, 1962.

Enright PL, Sherrill DL : Reference equations for the six-minute walking in healthy adults. Am J Resp Crit Care Med 158 : 1384-1387, 1998.

Erdman WJ, Hettinger T, Saez F : Comparative work stress for above-knee amputees using artificial legs or crutches. Am J Phys Med 39 : 225-232, 1960.

Estanol B : Temporal course of the threshold and size of the receptive field of the Babinski sign. J Neurol Neurosurg Psychiat 46 : 1055-1057, 1983.

Farmer SF, Sheean GL, Mayston MJ, et al : Abnormal motor unit synchronization of antagonist muscles underlies pathological co-contraction in upper limb dystonia. Brain 121 : 801-814, 1998.

Feldman AG, Levin MF : Positional frames of reference, origin and use. Behav Brain Sci 18 : 723-804, 1995.

Ferkul D, Peat M, Woodbury MG : Changes in temporal characteristics and knee joint angles in total knee arthroplasty patients. Physiother (Can) 34 : 313-318, 1982.

Fernie GR, Holliday PJ : Postural sway in amputees and normal subjects. J Bone Joint Surg 60-A : 895-898, 1978.

Fessard A, Paillard J : Recherche sur la simultaneite dans l'execution des mouvements voluntaires. C R Sociol 142 : 933-935, 1948.

Fetters L, Todd J : Quantitative assessment of infant reaching movements. J Motor Behav 19 : 147-166, 1987.

Fetz EE, Finocchio DV, Baker MA, et al : Sensory and motor responses of precentral cortex cells during comparable passive and active movements. J Neurophysiol 43 : 1070-1089, 1980.

Findley LJ, Gresty MA, Halmagyi GM : Tremor, the cogwheel phenomenon and clonus in Parkinson's disease. J Neurol Neurosurg Psychiat 44 : 534-546, 1981.

Finger S (ed) : Recovery from Brain Damage : Research and Theory. Plenum Press, New York, 1978.

Finger S, LeVere TE, Almli CR, et al (ed) : Brain Injury and Recovery : Theoretical and Controversial Issues. Plenum Press, New York, 1988.

Finley FR, Cody KA : Muscle synergies in motor performance. Arch Phys Med Rehabil 49 : 655-660, 1968.

Finley FR, Cody KA : Locomotive characteristics of urban pedestrians. Arch Phys Med Rehabil 51 : 423-426, 1970.

Fisher SV, Gullickson JG : Energy cost of ambulation in health and disability : a literature review. Arch Phys Med Rehabil 59 : 124-133, 1978.

Fisk JD, Goodale MA : The effects of unilateral brain damage on visually guided reaching : hemispheric differences in the nature of the deficit. Exp Brain Res 72 : 425-435, 1988.

Fitts PM : The information capacity of the human motor system in controlling the amplitude of movement. J Exp Psychol 47 : 381-391, 1954.

Fitts PM, Peterson JR : Information capacity of discrete motor responses. J Exp Psychol 67 : 103-112, 1964.

Fitzgerald PM, Jankovic J : Lower body parkinsonism : evidence for vascular etiology. Mov Disord 4 : 249-260, 1989.

Flament D, Hore J : Movement and electromyographic disorders associated with cerebellar dysmetria. J Neurophysiol 55 : 1221-1233, 1986.

Fleishman EA, Quaintance MK : Taxonomies of Human Performance. Academic Press, New York, 1984.

Flowers KA : Ballistic and corrective movements on an aiming task : intention tremor and parkinsonism movement disorders compared. Neurol 25 : 413-421, 1975.

Flowers KA : Visual 'closed-loop' and 'open loop' characteristics of voluntary movement in patients with parkinsonism and intention tremor. Brain 99 : 269-310, 1976.

Foerster O : Symptomatologie der Erkrankungen des Grosshirns. Motorische Felder und Bahnen. Sensible Corticale Felder. in O Bumke, O Foerster (eds) : Handbuch der Neurologie. Bd 6. Springer, Berlin, 1936.

Freeman GL, Kendall WE : The effect upon reaction time of muscular tension induced at various preparatory intervals. J Exp Psychol 27 : 136-148, 1940.

Freeman MAR, Wyke B : Articular contributions to limb muscle reflexes : the effects of partial neurectomy of the knee-jonint on postural reflexes. Brit J Surg 53 : 61-69, 1966.

Freeman MAR, Wyke B : Articular reflexes at the ankle joint : an electromyographic study of normal and abnormal influences of ankle-joint mechanoreceptors upon reflex activity in the leg muscles. Brit J Surg 54 : 990-1001, 1967.

Freeman W, Wannstedt G, Herman R : EMG patterns and forces developed during step-down. Am J Phys Med 55 : 275-290, 1976.

Freund HJ : The apraxias. in AK Ashbury, GM McKhann, WI McDonald (eds) : Diseases of the Nervous System : Clinical Neurobiology. 2nd ed, Saunders, Philadelphia, 1992.

Freund HJ, Dietz V : The relationship between physiological and pathological tremor. in JE Desmedt (ed) : Physiological Tremor, Pathological Tremor and Clonus. Progress in Clinical Neurophysiology. vol. 5. Karger, Basel, 1978.

Freund HJ, Hummelsheim H : Lesions of premotor cortex in man. Brain 108 : 697-733, 1985.

Freund HL, Bündingen HJ, Dietz V : Activity of single motor units from human forearm muscles during voluntary isometric contractions. J Neurophysiol 38 : 933-946, 1975.

Freund HL, Bündingen HJ : The relationship between speed and amplitude of the fastest voluntary contractions of human arm muscles. Exp Brain Res 31 : 1-12, 1978.

Freund HL, Dietz, V, Wita CW, et al : Discharge characteristics of single motor units in normal subjects and patients with supraspinal motor disturbances. in Desmedt JE (ed) : New Developments in Electromyography and Clinical Neurophysiosiology. vol 3. Karger, Basel, 1973.

Friberg O : Clinical symptoms and biomechanics of lumbar spine and hip joint in leg length inequality. Spine 8 : 643-651, 1983.

Frigo C, Tesio L : Speed-dependent variations of lower limb joint angles during walking. Am J Phys Med 65 : 51-62, 1986.

Frost M, Stuckey S, Smalley LA, et al : Reliability of measuring trunk motions in centimeters. Phys Ther

62 : 1431-1437, 1982.

Fuchs AH : The progression-regression hypothesis in perceptual motor skill learning. J Exp Psychol 63 : 177-183, 1962.

Fugl-Meyer AR, Jääskö L, Leyman I, et al : The post-stroke hemiplegic patient. I. A method for evaluation of physical performance. Scand J Rehab Med 7 : 13-31, 1975.

Fujita M, Nakamura R : The effect of PNF position of the upper extremity on rapid knee extention. Tohoku J Exp Med 150 : 31-35, 1986.

Fujita M, Nakamura R : Choice reaction time of elbow flexion and extension during passive elbow movements. Percept Motor Skills 67 : 905-906, 1988.

Fujita M, Nakamura R : Characteristics of the fastest isometric knee extension in patients with spinocerebellar degenerations. Tohoku J Exp Med 157 : 13-17, 1989.

Fulton JF : Physiology of the Nervous System. 3 rd ed, Oxford Univ Press, New York, 1949.

Fung VSC, Sauner D, Day BL : A dissociation between subjective and objective unsteadiness in primary orthostatic tremor. Brain 124 : 322-330, 2001.

Furuna T, Nagasaki H, Nishizawa S et al : Longitudinal changes in the physical performance of older adults in the community. J Jpn Phy Ther Assoc 1 : 1-5, 1998.

Gahery Y, Massion J : Co-ordination between posture and movement. Trend Neurosci 4 : 199-202, 1981.

Gallistel CR : The Organization of Action : A New Synthesis. Lawrence Erlbaum, New Jersey, 1980.

Gandevia SC : Illusory movements produced by electrical stimulation of low-threshold muslce afferents from the hand. Brain 108 : 965-981, 1985.

Gandevia SC : Kinesthesia : roles for afferent signals and motor commands. in LB Rowell, JT Shepherd (eds) : Handbook of Physiology, Sect 12, Exercise : Regulation and Integration of Multiple Systems. Oxford Univ Press (Am Physiol Soc), New York, 1996.

Gans BM, Noordergraaf A : Voluntary skeletal muscles : a unifying theory on the relationship of their electrical and mechanical activities. Arch Phys Med Rehabil 56 : 194-199, 1975.

Gardiner MD : The Principles of Exercise Therapy. Bell & Sons, London, 1964.

Gaskill HV : The relation of reaction time to phase of breathing. J Exp Psychol 11 : 364-469, 1928.

Gassel MM, Diamantopoulos E : The Jendrassik maneuver. I. The pattern of reinforcement of monosynaptic reflexes in normal subjects and patients with spasticity or rigidity. Neurol 14 : 555-560, 1964a.

Gassel MM, Diomantopoulos E : The Jendrassik maneuver. II. An analysis of the mechanism. Neurol 14 : 640-642, 1964b.

Gasser HS, Newcomer HS : Physiological action currents in phrenic nerve : an application of the thermionic vacuum tube to nerve physiology. Am J Physiol 57 : 1-26, 1921.

Gatev V : Role of inhibition in the development of motor coordination in early childhood. Develop Med Child Neurol 14 : 336-341, 1972.

Gath I, Lehmann D, Bar-On E : Fuzzy clustering of EEG signal and vigilance performance. Int J Neurosci 20 : 303-312, 1983.

Gawronski R : Bionics : The Nervous System as Control System. Elsevier, Amsterdam, 1971.

Gazzaniga M, Bogen J, Sperry R : Dyspraxia following diversion of the cerebral commissures. Arch Neurol 16 : 606-612, 1967.

Gazzaniga MS, Ivry RB, Mangun GR : Cognitive Neuroscience. The Biology of the Mind. 2nd ed. WW Norton, New York, 2002.

Gellhorn E, Johnson DA : Further studies on the role of proprioception in cortically induced movements of the foreleg in the monkey. Brain 73 : 513-531, 1950.

Gellhorn E: Patterns of muscular activity in man. Arch Phys Med 28: 568-574, 1947.

Gellhorn E: Proprioception and motor cortex. Brain 73: 35-62, 1949.

Gellhorn E: Physiological Foundations of Neurology and Psychiatry. Univ Minnesota Press, Minneapolis, 1953.

Georgopoulos AP, Grillner S: Visuomotor coordination in reaching and locomotion. Science 245: 1209-1210, 1989.

Georgopoulos AP: Neurophysiology of reaching. in M Jeannerod (ed): Attention and Performance XIII: Motor Representation and Control. Lawrence Erlbaum, Hillsdale, 1990.

Gersten JW, Cenkovich FS, Jones CD: Harmonic analysis of normal and abnormal electromyograms. Am J Phys Med 44: 235-240, 1965.

Geschwind N: Disconnexion syndromes in animals and man. Brain 88: 237-294, 585-644, 1965.

Geschwind N: The apraxia: neural mechanisms of disorders of learned movement. Am Sci 63: 188-195, 1975.

Geschwind N, Kaplan E: A human cerebral disconnection syndrome. Neurol 12: 675-685, 1962.

Gesell AL, Halverson HM, Amatruda C: The First Five Years of Life; A Guide to the Study of the Pre-School Child. Harper, New York, 1940.

Gesell AL, Ilg FL: The Child from Five to Ten. Harper, New York, 1946.

Gibson CJ: Epidemiology and patterns of care of stroke patients. Arch Phys Med Rehabil 55: 398-403, 1974.

Giladi N, McMahon D, Przedborski S, et al: Motor blocks in Parkinson's disease. Neurol 42: 333-339, 1992.

Gilbert P: How the cerebellum could memorize movements. Nature 254: 688-689, 1975.

Gillies JD: Motor unit discharge patterns during isometric contraction in man. J Physiol 223: 36-37, 1972.

Glantz R, Weiner WJ, Goetz CG, et al: Drug induced asterixis in Parkinson's disease. Neurol 32: 553-555, 1982.

Glencross DJ: Response complexity and the latency of different movement patterns. J Motor Behav 5: 95-104, 1973.

Glencross DJ: Response planning and the organization of speed movements. in RS Nickerson (ed): Attention and Performance VIII. Erlbaum, Hillsdale, 1980.

Glencross DJ, Gould JH: The planning of precision movements. J Motor Behav 11: 1-9, 1979.

Godfrey CM, Brett R, Jousse AT: Foot mass effect on gait in the prosthetic limb. Arch Phys Med Rehabil 58: 268-269, 1977.

Gofton JP, Trueman GE: Studies in osteoarthritis of hip. part II. Osteoarthritis of hip and leg-length disparity. Can Med Assoc J 104: 791-799, 1971.

Goldenberg G: Imitating gestures and manipulating a mannikin: the representation of the human body in ideomotor apraxia. Neuropsychol 33: 63-72, 1995.

Goldenberg G: Defective imitation of gestures in patients with damage in the left or right hemispheres. J Neurol Neurosurg Psychiat 61: 176-180, 1996.

Goldfarb BJ, Simon SR: Gait patterns in patients with amyotrophic lateral sclerosis. Arch Phys Med Rehabil 65: 61-65, 1984.

Goldie PA, Matyas TA, Evans OM: Deficit and change in gait velocity during rehabilitation after stroke. Arch Phys Med Rehabil 77: 1074-1082, 1996.

Golstein LB, Davis JN: Restorative neurology: drgus and recovery following stroke. Stroke 25: 19-24, 1990.

Gonzalez EG, Corcoran PJ, Reyes RL: Energy expenditure in below-knee amputees: correlation with stump length. Arch Phys Med Rehabil 55: 111-119, 1974.

Goodwin GM, McCloskey DI, Matthews PBC: The contribution of muscle afferents to kinaesthesia shown by vibration induced illusions of movements and by the effects of paralysing joint afferents. Brain 95: 705-748, 1972.

Gordon J, Ghez C: Trajectory control in targeted force impulses. II. Pulse height control. Exp Brain Res 67: 241-252, 1987.

Gottlieb GL, Agarwal GC: The role of the myotatic reflex in the voluntary control of movements. Brain Res 40: 139-142, 1972.

Gottsdanker R: Age and simple reaction time. J Gerontol 37: 342-348, 1982.

Gowland C, deBruin H, Basmajian JV et al: Agonist and antagonist activity during voluntary upper-limb movement in patients with stroke. Phys Ther 72: 624-633, 1992.

Graff-Radford NR, Welsh K, Godersky J: Callosal apraxia. Neurol 37: 100-105, 1987.

Grandjean E: Ergonomics of the Home. Taylor and Francis, London, 1973.

Grandjean E: Fitting the Task to the Man. 3rd ed, Taylor and Francis, London, 1980.

Granger CV, Albrecht GL, Hamilton BB: Outcome of comprehensive medical rehabilitation: measurement by Pulses Profile and the Barthel Index. Arch Phys Med Rehabil 60: 145-154, 1979b.

Granger CV, Dewis LS, Peters NC, et al: Stroke rehabilitation: analysis of repeated Barthel Index measures. Arch Phys Med Rehabil 60: 14-17, 1979a.

Granger CV, Greer DS: Functional status measurement and medical rehabilitation outcomes. Arch Phys Med Rehabil 57: 103-109, 1976.

Granger CV, Gresham GE (eds): Functional Assessment in Rehabilitation Medicine. Williams & Wilkins, Baltimore, 1984.

Granger CV, Seltzer GB, Fishbein CF: Primary Care of the Functionally Disabled: Assessment and Management. Lippincott, Philadelphia, 1987.

Gray ER: Conscious control of motor units in a tonic muscle. Am J Phys Med 50: 34-40, 1971a.

Gray ER: Conscious control of motor units in a neuromuscular disorder. Electromyogr 11: 515-517, 1971b.

Greenwood R, Hopkins A: Muscle responses during sudden falls in man. J Physiol 254: 507-518, 1976.

Gresham GE, Phillips TF, Labi MLC: ADL status in stroke: relative merits of three standard indexes. Arch Phys Med Rehabil 61: 355-358, 1980.

Grillner S: Locomotion in vertebrates: central mechanisms and reflex interaction. Physiol Rev 55: 247-306, 1975.

Grillner S, Wallen P: Central pattern generators for locomotion with special reference to vertebrates. Ann Rev Neurosci 8: 233-261, 1985.

Grimby L, Hannerz J: Recruitment order of motor units on voluntary contraction: changes induced by proprioceptive afferent activity. J Neurol Neurosurg Psychiat 31: 565-573, 1968.

Grimby L, Hannerz J: Differences in recruitment order of motor units in phasic and tonic flexion in 'spinal man'. J Neurol Neurosurg Psychiat 33: 562-570, 1970.

Grimby L, Hannerz J: Disturbances in the voluntary recruitment order of anterior tibial motor units in bradykinesia of parkinsonism. J Neurol Neurosurg Psychiat 37: 47-54, 1974a.

Grimby L, Hannerz J, Ranlund T: Disturbances in the voluntary recruitment order of anterior tibial motor units in spastic paraparesis upon fatigue. J Neurol Neurosurg Psychiat 37: 40-46, 1974b.

Grimby L, Hannerz J: Disturbances in the voluntary recruitment order of anterior tibial motor units in ataxia. J Neurol Neurosurg Psychiat 38: 46-51, 1975.

Grunewald RA, Yoneda Y, Shipman JM, et al : Idiopathic focal dystonia : a disorder of muscle spindle afferent processing? Brain 120 : 2179-2185, 1997.

Guralnik JM, Simonsick EM, Ferrucci L, et al : A short physical performance battery assessing lower extremity function : association with self-reported disability and prediction of mortality and nursing home admission. J Gerontol Medical Sciences 49 : M85-M94, 1994.

Guth L : An overview of motor unit structure and function. Arch Phys Med Rehabil 64 : 408-411, 1983.

Györy AN, Chao EYS, Stauffer RN : Functional evaluation of normal and pathologic knee during gait. Arch Phys Med Rehabil 57 : 571-577, 1976.

Haaland KY, Harrington DL : Hemispheric control of the initial and corrective components of aiming movements. Neuropsychol 27 : 961-969, 1989.

Haaland KY, Harrington DL, Knight RT : Spatial deficits in ideomotor limb apraxia : a kinematic analysis of aiming movements. Brain 122 : 1169-1182, 1999.

Haaland KY, Harrington DL, Yeo R : The effects of task complexity on motor performance in left and right CVA patients. Neuropsychol 25 : 783-794, 1987.

Haar Romeny BM Ter, Denier van der Gon JJ, Gielen CCAM : Changes in recruitment order of motor units in human biceps muscle. Exp Neurol 78 : 360-368, 1982.

Haas G, Diener HC, Bacher M. et al : Development of postural control in children : short-, medium-, and long latency EMG responses of leg muscles after perturbation of stance. Exp, Brain Res 64 : 127-132, 1986.

Hagbarth KE : Spinal withdrawal reflexes in the human lower limbs. J Neurol Neurosurg Psychiat 23 : 222-227, 1960.

Hagbarth KE, Vallbo AB : Discharge characteristics of human muscle afferents during muscle stretch and contraction. Exp Neurol 22 : 674-694, 1968.

Hageman PA, Blanke DJ : Comparison of gait of young women and elderly women. Phys Ther 66 : 1382-1387, 1986.

Haley SM, Tada WL, Carmichael EM : Spinal mobility in young children : a normative study. Phys Ther 66 : 1697-1703, 1986.

Hallett M : Ballistic elbow flexion movements in patients with amyotrophic lateral sclerosis. J Neurol Neurosurg Psychiat 42 : 232-237, 1979.

Hallett M : Analysis of abnormal voluntary and involuntary movements with surface electoromyography. in JE Desmedt(ed) : Motor Control Mechanisms in Health and Disease. Raven Press, New York, 1983.

Hallett M : The pathophysiology of myoclonus. Trend Neurosci 10 : 69-73, 1987.

Hallett M : Disorder of movement preparation in dystonia. Brain 123 : 1765-1766, 2000.

Hallett M, Alvarez N : Attempted rapid elbow flexion movements in patients with athetosis. J Neurol Neurosurg Psychiat 46 : 745-750, 1983.

Hallett M, Berardelli A, Matheson J, et al : Physiological analysis of simple rapid movements in patients with cerebellar deficits. J Neurol Neurosurg Psychiat 53 : 124-133, 1991.

Hallett M, Khoshbin S : A physiological mechanism of bradykinesia. Brain 103 : 301-314, 1980.

Hallett M, Marsden CD : Ballistic flexion mevements of the human thumb. J Physiol 294 : 33-50, 1979.

Hallett M, Marsden CD : Physiology and pathophysiology of the ballistic movement pattern. in JE Desmedt (ed) : Progress in Clinical Neurophysiology vol 9. Motor Unit Types, Recruitment and Plasticity in Health and Disease. Karger, Basel, 1981.

Hallett M, Shahani BT, Young RR : EMG analysis of stereotyped voluntary movements in man. J Neurol Neurosurg Psychiat 38 : 1154-1162, 1975a.

Hallett M, Shahani BT, Young RR : EMG analysis of patients with cerebellar deficits. J Neurol Neurosurg Psychiat 38 : 1163-1169, 1975b.

Hallett M, Shahani BT, Young RR : Analysis of stereotyped voluntary movements at the elbow in patients with Parkinson's disease. J Neurol Neurosurg Psychiat 40 : 1129-1135, 1977.

Hamilton BB, Granger CV : Totaled functional score can be valid. Arch Phys Med Rehabil 70 : 861-862, 1989.

Hammond PH : Involuntary activity in biceps following the sudden application of velocity to the abducted forearm. J Physiol 127 : 23-25, 1955.

Hamrin E, Eklund G, Hillgren AK, et al : Muscle strength and balance in post-stroke patients. Upsala J Med Sci 8 : 11-26, 1982.

Hanada E, Kerrigan DC : Energy consumption during level walking with arm and knee immobilized. Arch Phys Med Rehabil 8 : 1251-1254, 2001.

Hannah RE, Morrison JB, Chapman AE : Prosthesis alignment : effects on gait of persons with below knee amputations. Arch Phys Med Rehabil 65 : 159-162, 1984.

Hannerz J : Discharge properties of motor units in relation to recruitment order in voluntary contraction. Acta Physiol Scand 91 : 374-384, 1974.

Hannerz J, Grimby L : Recruitment order of motor units in man : significance of pre-existing state of facilitation. J Neurol Neurosurg Psychiat 36 : 275-281, 1973.

Hansen TI, Kristensen JH : Force-velocity relationships in the human quadriceps muscles. Scand J Rehab Med 11 : 85-89, 1979.

Harada ND, Chiu V, Stewart AL : Mobility-related function in older adults. Assessment with a 6-meter walk test. Arch Phys Med Rehabil 80 : 837-841, 1999.

Harbin TJ, Berg WK : The effects of age and attention upon reflex inhibition. Biol Psychol 22 : 81-94, 1986.

Harrington DL, Haaland KY : Hemispheric specialization for motor sequencing : abnormalities in levels of programming. Neuropsychol 29 : 147-163, 1991.

Harrington DL, Haaland KY : Motor sequencing with left hemisphere damage : are some cognitive deficits specific to limb apraxia? Brain 115 : 857-874, 1992.

Harris FA : Facilitation techniques in therapeutic exercise. in JV Basmajian (ed) : Therapeutic Exercise. 3rd ed, Williams & Wilkins, Baltimore, 1978.

Harris GF, Knox TA, Larson SJ, et al : A method for the display of balance platform center of pressure data. J Biomech 15 : 741-745, 1982.

Harris JE, Eng JJ, Marigold DS, et al : Relationship of balance and mobility to fall incidence in people with chronic stroke. Phys Ther 85(2) : 150-158, 2005.

Hasan SS, Lichtenstein MJ, Shiavi RG : Effect of loss of balance on biomechanics platform measures of sway ; influence of stance and a method for adjustment. J Biomech 23 : 783-789, 1990.

Hausdorff JM, Edelberg HK, Mitchell SL, et al : Increased gait unsteadiness in community-dwelling elderly fallers. Arch Phys Med Rehabil 78 : 278-283, 1997.

Hausdorff JM, Rios DA, Edelberg HK : Gait variability and fall risk in community living older adults : a 1 year prospective study. Arch Phys Med Rehabil 82 : 1050-1056, 2001.

Hayes K, Clarke AM : Facilitation of late reflexes in humans during the preparatory period of voluntary movement. Brain Res 153 : 176-182, 1978.

Hecaen H, Albert ML : Human Neuropsychology. Wiley, New York, 1978.

Hefter H, Homberg V, Lange HW, et al : Impairment of rapid movement in Huntington's disease. Brain

110 : 585-612, 1987.
Heilman KM : Apraxia. in KM Heilman, E Valenstein (eds) : Clinical Neuropsychology. Oxford Univ Press, New York, 1979.
Heilman KM : Orthostatic tremor. Arch Neurol 41 : 880-881, 1984.
Heilman KM, Bowers D, Watson RT, et al : Reaction times in Parkinson disease. Arch Neurol 33 : 139-140, 1976.
Heilman KM, Maher LM, Greenwald ML, et al : Conceptual apraxia from lateralized lesions. Neurol 49 : 457-464, 1997.
Heilman KM, Rothi LJG : Apaxia. in E Valenstein (eds) : Clinical Neuropsychology. 2nd ed, Oxford Univ Press, New York, 1985.
Heilman KM, Valenstein E. (eds) : Clinical Neuropsychology. Oxford Univ Press, New York, 1979.
Heilman KM, Valenstein E (eds) : Clinical Neuropsychology. 2nd ed, Oxford Univ Press, Oxford, 1985.
Heilman KM, Van Den Abell T : Right hemisphere dominance for attention : the mechanism underlying hemispheric asymmetries of inattention (neglect). Neurol 30 : 327-330, 1980.
Hellebrandt FA : Standing as a geotropic reflex. Am J Physiol 121 : 471-474, 1938.
Heller A, Wade R, Wood VA, et al : Arm function after stroke : measurement and recovery over the first three months. J Neurol Neurosurg Psychiat 50 : 714-719, 1987.
Helmholtz HLF : Messungen über den zeitlich Verlauf der Zuckung animalischer Muskeln und ihre Fortpflanzungsgeschwindigkeit der Reizung in den Nerven. Arch Anat Physiol 276-364, 1850.
Henneman E, Somjen G, Carpenter DO : Excitability and inhibitability of motoneurons of different sizes. J Neurophysiol 28 : 599-620, 1965.
Herbinson GJ, Jaweed MM, Ditunno JF : Muscle fiber types. Arch Phys Med Rehabil 63 : 227-230, 1982.
Hermens HJ, Boon KL, Zilvold G : The clinical use of surface EMG. Electromyogr Clin Neurophysiol 24 : 243-265, 1984.
Hermsdörfer J, Mai N, Spatt J, et al : Kinematic analysis of movement imitation in apraxia. Brain 119 : 1575-1586, 1996.
Hernández-Peón R : Neurophysiologic aspects of attention. in PJ Vinken, AW Bruyn (eds) : Handbook of Clinical Neurology. vol 3. North Holland Publ, Amsterdam, 1969.
Herrnstein RJ, Boring EG : A Source Book in the History of Psychology. Harvard Univ Press, Cambridge, 1965.
Hershler G, Milner M : Angle-angle diagrams in above knee amputee and cerebral palsy gait. Am J Phys Med 59 : 165-183, 1980.
Hertanu JS, Demopoulos JT, Yang WC, et al : Stroke rehabilitation : correlation and prognostic value of computerized tomography and sequential functional assessments. Arch Phys Med Rehabil 65 : 505-508, 1984.
Hesse S, Bertelt C, Jahnke MT et al : Treadmill training with partial body weight support as compared to physiotherapy in non-ambulatory hemiparetic patients. Stroke 26 : 976-981, 1995.
Hesse S, Bertelt C, Schaffrin A et al : Restoration of gait in nonambulatory hemiparetic patients by treadmill training with partial body weight support. Arch Phys Med Rehabil 75 : 1087-1093, 1994.
Hesse S, Konrad M, Uhlenbrock D : Treadmill walking with partial body weight support versus floor walking in hemiparetic subjects. Arch Phys Med Rehabil 80 : 421-427, 1999.
Hewer L, Cooper R, Morgan MH : An investigaton into the value of treating intention tremor by weighting the affected limb. Brain 95 : 579-590, 1972.
Hicks LH, Birren JE : Aging, brain damage, and psychomotor slowing. Psychol Bull 74 : 377-396, 1970.

Higgins DC, Haidri NH, Wilbourn AJ : Muscle silent period in Parkinson's disease. J Neurol Neurosurg Psychiat 34 : 508-511, 1971.

Higgins DC, Lieberman JS : The muscle silent period-variability in normal man. Electroenceph Clin Neurophysiol 24 : 176-182, 1968a.

Higgins DC, Lieberman JS : The muscle silent period and spindle function in man. Electroenceph Clin Neurophysiol 25 : 238-243, 1968b.

Higgins JR : Human Movement : An Integrated Approach. CV Mosby, St. Louis, 1977.

Himann JE, Cunningham DA, Rechnitzer PA, et al : Age-related changes in speed of walking. Med Sci Sports Exerc 20 : 161-166, 1988.

Hinderer SR, Hinderer KA : Quantitative methods of evaluation. in JB DeLisa (ed) : Rehabilitation Medicine : Principles and Practice. 2nd ed, Lippincott Company, Philadelphia, 1993.

Hinsdale F : Station of man, considered physiologically and clinically. Am J Med Sci 93 : 478-485, 1887.

Hirose K, Uono M, Sobue I : Quantitative electromyography : difference between myopathic findings and neuropathic ones. Electromyogr Clin Neurophysiol 15 : 431-449, 1975.

Hirschberg GG, Nathanson M : Electromyographic recording of muscular activity in normal and spastic gait. Arch Phys Med 33 : 217-224, 1952.

Hodes R, Grobetz L, Moskowitz JA, et al : Low threshold associated with slow conduction velocity : studies of human motor axons. Arch Neurol 12 : 510-526, 1965.

Hoehn MM, Yahr MD : Parkinsonism : onset, progression and mortality. Neurol 17 : 427-442, 1967.

Hoffmann P : Demonstration eines Hemmungsreflexes im menschlichen Rückenmark. Z Biol 70 : 515-524, 1919/20.

Hoffmann P : Die physiologischen Eigenschaften der Eigenreflexe. Ergeb Physiol Exptl Pharmakol 36 : 15-108, 1934.

Hogervorst T, Brand RA : Mechanoreceptors in joint function. Current concepts review. J Bone Joint Surg 80-A : 1365-1378, 1998.

Hogue RE : Upper-extremity muscular activity at different cadences and inclines during normla gait. Phys Ther 49 : 963-972, 1969.

Holmes G : The symptoms of acute cerebellar injuries due to gunshot injuries. Brain 40 : 461-535, 1917.

Holmes G : The cerebellum of man. Brain 62 : 1-30, 1939.

Holt KS : How and why children move. in K.S Holt. (ed) : Movement and Child Development. William Heinemann, London, 1975.

Hongo T, Nakamura R, Narabayashi H, et al : Reaction times and their left to right differences in bilateral symmetrical movements. Physiol Behav 16 : 477-482, 1976.

Hongo T, Nakamura R, Narabayashi H, et al : The left to right difference in warned reaction times of finger movements. Physiol Behav 26 : 1109-1113, 1981.

Hopf HC, Schlegel HJ, Lowitzsch K : Irradiation of voluntary activity to the contralateral side in movements of normal subjects and patients with central motor disturbances. Europ Neurol 12 : 142-147, 1974.

Horak FB, Esselman P, Anderson ME, et al : The effects of movement velocity, mass displaced, and task certainty on associated postural adjustments made by normal and hemiplegic individuals. J Neurol Neurosurg Psychiat 47 : 1020-1028, 1984.

Horak FB, Nashner LM : Central programming of postural movement : adaptation to altered support surface configurations. J Neurophysiol 55 : 1369-1381, 1986.

Horvath TB, Meares RA : L-dopa and arousal. J Neurol Neurosurg Psychiat 37 : 416-421, 1974.

Hosokawa T, Nakamura R, Kosaka K, et al : EEG activation induced by facilitating position. Tohoku J Exp Med   147 : 191-197, 1985.

Hosokawa T, Nakamura R, Yamada Y : Movement precuing altered reaction time of elbow flexion and forearm supination. Percept Motor Skills   65 : 799-802, 1987.

Houston BK : Inhibition and the facilitating effect of noise on interference tasks. Percept Motor Skills   27 : 947-950, 1968.

Howes D, Boller F : Simple reaction time : evidence for focal impairment from lesions of the right hemisphere. Brain   98 : 317-332, 1975.

Huang CT, Jackson JR, Moore NB, et al : Amputation : energy cost of ambulation. Arch Phys Med Rehabil   60 : 18-24, 1979.

Hufschmidt A, Dichgans J, Mauritz KH, et al : Some methods and parameters of body sway quantification and their neurological applications. Arch Psychiat Nervenkr   228 : 135-150, 1980.

Hughes M, McLellan DL : Increased co-activation of the upper limb muscles in writer's cramp. J Neurol Neurosurg Psychiat   48 : 782-787, 1985.

Huston PE, Shakow D, Riggs LA : Studies of motor function in schizophrenia. II. Reaction time. J Gen Psychol   16 : 39-82, 1937.

Iantsek R : The effects of reflex path length on clonus frequency in spastic muscles. J Neurol Neurosurg Psychiat   47 : 1122-1124, 1984.

Iida H, Yamamuro T : Kinetic analysis of the center of gravity of the human body in normal and pathological gaits. J Biomech   20 : 987-995, 1987.

Ikai M, Steinhaus AH : Some factors modifying the expression of human strength. J Appl Physiol   16 : 157-163, 1961.

Inman VT : Human locomotion. Can Med Ass J   94 : 1047-1054, 1966.

Inman VT : Conservation of energy in ambulation. Arch Phys Med Rehabil   48 : 484-488, 1967.

Inman VT, Ralston HJ, Saunders JBCM, et al : Relation of human electromyogram to muscular tension. Electroenceph Clin Neurophysiol   4 : 187-194, 1952.

Inman VT, Ralston H, Todd F : Human Walking. Williams & Wilkins, Baltimore, 1984.

Irie N, Nagasaki H, Nakamura R : Motor time as a measure of rapid force generation of a muscle. Tohoku J Exp Med   140 : 145-151, 1983.

Irie N, Nakamura R : Dependence of EMG-reaction times of the rectus femoris on position changes of the hip joint : role of the joint capsule. Tohoku J Exp Med   131 : 207-208, 1980.

Isaacs ER, Szumski AJ, Suter C : Central and peripheral influences on the H-reflex in normal men. Neurol   18 : 907-914, 1968.

Isacson J, Brostrom LA : Gait in rheumatoid arthritis : an electrogoniometric investigation. J Biomech   21 : 451-457, 1988.

Ito H, Nagasaki H, Hashizume K, et al : Time course of force production by fast isometric contraction of the knee extensor in young and elderly subjects. J Human Ergol   19 : 23-29, 1990.

Iwase Y, Uchida T, Takahashi Y et al : A silent period in sural muscle occurring prior to the voluntary forward inclination of the body. Neurosci Lett   21 : 183-188, 1981.

Jackson GM, Jackson SR, Husin M, et al : The coordination of bimanual prehension movements in a centrally deafferented patient. Brain   123 : 380-393, 2000.

Jackson KM, Joseph J, Wyard SJ : The upper limbs during human walking. II. Function. Electromyogr Clin Neurophysiol   23 : 435-446, 1983.

Jacobs R, Burleigh-Jacobs A : Neuromuscular control of strategies in postural coordination. in JM Winter,

PE Grago (eds) : Biomechanics and Neural Control of Posture and Movement. Springer, New York, 2000.

Jahanshahi M, Marion MH, Marsden CD : Natural history of adult-onset idiopathic torticollis. Arch Neurol 47 : 548-552, 1990.

James U, Öberg K : Prosthetic gait pattern in unilateral above-knee amputees. Scand J Rehab Med 5 : 35-50, 1973.

James W (1890) : The Principle of Psychology. Dover Publications, New York, 1950.

Jankovic J, Leder S, Warner D, et al : Cervical dystonia : clinical findings and associated movement disorders. Neurol 41 : 1088-1091, 1991.

Jankowska E, Lundberg A : Interneurones in the spinal cord. Trend Neurosci 4 : 230 -233, 1981.

Jansen EC, Vittas D, Hellbar S, et al : Normal gait of young and old men and women : ground reaction force on a treadmill. Acta Orthop Scand 53 : 193-196, 1982.

Janwantanakul P, Magarey ME, Jones MA et al : Variation in shoulder position sense at mid and extreme range of motion. Arch Phys Med Rehabil 82 : 840-844, 2001.

Jason GW : Hemispheric asymmetries in motor function. I. Left-hemisphere specialization for memory but not performance. Neuropsychol 21 : 35-45, 1983.

Jasper HH, Bertrand G : Recording from microelectrodes in stereotactic surgery for Parkinson's disease. J Neurosurg 24 : 219-212, 1966.

Jeannerod M, Michel F, Prablanc C : The control of hand movements in a case of hemianaesthesia following a parietal lesion. Brain 107 : 899-920, 1984.

Jebsen RH, Taylor N, Trieschman RB, et al : An objective and standardized test of hand function. Arch Phys Med Rehabil 50 : 311-319, 1969.

Jebsen RH, Trieschmann RB, Mikulic MA, et al : Measurement of time in standardized test of patient mobility. Arch Phys Med Rehabil 51 : 170-175, 1970.

Jensen CA, Schultz GW : Applied Kinesiology : The Scientific Study of Human Performance. 2nd ed, McGraw-Hill, New York, 1977.

Jeong BY : Respiration effect on standing balance. Arch Phys Med Rehabil 72 : 642-645, 1991.

Jeong BY : Contour representation of sway area in posturography and its application. Arch Phys Med Rehabil 75 : 951-956, 1994.

Jessee EF, Owen DS, Sagar KB : The benign hypermobile joint syndrome. Arthr Rheum 23 : 1053-1056, 1980.

Jette AM : Functional capacity evaluation : an empirical approach. Arch Phys Med Rehabil 61 : 85-89, 1980a.

Jette AM : Functional status index : reliability of a chronic disease evaluation instrument. Arch Phys Med Rehabil 61 : 395-401, 1980b.

Jette AM : State of the art in functional status assessment. in JM Rothstein (ed) : Measurement in Physical Therapy. Churhill Livingstone, New York, 1985.

Johnson HW : Skill = Speed × Accuracy × Form × Adaptability. Percept Motor Skills 13 : 163-170, 1961.

Johnson MK, Zuck FN, Wingate K : The motor age test : measurement of motor handicaps in children with neuromuscular disorders such as cerebral palsy. J Bone Joint Surg 33-A : 698-707, 1951.

Johnson RC, Smidt GL : Hip motion measurements for selected activities of daily living. Clin Orthop 72 : 205-215, 1970.

Johnson T : Age-related differences in isometric and dynamic strength and endurance. Phys Ther 62 :

985-989, 1982.

Johnston MV : Statistical approach to ordinal measures. Arch Phys Med Rehabil 70 : 861, 1989.

Jones AM : The traditional method of treatment of the cerebral palsied child. Am J Phys Med 46 : 1024-1031, 1967.

Jones JA : Effect of posture work on the health of children. Am J Dis Child 46 : 148-154, 1933.

Jonsson B : Electromyographic kinesiology : aims and fields of use. in JE Desmedt (ed) : New Developments in Electromyography and Clinical Neurophysiology. vol 1. Karger, Basel, 1973.

Jonsson E, Henriksson M, Hirschfeld H : Does the functional reach test reflect stability limits in elderly people? J Rehabil Med 35 : 26-50, 2002.

Joseph J, McColl I : Electromyography of muscles of posture : posterior vertebral muscles in males. J Physiol 157 : 33-37, 1961.

Joseph J, Nightingale A : Electromyography of muscles of posture : leg muscles in man. J Physiol 117 : 484-491, 1952.

Joseph J, Nigtingale A, Williams PL : A detail study of the electric potentials recorded over some postural muscles while relaxed and standing. J Physiol 127 : 617-625, 1955.

Joseph J, Watson R : Telemetering electromyography of muscles used in walking up and down stairs. J Bone Joint Surg 49-B : 774-780, 1967.

Jung R, Diez V : Verzögerter Start der Willkürbewegung bei Pyramidenläsionen des Menschen. Arch Psychiat Nervenkr 221 : 87-105, 1975.

Jung R, Hassler R : The extrapyramidal motor system. in J Field, HW Magoun, VE Hall (eds) : Handbook of Physiology. section 1. Neurophysiology. vol II. Am Physiol Soc, Washington DC, 1960.

Kabat H : Central mechanisms for recovery of neuromuscular function. Science 112 : 23-24, 1950.

Kabat H : Studies on neuromuscular dysfunction. XV. The role of central facilitation in restoration of motor function in paralysis. Arch Phys Med 33 : 521-533, 1952.

Kadir N, Grayson MF, Goldberg AAJ, et al : A new neck goniometer. Rheumatol Rehab 20 : 219-226, 1981.

Kahneman D : Attention and Effort. Prentice Hall, New Jersey, 1973.

Kalaska JF, Crammond DJ : Cerebral cortical mechanisms of reaching movements. Science 255 : 1517-1523, 1992.

Kaminski TR, Gentile AM : A kinematic comparison of single and multijoint pointing movements. Exp Brain Res 78 : 547-556, 1989.

Kapandji IA : The Physiology of the Joints. vol. 1. Upper Limb. Churchill Livingstone, Edinburg, 1970.

Kaplan FS, Nixon JE, Reitz M, et al : Aged-related changes in proprioception and sensation of joint position. Acta Orthop Scand 56 : 72-74, 1985.

Karger DW, Bayha FH : Engineered Work Measurement. 2nd ed, Industrial Press, New York, 1966.

Karlin L : Reaction time as a function of foreperiod duration and variability. J Exp Psychol 58 : 185-191, 1959.

Karpovich PV : A goniometric study of human foot in standing and walking. US Armed Forces Med J 10 : 885-903, 1959.

Karpovich PV : Exercise in medicine. Arch Phys Med Rehabil 49 : 66-76, 1968.

Karpovich PV, Karpovich GP : Electrogoniometer : a new device for study of joints in action. Fed Proc 18 : 79, 1959.

Kasai T, Nakamura R, Taniguchi R : Effect of warning signal on reaction time of elbow flexion and supination. Percept Motor Skills 55 : 675-677, 1982.

Katz S, Downs T, Cash H, et al : Progress in development of the Index of ADL. Gerontol 10 : 20-30, 1970.

Katz S, Ford AB, Moskowitz RW, et al : Studies of illness in the aged. The index of ADL : a standardized measure of biological and psychosocial function. JAMA 185 : 94-99, 1963.

Kearney RE Chan CWY : Contrasts between the reflex responses of tibialis anterior and triceps surae to sudden ankle rotation in normal human subjects. Electroenceph Clin Neurophysiol 54 : 301-310, 1982.

Keegan JJ : Alterntions of the lumbar curve related to posture and seating. J Bone Joint Surg 35-A : 589-603, 1953.

Keele SW : Behavioral analysis of movement. in JM Brookhart, VB Mountcastle (eds) : Handbook of Physiology. section 1 : The Nervous System. vol II. Motor Control. part 2. Am Physiol Soc, Bethesda, 1981.

Keele SW : Movement control in skilled motor performance. Psychol Bull 70 : 387-403, 1968.

Keele SW, Posner MI : Processing of visual feedback in rapid movements. J Exp Psychol 77 : 155-158, 1968.

Kelly ED : Teaching Posture and Body Mechanics. Barnes, New York, 1949.

Kelly-Hayes M : Time intervals, survival, and destination : three crucial variables in stroke outcome research. Stroke 21 : suppl II, 24-26, 1990.

Kelso JAS : Human Motor Behavior. Lawrence Erlbaum, New Jersey, 1982.

Kelso L, Hellebrandt F : Devices for the study of two plane shifts in the center of gravity of a swaying body. Science 86 : 451-452, 1937.

Kendall HO, Kendall FP, Wadsworth GE : Muscles : Testing and Function. 2nd ed/Asian ed. Igaku Shoin, Tokyo, 1971.

Kerr B : Processing demands during movement. J Motor Behav 7 : 15-27, 1975.

Kerrigan DC, Riley PO, Rogan S, et al : Compensatory advantages of toe walking. Arch Phys Med Rehabil 81 : 38-44, 2000.

Kerrigan DC, Todd MK, Della U : Gender differences in joint biomechanics during walking. Am J Phys Med Rehabil 77 : 2-7, 1998a.

Kerrigan DC, Todd MK, Della U : Biomechanical gait alterations independent of speed in the healthy elderly : evidence for specific limiting impairments. Arch Phys Med Rehabil 79 : 317-322, 1998b.

Kerschot M, Soudan K. Van Audekercke R : Objective recording of human gait, a quantitative evaluation of two techniques : electrogoniometry and interrupted light photography. Acta Orthop Belg 46 : 509-521, 1980.

Kettelkamp DB, Johnson RT, Smidt GL, et al : An electrogoniometric study of knee motion in normal gait. J Bone Joint Surg 52-A : 775-790, 1970.

Khalsa PS, Grigg P : Responses of mechanoreceptor neurons in the cat knee joint capsule before and after anterior cruciate ligament transection. J Orthop Res 14 : 114-122, 1996.

Khodadadeh S, McClelland MR, Patrik JH, et al : Knee moments in Duchenne muscular dystrophy. Lancet ii : 544-545, 1986.

Kimm J, Sutton D : Foreperiod effects on human single motor unit reaction time. Physiol Behav 10 : 539-542, 1973.

Kimura D : Acquisition of a motor skill after left-hemisphere damage. Brain 100 : 527-542, 1977.

Kimura D, Archibald Y : Motor functions of the left hemisphere. Brain 97 : 337-350, 1974.

King HE : Defective psychomotor movement in Parkinson's disease : exploratory observations. Percept Motor skills 9 : 326, 1959.

King HE : Psychomotor changes with age, psychopathology, and brain damage. in AT Welford, JE Birren (eds) : Behavior, Aging and the Nervous System. Charles C Thomas, Springfield, 1965.

Kinugasa T, Fukuda K, Nakamura R, et al : Sequence of preparatory set for response movement. Percept

Motor Skills 66: 512-520, 1988.
Kinugasa T, Nagasaki H: Reliability and validity of the Motor Fitness Scale for older adults in the community. Aging Clin Exp Res 10: 295-302, 1998.
Kirk JA. Ansell BM, Bywaters EGL: The hypermobility syndrome: musculoskeletal complaints associated with generalized joint hypermobility. Ann Rheum Dis 26: 419-425, 1967.
Kitahara T, Hosokawa T, Nakamura R: Reaction time fo wrist flexion during passive elbow movement. Percept Motor Skills 55: 260-262, 1982.
Klapp ST: Feedback versus motor programming in the control of aimed movements. J Exp Psychol Human Percept 104: 147-153, 1975.
Klausen K: The form and function of the loaded spine. Acta Physiol Scand 65: 176-190, 1965.
Klausen K, Rasmussen B: On the location of the line of gravity in relation to L5 in standing. Acta Physiol Scand 72: 45-52, 1968.
Kleist K: Kortikale (innervatorische) Apraxie. J Psychiat Neurol 28: 46-112, 1907.
Kleit K: Gehirnpathologische und lokalisatorische Ergebnisse: das Stirnhirn im engeren Sinne und seine Störungen. A ges Neurol Psychiat 131: 442-448, 1931.
Klemmer ET: Time uncertainty in simple reaction time. J Exp Psychol 61: 170-184, 1956.
Klemp P, Chalton D: Articular mobility in ballet dancers: a follow-up study after four years. Am J Sports Med 17: 72-75, 1989.
Klopsteg PE, Wilson PD: Human Limbs and Their Substitutes. Hafner Pub, New York, 1968.
Knapik JJ, Wright JE, Mawdsley RH, et al: Isometric, isotonic, and isokinetic torque variations in four muscle groups through a range of joint motion. Phys Ther 63: 938-947, 1983a.
Knapik JJ, Wright JE, Mawdsley RH, et al: Isokinetic, isometric, and isotonic strength relationships. Arch Phys Med Rehabil 64: 77-80, 1983b.
Knott M, Voss E: Proprioceptive Neuromuscular Facilitation: Patterns and Techniques. 2nd ed, Harper & Row, New York, 1968.
Knox M: Action. Allen and Unwin, London, 1968.
Knudsen KA: A Textbook of Gymnastics. vol 1. Churchill, London, 1947.
Knutsson E: An analysis of parkinsonian gait. Brain 95: 475-486, 1972.
Knutsson E: Gait control in hemiparesis. Scand J Rehab Med 13: 101-108, 1981.
Knutsson E, Martensson A: Dynamic motor capacity in spastic paresis and its relation to prime mover dysfunction, spastic reflexes and antagonist coactivation. Scand J Rehabil Med 12: 93-106, 1980.
Knutsson E, Richards C: Different types of disturbed motor control in gait of hemiparetic patients. Brain 102: 405-430, 1979.
Koller W, Biary N, Cone S: Disability in essential tremor: effect of treatment. Neurol 36: 1001-1004, 1986.
Koller WC, Busenbark K, Gray C, et al: Classification of essential tremor. Clin Neuropharmacol 15: 81-87, 1992.
Koller W, Kase S: Muscle strength testing in Parkinson's disease. Eur Neurol 25: 135-136, 1986.
Komi PV, Cavanagh PR: Electromechanical delay in human skeletal muscle. Med Sci Sports 9: 49, 1977.
Konczak J, Ackermann H, Hertrich I, et al: Control of lip and finger movements in Parkinson's disease: influence of eternal timing signals and simultaneous execution on motor performance. Move Disord 12: 665-676, 1997.
Kondraske GV: Measurement science concepts and computerized methodology in the assessment of human performance. in TL Munsat (ed): Quantification of Neurologicl Deficit. Butterworths, Boston, 1989.
Koozekanani SH, Balmaseda MT Jr, Fatehi M.T.: Ground reaction forces during ambulation in parkinson-

ism : pilot study. Arch Phys Med Rehabil 68 : 28-30, 1987.

Kosaka K, Nagasaki H, Nakamura R : Finger tapping test as a means to differentiate olivo-ponto-cerebellar atrophy among spinocerebellar degenerations. Tohoku J Exp Med 136 : 129-134, 1982.

Kotaka S, Croll GA, Bles W : Somatosensory ataxia. in W Bles, T Brandt (eds) : Disorders of Posture and Gait. Elsevier, Amsterdam, 1986.

Kots YM : Supraspinal control of the segmental centres of muscle antagonist in man : 1. Reflex excitability of the motor neurons of muscle antagonists in the period of organization of voluntary movement. Biofizika 14 : 167-172, 1969.

Kots YM : The Organization of Voluntary Movements. Neurophysiological Mechanisms. Plenum Press, New York, 1977.

Kottke FJ : Evaluation and treatment of low back pain due to mechanical causes. Arch Phys Med Rehabil 42 : 426-440, 1961.

Koyano W, Shibata H, Nakazato K et al : Measurement of competence : reliability and validity of the TMIG Index of Competence. Arch Gerontol Geriatr 13 : 103-116, 1991.

Krawetz P, Nance P : Gait analysis of spinal cord injured subjects : effects of injury level and spasticity. Arch Phys Med Rehabil 77 : 635-638, 1996.

Kristeva R, Keller E, Deecke L, et al : Cerebral potentials proceeding unilateral and simultaneous bilateral finger movements. Electroenceph Clin Neurophysiol 47 : 229-238, 1979.

Kroll MA, Otis JC, Sculo TP, et al : The relationship of stride characteristics to pain before and after total knee arthroplasty. Clin Orthop 239 : 191-195, 1989.

Kroll W : Patellar reflex time and reflex latency under Jendrassik and crossed extensor facilitation. Am J Phys Med 47 : 292-301, 1968.

Kuan TS, Tsou JY, Su FC : Hemiplegic gait of stroke patients : the effect of using a cane. Arch Phys Med Rehabil 80 : 777-784, 1999.

Kugelberg E : Demonstration of A and C fiber components in the Babinski plantar response and the pathological flexion reflex. Brain 71 : 304-319, 1948.

Kugelberg E, Eklund K, Grimby L : An electromyographic study of the nociceptive reflexes of the lower limb : mechanism of the plantar responses. Brain 83 : 394-410, 1960.

Kugelberg E, Hagbarth KE : Spinal mechanism of the abdominal and erector spinae skin reflexes. Brain 81 : 290-304, 1958.

Kuypers HGJM : Anatomy of the descending pathways. in VB Brooks (ed) : Handbook of Physiology. section 1 : The Nervous System, vol II. Motor Control. Am Physiol Soc, Bethesda, 1981.

Lagassé PP, Hayes KC : Premotor and motor reaction times as a function of movement extent. J Motor Behav 5 : 25-32, 1973.

Lagassé PP : Prediction of maximum speed of human movement by two selected muscular corrdination mechanisms and by maximum static strength. Percept Motor Skills 49 : 151-161, 1979.

Lance JW, Adams RD : The syndrome of intention or action myoclonus as a sequel to hypoxic encephalopathy. Brain 86 : 111-136, 1963b.

Lance JW, Schwab RS, Peterson EA : Action tremor and the cogwheel phenomenon in Parkinson's disease. Brain 86 : 95-110, 1963a.

Landau WM, Clare MH : The plantar reflex in man, with special reference to some conditions where the extensor response is unexpectedly absent. Brain 82 : 321-355, 1959.

Landau WM : Spasticity : the fable of a neurological demon and the emperor's new therapy. Arch Neurol 31 : 217-219, 1974.

Langrana NA: Spatial kinematic analysis of the upper extremity using a biplanar videotaping method. J Biomech Eng 103: 11-17, 1981.

Lankhorst GJ, van de Stadt RJ, van der Korst JK, et al: Relationship of isometric knee extension torque and functional variable in osteoarthritis of the knee. Scand J Rehabil Med 14: 7-10,1982.

Larish DD, Frekany GA: Planning and preparing expected and unexpected movements: reexamining the relationships of arm, direction, and extent of movement. J Motor Behav 17: 168-189, 1985.

Larish DD, Martin PE, Mungiole M: Characteristic patterns of gait in the healthy old. Ann New York Acad Sci 515: 18-31, 1988.

LaRocca NG: Statistical considerations in scale construction. in TL Munsat (ed): Quantification of Neurologic Deficit. Butterworths, Boston, 1989.

Larsson L: Aging in mammalian skeletal muscle. in FJ Pirozzolo, GJ Maletta (eds): Advances in Neurogerontology. vol 3. The Aging Motor System. Praeger Publ, New York, 1982.

Larsson LE, Odenrick P, Sandlund B, et al: The phases of the stride and their interaction in human gait. Scand J Rehab Med 12: 107-112, 1980.

Larsson L, Grimby G, Karlsson J: Muscle strength and speed of movement in relation to age and muscle morphology. J Appl Physiol 46: 451-456, 1979.

Lashley KS: The accuracy of movemet in the absence of excitation from the moving organ. Am J Physiol 43: 169-194, 1917.

Lassek AM: Inactivation of voluntary motor function follwing rhizotomy. J Neuropath Exp Neurol 12: 83-87, 1953.

Laubenthal KN, Smidt GL, Kettelkamp DB: A quantitative analysis of knee motion during activities of daily living. Phys Ther 52: 34-42, 1972.

Laurig W: Methodological and physiological aspects of electromyographic investigation. in PV Komi (ed): Biomechanics V. Univ Park Press, Baltimore, 1976.

Lawrence DG, Kuypers HGJM: The functional organization of the motor system in the monkey: 1. The effects of bilateral pyramidal lesions. Brain 91: 1-14, 1968a.

Lawrence DG, Kuypers HGJM: The functional organization of the motor system in the monkey: 2. The effects of lesions of the descending pathways. Brain 91: 15-36, 1968b.

Leavitt LA, Peterson CR, Canzoneri J et al: Quantitative method to measure the relationship between prosthetic gait and forces produced at stump-socket interface. Am J Phys Med 49: 192-203, 1970.

Lee KH, Johnston R: Effect of below-knee bracing on knee movements: biomechanical analysis. Arch Phys Med Rehabil 55: 179-182, 1974.

Lee R: Neuromotor synergies as a basis for coordinated intentional action. J Motor Behav 16: 135-170, 1984.

Lee RG, Stein RB: Resetting of tremor by mechanical perturbation: a comparison of essential tremor with parkinsonian tremor. Ann Neurol 10: 523-531, 1981.

Lehmann JF, Boswell S, Price R, et al: Quantitative evaluation of sway as an indicator of functional balance in post-traumatic brain injury. Arch Phys Med Rehabil 71: 955-962, 1990.

Lehmann JF, Condon SM, Price R, et al: Gait abnormalities in hemiplegia: their correction by ankle-foot orthoses. Arch Phys Med Rehabil 68: 763-771, 1987.

Lehmann JF, DeLateur BJ, Warren GG, et al: Biomechanical evaluation of braces for paraplegics. Arch Phys Med Rehabil 50: 179-188, 1969.

Lehmann JF, Warren CG, Halar E, et al: Wheelchair propulsion in the quadriplegic patient. Arch Phys Med Rehabil 55: 183-186, 1974.

Lehneis HR, Bergofsky E, Frisina W : Energy expenditure with advanced lower limb orthoses and with conventional braces. Arch Phys Med Rehabil 57 : 20-24, 1976.

Leiguarda RC, Marsden CD : Limb apraxias : higher-order disorders of sensorimotor integration. Brain 123 : 860-879, 2000.

Leiguarda R, Starkstein S, Berthier M : Anterior callosal haemorrhage : a partial interhemispheric disconnection syndrome. Brain 112 : 1019-1037, 1989.

Lemon RN, Hanby JA, Porter R : Relationship between the activity of precentral neurones during active and passive movements in conscious monkeys. Proc R Soc London Ser B 194 : 341-373, 1976b.

Lemon RN, Porter R : Afferent input to movement related precentral neurones in conscious monkey. Proc R Soc London Ser B 194 : 313-340, 1976a.

Lenman LAR : A clinical and experimental study of effects of exercise on motor weakness in neurological disease. J Neurol Neurosurg Psychiat 22 : 182-194, 1959.

Lerner-Frankiel MB, Vargas S, Brown MB, et al : Functional community ambulation : what are your criteria? Clin Manage Phys Ther 6 : 12-15, 1986.

Lestienne F : Effects of inertial load and velocity on the braking process of voluntary limb movements. Exp Brain Res 35 : 407-418, 1979.

Levine MG, Kabat H : Cocontranction and reciprocal innervation in voluntary movement in man. Science 116 : 115-118, 1952.

Levin MF : Interjoint coordination during pointing movements is disrupted in spastic hemiparesis. Brain 119 : 281-293, 1996.

Lewis GN, Byblow WD, Walt SE : Stride length regulation in Parkinson's disease : the use of extrinsic, visual cues. Brain 123 : 2077-2090, 2000.

Lezak MD : Neuropsychological Assessment. 3rd ed, Oxford Univ Press, New York, 1995.

Lichtenstein MJ, Shields SL, Shiavi RG, et al : Exercise and balance in aged women : a pilot controlled clinical trial. Arch Phys Med Rehabil 70 : 138-143, 1989.

Liepmann H : Über Störungen des Handeln bei Gehirnkranken. Karger, Berlin, 1905.

Liepmann H : Drei Aufsätze aus dem Apraxiegebiet. Karger, Berlin, 1908.

Liepmann H : Motor aphasia, anarthri, and apraxia. Translations of the 17th Intern Congr Medicine, sect XI, part 2. 97-106, 1913.

Liepmann H : Apraxie. Ergebn ges Med 1 : 516-543, 1920.

Liepmann H, Maas O : Ein Fall von linksseitiger Agraphie und Apraxie bei rechts-seitiger Lähmung. Mschr Psychiat Neurol 10 : 214-227, 1907.

Linacre JM, Heinemann AW, Wright BD et al : The structure and stability of the functional independence measure. Arch Phys Med Rehabil 75 : 127-132, 1994.

Lipkin DP, Scriven AJ, Crake T, et al. : Six-minute walking test for assessing exercise capacity in chronic heart failure. Br Med J (Clin Res Ed) 292 : 653-655, 1986.

Lippold, OCJ : Relation between integrated action potentials in human muscle and its isometric tension. J Physiol 117 : 492-499, 1952.

Little JW, Halar EM : H-reflex changes following spinal cord injury. Arch Phys Med Rehabil 66 : 19-22, 1985.

Liversedge LA : Involuntary movements. in PJ Vinken, GW Bruyn (eds) : Handbook of Clinical Neurology. vol 1. North-Holland, Amsterdam, 1969.

Loizeau J, Allard P, Landjerit B, et al : Bilateral gait patterns in subjects fitted with a total hip prosthesis. Arch Phys Med Rehabil 76 : 552-557, 1995.

Long C, Brown ME: Electromyographic kinesiology of the hand: muscles moving the long finger. J Bone Joint Surg 46-A: 1683-1706, 1964.

Long C, Lawton EB: Functional significance of spinal cord lesion level. Arch Phys Med Rehabil 36: 249-255, 1955.

Lönn J, Crenshaw AG, Djusjobacka M et al: Position sense testing: influence of starting position and type of displacement. Arch Phys Med Rehabil 81: 592-597, 2000.

Lough S, Wing AM, Fraser C, et al: Measurement of recovery of function in the hemiparetic upper limb following stroke: a preliminary report. Human Move Sci 3: 247-256, 1984.

Luce RD, Green DM: Neural timing theory for response times and the psychophysics of intensity. Psychol Rev 79: 14-57, 1972.

Luria AR: The Working Brain: An Introduction to Neuropsychology. Penguin Books, Middlesex, 1973.

Lyman J, Fisher G: What's inside the outside? in D Bootzin, HC Muffley (eds): Biomechanics. Plenum Press, New York, 1969.

MacGregor J: Rehabilitation ambulatory monitoring. in RM Kenedi, JP Paul, J Hughes (eds): Disability. MacMillan, London, 1979.

Magnus, R: Köperstellung. Springer, Berlin, 1924.

Magnusson M, Johansson R: Characteristics of anterior-posterior body sway in normal subjects. in B Amblard, A Berthoz, F Clarac (eds): Posture and Gait. Elsevier, Amsterdam, 1988.

Mahar RK, Kirby RL, MacLeod DA: Simulated leg-length discrepancy: its effect on mean center-of-pressure position and postural sway. Arch Phys Med Rehabil 66: 822-824, 1985.

Mahoney FL, Barthel DW: Functional evaluation: The Barthel index. Maryland State Med J 14: 61-65, 1965.

Mannard A, Stein RB: Determination of the frequency response of isometric soleus muscle in the cat using random nerve stimulation. J Physiol 229: 275-296, 1973.

Mann RA, Hagy J: Biomechanics of walking, running and sprinting. Am J Sports Med 8: 345-350, 1980.

Margaria R, Cerretelli R, Aghemo P, et al: Energy cost of running. J Appl Physiol 18: 367, 1963.

Maria DLS: Premotor and motor reaction time differences associated with stretching of the hamstring muscles. J Motor Behav 11: 163-173, 1970.

Markhede G, Grimby G: Measurement of strength of hip joint muscles. Scand J Rehab Med 12: 169-174, 1980.

Marsden CD: The mysterious motor function of the basal ganglia: The Robert Wartenberg Lecture. Neurol 32: 514-539, 1982.

Marsden CD, Merton PA, Morton HB: Anticipatory postural responses in human subject. J Physiol 275: 47-48p, 1978.

Marsden CD, Obeso JA, Rothwell JC: The function of the antagonist muscle during fast limb movements in man. J Physiol 335: 1-13, 1983.

Marteniuk RG, MacKenzie CL: Information processing in movement organization and execution. in RS Nickerson (ed): Attention and Performance VIII. Erlbaum, Hillsdale, 1980.

Martin JP: The Basal Ganglia and Posture. Pitman Medical, London, 1967.

Martin R, Saller K: Lehrbuch der Anthropologie. Gustav Fischer, Stuttgart, 1957.

Maruyama H, Nagasaki H: Temporal variability in the phase durations during treadmill walking. Hum Move Sci 11: 335-348, 1992.

Massion J. Gurfienkel V. Lipshit S. et al.: Axial synergies under microgravity conditions. J Vestibular Res 3: 275-287, 1993.

Master AM, Oppenheimer ET : A simple exercise tolerance test for circulatory effciency with standard table for normal individuals. Am J Med Sci 177 : 223-243, 1929.

Mathias S, Nayak USL, Isaacs B : Balance in elderly patients : the "Get-up and Go" test. Arch Phys Med Rehabil 67 : 387-389, 1986.

Mathiowetz V, Kashman N, Volland G, et al : Grip and pinch strength : normative data for adults. Arch Phys Med Rehabil 66 : 69-72, 1985.

Mathiowetz V, Weber K, Volland G, et al : Reliability and validity of grip and pinch strength evaluation. J Hand Surg 9 : 222-226, 1984.

Matsumoto K, Rossmann F, Lin TH, et al : Studies on induced exacerbation of parkinsonian rigidity. J Neurol Neurosurg Psychiat 26 : 27-32, 1963.

Matthiass HH : Untersuchungstechnik und Diagnose der Infantilen Zerebralparese im Säuglings-und Kindesalter. Georg Thieme, Stuttgart, 1966.

Mattsson E, Brostrom LA : The increase in energy cost of walking with an immobilized knee or an unstable ankle. Scand J Rehabil Med 22 : 51-53, 1990.

Maughan RJ, Watson JS, Weir J : Strength and cross-sectional area of human skeletal muscle. J Physiol 338 : 37-49, 1983.

Mauriello JA : Blepharospasm, Meige syndrome and hemifacial spasm : treatment with botulinum toxin. Neurol 35 : 1499-1500, 1985.

Mauritz KH, Dichgans J, Hufschmidt A : Quantitative analysis of stance in late cortical cerebellar atrophy of the anterior lobe and other forms of cerebellar ataxia. Brain 102 : 461-482, 1979.

May DRW, Davis B : Gait and the lower-limb amputee. Physiother 60 : 166-171, 1974.

Mayeux R, Stern Y, Herman A, et al : Correlates of early disability in Huntington's disease. Ann Neurol 20 : 727-731, 1986.

McAuley JH, Marsden CD : Physiological and pathological tremors and rhythmic central motor control. Brain 123 : 1545-1567, 2000.

McCloskey DI, Cross MJ, Honner R, et al. : Sensory effects of pulling or vibrating exposed tendons in man. Brain 106 : 21-37, 1983.

McCormick HG : The Metabolic Cost of Maintaining a Standing Position. King's Crown, Morningside Heights, 1942.

McDonagh MJN, White CTM, Davies CTM : Different effects of ageing on the mechanical properties of human arm and leg muscles. Gerontol 30 : 49-54, 1984.

McDonald I : Statistical studies of recorded energy expenditure of man. II. Expenditure on walking related to weight, sex, age, height, speed and gradient. Nutr Abstr Rev 31 : 739-762, 1961.

McGarvey SR, Morrey BF, Askew LJ, et al : Reliability of isometric strength testing : temporal factors and strength variation. Clin Orthop Relat Res 185 : 301-305, 1984.

Mckenzie RT : Exercise in Education and Medicine. Saunders, Philadelphia, 1923.

McLellan DL : Co-contraction and stretch reflexes in spasticity during treatment with baclofen. J Neurol Neurosurg Psychiat 40 : 30-38, 1977.

McLeod P : What can probe RT tell us about the attentional demands of movement. in GE Stelmach, J Requin (eds) : Tutorials in Motor Behavior. North Holland, Amsterdam, 1980.

Meador KJ, Loring DW, Lee GP, et al : Right cerebral specialization for tactile attention as evidenced by intracarotid sodium amytal. Neurol 38 : 1763-1766, 1988.

Melvill Jones G, Watt DGD : Observations on the control of stepping and hopping movements in man. J Physiol 219 : 709-727, 1971a.

Melvill Jones G, Watt DGD: Muscular control of landing from unexpected falls in man. J Physiol 219: 729-737, 1971b.

Merton PA: Voluntary strength and fatigue. J Physiol 123: 553-564, 1954.

Milani-Comparetti A, Gidoni EA: Pattern analysis of motor development and its disorders. Develop Med Child Neurol 9: 625-630, 1967a.

Milani-Comparetti A, Gidoni EA: Routine developmental examination in normal and retarded children. Develop Med Child Neurol 9: 631-638, 1967b.

Miller BF, Keane CB (eds): Encyclopedia and Dictionary of Medicine, Nursing, and Allied Health. 4th ed. Saunders, Philadelphia, 1987.

Miller N: The assessment of limb dyspraxia. Clin Rehab 2: 177-181, 1988.

Milner-Brown HS, Stein RB: The relation between the surface electromyogram and muscular force. J Physiol 246: 549-569, 1975.

Milner-Brown HS, Stein RB, Lee RG: Pattern of recruiting human motor units in neuropathies and motor neuron disease. J Neurol Neurosurg Psychiat 37: 665-669, 1974a.

Milner-Brown HS, Stein RB, Lee RG: Contractile and electrical properties of human motor units in neuropathies and motor neuron disease. J Neurol Neurosurg Psychiat 37: 670-676, 1974b.

Milner-Brown HS, Stein RB, Yemm R: Mechanisms for increasing force during voluntary contractions. J Physiol 226: 18-19, 1972.

Mischel T: Scientific and philosophical psychology: a historical introduction. in T Mischel (ed): Human Action. Academic Press, New York, 1969.

Mizuno Y, Tanaka R, Yanagisawa, N: Reciprocal group I inhibition on triceps surae motoneurons in man. J Neurophysiol 34: 1010-1017, 1971.

Moberg E: The role of cutaneous afferents in position sense, kinaesthesia, and motor function of the hand. Brain 106: 1-19, 1983.

Mojica JAP, Nakamura R, Kobayashi T, et al: Effect of ankle-foot orthosis (AFO) on body sway and walking capacity of hemiparetic stroke patients. Tohoku J Exp Med 156: 395-401, 1988c.

Mojica JAP, Nakamura R, Yamada Y, et al: Effect of reaction time condition on EMG activities of the biceps brachii muscle in elbow flexion and forearm supination. Percept Motor Skills 67: 807-813, 1988b.

Mojica JAP, Yamada Y, Nakamura R: Effect of warning signal on reaction time and EMG activity of the biceps brachii muscle in elbow flexion and forearm supination. Tohoku J Exp Med 154: 375-380, 1988a.

Molina-Negro P, Hardy J: Semiology of tremors. Can J Neurol Sci 2: 23-29, 1975.

Monnier M: Functions of the Nervous System. 2. Motor and Psychomotor Functions. Elsevier, Amsterdam, 1970.

Monnier M, Meulders M (eds): Functions of the Nervous System. 4. Psychoneurobiology. Elsevier, Amsterdam, 1983.

Moore JC: Excitation overflow: an electromyographic investigation. Arch Phys Med Rehabil 56: 115-120, 1975.

Morasso P: Spatial control of arm movements. Exp Brain Res 42: 223-227, 1981.

Morehouse LE, Cooper JM: Kinesiology. CV Mosby, St. Louis, 1950.

Morehouse LE, Miller AT: Physiology of Exercise. C.V. Mosby, St. Louis, 1976.

Morey N: Where is capacity limited? A survey and model. Acta Psychol 27: 84-92, 1967.

Morgan MH, Hewer RL, Cooper R: A method of recording and analysing intention tremor. Brain 95:

573-579, 1972.

Morgan MH, Hewer RL, Cooper R: Intention tremor: a method of measurement. J Neurol Neurosurg Psychiat 38: 253-258, 1975a.

Morgan MH, Hewer RL, Cooper R: Application of an objective method of assessing intention tremor: a further study on the use of weights to reduce intention tremor. J Neurol Neurosurg Psychiat 38: 259-264, 1975b.

Mori S: Entrainment of motor-unit discharges as a neuronal mechanism of synchronization. J Neurophysiol 38: 859-870, 1995.

Moriyama S: Occupational therapy in stroke rehabilitation: with reference to early stage program. Proc Joint Japan-China Stroke Conference. Reimeikyo Rehab Hosp, 1987.

Morrey BF, Askew LJ, An KN, et al: A biomechanical study of normal elbow motion. J Bone Joint Surg 63-A: 872-877, 1981.

Morris AF, Beaudet SM: Electromyographic latencies associated with rapid maximal force production in five different muscle groups in college adults. Am Corr Ther 34: 116-121, 1980.

Morris ME, Iansek R, Matyas TA, et al: The pathogenesis of gait hypokinesia in Parkinson's disease. Brain 117: 1169-1181, 1994.

Morris ME, Iansek R, Matyas TA, et al: Stride length regulation in Parkinson's disease: normalization strategies and underlying mechanisms. Brain 119: 551-568, 1996.

Morris S, Morris ME, Iansek R: Reliability of measurements obtained with the timed "Up & Go" test in people with Parkinson Disease. Phys Ther 81: 810-818, 2001.

Mott FW, Sherrington CS: Experiments upon the influence of sensory nerves upon movement and nutrition of the limbs. Proc Royal Soc 57: 481-488, 1895.

Mow VC, Roth V, Armstrong CG: Biomechanics of joint cartilage. in VH Frankel, M Nordin (eds): Basic Biomechanics of the Skeletal System. Lea & Febiger, Philadelphia, 1980.

Munsat TL (ed): Quantification of Neurologic Deficit. Butterworths, Boston, 1989.

Murray MP: Gait as a total pattern of movement. Am J Phys Med 46: 290-333, 1967.

Murray MP, Brewer BJ, Zuege RC: Kinesiologic measurements of functional performance before and after McKee-Farrar total hip replacement. J Bone Joint Surg 54-A: 237-256, 1972.

Murray MP, Drought AB, Kory RC: Walking patterns of normal men. J Bone Joint Surg 34-A: 647-650, 1964.

Murray MP, Gardner GM, Mollinger LA, et al: Strength of isometric and isokinetic contractions: knee muscle of men aged 20 to 86. Phys Ther 60: 412-419, 1980.

Murray MP, Kory RC, Clarkson BH, et al: Comparison of free and fast speed walking patterns of normal men. Am J Phys Med 45: 8-24, 1966.

Murray MP, Kory RC, Clarkson BH: Walking patterns in healthy old men. J Gerontol 24: 169-178, 1969b.

Murray MP, Mollinger L, Gardner G, et al: Kinematic and EMG patterns during slow, free, and fast walking. J Orthop Res 2: 272-289, 1984.

Murray MP, Mollinger LA, Sepic SB, et al: Gait patterns in above-knee amputee patients: hydraulic swing control vs constant-friction knee components. Arch Phys Med Rehabil 64: 339-345, 1983.

Murray MP, Seireg AH, Scholz RC: Center of gravity, center of pressure, and supportive forces during human activities. J Appl Physiol 23: 831-838, 1967.

Murray MP, Seireg AH, Scholz RC: A survey of the time, magnitude and orientation of forces applied to walking sticks by disabled men. Am J Phys Med. 48: 1-13, 1969a.

Murray MP, Seireg AA, Sepic SB: Normal postural stability and steadiness: quantitative assessment. J

Bone Joint Surg 57-A: 510-516, 1975.

Murrell P, Cornwall MW, Doucet SK: Leg-length discrepancy: effect on the amplitude of postural sway. Arch Phys Med Rehabil 72: 646-648, 1991.

Myklebust BM, Gottleib GL, Penn RD, et al: Reciprocal excitation of antagonistic muscles as a differentiating feature in spasticity. Ann Neurol 12: 367-374, 1982.

Nagaoka M, Tanaka R: Contribution of kinesthesia on human visuomotor elbow tracking movements. Neurosci Letters 26: 245-249, 1981.

Nagasaki H: Correlations of stress and timing in periodic tapping. Hum Mov Sci 6: 161-180, 1987a.

Nagasaki H: Frequency dependence of rhythm in periodic tapping. Human Move Sci 6: 247-256, 1987b.

Nagasaki H: Asymmetric velocity and acceleration profiles of human arm movements. Exp Brain Res 74: 319-326, 1989.

Nagasaki H, Aoki F, Nakamura R: Premotor and motor reaction time as a function of force output. Percept Motor Skills 57: 859-867, 1983b.

Nagasaki H, Irie N, Nakamura R: Motor reaction time and stereotyped pattern of the EMG activities in ballistic elbow extension. Electromyogr Clin Neurophysiol 23: 167-181, 1983a.

Nagasaki H, Itoh H, Furuna T: A physical fitness model of older adults. Aging Clin Exp Res 7: 392-397, 1995a.

Nagasaki H, Itoh H, Furuna T: The structure underlying physical performance measures for older adults in the community. Aging Clin Exp Res 7: 451-458, 1995b.

Nagasaki H, Itoh H, Hashizume K, et al: Walking patterns and finger rhythm of older adults. Percept Motor Skills 82: 435-447, 1996.

Nagasaki H, Itoh H, Maruyama H, et al: Characteristic difficulty in rhytymic movement with aging and its relation to Parkinson's disease. Exp Aging Res 14: 171-176, 1989.

Nagasaki H, Kosaka K, Nakamura R: Disturbances of rhythm formation in patients with hemispheric lesion. Tohoku J Exp Med 135: 231-236, 1981.

Nagasaki H, Nakamura R: Rhythm formation and its disturbance: a study based upon periodic response of a motor output system. J Human Ergol 11: 127-142, 1982.

Nagi SZ: Disability concepts revised: implications for prevention. in AM Pope, AR Tarlov(eds): Disability in America: Toward a National Agenda for Prevention. National Academy Press, Washington, DC, 1991.

Nakamura R: Postural dependence of reaction time in normal subjects and patients with focal brain lesions. Appl Neurophysiol 39: 321-325, 1976/77.

Nakamura R: Effect of facilitating positions on behavioral arousal. JJA phys M Baln Clim 46: 131-137, 1983.

Nakamura R: Recovery of gait in hemiparetic stroke patients with reference to training program. in M Shimamura, S Grillner, VR Edgerton (eds): Neurobiological Basis of Human Locomotion. Jpn Sci Soc Press, Tokyo, 1991.

Nakamura R, Amakusa B: Reaction times during stepping movements. J Human Ergol 11: 211-213, 1982a.

Nakamura R, Chida T: How to use bilateral motions in facilitation techniques. Tohoku J Exp Med 141: 241-242, 1983.

Nakamura R, Fujita M: Effect of thyrotropin-releasing hormone(TRH) on motor performance of hemiparetic stroke patients. Tohoku J Exp Med 160: 141-143, 1990.

Nakamura R, Handa T, Watanabe S, et al: Walking cycle after a stroke. Tohoku J Exp Med 154: 241-244,

1988.

Nakamura R, Hosokawa T, Kitahara T : Reaction time of elbow flexion during passive movements. Scand J Rehab Med 14 : 145-148, 1982b.

Nakamura R, Hosokawa T, Tsuji I : Relationship of muscle strength for knee extension to walking capacity in patients with spastic hemiparesis. Tohoku J Exp Med 145 : 335-340, 1985a.

Nakamura R, Hosokawa T, Yamada Y et al : Application of computer-assisted gait training (CAGT) program for hemiparetic stroke patients : a preliminary report. Tohoku J Exp Med 156 : 101-107, 1988b.

Nakamura R, Kitahara T : Reaction time of elbow extension at different velocities in vertical plane. J Human Ergol 13 : 175-179, 1984b.

Nakamura R, Kosaka K : Effect of proprioceptive neuromuscular facilitation on EEG activation induced by facilitating position in patients with spinocerebellar degeneration. Tohoku J Exp Med 148 : 159-161, 1986b.

Nakamura R, Mojica JAP, Yamada Y, et al : Loss of reaction time specificity for movement direction in Parkinson's disease. Tohoku J Exp Med 158 : 9-16, 1989.

Nakamura R, Moriai N, Sajiki N : Reaction time of normal subjects and amputees with below-knee and above-knee prostheses during stepping. Prosth Orthot Int 8 : 100-102, 1984a.

Nakamura R, Moriyama S, Yamada Y, et al : Recovery of impaired motor function of the upper extremity after stroke. Tohoku J Exp Med 168 : 11-20, 1992.

Nakamura R, Nagano M, Doi M : The reflex muscle spasm in the chronic arthritis : a factor for determining the joint position. Electromyogr 6 : 55-65, 1966.

Nakamura R, Nagasaki H, Narabayashi H : Arrhythmokinesia in parkinsonism. in W Birkmayer, O Hornykiewicz(eds) : Advances in Parkinsonism. Roche, Basle, 1976a.

Nakamura R, Nagasaki H, Narabayashi H : Disturbances of rhythm formation in patients with Parkinson's disease. Percept Motor Skills 46 : 63-75, 1978.

Nakamura R, Nagasaki H, Tsuji I : Two components of motor time : the tension lag and the tension-developing phase. Percept Motor Skills 59 : 907-912, 1984c.

Nakamura R, Saito H : Preferred hand and reaction time in different movement patterns. Percept Motor Skills 39 : 1275-1281, 1974a.

Nakamura R, Sajiki N : Motor reaction time as a measure of functional impairment in paraparesis. in PJ Delwaide, RR Young(eds) : Clinical Neurophysiology in Spasticity. Elsevier, Amsterdam, 1985b.

Nakamura R, Sajiki N, Taniguchi R : Reaction time in bimanual simultaneous motions. J Human Ergol 6 : 69-73, 1977a.

Nakamura R, Shimizu A, Hongo T, et al : Two types of the intrinsic-plus hand : electromyographic and kinesiologic studies. Confin Neurol 26 : 503-510, 1965.

Nakamura R, Suzuki K, Yamada Y : Computer-assisted gait training (CAGT) of hemiparetic stroke patients : whose recovery is most predictable ? Tohoku J Exp Med 166 : 345-353, 1992.

Nakamura R, Taniguchi R : Reaction time in patients with cerebral hemiparesis. Neuropsychol 15 : 845-848, 1977b.

Nakamura R, Taniguchi R : Kinesiological analysis and physical therapy of cerebellar ataxia. in I Sobue (ed) : Spinocerebellar Degenerations. Univ Tokyo Press, Tokyo, 1980.

Nakamura R, Taniguchi R, Narabayashi H, et al : Postural dependence of reaction time after a VL thalamotomy. Appl Neurophysiol 42 : 325-334, 1979.

Nakamura R, Taniguchi R, Oshima Y : Synchronization error in bilateral simultaneous flexion of elbows. Percept Motor Skills 40 : 527-532, 1975.

Nakamura R, Taniguchi R, Oshima Y : Preferred hand and steadiness of reaction time. Percept Motor Skills 42 : 983-988, 1976b.

Nakamura R, Taniguchi R, Yokochi F : Dependence of reaction times on movement patterns in patients with cerebral hemiparesis. Neuropsychol 16 : 121-124, 1978.

Nakamura R, Tsuji I : Effect of antispastic drugs on rapid force generation of spastic muscle. Tohoku J Exp Med 150 : 447-453, 1986a.

Nakamura R, Viel E : The influence of position changes in the proximal joint on EMG-recorded reaction time on key muscles in the human extremity. Proc 7th Int Congr WCPT, 1974b.

Narabayashi H, Nakamura R : Clinical picture of cerebral palsy in neurological understanding. Confin Neurol 34 : 7-13, 1972.

Nashner LM : Adapting reflexes controlling the human posture. Exp Brain Res 26 : 59-72, 1976.

Nashner LM : Fixed patterns of rapid postural responses among leg muscles during stance. Exp Brain Res 30 : 13-24, 1977.

Nashner LM : Adaptation of human movement to altered environments. Trend Neurosci 5 : 351-361, 1982.

Nashner LM : Concepts for understanding sensory and motor components of human balance. in N Ushio, H Kitamura, T Matsunaga, et al. (eds) : Postural Reflex and Body Equilibrium Ⅳ. Ushio ENT Clinic, Otaru, 1995.

Nashner LM, McCollum G : The organization of human postural movements : a formal basis and experimental synthesis. Behav Brain Sci 8 : 135-172, 1983a.

Nashner LM, Shumway-Cook A, Marin O : Stance posture control in select groups of children with cerebral palsy : deficits in sensory organization and muscular coordination. Exp Brain Res 49 : 393-409, 1983b.

Neilson PD, Andrews G, Guitar BE, et al : Tonic stretch reflexes in lip, tongue and jaw muscles. Brain Res 178 : 311-327, 1979.

Neilson PD, O'Dwyer NJ : Pathophysiology of dysarthria in cerebral palsy. J Neurol Neurosurg Psychiat 44 : 1013-1019, 1981.

Neisser U : Cognitive Psychology. Appleton, New York, 1967.

Nelson RM, Soderberg GL, Urbscheit NL : Alteration of motor-unit discharge characteristics in aged humans. Phys Ther 64 : 29-34, 1984.

Nemessuri M : Skills. in LA Larson (ed) : Encyclopaedia of Sport Sciences and Medicine. Mackmillan, New York, 1971.

Nettelbeck T : Factors affecting reaction time : mental retardation, brain damage, and other psychopathologies. in AT Welford (ed) : Reaction Time. Academic Press, London, 1980.

Newell KH, Hancock PA, Robertson RN : A note on the speed-amplitude function in movement control. J Motor Behav 16 : 460-468, 1984.

Newell KM : Some issues on action plan. in GE Stelmach (ed) : Information Processing in Motor Control. Academic Press, New York, 1978.

Nicklin J, Karni Y, Wiles CM : Shoulder abduction fatiguability. J Neurol Neurosurg Psychiat 50 : 423-427, 1987.

Nicol AC : Measurement of joint motion. Clin Rehab 3 : 1-9, 1989.

Nistor L, Markhede G, Grimby G : A technique for measurements of plantar flexion torque with the Cybex II dynamometer. Scand J Rehab Med 14 : 163-166, 1982.

Noël G : Clinical changes in muscle tone. in JE Desmedt (ed) : New Developments in Electromyography and Clinical Neurophysiology. vol 3. Karger, Basel, 1973.

Nordin M, Frankel VH : Basic Biomechanics of the Musculoskeletal System. 2nd ed, Lea & Febiger, Philadelphia, 1989.

Norkin CC, Levangie PK : Joint Structure and Function : A Comprehensive Analysis. FA Davis, Philadelphia, 1983.

Norman RW, Komi PV : Electromechanical delay in skeletal muscle under normal movement conditions. Acta Physiol Scand 106 : 241-248, 1979.

Norrie ML : Timing of two simultaneous movements of arms and legs. Res Quart 35 : 511-522, 1964.

Norton B, Bomze HA, Sahrmann SA, et al : Objective documentation of the relationship between spasticity and rate of passive movement. Proc 7th Int Congr WCPT, 1974.

Nutt JG, Marsden CD, Thompson PD : Human walking and higher level gait disorders, particularly in the elderly. Neurol 43 : 268-279, 1993.

Öberg K, Lanshammar H : An investigation of kinematic and kinetic variables for the description of prosthetic gait using the ENOCH system. Prosthet Orthot Int 6 : 42-47, 1982.

Öberg T, Karsznia A, Öberg K : Basic gait parameters : reference data for normal subjects, 10-79 years of age. J Rehab Res Dev 30 : 210-223, 1993.

Obeso JA, Rothwell JC, Lang AE, et al : Myoclonic dystonia. Neurol 33 : 825-830, 1983.

Ochipa C, Rothi LJG, Heilman KM : Ideational apraxia : a deficit in tool selection and use. Ann Neurol 25 : 190-193, 1989.

Ochipa C, Rothi LJG, Heilman KM : Conceptual apraxia in Alzheimer's disease. Brain 115 : 1061-1071, 1992.

O'Dwyer NJ, Ada L : Reflex hyperexcitability and muscle contracture in relation to spastic hypertonia. Curr Opin Neurol 9 : 451-455, 1996.

Ohye C, Fukamachi A, Narabayashi H : Spontaneous and evoked activity of sensory neurons and their organization in the human thalamus. Z Neurol 203 : 219-234, 1972.

Ohye C, Hirai T, Miyazaki M et al : Vim thalamotomy for the treatment of various kinds of tremor. Appl Neurophysiol 45 : 275-280, 1982.

Ohye C, Saito Y, Fukamachi A, et al : An analysis of the sontaneous and rhythmic and non-rhythmic burst discharge in the human thalamus. J Neurol Sci 22 : 245-259, 1974.

Okada M : An electromyographic estimation of the relative muscular load in different human postures. J Human Ergol 1 : 75-93, 1972.

Olney SJ, Griffin MP, Monga TN, et al : Work and power in gait of stroke patients. Arch Phys Med Rehabil 7 : 309-314, 1991.

Olney SJ, Macphail HA, Hedeen MD, et al : Work and power in hemiplegic cerebral palsy gait. Phys Ther 70 : 431-438, 1990.

Olney SJ, Monga TN, Costigan PA : Mechanical energy of walking of stroke patients. Arch Phys Med Rehabil 67 : 92-98, 1986.

Olney SJ, Winter DA : Selecting representative muscles for EMG analysis of gait : a methodology. Physiother (Can) 37 : 208-217, 1985a.

Olney SJ, Winter DA : Predictions of knee and ankle moments of force in walking from EMG and kinematic data. J Biomech 18 : 9-20, 1985b.

Olson CB, Carpenter DO, Henneman E : Ordinarly recruitment of muscle action potentials : motor unit threshold and EMG amplitude. Arch Neurol 19 : 591-597, 1968.

Olson VL, Smidt GL, Johnston RC : The maximum torque generated by the eccentric, isometric, and concentric contractions of the hip abductor muscles. Phys Ther 52 : 149-157, 1972.

Orma EJ: The effects of cooling the feet and closing the eyes on standing equilibrium: different patterns of standing equilibrium in young adult men and women. Acta Physiol Scand 38: 288-297, 1957.
Osterning LR: Optimal isokinetic loads and velocities producing muscular power in human subjects. Arch Phys Med Rehabil 56: 152-155, 1975.
O'Toole DMK, Goldberg RT, Ryan B: Functional changes in vascular amputee patients: evaluation by Barthel index, PULSES profile and ESCROW scale. Arch Phys Med Rehabil 66: 508-511, 1985.
Overstall PW, Exton-Smith AN, Imms FJ, et al: Falls in elderly related to postural imbalance. Br Med J 1: 261-264, 1977.
Pagliarulo MA, Waters R, Hislop HJ: Energy cost of walking of below-knee amputees having no vascular disease. Phys Ther 59: 538-543, 1979.
Paillard J: Quelques donnes psychophysiologiques relatives au declenchem ent de la commande motrice. L'Ann Psychol 3: 28-47, 1946/47.
Paillard J: Recherche sur la simultaneite dans l'execution des mouvements reactifs. CR Soc Biol 142: 935-937, 1948.
Paillard J: The patterning of skilled movements. in J Field, HW Magoun, VE Hall (eds): Handbook of Physiology. vol 3. sect 1: Neurophysiology. Am Physiol Soc, Washington DC, 1960.
Paillard J: Apraxia and the neurophysiology of motor control. Phil Trans R Soc Lond B 198: 111-134, 1982.
Pal'tsev YI, El'ner AM: Preparatory and compensatory period during voluntary movement in patients with involvement of the brain of different localization. Biophysics 12: 161-168, 1967.
Partridge CJ, Johnston M, Edwards S: Recovery from physical disability after stroke: normal patterns as a basis for evaluation. Lancet 1: 373-375, 1987.
Partridge LD, Benton LA: Muscle the motor. in JM Brookhart, VB Mountcastle, VB Brooks et al. (eds): Handbook of Physiology. section 1: The Nervous System. vol II. Motor Control: part 1. American Physiol Soc, Bethesda, 1981.
Pascaud S, Paillard J: Aspect ergonomiques des temps de reaction en fonction de la modalite spatiale des mouvements coordonnes. Actes du IIeme Congrès d'Egronomie de langue francaise. Bruxelles (1964), 153-170, P U de Bruxelles, 1966.
Patten WM, Edwards AM: Comparison of quadriceps and hamstring torque values during isokinetic exercise. J Orthop Sport Phy Ther 3: 48-56, 1981.
Patterson RP, Baxter T: A multiple muscle strength testing protocol. Arch Phys Med Rehabil 69: 366-368, 1988.
Paul JP: History and fundamental concepts of modern gait analysis. Int Symp on Gait Analysis, abstracts. Nagoya, 1996.
Peacock EE: Some biochemical and biophysical aspects of joint stiffness: Role of collagen synthesis as opposed to altered molecular bonding. Ann Surg 164: 1-12, 1966.
Peat M, Dubo HIC, Winter DA, et al: Electromyographic temporal analysis of gait: hemiplegic locomotion. Arch Phys Med Rehabil 57: 421-425, 1976.
Perry J: The mechanics of walking in hemiplegia. Clin Orthop 63: 23-31, 1969.
Perry J, Hoffer MM, Giovan P, et al: Gait analysis of the triceps surae in cerebral palsy: a preoperative and postoperative clinical and electromyographic study. J Bone Joint Surg 56-A: 511-520, 1974.
Petajan JH: Motor unit control of movement disorders. in JE Desmedt (ed): Motor Control Mechanisms in Health and Disease. Raven Press, New York, 1983.
Petajan JH, Jarcho LW: Motor unit control in Parkinson's disease and the influence of levodopa. Neurol 25

: 866-869, 1975.

Petajan JH, Philip BA : Frequency control of motor unit action potentials. Electroenceph Clin Neurophysiol 27 : 66-72, 1969.

Peter JB, Barnard RJ, Edgerton VR, et al : Metabolic profiles of three fiber types of skeletal muscle in guinea pigs and rabbits. Biochem 11 : 2627-2633, 1972.

Petersén I, Stener B : Experimental evaluation of the hypothesis of ligamento-muscular protective reflexes : III. A study in man using the medial collateral ligament of the knee joint. Acta Physiol Scand 48 (Suppl. 166) : 51-61, 1959.

Petrella RJ, Lattanzio PJ, Nelson MG : Effects of age and activity on knee joint proprioception. Am J Phys Med Rehabil 76 : 235-241, 1997.

Pew RW : Acquisition of hierarchical control over the temporal organization of a skill. J Exp Psychol 71 : 764-771, 1966.

Phillips CG, Porter R : Corticospinal Neurones : Their Role in Movement. Academic Press, London, 1977.

Piaget J, Inhelder B : La Psychologie de l'Enfant. Presses Univ France, Paris, 1966.

Piéron H : Nouvelles recherches sur l'analyse du temps de latence sensorielle et sur la loi qui relie ce temps l'intensité de l'excitation. Année Psychol 22 : 58-142, 1920.

Pilot A, Bizzi E : Characteristics of the motor programs underlying arm movements. J Neurophysiol 42 : 183-194, 1979.

Piper H : Elektrophysiologie Menschlicher Muskeln. Springer, Berlin, 1912.

Plagenhoff S : Patterns of Human Motion : A Cinematographic Analysis. Prentice-Hall, New Jersey, 1971.

Ploski HA, Levita E, Riklan M : Impairment of voluntary movement in Parkinson's disease in relation to activation level, autonomic malfunction and personality. Psychosom Med 28 : 391-408, 1971.

Podsiadlo D, Richardson S : The timed "Up & Go" : a test of basic functional mobility for frail elderly persons. J Am Geriatr Soc 39 : 142-148, 1991.

Poeck K : Clues to the nature of disruption to limb apraxias. in EA Roy (ed) : Neuropsychological Studies of Apraxia and Related Disorders. North-Holland, Amsterdam, 1985.

Poeck K : Ideational apraxia. J Neurol 230 : 1-5, 1983.

Poeck K : The clinical examination for motor apraxia. Neuropsychol 24 : 129-134, 1986.

Poizner H, Clark MA, Merians AS, et al : Joint coordination deficits in limb apraxia. Brain 118 : 227-242, 1995.

Poizner H, Clark MA, Merians AS, et al : Left hemispheric specialization for learned, skilled, and purposeful action. Neuropsychology 12 : 163-182, 1998.

Poizner H, Mack L, Verfaellie M, et al : Three-dimensional computergraphic analysis of apraxia : neural representations of learned movement. Brain 113 : 85-101, 1990.

Porter D, Roberts VC : A review of gait assessment in the lower limb amputee. 1. Temporal and kinematic analysis. Clin Rehab 3 : 65-74, 1989a.

Porter D, Roberts VC : A review of gait assessment in the lower limb amputee. 2. Kinetic and metabolic analysis. Clin Rehab 3 : 157-168, 1989b.

Portnoy H, Morin F : Electomyographic study of postural muscle in various positions and movements. Am J Physiol 186 : 122-126, 1956.

Posner MI, Boies SJ : Components of attention. Psychol Rev 78 : 391-408, 1971.

Potter JM, Evans AL, Duncan G : Gait speed and activities of daily living function in geriatric patients. Arch Phys Med Rehabil 76 : 997-999, 1995.

Potvin AR, Tourtellotte WW, Dailey JS, et al : Simulated activities of daily living examination. Arch Phys

Med Rehabil 53: 476-486, 1972.

Potvin AR, Tourtellotte WW, Snyder DN, et al: Validity of quantitative tests measuring tremor. Am J Phys Med 54: 243-252, 1975a.

Potvin AR, Tourtellotte WW: The neurological examination: advancements in its quantification. Arch Phys Med Rehabil 56: 425-437, 1975b.

Poulton EC: Human manual control. in JM Brookhart, VB Mountcastle (eds): Handbook of Physiology. section 1: The Nervous System. vol II. Motor Control. part 2. Am Physiol Soc, Bethesda, 1981.

Powell A, Katzko M, Royce JR: A multifactor-systems theory of the structure and dynamics of motor functions. J Motor Behav 10: 191-210, 1978.

Pramastaller PP, Marsden CD: The basal ganglia and apraxia. Brain 119: 319-340, 1996.

Prost JH: Varieties of human posture. Human Biol 46: 1-19, 1974.

Pyykko I, Aalto H, Hytonen M, et al: Effect of age on postural control. in B Amblard, A Berthoz, F Clarac (eds): Posture and Gait. Elsevier, Amsterdam, 1988.

Rack PM, Ross HF, Thilmann AF: The ankle stretch reflexes in normal and spastic subjects: the response to sinusoidal movements. Brain 107: 637-654, 1984.

Ralston HJ: Energy-speed relation and optimal speed during level walking. Int Z angew Physiol 17: 277-283, 1958.

Ralston HJ, Todd FN, Inman VT: Comparison of electrical activity and duration of tension in the human rectus femoris muscle. Electromyogr Clin Neurophysiol 16: 277-286, 1976.

Ranu HS: Normal and pathological human gait analysis using miniature triaxial shoe-borne load cells. Am J Phys Med 66: 1-11, 1987.

Rasch PJ, Grabiner MD, Gregor RJ, et al: Kinesiology and Applied Anatomy. 7th ed, Lea & Febiger, Philadelphia, 1989.

Ravits J, Hallett M, Baker M, et al: Primary writing tremor and myoclonic writer's cramp. Neurol 35: 1387-1391, 1985.

Ray GC, Guha, SK: Relationship between the surface EMG and muscular force. Med Biol Eng Comput 21: 579-586, 1983.

Requin J, Bonnet M, Semjen A: Is there a specificity in the supraspinal control of motor structures during preparation? in S Dornic (ed): Attention and Performance. vol 6. Lawrence Erlbaum, New Jersey, 1977.

Rheinberger MB, Jasper HH: The electrical activity of the cerebral cortex in the unanaesthetized cat. Am J Physiol 119: 186-196, 1937.

Richards C, Knutsson E: Evaluation of abnormal gait patterns by intermittent-light photography and electromyography. Scand J Rehab Med 6 (Suppl 3): 61-68, 1974.

Riddle DL, Rothstein JM, Lamb RL: Goniometric reliability in a clinical setting: shoulder measurements. Phys Ther 67: 668-673, 1987.

Riddoch G, Buzzard EF: Reflex movements and postural reactions in quadriplegia and hemiplegia, with especial reference to those of the upper limb. Brain 44: 397-489, 1921.

Rigas IC: Spatial parameters of gait related to the position of foot on the ground. Prosth Orthot Int 8: 130-134, 1984.

Ring C, Matthews R, Nayak USL, et al: Visual push: a sensitive measure of dynamic balance in man. Arh Phys Med Rehabil 69: 256-260, 1988a.

Ring C, Nayak USL, Isaacs B: Balance function in elderly people who have and who not fallen. Arch Phys Med Rehabil 69: 261-264, 1988b.

Roaas A, Andersson GBJ: Normal range of motion of the hip, knee and ankle joints in male subjects, 30-40 years of age. Acta Orthop Scand 53: 205-208, 1982.

Roaf R: Posture. Academic Press, London, 1977.

Robertson DW, Lee WA, Jacobs MJ: Single motor-unit control by normal and cerebral palsied males. Develop Med Child Neurol 26: 323-327, 1984.

Robinett CS, Vondran MA: Functional ambulation velocity and distance requirements in rural and urban communities: a clinical report. Phys Ther 68: 1371-1373, 1988.

Robinson KL, McComas AJ, Belanger AY: Control of soleus motoneuron excitability during muscle stretch in man. J Neurol Neurosurg Psychiat 45: 699-704, 1982.

Rogers MJC: Apraxia. in JG Beaumont, PM Kenealy, MJC Rogers (eds): The Blackwell Dictionary of Neuropsychology. Blackwell, Oxford, 1996.

Romberg MH: Lehrbuch der Nervenkrankheiten des Menschen. Z Auft, Berlin, 1851.

Romeny BM, Denier VG, Gielen CCAM: Changes in recruitment order of motor units in the human biceps muscle. Exp Neurol 78: 360-368, 1982.

Rondot P, Marchant MP, Dellatolas G: Spasmodic torticollis: review of 220 patients. Can J Neurol Sci 18: 143-151, 1991.

Rosenbaum DA: Human movement initiation: specification of arm, direction and extent. J Exp Psychol: General 109: 444-474, 1980.

Rosenfalck A, Andreassen S: Impaired regulation of force and firing pattern of single motor units in patients with spasticity. J Neurol Neurosurg Psychiat 43: 907-916, 1980.

Rosentswieg J, Hinson MM: Comparison of isometric, and isokinetic exercises by electromyography. Arch Phys Med Rehabil 53: 249-253, 260, 1972.

Rossetti Y, Desmurget M, Prablanc C: Vectorial coding of movement: vision, proprioception or both? Human Neurobiol 4: 101-114, 1982.

Rossetti Y, Stelmach G, Desmurget M, et al: The effect of viewing the static hand prior to movement onset on pointing kinematics and variability. Exp Brain Res 101: 323-330, 1994.

Roth EJ, Merbitz C, Mroczek K, et al: Hemiplegic gait; relationships between walking speed and other temporal parameters. Am J Phys Med Rehabil 76: 128-133, 1997.

Rothi LJG, Heilman KM (eds): Apraxia. Psychology Press Erlbaum, East Sussex, 1997.

Rothi LJG, Ochipa C, Heilman KM: A cognitive neuropsychological model of limb praxis. Cogn Neuropsychol 8: 443-458, 1991.

Rothstein JM (ed): Mesurement in Physical Therapy. Churchill Livingstone, New York, 1985.

Rothstein JM, Miller PJ, Roettger RF: Goniometric reliability in a clinical setting: elbow and knee measurements. Phys Ther 63: 1611-1615, 1983.

Rothwell JC, Traub MM, Day BL, et al: Manual motor performance in a deafferented man. Brain 105: 515-542, 1982.

Roy EA, Square PA: Common considerations in the study of limb, verbal, and oral apraxia. in EA Roy (ed): Neuropsychological Studies of Apraxia and Related Disorders. North-Holland, Amsterdam, 1985.

Rozendal RH: Biomechanics of standing and walking. in W Bles, T Brandt (eds): Disorders of Posture and Gait. Elsevier, Amsterdam, 1986.

Rusk H: Rehabilitation Medicine. 4th ed, CV Mosby, St Louis, 1977.

Russe O (ed): An Atlas of Examination, Standard Measurements and Diagnosis in Orthopedics and Traumatology. 2nd ed, Hans Huber, Bern, 1976.

Sadeghi H, Allard P, Dubaime M: Contributions of lower-limb muscle power in gait of people without impairments. Phys Ther 80: 1188-1196, 2000.

Sahrman SA, Norton BJ : The relationship of voluntary movements to spasticity in the upper motor neuron syndrome. Ann Neurol 2 : 460-465, 1977.

Sainburg RL, Poizner H, Ghez C : Loss of proprioception produces deficits in interjoint coordination. J Neurophysiol 70 : 2136-2147, 1993.

Sajiki N, Moriai N, Isagoda A, et al : Reaction time during walking. Percept Motor Skills 69 : 259-262, 1989.

Sajiki N, Moriai N, Nakamura R : Effect of passive movements on reaction time of the rectus femoris in normal subjects and patients with paraparesis. Tohoku J Exp Med 139 : 309-314, 1983

Sajiki N, Nakamura R : Motor time of the rectus femoris during passive movements. Tohoku J Exp Med 145 : 231-232, 1985.

Sajiki N, Nakamura R : Effect of passive motions on the initiation of fast knee extension in patients with paraparesis. Tohoku J Exp Med 151 : 333-338, 1987.

Salbach NM, Mayo NE, Higgins J, et al : Responsiveness and predictability of gait speed and other disability measures in acute stroke. Arch Phys Med Rebail 82 : 1204-1212, 2001.

Saleh M, Murdoch G : In defence of gait analysis : observation and measurement in gait assessment. J Bone Joint Surg 67-B : 237-241, 1985.

Sanders G, Starrakas P : A technique for measuring pelvic tilts. Phys Ther 61 : 49-50, 1981.

Sanes JN, Jennings VA : Centrally programmed patterns of muscle activity in voluntary motor behavior of humans. Exp Brain Res 54 : 23-32, 1984.

Sato K, Nakamura R, Nagasaki H : EMG activities of the biceps brachii at rapid elbow flexion during passive movements. Tohoku J Exp Med 139 : 219-220, 1983.

Saunders BDM, Inman VT, Eberhart HD : The major determinants in normal and pathological gait. J Bone Joint Surg 35-A : 543-558, 1953.

Savolainen J, Väänänen K, Puranen J, et al : Collagen synthesis and proteolytic activities in rat skeletal muscles : effect of cast-immobilization in the lengthened and shortened positions. Arch Phys Med Rehabil 69 : 964-969, 1988.

Scherrer J, Bourguignor A : Changes in the electromyogram produced by fatigue in man. Am J Phys Med 38 : 148-158, 1959.

Schmidt RA : Motor Skills. Harper & Row, New York, 1975.

Schmidt RA, Stull GA : Premotor and motor reaction time as a function of preliminary muscular tension. J Motor Behav 2 : 96-110, 1970.

Schmidt RA, Zelaznik HN, Frank JS : Sources of inaccuracy in rapid movement. in GE Stelmach (ed) : Information Processing in Motor Control and Learning. Academic Press, New York, 1978.

Schmidt RA, Zelaznik HN, Hawkins B, et al : Motor output variability : a theory for the accuracy of rapid motor acts. Psychol Rev 86 : 415-451, 1979.

Schmidt RT, Toews JV : Grip strength as measured by Jamar dynamometer. Arch Phys Med Rehabil 51 : 321-327, 1970.

Schneider S, Feifel E, Otto D, et al : Prolonged MRI T2 times of lentiform nucleus in idiopathic spasmodic torticollis. Neurol 44 : 846-850, 1994.

Schoberth H : Sitzhaltung, Sitzschaden, Sitzmöbel. Springer-Verlag, Berlin, 1962.

Schoening HA, Anderegg L, Bergstrom D, et al : Numerical scoring of self-care status of patients. Arch Phys Med Rehabil 46 : 689-697, 1965.

Scholz E, Diener HC, Noth J, et al : Medium and long latency EMG responses in leg muscles : Parkinson's disease. J Neurol Neurosurg Psychiat 50 : 66-70, 1987.

Schoppen T, Boonstra A, Groothoff, et al.: The timed "up and go" test. Reliability and validity in persons with unilateral lower limb amputation. Arch Phys Med Rehabil 80 : 825-828, 1999.

Scott WS: Reaction time of young intellectual deviates. Arch Psychol 36 : 1-64, 1940.

Seireg AH, Murray MP, Scholz RC: Method for recording the time, magnitude and orientation of forces applied to walking sticks. Am J Phys Med 47 : 307-314, 1968.

Sekiya N, Nagasaki H: Reproducibility of the walking patterns of normal young adults: test-retest reliability of the walk ration (step-length./step-rate). Gait Posture 7 : 225-227, 1998.

Sekiya N, Nagasaki H, Itoh H et al: The invariant relationship between step length and step rate during free walking. J Hum Move Studies 30 : 241-257, 1996.

Sekiya N, Nagasaki H, Itoh H et al: Optimal walking in terms of variability in step length. JOSPT 26 : 266-272, 1997.

Shahani BT, Young RR: Human flexor reflexes. J Neurol Neurosurg Psychiat 34 : 616-627, 1971.

Shambers GM: Static postural control in children. Am J Phys Med 55 : 221-252, 1976.

Sheehy MP, Marsden CD: Writers' cramp: a focal dystonia. Brain 105 : 461-480, 1982.

Sheldom JH: The effect of age on control of sway. Gerontol Clin 5 : 129-138, 1963.

Shepard N, Mitchell N: The localization of articular cartilage proteoglycan by electron microscopy. Anat Rec 187 : 463-475, 1977.

Shepherd GM: Neurobiology. 2nd ed, Oxford Univ Press, New York, 1988.

Sherrington CS: On the proprioceptive system, especially in its reflex aspects. Brain 29 : 467-482, 1906.

Sherrington CS: Some functional problems attaching to convergence. Proc Roy Soc 105-B : 332, 1929.

Sherrington CS: The Integrative Action of the Nervous System. 2nd ed, Yale Univ Press, New Haven, 1947.

Shiavi R, Bugle HJ, Limbird T: Electromyographic gait assessment. 1. Adult EMG profiles and walking speed. J Rehab Res Develop 24 : 13-23, 1987.

Shiavi R, Champion S, Freeman F, et al: Variability of electromyographic patterns for level-surface walking through a range of self-selected speeds. Bull Prosthet Res 18 : 5-14, 1981.

Shik ML, Orlovsky GN: Neurophysiology of locomotor automatism. Physiol Rev 56 : 465-501, 1976.

Shimamura M: Neural mechanisms of the startle reflex in cerebral palsy, with special reference to its relationship with spino-bulbo-spinal reflexes. in JE Desmedt (ed): New Development in Electromyography and Clinical Neurophysiology. vol 3. Karger, Basel, 1973.

Shimamura M, Mori S, Matsushima S, et al: On the spino-bulbo-spinal reflex in dogs, monkeys and man. Jap J Physiol 14 : 411-421, 1964.

Shimazu H, Hongo T, Kubota K, et al: Rigidity and spasticity in man: electromyographic analysis with reference to the role of the globus pallidus. Arch Neurol 6 : 10-17, 1962.

Shoulson I: Huntington disease: functional capacities in patients treated with neuroleptic and antidepressant drugs. Neurol 31 : 1333-1335, 1981.

Shoulson I, Fahn S: Huntington disease: clinical care and evaluation. Neurol 29 : 1-3, 1979.

Shumway-Cook A, Anson D, Haller S: Postural sway biofeedback: its effect on reestablishing stance stability in hemiplegic patients. Arch Phys Med Rehabil 69 : 395-400, 1988.

Shumway-Cook A, Brauer S, Woollacott M: Predicting the probability for falls in community dwelling older adults using the Timed Up & Go Test. Phys Ther 80 : 896-903, 2000.

Shumway-Cook A, Horak FB: Assessing the influence of sensory interaction on balance: suggestion from the field. Phys Ther 66 : 1548-1550, 1986.

Shumway-Cook A, Woollacott MH: The development of postural control mechanisms in normal and

Down's syndrome children. Phys Ther 65 : 1315-1322, 1985a.

Shumway-Cook A, Woollacott MH : The growth of stability : postural control from a developmental perspective. J Motor Behav 17 : 131-147, 1985b.

Shumway-Cook A, Woollacott MH : Motor Control. Theory and Practical Applications. Williams & Wilkins, Baltimore, 1995.

Siegler S, Hillstrom HJ, Freedman W, et al : Effect of myoelectric signal processing on the relationship between muscle force and processed EMG. Am J Phys Med 64 : 130-149, 1985.

Silman AJ, Haskard D, Day S : Distribution of joint mobility in a normal population : results of the use of fixed torque measuring devices. Ann Rheum Dis 45 : 27-30, 1986.

Simon SR : Kinesiology : its measurement and importance to rehabilitation. in VL Nickel (ed) : Orthopedic Rehabilitation. Churchill Livingstone, New York, 1982.

Simons DG, Dimitrijevic : Quantitative variations in the force of quadriceps responses to serial patellar tendon taps in normal man. Am J Phys Med 51 : 240-263, 1972.

Simons DG, Lamonte RJ : An automated system to measure reflex responses to patellar tendon tap in man. Am J Phys Med 50 : 72-79, 1971.

Simons DG, Zuniga EN : Effect of wrist rotation on the XY plot of averaged biceps EMG and isometric tension. Am J Phys Med 49 : 253-256, 1970.

Simson JM, Valentine J, Worsfold C : The standardized three-meter walking test for elderly people (WALK3m). Repeatability and real change. Clin Rehabil 16 : 843-850, 2002.

Skilbeck CE, Wede DT, Hewer RL et al : Recovery after stroke. J Neurol Neurosurg Psychiat 46 : 5-8, 1983.

Skinner HB, Barrack RL, Cook SD, et al : Ambulatory function in total knee arthroplasty. South Med J 76 : 1237-1240, 1983.

Skinner HB, Barrack RL, Gook SD : Age-related decline in proprioception. Clin Orthop 184 : 208-211, 1984.

Skinner HB, Effeney DJ : Gait analysis in amputees. Am J Phys Med 64 : 82-89, 1985.

Skoglund S : Anatomical and physiological studies of knee joint innervation in the cat. Acta Physiol Scand 36 : Suppl 124, 1956.

Smidt GL, Rogers MW : Factors contributing to the regulation and clinical assessment of muscular strength. Phys Ther 62 : 1283-1290, 1982.

Smidt GL, Wadsworth JB : Floor reaction forces during gait : comparison of patients with hip disease and normal subjects. Phys Ther 53 : 1056-1062, 1973.

Smith DL, Akhtar AJ, Garraway WM : Proprioception and spatial neglect after stroke. Age Ageing 12 : 63-69, 1983.

Smith JW : The act of standing. Acta Orthop Scand 23 : 159-168, 1954.

Smith LE, Whitley JD : Faster reaction time through facilitation of neuromuscular junctional transmission in muscles under maximal stretch. Percept Motor Skills 19 : 503-509, 1964.

Smith RL, Brunolli J : Shoulder kinesthesia after anterior glenohumeral joint dislocation. Phys Ther 69 : 106-112, 1989.

Smyth MM, Wing AM (eds) : The Psychology of Human Movement. Academic Press, London, 1984.

Soechting JF, Lacquaniti F : Invariant characteristics of a pointing movement in man. J Neurosi 1 : 710-720, 1980.

Solgaard S, Kristiansen B, Jensen JS : Evaluation of instruments for measuring grip strength. Acta Orthop Scand 55 : 569-572, 1984.

Soto RA, Sanz OP, Sica REP, et al : Facilitation of muscle activity by contralateral homonymous muscle action in man. Medicina 34 : 481-484, 1974.

Spencer JD, Hayes KC, Alexander IJ : Knee joint effusion and quadriceps reflex inhibition in man. Arch Phys Med Rehabil 65 : 171-177, 1984.

Spencer WA : Rehabilitation concepts, social and economic aspects of assistive devices. in RM Kenedi, JA Paul, J Hughes (eds) : Disability. Macmillan, London, 1979.

Spirduso WW, Duncan AM : Voluntary inhibition of the myotatic reflex and premotor response to joint angle displacement. Am J Phys Med 55 : 165-176, 1976.

Stam J, Van Leeuwen JR : A simple measurement hammer for quantitative reflex studies. Electroenceph Clin Neurophysiol 58 : 282-284, 1984.

Stanič U, Bajd Valencic V, et al : Standardization of kinematic gait measurements and automatic pathological gait pattern diagnostics. Scand J Rehab Med 9 : 95-105, 1977.

Stauffer RN, Chao EYS, Györy AN : Biomechanical gait analysis of diseased knee joint. Clin Orthop 126 : 246-255, 1977a.

Stauffer RN, Chao EYS, Brewster RC : Force and motion analysis of the normal, diseased, and prosthetic ankle joint. Clin Orthop 127 : 189-196, 1977b.

Stauffer RN, Smidt GL, Wadswoth JB : Clinical and biomechanical analysis of gait following Charnley total hip replacement. Clin Orthop 99 : 70-77, 1974.

Steegman AT : Examination of the Nervous System. 3rd ed, Year Book Medical. Chicago, 1970.

Steffen TM, Hacker TA, Mollinger L : Age-and gender-related test performance in community-dwelling elderly people. Six-minute walk test, Berg Balance Scale, Timed Up & Go test, and gait speed. Phys Ther 82 : 128-137, 2002.

Steindler A : Kinesiology of the Human Body : Under Normal and Pathological Conditions. Charles C Thomas, Springfield, 1955.

Stein JF : Role of the cerebellum in the visual guidance of movement. Nature 323 : 217-221, 1986.

Sternberg S : The discovery of processing stages : extensions of Donder's method. in WG Koster (ed) : Attention and Performance II. Horth-Holland, Amsterdam, 1969.

Stevens MM, Capell HA, Sturrock RD, et al : The physiological cost of gait (PCG) : a new technique for evaluating nonsteroidal anti-inflammatory drugs in rheumatoid arthritis. Brit J Rheumatol 22 : 141-145, 1983.

Stevens SS (ed) : Handbook of Experimental Psychology. John Wiley, New York, 1951.

Stolov WC : The concept of normal muscle tone, hypotonia and hypertonia. Arch Phys Med Rehabil 47 : 156-168, 1966.

Straube A, Botzel K, Hawken M, et al : Postural control in the elderly : differential effects of visual, vestibular and somatosensory input. in B Amblard, A Berthoz, F Clarac (eds) : Posture and Gait. Elsevier, Amsterdam, 1988.

Su CY, Lin JH, Chien TH, et al : Grip strength in different positions of elbow and shoulder. Arch Phys Med Rehabil 75 : 812-815, 1994.

Surwillo WW : Frequency of the 'Alpha' rhythm, reaction time and age. Nature 191 : 823-824, 1961.

Surwillo WW : Relationship between EEG activation and reaction time. Percept Motor Skills 29 : 3-7, 1969.

Sutherland DH : Gait Disorders in Childhood and Adolescence. Williams & Wilkins, Baltimore, 1984.

Sutherland DH, Olshen R, Cooper L et al : The development of mature gait J Bone Joint Surg 62A : 336-353, 1980.

Suzuki K : Force plate study on the artificial limb gait. J Jap Orthop Ass 46 : 503-516, 1972.

Suzuki K, Yamada Y, Handa T, et al : Relationship between stride length and walking rate in gait training

for hemiparetic stroke patients. Am J Phys Med Rehabil 78 : 147-152, 1999.
Swisher A, Goldfarb A : Use of the Six-Minute Walk/Run Test to predict peak oxygen consumption in older adults. Cardiopulmonary Phys Ther 9(3) : 3-5, 1998.
Talland GA : Manual skill in Parkinson's disease. Geriat 18 : 613-620, 1963.
Talland GA : Initiation of response, and reaction time in aging, and with brain damage. in AT Welford, JE Birren(eds) : Behavior, Aging and the Nervous System. Charles C Thomas, Springfield, 1965.
Tallis R : Measurement in rehabilitation : an introduction. Clin Rehab 1 : 1-3, 1987.
Tani H, Nagasaki H : Contractile properties of human ankle muscles determined by a systems analysis method for the EMG-force relationship. J Electromyogr Kinesiol 6 : 205-213, 1996.
Taniguchi R, Nakamura R, Kasai T : Influence of arm positions on EMG reaction time of the biceps brachii for elbow flexion and forearm supination. Percept Motor Skills 59 : 191-194, 1984.
Taniguchi R, Nakamura R, Oshima Y : Reaction time in simultaneous motions. Percept Motor Skills 44 : 709-710, 1977.
Taniguchi R, Nakamura R, Yokochi F, et al : Effects of postural change of the shoulder on EMG reaction time of triceps brachii. Appl Neurophysiol 43 : 40-47, 1980.
Tanji J, Kato M : Discharges of single motor units at voluntary contraction of abductor digiti minimi muscle in man. Brain Res 45 : 590-593, 1972.
Tarkka IM, Lit K, Hayes KC : Characteristics of the triceps brachii tendon reflex. Am J Phys Med 62 : 1-11, 1983.
Taub E, Goldberg IA, Taub P : Deafferentation in monkeys : pointing at a target without visual feedback. Exp Neurol 46 : 178-186, 1975.
Taylor J : Selected Writings of John Huhlings Jackson. vol 1 & 2. Stable Press, London, 1958.
Teichner WH : Effects of foreperiod, induced muscular tention and stimulus regularity on simple reaction time. J Exp Psychol 53 : 277-284, 1957.
Teravainen H, Calne DB : Action tremor in Parkinson's disease. J Neurol Neurosurg Psychiat 43 : 257-263, 1980.
Tesio L, Civaschi P, Tessari L : Motion of the center of gravity of the body in clinical evaluation of gait. Am J Phys Med 64 : 57-70, 1985.
Theios J : The component of response latency in simple human information processing tasks. in PMA Rabbit, S Dornic(eds) : Attention and Performance. vol 5. Academic Press, London, 1975.
Thistle HG, Hislop HJ, Moffroid M, et al : Isokinetic contraction : a new concept of resistive exercise. Arch Phys Med Rehabil 48 : 279-282, 1967.
Thomas DP, Whitney RJ : Postural movements during normal standing in man. J Anat 93 : 523-539, 1959.
Thompson PD, Berardelli A, Rothwell JC, et al : The coexistence of bradykinesia and chorea in Huntington's disease and its implications for theories of basal ganglia control of movement. Brain 111 : 223-244, 1988.
Thompson PD, Marsden CD : Gait disorder of subcortical arteriosclerotic encephalopathy : Binswanger's disease. Mov Disord 2 : 1-8, 1987.
Thorngren KG, Werner CO : Normal grip strength. Acta Orthop Scand 50 : 255-259, 1979.
Thorstensson A, Grimby G, Karlsson J : Force-velocity relations and fiber composition in human knee extensor muscles. J Appl Physiol 40 : 12-16, 1976.
Tiffin J, Westhafer FL : The relation between reaction time and temporal location of the stimulus on the tremor cycle. J Exp Psychol 27 : 318-324, 1940.
Tijssen MAJ, Marsden JF, Brown P : Frequency analysis of EMG activity in patients with idiopathic torti-

collis. Brain 123 : 677-686, 2000.

Tobimatsu Y, Nakamura R, Koyama N, et al : Walking cycle of incomplete spinal cord injury. Nat Rehab Res Bull Jpn 15 : 127-130, 1994.

Todor JI, Lazarus JC : Exertion level and the intensity of associated movements. Develop Med Child Neurol 28 : 205-212, 1986.

Tokizane T, Shimazu H : Functional Differentiation of Human Skeletal Muscle : Corticalization and Spinalization of Movement. Univ of Tokyo Press, Tokyo, 1964.

Tolosa ES, Loewenson RD : Essential tremor : treatment with propranolol. Neurol 25 : 1041-1044, 1975.

Traccis S, Rosati G, Patraskakis S, et al : Influences of neck receptors on soleus motoneuron excitability in man. Exp Neurol 95 : 76-84, 1987.

Traub MM, Rothwell JC, Marsden CD : Anticipatory postural reflexes in Parkinson's disease and other akinetic-rigid syndromes and in cerebellar ataxia. Brain 103 : 393-412, 1980.

Traugh GH, Corcoran PJ, Reyes RL : Energy expenditure of ambulation in patients with above-knee amputees. Arch Phys Med Rehabil 56 : 67-71, 1975.

Travis LE : The relation of voluntary movements to tremors. J Exp Psychol 12 : 515-524, 1929.

Trombly CA : Deficits of reaching in subjects with left hemiparesis : a pilot study. Am J Occup Ther 46 : 887-897, 1992.

Trudel G, Uhthoff HK, Brown M : Extent and direction of joint motion limitation after prolonged immobility : an experimental study in the rat. Arch Phys Med Rehabil 80 : 1542-1547,1999.

Tsuji I, Nakamura R : The altered time course of tension development during the initiation of fast movement in hemiplegic patients. Tohoku J Exp Med 151 : 137- 143, 1987.

Twitchell TE : Sensory factors in purposive movement. J Neurophysiol 17 : 239-252, 1954.

Twitchell TE : The restoration of motor function following hemiplegia in man. Brain 74 : 443-480, 1951.

Usuba M, Saito H : Effect of joint contracture to workspace. Proc 3rd International Symposium on Human Factors in Organizational Design and Management, 1990.

Vallbo AB, Wessberg J : Organization of motor output in slow finger movements in man. J Physiol 469 : 673-691, 1993.

Van der Kamp W, Berardelli A, Rothwell JC, et al : Rapid elbow movements in patients with torsion dystonia. J Neurol Neurosurg Psychiat 52 : 1043-1049, 1989.

Van der Ploeg RJO, Oosterhuis HJGH, Reuvekamp J : Measuring muscle strength. J Neurol 231 : 200-203, 1984.

Van Zagten M, Lodder J, Kessels F : Gait disorder and parkinsonian signs in patients with stroke related to small deep infarcts and white matter lesions. Mov Disord 13 : 89-95, 1998.

Verbrugge LM, Jette AM : The disability process. Soc Sci Med 38 : 1-14, 1994.

Visintin M, Barbeau H : The effects of body weight support on the locomotor pattern of spastic paretic patients. Can J Neurol Sci 16 : 315-325, 1989.

Viton JM, Timsit M, Mesure S, et al : Asymmetry of gait initiation in patients with unilateral knee arthritis. Arch Phys Med Rehabil 81 : 194-200, 2000.

Viviani P, Terzuolo C : Trajectory determines movement dynamics. Neurosci 7 : 431- 437, 1982.

Volpe BT, LeDoux JE, Gazzaniga MS : Spatially oriented movements in the absence of proprioception. Neurol 29 : 1309-1313, 1979.

Waagfjörd J, Levangie PK, Certo CME : Effects of treadmill training on gait in a hemiparetic patient. Phys Ther 70 : 549-560, 1990.

Wacholder K : Untersuchungen über die Innervation und Koordination der Bewegungen mit Hilfe der

Aktionsstrome: II. Die Koordination der Agonisten und Antagonisten bei den menschlichen Bewegungen. Pflügers Arch Ges Physiol 199: 625-650, 1923.

Wade DT: Measuring arm impairment and disability after stroke. Int Disabil Studies 11: 89-92, 1989.

Wade DT, Langton Hewer R, Wood VA et al: The hemiplegic arm after stroke: measurement and recovery. J Neurol Neurosurg Psychiat 46: 521-524, 1983a.

Wade DT, Skilbeck RL, Wood VA: Stroke: predicting Barthel ADL score at six months after an acute stroke. Arch Phys Med Rehabil 64: 24-28, 1983b.

Wade DT, Wood VA, Heller A, et al: Walking after stroke: measurement and recovery over the first 3 months. Scand J Rehab Med 19: 25-30, 1987.

Wagenaar RC, van Emmerik REA: Dynamics of pathological gait. Hum Move Sci 13: 441-471, 1994.

Wakabayashi S, Nakamura R, Taniguchi R: Movement patterns as an output variable in reaction time. Percept Motor Skills 53: 832-834, 1981.

Wall JC, Bell C, Campbell S, et al: The timed get-up-and-go test revisited: measurement of the components tasks. J Rehabil Res Dev 37: 109-114, 2000.

Wall JC, Turnbull GI: Gait asymmetries in residual hemiplegia. Arch Phys Med Rehabil 67: 550-553, 1986.

Wallace SA: An impulse-timing theory for reciprocal control of muscular activity in rapid, discrete movement. J Motor Behav 13: 144-160, 1981.

Wallace SA, Newell KM: Visual control of discrete aiming movements. Q J Exp Psychol 35A: 311-321, 1983.

Walshe FMR: On certain tonic postural reflexes in hemiplegia, with special reference to the so-called "associated movements". Brain 46: 1-37, 1923.

Walsh M, Woodhouse LJ, Thomas SG, et al: Physical impairments and functional limitations: a comparison of individuals 1 year after total knee arthroplasty with control subjects. Phys Ther 78: 248-258, 1998.

Wang SC, Ngai SH: General organization of central respiratory mechanisms. in WO Fenn, H Rahn (eds): Handbook of Physiology. sect 3: Respiration, vol 1, Am Physiol Soc, Washington DC, 1964.

Ward RJ, Danziger F, Bonica JJ, et al: Cardiovascular effects of change of posture. Aerospace Med 37: 257-259, 1966.

Ward T: Muscle state: reaction and movement time in elbow extension. Arch Phys Med Rehabil 59: 377-383, 1978.

Warmington EH: Aristotle XII. Parts of Animals, Movement of Animals, Progression of Animals. William Heinemann, London, 1937.

Wartenberg R: Pendulousness of the legs as a diagnostic test. Neurol 1: 18-24, 1951.

Watelain E, Barbier F, Allard P, et al: Gait pattern classification of healthy elderly men based on biomechanical data. Arch Phys Med Rehabil 81: 579-586, 2000.

Waterland JC: The supportive framework for willed movement. Am J Phys Med 46: 266-278, 1967.

Waterland JC, Hellebrandt FA: Involuntary patterning associated with willed movement performed against progressively increasing resistance. Am J Phys Med 43: 13-30, 1964.

Waters RL, Frazier J, Garland DE, et al: Electromyographic gait analysis before and after operative treatment for hemiplegic equinus and equinovarus deformity. J Bone Joint Surg 64-A: 284-288, 1982.

Waters RL, Lunsford BR, Perry J, et al: Energy-speed relationship of walking: standard tables. J Orthop Res 5: 215-222, 1988.

Waters RL, Perry J, Antonelli D, et al: Energy cost of walking of amputees: influence of level of amputation. J Bone Joint Surg 58-A: 42-46, 1976.

Waterston JA, Swash M, Watkins ES : Idiopathic dystonia and cervical spondylotic myelopathy. J Neurol Neurosurg Psychiat 52 : 1424-1426, 1989.

Watson RT, Heilman KM : Callosal apraxia. Brain 106 : 391-403, 1983.

Weiner DK, Duncan PW, Chandler J, et al. : Functional reach. A marker of physical frailty. J Am Geriatr Soc 40 : 203-207, 1992.

Weiss AD : The locus of reaction time change with set, motivation, and age. J Gerontrol 20 : 60-64, 1965.

Weiss PL, Pierre DS : Upper and lower extremity EMG correlations during normal gait. Arch Phys Med Rehabil 64 : 11-15, 1983.

Welford AT (ed) : Reaction Times. Academic Press, London, 1980.

Wernicke C : Der Aphasische Symptomencomplex. Cohn & Weigart, Breslau, 1874.

Wernig A, Müller S : Laufband locomotion with body weight support improved walking in persons with severe spinal cord injuries. Paraplegia 30 : 229-238, 1992.

Wertham FI : A new sign of cerebellar disease. J Nerv Ment Dis 69 : 486-493, 1929.

WHO : The First Ten Years of the World Health Organization. Geneva, 1958.

WHO : International Classification of Impairments, Disabilities, and Handicaps. Geneva, 1980.

WHO : The World Health Report 2000. Health Systems : Improving Performance. Geneva, 2000.

WHO : International Classification of Functioning, Disability and Health : ICF. Geneva, 2001.

Wickiewicz TL, Roy RR, Powell PL, et al : Muscle architecture of the human lower limb. Clin Orthop Relat Res 179 : 275-283, 1983.

Wiesendanger M, Schneider P, Villoz JP : Electromyogrphic analysis of a rapid volitional movement. Am J Phys Med 48 : 17-24, 1969.

Wild D, Nayak USL, Isaacs B : Prognosis of falls in old people at home. J Epidemiol Community Health 35 : 200-204, 1981.

Wiles CM, Karni Y : Measurement of muscle strength in patients with peripheral neuromuscular disorders. J Neurol Neurosurg Psychiat 46 : 1006-1013, 1983.

Wiles, P : Postural deformities of the anteroposterior curves of the spine. Lancet i : 911-919, 1937.

Wilkinson RT, Allison S : Age and simple reaction time : decade differences for 5,325 subjects. J Gerontol Psychol Sci 44 : 29-35, 1989.

Williams HG, Fisher JM, Tritschler KA : Descriptive analysis of static postural control in 4, 6, and 8 year old normal and motorically awkward children. Am J Phys Med 62 : 12-26, 1983.

Williams M, Lissner HR : Biomechanics of Human Motion. Saunders, Philadelphia, 1977.

Williams TF : Rehabilitation in the Aging. Raven Press, New York, 1984.

Wilson MD : The central nervous control of flight in a locust. J Exp Biol 38 : 471-490, 1961.

Winkel J : Swelling of the lower leg in sedentary work : a pilot study. J Human Ergol 10 : 139-149, 1981.

Winkler GF, Young RR : Efficacy of chronic propranolol therapy in action tremors of the familial, senile or essential varieties. N Engl J Med 290 : 984-988, 1974.

Winter DA : Energy assessment in pathological gait. Physiother (Can) 30 : 183-191, 1978.

Winter DA : Overall principle of lower limb support during stance phase of gait. J Biomech 13 : 923-927, 1980.

Winter DA : Use of kinetic analyses in the diagnostics of pathological gait. Physiother (Can) 33 : 209-214, 1981.

Winter DA : Camera speeds for normal and pathological gait analyses. Med Biol Eng Comput 20 : 408-412, 1982.

Winter DA : Energy generation and absorption at the ankle and knee during fast, natural, and slow cadences. Clin Orthop Relat Res 175: 147-154, 1983.

Winter DA: Pathologic gait diagnosis with computer averaged electromyographic profiles. Arch Phys Med Rehabil 65: 393-398, 1984.

Winter DA, Grant H, Hobson A: Measurement and reduction of noise in kinematics of locomotion. J Biomechanics 7: 157-159, 1974.

Winter DA, Greenlaw RK, Hobson D A: Microswitch shoe for use in locomotion studies. J Biomech 5: 553-554, 1972.

Winter DA, Sienko SE: Biomechanics of below-knee amputee gait. J Biomech 21: 361-367, 1988.

Winter DA, Yack HJ: EMG profiles during normal human walking: stride-to-stride and inter-subject variability. Electroenceph Clin Neurophysiol 67: 402-411, 1987.

Wolman BB: Contemporary Theories and Systems in Psychology. 2nd ed. Plenum, New York, 1981.

Wood GA: An electrophysiological model of human visual reaction time. J Motor Behav 9: 267-274, 1977.

Wood H, Miskan R, Nausieda PA: Drug responsiveness and disability in essential tremor. Neurol 34 (suppl 1): 88, 1984.

Woods JJ, Bigland Ritchie B: Linear and non-linear surface EMG/force relationships in human muscles: an anatomical/functional argument for the existence of both. Am J Phys Med 62: 287-299, 1983.

Woodworth RS: Experimental Psychology. Holt, New York, 1938.

Woollacott MH: Effects of ethanol on postural adjustments in humans. Exp Neurol 80: 55-68, 1983.

Woollacott MH, Keshner E: Upper body responses to postural perturbations in man. Neurosci Abstr 10: 635, 1984.

Woollacott MH: Postural control and development. in HTA Whiting, MG Wade (eds): Themes in Motor Development. Martinus Nijhoff, Dordrecht, 1986.

Wyke M: Influence of direction on the rapidity of bilateral arm movements. Neuropsychol 7: 189-194, 1969.

Yabe K, Tamaki Y: Inhibitory effect of unilateral contraction on the contralateral arm. Percept Motor Skills 43: 979-982, 1976.

Yamada T, Nakamura R: The left to right difference of EMG-reaction time in unilateral and bilateral movements. Agressologie 24: 131-132, 1983.

Yanagisawa N, Goto A: Dystonia musculorum deformans. Analysis with electromyography. J Neurol Sci 13: 39-65, 1971.

Yang JF, Stein RJ: Phase-dependent reflex reversal in human leg muscles during walking. J Neurophysiol 63: 1109-1117, 1990.

Yang JF, Winter DA: Electromyographic amplitude normalization methods: improving their sensitivity as diagnostic tools in gait analysis. Arch Phys Med Rehabil 65: 517-521, 1984.

Yokochi F, Nakamura R, Narabayashi H: Reaction time of patients with Parkinson's disease, with reference to asymmetry of neurological signs. J Neurol Neurosurg Psychiat 48: 702-705, 1985.

Yoo JHK, Herring JM, Yu J: Power spectral changes of the vastus medialis electromyogram for graded isometric torques. Electromyogr Clin Neurophysiol 19: 183-197, 1979.

Youdas JW, Carey JR, Garrett TR: Reliability of measurements of cervical spine range of motion-comparison of three methods. Phys Ther 71: 98-106, 1991.

Young CY: Clinical features of movement disorders. Brain Res Bull 11: 167-171, 1983.

Young RR: The clinical significance of exteroceptive reflexes. in JE Desmedt (ed): New Development in Electromyography and Clinical Neurophysiology. vol 3. Karger, Basel, 1973.

Young RR: Propranolol in essential tremor. Neurol 35: 445-446, 1985.

Young RR, Hagbarth KE : Physiological tremor enhanced by manoeuvres affecting the segmental stretch reflex. J Neurol Neurosurg Psychiat 43 : 248-256, 1980.

Zacharkow D : Posture : Sitting, Standing, Chair Design and Exercise. Charles C Thomas, Springfield, 1988.

Zahedi MS, Spence WD, Solomonidis SE, et al : Repeatability of kinetic and kinematic measurements in gait studies of the lower limb amputee. Prosth Orthot Int 11 : 55-64, 1987.

Zarrugh MY, Radcliffe CW : Predicting metabolic cost of level walking. Eur J Appl Physiol 38 : 215-223, 1978.

Zatorre RJ, Jones-Gotman M : Right-nostil advantage for discrimination of oders. Percept Psychophys 47 : 526-531, 1990.

Zelaznik HN, Larish DD : Precuing methods in the study of motor programming. in H Heuer, C Fromm (eds) : Generation and Modulation of Action Patterns. Springer-Verlag, Berlin, 1986.

Zernicke RF, Hoy MG, Whiting WC : Ground reaction forces and center of pressure patterns in the gait of children with amputation : preliminary report. Arch Phys Med Rehabil 66 : 736-741, 1985.

Zuniga EN, Leavitt LA, Calvert JC, et al : Gait patterns in above-knee amputees. Arch Phys Med Rehabil 53 : 373-382, 1972.

Zuniga EN, Simons DG : Nonlinear relationship between averaged electromyogram potential and muscle tension in normal subjects. Arch Phys Med Rehabil 50 : 613-620, 1969.

Zuniga EN, Truong XT, Simons DG : Effects of skin electrode position on averaged electromyographic potentials. Arch Phys Med Rehabil 51 : 264-272, 1970.

索 引

日本語

あ

アテトーゼ　184, 201, 336
アルツハイマー病　373
アレン・塚原モデル　234
握力計　119
足踏み反応　472
安静時代謝　577
安定性　408

い

イエンドラシック操作　145
医学モデル　7
位置エネルギー　481, 546, 581
位置感覚　67
易疲労性　118
異常運動　167
異常歩行　499, 581
移動期　487
椅子間移動　509
意図　227
意図的運動　364
陰性支持反応　158
陰性徴候　127, 161, 234

う

ウェルニッケ・マン姿勢
　407, 464
腕機能テスト　397
運動　227
運動エネルギー　481, 546, 581
運動セット　267
運動パターン　33, 301
運動プラン　125, 230, 241
運動プログラム
　124, 230, 239, 241, 323, 345
運動異常症　167
運動学　1, 35
運動学的基本立位姿勢　410
運動学的分析　27, 38, 535
運動感覚　64
運動緩慢　167, 214
運動技能　241, 352, 509
運動減少　167
運動行動　123
運動時間　239, 322
運動時振戦　169, 196
運動失調　243, 529
運動失調性歩行　507
運動実行　230
運動準備　230
運動準備状態　261
運動心理学　6
運動生理学　5
運動単位　95
運動単位領　96
運動等価性　33
運動年齢テスト　394
運動年齢テスト（上肢）　396
運動能力因子　12
運動発現　255
運動分解　172, 344
運動力学　35
運動力学的分析　29, 544

え

ADL 尺度　14
FQ テスト　392
H 波の回復曲線　144
H 反射　141
X 脚　463
エーラース・ダンロス症候群　80
エネルギーコスト　498
エネルギー消費　576, 579, 581
円凹背　460
円背　460

遠心性収縮　103

お

O 脚　163
オーバーフロー　185, 202, 337
折りたたみナイフ現象　129
凹背　460

か

カタレプシー　129
カッツの日常生活活動　386
かたより反応　473
下肢障害　541
下肢切断　582
下肢長差　502
下肢変形　462
下腿義足　576
下腿切断　445
下方パラシュート反応　473
化学的脱神経　189
加速現象　192, 576
加速度計　39
加速度測定　211
加速反射　466
加速歩行　201, 506
可動関節　58
仮性筋緊張亢進　128
過運動性関節　77
課題指向的アプローチ　585
課題指向的訓練法　585
課題特異的ジストニー　189
課題特異的振戦　169
課題特化訓練法　585
回内回外反復運動試験　246
回内筋徴候　161
開ループ形式　240
開ループ制御　238, 345
解放現象　127, 234

外転歩行　556
外反膝　463
概念失行　372
踵膝試験　173,245
拡大 ADL　15
角度―角度図表　542
角度計　38,71
角度再現法　67
片麻痺歩行　505
活動参加　97
活動状況調査　518
活動制限　14
活動電位数　107
滑膜　58
滑膜性連結　58
構え　417
構え反射　158
間隔尺度　19
間代　179
感覚性運動失調　244,338
感覚トリック　169,185,189,214
関節円板　59
関節角度計　68
関節可動域測定　68
関節強直　79
関節拘縮　79,502
関節弛緩[症]　77
関節症　61
関節軟骨　58
関節半月　59
関節リウマチ　86,138
緩徐運動　240
観念運動失行　247,252,253,374
観念失行　247,252
眼瞼攣縮　188

き

企図時振戦　169,196,212
企図時ミオクローヌス　181
軌跡　38
軌道　38
記述レベル　3
起立　457
起立歩行訓練　443

基準連関妥当性　22
基礎代謝　577
基本的 ADL　14
基本的手動作　317
基本動作　12,33,344
期待　261
機能障害　11
機能的移動　509
機能的肢位　87
機能的伸張反射　134,480
機能的制限　9,12
偽性延長　463
偽性短縮　463
義足　445
義足歩行　532,542,555,582
擬似運動　370
拮抗筋　236
脚長差　440,462
逆 U 字曲線　231
逆力学　47
求心路遮断　351
求心性収縮　103
急速運動　239
救援反応　480
共同運動　161
共同運動パターン　162
共同筋　237,359
共同作用　359,454
協調運動　161,243
協調運動型連合運動　161
協調性　33
協働運動　245
協働収縮異常　244
協働収縮　245
教示セット　267
強剛　129
強制歩行　490
強直性脊椎炎　86
橋小脳　243
鏡像運動　162
局在性平衡反応　156
筋ジストロフィー　465,554
筋パワー　557
筋モーメント　557

筋緊張　128
筋緊張亢進　128
筋緊張低下　129,244
筋硬度　134
筋知覚　64
筋持久力　115
筋収縮　102
筋性拘縮　84
筋線維タイプ　95
筋張力　45,268
筋電加重時間　111
筋電図　96
筋電図ポリグラフ　562
筋電図潜時　266
筋電図動作学　31,48
筋電図反応時間　111,266
筋疲労　101,104,108,122
筋紡錘　128
筋力　97,103,115
筋力低下　118
筋攣縮　138,530
緊張性迷路反射　160
緊張遅延時間　266

く

クロノサイクログラフィ　27
クロノフォトグラフィ　27
空間定位　352
草刈り歩行　505

け

ケーデンス　488
形態美　426
脛骨筋現象　161
痙縮　129,135
痙性片麻痺　464
痙性四肢麻痺　464
痙性斜頸　188
痙性不全対麻痺　574
痙性不全麻痺　331
痙性歩行　505
痙性麻痺　568
経済速度　578
傾斜反応　475

鶏歩　502
系列　33, 228, 230, 357
血友病性関節症　83
結合動作　509
検者間信頼性　21, 20
原発性起立時振戦　179

こ

コブ法　462
コンピュータ支援による歩行訓練　524, 585
小刻み歩行　506
固定筋　237
固定姿勢保持困難　181
固定式筋力計　121
固有感覚　64
固有感覚神経筋促通法　284, 309
股関節機能判定基準　63
股関節疾患　530
股関節脱臼　503
股関節痛　504, 541
行為　32, 126, 227
行動覚醒　230
交叉性屈曲反射　158
交叉性伸展反射　158
交叉性反射　158
抗重力機構　410
抗重力筋　411
抗重力テスト　116
効率　577
高齢者　279
構成概念妥当性　22
国際障害分類　7
国際生活機能分類　8
骨関節疾患　459
骨関節症　61
骨性強直　86
骨盤傾斜　74
骨盤傾斜角度　459
骨盤傾斜度　460

さ

サイクルグラフ　195
サイクログラフ　195

サイクログラム　27
サイズの原理　98
3次元計測装置　39
3相性パターン　240, 326
作業計　108
座位姿勢　414
最小運動時間　319
差分法　255
酸素消費量　578
酸素要求量　577

し

シーケンス　33, 228
シーソー反応　473
システム・モデル　448
ジェブセン手機能テスト　388
ジスキネジー　167
ジストニー　129, 185, 201, 337
10m最大歩行速度　488
10m歩行テスト　489
仕事　577
仕事率　577
至適速度　578
肢失行　249, 372
肢節運動失行　247, 252, 254
姿勢　4, 407
姿勢緊張　129
姿勢時振戦　169, 196, 212
姿勢制御　364, 407
姿勢制御系　447
姿勢戦略　449
姿勢測定装置　421
姿勢動揺　407, 434
姿勢動揺テスト　432
姿勢反射　156
姿勢保持機構　363
視覚運動感覚性運動エングラム　248
視覚フィードバック　323
視床手　140
視標追跡運動　338
自然歩行　489
自己申告法　18
自在曲線定規　421

自動運動　228
自由歩行　489
持続性収縮　99
失行　246
失行検査　251
膝蓋間代　180
膝関節疾患　530
膝関節痛　504
尺度　18
手指機能検査　392
手段的ADL　14
手動制御　317
手内在筋優位手　140
手内在筋劣位手　140
主要姿勢筋群　411
収縮時間　114
重心計　434
循環気質　424
順序尺度　19
準備　261
準備期　258
準備的姿勢筋活動　364
書痙　189, 205
除脳固縮　130
除皮質患者　130, 158
小脳　243
小脳性運動失調　244, 333, 341, 453, 465
小脳性運動失調症　309
小脳性振戦　179
小脳性歩行　507
障害モデル　7
踵骨歩行　502, 505
上肢の前方パラシュート反応　469
上肢の側方パラシュート反応　469
上肢の防御伸展　469
職業性ジストニー　189
心理学　6
心理的不応期　318
身体計測　418
伸張反射　135
神経運動共同作用　454

神経解剖学　6
神経筋疾患　109
神経疾患　463
神経支配比　96
神経心理学　6
神経性拘縮　85
神経生理学　5,6
神経セット　267
神経徴候　127
神経病性関節症　82
信頼性　20
振戦　198
深部感覚　64
靱帯　60

す

スケーリング　455
スチュアート・ホルムズ現象　244
すくみ足歩行　506,576
すくみ現象　201
頭蓋計測　418
錐体外路系疾患　52,167
錐体外路徴候　129
錐体路徴候　129
随意運動　6,160,167,227

せ

セット　267
生活機能　8
生活機能モデル　8
生体力学　5
生体力学的アプローチ　384
生理的外反　463
生理的コスト指数　578
生理的振戦　175
生理的連合運動　161
正の仕事　558
正常歩行　536,550,564,579
性格　423
静座不能　167
静止時振戦　169,196,212
静止性収縮　103
整流筋電図の積分値　106

脊髄小脳　243
脊髄損傷　313
脊柱側弯症　460
脊柱湾曲度　421
折半法　21
尖足歩行　503
先天性股関節脱臼　81
先天性多発性関節拘縮症　83
先天性橈尺骨癒合症　86
線維性強直　87
線維性連結　57
選択的注意　230
選択反応時間　260,306
前庭小脳　243
前頭葉性運動失調　507

そ

阻血性拘縮　85
阻止反射　244
走行　479
相図　43
相動性収縮　99
足間代　136,179
足底反応　147
足部痛　504
促通肢位　284,309
側弯度計測法　462
測角法　68
測定　18
測定異常　245
測定過小　245
測定過大　174,245

た

ダウン症候群　80
立ち直り反射　156,164
「立って歩け」テスト　441,514
「立って歩け」時間測定テスト　443,514
他動運動　311
多発性硬化症　218
妥当性　20
体位　418
体型　423

体重免荷　444
体性感覚消失　351
体節性平衡反応　157
対称性　426
対称性緊張性頸反射　160
対側連合運動　574
退行変性性関節疾患　61
大腿切断　445
大殿筋歩行　505
代償テスト　21
代償運動　348
単一修正モデル　323
単位動作　12,33,344
単純運動　240
単純反応時間　255,259
探索反射　230
短下肢装具　446,525
短脚支持期　487

ち

知覚セット　267
遅発性ジスキネジー　168,209
中枢パターン発生器　561
中枢神経疾患　82,113,138,456,466
中枢神経障害　101,275,307,524,539,561
中枢神経障害患者　279
中枢説　238
中殿筋歩行　505
中和筋　237
注意　229,261
長潜時反射　134,265,481
長経路反射　134
張力遅延時間　111
張力発生率　112,114
跳躍準備反応　466
重複歩　487
重複歩長　487
直立不動姿勢　412
鎮痛歩行　503,541,552
沈黙期　263

つ

つぎ足　458
つまみ計　119
つり針電極　49
対麻痺　465
追跡トラッキング　320
杖歩行　526

て

テープ・メジャー　72
テスト-再テスト信頼性　21
デュピュイトラン拘縮　84
手筋力計　119
手首間代　180
手持筋力計　121
手指機能検査　392
定位反射　230
低酸素性脳症　225
転倒危険性　441
電気機械的遅延　266
電気的活動効率　107
電気-力学遅延時間　111

と

トラッキング　319
トレンデレンブルク徴候　503
トレンデレンブルク歩行　505
徒手筋力テスト　115
跳び直り反応　472
逃避性歩行　503
等尺性筋収縮　106
等尺性収縮時振戦　169
等速性運動訓練　103
等速性筋力計　121
頭部落下テスト　151
闘士型　423
同期誤差　295
同時定着時期　487
同時動作　295, 316, 509
動筋　236
動作　32
動作の連合　509
動作時振戦　169

動作時ミオクローヌス　181
動的筋電図　48, 52, 562
動的反射　466
動揺歩行　505
特異動的作用　577
突進現象　458, 475

な

Nagi モデル　9
内反股　503
内反膝　463
内容妥当性　22
軟骨性連結　57

に

ニューロパチー性振戦　179
二重支持期　487
二足歩行　480
日常生活活動　89
日本的美　425

ね

粘着気質　424

の

伸び上がり歩行　556
脳性麻痺　361, 464
脳卒中片麻痺　277, 446, 524, 539, 553, 568
脳卒中上肢機能検査　401
脳波覚醒　290
脳梁失行　252, 254

は

ハイブリッド・モデル　325
ハンチントン病　183, 335
ハンチントン舞踏病　183
バーグ・バランス尺度　477
バーセル・インデックス　385
バビンスキー反射　148
バランス　408, 426
バランス反応　466
バリスティック運動　192, 239, 326

バリズム　184, 201
パーキンソン症候群　465
パーキンソン病　177, 221, 277, 315, 334, 453, 528, 540, 553, 574
パーキンソン歩行　506
パフォーマンス　35
パフォーマンス測定　17
パラシュート反応　466
パラトニア　129
パントグラフ　421
はさみ脚歩行　506
歯車現象　129
八等(頭)身　426
発達的アプローチ　384
発動時間　111
発動反応時間　111
発動前時間　111
反射　123
反射・階層モデル　125
反射逆転　125
反跳現象　244
反応時間　239, 254, 319
反応時間―運動時間パラダイム　261
反応時間研究　257
反復拮抗運動不能　192, 245
汎在性平衡反応　157
判別妥当性　22

ひ

ヒステリー性歩行　508
ビデオ・ベクトル表示　549
びっくり反応　151, 471
皮質経由反射　134
比率尺度　20
非対称性緊張性頸反射　159
非等尺性筋収縮　106
肥満型　423
疲労　428
疲労指数　122
疲労姿勢　429
美的姿勢　425
微小筋電活動　259
膝関節疾患　530

膝関節痛　504
左半球損傷　372
表象　229
表象仮説　246
表面筋電図　47,196
表面的妥当性　23
表面電極　49
評価　18
評定法　17
標的指向運動　322
病的過運動性関節　80
病的歩行　522,539,552,567

ふ

フィッツの法則　322
フィルター理論　232
フォルクマン拘縮　85
ブルンストロームの回復段階　395
ブレーク・テスト　121
プレキュー　303
プレキュー技法　260
プローブ反応時間　260,292,497
プロポーション　426
不随意運動　167
不全対麻痺　574
不良姿勢　427,431
負の仕事　558
部分的体重支持付トレッドミル訓練　589
舞踏アテトーゼ運動　184
舞踏運動　182,202
舞踏病症候群　183
復位検査　67
複合感覚　64
複合動作　509
腹壁反射　147
振子性　131
分回し歩行　555,556
分裂気質　423

へ

ベネディクト症候群　169
平行テスト法による信頼性　21

平衡　408
平衡速動反射　466
平地歩行　579
平背　460
併存妥当性　22
閉ループ形式　240
閉ループ制御　238
片側舞踏運動　183
変形性関節症　61,82,86,552
変形性股関節症　139
弁別課題　260
便宜肢位　87

ほ

ホフマン反射　141
ホルムス型振戦　169
ボトルネック・モデル　231,232
歩隔　488
歩行　293,479
歩行困難度調査　517
歩行失行　507
歩行周期　486,494
歩行周期変数　521
歩行症候群　508
歩行速度　491
歩行発生器　482
歩行比　495,524,528,529
歩行分析　485
歩行誘発野　483
歩行率　488,491
歩幅　487,491
歩幅―歩行率ダイアグラム　494
歩容　479,501
歩様　479
補償トラッキング　320
防御反応　480
細身型　423
本態性振戦　177,215,218

ま

マーチン・ビゴリメータ　119
マリー・フォアの手技　158
マルファン症候群　80
麻痺性歩行　504

末梢神経障害　101
末梢説　238

み

ミオクローヌス　180,204,225
ミオクローヌスてんかん　181

む

矛盾性運動　506
無動　167

め

メイク・テスト　121
メディカル・バランサー　443
名義尺度　19
迷路加速反応　466

も

モアレ法　422,462
モトグラフィ　36
モトスコピー　36
モトメトリー　36
モルキオ症候群　77
モロー反射　151
モロー様反射　151
持ち上げ仕事　581

や

ヤークス・ドッドソンの法則　231
ヤールの分類　214

ゆ

遊脚相　486
床反力　29,545
床反力計　46
指タッピング　192
指探し試験　67
指鼻試験　172,245
指耳試験　173
指指試験　173

よ

よい姿勢　427

よろめき歩行　507
4点歩行　527
予期的姿勢応答　368, 453
予期的姿勢調節　367, 466, 480
予告情報　303
予告情報技法　260
予告信号　258, 305
予測妥当性　23
容量モデル　232
陽性支持反応　158
陽性徴候　127, 161, 234
腰筋歩行　504
腰仙角　460
腰背痛　431, 503
腰部隆起　461

ら

ラーセン症候群　80
ランプ運動　240

り

リサジュー図形　542
リズム運動不能症　192
リハビリテーション的アプローチ　384
離断仮説　246
立位姿勢　457
立脚相　486
律動性ミオクローヌス　204
両脚支持期　487
両側片麻痺　465
両麻痺　465
良肢位　87
臨床運動学　1
臨床診断　484
臨床評定尺度　216

れ

レリ現象　158

ろ

連結　57
連合運動　161
連合反応　161
連鎖反射　123
連続的運動　239
連続動作　509
攣縮　138

ろ

ロンベルク試験　432, 458
ロンベルク指数　439
老研式活動能力指標　17
老人性歩行　507
労作代謝　577
肋骨隆起　461

わ

悪い姿勢　427

外国語

A

abdominal reflex　147
abnormal gait　499
acathisia　167
accelerating reflex　466
accelerometry　211
action　32, 227
action myoclonus　181
action tremor　169
adiadochokinesis　192
ADL　89
AFO　446, 525, 584
agonist　236
akinesia　167
Alzheimer's disease　373
angle-angle diagram　542
angular reproduction　67
ankle clonus　138, 179
ankylosis　82
antagonist　236
antalgic gait　503, 541
anticipatory postural adjustment　367, 466, 480
anticipatory postural response　368, 453
antigravity mechanism　410
antigravity muscle　411
apraxia　246
Arm Function Test　397
arrythmokinesis　192
arthrochalasis　77
arthrosis　61
articular contracture　82
associated movement　161
associated reaction　162
asterixis　181
asymmetric tonic neck reflex　159
ataxia　243
ataxic gait　507
athetosis　184

ATNR　159
attention　229, 261
attitude　417
attitudinal reflex　158
automatic movement　228

B

Babinski's reflex　148
bad posture　427
balance　408, 426
balance reaction　466
ballism　184
ballistic movement　192, 239, 326
Barthel Index　385
basal metabolism　577
BBS　477
behavioral arousal　230
Benedict's syndrome　169
Berg balance scale　477
biomechanical approach　384
biomechanics　5
blepharospasm　188
bradykinesia　167, 214
break test　121
BWS　589

C

cadence　488
CAGT　524, 585, 586
calcaneal gait　503, 505
callosal apraxia　254
cartilaginous joint　57
catalepsy　129
centralist　238
central pattern generator　561
cerebellar ataxia　244, 309, 465
cerebellar gait　507
cerebellar tremor　179
cerebral palsy　464
chain reflex　123
character　423
check reflex　244

chemodenervation　189
choice reaction time　260
chorea　182
choreic syndrome　183
choreoathetosis　184
chronocyclography　27
chronophotography　27
circumduction　503, 506, 555
clasp-knife phenomenon　129
clinical kinesiology　1
clonus　179
closed-loop mode　240
Cobb method　462
cogwheel phenomenon　129
combined motion　509
combined sensation　64
computer-assisted gait training　524, 585
concentric contraction　103
concurrent validity　22
consecutive motion　509
construct validity　22
content validity　22
convenient position　87
coordinated movement　161
coordinated movement　243
coordination　33
craniometry　418
criterion-related validity　22
crossed extension reflex　158
crossed flexion reflex　158
crossed reflex　158
CT　114
Cureton-Gunby conformateur　421
cyclegraph　195
cyclogram　27
cyclograph　195

D

deafferentation　351
decerebrate rigidity　130

decomposition of movement 172
decomposition of movement 344
deep sansation 64
degenerative joint disease 61
descriptive level 3
developmental approach 384
diarthrosis 58
diplegia 465
disconnection hypothesis 246
discriminant validity 22
discrimination task 260
double hemiplegia 465
double stance phase 487
double supporting period 487
down-ward parachute reaction 473
dynamic EMG 48, 562
dysdiadochokinesis 244
dyskinesia 167
dysmetria 244
dyspraxia 246
dyssynergia 244
dystonia 129, 185
dystonic tremor 178

E

eccentric contraction 103
EEA 107
efficiency 577
EMD 111, 266
EMG 96
EMG kinesiology 48
EMG latency 266
EMG polygraph 562
EMG-RT 111, 266
EMG-summation time 111
energy consumption 576
equilibrium 408
equine gait 503
equivalent test 21
ergometer 108
essential tremor 177

ETGUG 516
Expanded Timed Get-up-and-Go 516
expectation 261

F

face validity 23
false hypertonia 128
fast movement 239
fatigue 118, 428
fatigue posture 429
festinating gait 201
FI 122
fibrous joint 57
finger-to-ear test 173
finger-to-finger test 173
finger-to-nose test 172
Fitts' law 322
fixator 237
flat back 460
foot width 488
forced walk 490
force platform 46
foreperiod 258
free walk 489
freezing gait 576
freezing phenomenon 201
frontal lobe ataxia 507
functional limitation 9
functional mobility 509
functional position 87
functional stretch reflex 134, 480
fundamental hand motion 317

G

gait 479
gait analysis 485
gait apraxia 507
gait syndrome 508
general static reaction 157
genu valgum 463
genu varum 463
geste antagoniste 189

Gestes antagonistes 169
gestes antagonistes 185
"Get-up and Go" test 441, 514
gluteus maximus gait 505
gluteus medius gait 505
goniometer 68
goniometry 68
good posture 427
go-or-not go choice reaction time 260
gravity test 116
ground reaction force 29, 545

H

hand dynamometer 119
hastening phenomenon 192, 201, 214, 221, 576
head drop test 151
heel-to-knee test 173
hemichorea 183
hemiplegic gait 505
Hoffman's reflex 141
Holmes' tremor 169
hopping reaction 472
HP 192, 201, 221
Huntington chorea 183
Huntington disease 183
hybrid model 325
hypermetria 174, 245
hypermobile joint 77
hypokinesia 167
hypometria 245
hypotonia 244
hypoxic encephalopathy 225
hysterical gait 508

I

ICF 8
ICIDH 8
ideational apraxia 247, 252
ideomotor apraxia 247, 253
iEMG 106
image 229
imitative motion 370

impulse-timing model 323
innervation ratio 96
instructional set 267
intention 227
intention myoclonus 181
intention tremor 169
inter-tester reliability 21
interval scale 19
intra-tester reliability 20
intrinsic-minus hand 140
intrinsic-plus hand 140
involuntary movement 167
isokinetic exercise 103
isometric tremor 169

J

Jebsen Hand Function Test 388
Jendrassik's maneuver 147

K

Katz's index of ADL 386
kinematic analysis 29
kinematics 38
kinesiology 1
kinesthesia 64
kinetic energy 481, 546
kinetic reflex 466
kinetics 29
kinetic tremor 169
kyphosis 460

L

labyrinthine accelerating reaction 466
leg-length discrepancy 440
Leri phenomenon 158
lift work 581
limb-kinetic apraxia 247, 254
Lissajous figure 542
local static reaction 156
locomotor generator 482
locomotor region 483
long latency reflex 265, 480

long-loop reflex 134
lordosis 460
lumbar hump 461

M

make test 121
manual control 317
Manual Function Test 401
marche a petit pas 506
Marie-Foix grip 158
Martin Vigorimeter 119
mass-spring model 324
MFT 401
military posture-attention 412
military posture-parade 412
mirror movement 162
MMT 115
Moire method 422
Moro-like reflex 151
Moro reflex 151
motion 32
motography 36
motometry 36
Motor Age Test 394
motor behavior 123
motor equivalence 33
motor plan 125, 230, 241
motor program 124, 230, 239, 241
motor set 267
motor skills 241
motor time 266
motor unit 95
motor unit territory 96
motoscopy 36
movement 227
movement disorders 167
movement execution 230
movement pattern 33
movement preparation 230
movement time 239, 322
MRT 111
MT 111, 266
muscle endurance 115

muscle fiber type 95
muscle moment 557
muscle power 557
muscle sense 63
muscle spasm 138, 530
muscle stiffness 134
muscle strength 115
muscle tone 128
muscle weakness 118
muscular dystrophy 465
myoclonic epilepsy 181
myoclonus 180

N

natural walk 489
negative sign 127, 234
negative supporting reaction 158
negative work 558
neural set 267
neuroanatomy 6
neurological sign 127
neuromotor synergy 454
neuropathic tremor 179
neurophysiology 5, 6
neuropsychology 6
neutralizer 237
nominal scale 19
normal gait 536
normal, physiological associated movement 161

O

occupational dystonia 189
open-loop mode 240
optimal speed 578
ordinal scale 19
orienting reflex 230
osteoarthrosis 61
osteoarthrosis deformans 61
overflow 185, 202, 337
oxygen requirement 577

P

pantograph 421
parachute reaction 466
paradoxical kinesia 506
parallel forms of reliability 21
paralytic gait 504
paraplegia 465
paratonia 129
parkinsonian gait 506
Parkinsonism 465
Parkinson's disease 177
patellar clonus 180
path 38
PCI 578, 581, 584
pelvic inclination 460
pendulousness 131
perceptual set 267
peripheralist 238
phase diagram 44
physiological cost index 578
physiological tremor 175
physique 423
pinch-meter 119
PMT 111, 266
PNF 284, 309
poor posture 427
position 418
positive sign 127, 234
positive supporting reaction 158
positive work 558
postural control 364, 407
postural reflex 156
postural strategy 449
postural sway 407, 434
postural tone 129
postural tremor 169
posture 407
posturography 432
potential energy 481, 546
power 577
praxis 126
precuing technique 260

predictive validity 23
preferred walk 489
preinnervation potential 128
premotor time 266
preparation 261
preparatory postural muscle activity 364
prepratory interval 258
primary orthostatic tremor 179
prime postural muscles 411
probe reaction time 260
pronator sign 161
proprioception 64
protective extension of arm 469
protective reaction 480
psoas gait 504
psychological refractory period 318
psychology 6
pulsion phenomenon 458, 475

R

ramp movement 240
ratio scale 20
reaction time 239, 254
reaction time-movement time paradigm 261
ready to jump reaction 466
rebound phenomenon 244
reflex 123
reflex reversal 125
rehabilitative approach 384
release phenomenon 127, 234
reliability 20
repositioning test 67
representation hypothesis 246
rescue reaction 480
resting metabolism 577
rest tremor 169
rhythmic myoclonus 204
rib hump 461
righting reflex 156
rigidity 129
Romberg quotient 439

Romberg test 432, 458
ROM test 68
round back 460
RT 239, 254
RTD 112, 114
running 479

S

SADL 387
scaling 455
scissor gait 506
scissoring gait 506
scoliosis 460
see-saw reaction 473
segmental static reaction 157
selective attention 230
senile gait 507
sensory ataxia 244
sensory trick 169
sequence 230, 357
set 267
shifting reaction 473
silent period 263
simple movement 240
simple reaction time 255, 259
simultaneous motion 509
single-correction model 323
single supporting period 487
sitting posture 414
skill 509
slow movement 240
somatometry 418
somatotype 423
spasm 138
spastic gait 505
spastic hemiplegia 464
spasticity 129
spastic paraparesis 574
spastic quadriplegia 464
spastic torticollis 188
specific dynamic action 577
split-half method 21
stability 408
stabilometer 434

stance phase 486
standing posture 457
startle reaction 471
startle response 151
static contraction 103
station 457
stato-kinetic reflex 466
step length 487
steppage gait 503
stepping reaction 472
Stewart-Holmes sign 244
STNR 160
stride 487
stride length 487
subtraction method 255
surface electrode 49
surface electromyogram 47
sway back 460
swing phase 486
symmetric tonic neck reflex 160
symmetry 426
synergism 359
synergist 237, 359
synergy 245, 454
synkinesis 161
synovial joint 58
synovial membrane 58

T

tandem position 458
tape measure 72
tardive dyskinesia 168
tardive dyskinesia 209
task-oriented approach 585
task-oriented training 585
task-specific dystonia 189
task-specific training 585
task specific tremor 169
test-retest reliability 21
thalamic-hand 140
tibialis phenomenon 161
tilting reaction 475
Timed "Up & Go" test 443, 515
titubation 507
TLR 160
TLT 111, 266
tonic labyrinthine reflex 160
trajectory 38
transcortical reflex 134
transfer period 487
treadmill training with partial body-weight support 589
Trendelenburg gait 505
Trendelenburg sign 503
TUG 515

V

validity 20
video-cecter display 549
visually guided tracking movement 338
visuokinaesthetic motor engram 248
voluntary movement 167, 228

W

wadding gait 505
walk 479
walking cycle 486
walking rate 488
walk ratio 495
warning signal 258
Wernicke-Mann posture 464
what-is-it reflex 230
wire electrode 49
work 577
work metabolism 577
work physiology 5
wrist clonus 180
writer's cramp 189

Y

Yerkes-Dodson law 231

【著者略歴】

中村　隆一
- 1960年　東京大学医学部卒業
- 1972年　東京都神経科学総合研究所リハビリテーション研究室
- 1979年　東北大学医学部附属リハビリテーション医学研究施設教授
- 1993年　東北大学名誉教授，国立身体障害者リハビリテーションセンター病院長
- 1997年　同更生訓練所長
- 1999年　同総長
- 2002年　東北文化学園大学医療福祉学部教授
- 2005年　希望病院顧問

齋藤　宏
- 1966年　群馬大学医学部卒業
- 1972年　東京都神経科学総合研究所リハビリテーション研究室
- 1980年　東京都養育院附属病院リハビリテーション科長
- 1986年　東京都立医療技術短期大学教授
- 1998年　東京都立保健科学大学教授
- 2002年　東京都立保健科学大学名誉教授　東京医療学院校長

長崎　浩
- 1960年　東京大学理学部卒業
- 1973年　東京都神経科学総合研究所リハビリテーション研究室（非常勤）
- 1980年　東北大学医学部附属リハビリテーション医学研究施設
- 1986年　（財）東京都老人総合研究所運動機能部門
- 1999年　東北文化学園大学医療福祉学部教授
- 2005年　東北文化学園大学大学院教授
- 2010年　東北文化学園大学名誉教授

臨床運動学　第3版　　ISBN978-4-263-21134-2

- 1979年　6月10日　第1版第1刷発行
- 1986年　9月 1日　第1版第6刷発行
- 1990年11月25日　第2版第1刷発行
- 2001年　1月20日　第2版第11刷発行
- 2002年　5月10日　第3版第1刷発行
- 2017年　1月10日　第3版第16刷発行

編著者　中　村　隆　一
著　者　齋　藤　　　宏
　　　　長　崎　　　浩
発行者　白　石　泰　夫

発行所　医歯薬出版株式会社
〒113-8612　東京都文京区本駒込1-7-10
TEL.(03) 5395-7628(編集)・7616(販売)
FAX.(03) 5395-7609(編集)・8563(販売)
http://www.ishiyaku.co.jp/
郵便振替番号 00190-5-13816

乱丁・落丁の際はお取り替えいたします　　　印刷・永和印刷／製本・皆川製本所

© Ishiyaku Publishers, Inc., 1979, 2002. Printed in Japan

本書の複製権・翻訳権・翻案権・上映権・譲渡権・貸与権・公衆送信権（送信可能化権を含む）・口述権は，医歯薬出版(株)が保有します．
本書を無断で複製する行為（コピー，スキャン，デジタルデータ化など）は，「私的使用のための複製」などの著作権法上の限られた例外を除き禁じられています．また私的使用に該当する場合であっても，請負業者等の第三者に依頼し上記の行為を行うことは違法となります．

|JCOPY|＜（社）出版者著作権管理機構　委託出版物＞

本書をコピーやスキャン等により複製される場合は，そのつど事前に（社）出版者著作権管理機構（電話 03-3513-6969，FAX 03-3513-6979，e-mail:info@jcopy.or.jp）の許諾を得てください．